Toets online alle basiskennis uit dit boek

W0346400

Maak gebruik van:

- Het digitale studieboek
- De samenvattingen
- De multimediale, betrouwbare achtergrondlinks
- De controlevragen
- Je eigen college-aantekeningen

* Kras hier de code
* Registreer
* Succes met studeren

Hoe maak ik gebruik van StudieCloud?

1. Kras de code te voorschijn.
2. Vul de code in op **www.studiecloud.nl.**
3. Vul eenmalig het aanmeldingsformulier in om een account voor www.studiecloud.nl aan te maken.
4. Daarna is jouw e-mailadres in combinatie met jouw wachtwoord de manier om toegang te krijgen tot StudieCloud.

Elk volgend boek met scratchcode kun je, na inloggen, direct toevoegen aan jouw account.

Wat moet ik doen als ik vragen heb over StudieCloud?

Stuur een e-mail naar **studiecloud@reedbusiness.nl**

StudieCloud
Leert je meer

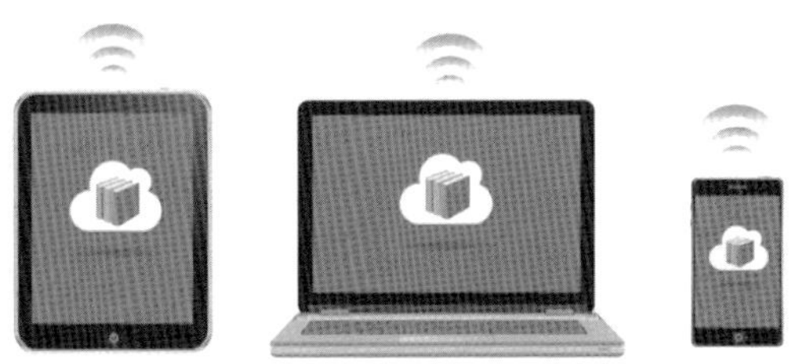

Fysiologie

FYSIOLOGIE
LEERBOEK VOOR PARAMEDISCHE OPLEIDINGEN

dr. W.G. Burgerhout
prof. dr. G.A. Mook
drs. J.J. de Morree
prof. dr. W.G. Zijlstra

Zesde druk

REED BUSINESS EDUCATION, AMSTERDAM

Eerste druk, Wetenschappelijke uitgeverij Bunge, Utrecht 1995
Tweede, licht gewijzigde druk, Elsevier/Bunge, Maarssen 1998
Derde, herziene druk, eerste en tweede oplage, Elsevier gezondheidszorg, Maarssen 2001-2003
Vierde herziene druk, eerste en tweede oplage, 2006-2008
Vijfde, ongewijzigde druk, Elsevier gezondheidszorg, Amsterdam 2010
De wijziging van de vijfde ten opzichte van de vierde druk is de onlinetoevoeging Studeren 2.0.
Zesde druk, Reed Business, Amsterdam 2012
De wijziging van de zesde ten opzichte van de vijfde druk is de onlinetoevoeging StudieCloud.
Zesde druk, tweede oplage, Reed Business Education, Amsterdam 2013

Basisontwerp omslag en binnenwerk: Martin Majoor, Arnhem
Illustraties: Marlu Ackermans-de Leeuw, Frans Bosch, Kurt de Reus

Reed Business Education is onderdeel van Reed Business bv, Postbus 152, 1000 AD Amsterdam.

ISBN 978 90 352 3463 5
NUR 892, 896

Auteurs

dr. W.G. Burgerhout, docent fysiologie
Hogeschool Utrecht, Utrecht

prof. dr. G.A. Mook, arts-fysioloog, emeritus hoogleraar
Rijksuniversiteit Groningen, Groningen

drs. J.J. de Morree, docent fysiologie
Haagse Hogeschool, Den Haag

prof. dr. W.G. Zijlstra, arts-fysioloog, emeritus hoogleraar
Universitair Medisch Centrum Groningen,
Groningen

Woord vooraf

Sinds het verschijnen van de eerste druk van dit boek in 1995 is er veel veranderd in het paramedisch onderwijs. Diverse opleidingen in Nederland en Vlaanderen zijn overgegaan tot een curriculum waarin de disciplines, zoals fysiologie, niet meer als afzonderlijk vak worden gedoceerd, maar aan bod komen in het kader van op de beroepspraktijk gerichte thema's. De sturing van het onderwijsproces wordt in toenemende mate overgelaten aan de student, die geacht wordt zelfstandig de kennis te vergaren die nodig is voor het verwerven van zijn beroepscompetenties. Tegelijkertijd is er een enorme toename van algemeen toegankelijke informatie via internet en verschijnt er steeds meer interactief onderwijsmateriaal op cd-rom en dvd op de markt.

Bij dit alles blijft de behoefte aan handboeken bestaan. Een helder, overzichtelijk leerboek geeft houvast aan studenten die specifieke kennis moeten verzamelen in een zich snel uitbreidend oerwoud van informatie.

In deze vierde druk van *Fysiologie, leerboek voor paramedische opleidingen* zijn opzet en indeling onveranderd gebleven. Het inhoudelijk accent ligt op de fysiologie van het bewegingsapparaat (inclusief de besturing daarvan via het zenuwstelsel), de bloedsomloop en de ademhaling. Ook wordt veel aandacht besteed aan fysiologische aspecten van inspanning, groei en veroudering. Naast de hoofdtekst zijn er intermezzi, waar dieper wordt ingegaan op een voor de doelgroep belangrijk aspect van de stof, of waar een theoretisch principe met een voorbeeld uit de praktijk wordt geïllustreerd. De tekst wordt ondersteund door eenvoudige tekeningen, grafieken en tabellen. Om het opzoeken en combineren van informatie te vergemakkelijken is veel aandacht besteed aan kruisverwijzingen, register en margewoorden.

Fysiotherapie en daarmee verwante studies zijn gericht op praktisch handelen en trekken veel studenten met een vooropleiding, waarin de natuurwetenschappen slechts summier aan bod zijn gekomen. Het boek houdt rekening met deze gerichtheid en dit instroomniveau. Bij het beschrijven en verklaren van fysiologische processen is aansluiting gezocht bij de kennis en de ervaringswereld van de eerstejaarsstudent; het gebruik van formules, berekeningen en specialistische termen is beperkt tot het strikt noodzakelijke. Een vernieuwing ten opzichte van de derde druk is het toevoegen van een lijst waarin natuur- en scheikundige begrippen worden verklaard. Vanuit de tekst wordt naar deze lijst verwezen met een sterretje (*). Eveneens vernieuwd is het bestand van afbeeldingen. Alle illustraties zijn kritisch bekeken op duidelijkheid en samenhang met de tekst, met als resultaat dat ongeveer 40% van de figuren is gewijzigd of vervangen. Per saldo is het aantal afbeeldingen met enkele tientallen uitgebreid. Met name de hoofdstukken 2, 6 en 10 bevatten veel nieuwe illustraties.

In alle hoofdstukken zijn grotere of kleinere wijzigingen aangebracht ten opzichte van de derde druk. Hieronder volgt een overzicht van de belangrijkste veranderingen.

In de afdeling *Principes* is in hoofdstuk 2 een intermezzo over stamcellen opgenomen en in hoofdstuk 5 een intermezzo over lokale anesthesie.

Binnen de afdeling *Functies van het zenuwstelsel* is in hoofdstuk 7 het gedeelte over het visueel systeem herschreven. In hoofdstuk 9 is het gedeelte over stress uitgebreid.

De grootste veranderingen hebben plaatsgevonden in de afdeling *Lichaamsfuncties*. In hoofdstuk 10 is het gedeelte over de regeling van hartactiviteit en bloedsomloop bijgewerkt en uitgebreid. In hoofdstuk 11 is de informatie over de mechanica van de ademhaling verduidelijkt met enkele nieuwe en gewijzigde figuren; ter wille van een logisch betoog is de volgorde van enkele paragrafen gewijzigd. Hoofdstuk 12 is geheel herzien, waarbij nieuwe inzichten zijn verwerkt over vrijmaking van energie, vetmetabolisme, regeling van de voedselopname en obesitas. In hoofdstuk 13 wordt de werking van de nieren uitgebreider beschreven, ondersteund door nieuwe figuren, en is een intermezzo opgenomen over incontinentie.

Hoofdstuk 15 besteedt meer aandacht aan de rol van verschillende stofwisselingssubstraten bij inspanning; ook is een intermezzo over veel voorkomende misvattingen toegevoegd. In hoofdstuk 16 is de informatie over verouderingsprocessen geactualiseerd en wordt aandacht besteed aan de preventie van ouderdomsgebreken.

In de ontwikkelingsfase van het leerboek en tijdens het voorbereiden van de vierde druk hebben verscheidene collega's ons voorzien van suggesties en commentaar. Onderstaande personen is daarvoor dank verschuldigd: drs. G.H. Bekkering (Hogeschool Enschede), drs. C.L. Boeijen (Hogeschool Nijmegen), mevrouw drs. S.J. van Etten-Hoogstad (Hogeschool West-Brabant), mevrouw drs. T.M.A. Jekel-van Genderen (Hogeschool Utrecht), mevrouw drs. R. Leynen (Hoger Instituut Verpleegkunde en Kinesitherapie, Brussel), ir. M.J.A.M. van Putten, arts (Academisch Ziekenhuis Leiden), prof. dr. P. van Roy (VU Brussel), mevrouw drs. B.E.J. Schade-Hoogeveen (Hogeschool Amsterdam), mevrouw drs. M. Schillings (Hogeschool Eindhoven), dr. H.A. Schuil (Rijksuniversiteit Groningen), mevrouw drs. J.D. Spittje (Leidse Hogeschool), mevrouw drs. A. van Ulsen (Hogeschool van Utrecht) en drs. F. Welter (Hogeschool Heerlen). Babz Mook wordt bedankt voor haar bijdrage bij een paar figuren.

Wij zijn benieuwd naar reacties op dit boek en houden ons aanbevolen voor kritiek.

maart 2006

W.G. Burgerhout
G.A. Mook
J.J. de Morree
W.G. Zijlstra

Inhoud

Kijk voor verdere verdieping op www.studiecloud.nl

De symbolen ▶ en ▶▶ bij de margewoorden op de linkerpagina's geven aan of de betreffende term direct in de kolom ernaast staat of in de volgende kolom, op de rechterpagina's geldt dit voor de symbolen ◀ en ◀◀

** De met * gemarkeerde termen zijn opgenomen in de begrippenlijst op blz. 383*

1 Inleiding

Kijk voor verdere verdieping op www.studiecloud.nl

1.1 WAT IS FYSIOLOGIE?

Fysiologie betekent letterlijk natuurwetenschap. In deze betekenis werd het woord reeds gebruikt in de Griekse oudheid; de stam *physis* (natuur) vindt men ook terug in woorden als fysica (natuurkunde) en fysiotherapie (genezen door middel van natuurlijke krachten). ◀ fysiologie

De fysiologie van de oudheid omvatte de kennis van de gehele natuur. Naarmate de wetenschap zich verder ontwikkelde, werd de natuur gaandeweg opgesplitst in deelgebieden die elk het domein vormen van een bepaalde discipline (tak van onderzoek). De discipline die met fysiologie wordt aangeduid, is daarbij steeds beperkter geworden. Zo ontstond een onderscheid tussen fysiologie en fysica: de fysiologie bestudeert de levende natuur, de fysica de levenloze materie. Een tweede verdeling kwam tot stand door fysiek in de betekenis van lichamelijk te stellen tegenover psychisch (geestelijk): de fysiologie beperkt zich tot de stoffelijke aspecten van de levende natuur, de psychologie houdt zich bezig met gedrag, ideeën en emoties. Een derde onderscheid is dat tussen vorm en functie: de bouw van het levende organisme is het terrein van de anatomie, de fysiologie richt zich op de levensprocessen. ◀ discipline

De expansieve ontwikkeling van de natuurwetenschap in de negentiende en twintigste eeuw leidde tot een verdere opsplitsing van het fysiologische vakterrein, en daarmee tot de ontwikkeling van een groot aantal specialistische disciplines (figuur 1-1). Dit specialisatieproces zet zich nog steeds voort. De snelheid waarmee nieuwe technieken worden ontwikkeld en nieuwe resultaten worden gepubliceerd, maakt het voor de individuele onderzoeker onmogelijk een breed terrein van natuurwetenschappelijk onderzoek te overzien.

Specialisatie heeft echter een keerzijde. Elke tak van onderzoek levert een schat aan waarnemingen en theorieën op, die weinig betekenis hebben wanneer zij niet met elkaar in verband worden gebracht. Wie een beeld wil krijgen van de natuur, of van de

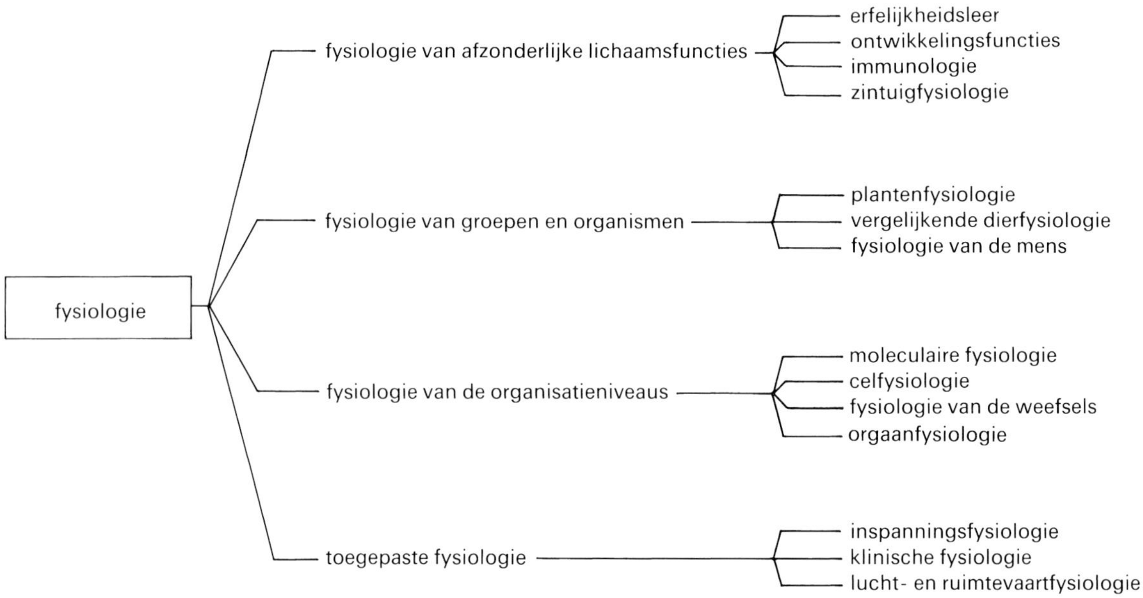

Figuur 1-1 Gedeelte van de stamboom van de natuurwetenschappen.

interdisciplinair ▶
organisme ▶▶

mens als onderdeel van de natuur, zal interdisciplinair te werk moeten gaan. Dit houdt bijvoorbeeld in dat de resultaten van fysiologisch onderzoek worden gecombineerd met informatie die vergaard is uit anatomisch, psychologisch en natuurkundig onderzoek. Zo niet, dan krijgt men een situatie die lijkt op een bekend schrikbeeld in de gezondheidszorg. Een patiënt gaat van specialist naar specialist en krijgt van alles te horen over zijn bloeddruk, hersenfuncties en stofwisseling, maar niemand kan hem vertellen wat hem scheelt, laat staan hem genezen.

leefmilieu ▶▶

Het opsplitsen van de natuur in deelgebieden leidt tot het scheiden van zaken die in werkelijkheid nauw met elkaar verbonden zijn, zoals bouw en functie, lichaam en geest. Om te begrijpen hoe het hart werkt, moet men weten hoe het hart is opgebouwd, maar de bouw van het hart krijgt pas betekenis wanneer men het functioneren van de bloedsomloop kent. Psychische verschijnselen komen tot stand door middel van fysiologische processen in het zenuwstelsel; tegelijk zijn vele fysiologische processen, van lopen tot blozen, uitingen van psychische activiteit.

leven ▶

Het onderscheid tussen levend en levenloos is van een andere orde. Het lijken twee eigenschappen die elkaar uitsluiten. Bij nader inzien is er echter geen duidelijke scheidslijn te trekken. In de eerste plaats blijkt alle materie te zijn opgebouwd uit dezelfde elementaire deeltjes; de wetten van de fysica gelden in dezelfde mate in gesteenten en machines als binnen het menselijk lichaam. In de tweede plaats is het moeilijk een sluitende definitie van 'leven' te formuleren. De belangrijkste kenmerken van levende organismen zijn: *1* het vermogen zich door middel van stofwisseling in stand te houden terwijl de omstandigheden in het milieu variëren; *2* het vermogen tot voortplanting. Deze kenmerken zijn van toepassing op het menselijk lichaam, maar ook op afzonderlijke menselijke lichaamscellen en, binnen zekere grenzen, op bepaalde subcellulaire deeltjes zoals organellen (celkern, mitochondriën) en zelfs moleculen (DNA). Wel is in de reeks van mens naar molecuul sprake van een toenemende afhankelijkheid van de natuurlijke omgeving: menselijke cellen kunnen buiten het lichaam slechts in beperkte mate functioneren (Intermezzo 2.1) en subcellulaire deeltjes kunnen uitsluitend overleven in het milieu van de cel. In die zin kan men afzonderlijke lichaamscellen, en zeker subcellulaire deeltjes, beschouwen als 'minder levend' dan meercellige wezens. Hun voortbestaan is sterker afhankelijk van het leefmilieu. Dankzij het beheersen van milieuaspecten als temperatuur, voedselvoorziening en natuurlijke vijanden, heeft de mens zich in hoge mate onafhankelijk gemaakt van zijn omgeving, hoewel steeds duidelijker wordt dat deze onafhankelijkheid grenzen kent. De lichaamscel kan zich slechts handhaven door samenwerking met andere cellen, de mens kan slechts overleven in wisselwerking met planten, dieren en micro-organismen.

1.2 KARAKTER VAN DE NATUURWETENSCHAPPEN

De term 'wetenschap' kan misleidend zijn. 'Weten' suggereert dat de wetenschap bestaat uit een grote hoeveelheid kennis, een verzameling van alle feiten waarvan het bestaan onomstotelijk is vastgesteld. Zinswendingen als 'het is wetenschappelijk aangetoond dat...' worden regelmatig gebruikt met de bedoeling een einde te maken aan twijfel en onzekerheid. In de wetenschap heeft echter nooit iemand het laatste woord. Kenmerkend voor een wetenschappelijke houding is juist de bereidheid iedere bewering ter discussie te stellen.

De natuurwetenschappen houden zich bezig met het beschrijven, verklaren en voorspellen van verschijnselen die zich voordoen in de natuur. Dit gebeurt op grond van gegevens die onderzoekers hebben verzameld door middel van waarnemingen. Binnen de fysiologie kan men waarnemingen verrichten door het uitvoeren van experimenten in een laboratorium, maar ook door het observeren van planten en dieren in de natuur of van mensen tijdens hun dagelijkse bezigheden. De onderzoeker geeft een nauwkeurig verslag van zijn waarnemingen en van de manier waarop deze waarnemingen tot stand zijn gekomen; bij een experiment met proefdieren worden niet alleen de dieren en de met deze dieren uitgevoerde handelingen beschreven, maar ook de omstandigheden in het laboratorium. Dit stelt andere onderzoekers in staat de betrouwbaarheid van de waarnemingen te beoordelen en desgewenst het onderzoek te herhalen.

Vervolgens probeert de onderzoeker op grond van zijn waarnemingen conclusies te trekken. Deze conclusies worden zodanig geformuleerd dat zij aan de hand van nieuwe waarnemingen kunnen worden getoetst. Ook kunnen zij aanleiding geven tot nieuwe veronderstellingen, die zich op hun beurt weer lenen voor toetsing; dit noemt men de empirische cyclus (figuur 1-2). Voorbeelden van empirische cycli zijn te vinden in de beschrijving van het onderzoek naar de structuur van de celmembraan (Intermezzo 2.2).

Wanneer de onderzoeker zijn waarnemingen uitvoert met de bedoeling de juistheid van een bepaald idee te toetsen, noemt men dit idee een hypothese; naarmate een hypothese sterker wordt gesteund door waarnemingen, krijgt deze geleidelijk de status van theorie. De theorieën die door de meeste onderzoekers als voldoende onderbouwd worden beoordeeld, vormen tezamen het beeld van de natuur zoals dit door de wetenschap wordt gepresenteerd. Dit beeld is voortdurend aan verandering onderhevig. De wetenschap biedt geen zekerheid. Wie om die reden de resultaten van wetenschappelijk onderzoek verwerpt als basis voor zijn praktisch handelen, ontkomt echter niet aan de verplichting een betrouwbaarder alternatief te vinden.

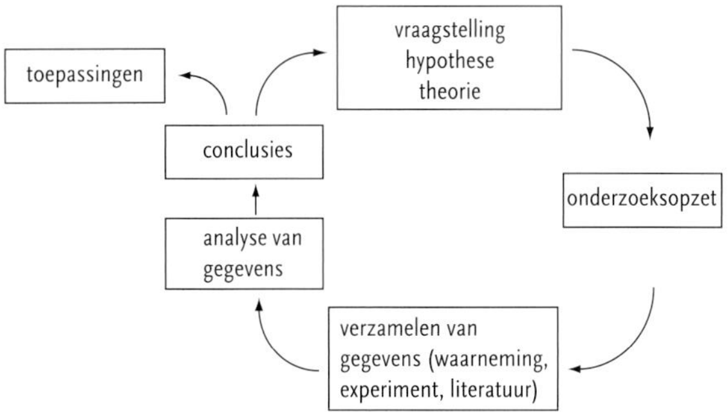

Figuur 1-2 Schema van de empirische cyclus.

◀◀ natuurwetenschappen

◀◀ waarneming

1.3 GEBRUIK VAN MODELLEN IN DE FYSIOLOGIE

Hoe komt een theorie tot stand? Vaak gebeurt dit doordat een onderzoeker een vertrouwd principe toepast op een nieuw terrein. Een voorbeeld hiervan is de theorie van René Descartes (1596-1650) over het mechanisme van de terugtrekreflex (Intermezzo 6.2). Deze theorie maakt gebruik van een model: een vereenvoudigde afbeelding van de werkelijkheid. Modellen zijn nuttig om inzicht te krijgen in de werking van processen of de structuur van objecten, die zeer complex zijn of niet rechtstreeks kunnen worden waargenomen. Descartes vergeleek het menselijk lichaam met een relatief eenvoudige machine die hij uit eigen waarneming kende en waarvan hij de werking begreep. Uit dezelfde periode dateert de theorie van William Harvey (1578-1657) over de bloedsomloop, waarin het hart als een pomp wordt voorgesteld en de bloedvaten als een systeem van buizen (10.1). Recentere modellen in de fysiologie maken gebruik van begrippen uit de cybernetica (regelsystemen, 3.3), de elektronica (kabels-en-banenmodel, 6.3.2) en de organisatieleer (hiërarchisch model, 6.3.3). In de theorieën over de bouw van de celmembraan (Intermezzo 2.2) worden molecuulmodellen uit de scheikunde gebruikt als bouwelementen. Het resultaat daarvan is vergelijkbaar met een maquette van een gebouw of woonwijk: een hanteerbare, overzichtelijke afbeelding van een situatie zoals men zich die voorstelt, maar dan in het geval van de membraan sterk vergroot in plaats van verkleind. Ten slotte kan ook een levend organisme als model fungeren: in het laboratorium moet het

◀◀ experiment
◀ model

◀◀ conclusies

◀◀ empirische cyclus

◀◀ hypothese

◀◀ theorie

proefdier vaak model staan voor de mens (Intermezzo 2.3 en 2.4).

Modellen verklaren en verduidelijken niet alleen, zij geven ook richting aan verder onderzoek. Men kan bijvoorbeeld een computer gebruiken als model voor de hersenen. Wie dit doet, kan vervolgens onderzoeken of de mechanismen voor verwerking en opslag van informatie in de computer ook op de hersenen van toepassing zijn. Anderzijds kan de ontwikkeling van de wetenschap worden geremd wanneer men zich bij het bestuderen van een verschijnsel tot één model beperkt, of zelfs het model gaat identificeren met de werkelijkheid. Het model van Descartes (de mens als machine, figuur 6-3) bleek zo vruchtbaar, dat het eeuwenlang het denken in de fysiologie heeft beheerst. Voor psychische verschijnselen was in het model echter geen plaats. Het gevolg was een scheiding tussen lichaam en geest als onderzoeksobject, die het begrip van bijvoorbeeld stress en chronische pijn lange tijd heeft belemmerd. Psychosomatische modellen (9.4.3) zijn pas in de twintigste eeuw ontwikkeld.

lichaam en geest ▶

1.4 LEERBOEK EN WETENSCHAP

Een beschrijving van alle gangbare theorieën met betrekking tot de fysiologie van de mens zou vele boekdelen vergen en continu moeten worden bijgewerkt om de ontwikkeling van de wetenschap te volgen. In het kader van dit leerboek is dat onmogelijk. Van alle theorieën wordt slechts een kleine selectie behandeld. Het criterium daarbij is, dat de gekozen theorieën een samenhangend beeld schetsen van het functioneren van het menselijk lichaam, met het accent op de functies waarmee de fysiotherapeut in de praktijk het meest wordt geconfronteerd. Omdat een leerboek beknopt moet zijn, is er weinig gelegenheid om te beschrijven in hoeverre een bepaalde theorie door waarnemingen wordt ondersteund. Ook is soms gekozen voor de beschrijving van één theorie over een bepaald verschijnsel, terwijl in de wetenschap verscheidene theorieën in omloop zijn.

Als gevolg van deze beperkingen kan bij het lezen van dit boek de indruk ontstaan dat wetenschappelijk onderzoek heeft geleid tot één afgeronde visie die voor alle functies van het menselijk lichaam een verklaring heeft. De werkelijkheid is echter anders. Wetenschappelijk gefundeerde kennis bestaat uit fragmenten van ongelijke waarde, resultaten van onderzoek zijn dikwijls met elkaar in strijd en tussen verschillende theorieën bestaat soms weinig verband. Dit is echter geen reden op te houden met het zoeken naar wetmatigheden. Het is niet vast te stellen of een bepaalde theorie objectief juist is, maar wel of het toepassen van deze theorie leidt tot het oplossen van een concreet probleem. Juist de theorieën die in de praktijk het geschiktst zijn gebleken om problemen op te lossen, worden in dit leerboek behandeld. Men mag deze theorieën echter niet zien als absolute waarheden. Deze houding staat de ontwikkeling van betere theorieën in de weg.

Of een fysiologische theorie waarde heeft, blijkt niet alleen uit experimenten in het laboratorium, maar ook uit de bevindingen van artsen of fysiotherapeuten die deze theorie als uitgangspunt hanteren bij het behandelen van patiënten. Van werkers in de gezondheidszorg wordt in toenemende mate verlangd dat zij hun therapieën wetenschappelijk kunnen onderbouwen (Engels: *evidence-based medicine*). Deze onderbouwing betreft niet alleen de vraag óf een behandeling werkt, maar ook hóe deze werkt. Inzicht in het fysiologisch mechanisme van een therapie geeft richting aan het verder ontwikkelen van behandelmethoden en zorgt ervoor dat men in de klinische praktijk attent kan zijn op eventuele neveneffecten. Tegelijk vormt de praktijk een toets voor de bruikbaarheid van een theorie, mits deze zorgvuldig en kritisch wordt toegepast.

evidence-based medicine ▶▶

Principes

2 *Organisatieniveaus*

Kijk voor verdere verdieping op www.studiecloud.nl

2.1 INLEIDING

Om de functies van het menselijk lichaam te kunnen overzien, is het nuttig het lichaam te beschouwen als een structuur die bestaat uit vele organisatieniveaus, van groot naar klein of van hoog naar laag. Men kan deze structuur vergelijken met de organisatie van een bedrijf, bijvoorbeeld een fabriek van elektronica. Deze fabriek bestaat uit afdelingen met elk een specifieke functie: fabricage, verkoop, transport, research, administratie, enzovoort. Elke afdeling is opnieuw onderverdeeld (fabricage is onderverdeeld in de productie van gloeilampen, computers en keukenmachines), en zo verder omlaag totdat men uiteindelijk belandt bij de individuele werknemer als kleinste eenheid van functie.

◀ organisatieniveaus

Wanneer dit model wordt toegepast op het menselijk lichaam, kan men vanuit het lichaam als geheel afdalen tot het niveau van de moleculen (figuur 2-1). Verdere onderverdeling in atomen en subatomaire deeltjes valt buiten het terrein van de fysiologie, omdat men dan op een niveau belandt dat niet meer kenmerkend is voor levensprocessen. Ook houdt de fysiologie zich niet bezig met organisatieniveaus boven dat van de individuele mens, zoals het gezin, de vriendenkring en het bedrijf waar men werkt. Relaties tussen mensen hebben zeker invloed op het lichamelijk functioneren, maar het bestuderen van deze relaties behoort tot het terrein van de gedragswetenschappen.

Tussen twee opeenvolgende niveaus in het lichaam bestaat een wederzijdse afhankelijkheid. De cel kan bijvoorbeeld niet functioneren zonder de mitochondriën, die zorgen voor de productie van energie. Anderzijds kan het mitochondrion slechts functioneren in het milieu van de cel, waar het wordt voorzien van enzymen en brandstoffen en waar de omstandigheden worden gehandhaafd die nodig zijn om de verbrandingsprocessen goed te laten verlopen.

In dit hoofdstuk worden de organisatieniveaus in het lichaam behandeld in de volgorde van molecuul tot mens, dus van klein naar groot, of van laag naar

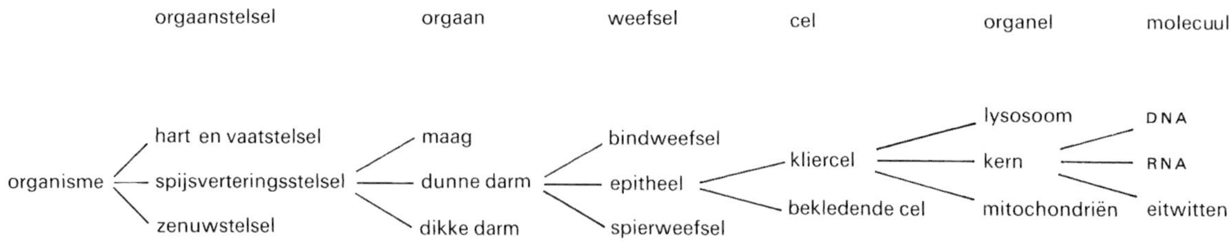

Figuur 2-1 Organisatieniveaus binnen het menselijk lichaam. Bij elk niveau zijn enkele voorbeelden genoemd van structuren die tot dat niveau behoren.

hoog. Voor deze volgorde is gekozen omdat de weg van klein naar groot een lijn vormt van relatief eenvoudig naar zeer complex. Bij iedere stap naar een volgend niveau ontstaat weer een geheel dat meer is dan de som van de delen en daarom moeilijker is te overzien. De volgorde van mens naar molecuul, zoals in figuur 2-1, komt echter meer overeen met de praktijk van alledag. Men wil weten hoe het menselijk lichaam als geheel functioneert, maar om dit doel te bereiken moet worden afgedaald naar het functioneren van steeds kleinere onderdelen. Dit hoofdstuk is bedoeld als een beknopte gids bij deze afdaling. Het kan desgewenst van achteren naar voren worden gelezen.

2.2 MOLECULAIR NIVEAU

water ▶

Het menselijk lichaam kan worden beschouwd als een verzameling ruimten (compartimenten) die gevuld zijn met water (3.2.1). Op moleculair niveau spelen de meeste fysiologische processen zich af tussen stoffen die in dit water zijn opgelost. Stoffen die slecht in water oplossen, vormen wanden tussen de verschillende ruimten waarin de fysiologische processen zich afspelen of zijn in deze ruimten aanwezig als insluitsels. De oplosbaarheid van een stof in water bepaalt in hoge mate de fysiologische betekenis van deze stof.

oplosbaarheid ▶

Of een stof in water kan oplossen, hangt af van de aanwezigheid van elektrisch geladen* groepen

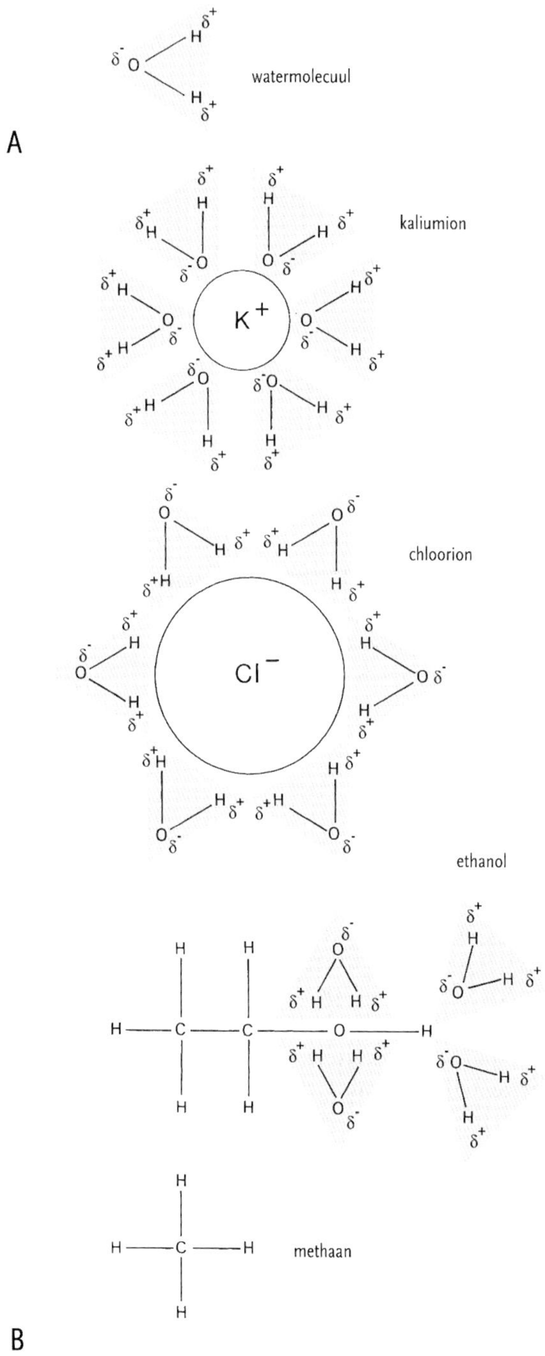

Figuur 2-2 ***A*** *Polaire structuur van het H_2O-molecuul. De positief en negatief geladen delen worden aangeduid met resp. δ^+ en δ^-.* ***B*** *Oplosbaarheid van ionen en moleculen in water. Kleine ionen (K^+, Cl^-) oefenen een sterke aantrekkingskracht uit op watermoleculen en kunnen zich geheel met deze moleculen omringen. Het alcoholmolecuul (C_2H_5OH) bestaat uit een polair gedeelte (–OH) en een apolair gedeelte (–C_2H_5); alleen het polaire gedeelte trekt watermoleculen aan. Moleculen van koolwaterstoffen, zoals methaan (CH_4), zijn volledig apolair; methaan lost daarom niet op in water.*

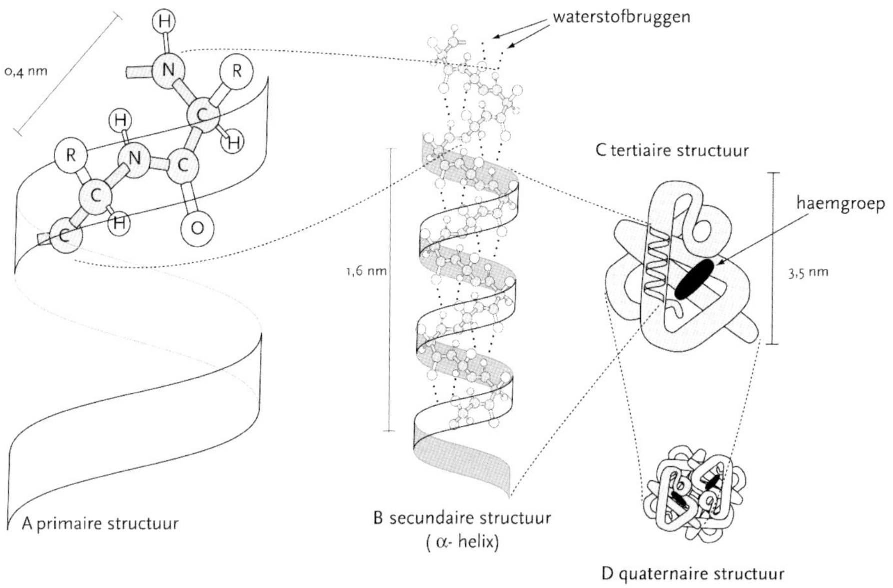

Figuur 2-3 Structuur van een eiwitmolecuul (hemoglobine); zie ook figuur 11-29.

in het molecuul*. Watermoleculen in hun geheel zijn niet geladen, maar door de fysische eigenschappen van de samenstellende atomen* hebben zij een polaire* structuur, waarin de waterstofatomen enigszins positief geladen zijn en het zuurstofatoom enigszins negatief. Stoffen die uit polaire moleculen bestaan en geïoniseerde stoffen lossen goed op in water, doordat de moleculen of ionen* zich ten gevolge van elektrische aantrekking met watermoleculen omringen (figuur 2-2). Dergelijke stoffen noemt men hydrofiel (letterlijk: waterminnend). Voorbeelden zijn suikers en keukenzout (NaCl). Apolaire* deeltjes, zoals moleculen van koolwaterstoffen, lossen slecht in water op doordat de elektrische aantrekkingskracht ontbreekt. Deze stoffen zijn hydrofoob (watervrezend). Hydrofobe stoffen lossen wel goed op in vloeistoffen die uit apolaire moleculen bestaan, zoals vetten en andere lipiden; daarom worden hydrofobe stoffen ook lipofiel genoemd. Hydrofiele stoffen daarentegen lossen slecht op in lipiden, en zijn dus lipofoob. Er zijn stoffen, zoals kooldioxide en alcohol, die bestaan uit moleculen met een matig polair karakter; deze stoffen zijn niet uitgesproken hydrofiel of hydrofoob en kunnen daardoor zowel in water als in een vetachtig milieu redelijk goed oplossen.

Levende organismen bestaan, behalve uit water, voornamelijk uit moleculen van organische* stoffen. Deze moleculen zijn opgebouwd uit ketens van koolstofatomen, die verbonden zijn met atomen van vooral waterstof, zuurstof en stikstof. In sommige organische stoffen komen nog andere elementen* voor; het meest algemeen zijn fosfor, zwavel en ijzer. Belangrijke categorieën van organische stoffen in het lichaam van mens en dier zijn eiwitten (proteïnen), lipiden (waaronder vetten), koolhydraten en stikstofhoudende basen. Deze stoffen komen voor als afzonderlijke moleculen, maar ook als onderdeel van combinaties. De nucleïnezuren DNA en RNA zijn opgebouwd uit ketens die bestaan uit stikstofhoudende basen, koolhydraten en fosfaatgroepen.

◀◀ polaire structuur

2.2.1 Eiwitten

Eiwitten maken het grootste deel uit van de watervrije lichaamsmassa. Er zijn in het lichaam duizenden typen eiwitmoleculen, die uiteenlopende functies vervullen. Eiwitten zorgen onder meer voor de contractie van spieren, voor de stevigheid en de elasticiteit van huid, pezen en skelet, voor het zuurstoftransport in het bloed, voor de uitwisseling van stoffen tussen verschillende compartimenten in het lichaam en voor de afweerreacties tegen ziekteverwekkers. Essentieel voor alle levensprocessen is het feit dat sommige eiwitten fungeren als enzymen die chemische reacties in het lichaam katalyseren (2.2.1.1). Het vervullen van al deze functies is mogelijk dankzij de complexe en sterk gevarieerde bouw van de eiwitmoleculen. In deze bouw worden vier niveaus onderscheiden: de primaire, secundaire, tertiaire en quaternaire structuur. Figuur 2-3 illustreert deze niveaus aan de hand van de structuur van hemoglobine.

◀◀ hydrofiel
◀ eiwitten
◀◀ hydrofoob
◀◀ lipofiel
◀ enzymen
◀◀ lipofoob
◀◀ organische stoffen
◀ hemoglobine

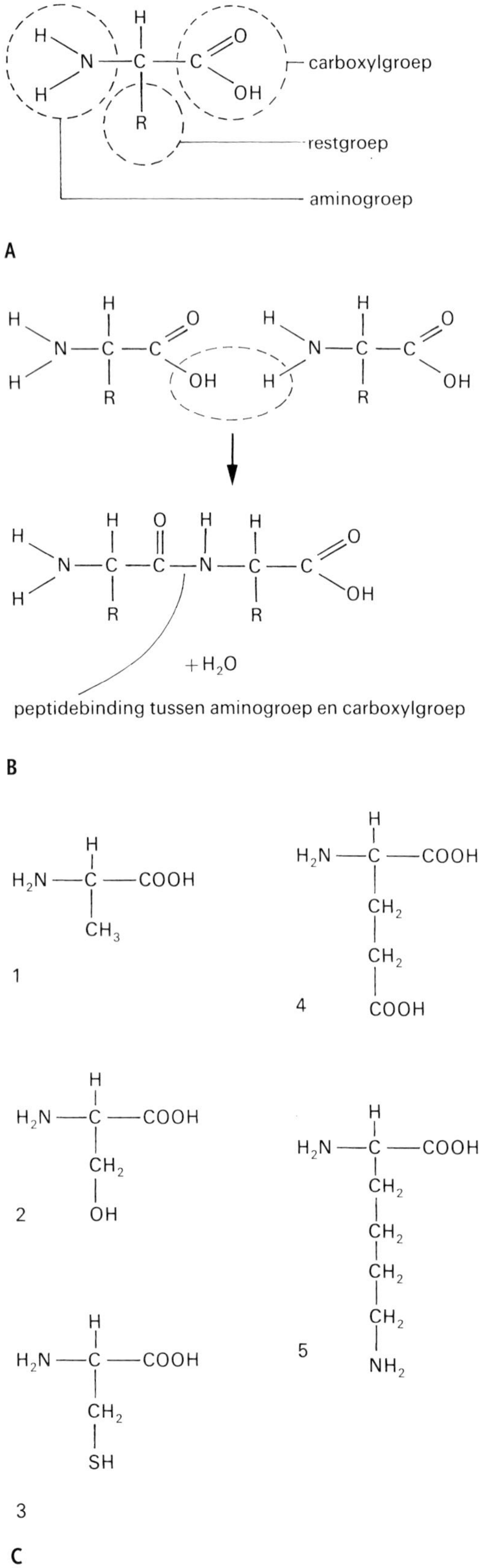

Figuur 2-4 ***A*** *Algemene bouw van een aminozuur. De restgroep (R) is een zijketen, die per aminozuur een verschillende structuur heeft.* ***B*** *Vorming van een peptidebinding.* ***C*** *Voorbeelden van aminozuren: 1 alanine (Ala), apolaire restgroep, 2 serine (Ser), polaire restgroep, 3 cysteïne (Cys), polaire restgroep, 4 glutaminezuur (Glu), zure restgroep, bij ionisatie negatief geladen (–COO⁻), 5 lysine (Lys), basische restgroep, bij ionisatie positief geladen (–NH3⁺).*

primaire structuur ▶▶
peptideketen ▶▶
aminozuren ▶▶

De primaire structuur (figuur 2-3A) bestaat uit een peptideketen: een keten van aminozuren die door peptidebindingen met elkaar zijn verbonden (figuur 2-4A en 2-4B). Een peptideketen heeft een lengte van minder dan tien tot meer dan duizend aminozuren. In peptideketens kunnen twintig verschillende aminozuren voorkomen, die van elkaar verschillen in de bouw van de restgroep. De restgroep kan polair, apolair, zuur* of basisch* zijn (figuur 2-4C). Eiwitmoleculen die veel polaire, zure en basische restgroepen bevatten, lossen gemakkelijk op in water. Wanneer de restgroepen overwegend apolair zijn, lost het eiwit daarentegen gemakkelijk op in de eveneens apolaire lipiden. Deze lipofiele eiwitten treft men aan in membranen (2.3.1).

secundaire structuur ▶▶

De secundaire structuur heeft betrekking op de vorm van de eiwitketens. Door de vorming van waterstofbruggen* tussen de aan elkaar gebonden amino- en carboxylgroepen van de peptideketen ontstaat een langgerekte, regelmatige ordening. De meest voorkomende basisvormen zijn een spiraal, de α-helix (figuur 2-3B), en een platte strook, de β-plaat. De α-helix is flexibel en kan in allerlei bochten worden gedraaid, terwijl β-platen kunnen worden aaneengesloten tot starre, skeletachtige vormen. Deze laatste treft men bijvoorbeeld aan in de basisstructuur van immunoglobulinen (figuur 14-14).

tertiaire structuur ▶▶

De tertiaire structuur betreft de manier waarop de eiwitketens ruimtelijk worden opgevouwen. Deze structuur komt tot stand door verbindingen tussen de restgroepen van de aminozuren in één eiwitketen; hiertoe behoren ionverbindingen* tussen zure en basische restgroepen en zwavelbruggen* tussen twee restgroepen van cysteïne. Als gevolg van deze verbindingen ontstaan kluwenvormige ruimtelijke structuren die dikwijls min of meer bolvormig zijn en daarom globulaire eiwitten worden genoemd (figuur 2-3C). Tot de globulaire eiwitten behoren, onder andere, enzymen (2.2.1.1), receptoreiwitten in de celmembraan (3.6) en eiwitten met een transportfunctie, zoals hemoglobine. Een andere ruimtelijke vorm is die van langgerekte vezels; dit zijn de fibrillaire eiwitten (zie hierna).

globulaire eiwitten ▶▶
fibrillaire eiwitten ▶▶

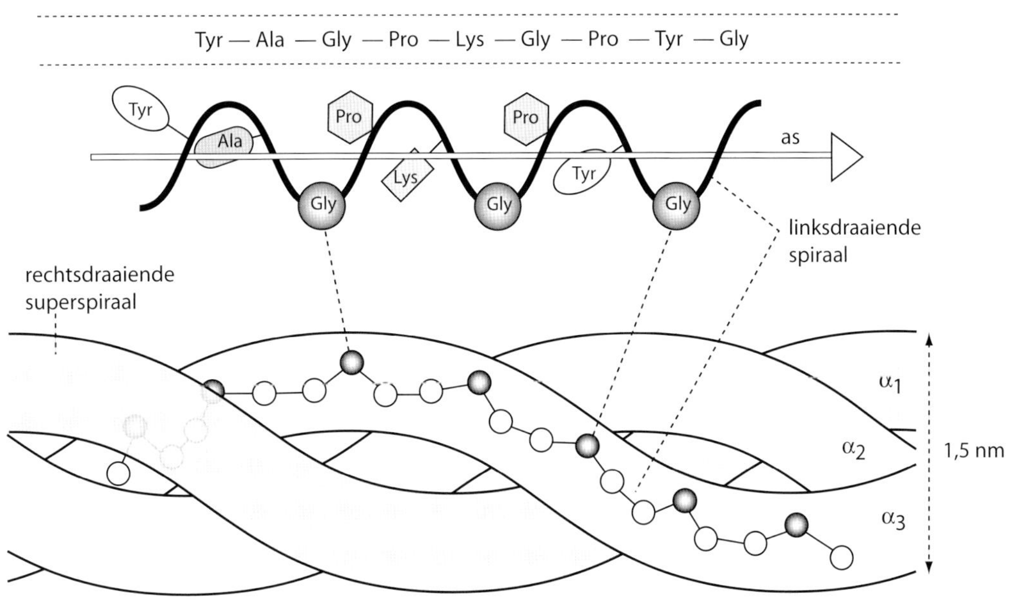

Figuur 2-5 Structuur van een collageenvezel. Elke vezel bestaat uit drie spiraalvormige peptideketens, die met elkaar vervlochten zijn. De ketens worden bijeengehouden door aantrekkingskrachten tussen de restgroepen van de aminozuren.

De quaternaire structuur, ten slotte, wordt bepaald door verbindingen van verschillende eiwitketens onderling. Een hemoglobinemolecuul, bijvoorbeeld, is opgebouwd uit vier bolvormig opgerolde peptideketens, globinen genoemd, die elk verbonden zijn met een niet-eiwitdeel, de haemgroep (figuur 2-3D). De algemene naam voor een met een peptideketen verbonden niet-eiwitmolecuul is prosthetische groep; wanneer deze groep een koolhydraat- of lipidenmolecuul is, ontstaan respectievelijk glycoproteïnen en lipoproteïnen. De prosthetische groep speelt bij enzymen en transporteiwitten meestal een rol bij het binden van het substraat; zo wordt zuurstof binnen het hemoglobinemolecuul gebonden aan het ijzeratoom, dat een onderdeel is van de haemgroep.

Een ander type quaternaire structuur is te vinden in fibrillaire eiwitten, zoals collageen (figuur 2-5). In dit eiwit zijn spiraalvormige peptideketens vervlochten tot strengen, zoals de vezels in een kabeltouw. Deze structuur zorgt voor een grote trekvastheid in de lengterichting van de vezel, doordat de trekkracht gelijkmatig over een groot aantal chemische bindingen wordt verdeeld. Structuren die hoge rekbelastingen ondergaan, zoals pezen en botten, zijn dan ook rijk aan collageen. Andere fibrillaire eiwitten hebben een meer vertakte of netvormige ruimtelijke samenhang tussen de ketens en daardoor ook andere mechanische eigenschappen. Voorbeelden zijn het flexibele en slijtvaste keratine (opperhuid, nagels, haren), het gemakkelijk vervormbare en daarna weer terugverende elastine (oorschelp, longweefsel, aorta), het stollingseiwit fibrine (14.2.2) en de contractiele eiwitten actine en myosine in het spierweefsel (4.2.2).

◀ keratine
◀ elastine
◀◀ quaternaire structuur

Wanneer de ruimtelijke structuur van een eiwit wordt verbroken, bijvoorbeeld door een hoge temperatuur of een lage zuurgraad, spreekt men van denaturatie. Omdat het functioneren van een eiwit afhankelijk is van een intacte ruimtelijke structuur, zal denaturatie van eiwitten in het lichaam functieverlies tot gevolg hebben. Dit leidt eventueel tot het afsterven van cellen en weefsels; men kan dit waarnemen bij brandwonden. Een lichte of kortdurende denaturatie is meestal reversibel. Dat wil zeggen dat wanneer de omstandigheden weer normaal worden, de eiwitten hun oorspronkelijke structuur terugkrijgen. Dit komt voor tijdens en na zware inspanning (15.3.4). Onder meer door de optredende verzuring en de verhoogde lichaamstemperatuur treden structurele veranderingen op in enzymen, waardoor de stofwisseling minder efficiënt gaat verlopen en men uitgeput raakt. Meestal zijn deze verschijnselen na een uur rusten weer verdwenen.

◀ denaturatie
◀◀ prosthetische groep
◀◀ glycoproteïnen
◀◀ lipoproteïnen
◀◀ collageen

2.2.1.1 *Werking van enzymen*

Enzymen zijn eiwitten die zorgen voor het versnellen (katalyseren) van chemische reacties in het

◀ katalyseren

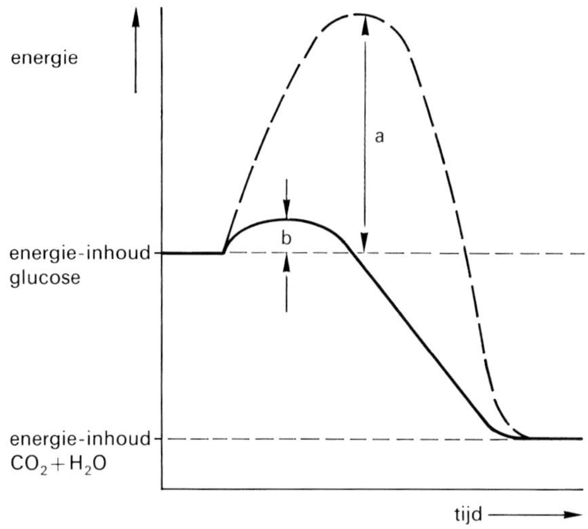

Figuur 2-6 Invloed van enzymen op de activeringsenergie voor de verbranding van glucose bij 37 °C. ***a*** *Benodigde activeringsenergie.* ***b*** *Benodigde activeringsenergie met enzymen.*

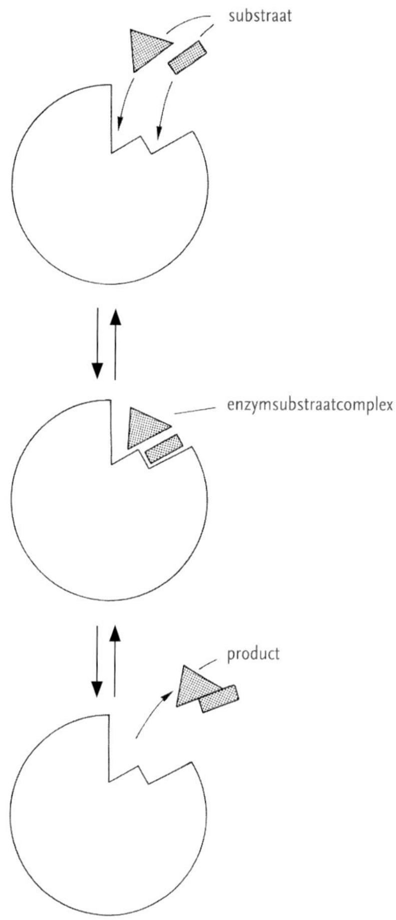

Figuur 2-7 Schema van het mechanisme van de enzymwerking.

lichaam. De meeste chemische reacties die voor levensfuncties noodzakelijk zijn, verlopen zonder katalysator bij lichaamstemperatuur bijzonder langzaam. Wanneer men bijvoorbeeld glucose bij een temperatuur van 37 °C bewaart, hoeft men niet te vrezen dat deze suiker spontaan zal verbranden tot kooldioxide en water. Glucose en andere organische verbindingen kunnen wél worden verbrand wanneer men deze eerst aansteekt, dus verhit tot een temperatuur van honderden graden Celsius. De toegevoerde warmte zorgt voor de activeringsenergie*, die een aantal moleculen in een toestand brengt waarin zij met zuurstof kunnen reageren. Is het verbrandingsproces eenmaal ingezet, dan wordt een deel van de vrijgekomen reactiewarmte* gebruikt om nieuwe moleculen te activeren, enzovoort. Op deze manier houdt het verbrandingsproces zichzelf in stand zolang er brandstof voorhanden is.

activeringsenergie ▶
substraatspecifiek ▶▶
werkingsspecifiek ▶▶
reactiewarmte ▶

In het lichaam is verhitten niet nodig. Glucose kan bij 37 °C worden verbrand doordat enzymen zorgen voor een vermindering van de benodigde activeringsenergie (figuur 2-6). Deze verbranding gebeurt stapsgewijs. De waterstof in het glucosemolecuul wordt niet rechtstreeks met zuurstof in contact gebracht, maar via een keten van tussenproducten (12.4). Hierdoor kan de energie die bij de verbranding vrijkomt, zo efficiënt mogelijk door het lichaam worden benut. Bij iedere stap in het verbrandingsproces wordt de om te zetten stof, het substraat, verbonden met een enzym. Heeft de reactie plaatsgevonden, dan wordt het product losgelaten. Het enzym is dan vrij om een nieuw substraatmolecuul te binden (figuur 2-7).

evenwichtsreactie ▶▶
co-enzym ▶▶
substraat ▶

Ieder enzym is substraatspecifiek en werkingsspecifiek, wat wil zeggen dat een enzym slechts één stof of een groep nauw verwante stoffen kan omzetten in een specifiek product. Hierbij moet men bedenken dat iedere chemische reactie in principe een evenwichtsreactie* is en dat het betrokken enzym de reactie in beide richtingen katalyseert. Het enzym heeft geen invloed op de richting waarin de reactie verloopt; deze wordt bepaald door de concentraties van de betrokken stoffen.

Voor het katalyseren van sommige reacties is naast het enzym een co-enzym nodig. Co-enzymen zijn geen eiwitten, maar relatief kleine organische moleculen. Voorbeelden zijn NAD en co-enzym A; deze beide stoffen spelen een rol bij het vrijmaken van energie (12.4).

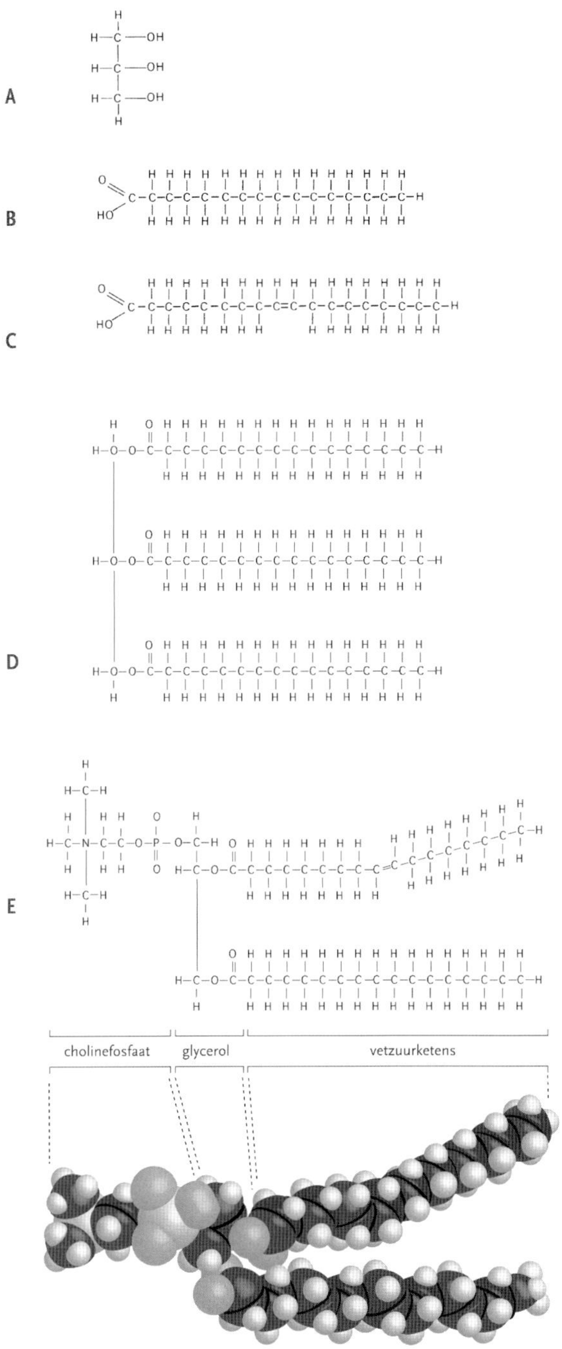

2.2.2 **Lipiden**

◀ lipiden

'Lipiden' is een verzamelterm voor alle organische stoffen die slecht oplossen in water. De meest voorkomende lipiden in het menselijk lichaam zijn esters* die gevormd zijn door verbinding van een meervoudige alcohol (glycerol) met vetzuren en eventueel andere verbindingen, zoals fosfaat (figuur 2-8). Tot deze groep behoren de vetten, fosfolipiden en glycolipiden. Een andere belangrijke groep lipiden is die van de steroïden, waartoe cholesterol en een aantal hormonen behoren (figuur 3-8).

◀ steroïden

◀ vet

◀ triacylglycerolen

Bij een vet is elk glycerolmolecuul met drie vetzuurketens verbonden; vetten worden daarom ook triglyceriden (triacylglycerolen) genoemd. Zij zijn, naast koolhydraten, belangrijk als energiebron voor het lichaam (12.4). Omdat de energiewaarde per gram vet bijzonder hoog is, zijn vetten uitermate geschikt om als brandstofreserve in het lichaam te worden opgeslagen, bijvoorbeeld in het onderhuidse bindweefsel. Bovendien zijn vetten slechte warmtegeleiders; daardoor gaan ze tevens het verlies van lichaamswarmte door de huid tegen.

◀ fosfolipiden

◀ glycolipiden

Fosfolipiden bevatten twee vetzuurketens en een fosfaatgroep, waaraan weer andere hydrofiele groepen gebonden kunnen zijn. Fosfolipiden zijn het basisbestanddeel van de membranen in en om de cel (2.3.1). Glycolipiden bevatten twee vetzuurketens en een koolhydraatgroep, dikwijls in de vorm van een polysacharideketen (2.2.3). Zij zijn te vinden in de buitenlaag van de celmembraan (figuur 2-13).

◀ cholesterol

Van de steroïden komt cholesterol in het lichaam het meest voor. Het is van belang als bestanddeel van membranen en als grondstof voor de productie van steroïdhormonen (3.6.2), galzouten (12.2.4) en vitamine D (16.3.2.3).

2.2.3 **Koolhydraten**

◀ koolhydraten

Koolhydraten bestaan uit koolstof, waterstof en zuurstof. Hun naam danken zij aan het feit dat waterstof- en zuurstofatomen meestal in dezelfde verhouding voorkomen als in water, dus 2:1. De aanwezigheid van een groot aantal polaire OH-groepen in de moleculen zorgt ervoor dat koolhydraten goed in water oplosbaar zijn (figuur 2-9).

De eenvoudigste koolhydraten zijn de mono-

*Figuur 2-8 Structuur van lipiden. **A** Glycerol. **B** Palmitinezuur, een verzadigd vetzuur. Het bestaat uit een zuurgroep (COOH) en een apolaire koolwaterstofketen. **C** Oliezuur, een onverzadigd vetzuur. Bij onverzadigde vetzuren bevat de koolwaterstofketen een of meer dubbele bindingen tussen de koolstofatomen. Palmitinezuur en oliezuur komen veel voor als bestanddeel van vetten en fosfolipiden in het menselijk lichaam. **D** Een vet (triacylglycerol). **E** Een fosfolipide. De onderste tekening geeft de ruimtelijke structuur weer. In afbeeldingen van de celmembraan (figuur 2-13 t/m 2-17) worden fosfolipidemoleculen voorgesteld als een hydrofiele kop (cholinefosfaat) met twee lipofiele staarten (vetzuurketens).*

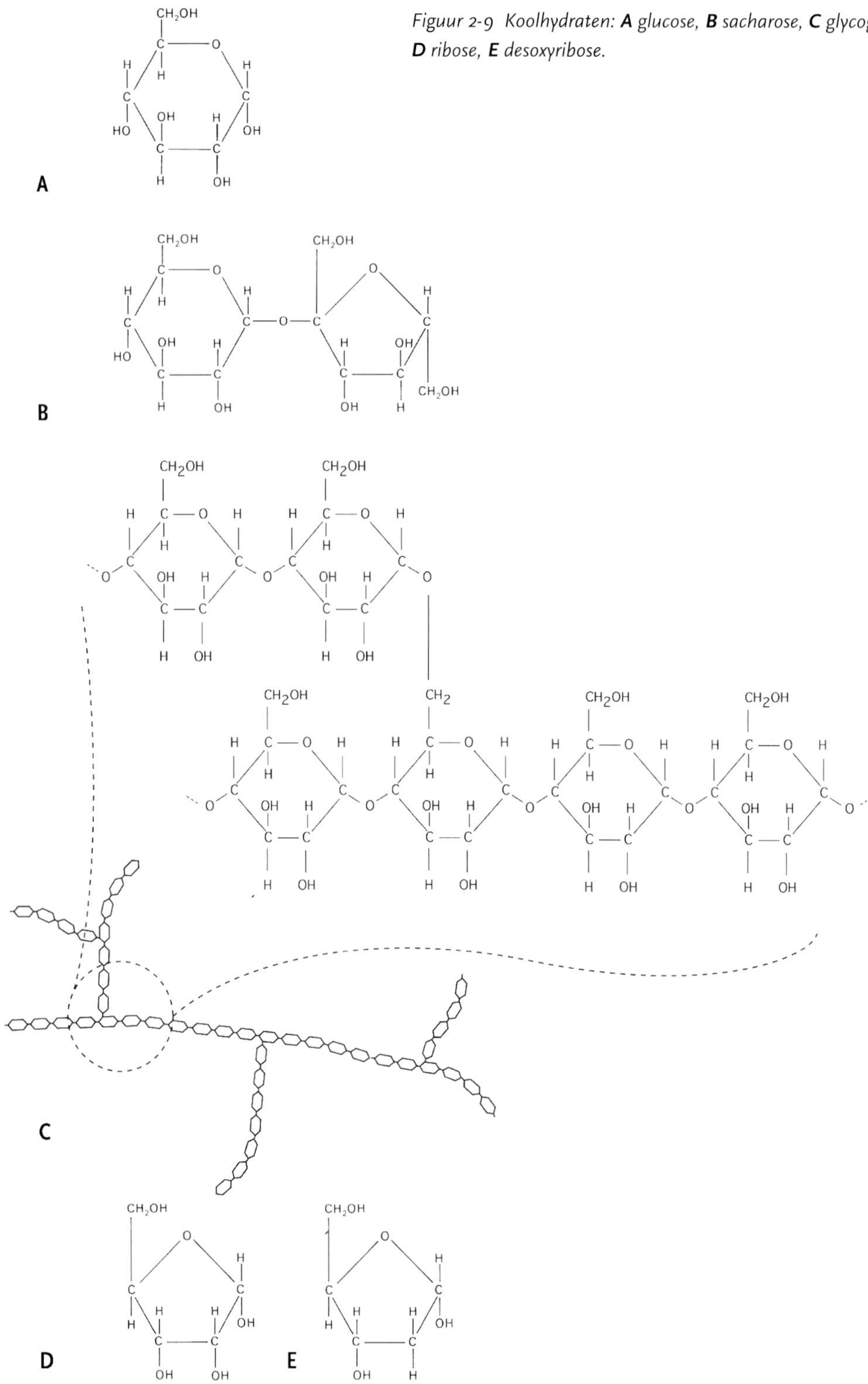

Figuur 2-9 Koolhydraten: ***A*** *glucose,* ***B*** *sacharose,* ***C*** *glycogeen,* ***D*** *ribose,* ***E*** *desoxyribose.*

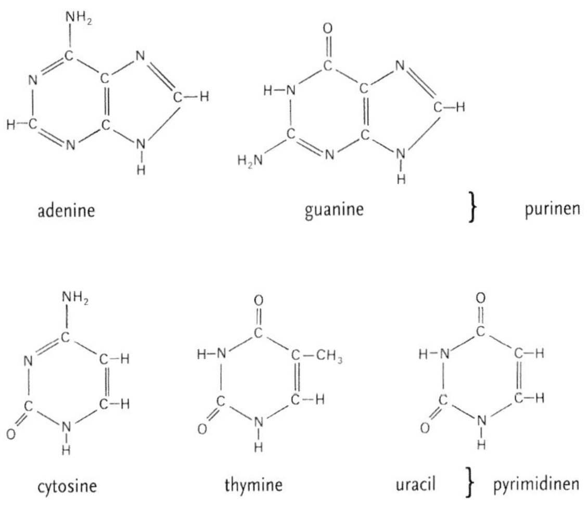

Figuur 2-10 Stikstofhoudende basen.

sachariden (enkelvoudige suikers). Zij vormen de componenten waaruit de meer ingewikkelde koolhydraten zijn opgebouwd. Glucose, fructose en galactose komen in het lichaam het meest voor. Deze stoffen zijn isomeren: zij hebben dezelfde chemische formule ($C_6H_{12}O_6$), maar hun ruimtelijke structuur is verschillend. Omdat elk molecuul zes koolstofatomen bevat, worden zij tot de hexosen gerekend. De monosachariden ribose en desoxyribose, die van belang zijn als componenten van respectievelijk RNA en DNA, hebben een koolstofskelet van vijf atomen. Zij behoren tot de pentosen.

Disachariden (dubbelsuikers) bestaan uit twee gekoppelde monosachariden. Een voorbeeld is sacharose, bekend als riet- of bietsuiker, dat uit glucose en fructose bestaat. Langere ketens van monosachariden heten polysachariden. Polysacharidemoleculen kunnen honderden eenheden lang zijn, waarbij de ketens zich al dan niet vertakken. Zetmeel en glycogeen zijn bekende voorbeelden. Ze worden beide gevormd door polymerisatie* van glucose, waarbij het verschil tussen beide wordt gevormd door het patroon van vertakking. Zetmeel en glycogeen zijn van belang als brandstofvoorraad in respectievelijk plantaardig en dierlijk weefsel (12.3). Wanneer het organisme behoefte heeft aan energie wordt zetmeel of glycogeen gesplitst in glucose, dat vervolgens wordt verbrand tot CO_2 en H_2O (12.4).

◀◀ monosachariden
◀◀ isomeren
◀◀ hexosen
◀◀ pentosen
◀◀ disachariden
◀◀ polysachariden
◀◀ zetmeel
◀◀ glycogeen

2.2.4 Stikstofhoudende basen

Vijf stikstofhoudende basen zijn van grote betekenis voor biologische processen: de purinen adenine en guanine en de pyrimidinen cytosine, thymine en uracil (figuur 2-10). Zij vormen de tekens van de genetische code die in de nucleïnezuren DNA (desoxyribonucleïnezuur) en RNA (ribonucleïnezuur) is vastgelegd.

◀◀ purinen
◀◀ pyrimidinen

De bouwstenen van DNA en RNA zijn de nucleotiden, die bestaan uit een base, een pentose (ribose of desoxyribose) en een fosfaatgroep. Dat DNA en RNA ondanks de aanwezigheid van basische componenten tot de zuren worden gerekend, wordt veroorzaakt door de fosfaatgroepen: deze splitsen meer H^+-ionen af dan er door de stikstofatomen van de basen worden gebonden.

◀ nucleotiden

Het nucleotide van adenine en ribose, adenosinemonofosfaat (AMP), fungeert als overdrachtstof voor signalen (cyclisch AMP, 3.6.2) en als grondstof voor het adenosinetrifosfaat (ATP). ATP is een onmisbare schakel in de overdracht van energie binnen het organisme.

◀ adenosinemonofosfaat

2.2.4.1 *Energierijke fosfaten*

Wanneer tweemaal een fosfaatgroep wordt gekoppeld aan een adenosinemonofosfaatmolecuul (AMP), ontstaan achtereenvolgens adenosinedifosfaat (ADP) en -trifosfaat (ATP). Voor de binding van deze fosfaatgroepen is toevoer van energie nodig, die wordt opgeslagen in de binding tussen de fosfaatgroepen (figuur 2-11). ATP en ADP staan daarom, naast enkele andere fosfaatverbindingen met soortgelijke eigenschappen, bekend als energierijke fosfaten. Bij de splitsing van ATP in ADP en fosfaat, en eventueel van ADP in AMP en fosfaat, komt deze energie weer vrij. Bij de energieoverdracht in de levende cel is de omzetting van AMP in ADP, en andersom, niet van belang; ADP wordt zelden gesplitst. ATP geldt daarentegen als de universele energiedrager.

◀ adenosinedifosfaat
◀ adenosinetrifosfaat
◀ energierijke fosfaten

In dierlijke cellen, waaronder die van de mens, is de energie voor de vorming van ATP voor het overgrote deel afkomstig uit de oxidatie van koolhydraten en vetten. Deze oxidatie vindt plaats in de mitochondriën (2.3.3.5); de vrijkomende energie wordt gebruikt voor de synthese van ATP. Dit wordt de oxidatieve fosforylering van ADP genoemd (12.4). Op andere plaatsen in de cel vinden processen plaats die energie kosten, bijvoorbeeld synthese van eiwitten of actief transport van stoffen door de celmembraan; daar wordt ATP verbruikt. In het eenvoudigste geval van energieoverdracht binnen de cel verplaatst het ATP zich via diffusie van de mitochondriën naar de plaatsen waar de energie wordt verbruikt, waarna ADP en fosfaat deze weg in omgekeerde richting afleggen. De processen van productie en overdracht van energie in de cel worden beschreven in hoofdstuk 12.

◀ oxidatieve fosforylering

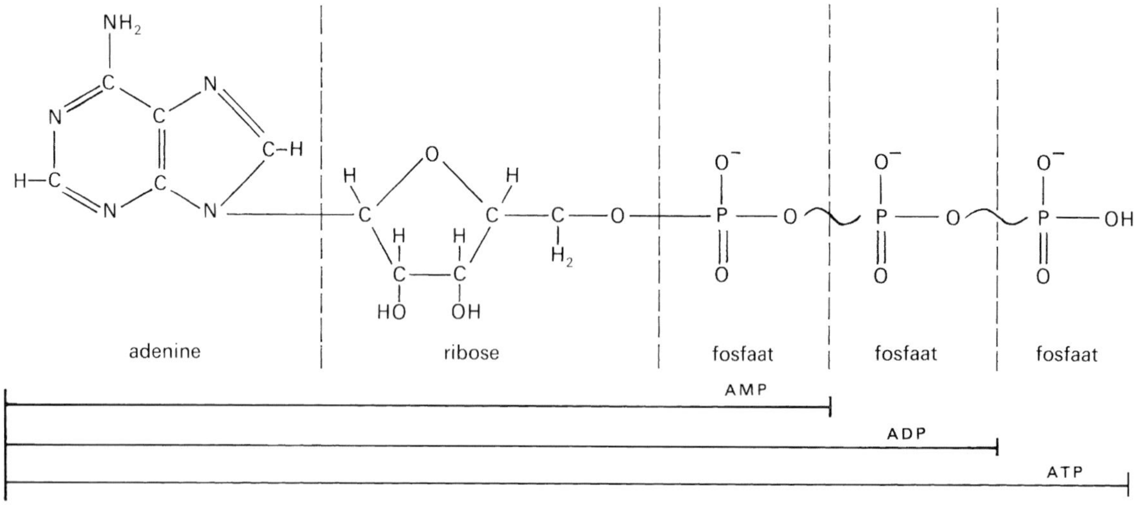

Figuur 2-11 AMP, ADP en ATP. ~ = energierijke binding.

2.2.4.2 *Nucleïnezuren*

nucleïnezuren ▶
DNA ▶
eencellig ▶▶
RNA ▶
meercellig ▶▶
differentiatie ▶▶

De nucleïnezuren DNA en RNA bestaan uit ketens van nucleotiden. In DNA bestaan de nucleotiden uit de basen adenine, cytosine, guanine of thymine, het koolhydraat desoxyribose en een fosfaatgroep (figuur 2-12). De nucleotiden in RNA verschillen in twee opzichten van die in DNA: in plaats van thymine komt uracil voor en het koolhydraat is ribose. Deze verschillen in bouw hebben gevolgen voor de ruimtelijke structuur. In RNA zijn de nucleotideketens enkelvoudig, terwijl in DNA twee nucleotideketens zich verbinden tot een dubbele spiraal. De ketens worden bijeengehouden door waterstofbruggen* tussen de basen van de twee ketens; hierbij ligt steeds adenine tegenover thymine en cytosine tegenover guanine. In de kern van een cel in het menselijk lichaam zijn 46 DNA-moleculen aanwezig, die elk bestaan uit miljoenen nucleotideparen. Elk DNA-molecuul vormt de basisstructuur van een chromosoom (2.3.3.1).

chromosoom ▶
stamcellen ▶▶
genetische code ▶
gen ▶

De volgorde van de basen in het DNA vormt de genetische code, waarin de informatie ligt opgeslagen die nodig is voor de synthese van eiwitten. Een gen is een DNA-segment dat de code bevat voor de volgorde van de aminozuren in één specifieke eiwitketen. Omdat voor vrijwel ieder proces in het lichaam eiwitten nodig zijn als katalysator (enzym), bepaalt de eiwitsynthese de aard en de snelheid van de lichaamsprocessen. RNA dient voor de vertaling van de basenvolgorde in het DNA naar de volgorde van de aminozuren in een eiwitketen (2.3.3.1).

2.3 CELLULAIR NIVEAU

cel ▶
specialisatie ▶▶

Hoewel de grens tussen levend en levenloos moeilijk is aan te geven (1.1), wordt de cel meestal beschouwd als de kleinste eenheid van levende materie. In het eenvoudigste geval bestaat het organisme uit één enkele cel. Tot de eencellige organismen behoren onder andere bacteriën, sommige wieren en protozoën, zoals het pantoffeldiertje en de malariaparasiet. Een meercellig organisme is te beschouwen als een gemeenschap van cellen die gecoördineerd samenwerken en zodoende profiteren van elkaars aanwezigheid. Dit is mogelijk doordat tussen verschillende groepen cellen een proces van taakverdeling en differentiatie heeft plaatsgevonden. Specifieke cellen hebben zich in de loop van de evolutie zodanig ontwikkeld, dat zij optimaal zijn toegerust om binnen het meercellig organisme specifieke functies uit te voeren. In het menselijk lichaam zorgen de spiercellen voor beweging, de zenuwcellen voor de overdracht van signalen en de rode bloedcellen voor het transport van zuurstof. Op het niveau van het individu ontwikkelen deze celtypen zich uit stamcellen (Intermezzo 2.3) die ontstaan tijdens de eerste delingsronden na de bevruchting.

Het differentiatieproces stelt een meercellig organisme in staat onder verschillende, soms extreme omstandigheden te functioneren. Vele planten en dieren kunnen leven in een droge omgeving doordat zij door een bast of een huid waterverlies kunnen tegengaan. Ook het sterk ontwikkelde zenuwstelsel van de mens kan worden gezien als een overlevingsmechanisme. Dankzij dit stelsel is de mens toegerust om de complexe problemen aan te pakken waarvoor zijn omgeving hem stelt. De keerzijde van een extreme vorm van differentiatie, zoals die van zenuwcellen, is de toegenomen afhankelijkheid. Specialisatie in één functie leidt tot het verlies van

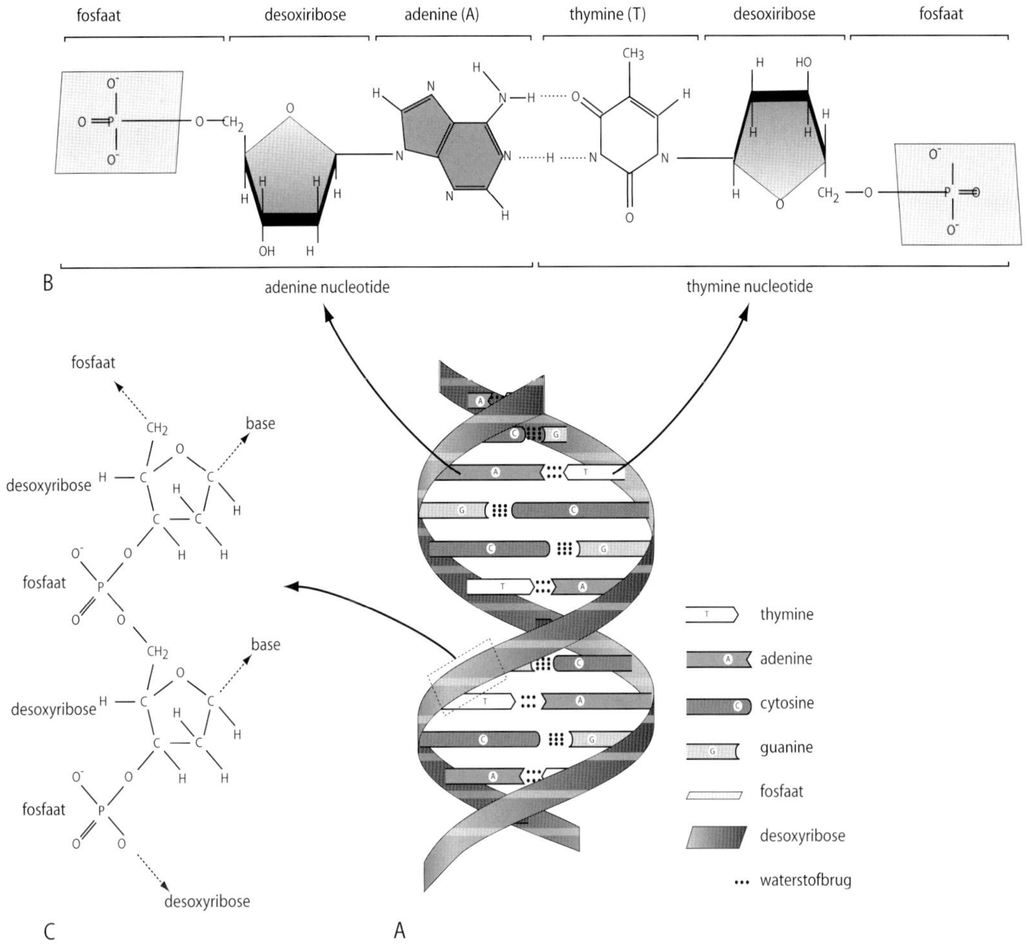

Figuur 2-12 Structuur van DNA. ***A*** *De dubbele spiraal.* ***B*** *Fragment van de dubbele spiraal, geprojecteerd in een plat vlak.* ***C*** *Een gedeelte van de nucleotideketen.*

andere functies. Zenuwcellen zijn uitstekende prikkelgeleiders, maar zij kunnen slechts enkele seconden functioneren zonder zuurstof en zijn bijzonder gevoelig voor mechanisch letsel. In het lichaam zijn dan ook allerlei voorzieningen getroffen om het kwetsbare zenuwstelsel te verzorgen en te beschermen, zoals een stevige omhulling (6.4) en een aangepaste bloedsomloop (10.5.2). De overlevingswaarde van celdifferentiatie heeft betrekking op het meercellige organisme waarvan de cellen deel uitmaken, niet op de lichaamscellen afzonderlijk.

Ondanks de verschillen die het gevolg zijn van het differentiatieproces, hebben alle cellen van de mens eigenschappen gemeen. Iedere cel wordt van de buitenwereld gescheiden door de celmembraan; daarbinnen bevindt zich een stroperige vloeistof, het cytoplasma. In het cytoplasma vindt men structuren met specifieke functies, de organellen (figuur 2-18).

◀◀ cytoplasma
◀◀ organellen

'Organel' is een verkleinwoord van 'orgaan'; zoals de organen in dienst staan van het lichaam, zo functioneren de organellen in dienst van de cel. De meeste organellen worden omgeven door membranen die wat bouw betreft een sterke verwantschap met de celmembraan vertonen. Deze membranen worden interne membranen genoemd.

Naast de organellen bevatten verscheidene celtypen een netwerk van vezelige eiwitten, het cytoskelet. Dit cytoskelet is geen star geraamte, maar een flexibele, dynamische structuur, die een rol speelt bij het uitvoeren van bewegingen, het transport van stoffen binnen de cel en het opvangen van mechanische krachten. Het cytoskelet is prominent aanwezig in spiercellen (4.2.2.3), in zenuwcellen (neurofilamenten, 5.2.2) en in cellen van de opperhuid (keratine). Via eiwitten in de celmembraan zijn de vezels van het cytoskelet verbonden met de vezels in de tussenstof (2.4) en met het cytoskelet van andere cellen. Hierdoor blijven de cellen binnen het weefsel op hun plaats en kunnen mechanische krachten (contractie, passieve rek) worden overgedragen.

◀ cytoskelet

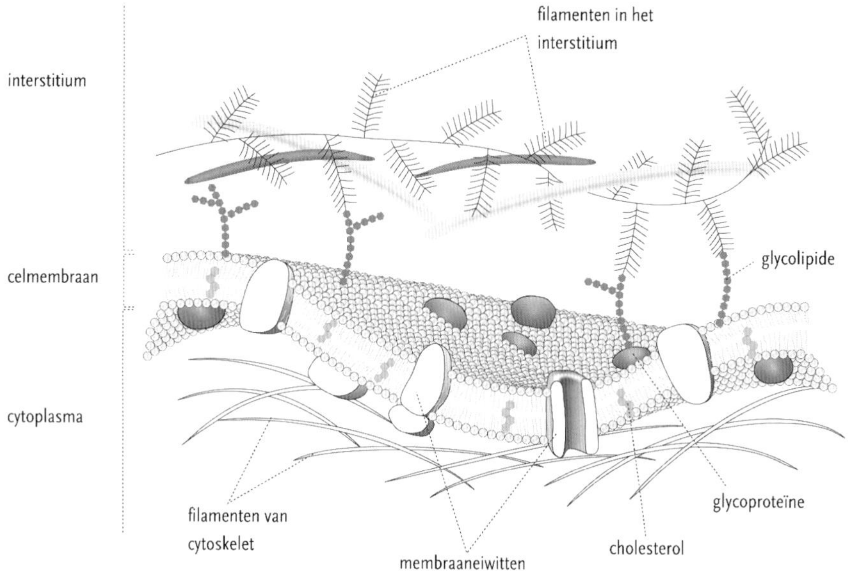

Figuur 2-13 *Bouw van de celmembraan volgens het vloeibaar mozaïekmodel.*

Intermezzo 2.1
Celkweek in vitro

Cellen kunnen buiten het lichaam in leven blijven en zich voortplanten, mits de omstandigheden lijken op de situatie waarin zij normaal functioneren. Dit betekent een waterig milieu met een neutrale pH en een temperatuur van circa 37 °C, waarin zuurstof en voedingsstoffen aanwezig zijn en dat regelmatig wordt ververst om afvalstoffen te verwijderen. In het laboratorium zijn deze omstandigheden te verwezenlijken; men spreekt dan van celkweek in vitro (letterlijk: in glas). Het populaire symbool voor deze glazen omgeving is de reageerbuis, maar in werkelijkheid wordt gebruikgemaakt van diverse modellen schalen, flessen en vaten, en worden in plaats van glas ook andere materialen toegepast.

in vitro ▸
kankercellen ▸▸

Celkweek in vitro maakt het mogelijk celbiologische experimenten uit te voeren waarbij de cellen zijn onttrokken aan invloeden uit de rest van het organisme. Op deze wijze kunnen allerlei specifieke eigenschappen van de cel worden bestudeerd onder beheersbare omstandigheden. Een beperking is echter dat de eigenschappen van de cellen in vitro spoedig beginnen te veranderen. Wanneer men een stukje van een weefsel in een schaaltje met kweekvloeistof brengt, verdwijnt geleidelijk de oorspronkelijke samenhang tussen de cellen.

celmembraan ▸▸

vloeibaar mozaïekmodel ▸▸

Tegelijkertijd zullen vele cellen hun specifieke eigenschappen verliezen (dedifferentiatie) en tot deling overgaan. Kennelijk is het zo, dat cellen prikkels uit hun natuurlijke omgeving nodig hebben om hun gedifferentieerde eigenschappen te behouden. Bij het wegvallen van deze prikkels vallen de cellen die daartoe nog in staat zijn terug op de basisactiviteit, die reeds in het embryo plaatsvindt: de celdeling. Een dergelijke terugval kan ook binnen het lichaam optreden na een verwonding. Door de beschadiging van het weefsel vallen de prikkels die de differentiatie bevorderen weg, zodat celdeling in het wondgebied wordt bevorderd. Wanneer de vernietigde cellen zijn vervangen, wordt het weefselverband hersteld doordat de cellen weer prikkels ontvangen die tot differentiëren aanzetten.

dedifferentiatie ▸

vanderwaals-krachten ▸▸

De ongebreidelde deling van cellen in vitro lijkt op het gedrag van kankercellen in het lichaam. Er is echter een groot verschil: lichaamscellen in vitro delen omdat er geen differentiatiebevorderende prikkels aanwezig zijn, terwijl kankercellen voor deze prikkels ongevoelig zijn geworden. Een deel van het kankeronderzoek richt zich op de vraag langs welke wegen dit verlies van gevoeligheid tot stand komt.

2.3.1 Bouw van de celmembraan

De celmembraan (plasmamembraan) laat zich volgens de huidige inzichten het best beschrijven als een dubbele laag van fosfolipiden, glycolipiden en cholesterol, ongeveer 5 nm dik, waarin eiwitmoleculen ronddrijven. Dit is het vloeibaar mozaïekmodel (figuur 2-13); de eiwitten liggen tussen de lipiden als een mozaïek waarvan het patroon voortdurend verandert. Intermezzo 2.2 beschrijft hoe dit beeld van de celmembraan in de loop van de twintigste eeuw tot stand is gekomen.

De ordening van de lipiden komt tot stand door de aantrekkingskrachten (vanderwaalskrachten*) tussen de apolaire koolwaterstofgroepen van de vetzuurketens. Doordat de fosfolipidemoleculen asymmetrisch van bouw zijn (figuur 2-8E), zijn de krachten niet overal even groot en kunnen de moleculen ten opzichte van elkaar bewegen; dit geeft de membraan zijn vloeibare karakter. De polaire fosfaatgroepen worden door het polaire water in en buiten de cel aangetrokken. In de membraan ontstaat hierdoor een lipofiel milieu, dat een scheidingswand vormt tussen twee hydrofiele compartimenten: het cytoplasma en de extracellulaire vloeistof. Hydrofiele moleculen kunnen deze wand slechts passeren op plaatsen waar hij door een hydrofiel kanaal is doorbroken (2.3.2).

De eiwitmoleculen in de membraan hebben een zodanige ruimtelijke structuur dat het grensvlak met de vetzuurketens wordt bezet door de restgroepen van apolaire aminozuren. Aan de grensvlakken die buiten de membraan uitsteken, bevinden zich de hydrofiele restgroepen van polaire, zure en basische aminozuren. Deze ruimtelijke structuur houdt de eiwitten in de membraan opgesloten, maar doordat de aantrekkingskracht tussen de apolaire groepen van eiwitten en lipiden zwak is, kunnen zij wel vrij in de membraan ronddrijven. De eiwitmoleculen zijn verschillend van grootte; sommige steken aan beide zijden door de membraan heen, andere slechts aan één zijde.

Veel eiwitmoleculen die in het naar buiten gerichte deel van de celmembraan liggen, behoren tot de glycoproteïnen. De koolhydraatgedeelten van de moleculen steken uit in de extracellulaire ruimte en vormen daar tezamen met de koolhydraatketens van de glycoproteïnen de celbekleding, de glycocalix. Deze maakt de cel herkenbaar voor andere lichaamscellen of circulerende moleculen en speelt zodoende een belangrijke rol bij afweerreacties (hoofdstuk 14). Andere eiwitten fungeren als receptor voor prikkels (3.6) of hebben een functie bij het membraantransport.

2.3.2 **Membraantransport**

2.3.2.1 ***Diffusie***

Wanneer men enkele suikerkristallen in een glas water doet, zakken deze naar de bodem en lossen vervolgens op. Zonder roeren is de suikerconcentratie nabij de bodem aanvankelijk het hoogst en bovenin het laagst. Wanneer men het concentratieverschil tussen het bovenste en het onderste gedeelte van het glas deelt door de afstand, krijgt men de concentratiegradiënt. De grootte van deze gradiënt* bepaalt hoeveel suikermoleculen per tijdseenheid de weg van onder naar boven zullen afleggen. Naarmate zich meer moleculen hebben verplaatst, neemt de gradiënt – en daarmee het transport – steeds verder af. Het proces komt tot stilstand als de suikerconcentratie overal in het glas even hoog is. De nettoverplaatsing van moleculen onder invloed van een gradiënt heet diffusie. De hoeveelheid stof (mol) die per tijdseenheid (s) over een bepaalde afstand wordt verplaatst, is de diffusiesnelheid. Voor niet-geladen deeltjes, zoals suikermoleculen, is de concentratiegradiënt de enige gradiënt die de diffusiesnelheid beïnvloedt; daarnaast spelen de temperatuur en de viscositeit (stroperigheid) van het oplosmiddel een rol. De diffusie verloopt sneller naarmate de temperatuur hoger en de viscositeit lager is.

◀ diffusie
◀◀ lipofiel milieu
◀ diffusiesnelheid
◀ viscositeit

Wanneer een stof wordt opgelost die zich in ionen splitst, zoals keukenzout (NaCl), is naast de concentratiegradiënt de eventueel aanwezige elektrische gradiënt van belang. In een elektrisch veld* zullen de Na^+-ionen naar de negatieve pool, de kathode*, worden getrokken en de Cl^--ionen naar de positieve pool, de anode*. De elektrische gradiënt is het potentiaalverschil* tussen twee punten gedeeld door de afstand. Diffusie van geladen deeltjes onder gelijktijdige invloed van een concentratiegradiënt en een elektrische gradiënt komt in het lichaam veel voor. Dit speelt onder andere een rol bij het ontstaan van de membraanpotentiaal in spier- en zenuwcellen (5.3).

◀ elektrische gradiënt

In het lichaam worden diffusieprocessen sterk beïnvloed door het feit dat met water gevulde compartimenten van elkaar worden gescheiden door membranen. Stoffen die zowel in water als in lipiden kunnen oplossen, zoals kooldioxide en alcohol, worden bij het diffusieproces niet door membranen tegengehouden. Deze stoffen kunnen zich daardoor zeer snel in het lichaam verspreiden. Daarentegen zouden sterk hydrofiele stoffen, zoals Na^+- en Cl^--ionen, een membraan niet passeren wanneer deze volledig uit lipiden bestond, ook al bestaat er een concentratiegradiënt of een elektrische gradiënt over de membraan. De in de membraan aanwezige eiwitten maken echter de diffusie van hydrofiele stoffen mogelijk. Membraantransport door middel van diffusie heet passief transport. Dit proces kost geen energie, maar er kan wel energie nodig zijn voor het in stand houden van de gradiënten. De mate waarin een membraan transport van een bepaalde stof toelaat, wordt permeabiliteit genoemd.

◀◀ glycocalix
◀ passief transport
◀ permeabiliteit

Naast het transport met een gradiënt mee is het mogelijk dat een stof door de membraan wordt vervoerd tegen een gradiënt in. Hierbij moet energie worden toegevoerd in de vorm van ATP; men spreekt dan van actief transport.

◀◀ concentratiegradiënt
◀ actief transport

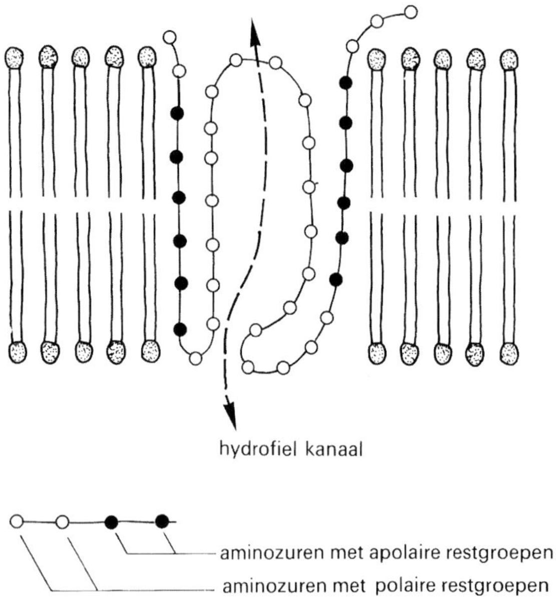

Figuur 2-14 Doorsnede van een celmembraan met een eiwitmolecuul dat de functie van hydrofiel kanaal vervult.

2.3.2.2 *Passief membraantransport*

In 2.3.1 is beschreven hoe eiwitten een positie in de membraan kunnen innemen door de aanwezigheid van apolaire restgroepen aan de buitenzijde van het molecuul. In het inwendige van globulaire eiwitmoleculen bevinden zich eveneens restgroepen van aminozuren (figuur 2.4). Wanneer deze restgroepen een polair karakter hebben, kan een hydrofiel kanaal worden gevormd (figuur 2-14). Kleine hydrofiele moleculen of ionen kunnen via dit kanaal de membraan passeren.

actief membraantransport ▶▶
hydrofiel kanaal ▶

De vorm van het kanaal wordt bepaald door de ruimtelijke structuur van het eiwit, waardoor er specifieke kanalen bestaan voor het doorlaten van bepaalde deeltjes, zoals Na^+- en K^+-ionen. Waarschijnlijk treedt bij dit doorlaten een interactie op tussen het deeltje en de kanaalwand. Het deeltje beweegt niet vrij door het kanaal, maar wordt via het aangaan en verbreken van chemische bindingen doorgegeven van de ene naar de andere zijde. Deze interactie kan de passage van het deeltje door de membraan versnellen, zoals een enzym een chemische reactie versnelt (2.2.1.1). Dit proces wordt gefaciliteerde (ondersteunde) diffusie genoemd. Het membraaneiwit heeft geen invloed op de richting van het transport; die wordt bepaald door de gradiënten.

pomp ▶▶

gefaciliteerde diffusie ▶

blaasjestransport ▶▶

Wanneer een membraaneiwit van structuur verandert, kan het vermogen om als kanaal te fungeren worden beïnvloed, met als gevolg een toe- of afname

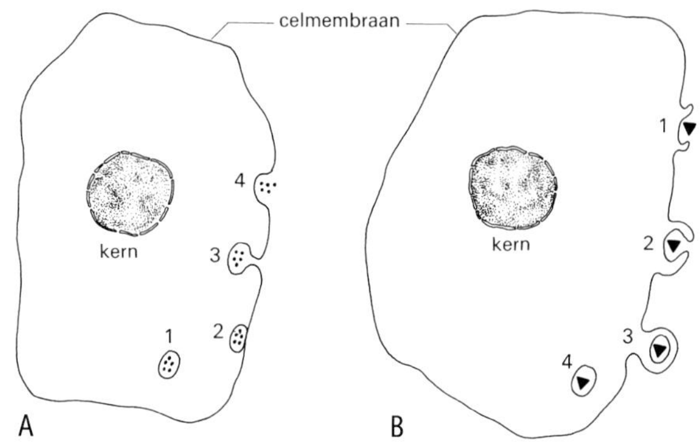

Figuur 2-15 Vier stadia van het blaasjestransport. ***A*** *Exocytose.* ***B*** *Endocytose.*

van de membraanpermeabiliteit voor bepaalde deeltjes. Structuurverandering kan worden teweeggebracht door binding van het membraaneiwit met bepaalde chemische stoffen die in het lichaam worden geproduceerd, zoals hormonen en neurotransmitters. Hiermee kan de permeabiliteit van membranen voor bepaalde deeltjes selectief worden beïnvloed (figuur 5-10C). Van deze mogelijkheid wordt gebruikgemaakt bij vele fysiologische processen, zoals het opwekken en overdragen van prikkels in het zenuwstelsel (5.4.1, 5.6.2).

2.3.2.3 *Actief membraantransport*

Actief membraantransport kan plaatsvinden via membraaneiwitten of door de vorming van blaasjes. Actief transport via eiwitten lijkt op passief membraantransport, want ook hier is sprake van het doorgeven van een substraat via chemische bindingen. Actief transport verloopt echter selectief in één richting, meestal tegen een gradiënt in, waardoor gradiënten in stand kunnen worden gehouden. Wanneer men het passieve transport vergelijkt met het omlaag stromen van water, bijvoorbeeld uit een hooggelegen reservoir, staat het actieve transport gelijk met het omhoog pompen van het water, zodat het reservoir gevuld blijft. Actieve transportmechanismen worden dan ook vaak als pomp aangeduid. Zo is er de natrium/kaliumpomp, die de concentratiegradiënten voor Na^+ en K^+ tussen de intra- en extracellulaire ruimte in stand houdt (5.3).

Transport via eiwitten is alleen mogelijk voor relatief kleine deeltjes, zoals anorganische ionen, suikers en aminozuren. Grotere deeltjes zoals eiwitmoleculen, bacteriën en fragmenten van dode cellen passeren de membraan via blaasjestransport. Hierbij wordt het te transporteren materiaal omgeven door een blaasje dat wordt losgemaakt uit de

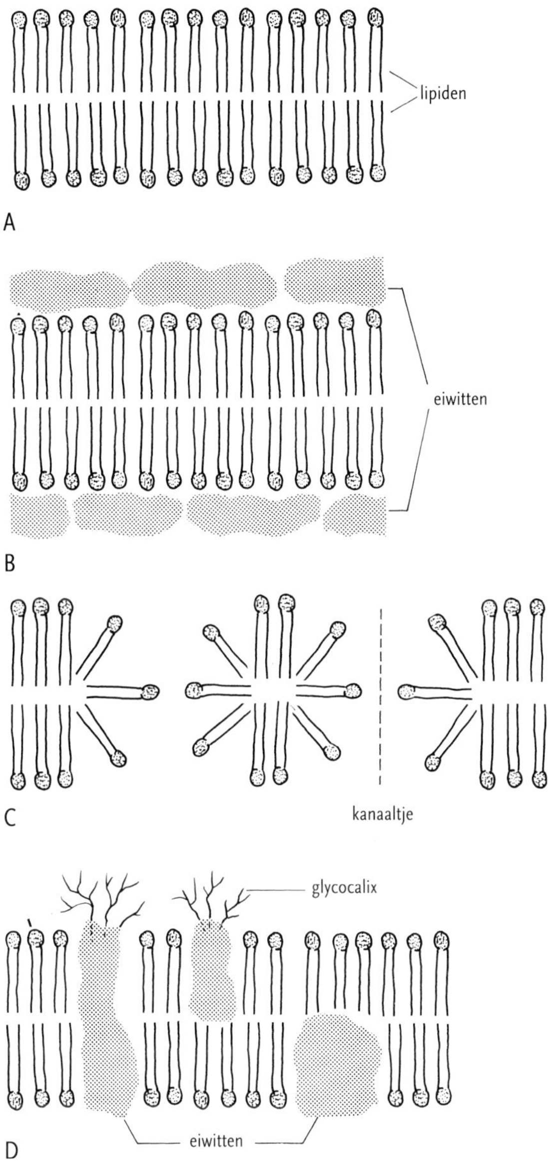

*Figuur 2-16 De celmembraan op doorsnede volgens de modellen van Gorter en Grendel (**A**), Davson en Danielli (**B**), Lucy (**C**), Singer en Nicolson (**D**).*

celmembraan, of uit de membraan van een organel. Blaasjestransport door de celmembraan kan in twee richtingen plaatsvinden (figuur 2-15). Transport van binnen naar buiten heet exocytose; dit proces treedt bijvoorbeeld op bij afgifte van een neurotransmitter in een synaps of motorische eindplaat (5.6.2). Het blaasje wordt in dat geval gevormd uit de membranen van het Golgi-apparaat (2.3.3.3). Het omgekeerde proces, endocytose, vindt bijvoorbeeld plaats wanneer een witte bloedcel een bacterie opneemt (14.4.1). Het

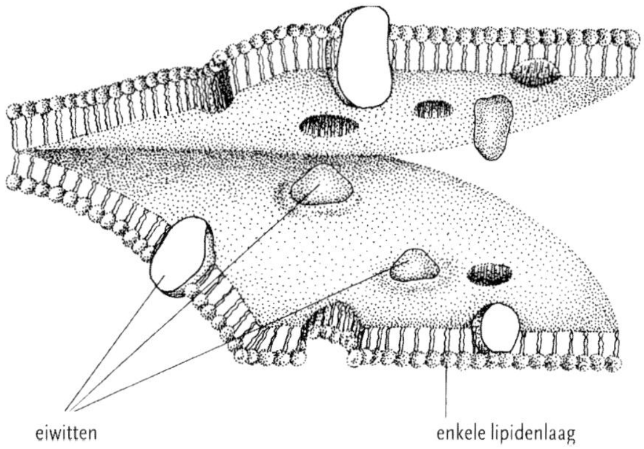

Figuur 2-17 Het splitsen van de celmembraan bij toepassing van de vries-breekmethode.

blaasje dat gevormd wordt uit de celmembraan, versmelt dan binnen de cel met de membraan van een lysosoom, een organel dat zorgt voor de afbraak van het opgenomen materiaal (2.3.3.4). Het gehele proces van opname en afbraak wordt fagocytose genoemd. Wanneer door middel van endocytose een druppel interstitiële vloeistof wordt opgenomen, spreekt men van pinocytose. Via pinocytose kunnen grote opgeloste moleculen de celmembraan passeren.

◂ fagocytose

◂ pinocytose

Intermezzo 2.2
Evolutie van het membraanmodel

Sinds het begin van de twintigste eeuw is bekend dat lipofiele stoffen de cel gemakkelijker binnenkomen dan hydrofiele stoffen. Op grond daarvan werd verondersteld dat membranen voor een groot deel uit lipiden zouden bestaan en dit werd door middel van chemische analyse bevestigd.

In 1925 publiceerden Gorter en Grendel een model waarin de membraan voor het eerst werd beschreven als een dubbele lipidenlaag met de koolstofketens van de vetzuren aan de binnenzijde (figuur 2-16A). Zij baseerden hun model op experimenten waarin lipiden uit plasmamembranen werden uitgegoten op een wateroppervlak. Wanneer men dit doet, vormt zich op het grensvlak van water en lucht een enkele laag lipidenmoleculen, waarvan de hydrofiele groep naar het water is gericht. De oppervlakte van deze laag bleek ongeveer tweemaal zo groot als de totale oppervlakte van de membranen waaruit de lipidenmoleculen waren geïsoleerd.

◂ Gorter en Grendel

De fysische eigenschappen van membranen, zoals de oppervlaktespanning*, bleken echter niet te passen bij een membraan die uitsluitend uit lipiden zou bestaan; wel bij een membraan die naast lipiden ook eiwitten bevat. Deze eiwitten werden inderdaad gevonden. Hierop baseerden Davson en Danielli (1952) hun membraanmodel: een dubbele laag van lipiden die aan de buitenkant bekleed is met

◂◂ exocytose

◂◂ endocytose

◂ Davson en Danielli

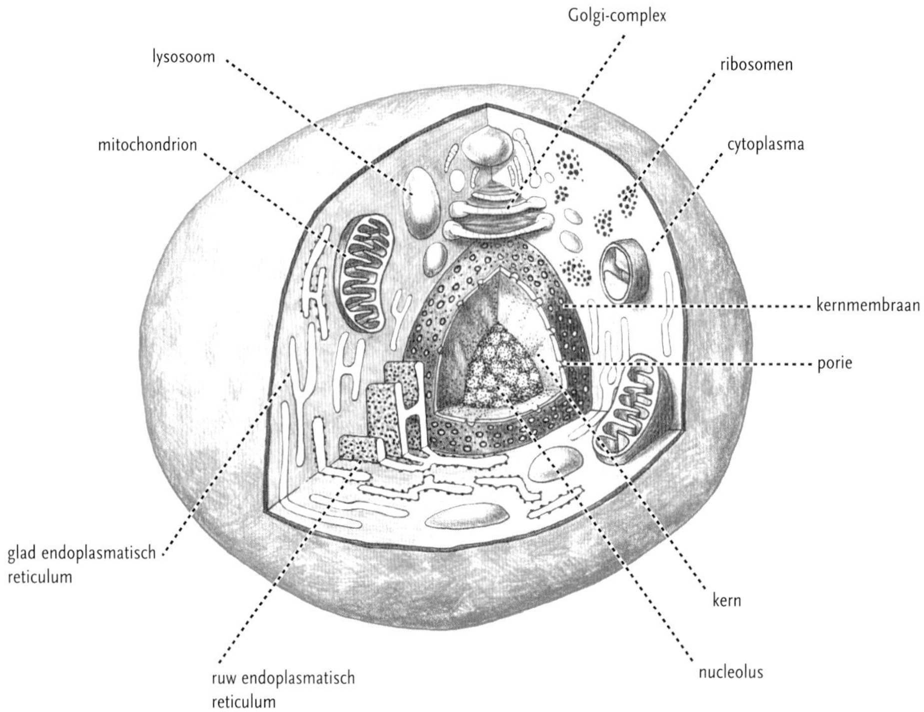

Figuur 2-18 Cel en organellen.

elektronen-microscoop ▶
Singer en Nicolson ▶▶

eiwitten (figuur 2-16B). Het model van Davson en Danielli werd ondersteund door waarnemingen met de elektronenmicroscoop die in de jaren dertig werd geïntroduceerd. Met de lichtmicroscoop is de celmembraan onzichtbaar. De dikte van de membraan is maximaal 10 nm, terwijl het scheidend vermogen van de lichtmicroscoop 200 nm bedraagt; elektronenmicroscopen hebben echter een scheidend vermogen in de orde van 1 nm. In met contraststof behandelde preparaten bleek onder de elektronenmicroscoop de celmembraan te bestaan uit twee donkere lijnen, gescheiden door een lichte. Dit duidt op een structuur waarin materie die weinig contraststof bindt (de vetzuurketens) aan weerszijden wordt geflankeerd door materie met goede bindingseigenschappen (de eiwitten).

fixatie ▶▶

Met het membraanmodel van Davson en Danielli kan men echter niet verklaren dat ook hydrofiele moleculen de membraan kunnen passeren. Om dit bezwaar te ondervangen werden nieuwe modellen opgesteld. Lucy (1968) veronderstelde dat in de membranen rozetstructuren van lipiden zouden voorkomen, waartussen zich hydrofiele kanaaltjes zouden bevinden (figuur 2-16C). Het bestaan van deze structuren kon echter niet worden aangetoond.

Lucy ▶
artefact ▶▶

De grote doorbraak kwam in het begin van de jaren zeventig. Met een nieuwe prepareertechniek, de vries-breekmethode, werd de celmembraan gespleten in twee lagen. Vervolgens werden afgietsels van het splijtvlak bekeken onder de elektronenmicroscoop. Uit het splijtvlak bleken bolvormige structuren te steken (figuur 2-17). Chemische bewerking van de gespleten membraan wees uit dat deze structuren eiwitmoleculen waren. Deze ontdekking vormde de grondslag voor het vloeibaar mozaïekmodel dat in 1972 door Singer en Nicolson werd gepubliceerd (figuur 2-13, 2-16D). Dit model bleek zeer succesvol. Men kan er niet alleen de permeabiliteit voor hydrofiele stoffen mee verklaren, maar bijvoorbeeld ook het mechanisme van de actiepotentiaal (5.4.2).

vries-breekmethode ▶

Hoe kan men nu de eerdere waarneming verklaren dat de membraaneiwitten zich aan de buitenkant van de membraan bevinden? Deze waarneming is juist, maar alleen in gefixeerde preparaten. Voordat men een weefselpreparaat onder de elektronenmicroscoop kan leggen, moeten bewerkingen worden uitgevoerd om het weefsel voor bederf te behoeden en beter zichtbaar te maken. Tijdens deze fixatie worden de membraaneiwitten gedenatureerd. Hierdoor verliezen zij hun gedeeltelijk lipofiele eigenschappen en worden zij uit de membraan gestoten. De positie van de membraaneiwitten in een gefixeerd preparaat is een artefact: een situatie die in de natuur niet voorkomt, maar die het gevolg is van de gebruikte techniek. Bij de vries-breektechniek treedt dit artefact niet op, omdat deze techniek wordt toegepast op ongefixeerd weefsel. Hierdoor wordt de natuurlijke situatie zo goed mogelijk benaderd. Het is echter niet uitgesloten dat ook deze techniek artefacten veroorzaakt, omdat elke methode van onderzoek invloed heeft op het object dat men onderzoekt.

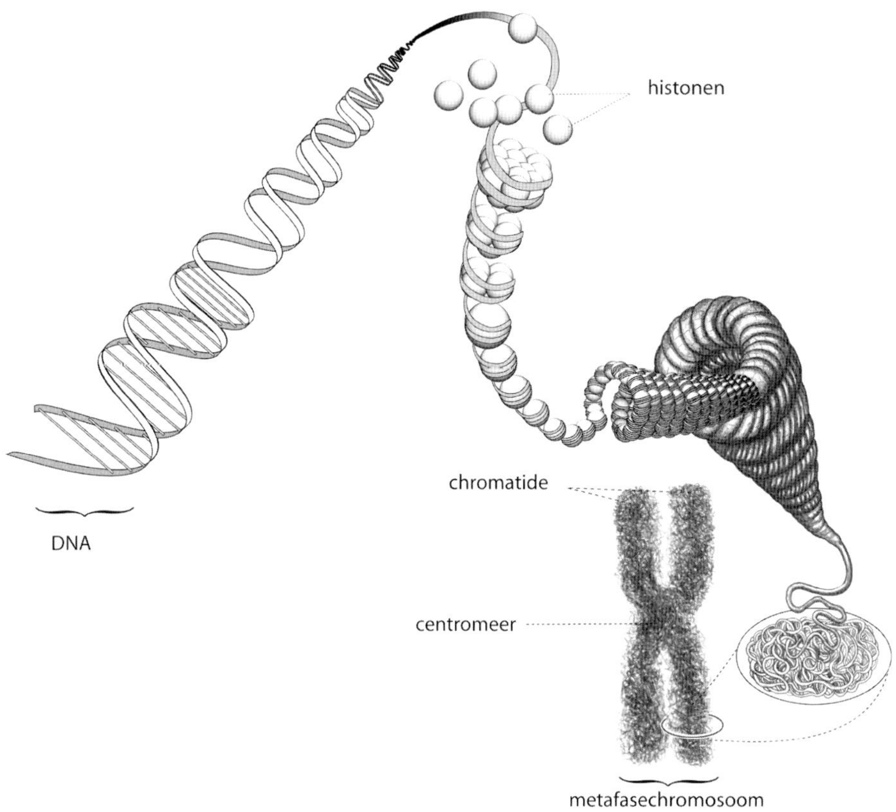

Figuur 2-19 Condensatie van het DNA tot metafasechromosoom.

2.3.3 Bouw en functie van de organellen

2.3.3.1 *Celkern*

De kern (nucleus) is het centrum van waaruit de processen in de cel worden bestuurd. De meeste lichaamscellen bezitten één kern. Heeft een cel meerdere kernen, zoals bij skeletspiercellen, dan noemt men deze cel een syncytium. De kern wordt omgeven door twee membranen. Op sommige plaatsen gaan deze in elkaar over, zodat vrije doorgangen ontstaan tussen kerninhoud en cytoplasma. Deze poriën (figuur 2-18) hebben een grotere diameter dan de hydrofiele kanalen in de celmembraan, zodat RNA- en eiwitmoleculen vrij kunnen passeren. De zeer grote moleculen van het DNA kunnen de kern echter niet verlaten.

In de kern bevinden zich de chromosomen, die uit DNA en eiwitten bestaan. De erfelijke eigenschappen van de cel zijn vastgelegd in de genetische code van het DNA (2.2.4.2). Alle celkernen van een individu, die van de geslachtscellen uitgezonderd, bevatten dezelfde erfelijke informatie. Dat er desondanks grote verschillen zijn tussen de eigenschappen van lichaamscellen, komt doordat per celtype verschillende genen tot expressie komen (actief zijn). Het gen dat de code bevat voor het eiwit collageen komt tot expressie in bindweefselcellen, maar niet in de cellen van de speekselklier. Bovendien kan de mate van expressie binnen een en hetzelfde celtype verschillen. Het gen voor collageen is actiever in bindweefsel dat wordt opgebouwd dan in volgroeid bindweefsel.

De expressie van DNA verloopt via RNA. Wanneer een gen is geactiveerd, vindt transcriptie plaats, wat wil zeggen dat van het betreffende DNA-segment met behulp van enzymen kopieën worden gemaakt die uit RNA bestaan. Dit is het boodschapper-RNA (Engels: *messenger*-RNA; mRNA). Ook de andere vormen van RNA, het ribosomale RNA en het transport-RNA (2.3.3.2), ontstaan door transcriptie van DNA. Op de plaatsen binnen de kern waar transcriptie plaatsvindt wordt het DNA omgeven door vloeistof. Vanwege de geringe dichtheid is de kerninhoud daar licht van kleur, behalve in de nucleolus waar het compact gebouwde ribosomale RNA wordt geproduceerd (figuur 2-18). Poriën grenzen altijd aan lichtgekleurde delen van de kern.

De chromosomale eiwitten kunnen in twee groe-

◀◀ kern
◀◀ syncytium
◀◀ porie
◀ transcriptie
◀ mRNA
◀◀ chromosoom
◀◀ expressie

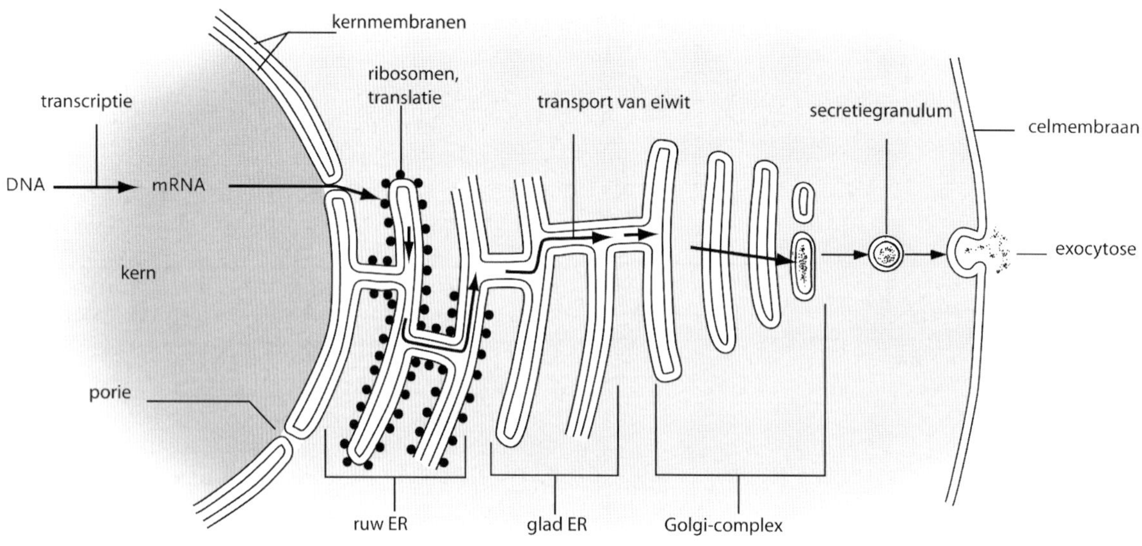

Figuur 2-20 Schema van de synthese en afgifte van eiwitten door een kliercel.

regulatoreiwitten ▸ histonen ▸ glad ER ▸▸ chromatine ▸

pen worden verdeeld. De regulatoreiwitten besturen de transcriptie door zich specifiek aan het DNA van bepaalde genen te binden. De histonen bieden de matrixstructuur voor de condensatie van inactief DNA (figuur 2-19). Complexen van histonen en gecondenseerd DNA hebben een hoge dichtheid en zijn daardoor in microscopische preparaten zichtbaar als donkergekleurd materiaal: chromatine (Grieks: *chroma* = kleur). Tijdens de celdeling (2.3.4) is het DNA volledig gecondenseerd en vindt er geen transcriptie plaats.

Golgi-complex ▸▸ endoplasmatisch reticulum ▸

2.3.3.2 *Endoplasmatisch reticulum*

Het endoplasmatisch reticulum (ER) vormt een netwerk van membranen in het cytoplasma (Latijn: *rete* = net). De membranen omsluiten een stelsel van holten en buizen, dat als een sterk vertakt gangenstelsel door de cel loopt en daarbij contact maakt met andere organellen, zoals de kern en het Golgi-apparaat. Het ER dient dan ook, onder andere, als intracellulair transportsysteem.

ruw ER ▸ secretiegranula ▸▸ rRNA ▸ translatie ▸

Een tweede belangrijke functie is de productie van eiwitten. Het gedeelte van het ER dat zich met de eiwitsynthese bezighoudt, het ruwe (granulaire) ER, is bezet met korrelvormige structuren, de ribosomen. Deze ribosomen bestaan uit RNA, het ribosomale RNA (rRNA). De ribosomen verzorgen het proces van de translatie waarin de genetische code in het mRNA wordt vertaald naar de volgorde van aminozuren in een polypeptideketen. De aminozuren worden aangevoerd door het transport-RNA (tRNA) en ze worden ter plaatse van het ribosoom aan elkaar gekoppeld. Voor elk van de twintig aminozuren bestaan specifieke tRNA-moleculen. Nadat de synthese van een eiwitmolecuul voltooid is, komt het in de binnenruimte van het ER terecht voor transport naar elders in de cel (figuur 2-20).

Het gedeelte van het ER waar zich geen ribosomen bevinden, het gladde ER, heeft niet alleen een transportfunctie, maar speelt ook een rol bij de synthese van lipiden. In cellen van de lever en de darmwand vindt in het gladde ER tevens afbraak van giftige stoffen plaats.

2.3.3.3 *Golgi-complex*

Het Golgi-complex fungeert als expeditiecentrum voor stoffen die in het ER zijn geproduceerd. In cellen met een secretiefunctie, zoals kliercellen en cellen van het afweersysteem, is het Golgi-complex dan ook sterk ontwikkeld.

Het Golgi-complex bestaat uit een systeem van parallel geordende, min of meer concentrisch georienteerde ruimten die begrensd worden door membranen (figuur 2-20). Het vormt een voortzetting van het ER. Aan de naar de buitenwereld gerichte zijde worden de ruimten gesplitst tot kleine blaasjes die met geconcentreerde secretieproducten zijn gevuld. Deze secretiegranula bewegen zich naar de celmembraan, waar exocytose plaatsvindt. Het secretieproduct komt dan in de extracellulaire ruimte terecht en de membraneuze omhulling wordt een onderdeel van de celmembraan. Niet alle blaasjes fuseren met de celmembraan. Zij kunnen ook in andere organel-

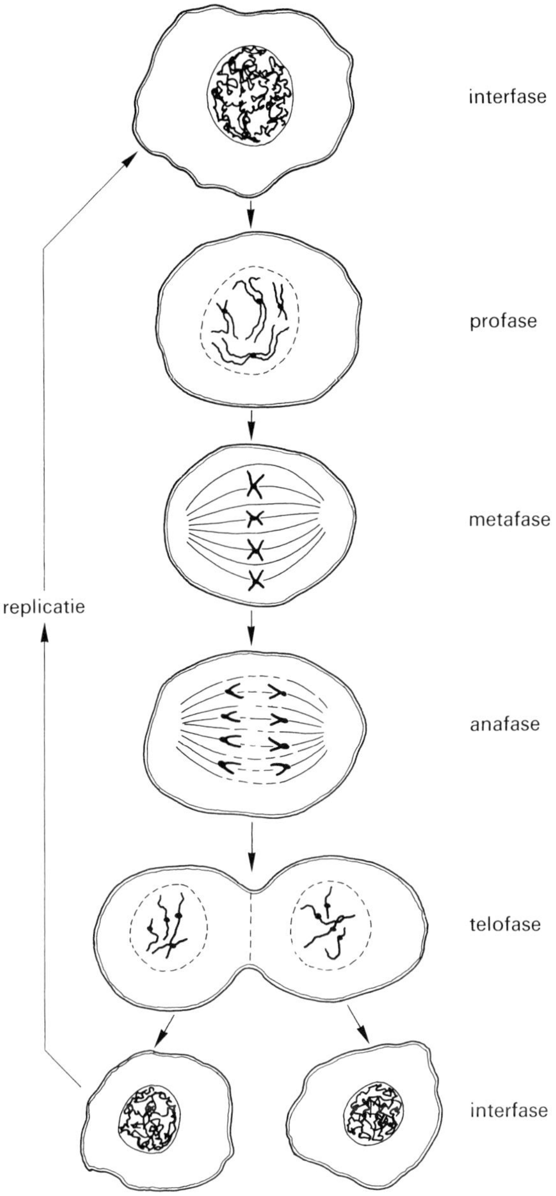

Figuur 2-21 Mitose. Voor de overzichtelijkheid zijn slechts twee van de 23 chromosoomparen per cel getekend.

len worden opgenomen. Op deze wijze is het Golgicomplex dus ook het centrum van waaruit de cel en de organellen hun omhullende membraanmateriaal betrekken.

Naast het selecteren, indikken en verpakken van de producten uit het ER en de distributie van membraanmateriaal heeft het Golgi-apparaat een functie in de synthese van polysachariden. Sommige polysachariden worden aan eiwitten gekoppeld, zodat glycoproteïnen ontstaan. Het Golgi-apparaat zorgt in dat geval voor de afwerking van halffabrikaten die het vanuit het ER krijgt aangevoerd.

◀◀ synthese van polysachariden

2.3.3.4 *Lysosomen*

◀ lysosomen

Lysosomen zijn organellen waarin grote moleculen en deeltjes, zoals celfragmenten en lichaamsvreemd materiaal, tot kleine, oplosbare moleculen worden gesplitst (*lysis* = oplossen). Het af te breken materiaal wordt meestal door de cel opgenomen door middel van endocytose, waarna de endocytoseblaasjes fuseren met de membraan van een lysosoom. De splitsingsproducten, bijvoorbeeld aminozuren en monosachariden, verlaten het lysosoom door middel van diffusie. Zij worden elders in de cel benut als brandstof of bouwstof. Niet alle deeltjes in de lysosomen kunnen worden gesplitst; naarmate de lysosomen langer actief zijn, raken ze steeds verder gevuld met onverteerbaar materiaal. Uiteindelijk fuseert het lysosoom met de celmembraan, waarna het onverteerbare materiaal via exocytose wordt uitgestoten.

◀ splitsingsenzymen

Binnen de lysosomen heerst een zuur milieu; de pH bedraagt ongeveer 4,2. De splitsingsenzymen hebben bij deze zuurgraad hun optimale werking. In het cytoplasma heerst een neutraal milieu (pH ≈ 6,8) waarin de enzymen van de lysosomen onwerkzaam zijn. Hiermee wordt voorkomen dat de splitsingsenzymen die in het ER worden geproduceerd, onmiddellijk beginnen met het afbreken van het ER en de overige organellen. Bovendien hoeft na beschadiging van een lysosoom niet te worden gevreesd voor afbraak van de cel. De zure inhoud van het lysosoom wordt geneutraliseerd door de inhoud van het veel grotere cytoplasmavolume.

2.3.3.5 *Mitochondriën*

◀ mitochondriën
◀ verbranding

Mitochondriën zijn de energiecentrales van de cel. In deze organellen vindt de verbranding van voedingsstoffen plaats. De daarbij vrijkomende energie wordt door middel van oxidatieve fosforylering vastgelegd in de vorm van ATP (12.4). Cellen met een hoog energieverbruik, zoals spiercellen, zijn dan ook rijk aan mitochondriën.

◀ christae

De mitochondriën hebben een boon- of wormvormige structuur met een wand die uit twee membranen bestaat. De buitenste, omhullende membraan is glad. De binnenste membraan vormt plooien die loodrecht op de lengterichting van het mitochondrion staan: de christae. Er zijn aanwijzingen dat de enzymen die de stapsgewijze afbraak en oxidatie van brandstoffen verzorgen, op vaste plaatsen aan de christae zijn gebonden. Hierdoor ontstaat een soort

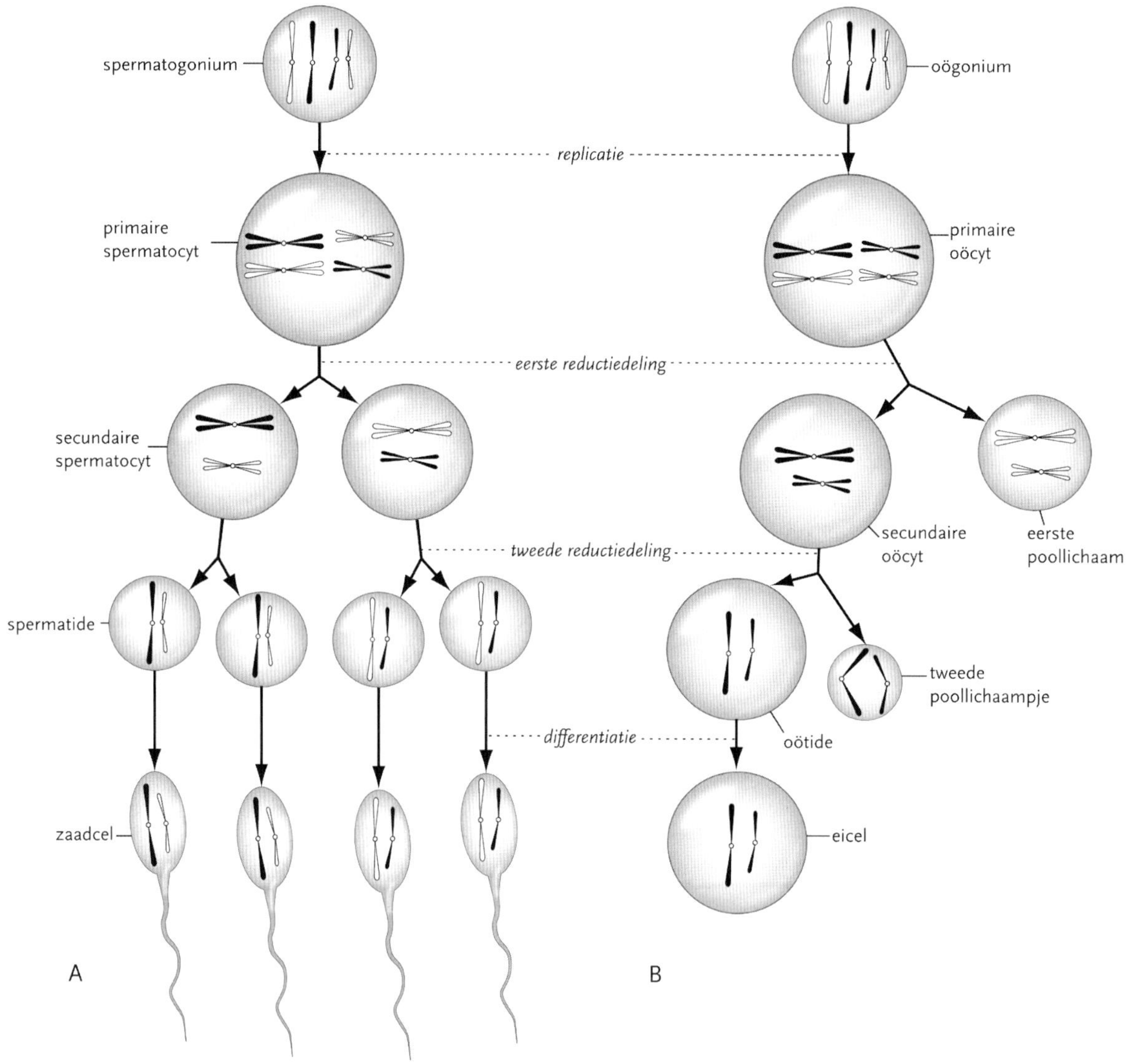

*Figuur 2-22 Meiose. **A** Spermatogenese. **B** Oögenese.*

lopende band, waarlangs het substraat van enzym tot enzym wordt doorgegeven.

celdeling ▶

meiose ▶▶

2.3.4 Celdeling

Het leven van het individu begint bij de bevruchting van de eicel. Via opeenvolgende delingen ontstaan uit de bevruchte eicel de miljarden cellen waaruit het menselijk lichaam is opgebouwd. Ook in het volwassen lichaam vindt voortdurend celdeling plaats: cellen sterven af en worden door nieuwe vervangen. Vooral in weefsels als de opperhuid en de bekleding van het maag-darmkanaal, die sterk aan slijtage onderhevig zijn, bestaat een hoge delingsactiviteit.

autosomen ▶▶
geslachts-
chromosomen ▶▶
replicatie ▶▶
chromatide ▶▶
mitose ▶

De deling van lichaamscellen heet mitose (figuur 2-21). Kenmerkend voor mitose is dat elke nieuwe cel wordt toegerust met alle genetische informatie die ook in de bevruchte eicel aanwezig was. Bij de vorming van de geslachtscellen wordt het aantal chromosomen gehalveerd; als dit niet zou gebeuren, zou dit aantal bij elke nieuwe generatie worden verdubbeld. Het delingsproces dat deze halvering bewerkstelligt heet meiose (figuur 2-22).

2.3.4.1 *Mitose*

Elke menselijke celkern bevat 23 paar chromosomen: 22 paar autosomen en één paar geslachtschromosomen (XX bij de vrouw, XY bij de man). Voordat een cel zich kan delen, moet eerst het volledige DNA worden gekopieerd: replicatie (figuur 2-21). Een niet-gerepliceerd chromosoom bestaat uit één chromatide: een draadvormig complex van DNA en eiwitten. Wanneer de replicatie voltooid is, bestaat ieder chromosoom uit twee identieke chromatiden die op één punt, het centromeer, met elkaar verbonden zijn.

De eigenlijke celdeling begint met de profase, waarin al het DNA binnen de kern wordt gecondenseerd (figuur 2-19). Tijdens het condensatieproces worden de kernmembranen afgebroken; in het cytoplasma vormt zich de spoelfiguur. Deze bestaat uit een aantal buisjes, de microtubuli, die als de meridianen op een globe verbindingsbogen vormen tussen twee tegenover elkaar liggende polen.

Wanneer de condensatie van het DNA voltooid is, begint de metafase. In deze fase bewegen de chromosomen zich naar het equatoriale vlak, dat loodrecht op de as tussen de polen van de spoelfiguur ligt. De centromeren van de chromosomen hechten zich aan de microtubuli. Tijdens de anafase worden vervolgens de chromatiden van elk chromosoom door de microtubuli van elkaar getrokken in de richting van de polen van de spoelfiguur. Rond beide polen verzamelen zich dus 46 uit één chromatide bestaande chromosomen die de volledige erfelijke informatie van de oudercel bevatten.

Ten slotte volgt de telofase. In deze fase wordt de toestand hersteld waarin de oudercel zich voor de deling bevond. Rond de chromosomen vormen zich nieuwe kernmembranen, de condensatie van een deel van het DNA wordt opgeheven en de beide dochtercellen snoeren zich van elkaar af. De dochtercellen kunnen zich nu op een nieuwe deling gaan voorbereiden. De periode tussen twee celdelingen wordt interfase genoemd. Interfase en mitose vormen tezamen de celcyclus. In snel delende weefsels duurt de celcyclus ongeveer 24 uur, waarvan de mitose slechts één uur in beslag neemt.

2.3.4.2 *Meiose*

Lichaamscellen zijn diploïd, wat betekent dat van elk chromosoom twee exemplaren aanwezig zijn. De twee exemplaren van één chromosoom noemt men homoloog. De geslachtscellen, eicellen en zaadcellen, zijn haploïd: zij bevatten van elk chromosoom slechts één exemplaar. Door versmelting van eicel en zaadcel ontstaat weer een diploïde cel, die de zygote wordt genoemd. De geslachtscellen worden uit diploïde lichaamscellen gevormd door twee opeenvolgende delingen, de eerste en tweede reductiedeling. Tezamen worden deze delingen meiose genoemd.

Aan de meiose gaat, net als aan de mitose, replicatie van het DNA vooraf. Bij het begin van de meiotische delingen zijn er dus 23 chromosomenparen, waarbij elk chromosoom uit twee chromatiden bestaat. In de profase van de eerste reductiedeling wordt het DNA op een zodanige wijze gecondenseerd dat de homologe chromosomen paarsgewijs naast elkaar komen te liggen. Vervolgens worden de homologe chromosomen van elkaar gescheiden. Hierdoor ontstaan twee dochtercellen met 23 chromosomen die elk uit twee chromatiden bestaan. Onmiddellijk na de vorming van deze cellen – replicatie is immers niet nodig – volgt de tweede reductiedeling. Deze verloopt als een mitotische deling: van elk chromosoom gaan de chromatiden uiteen. Bij de man ontstaan op deze wijze uit één primaire spermatocyt vier spermatiden die zich elk tot zaadcel (spermatozoön) ontwikkelen (figuur 2-22A). Bij de vrouw wordt daarentegen uit de primaire oöcyt slechts één eicel (ovum) gevormd. In deze cel komt vrijwel al het cytoplasma van de primaire oöcyt terecht (figuur 2-22B). Dit is rijk aan brandstoffen en bouwstoffen voor de vroege ontwikkeling van het embryo. De overige delingsproducten, de poollichaampjes, gaan te gronde.

2.4 WEEFSELNIVEAU

Een weefsel kan worden omschreven als een complex van cellen die overeenkomsten vertonen in structuur en functie. De ruimte tussen de cellen, die eveneens tot het weefsel behoort, wordt tussenstof of interstitium genoemd (figuur 2-23; 3-2). Deze tussenstof bestaat uit water met opgeloste stoffen en uit vaste bestanddelen die door de cellen zijn geproduceerd. Tot de laatste categorie behoren glycoproteïnen, die door het binden van water de tussenstof tot een geleiachtige substantie kunnen maken, en vezelvormige eiwitten. In de histologie (weefselleer) onderscheidt men vier hoofdtypen van weefsel: epitheel, bindweefsel, spierweefsel en zenuwweefsel.

De term weefsel roept associaties op met textiel. Men denkt dan aan een hechte structuur die zijn samenhang dankt aan een vlechtwerk van vezels. Deze omschrijving is inderdaad van toepassing op drie van de vier weefselhoofdtypen in het menselijk lichaam. Spierweefsel en zenuwweefsel bezitten cellen met een vezelachtige structuur en in bindweefsel is de tussenstof rijk aan vezelige eiwitten. Epitheel is meestal arm aan vezels; de opperhuid, die veel keratine bevat, is een uitzondering.

Cellen en tussenstof zijn van elkaar afhankelijk. Enerzijds worden bestanddelen van de tussenstof door de cellen geproduceerd, anderzijds is de tussenstof het leefmilieu van de cellen (3.2). De verhouding tussen het totale volume van de cellen en dat van de tussenstof verschilt sterk per weefseltype en hangt samen met de functie van het weefsel. Epitheel en bindweefsel worden hier kort besproken. De eigen-

◀◀ centromeer
◀◀ profase
◀◀ microtubuli
◀◀ metafase
◀ zaadcel
◀ eicel
◀◀ anafase
◀ weefsel
◀◀ telofase
◀ tussenstof
◀ interstitium
◀◀ interfase
◀◀ celcyclus
◀◀ diploïd
◀◀ homoloog
◀◀ haploïd
◀◀ zygote
◀◀ reductiedeling

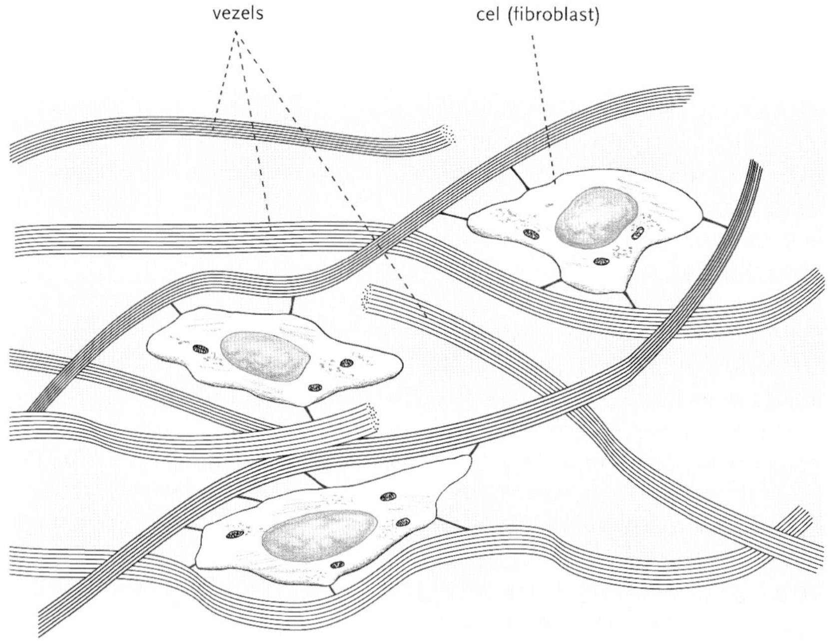

Figuur 2-23 Cellen en tussenstof in losmazig bindweefsel.

schappen van spier- en zenuwweefsel komen uitgebreid aan bod in de hoofdstukken 4 en 5.

fibroblasten ▸▸
epitheel ▸
fibrocyten ▸▸

Epitheel bestaat vrijwel geheel uit cellen die door uiterst dunne laagjes tussenstof worden gescheiden. Dit weefsel vormt onder andere de opperhuid en de bekleding van de luchtwegen, de urinewegen en het spijsverteringskanaal. Ook klierweefsel is een vorm van epitheel. De buitenmembranen van aan elkaar grenzende epitheelcellen zijn door eiwitmoleculen hecht met elkaar verbonden, waardoor het passeren van een epitheellaag tussen de cellen door onmogelijk is. Stoffen die het lichaam binnenkomen of verlaten, worden zodoende gedwongen door de epitheelcellen heen te gaan. Aangezien de celmembraan selectief doorlaatbaar is, ontstaat hiermee de mogelijkheid om de opname van voedsel in de darm (12.2.4) en de uitscheiding van afbraakproducten in de nier (13.3.2) te reguleren. Bovendien is het mogelijk lichaamsvijandige stoffen en organismen buiten te sluiten. Bij beschadiging van het bekledend epitheel verdwijnt deze barrière en neemt het risico van infecties, vergiftiging en vochtverlies toe.

embryonale stamcellen ▸▸
in-vitrofertilisatie ▸▸

bindweefsel ▸

Bindweefsel is een veelvormig weefseltype waartoe, naast de bindweefsels in engere zin, zoals losmazig bindweefsel en vezelrijk bindweefsel (2.5.1), ook bot, kraakbeen en bloed worden gerekend. In tegenstelling tot epitheel bestaat bindweefsel grotendeels uit tussenstof. De belangrijkste functie van de cellen is de productie van componenten waaruit deze tussenstof is opgebouwd. Een voorbeeld is het vezelige bindweefsel van pezen en banden. Het voornaamste bestanddeel van dit weefsel is het eiwit collageen (figuur 2-5), dat wordt geproduceerd door fibroblasten (letterlijk: vezelvormers). In de volgroeide pees verschrompelen deze fibroblasten tot fibrocyten, die een slapend bestaan leiden, totdat zij na een verwonding of blessure worden geactiveerd om opnieuw collageen aan te maken.

Intermezzo 2.3
Weefselherstel vanuit stamcellen

De differentiatie van weefsels begint ongeveer een week na de bevruchting, wanneer het embryo zich in de baarmoederwand heeft ingenesteld. Tot dat tijdstip bestaat het embryo uit ongedifferentieerde cellen, de embryonale stamcellen. Menselijke stamcellen kunnen worden verkregen door middel van in-vitrofertilisatie (IVF, 'reageerbuisbevruchting'; zie Intermezzo 2.1 voor 'in vitro'). Om de kans op zwangerschap na IVF zo groot mogelijk te maken, worden bij de moeder door toediening van hormonen meerdere eicellen tegelijk tot rijping gebracht. Deze cellen worden vervolgens buiten het lichaam bevrucht en de zygotes (2.3.4.2) worden voortgekweekt in schaaltjes. Na enkele dagen worden de twee à drie embryo's die zich het best ontwikkelen in de uterus (baarmoeder) teruggeplaatst. De eventuele overgebleven embryo's zijn in principe beschikbaar voor wetenschappelijk onderzoek. In sommige landen is dit verboden, omdat het embryo als een menselijk wezen wordt gezien.

Onderzoek aan embryonale stamcellen heeft uitgewezen dat deze zich kunnen differentiëren tot alle celtypen die in het volwassen lichaam aanwezig zijn. Wanneer men stamcellen implanteert in het lichaam van proefdieren gaan deze cellen delen; de dochtercellen krijgen vervolgens de kenmerken van het weefsel waarin zij zich bevinden. Bij stamcelculturen in vitro is men erin geslaagd om door toedienen van specifieke groeifactoren (groei- en differentiatiebevorderende signaalstoffen) vrijwel ieder type lichaamscel te kweken, zelfs gespecialiseerde cellen als neuronen (5.2.2), hartspiercellen (4.8.1) en insulineproducerende cellen in de pancreas (12.2.3). Deze resultaten wijzen erop, dat implantatie van stamcellen zou kunnen worden toegepast om bij patiënten gedegenereerd weefsel door nieuw, gezond weefsel te vervangen. Dit zou kans op genezing betekenen voor lijders aan chronische hartkwalen, suikerziekte (diabetes mellitus), de ziekte van Parkinson (Intermezzo 7.5) en vele andere aandoeningen. Proefdieronderzoek naar deze toepassingsmogelijkheid is in volle gang.

◀◀ groeifactoren

In het lichaam van de pasgeborene en zelfs in dat van het volwassen individu komen nog steeds stamcellen voor, onder andere in de navelstreng, het beenmerg en de huid. Van deze somatische stamcellen werd lange tijd gedacht dat zij zich slechts tot een beperkt aantal celtypen konden differentiëren; de stamcellen in het beenmerg bijvoorbeeld alleen tot bloedcellen. Recent is men er echter in geslaagd om uit somatische stamcellen, verkregen uit beenmerg, hartspiercellen en zenuwcellen te kweken. Een mogelijk nadeel voor therapeutisch gebruik is, dat somatische stamcellen zich slechts een beperkt aantal malen kunnen delen, terwijl het delingsvermogen van embryonale stamcellen onbegrensd lijkt te zijn.

◀◀ somatische stamcellen

2.5 ORGAANNIVEAU

Een orgaan is een structuur die opgebouwd is uit verschillende weefsels en die één of meer specifieke functies vervult ten dienste van het lichaam. In het dagelijks spraakgebruik wordt de term 'orgaan' meestal gereserveerd voor de ingewanden van borst- en buikholte (hart, longen, maag) en voor de zintuigen (reukorgaan, evenwichtsorgaan). Wie bij de slager naar 'orgaanvlees' vraagt zal hart of lever aangeboden krijgen, maar geen biefstuk of karbonade. Binnen de functionele organisatie van het lichaam behoren spieren, botten en gewrichten echter wel degelijk tot het orgaanniveau, evenals de grote zenuwen en de bloedvaten. De zenuwtakken en de kleine bloedvaten die binnen een orgaan verlopen, worden niet als afzonderlijke organen beschouwd.

2.5.1 Van weefsels naar organen

De structuur en de functionele mogelijkheden van een orgaan worden bepaald door de eigenschappen van de weefsels waaruit het is opgebouwd en door de samenhang tussen deze weefsels. De organen staan dus tot de weefsels zoals de weefsels staan tot de cellen, en zoals de cellen staan tot de organellen. Als voorbeeld van de relatie tussen een orgaan en de samenstellende weefsels wordt de bouw van de dunne darm globaal besproken (figuur 2-24).

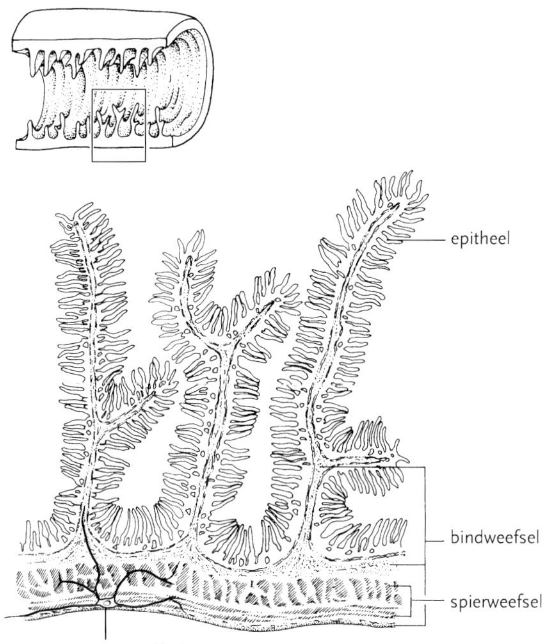

Figuur 2-24 De weefsels in de wand van de dunne darm.

De dunne darm is een buisvormig orgaan dat een rol speelt bij de vertering en opname van voedsel. De holte waarin het reeds ten dele verteerde voedsel zich bevindt, is bekleed met epitheel dat sterk geplooid is om het contactoppervlak met het voedsel zo groot mogelijk te maken. De cellen van dit epitheel zijn in staat stoffen op te nemen uit de holte via actief en passief transport (2.3.2). Daarnaast geven zij aan de holte enzymen af die grote moleculen splitsen, en slijm, waardoor het voedseltransport wordt vergemakkelijkt en de wand wordt beschermd.

◀ dunne darm

◀◀ orgaan

In de plooien van het epitheel ligt losmazig bindweefsel, een gemakkelijk vervormbaar weefsel met een tussenstof die relatief weinig vezels bevat. Hierin bevinden zich bloed- en lymfevaten voor de afvoer van voedsel en lymfeklieren om infecties tegen te gaan. Meer naar buiten liggen verschillende lagen van glad spierweefsel (4.8.2), die eveneens door losmazig bindweefsel worden omgeven. Deze lagen verzorgen de knedende bewegingen, waardoor voortdurend andere voedseldeeltjes in contact komen met

◀ losmazig bindweefsel

de darmwand, en de voortstuwende beweging in de richting van de einddarm. In deze lagen bevindt zich ook zenuwweefsel dat de activiteit van de spieren regelt (8.4.3). Aan de buitenzijde ligt een laag vezelrijk bindweefsel, dat de darm in de juiste vorm houdt en de verbinding vormt met het buikvlies, waaraan de darm is opgehangen. Via deze verbinding kunnen bloedvaten en zenuwen de darm bereiken.

vezelrijk bindweefsel ▶

2.5.2 Orgaanstelsels

orgaanstelsel ▶
tractus ▶

De meeste organen functioneren als onderdeel van een groter verband, het orgaanstelsel. Orgaanstelsels, in de anatomie tractus genoemd (bijvoorbeeld: tractus digestivus, het spijsverteringssysteem), vormen het op één na hoogste organisatieniveau van het lichaam. Daarboven ligt het niveau van het individu, wat letterlijk 'ongedeeld' betekent.

lichaamsfuncties ▶
mutatie ▶▶
X-chromosoom ▶▶

De belangrijkste lichaamsfuncties worden grotendeels door één specifiek orgaanstelsel verzorgd; dit geldt voor spijsvertering, ademhaling, uitscheiding, voortbeweging, bloedsomloop, voortplanting en communicatie. Daarnaast zijn er functies die niet aan één anatomisch te definiëren orgaanstelsel gebonden zijn; hiertoe behoren de warmtehuishouding en de afweer tegen lichaamsvreemde stoffen en organismen. Andersom zijn er anatomische structuren, zoals de huid, die niet tot één bepaald orgaanstelsel kunnen worden gerekend omdat ze bij verschillende lichaamsfuncties betrokken zijn.

dystrofine ▶▶

Twee stelsels zorgen ervoor dat de activiteit van alle orgaanstelsels wordt gecoördineerd: het zenuwstelsel en de bloedsomloop. Beide stelsels bestaan uit netwerken die door het gehele lichaam zijn vertakt. In het zenuwstelsel wordt via deze vertakkingen de communicatie tussen de organen verzorgd door middel van elektrische signalen. Via de bloedsomloop worden niet alleen stoffen uitgewisseld tussen intern en extern milieu, maar ook tussen weefsels en organen onderling. Sommige van deze stoffen, de hormonen, hebben een signaalfunctie (3.5).

Intermezzo 2.4
Van molecuul tot mens: spierdystrofie type Duchenne

erfelijke ziekten ▶
diagnostiek ▶▶
preventie ▶▶
spierdystrofie ▶
Duchenne ▶

Stoornissen op moleculair niveau werken door op alle hogere organisatieniveaus en kunnen ten slotte op het niveau van het individu tot uiting komen als ziekteverschijnselen. Vooral bij erfelijke ziekten kan men door moleculair-biologisch onderzoek inzicht krijgen in het ontstaan van het ziekteproces; dit opent de weg voor nieuwe mogelijkheden van diagnostiek, preventie en behandeling.

Spierdystrofie type Duchenne, genoemd naar de Franse arts Guillaume Duchenne de Boulogne (1806-1875), is een erfelijke spierziekte met een dodelijke afloop. De ziekte komt tot uiting in een toenemende spierzwakte die in de benen begint. In het algemeen verschijnen de eerste duidelijke symptomen in het tweede tot vierde levensjaar: het kind heeft moeite met lopen en kan vanuit een zit- of kruiphouding slechts overeind komen door zich met de handen op te drukken. Na de beenspieren worden geleidelijk de spieren van schoudergordel en romp aangetast, inclusief de ademhalingsspieren. Meestal overlijdt de patiënt omstreeks het twintigste levensjaar aan de gevolgen van een gestoorde longventilatie. In 1868 toonde Duchenne aan dat de spiercellen van patiënten in het verloop van het ziekteproces geleidelijk afsterven. De vrijkomende ruimte in de spieren wordt ingenomen door bindweefsel.

Spierdystrofie type Duchenne komt voor met een frequentie van 1 op 7000 levend geboren kinderen; de patiënt is vrijwel altijd een jongen. De ziekte wordt overgedragen via de moeder, die zelf geen symptomen heeft. Op grond van dit patroon heeft men geconcludeerd, dat de ziekte wordt veroorzaakt door een mutatie (verandering van de basenvolgorde in het DNA) van een gen op het X-chromosoom. Mannen krijgen hun X-chromosoom altijd van de moeder, terwijl bij vrouwen het gemuteerde gen op het ene X-chromosoom meestal wordt gecompenseerd door een niet-gemuteerd gen op het andere. Daardoor kunnen hun cellen het normale genproduct produceren.

Sinds circa 1985 zijn technieken beschikbaar waarmee het mogelijk is de basenvolgorde binnen het DNA van specifieke genen te bepalen. Deze technieken zijn met succes toegepast op het gen dat verantwoordelijk is voor spierdystrofie type Duchenne. Op grond van de basenvolgorde in het gen bij gezonde personen kon de structuur van het eiwit waarvoor dit gen de code vormt, worden voorspeld. Dit eiwit, waaraan de enigszins onlogische naam dystrofine werd gegeven, kon vervolgens in spiercellen van gezonde personen worden aangetoond. Het bleek een verbinding te vormen tussen de celmembraan en het cytoskelet (4.2.2.3). Dystrofine heeft waarschijnlijk twee functies: het zorgt voor stabiliteit van de celmembraan tijdens de spiercontractie en het houdt de structuur van de motorische eindplaat intact (5.6.2.1). Bij dystrofiepatiënten is dit eiwit afwezig of heeft het een gewijzigde bouw. Daardoor kunnen tijdens contracties waardevolle stoffen uit de cel weglekken en worden de spiercellen minder gevoelig voor prikkels vanuit het zenuwstelsel. Het resultaat is een geleidelijke degeneratie van het spierweefsel.

De klinische toepassing van deze ontdekkingen ligt tot nu toe vooral op het terrein van diagnostiek en preventie. Doordat de basenvolgorde van het gezonde gen bekend is, kunnen mutaties worden herkend. Voor deze test kunnen willekeurige lichaamscellen worden gebruikt. Op deze wijze kan een gezonde vrouw laten vaststellen of één van haar X-chromosomen een gemuteerd dystrofinegen bevat. Is dit het geval, dan kan zij eventueel besluiten van zwangerschap af te zien. Daarnaast heeft zij het alternatief tijdens de zwangerschap een prenatale diagnose te laten uitvoeren, de vlokkentest. Hiertoe worden via een punctie cellen van embryonale oorsprong weggenomen uit een chorionvlok (16.4.1); van deze cellen wordt vervolgens het DNA geanalyseerd. Wanneer de vrucht van het mannelijk geslacht is en tevens drager van een mutatie in het dystrofinegen, bestaat er een grote kans op een ziek kind. Dit kan voor de ouders een reden zijn een abortus te laten uitvoeren.

Genezing van spierdystrofie type Duchenne is in principe mogelijk door middel van gentherapie. Dit houdt in dat het DNA van gezonde dystrofinegenen in de spiercelkernen van patiënten wordt gebracht om aldaar de functie van het gemuteerde DNA over te nemen. Bij het ontwikkelen van gentherapeutische technieken maakt men gebruik van proefdiermodellen. Het dystrofine-eiwit van de mens en andere zoogdieren is vrijwel identiek; onder andere bij muizen zijn eveneens mutaties in het dystrofinegen bekend die spierdystrofie veroorzaken. In 2000 zijn Amerikaanse onderzoekers erin geslaagd muizen van spierdystrofie te genezen met DNA van het menselijke dystrofinegen[1]. Het DNA werd verpakt in een ongevaarlijk virus, dat per injectie in de aangedane spieren werd gebracht. Het virus kon de celmembraan en de membranen van de celkern passeren. In de celkern werd de omhulling van het virus afgebroken en kwam het DNA vrij. Binnen twee maanden na de injectie waren de dystrofiesymptomen bij de muizen verdwenen. In de spiercellen, die anatomisch normaal waren, werd het menselijke dystrofine aangetroffen. Ook zes maanden na de injectie waren de menselijke dystrofinegenen nog actief. Onderzoekers verwachten dat veilige en effectieve gentherapie bij menselijke dystrofiepatiënten omstreeks 2010 mogelijk zal zijn.

1 Wang, B. Xiao X, Proc Nat Acad Sci 2000; 97; 13714-9.

◀◀ vlokkentest

◀◀ gentherapie

◀◀ proefdiermodellen

3 Homeostase

Kijk voor verdere verdieping op www.studiecloud.nl

3.1 INLEIDING

De cel is de kleinste levende eenheid van het lichaam. Leven betekent de instandhouding van een geordend systeem. Daarvoor is energie nodig. Daarnaast is er groei en kunnen cellen zich voortplanten door deling. Ook hiervoor is energie nodig, terwijl voor de groei grondstoffen moeten worden opgenomen. Energie en grondstoffen moeten uit de voedingsstoffen worden gehaald. Voedingsstoffen bestaan in de eerste plaats uit energierijke verbindingen; in de tweede plaats bestaan ze uit bouwstoffen. Tevens bevat voeding water, dat een van de belangrijkste bestanddelen van de levende cel is, en elektrolyten, die onmisbaar zijn voor bepaalde celfuncties en fungeren als bestanddeel van bouwstoffen.

De eerste eencellige organismen leefden enkele miljarden jaren geleden in de oceanen. Het ligt voor de hand aan te nemen dat die oceanen redelijk constant van samenstelling waren. Het blijkt namelijk dat de cellen van de latere meercellige organismen ook omgeven zijn door een vloeistof van constante samenstelling. Dit is de extracellulaire vloeistof. De elektrolytconcentratie hiervan is waarschijnlijk dezelfde als die van de oceanen ten tijde van het ontstaan van meercellige dieren. Men stelt zich voor dat deze dieren als het ware hun voormalige (externe) milieu in zich hebben gesloten, en men noemt daarom de extracellulaire vloeistof wel het interne milieu. Voor de uitwisseling met het externe milieu zijn aparte organen ontwikkeld, terwijl regelsystemen ervoor zorgen dat deze uitwisseling zodanig is dat de samenstelling van het interne milieu zo weinig mogelijk verandert.

interne milieu ▶▶
externe milieu ▶▶

3.2 HET INTERNE MILIEU

Het begrip *milieu intérieur* is even na het midden van de negentiende eeuw ingevoerd door de Fransman Claude Bernard. Het lichaam bestaat in zijn model uit een cellulair compartiment en een extracellulair compartiment. Het extracellulaire compartiment wordt onderverdeeld in het direct aan de cellen

milieu intérieur ▶▶
cellulair compartiment ▶▶
extracellulair compartiment ▶▶

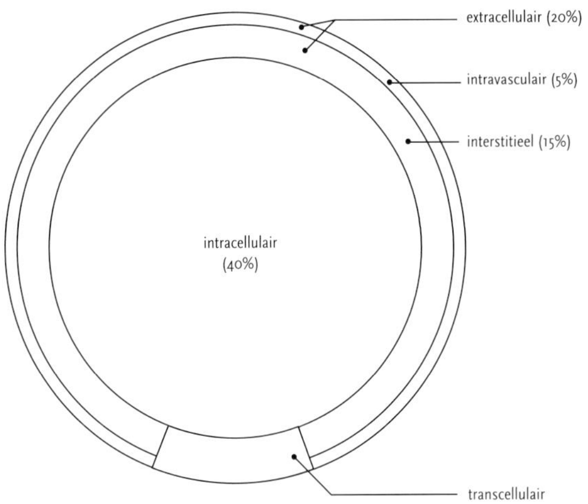

Figuur 3-1 Schema van de verdeling van het water in het menselijk lichaam.

grenzende interstitiële compartiment en het bloedcompartiment in het bloedvatenstelsel. De intercellulaire ruimte, het interstitium, bevat naast water en elektrolyten tussenstof, zoals collageen en mucopolysachariden. Alle cellen hebben contact met het interstitium. De interstitiële vloeistof omspoelt alle cellen en vormt het interne milieu waaruit de cellen hun voedingsstoffen en zuurstof moeten putten en waarin ze hun afvalstoffen kwijt moeten raken. Het transport over de celmembraan wordt vooral bepaald door diffusie en is dus afhankelijk van verschillen in concentratie. Er wordt aan de eerste levensvoorwaarde van de cellen voldaan wanneer de interstitiële vloeistof voldoende zuurstof en voedingsstoffen bevat en de concentratie van de afvalstoffen lager is dan die in de cellen. De bloedcirculatie moet ervoor zorgen dat de door de cellen veroorzaakte veranderingen in samenstelling van de interstitiële vloeistof weer worden hersteld. Het bloed kan worden opgevat als het stromende deel van het interne milieu dat via verschillende organen in contact staat met de buitenwereld, het externe milieu: via de longen wordt zuurstof opgenomen en kooldioxide afgegeven, via het maag-darmkanaal worden voedingsstoffen, water en elektrolyten opgenomen, en door de nieren en door de lever worden afvalstoffen uitgescheiden. Doordat het arteriële bloed constant van samenstelling is, is ook de interstitiële vloeistof vrijwel constant, gegeven een voortdurende voldoend grote bloedvoorziening.

3.2.1 Vloeistofcompartimenten

Het menselijk lichaam bestaat voor circa 60% uit water. Water fungeert als oplosmiddel en als medium waarin de levensprocessen zich afspelen. Water komt ook voor als structuurelement. Sommige weefsels bevatten meer water dan andere; zo bestaat hersenweefsel voor 90% en spierweefsel voor 80% uit water. Het watergehalte van vetweefsel is laag, slechts 15%. Het gemiddelde watergehalte van het lichaam zonder vetweefsel, de magere lichaamsmassa (Engels: *lean body mass*), bedraagt 70%. Het verschil met het watergehalte van vetweefsel is zo groot, dat de meting van het watergehalte van het lichaam kan worden gebruikt om het vetgehalte van het lichaam te bepalen. De grote variatie in watergehalte die voor verschillende individuen wordt gevonden (45-70%), kan worden verklaard door verschillen in vetgehalte; ook het verschil in het gemiddelde watergehalte tussen mannen (63%) en vrouwen (52%) kan zo worden verklaard.

◀ magere lichaamsmassa

Het totale lichaamswater is verdeeld over drie compartimenten: de cellen, het interstitium en het bloedplasma. Bij een watergehalte van 60% van de lichaamsmassa bevindt zich tweederde (40% van de lichaamsmassa) intracellulair en eenderde (20% van de lichaamsmassa) extracellulair. Van deze 20% bevindt zich 15% interstitieel en 5% intravasculair in het bloedplasma (figuur 3-1). Een klein deel van het water zit in transcellulaire vloeistoffen, zoals liquor cerebrospinalis (hersenvocht), gewrichtsvloeistof, pleuravocht tussen de longvliezen en peritoneaal vocht in de buikholte.

◀ totale lichaamswater
◀◀ interstitium
◀◀ interstitiële vloeistof
◀ transcellulaire vloeistoffen

De scheiding tussen het intracellulaire en het interstitiële compartiment wordt gevormd door de celmembraan. Deze is vrijwel ondoorgankelijk voor eiwitten en niet zonder meer doorgankelijk voor ionen. Het transport van ionen is niet alleen afhankelijk van het verschil in concentratie aan weerszijden van de celmembraan, maar ook van het elektrische potentiaalverschil. Daarnaast bevat de celmembraan aparte transportsystemen voor ionen, zoals de Na^+/K^+-pomp. Voor water is de celmembraan goed doorgankelijk. Een verschil in concentraties van opgeloste stoffen aan weerszijden van de celmembraan leidt tot nettotransport van water (osmose), totdat een osmotisch evenwicht is bereikt (figuur 3-2).

◀ celmembraan
◀ osmose

De scheiding tussen het interstitiële compartiment en het intravasculaire compartiment wordt gevormd door de capillairwand. De capillairwand is een semipermeabele membraan die water en opgeloste stoffen doorlaat tot een molecuulmassa van circa 6000. De wand is steeds moeilijker doorgankelijk naarmate de deeltjes groter zijn. De plasma-eiwitten kunnen de capillairwand nauwelijks passeren. Als gevolg daarvan oefenen de plasma-eiwitten een osmotische druk uit. Het interstitium bevat ook eiwit,

◀ capillairwand
◀ semipermeabele membraan
◀ plasma-eiwitten

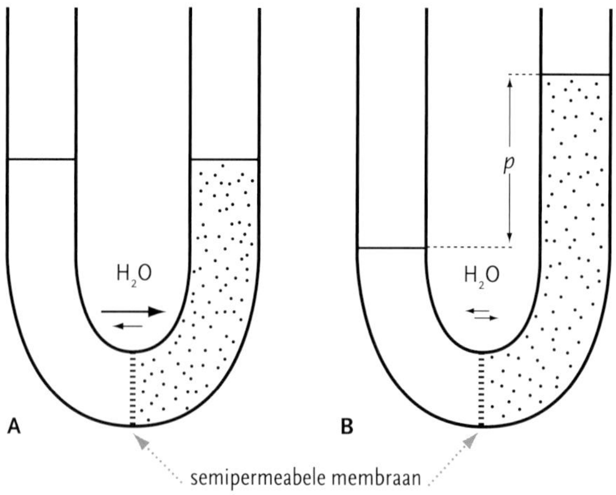

elektrolyten ▸▸

Figuur 3-2 Osmose (diffusie van water) door een semipermeabele membraan. Links in de buis bevindt zich zuiver water, rechts een oplossing van een stof waarvan de moleculen door de membraan worden tegengehouden, in tegenstelling tot de watermoleculen. ***A*** *Begintoestand. Doordat de waterconcentratie van zuiver water groter is dan de waterconcentratie van de oplossing, is er nettodiffusie van water in de richting van de oplossing.* ***B*** *Eindtoestand. Aan de oplossingskant van de membraan is door het ontstane niveauverschil de waterdruk verhoogd, waardoor evenveel water door de membraan wordt geperst als er netto in de richting van de oplossing gaat. Het niveauverschil geeft de osmotische druk p van de oplossing, in dit geval afleesbaar in cm H_2O.*

kationen ▸▸
anionen ▸▸

osmotische druk ▸

maar in een lagere concentratie. De door eiwit uitgeoefende osmotische druk wordt colloïd-osmotische of oncotische druk genoemd. Ten opzichte van de totale osmotische druk (3.2.2) is de colloïd-osmotische druk van plasma en weefselvloeistof gering, maar doordat die van de plasma-eiwitten groter is, circa 3 kPa, is deze druk toch belangrijk. Het verschil in colloïd-osmotische druk tussen plasma en interstitium zorgt er namelijk voor dat het water in de bloedbaan blijft; het is in evenwicht met de gemiddelde bloeddruk in de capillairen. Wanneer de bloeddruk in een capillair groter is dan het verschil in colloïd-osmotische druk, wordt er water naar het interstitium verplaatst en vice versa (10.4.5).

colloïd-osmotische druk ▸

indicatorverdunningsmethode ▸
osmolariteit ▸▸

Het volume van de vloeistofcompartimenten kan worden bepaald met behulp van de indicatorverdunningsmethode. Men voegt hiertoe een bekende hoeveelheid *m* van een indicator toe aan het te bepalen volume *V*. Na volledige menging wordt de concentratie *c* bepaald. Aangezien $c = m/V$, volgt het volume waarover de indicator zich heeft verdeeld, uit $V = m/c$. Voor de bepaling van het bloedvolume moet de indicator in de bloedbaan blijven. Men kiest hiervoor een stof die zich aan een plasma-eiwit bindt. Voor de bepaling van het extracellulaire volume gebruikt men een stof die na inspuiting in het bloed de capillairwand gemakkelijk passeert, maar de celmembraan niet. Hiervoor kan inuline worden gebruikt. Dit is een niet-lichaamseigen polysacharide, die ook in experimenteel nierfunctieonderzoek wordt toegepast (13.3.1). Voor de bepaling van het totale lichaamswater maakt men gebruik van een indicator die zich over het totale lichaamswater verdeelt, zoals zwaar water (deuteriumoxide).

3.2.2 **Samenstelling van de vloeistofcompartimenten**

Figuur 3-3 toont de verdeling van elektrolyten over de lichaamscompartimenten. Concentraties van stoffen in een oplossing worden meestal opgegeven in mol of mmol per liter oplossing. Omdat de plasma-eiwitten van het bloed nogal wat volume innemen en interstitieel veel minder eiwit voorkomt, worden bij vergelijking van ionenconcentraties deze opgegeven in mmol per liter water. Bij ionendiagrammen worden de concentraties van positieve ionen (kationen*) en negatieve ionen (anionen*) naast elkaar gezet, waarbij op grond van de elektroneutraliteit de som van de positieve en de negatieve ladingen gelijk moet zijn. Voor tweewaardige ionen zoals Ca^{2+} moet dan tweemaal de concentratie in mmol/L worden genomen.

Er is een groot verschil in ionenconcentraties tussen intra- en extracellulair. Van de kationen is intracellulair K^+ in verreweg de hoogste concentratie aanwezig, met in lagere concentratie Mg^{2+}; extracellulair zijn de belangrijkste kationen Na^+, K^+ en Ca^{2+}. De laatste twee komen in veel lagere concentraties voor. Functioneel zijn K^+ en Ca^{2+} echter zeer belangrijk: afwijkingen in de extracellulaire concentratie van deze ionen belemmeren de werking van zenuwen, hart en spieren. Intracellulair zijn fosfaat, eiwit (proteïnaat), sulfaat en HCO_3^- de belangrijkste anionen, terwijl extracellulair vooral chloride (Cl^-) en HCO_3^- worden gevonden.

De lichaamsvloeistoffen oefenen door het totaal aan opgeloste stof een osmotische druk uit. De concentratie van osmotisch werkzame deeltjes wordt uitgedrukt in mmol per liter oplossing (osmola*r*iteit) of in mmol per kg water (osmola*l*iteit). Een osmolariteit van 1 mmol/L komt bij 37 °C overeen met een osmotische druk van 2,6 kPa. De osmolariteit van de lichaamsvloeistoffen bedraagt circa 290 mmol/L; de totale osmotische druk is 750 kPa. Een oplossing die dezelfde osmotische druk heeft als de lichaamsvloei-

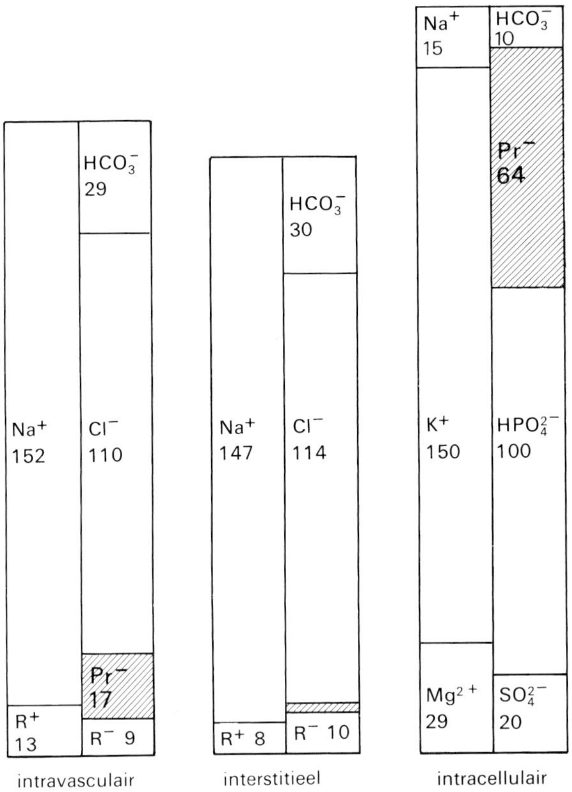

Figuur 3-3 Ionenconcentraties in de drie lichaamscompartimenten. De concentraties zijn aangegeven in mmol (positieve of negatieve) lading per liter water. Het aandeel van de eiwitten is gearceerd. Pr^- = proteïnaat, HPO_4^{2-} = organisch en anorganisch fosfaat. Onder de als R^+ samengevatte kationen zijn de belangrijkste K^+ en Ca^{2+}, waarvan de concentratie in het plasmawater en het interstitiële water 4,5 en 5,5 mmol/L, resp. 4 en 2,5 mmol/L bedraagt. De helft van het calcium en magnesium in het plasma is door binding aan plasma-eiwit niet diffusibel.

stoffen wordt isotoon genoemd, een oplossing met een lagere osmotische druk is hypotoon en een oplossing met een hogere osmotische druk is hypertoon. Een NaCl-oplossing van 9 g/L is isotoon, evenals een 50 g/L glucoseoplossing.

In het plasma is de eiwitconcentratie groter dan in het interstitium. Deze eiwitten komen voor een groot deel voor als negatieve ionen, die dus niet diffusibel zijn. Een gevolg van dit concentratieverschil is dat de concentraties van de diffusibele ionen aan weerszijden van de capillairwand ook verschillen. In de interstitiële vloeistof is de concentratie van de diffusibele kationen (zoals Na^+) lager en die van de diffusibele anionen (zoals Cl^-) hoger dan in het plasma (figuur 3-3).

De plasma-eiwitten bestaan uit albumine, globulinen en fibrinogeen. De totale plasma-eiwitconcentratie bedraagt circa 70 g/L. Ongeveer 60% hiervan is albumine. Aangezien albumine van de plasma-eiwitten de kleinste molecuulmassa heeft en de osmotische druk wordt bepaald door het aantal deeltjes per volume-eenheid, wordt de colloïd-osmotische druk van het plasma vooral door albumine uitgeoefend. Naast de genoemde functies vervullen de plasma-eiwitten vele andere functies. Ze vormen een mobiele eiwitvoorraad en hebben een transportfunctie. Vele stoffen die slecht in water oplossen, zoals vetzuren, cholesterol, bilirubine en sommige metalen, worden gebonden aan plasma-eiwit vervoerd. Er is een speciale globuline voor het vervoer van ijzer, namelijk transferrine. Calcium wordt voor een deel gebonden aan eiwit vervoerd. Gammaglobulinen zijn de immuunstoffen (antistoffen), de humorale componenten van het afweersysteem (14.4.3.3). Fibrinogeen geeft bij de bloedstolling door de vorming van fibrine de basis voor het bloedstolsel.

Het bloedplasma bevat vele voedingsstoffen, zoals glucose, aminozuren en lipiden. De glucoseconcentratie bedraagt ongeveer 5 mmol/L. Zowel een te hoge (hyperglykemie) als een te lage glucoseconcentratie (hypoglykemie) veroorzaakt functiestoornissen. De hersenen gebruiken vrijwel uitsluitend glucose voor de energievoorziening. Hypoglykemie leidt daardoor tot stoornissen in de hersenfunctie, die in het begin op dronkenschap kunnen lijken; ernstige hypoglykemie leidt tot coma. Hyperglykemie geeft hyperosmolariteit van de extracellulaire vloeistof, waardoor water aan de cellen wordt onttrokken; ook dit kan leiden tot coma. Bij onbehandelde suikerziekte (diabetes mellitus) bestaat hyperglykemie, terwijl zelfs bij een goed behandelde diabetes perioden van hypoglykemie kunnen voorkomen.

Lipiden zijn onoplosbaar in water. De zogenaamde vrije vetzuren (Engels: *free fatty acids*, FFA) die in het bloedplasma voorkomen, circuleren niet in vrije vorm, maar zijn gebonden aan albumine. De overige lipiden, te weten triglyceriden (triacylglycerolen), cholesterol, cholesterylesters en fosfolipiden, worden getransporteerd in de vorm van lipoproteïnecomplexen (12.3).

De concentratie van lactaat bedraagt in rust minder dan 2 mmol/L. Lactaat* ontstaat uit pyruvaat*, het eindproduct van de glycolyse (12.4.1). Doordat de omzetting van pyruvaat naar lactaat een evenwichtsreactie* is, zal bij een toename van pyruvaat ook lactaat toenemen. Sommige cellen en weefsels zijn voor hun energievoorziening geheel (erytrocyten)

◀ albumine
◀ globuline
◀ fibrinogeen
◀ bloedstolling
◀ hyperglykemie
◀ hypoglykemie
◀ lipiden
◀◀ isotoon
◀ vrije vetzuren
◀ free fatty acids
◀◀ hypotoon
◀◀ hypertoon
◀ lactaat
◀ glycolyse

of vrijwel geheel (witte spiervezels) aangewezen op glycolyse. Andere weefsels die hun energie voor een belangrijk deel uit glycolyse halen, zijn hersenen, maag-darmkanaal, niermerg en huid. Tijdens lichamelijke inspanning zal, afhankelijk van de intensiteit, de lactaatconcentratie van het bloed stijgen, in eerste instantie door toename van de glycolyse in de spieren, in het bijzonder in de witte spiervezels. Aangezien de hartspier lactaat als brandstof gebruikt, maakt deze dankbaar gebruik van de toegenomen beschikbaarheid van lactaat tijdens inspanning.

dynamisch evenwicht ▶▶

homeostase ▶▶

afvalstoffen ▶

ureum ▶

Belangrijke afvalstoffen in het plasma zijn ureum, urinezuur en creatinine. Ureum, dat in de lever wordt gemaakt, bevat twee aminogroepen (NH_2-groepen) afkomstig van gedesamineerde aminozuren. Ureum wordt door de nier uitgescheiden. Wanneer de ureumconcentratie van het bloed te hoog is, spreekt men van uremie. Ook urinezuur en creatinine worden door de nier uitgescheiden. Urinezuur ontstaat als afvalproduct bij de afbraak van kernmateriaal (DNA). Bij stofwisselingsstoornissen of storingen in de nierfunctie kan de urinezuurconcentratie van het bloed te hoog worden, waarbij op een of andere wijze neerslag van uraten in de vorm van kristallen in gewrichten kan voorkomen (jicht). Creatinine ontstaat bij de verwerking van creatine. De bepaling van de creatinineklaring is een belangrijke nierfunctieproef (13.3.3).

uremie ▶

bioconstante ▶▶

urinezuur ▶

creatinine ▶

H^+-homeostase ▶▶

Ten slotte bevat het bloed de producten van de endocriene klieren, de hormonen. De concentratie van sommige hormonen is vrij constant, zoals die van het schildklierhormoon. Van andere hormonen is de concentratie variabel. Zo varieert de concentratie van het bijnierschorshormoon cortisol met het tijdstip van de dag; 's morgens vroeg is de concentratie het hoogst. Van insuline varieert de concentratie in verband met een maaltijd en de daarbij opgenomen glucose, doordat de secretie van insuline afhangt van de glucoseconcentratie in het bloed.

hormonen ▶

vluchtig zuur ▶▶

niet-vluchtige zuren ▶▶

3.3 HOMEOSTASE

De constante samenstelling van het interne milieu moet worden verdedigd tegen de voortdurende veranderingen die door uitwendige factoren en vooral door activiteit van de weefsels worden teweeggebracht. De cellen nemen bijvoorbeeld voortdurend en afhankelijk van de behoefte glucose op. Het bloed neemt de glucose op tijdens de passage door het maag-darmkanaal of uit het depot in de lever. Wanneer de glucoseconcentratie van het bloed, en daarmee die van de interstitiële vloeistof, constant is, bestaat er een evenwicht tussen de per tijdseenheid door de cellen opgenomen glucose en de door het maag-darmkanaal of door de lever aan het bloed toegevoegde glucose. Voor een dergelijk dynamisch evenwicht waarbij een biologisch belangrijke grootheid door een regelsysteem binnen bepaalde grenzen constant wordt gehouden, is de term 'homeostase' ingevoerd. Behalve voor glucose zijn er talrijke andere regelsystemen, bijvoorbeeld voor het constant houden van de waterstofionenconcentratie, de arteriële kooldioxidespanning, de Ca-ionenconcentratie en de osmolariteit van de extracellulaire vloeistof. De homeostase betreft niet alleen de chemische samenstelling van de extracellulaire vloeistof. Ook fysische grootheden als de lichaamstemperatuur en de arteriële bloeddruk worden binnen bepaalde grenzen constant gehouden.

pH ▶▶

Een grootheid die door een regelsysteem binnen bepaalde grenzen constant wordt gehouden, wordt bioconstante genoemd. Het is geen constante in de strikte, fysische zin. Een bioconstante heeft altijd een zekere spreiding. Er is een zekere afwijking nodig om de sensor van het regelsysteem te activeren (3.4.1). Een fysische constante is bijvoorbeeld de lichtsnelheid of de golflengte van een bepaalde emissielijn in een spectrum.

3.3.1 Zuur-base-evenwicht

Het zuur-base-evenwicht, de H^+-homeostase, heeft chemische en fysiologische aspecten. Bovendien zijn er verschillende orgaansystemen bij betrokken; in ieder geval de longen en de nieren. Bij de normale stofwisseling ontstaan zuren. Bij het verbrandingsproces in de cel, de celademhaling, ontstaat kooldioxide (CO_2). Dit wordt ook wel vluchtig zuur genoemd, ter onderscheiding van de andere, niet-vluchtige zuren, organische, zoals melkzuur, en anorganische, zoals zwavelzuur (H_2SO_4) en fosforzuur (H_3PO_4). Een zuur is een waterstofionendonor. CO_2 wordt zuur genoemd, omdat het met water koolzuur (H_2CO_3) vormt, dat vrijwel volledig is gesplitst in H^+ en HCO_3^- (waterstofcarbonaat, bicarbonaat). Omdat maar weinig H_2CO_3 wordt gevormd, reageert een oplossing van CO_2 in water als een zwak zuur.

De H^+-concentratie van de lichaamsvloeistoffen wijkt maar weinig af van die van zuiver water, bij 37 °C 160 nmol/L. De intracellulaire vloeistof is ongeveer neutraal: H^+- en OH^--concentraties hebben dezelfde waarde. De extracellulaire H^+-concentratie is viermaal zo klein. De intracellulair gevormde H^+ kan daardoor met de concentratiegradiënt mee over de celmembraan worden getransporteerd.

Het is gebruikelijk de H^+-concentratie aan te geven door middel van de grootheid pH, de negatieve logaritme* van de H^+-concentratie in mol/L. De extracellulaire H^+-concentratie is 40 nmol/L = $10^{-7,40}$ mol/L; de pH is dan 7,40. De intracellulaire H^+-concentratie is 160 nmol/L = $10^{-6,80}$ mol/L; de pH is 6,80. De pH van het bloed wordt zo goed mogelijk constant gehouden op 7,40. Het in de cellen geproduceerde zuur komt in de extracellulaire vloeistof terecht en wordt daar in eerste instantie gebufferd. Door het bloed wordt het dan getransporteerd naar de longen, waar het vluchtige zuur CO_2 wordt uitgeademd, en naar de nieren, waar de niet-vluchtige zuren worden uitgescheiden.

Wanneer een zuur wordt toegevoegd aan een bufferoplossing is de pH-verandering geringer dan wanneer de oplossing geen buffer bevat. De buffer bestaat uit een zwak zuur en een zout van dit zuur. Het zwakke zuur is gedeeltelijk gesplitst, zodat de oplossing ongesplitste zuurmoleculen (HA) H^+-ionen en zuurrestionen (A^-) bevat. Voor deze oplossing geldt:

◀◀ bufferoplossing

$$HA \rightleftharpoons H^+ + A^-$$

Wanneer aan dit systeem een sterk zuur wordt toegevoegd, wordt H^+ gedeeltelijk gebonden aan A^-: de reactie verloopt naar links.

De pH van de bufferoplossing hangt af van de verhouding van de concentraties van A^- en HA volgens de vergelijking van Henderson-Hasselbalch:

◀◀ vergelijking van Henderson-Hasselbalch

$$pH = pK + \log([A^-]/[HA])$$

waarin pK een constante is. Wanneer aan de oplossing zuur wordt toegevoegd, neemt $[A^-]$ af en [HA] toe en wordt de pH dus lager, maar veel minder dan wanneer er geen buffer aanwezig zou zijn.

In het bloed komen verschillende buffers voor. De belangrijkste is het CO_2/HCO_3^--systeem. Dit dient als buffer voor het niet-vluchtige zuur: HCO_3^- kan H^+ binden, waarbij H_2CO_3 ontstaat (11.5.3).

3.4 FYSIOLOGISCHE REGELPRINCIPES

3.4.1 Negatieve terugkoppeling

De homeostase van het interne milieu wordt in stand gehouden door middel van regelsystemen. De meeste regelsystemen werken via negatieve terugkoppeling (negatieve *feedback*, tegenkoppeling). Dit houdt in dat iedere verstoring van de homeostase een reactie oproept die de verstoring tenietdoet; de reactie is dus negatief ten opzichte van de prikkel die de reactie veroorzaakt (figuur 3-4A). Anders dan de naam doet vermoeden, heeft negatieve terugkoppeling in het lichaam vrijwel altijd een gunstig effect,

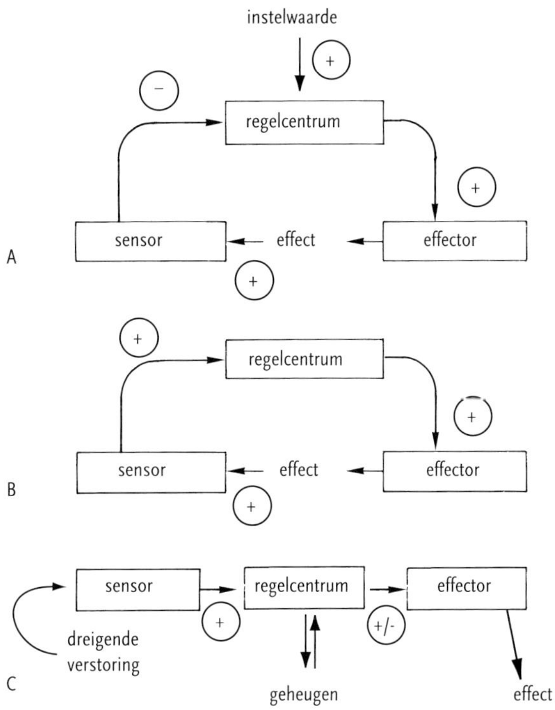

Figuur 3-4 Fysiologische regelsystemen. ***A*** *Negatieve terugkoppeling.* ***B*** *Positieve terugkoppeling.* ***C*** *Vooruitkoppeling.*

terwijl positieve terugkoppeling die niet tijdig wordt afgeremd, de gezondheid kan schaden (3.4.2).

Een bekend model van negatieve terugkoppeling is de regeling van de kamertemperatuur door middel van een thermostaat (regelcentrum) die gekoppeld is aan een cv-installatie (effector). De thermostaat wordt ingesteld op bijvoorbeeld 20 °C; dit is de referentiewaarde. In de kamer bevindt zich een thermometer, die als sensor fungeert. Wanneer deze sensor een temperatuur meet die onder de referentiewaarde ligt, wordt vanuit het regelcentrum de effector geactiveerd. Dit houdt in dat de brander in de verwarmingsketel wordt ontstoken en een pomp wordt ingeschakeld die zorgt dat het warme water door de radiatoren circuleert. Hierdoor stijgt de kamertemperatuur. Wanneer deze de referentiewaarde bereikt, wordt de brander gedoofd, zodat het water afkoelt en de kamertemperatuur weer daalt. Het regelsysteem bezit een mate van traagheid: nadat de brander is ontstoken, duurt het enige tijd tot de radiatoren voldoende warmte hebben afgegeven en na het doven van de brander is het water niet onmiddellijk afgekoeld. Daarom zal de kamertemperatuur niet constant zijn, maar om de referentiewaarde schommelen, bijvoorbeeld tussen 19 en 21 °C.

◀ regelcentrum
◀ effector
◀ referentiewaarde
◀ sensor
◀◀ negatieve terugkoppeling

Regelsystemen in het lichaam werken op soortbloeddruk ▸▸

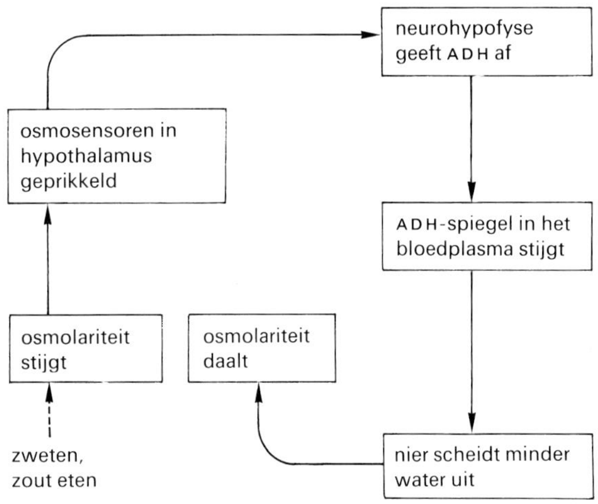

lichaamshouding ▸▸

Figuur 3-5 Regeling van de osmotische druk van de lichaamsvloeistof.

osmotische druk ▸
positieve terugkoppeling ▸▸

gelijke wijze. Een voorbeeld is de regeling van de osmotische druk van de lichaamsvloeistof (figuur 3-5). De osmotische druk verandert voortdurend. Het drinken van water veroorzaakt een daling van de osmotische druk, door het eten van zout voedsel ontstaat een stijging. Overvloedig zweten veroorzaakt eveneens een stijging: zweet bevat ongeveer 1 g/L NaCl, wat veel minder is dan een isotone zoutoplossing, die 9 g/L NaCl bevat. De osmotische druk van de lichaamsvloeistof wordt waargenomen door osmosensoren, die in de hersenen liggen nabij het regelcentrum waar de referentiewaarde is vastgelegd. Wanneer de osmotische druk stijgt, zorgt het regelcentrum dat er antidiuretisch hormoon (ADH) aan het bloed wordt afgegeven. Dit hormoon veroorzaakt in de nier een verminderde afgifte van water, zodat hypertone urine wordt geproduceerd (13.3.2.3). Hierdoor wordt de osmolariteit van de lichaamsvloeistof hersteld. Dit proces voltrekt zich in een tijdsbestek van enkele uren. Wanneer de referentiewaarde bereikt wordt, verdwijnt het ADH niet onmiddellijk uit de bloedbaan, waardoor de osmolariteit tot iets onder de referentiewaarde kan dalen. Net als bij de regeling van de kamertemperatuur treden er dus schommelingen op.

bewustzijnsniveau ▸▸

osmosensoren ▸

ADH ▸

stress ▸▸
vicieuze cirkels ▸▸

Dat homeostatische waarden niet constant zijn, wordt ook veroorzaakt door het feit dat elke geregelde grootheid (zoals osmolariteit, glucoseconcentratie of temperatuur) samenhangt met andere grootheden, waarvan de homeostase eveneens door regelsystemen wordt bewaakt. Zo veroorzaakt overvloedig zweten niet alleen een daling van de lichaamstemperatuur (15.2.4) en een stijging van de osmolariteit, maar ook vochtverlies. Dit kan weer een daling van de bloeddruk tot gevolg hebben, doordat het plasmavolume afneemt (10.4.4). De combinatie van stijgende osmolariteit en dalend bloedvolume veroorzaakt dorst, die stimuleert tot het drinken van water. Daarmee wordt het volume van de weefselvloeistof weer op peil gebracht, terwijl de osmotische druk daalt. Tevens zal bij een daling van de bloeddruk de nier worden gestimuleerd om minder zout uit te scheiden, waardoor de osmolariteit van bloedplasma en weefselvloeistof weer zal stijgen. Het netto-effect van deze en andere processen op de osmolariteit zal per persoon en per situatie verschillen.

Negatieve terugkoppelingscircuits bewaken niet alleen de homeostase van het interne milieu, maar zorgen ook voor het handhaven van de lichaamshouding en het correct uitvoeren van bewegingen. Deze processen zijn beschreven in 7.3.

3.4.2 Positieve terugkoppeling

Positieve terugkoppeling (meekoppeling, figuur 3-4B) is het tegengestelde van negatieve terugkoppeling: een verandering van een toestand heeft tot gevolg dat het effect van deze verandering wordt versterkt. Dit komt in het gezonde lichaam slechts zelden voor. Een voorbeeld is het handhaven van het bewustzijnsniveau dat gekoppeld is aan de hersenactiviteit (9.2). Wanneer men slaapt, is de hersenactiviteit laag. Dit betekent dat alleen zeer sterke prikkels, zoals het ratelen van een wekker, tot het bewustzijn kunnen doordringen. Is zo'n prikkel eenmaal doorgedrongen, dan stijgt de hersenactiviteit en daarmee het bewustzijnsniveau: men wordt wakker. Is men ontwaakt, dan dringen ook zwakkere prikkels tot het bewustzijn door, die het bewustzijnsniveau verder doen stijgen, waardoor men nog meer prikkels kan waarnemen, enzovoort. Gelukkig zijn er in de hersenen ook negatieve terugkoppelingscircuits werkzaam, die zorgen dat het bewustzijnsniveau zich stabiliseert voordat de hersenen overprikkeld raken.

Positieve terugkoppeling is ook het mechanisme waarmee verschijnselen van overbelasting zichzelf in stand houden en verergeren (stress, 9.4.2). Men spreekt dan van vicieuze cirkels. Zo kunnen pijnprikkels bij een spierblessure reflexmatig zorgen voor een vernauwing van bloedvaten en een verhoogde spanning in de beschadigde spier (8.5.2.2). Door de slechte doorbloeding wordt onvoldoende zuurstof aangevoerd en kunnen afbraakproducten niet worden verwijderd. Door de stapeling van afvalproducten in de spier neemt de pijn verder toe en daarmee ook de reflexactiviteit. Men kan proberen deze vicieuze cirkel te doorbreken door bijvoorbeeld ontspanning, onbelast bewegen en lokale pijndemping.

3.4.3 Vooruitkoppeling

Terugkoppelingssystemen reageren alleen op veranderingen die reeds hebben plaatsgevonden. Wanneer in een kort tijdsbestek grote veranderingen optreden, kan de homeostase van het interne milieu verstoord raken door de traagheid van het regelsysteem. Dit is het geval wanneer men vanuit rust overgaat tot het uitvoeren van zware lichamelijke arbeid, zoals hardlopen. Deze arbeid stelt hoge eisen aan de gasuitwisseling en aan de bloedsomloop (15.2). Wanneer de hartactiviteit en de longventilatie pas toenemen nadat in het lichaam de pO_2 is gedaald en de pCO_2 is gestegen, zou het hoge gehalte aan CO_2 leiden tot een daling van de pH (3.3.1). In de praktijk ziet men dat de psychische activiteit die aan het hardlopen voorafgaat, zorgt voor een verhoogde hartfrequentie en een versterkte longventilatie voordat de bloedgaswaarden veranderen. Ook de spierspanning neemt toe, zodat men sneller kan reageren op prikkels van buitenaf (startschot, fluitsignaal). Het organisme anticipeert op veranderingen die op grond van ervaring te verwachten zijn.

Dit mechanisme heet vooruitkoppeling (*feedforward*, figuur 3-4C). De sensoren spelen hierbij een andere rol dan bij negatieve terugkoppeling: ze nemen signalen waar die duiden op een dreigende verstoring van een situatie. Vooral het gezicht, het gehoor en de reuk zijn hierbij van belang, omdat zij op afstand kunnen waarnemen (telesensoren). Geconditioneerde reflexen (7.3.2) zijn voorbeelden van vooruitkoppeling. Wie verstijft van schrik bij het horen van gebrul, zal mogelijk niet worden opgemerkt door de tijger. Ook bij de coördinatie van snelle willekeurige motoriek speelt vooruitkoppeling een rol. Hierbij gaat het om het correct uitvoeren van bewegingen die niet kunnen worden bijgestuurd nadat ze eenmaal zijn ingezet (ballistische bewegingen), zoals het slaan van een tennisbal (7.3.3).

3.5 NERVEUZE EN HORMONALE REGELING

Het regelen van lichaamsprocessen vereist communicatie tussen verschillende structuren: sensoren (zintuigen), regelcentra (bijvoorbeeld delen van het zenuwstelsel) en effectoren (zoals spieren). De manier waarop deze communicatie het meest efficiënt kan verlopen, hangt af van de aard van het proces dat geregeld moet worden. Dit geldt ook in het dagelijks leven. Wie een taxi wil bestellen, doet dat meestal per telefoon. Het signaal wordt snel overgedragen en komt alleen terecht bij de persoon die het aangaat. Wanneer daarentegen een taxibedrijf zichzelf aan potentiële klanten in de regio wil aanprijzen, is de telefoon een weinig geschikt medium. Het opbellen van duizenden mensen kost veel inspanning, is duur en mogelijk komt de boodschap op een verkeerd moment. De ondernemer zal liever een advertentie plaatsen in een huis-aan-huisblad, want met deze eenmalige handeling bereikt hij zijn totale doelgroep en de boodschap blijft werkzaam totdat de krant wordt weggegooid.

Het zenuwstelsel en het hormonale stelsel in het lichaam kan men vergelijken met respectievelijk de telefoon en het huis-aan-huisblad in de maatschappij. Het zenuwstelsel bestaat uit een netwerk van vezels, waarlangs elektrische impulsen worden voortgeleid (hoofdstuk 5). Het werkt snel en selectief, waardoor het bij uitstek geschikt is voor het waarnemen van de buitenwereld en het uitvoeren van bewegingen. Deze twee functies worden verzorgd door het animale deel van het zenuwstelsel (hoofdstuk 7). Ook homeostatische processen die snel moeten verlopen, zoals het corrigeren van de bloeddruk, worden grotendeels via het zenuwstelsel geregeld. Dit is de taak van het vegetatieve deel van het zenuwstelsel (hoofdstuk 8).

◀ zenuwstelsel

◀◀ anticipatie
◀◀ vooruitkoppeling

Het hormonale stelsel omvat een aantal klieren die endocrien worden genoemd, omdat zij hun producten, hormonen, in de bloedbaan afscheiden. Endocriene klieren kunnen afzonderlijke organen zijn, zoals de schildklier en de bijnieren, maar ook een onderdeel vormen van organen met andere dan endocriene functies, zoals de hersenen (neurohormonen), de pancreas en de nier. Hormonen worden via de bloedstroom door het gehele lichaam vervoerd en kunnen daardoor signalen overbrengen naar alle weefsels en organen. Vooral processen die lang duren, en waarbij verschillende organen betrokken zijn, worden door middel van hormonen bestuurd. Voorbeelden hiervan zijn stofwisseling, water- en zouthuishouding, groei en voortplanting.

◀ hormonale stelsel
◀ endocrien
◀ hormonen

◀◀ telesensoren
◀◀ geconditioneerde reflexen
◀ neurohormonen

◀◀ ballistische bewegingen

Verscheidene lichaamsprocessen, zoals bloedsomloop, spijsvertering en warmtehuishouding, worden zowel via zenuwen als via hormonen bestuurd. Meestal zorgt het hormonale stelsel voor de regeling van de homeostase op lange termijn en zorgt het vegetatieve deel van het zenuwstelsel voor de compensatie van plotseling optredende verstoringen.

◀◀ communicatie

Voor een goede coördinatie tussen het hormonale stelsel en het vegetatieve deel van het zenuwstelsel is het noodzakelijk dat ze onder eenhoofdige leiding staan. Deze leiding zetelt in de hypothalamus, een onderdeel van de hersenen (8.2.1). De besturing

◀ hypothalamus

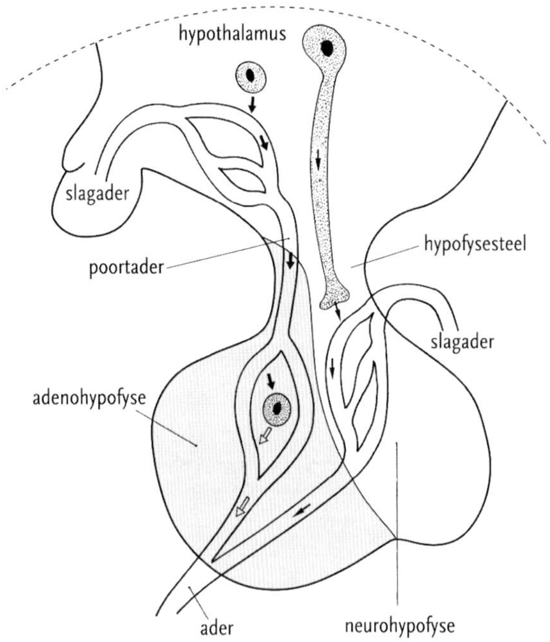

poortadersysteem ▶▶

releasing hormones ▶▶

Figuur 3-6 Het hypothalamus-hypofysesysteem.
➡ hypofyseotroop hormoon, ⇨ hormoon uit de adenohypofyse, ⟶ hormoon uit de neurohypofyse, geproduceerd in de hypothalamus.

adenohypofyse ▶

hypofyseotrope hormonen ▶

cortisol ▶▶

effectorhormoon ▶▶

van het hormonale stelsel vanuit de hypothalamus verloopt voor een groot deel via de adenohypofyse (figuur 3-6). De hypothalamus produceert een speciale categorie neurohormonen, hypofyseotrope hormonen, die de productie en de afgifte van bepaalde hormonen door de hypofyse besturen. Dit betreft zowel glandotrope hormonen (tabel 3-1), die op hun beurt een perifere endocriene klier stimuleren tot afgifte van een effectorhormoon, als hormonen die een

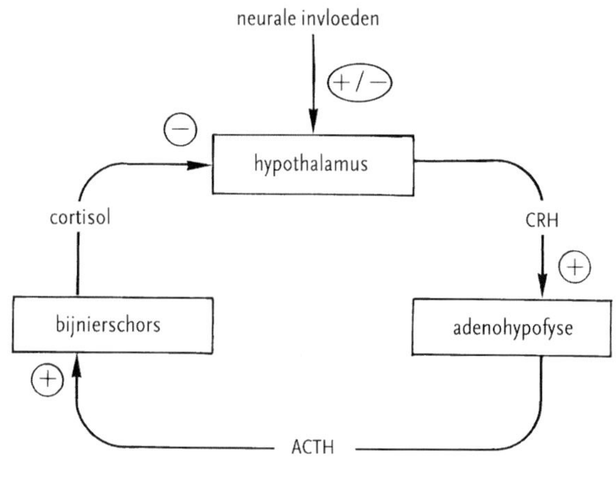

Figuur 3-7 Regeling van de cortisolproductie.

directe werking hebben op een perifeer doelwit. Een voorbeeld van de eerste soort is thyreoïdstimulerend hormoon (TH of TSH); een voorbeeld van de tweede soort is groeihormoon (GH). De hypofyseotrope hormonen worden via een poortadersysteem naar de hypofyse getransporteerd. In het Engels worden de hypofyseotrope hormonen *releasing hormones* (RH) of *releasing factors* genoemd. Zo heet de stof die de TSH-afgifte bevordert *thyreotropin-releasing hormone* (TRH) en de stof die de afgifte van groeihormoon stimuleert *growth hormone-releasing hormone* (GHRH).

De effectorhormonen hebben meestal een remmende invloed op de glandotrope of op de hypofyseotrope hormonen. Zo ontstaat een regelkring waarin door negatieve terugkoppeling de afgifte van het effectorhormoon wordt geregeld. Een voorbeeld hiervan is de regeling van de cortisolproductie in de bijnierschors (figuur 3-7). In werkelijkheid is het re-

Tabel 3-1 Glandotrope hormonen en hun effect

glandotroop hormoon	perifere klier	effectorhormonen
thyreoïdstimulerend hormoon (TSH)	schildklier	trijoodthyronine (T_3) thyroxine (T_4)
adrenocorticotroop hormoon (ACTH) (= corticotropine)	bijnierschors	cortisol
follikelstimulerend hormoon (FSH)	ovarium	oestron oestradiol
luteïniserend hormoon (LH)	ovarium	progesteron
interstitiële-cellenstimulerend hormoon (ICSH, chemisch identiek met LH)	testis	testosteron

Tabel 3-2 Effectorhormonen

endocriene klier	hormoon	voornaamste effecten
adenohypofyse	groeihormoon (= somatotroop hormoon)	bevordert lengtegroei skelet
	prolactine (= lactotroop hormoon)	stimuleert melkproductie
neurohypofyse	antidiuretisch hormoon (ADH, = vasopressine)	remt uitscheiding van water
	oxytocine	stimuleert uteruscontractie en melkafgifte
schildklier	trijoodthyronine (T_3), thyroxine (T_4)	stimuleren basale stofwisseling
	thyreocalcitonine	verlaagt calciumspiegel bloedplasma
bijschildkliertjes	parathormoon (PTH)	verhoogt calciumspiegel bloedplasma
pancreas (eilandjes van Langerhans)	insuline	verlaagt glucosespiegel bloedplasma
	glucagon	verhoogt glucosespiegel bloedplasma
nier (glomerulus)	renine	vaatvernauwing (via angiotensine), stimuleert aldosteronproductie
	erytropoëtine (epo)	vorming van rode bloedcellen
bijnierschors	cortisol	stimuleert glucosevorming, remt ontstekingsreacties
	aldosteron	remt Na^+-excretie, stimuleert K^+-excretie
bijniermerg	adrenaline	stimuleert katabole processen
ovarium	oestron, oestradiol	stimuleren geslachtsrijping (vrouw) en groei baarmoederslijmvlies
	progesteron	stimuleert activiteit baarmoederslijmvlies
testis	testosteron	stimuleert geslachtsrijping (man) en spermatogenese

gelproces ingewikkelder. Zo wordt de afgifte van cortisol ook beïnvloed door lichamelijke en geestelijke stress (9.4.2). Deze stress zet de hypothalamus langs neurale weg aan tot de afgifte van het hypofyseotrope hormoon voor corticotropine (Engels: *corticotropin-releasing hormone*, CRH).

Niet alle endocriene activiteit wordt vanuit de hypofyse bestuurd. De afgifte van ADH in de neurohypofyse en van adrenaline in het bijniermerg (8.3.1) staat rechtstreeks onder controle van het zenuwstelsel; in feite worden deze hormonen door zenuwcellen geproduceerd (neurosecretie). Daarnaast zijn er verscheidene perifere hormoonklieren die onafhankelijk van het zenuwstelsel kunnen werken, maar wel door het zenuwstelsel worden beïnvloed. Een voorbeeld hiervan zijn de eilandjes van Langerhans in de pancreas (alvleesklier), die zelf veranderingen in de bloedsuikerspiegel waarnemen en vervolgens insuline of glucagon afgeven om deze te corrigeren (12.3). Bij inspanning wordt de insulineafgifte echter langs neurale weg geremd, waardoor de bloedsuikerspiegel, ondanks het hoge glucoseverbruik, kan stijgen (15.2.1). Tabel 3-2 geeft een overzicht van de belangrijkste effectorhormonen.

◀ eilandjes van Langerhans

◀◀ neurohypofyse

3.6 OVERDRACHT VAN INFORMATIE

3.6.1 Vormen van overdracht

signaalstoffen ▶
receptormoleculen ▶▶

Informatieoverdracht van cel tot cel verloopt via chemische stoffen (signaalstoffen, transmitters). Directe transmissie van elektrische signalen komt bij uitzondering voor, maar dit kan alleen plaatsvinden tussen cellen die door cytoplasmabruggen met elkaar in verbinding staan (5.6.1). In andere gevallen wordt het signaal overgedragen door moleculen die de weg van cel tot cel afleggen door diffusie. Deze overdracht is alleen effectief op korte afstand. Zowel in het zenuwstelsel als in het hormonale stelsel overbrugt het signaal het grootste deel van de route door het lichaam op een andere wijze: in het zenuwstelsel door elektrische geleiding en in het hormonale stelsel via het stromende bloed. Alleen het eindtraject naar de effectorcellen (ten hoogste enkele tientallen μm lang, meestal korter) wordt afgelegd door diffusie van signaalstoffen in de interstitiële ruimte.

neurotransmitters ▶
neuromodulatoren ▶
second messengers ▶▶

Prikkeloverdracht in het zenuwstelsel vindt plaats door middel van neurotransmitters, die aan de uiteinden van zenuwvezels worden afgescheiden. De snelheid en de efficiëntie van de overdracht worden bevorderd door gespecialiseerde structuren voor chemische transmissie, de synaps en de motorische eindplaat (5.6.2). In het zenuwstelsel komen tientallen neurotransmitters voor, waaronder acetylcholine en noradrenaline. Behalve neurotransmitters worden in het zenuwstelsel stoffen vrijgemaakt die op zichzelf geen prikkeloverdracht bewerkstelligen, maar wel de prikkelbaarheid van neuronen beïnvloeden. Deze stoffen worden neuromodulatoren genoemd. Hiertoe behoren de enkefalinen, die de overdracht van pijnprikkels remmen (9.3.3).

paracrien ▶
cyclisch AMP ▶▶
mediatoren ▶
weefselhormonen ▶

Behalve nerveuze en hormonale regeling kent het lichaam communicatie op weefselniveau door middel van diffusie van signaalstoffen in de interstitiele vloeistof. Deze prikkeloverdracht wordt paracrien genoemd, ter onderscheiding van de endocriene overdracht in het hormoonstelsel. De signaalstoffen noemt men mediatoren (lokale hormonen, weefselhormonen). Voorbeelden hiervan zijn bradykinine en histamine, die bij weefselbeschadiging onder andere verwijding van bloedvaten veroorzaken (14.3).

steroïdhormonen ▶▶

Het onderscheid tussen de verschillende typen signaalstoffen wordt gemaakt op grond van hun werkwijze, niet van hun bouw of effect. Wat moleculaire structuur betreft, is elke groep heterogeen en sommige stoffen behoren tot verschillende typen tegelijk. Noradrenaline kan de effectorcellen zowel vanuit zenuwvezels als via het bloed bereiken en wordt dus zowel tot de neurotransmitters als tot de hormonen gerekend (8.3). Serotonine fungeert in het zenuwstelsel als neuromodulator of neurotransmitter (9.3.6) en in de wand van de bloedvaten als weefselhormoon (10.4.6.1).

3.6.2 Werking van signaalstoffen

De chemische boodschappers kunnen, afhankelijk van hun structuur, de effectorcellen op verschillende manieren beïnvloeden. De meeste signaalstoffen dringen de cel niet binnen, maar verbinden zich met receptoreiwitten in de celmembraan. Deze receptormoleculen zijn substraatspecifiek (2.2.1.1). Dit betekent dat een cel alleen kan reageren op hormonen, mediatoren en neurotransmitters waarvoor membraanreceptoren aanwezig zijn. De binding van de signaalstof aan het receptormolecuul brengt in de celmembraan een reactie op gang die op haar beurt bepaalde processen binnen de cel beïnvloedt. Deze reactie is per celtype en per receptormolecuul verschillend. Dit wordt geïllustreerd door de vele effecten van de neurotransmitter noradrenaline (tabel 8-1).

De reactie van de celmembraan op een signaalstof is afhankelijk van het type overdracht. Bij prikkeloverdracht in een synaps of motorische eindplaat bestaat de respons uit een verandering van het elektrisch potentiaalverschil tussen intra- en extracellulaire vloeistof (5.6.2). Hierna kan de elektrische prikkel verder worden voortgeleid over de membraan van de effectorcel. In andere situaties worden in de celmembraan enzymen geactiveerd die aan de intracellulaire zijde van de membraan de synthese van stoffen met een signaalfunctie bewerkstelligen. Deze intracellulaire boodschappers worden *second messengers* genoemd. Zij geven de boodschap van de *first messengers* (neurotransmitters, hormonen en mediatoren) door naar de plaats van bestemming binnen de cel. Een stof die in veel celtypen als second messenger fungeert is cyclisch AMP, een vorm van adenosinemonofosfaat (2.2.4.1). Het effect van cyclisch AMP verschilt per celtype. In de bijnierschors wordt cyclisch AMP vrijgemaakt onder invloed van ACTH en stimuleert het de afgifte van cortisol. In de lever wordt het daarentegen vrijgemaakt onder invloed van adrenaline en stimuleert het de splitsing van glycogeen tot glucose.

Sommige chemische boodschappers maken geen gebruik van second messengers, maar gaan zelf de cel binnen en beïnvloeden de expressie van DNA in de celkern. Dit is het werkingsmechanisme van de steroïdhormonen, die door de bijnierschors

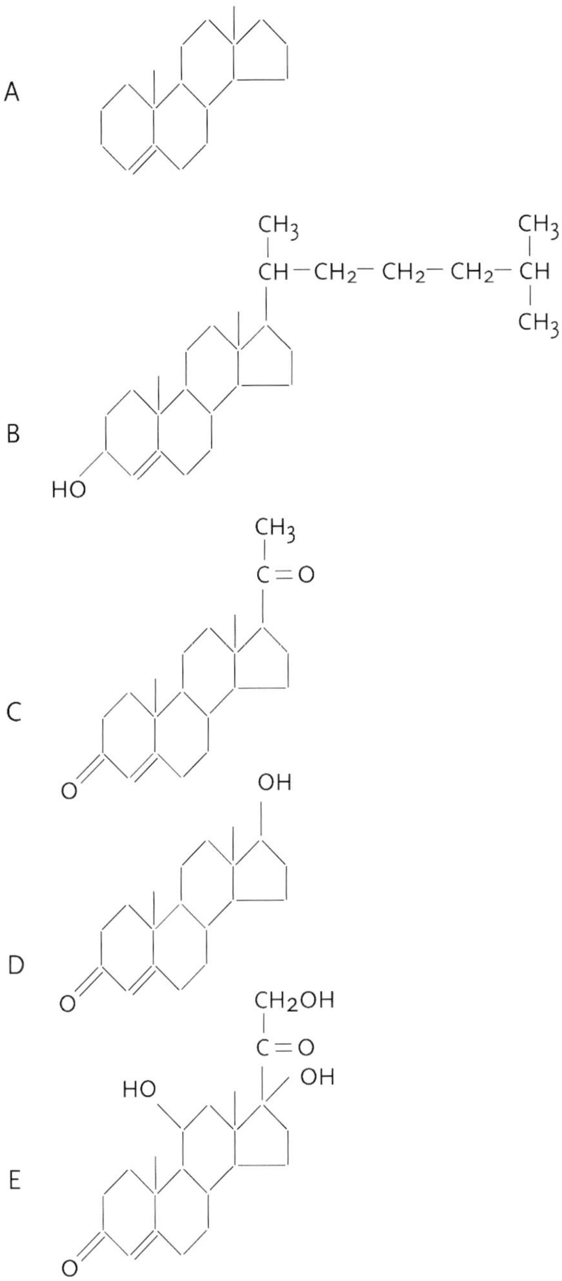

Figuur 3-8 Steroïden. ***A*** *Steroïdskelet. Ieder streepje stelt een C-C-verbinding voor; de H-atomen zijn niet getekend.* ***B*** *Cholesterol.* ***C*** *Progesteron.* ***D*** *Testosteron.* ***E*** *Cortisol.*

en de geslachtsorganen worden geproduceerd. Steroïden kunnen door hun moleculaire structuur de celmembraan gemakkelijk passeren (Intermezzo 3.1). In het cytoplasma verbindt het steroïdhormoon zich met een eiwit, dat als receptor fungeert. Het steroïd-eiwitcomplex verplaatst zich vervolgens naar de kern en maakt daar een of meer genen toegankelijk voor transcriptie. Dit leidt weer tot de productie van enzymen die nodig zijn om specifieke processen in de effectorcellen te katalyseren.

◀ steroïd-eiwitcomplex

Intermezzo 3.1
Slikken of spuiten

Hoe komt het dat er wel een anticonceptiepil bestaat, maar geen insulinepil voor diabetici (suikerpatiënten)? Dit heeft te maken met de moleculaire structuur van de hormonen. Insuline behoort tot de hormonen met een eiwitstructuur (peptidehormonen); het molecuul bestaat uit 51 aminozuren. Een dergelijke stof wordt bij inname, net als de eiwitten in het voedsel, afgebroken door enzymen die werkzaam zijn in maag en darm. Bovendien kan het molecuul door zijn omvang niet worden opgenomen via de celmembranen van het darmepitheel. Wel is het insulinemolecuul klein genoeg om de capillairwand te passeren. Wanneer insuline subcutaan (onderhuids) wordt ingespoten, dringt het geleidelijk in de bloedbaan door en wordt het via het bloedplasma naar de doelorganen getransporteerd.

◀ insuline
◀ peptidehormonen

Anticonceptiepillen bevatten synthetische vrouwelijke geslachtshormonen die zwangerschap voorkomen doordat zij afgifte van FSH en LH in de hypofyse remmen (Intermezzo 16.1). Evenals de natuurlijke oestrogenen en progestagenen hebben deze stoffen een steroïdstructuur. Steroïdhormonen bestaan uit een apolair skelet waaraan polaire zijketens bevestigd zijn (figuur 3-8). Door deze bouw zijn steroïden zowel lipofiel als hydrofiel; zij kunnen de celmembraan passeren, maar ook oplossen in een waterig milieu (2.3.2). Steroïden worden in het spijsverteringskanaal niet afgebroken, maar komen via het darmepitheel rechtstreeks in het bloed terecht. Om deze redenen kunnen steroïdhormonen zoals progesteron, testosteron, cortisol en anabole steroïden (nandrolon) worden toegediend in de vorm van pillen, poeders of drankjes. Ook via de huid (zalven, lotions) kunnen steroïdhormonen in het lichaam worden opgenomen. Dit wordt toegepast bij het bestrijden van ontstekingsprocessen met farmaca die van het ontstekingsremmende hormoon cortisol (figuur 3-8E) zijn afgeleid.

◀ geslachtshormonen

4 Houding en beweging

Kijk voor verdere verdieping op www.studiecloud.nl

4.1 INLEIDING

De meeste bewegingen die we bewust of onbewust verrichten, komen tot stand doordat de hersenen de spieren activeren. De skeletspieren zijn aan het beenderstelsel vastgehecht en door verkorting kunnen zij de positie van de botten ten opzichte van elkaar beïnvloeden. Met behulp van de spieren in heup en been kunnen we een stap doen. Een ingewikkeld samenspel van de spieren in de schouder en de arm brengt onze hand naar een voorwerp om het te grijpen, en door de beheersing van de spiertjes in onderarm en hand zijn we in staat zeer complexe handelingen uit te voeren.

Anatomen hebben in de loop der eeuwen een gedegen beschrijving gemaakt van de diverse spieren in het lichaam en de mogelijkheden geschetst die spieren hebben om bewegingen in gewrichten te bewerkstelligen. Fysiologen hebben de spieren meer op celniveau bestudeerd om vast te stellen hoe een verkorting dan wel een verlenging van spieren gerealiseerd wordt. De officiële term voor het korter worden van spieren bij hun activering is contractie, dat samentrekken betekent. Tot het midden van de twintigste eeuw had men geen wezenlijk inzicht in de wijze waarop de spiercontractie tot stand komt, maar de laatste decennia is het gelukt een gedetailleerd beeld van het inwendige van de spiercellen te verkrijgen. Daarbij is gebleken dat complexe eiwitmoleculen in de spiercellen zorgen voor het verkorten van de spier.

De basis van de spiercontractie ligt weliswaar in deze eiwitten, maar de werking van spieren bij het leveren van kracht is ook van andere factoren afhankelijk. Beweging vindt pas plaats wanneer het zenuwstelsel op adequate wijze spiervezels weet te activeren, wanneer voldoende energieleverende stoffen aanwezig zijn en wanneer hindernissen als de zwaartekracht en andere tegenwerkende krachten kunnen worden overwonnen. We moeten ons overigens realiseren dat bij het handhaven van een eenvoudige zithouding of het stabiliseren van een dienblad vol met kopjes veel spieren actief zijn, hoewel hierbij weinig beweging te zien is. De hersenen zijn tevens in staat beweging te voorkomen door het in vaste posities aanspannen van spieren.

4.2 BOUW VAN SPIEREN EN SPIERVEZELS

4.2.1 Skeletspieren

Het skeletspierstelsel is het grootste orgaanstelsel van ons lichaam; het maakt gemiddeld 40% uit van de lichaamsmassa. De meeste spieren zijn aan beide zijden door middel van bindweefsel aangehecht aan het skelet. Deze aanhechting kan direct zijn of door middel van pezen. Hoewel er bij spieren een grote diversiteit in vorm voorkomt, is elke skeletspier in principe volgens een vast patroon opgebouwd. Om te contraheren dient een spier te beschikken over cellen die tot verkorting in staat zijn. Dit kan slechts als deze cellen een lange cilindervorm hebben; eenvoudige kubusvormige cellen komen voor substantiële contractie niet in aanmerking. In ons skeletspierstelsel hebben de cellen een vergaande specialisatie ondergaan en vinden we cellen met een lengte die varieert van een paar millimeter tot enige decimeters. De spiervezels in de m. gracilis en de m. sartorius bereiken een lengte van 30, respectievelijk 48 cm. Daartoe is in de embryonale ontwikkeling een groot aantal kleine myoblasten in de lengterichting van de spier in aanleg tot strengen met elkaar versmolten. De celmembranen fuseren, terwijl in de samengestelde celstructuur de afzonderlijke celkernen blijven bestaan. De vele kernen in zo'n grote cel zijn ook nodig voor de eiwitsynthese. Zo'n spiercel is geen cel in de reguliere zin van het woord; men gebruikt voor deze complexe structuur de term 'spiervezel'. Als een menselijk embryo een lengte van 15 cm heeft bereikt, vinden er geen delingen in spiercellen meer plaats en groeien de spiervezels alleen nog maar in de lengte uit.

In een spier zijn de afzonderlijke spiervezels omgeven door een dun netwerk van bindweefselvezels, dat endomysium heet. Hierdoor worden de afzonderlijke spiervezels en de bloedcapillairen ten opzichte van elkaar gefixeerd. Op dwarsdoorsnede zijn in een spier verscheidene groepen spiervezels waar te nemen, begrensd door dunne bindweefselvliezen (figuur 4-1). Men noemt deze groepen spiervezels spierfasciculi en het omgevende vlies perimysium. Om het totaal van de spier bevindt zich stevig bindweefsel en vetweefsel. Deze buitenste laag heet spierfascie of epimysium. Aan de uiteinden van de spier gaan epimysium en perimysium over in het bindweefsel van de pezen. Spiervezels hebben dit netwerk van bindweefsel nodig om bij contractie hun kracht* over te brengen op het skelet. Hierdoor wordt de kracht omgezet in een effectief moment*, waardoor we onszelf of voorwerpen kunnen verplaatsen. Spierkracht alleen is echter niet voldoende. De gewrichtsstand en de plaats van de spieraanhechting ten opzichte van de gewrichtsas bepalen of een spier een klein of een groot effectief moment zal leveren.

◀◀ beweging
◀ pezen
◀◀ skeletspieren
◀ myoblasten
◀ spiervezel
◀◀ spiercontractie
◀ endomysium
◀ perimysium
◀ spierfascie
◀ epimysium
◀◀ skeletspierstelsel

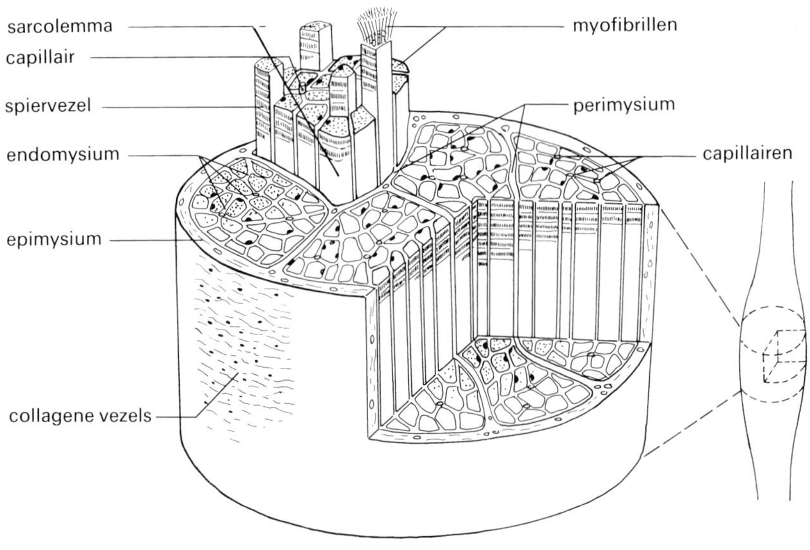

Figuur 4-1 Segment van een spier waarin het verloop van de spiervezels en van de bindweefsellagen endomysium, perimysium en epimysium is aangegeven. Het bundeltje uitgelichte spiervezels behoort tot één spierfasciculus. De zwarte stippen in de spiervezels zijn de langs de vezelmembraan gelegen celkernen.

4.2.2 Dwarsgestreepte spiervezels

4.2.2.1 *Myofibrillen en myofilamenten*

sarcolemma ▶ myofibrillen ▶ glad spierweefsel ▶▶ myosinefilamenten ▶▶ dwarsgestreepte skeletspiervezels ▶ heavy meromyosin ▶▶ light meromyosin ▶▶ myofilamenten ▶ myosine ▶ actine ▶ actinefilamenten ▶▶ G-actine ▶▶ tropomyosine ▶▶ troponine ▶▶

Een spiervezel heeft net als elke lichaamscel een plasmamembraan, die sarcolemma genoemd wordt. In de skeletspiervezel lopen van het ene naar het andere uiteinde de myofibrillen (figuur 4-2 en figuur 4-5). Dit zijn bundels die samengesteld zijn uit eiwitvezels. De diameter van de myofibrillen is ongeveer 1 µm. Naar gelang een spiervezel een grote of kleine bijdrage aan de spierkracht levert, bezit hij meer of minder myofibrillen parallel aan elkaar. De vele celkernen van de spiervezel zijn door de myofibrillen tegen het sarcolemma aan gedrongen. Onder de microscoop is in de myofibrillen zonder veel moeite een dwarse streping van lichte en donkere bandjes waarneembaar. Dit opvallende kenmerk heeft geleid tot de benaming dwarsgestreepte skeletspiervezels (figuur 4-3A). De streping van de myofibrillen wordt veroorzaakt door een zeer strakke rangschikking van lange moleculen, de myofilamenten. Er zijn twee soorten filamenten: dikke en dunne, die uit verschillende eiwitten zijn opgebouwd. De lengtes verschillen per diersoort en bij de mens ook enigszins per spiergroep. De dikke myosinefilamenten hebben bij de menselijke kuitspier, de m. gastrocnemius, een lengte van 1,60 µm en een diameter van 15 nm, de dunne actinefilamenten hebben een lengte van 1,2 µm en een diameter van 8 nm.

De myofilamenten in de myofibrillen zorgen voor de spiercontractie. De rangschikking van de filamenten is schematisch weergegeven in figuur 4-2. Bij de dwarsgestreepte spiervezels liggen de actine- en myosinefilamenten in de myofibrillen om-en-om in groepen gerangschikt. Daarbij overlappen de filamenten elkaar in meer of mindere mate. In het gladde spierweefsel van de maagwand of de bloedvaten (4.8.2) liggen de myofilamenten vrij willekeurig in de lengterichting gerangschikt. Daardoor is er geen dwarse streping.

De dikke myosinefilamenten zijn opgebouwd uit myosinemoleculen. Men schat het aantal ervan op circa tweehonderd per filament. Elk myosinemolecuul is uit twee eiwitspiralen samengesteld en heeft een kop- en een staartgedeelte, die respectievelijk *heavy meromyosin* (HMM) en *light meromyosin* (LMM) worden genoemd. Het myosinefilament wordt gevormd door de rangschikking van de lange LMM-staartgedeelten in de lengterichting, waarbij de myosinekoppen zijdelings uit het filament steken (figuur 4-6 en 4-7). In 4.7 wordt beschreven dat er voor verschillende spiervezeltypen verschillende myosinemoleculen worden gemaakt met aangepaste eigenschappen voor het leveren van kracht. Men spreekt dan van myosine-isovormen.

De dunne actinefilamenten zijn een conglomeraat van drie soorten eiwit: G-actine, tropomyosine en troponine. G-actine is een afkorting van globulair actine; globulair is bolvormig. De G-actinemoleculen vormen in het actinefilament twee lange spiraliserende snoeren (F-actine), zoals in figuur 4-6 is

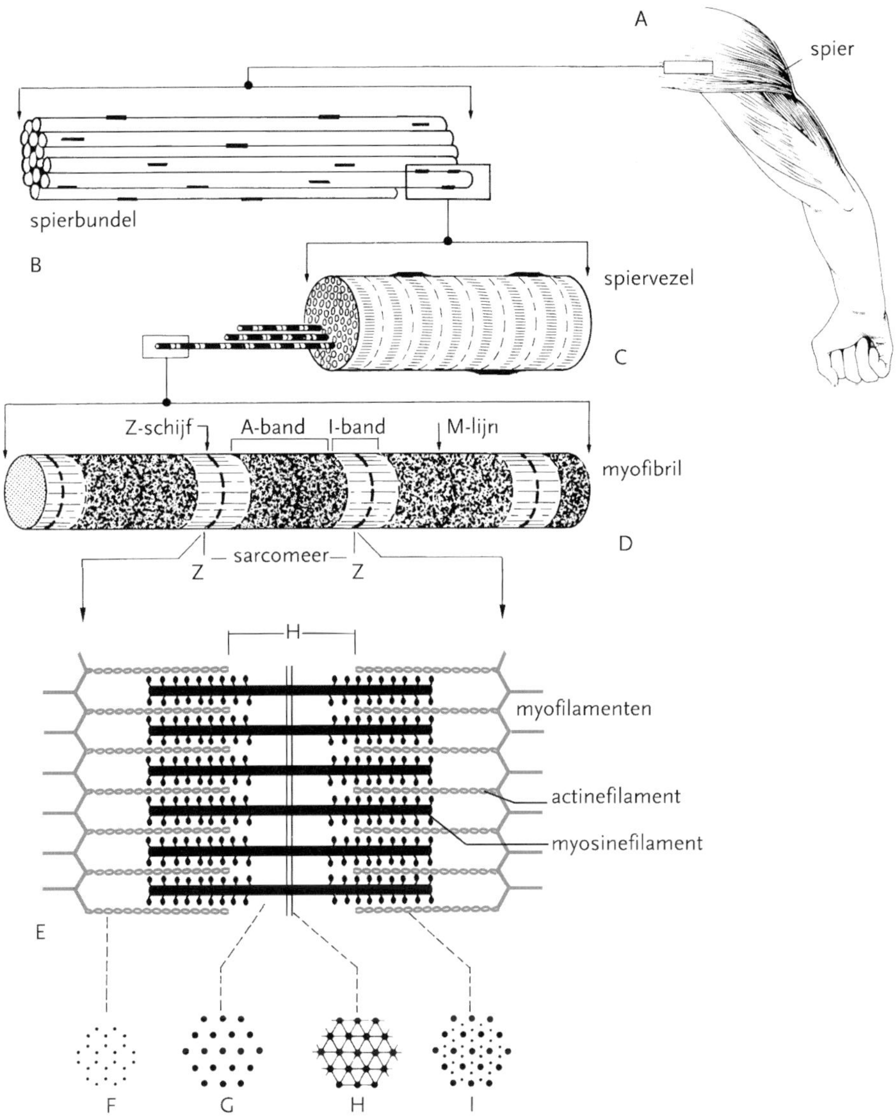

*Figuur 4-2 Skeletspier (**A**) en spierbundel (**B**), waarin de ligging van de spiervezels (**C**), van de myofibrillen (**D**) en van de actine- en myosinefilamenten in een sarcomeer (**E**) in opvolgende vergrotingen is weergegeven. **F**, **G**, **H** en **I** geven dwarsdoorsneden door de myofibril op diverse niveaus, zoals door de stippellijnen is aangegeven. Doorsnede H is de M-lijn.*

weergegeven. Daaromheen winden zich twee dunne ketens tropomyosine. Zo ontstaat een snoer van vier in elkaar gedraaide eiwitketens. Op regelmatige afstanden zijn troponinemoleculen aangehecht, die uit drie subgroepen zijn opgebouwd (figuur 4-7). Dit samenstel van eiwitten in het actinefilament zorgt voor de binding van myosinekoppen tijdens de contractie. Het mechanisme wordt nader besproken in 4.3.

4.2.2.2 ***De sarcomeer; de contractiele eenheid***

Wanneer we de myofibrillen nader bestuderen door een elektronenmicroscoop, dan zien we duidelijk dat de afwisseling van donkere en lichte banden tot stand komt door de speciale ordening van de actine- en myosinefilamenten. Figuur 4-3B toont de donkere en lichte banden in myofibrillen; figuur 4-2 is een schematische weergave daarvan. De donkere band heeft men A-band genoemd en de lichte band I-band, zonder te weten naar wat voor structuur men in feite keek. De A staat voor ‘anisotroop’, een polari-

Z-lijn ▸▸
Z-schijf ▸▸

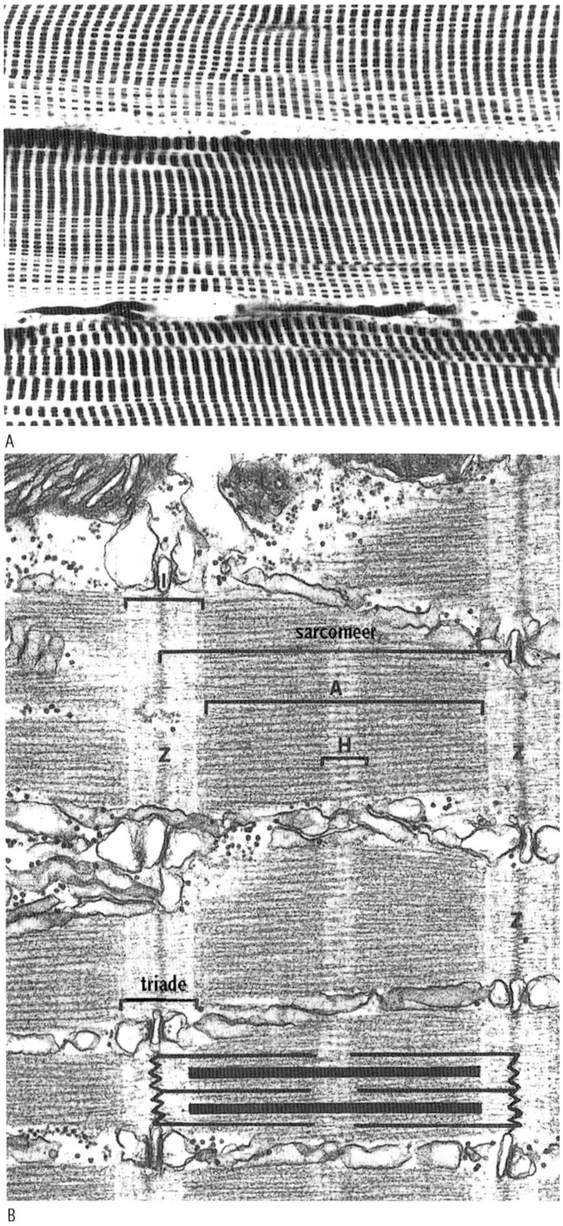

Figuur 4-3 ***A*** *Elektronenmicroscopische foto van drie skeletspiervezels in lengtedoorsnede (3400 ×). De dwarse streping van lichte en donkere banden is hierin duidelijk zichtbaar. De myofibrillen liggen zo dicht opeengepakt dat ze in deze opname niet gescheiden kunnen worden waargenomen.* ***B*** *Sarcomeren in drie parallel gelegen myofibrillen in een kikkerspier. Aangegeven zijn de donkergekleurde A-band, de lichte I-band, met in het midden steeds een Z-lijn. De H-band is het gebied in een sarcomeer waar geen actine tussen de myosinefilamenten aanwezig is. Midden in de H-band is de M-lijn zichtbaar. In de onderste sarcomeer zijn de dikke myosine- en de dunne actinefilamenten door middel van lijnen benadrukt (hartspiercel 42.000 ×).*

satiemicroscopische term die aangeeft dat het polarisatievlak* van het doorvallende licht wordt gedraaid. De I staat voor 'isotroop', waarbij dat niet gebeurt. In figuur 4-2 en figuur 4-3B is in het midden van elke I-band een donkere lijn waarneembaar: de Z-lijn of Z-schijf. De Z staat voor het Duitse *Zwischenmembran*. De ruimte tussen twee Z-lijnen in een myofibril wordt sarcomeer genoemd, een centraal begrip in de spierfysiologie. De sarcomeer vormt de functionele eenheid voor de contractie van de spiervezel. In deze ruimte liggen de actine- en myosinefilamenten in elkaar geschoven. Een myofibril heeft, zoals figuur 4-2D weergeeft, een cilindervorm en is een aaneenrijging van tienduizenden sarcomeren.

De Z-schijven, die de sarcomeer begrenzen, zijn vlakke structuren waarop de actinefilamenten aanhechten. In een sarcomeer steken daardoor van twee kanten actinefilamenten de sarcomeerruimte in. Tegelijk is een Z-schijf ook de aanhechtingsplaats van actinefilamenten van een volgende sarcomeer. Zoals te zien is in figuur 4-2E, liggen de myosinefilamenten tussen de actinefilamenten in. De dikke myosinefilamenten liggen alle op dezelfde hoogte en vormen met elkaar de donkere A-band. De myosinefilamenten zijn in het midden van het filament via dwarsverbindingen met elkaar verbonden. In figuur 4-2D is dit als M-lijn aangegeven. Door deze verbindingen gedraagt een groep myosinefilamenten in een A-band zich als een geheel.

De actinefilamenten in een sarcomeer liggen vanaf de beide begrenzende Z-lijnen met hun vrije uiteinden over een aanzienlijke lengte tussen de myosinefilamenten in. Het gedeelte van aangrenzende sarcomeren waar zich alleen actine bevindt, is de I-band. Onder de microscoop zijn dit de veel lichtere delen tussen de A-banden. Midden in de I-band is steeds een Z-schijf waarneembaar. Wanneer actine- en myosinefilamenten in een sarcomeer in en uit elkaar schuiven, blijft de A-band dezelfde lengte houden, maar verandert de lengte van de I-banden. De rangschikking van de actinefilamenten tussen de myosinefilamenten heeft een vast patroon (figuur 4-2I). Elk myosinefilament, de dikke stippen, wordt omgeven door zes actinefilamenten, de dunne stippen.

Uit de myosinemoleculen in een myosinefilament steken om de 16 nm een paar recht tegenover elkaar gelegen HMM-koppen, die contact kunnen maken met actinefilamenten (figuur 4-6). Het volgende paar dat zich in het myosinefilament bevindt, steekt zijn HMM-koppen 120° geroteerd uit naar de actinefilamenten. Over de volle lengte, met uitzon-

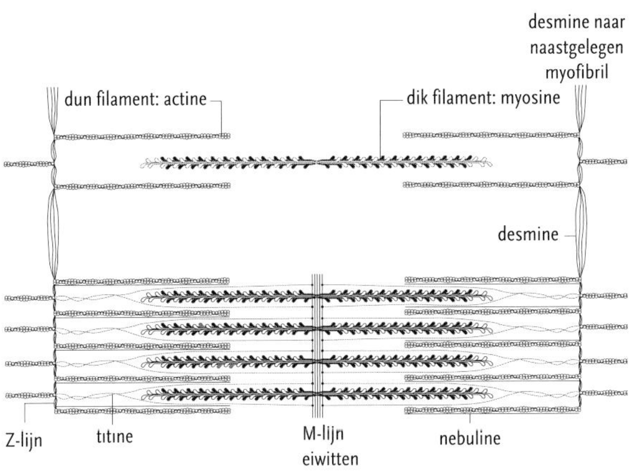

Figuur 4-4 Schematische tekening van de structuur van een sarcomeer met actinen en myosinen en de structuureiwitten titine, desmine, nebuline en M-proteïne van het cytoskelet.

dering van het 0,16 µm lange middengedeelte ter hoogte van de M-lijn, steken spiraalsgewijs HMM-koppen van het myosinefilament uit naar de zes omringende actinefilamenten.

De contractie van een spiervezel komt tot stand doordat met behulp van enzymatische reacties de actinefilamenten door de myosinekoppen verder tussen de myosinefilamenten worden geschoven. Daardoor verkorten de sarcomeren (4.3). Door de geringe afmetingen van een sarcomeer bedraagt het verkortingstraject in een sarcomeer slechts ongeveer 1 µm, maar aangezien in een myofibril tien- tot honderdduizend sarcomeren in serie geschakeld zijn, kunnen toch aanzienlijke spierverkortingen en -verlengingen tot stand komen.

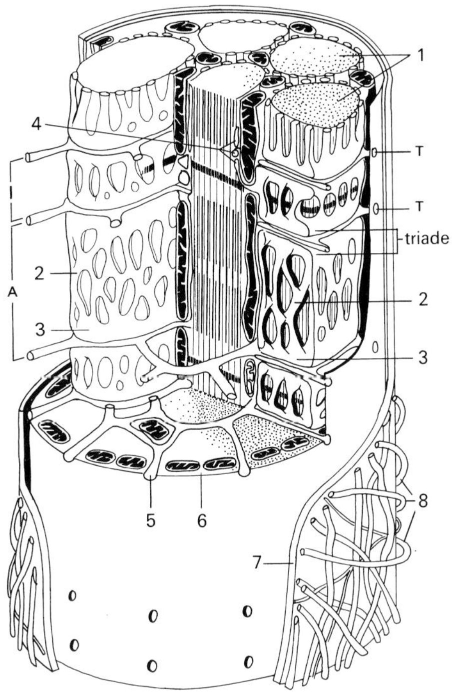

Figuur 4-5 Opengewerkte tekening van een dwarsgestreepte skeletspiervezel waarin de positie van het sarcotubulaire systeem tussen de myofibrillen wordt getoond. **1** *Myofibrillen,* **2** *sarcoplasmatisch reticulum (SR),* **3** *deel van SR dat contact maakt met de T-tubulus (T),* **4** *dwarsdoorsnede van een triade,* **5** *doorsnede door T-tubulus,* **6** *sarcolemma,* **7** *basale membraan van eiwitten om de spiervezel,* **8** *collagene vezels van het endomysium. Links is door middel van A(-band) en I(-band) aangegeven op welke plaats rond de sarcomeren de T-tubuli zich bevinden.*

4.2.2.3 *Cytoskelet van de spiervezel*

Lang is onduidelijk gebleven waardoor myofibrillen en hun sarcomeren tijdens spierarbeid zo strikt gerangschikt blijven. Bij sterke verlenging van spiervezels zouden actinefilamenten volledig tussen de myosinefilamenten vandaan getrokken kunnen worden. Door de ontdekking van enkele nieuwe spiereiwitten, die zich samen met actine en myosine in de sarcomeer bevinden, is dit opgehelderd. Een van die eiwitten is een reusachtig eiwitcomplex, titine geheten, met vele gespecialiseerde gedeelten. Het is een filament dat aan de ene zijde aanhecht aan de Z-schijf en aan de andere zijde aan de M-lijn. In de andere sarcomeerhelft gebeurt met een tweede titinemolecuul hetzelfde. Kenmerkend zijn enkele elastische eiwitgedeelten die zich ter hoogte van de actinefilamenten bevinden. Deze ontrollen als de sarcomeer verlengt en laten dit slechts tot een bepaalde positie toe. Titine houdt als een rekbaar elastiek de sarcomeer bijeen en houdt ook de myosinefilamenten in het midden op hun plaats. Het terugveren van sarcomeren in een uitgerekte spier naar een positie waarin actine en myosine elkaar weer optimaal overlappen, is mede aan titine te danken. Door zijn structuur en de eraan gekoppelde bindingsplaatsen ter hoogte van de myosinefilamenten bepaalt titine tevens de lengte van de myosinefilamenten.

◀◀ cytoskelet

◀◀ titine

Ook actinefilamenten zijn over hun gehele lengte met kleine dwarsverbindingen gekoppeld, zodat ze niet verbuigen en zijdelings tussen de myosinefilamenten uitschuiven. Hun standaardlengte wordt tevens bepaald door het eiwit nebuline, dat in de lengte naast de actinefilamenten ligt. Dat de sar-

◀ nebuline

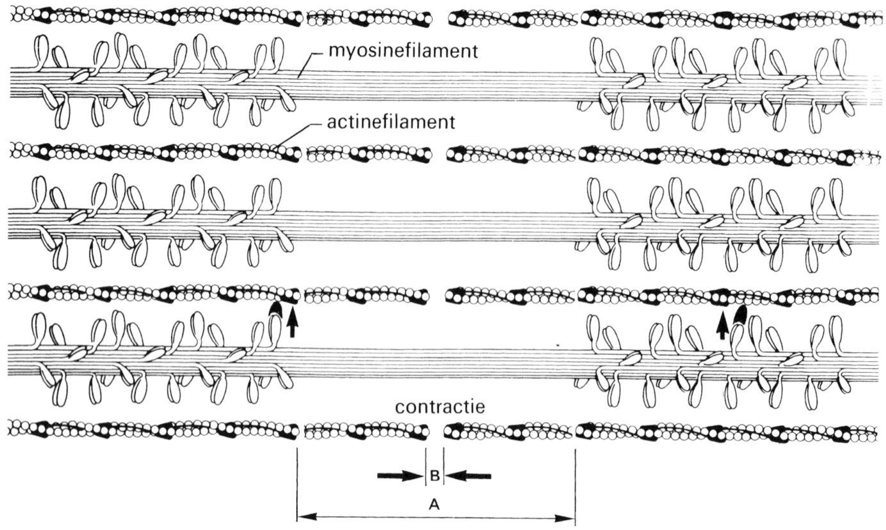

Figuur 4-6 Positie van de actine- en myosinefilamenten in de sarcomeer. De M-lijn is in deze schets weggelaten. Bij contractie koppelen de myosinekoppen (zwarte pijlen) aan de troponinen op de actinefilamenten (repeterende zwarte streepjes). De actinefilamenten verplaatsen zich tijdens de contractie van positie A naar positie B. De H-band wordt bij de contractie dus versmald van A naar B.

longitudinaal systeem ▶▶
desmine ▶
cisternen ▶▶
sarcoplasmatisch reticulum ▶▶
calciumionen ▶▶
sarcotubulair systeem ▶
triade ▶▶
transversaal systeem ▶
T-tubuli ▶
glijdende-filamentenmodel ▶▶

comeren in naastliggende myofibrillen allemaal op dezelfde hoogte blijven liggen, is te danken aan het eiwit desmine, dat de Z-schijven aan elkaar koppelt en een zijdelingse verbinding maakt met de spiervezelmembraan.

4.2.2.4 *Het sarcotubulaire systeem*

Naast de myofibrillen die de contractie bewerkstelligen, zijn in de skeletspiervezel buisvormige elementen aanwezig, die ervoor zorgen dat de prikkel van de zenuwcel over de spiercelmembraan zo snel mogelijk bij de myofilamenten van de spiervezel terechtkomt. Deze elementen samen vormen het sarcotubulaire systeem, een stelsel van kleine buisjes, dat zich tot diep in de spiervezel voortzet (figuur 4-5). Dit systeem kan worden onderverdeeld in twee gescheiden, maar in nauw contact met elkaar staande buizennetwerken.

Het eerste systeem heet het transversale systeem. De spiervezelmembraan vormt over zijn gehele oppervlak kleine buisvormige instulpingen, de T-tubuli, die zich in de cel tussen de myofibrillen voegen. De T-tubuli liggen ter hoogte van de overlap van actine- en myosinefilamenten, zodat er steeds twee doorsneden van T-tubuli per sarcomeer zijn. De T-tubuli geleiden de potentiaalveranderingen tijdens de actiepotentiaal over de spiercelmembraan tot op het niveau van de myofibrillen.

Het andere buizensysteem wordt het longitudinale systeem genoemd en dient ertoe dat de activerende stimulus de cel wordt ingebracht. Het systeem bestaat uit in de spiervezel gelegen buisjes (cisternen) die samen het sarcoplasmatisch reticulum (SR) vormen. Het SR in de spiercel is vergelijkbaar met het endoplasmatisch reticulum (2.3.3.2). Het is het calciumdepot van de spiervezel en bevat een voorraad calciumionen die van belang zijn voor het starten en onderhouden van de spiercontractie door de actine- en myosinefilamenten.

De T-tubuli bewerkstelligen de afgifte van calcium uit het longitudinale systeem (4.3.2). Onder de microscoop is op lengtedoorsnede het hechte contact tussen de T-tubuli en de cisternen van het SR zichtbaar als drie tegen elkaar gelegen buisjes, waarvan de middelste de T-tubulus is. Deze structuur wordt aangeduid met de term 'triade' (figuur 4-5).

4.3 SPIERCONTRACTIE

4.3.1 Glijdende filamenten

De grote doorbraak in het inzicht in de werking van de spiervezel kwam in 1950, toen het glijdende-filamentenmodel van Huxley (Engels: *sliding filament theory*) werd ontwikkeld. In dit model wordt beschreven hoe de myosinefilamenten in een sarcomeer zich ten opzichte van de actinefilamenten verplaatsen (figuur 4-6). Deze verplaatsing komt tot stand doordat de koppen van de circa tweehonderd myosine-

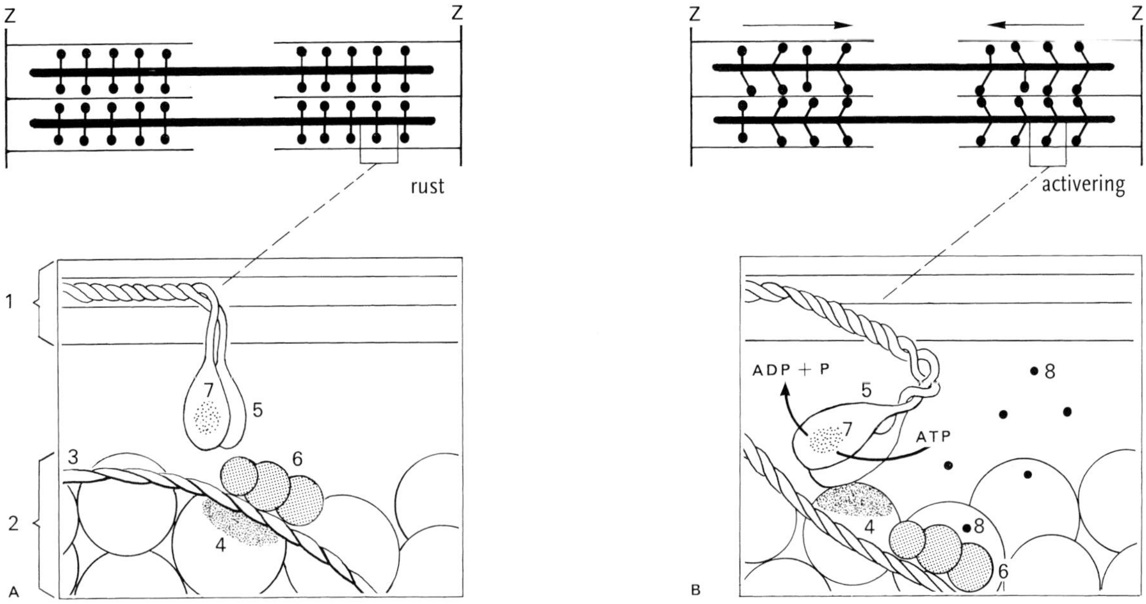

Figuur 4-7 Interactie van myosine (1) met een actinefilament (2). In ***A*** *is de spier in rust en de myosinekoppen (HMM) steken zijdelings uit zonder de actines te raken. De contactplaats op actine (4) wordt door troponine (6) en tropomyosine (3) geblokkeerd. Door binding van calcium (8) aan troponine kan de myosinekop (5) zich aan actine binden, terwijl een molecuul ATP door het ATP-ase-enzymdeel (7) op de myosinekop wordt gesplitst. Hierbij komt energie vrij om de myosinekop 45° te kantelen.*

moleculen in een myosinefilament een chemische binding aangaan met de actinefilamenten in hun directe omgeving.

In een spiervezel in rust vindt geen interactie tussen actine en myosine plaats, doordat de troponinemoleculen samen met de spiraalvormige tropomyosinemoleculen de myosinekoppen zodanig hinderen dat zij niet bij de actinemoleculen kunnen komen. Dit is bekend als het repressoreffect van troponine en tropomyosine (figuur 4-7A). Voor het tot stand komen van de contractie zijn twee stoffen onontbeerlijk: een starter in de vorm van calciumionen en een energiebron in de vorm van ATP, aangezien de spiercontractie een energievragend mechanisme is.

4.3.2 De rol van calciumionen en ATP

De spiercontractie begint wanneer de actiepotentiaal over de spiervezelmembraan en de T-tubuli loopt en de buisjes van het SR permeabel maakt voor calciumionen. De buisjes van het SR liggen zeer dicht tegen de myofibrillen, waardoor de calciumionen die het SR hebben verlaten vrijwel direct een binding aangaan met een van de drie troponinesubeenheden. Hierdoor veranderen de lading en de vorm van troponine en tropomyosine. In dit stadium kunnen myosinekoppen van de myosinefilamenten chemische bindingen (*cross bridges*) aangaan met de actinefilamenten (figuur 4-7B). Het realiseren van de binding tussen myosine en actine is dus het directe gevolg van het derepressoreffect van calcium.

◀ cross bridges

◀ derepressoreffect

De volgende stap in de spiercontractie is het vrijmaken van energie voor de spierverkorting. Voor dit proces bevatten de zijdelings uitstekende myosinekoppen een ATP-ase en dragen ze een ATP-molecuul aan hun oppervlak. Op het moment dat er een binding met actine optreedt, splitst de myosine-ATP-ase het energierijke ATP in ADP en een fosfaation. Hierbij komt energie vrij die zorgt dat de myosinekop, die in rust onder een hoek van 90° op het actinefilament staat, een buiging maakt van 45° in de richting van het midden van de sarcomeer (figuur 4-7B). Hierdoor wordt het actinefilament over een korte afstand verder tussen de myosinefilamenten getrokken. Na deze kanteling laat het myosinemolecuul de bindingsplaats met actine en het ADP-molecuul los en keert terug in de rechte stand. Nu kan zich opnieuw ATP aan myosine binden en kan weer een koppeling met actine tot stand worden gebracht.

◀◀ repressoreffect

◀ myosine-ATP-ase

◀ kanteling

Om te bewerkstelligen dat myosine zowel aan de ene zijde van de sarcomeer als aan de tegenoverliggende zijde tussen de actinefilamenten schuift, is de richting van de kanteling van de myosinekoppen ter weerszijden van de M-lijn tegengesteld. Een bereke-

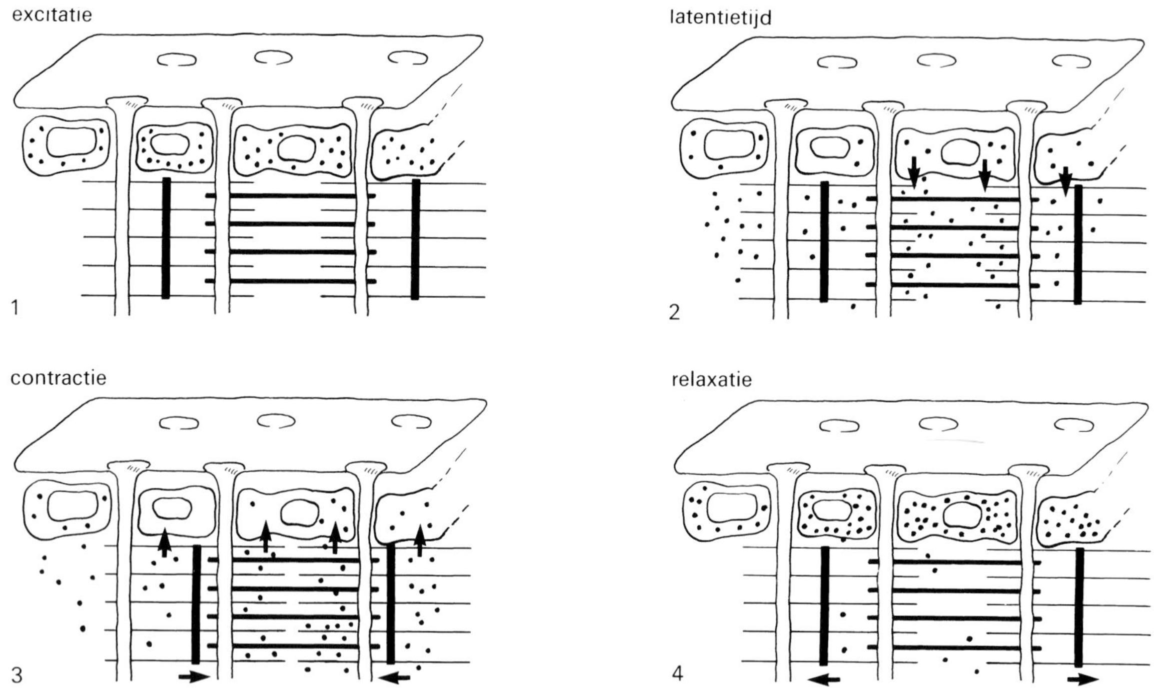

Figuur 4-8 Vier opeenvolgende fases bij de spiercontractie. De zwarte puntjes illustreren de verplaatsing van de Ca^{2+}-ionen.
1 Excitatie, waarbij de actiepotentiaal (AP) over de membraan loopt en bij de T-tubuli naar het inwendige van de cel gaat.
2 Latentietijd. Calcium treedt uit het SR en koppelt aan troponine. 3 Contractie. De sarcomeer verkort. De calciumpompen zorgen intussen voor de heropname van calcium in het SR. 4 Relaxatie. Calcium is terug in het SR en interactie tussen actine en myosine wordt onmogelijk. De spier ontspant.

cyclische aan- en ontkoppeling ▶▶
asynchroon ▶▶

ning van de grootte van verschuiving van actine langs myosine geeft als uitkomst dat bij eenmaal kantelen van een myosinekop slechts 1% van de verkortingsmogelijkheid van de sarcomeer wordt bereikt. Dit betekent dat de myosinekoppen voor een spierverkorting vele malen dit proces van aankoppeling, splitsing van ATP, buiging en ontkoppeling moeten doorlopen. Elke spieractiviteit gaat daardoor gepaard met een continu verbruik van ATP tijdens de contractie. De activiteit van de myosinekoppen in de sarcomeren kan worden vergeleken met die van de roeispanen van de roeiploegen tijdens een regatta, die in een cyclisch proces voor de voortstuwing zorgen.

Eén facet van de myosineactie is echter tegenstrijdig met het voorbeeld. Wanneer een uitwendige kracht door een spieractie moet worden overwonnen, zoals bij het optillen van een zwaar voorwerp, zouden de gelijktijdige koppeling en de gelijktijdige ontkoppeling van de myosinekoppen in de sarcomeren niet tot een verplaatsing leiden. Tijdens de eerste minimale verkorting zou bij de ontkoppeling van alle myosinen de spier door de zwaartekracht direct weer de oorspronkelijke lengte innemen. In de sarcomeren is dit probleem van de cyclische aan- en ontkoppeling ondervangen doordat het proces asynchroon verloopt. Steeds bindt een deel van de myosinekoppen zich aan actine, terwijl een ander deel ontkoppelt. Hierdoor wordt in de sarcomeer en daarmee in de spiervezels en de spier een vloeiende verkorting tot stand gebracht. Bij een roeiploeg zou zo'n actie ongetwijfeld leiden tot complete chaos in de boot.

Ook bij een spieractiviteit waarbij een spier niet verkort, treedt het cyclische proces op. Bij het handhaven van een bepaalde positie zullen de koppeling en ontkoppeling niet leiden tot een verplaatsing van actine langs myosine, maar zullen de myosinekoppen steeds vrijwel op dezelfde bindingsplaats van het actinefilament aangrijpen. Bij het handhaven van een houding wisselen groepen vezels in de spier elkaar af, waardoor vermoeidheid wordt voorkomen. Door ontspannen en aanspannen treedt in de spier steeds wel enige verandering op in de sarcomeerlengtes, doordat de elastische componenten in de spier de ontspannende vezels weer wat rekken. Het nettoresultaat is echter een contractie in dezelfde positie.

4.3.3 Fases in de contractie van een spiervezel

Elke spiercontractie kent vier fases: de excitatie van de spiervezel, de latentie, de contractie en de relaxatie (figuur 4-8). Gedurende de excitatie wordt de actiepotentiaal (5.4.2) van de zenuwvezel overgedragen op de spiercelmembraan. De actiepotentiaal loopt dan over het sarcolemma en de T-tubuli tot aan de buisjes van het SR. De voortgeleiding over de membraan tot diep in de T-tubuli is een snel verlopend proces, waardoor de stimulus over de volle lengte van de spiervezel vrijwel gelijktijdig de myofibrillen aan de buitenzijde van en diep in de spiervezels bereikt. Tijdens de excitatie is er nog geen contractie van myofibrillen.

◀◀ excitatie

In de latentietijd wordt de prikkel van de actiepotentiaal overgedragen aan de buisjes van het SR. Er vindt vervolgens afgifte van calcium plaats, doordat de wanden van het SR voor deze ionen permeabel worden en de calciumconcentratie in het SR veel hoger is dan in het cytoplasma. De calciumionen zijn de directe voorwaarde voor de start van de contractie door het derepressoreffect dat ze op de troponinemoleculen hebben. Ook in deze fase is er nog geen contractie.

◀◀ latentietijd

Ten gevolge van de binding van calcium is in de contractiefase de koppeling van myosine aan actine mogelijk. Door het verbruik van ATP kunnen de myosinekoppen kracht leveren en treedt verkorting van de myofibrillen op waardoor de spiervezel zich verkort. Bij aanhoudende contractie verbruikt dit proces veel ATP.

◀◀ contractiefase

Elke spiervezel zal na verloop van tijd weer ontspannen. De relaxatie is het gevolg van de werking van calciumpompen in de wand van het SR. Door dit pompmechanisme wordt calcium uit het cytoplasma van de spiervezel teruggehaald naar het SR. Ook bij dit proces wordt ATP verbruikt. De calciumconcentratie in het cytoplasma daalt dan zover dat het repressoreffect van troponine weer in werking treedt; de spiervezel ontspant zich doordat myosine geen kracht meer op actinefilamenten uitoefent. Aangezien de spiervezel zich actief kan verkorten, maar zelf geen actieve verlenging kan bewerkstelligen, treedt verlenging passief op door de zwaartekracht of door spieren die de tegenovergestelde beweging in een gewricht veroorzaken.

◀◀ relaxatie

◀◀ geen actieve verlenging

4.3.4 Bereik en effectiviteit van spiercontracties

In een spiervezel liggen de myofibrillen zodanig gerangschikt, dat de sarcomeren vrijwel op een lijn liggen. De dwarse streping zet zich dan ook door de gehele spiervezel in de aangrenzende myofibrillen voort. Doordat alle myofibrillen sarcomeren bevatten met myofilamenten met vaste afmetingen, staan de verlengings- en verkortingsmogelijkheden van een spiervezel in principe vast. Dit blijkt uit figuur 4-9A, waarin op de horizontale as het bereik van de sarcomeer is weergegeven.

Wanneer we de gegeven lengtes van de myosine- en de actinemoleculen (resp. 1,6 en 1,2 µm) in een sarcomeermodel invoeren, blijkt dat de minimale lengte van een sarcomeer de optelsom is van twee halve Z-schijven en één myosinefilament: 1,65 µm (figuur 4-9B, 5). Dan komen namelijk de uiteinden van de myosinefilamenten tegen de beide Z-schijven aan en is verdere actieve verkorting niet meer mogelijk. In deze positie liggen de actinefilamenten van de beide zijden van de sarcomeer met hun uiteinden langs elkaar; zij kunnen immers met een gezamenlijke lengte van tweemaal 1,2 µm in een sarcomeer van 1,65 µm niet meer in elkaars verlengde liggen. Dit heeft een beperkende werking op de kracht die door de myosinekoppen geleverd wordt. Tegelijk komen de vrije uiteinden van de actinefilamenten in het gebied van de myosinekoppen van de andere sarcomeerhelft ruim voorbij de M-lijn. De myosinekoppen aan die zijde van het myosinefilament werken tegengesteld aan de myosinekoppen van het andere gedeelte. Hierdoor wordt de te leveren kracht tegengewerkt. De overlap in het andere sarcomeerdeel is aangegeven in figuur 4-9B, 5. Het gebruik van het traject van 5 tot 6 zal in de functioneel bewegende skeletspieren vermoedelijk weinig voorkomen. De sarcomeer kan tot een maximale lengte van 4,1 µm worden verlengd (de lengte van twee halve Z-schijven, twee actinefilamenten en één myosinefilament). Verdere verlenging brengt de myosinekoppen buiten het bereik van de actinefilamenten, waardoor geen kracht meer door de sarcomeer geleverd kan worden.

◀ sarcomeermodel

◀ lengte van een sarcomeer

Een spier in het lichaam vertoont een zodanige opbouw van myofibrillen dat bij verkorting en verlenging de uiterste grenzen van de sarcomeer niet worden bereikt. Bij het lopen varieert de sarcomeerlengte in de dijbeenstrekspier, de m. rectus femoris, bijvoorbeeld tussen 2,1 en 3,4 µm. Figuur 4-9A is een weergave van de kracht die door een sarcomeer bij verschillende lengtes wordt opgebracht (lengte-krachtrelatie). De maximaal te leveren kracht is hier op 100% gesteld en we zien dat de sarcomeer in een traject van 2,0-3,2 µm meer dan 80% van zijn maximale kracht kan leveren. Bij deze overlap van actine en myosine doen zeer veel *cross bridges* aan de contractie mee. In het traject van ongeveer 2,5-2,8 µm is

◀ lengte-krachtrelatie

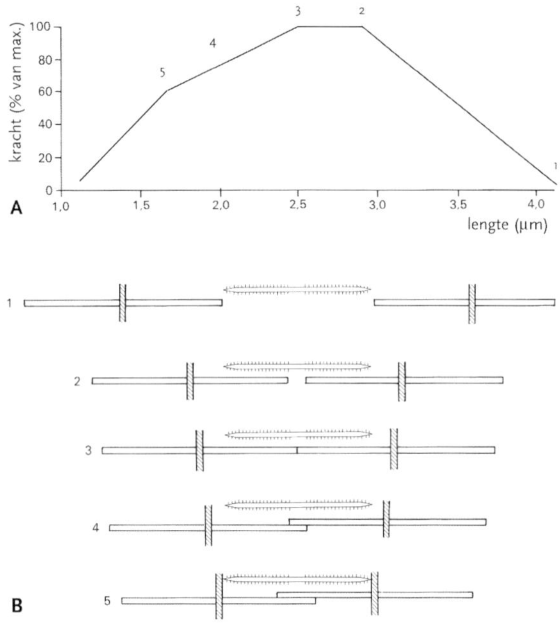

Figuur 4-9 Lengte-krachtrelatie van een sarcomeer. De kracht die in een sarcomeer kan worden opgewekt, is afhankelijk van de sarcomeerlengte. De cijfers 1 tot en met 5 in ***A*** *komen overeen met de stadia 1 tot en met 5 in* ***B****, waar de mate van overlap tussen actine en myosine wordt weergegeven.*

hefhoogte ▶▶

er geen verschil in kracht, doordat over deze afstand het (maximale) aantal contactplaatsen tussen actine en myosine niet verandert.

rustlengte ▶

In de fysiologische literatuur is sprake van de meest effectieve overlap van sarcomeren bij de rustlengte van de spier. De rustlengte is de lengte van een spier die uit het lichaam is verwijderd en waarop geen externe krachten werken. Hoe is dit echter te vertalen naar de situatie in het lichaam? Een hypothese is dat de spier in het traject waarvoor hij het meest wordt ingezet de gunstigste overlapping van actine en myosine zal inbouwen. Dit is in het hierboven genoemde traject van 2,5-2,8 µm het geval.

Berekeningen hebben uitgewezen dat spieren die in ons lichaam over één gewricht lopen (monoarticulaire spieren), een zodanige bouw hebben, dat bij verlenging en verkorting zoveel mogelijk een optimale overlap van actine en myosine blijft bestaan. De eindstanden in de gewrichten bepalen de lengteveranderingen die een spier moet ondergaan om het bewegingstraject van een gewricht te bedienen.

Een volwassen persoon heeft botten met een vaste lengte en gewrichten met optimale bewegingsuitslagen. Daarbij horen bepaalde verlengings- en verkortingstrajecten van de spierbuiken om die bewegingsomvang te leveren. Te korte spieren met te weinig sarcomeren in serie zouden de bewegingsomvang van gewrichten beperken en te lange spieren zouden verlengingsmogelijkheden bezitten die niet te benutten zijn.

De verplaatsing van het vrij bewegende uiteinde van een uitgeprepareerde spier ten opzichte van het gefixeerde deel aan het skelet wordt de hefhoogte van de spier genoemd (figuur 4-10). Het is noodzakelijk dat een spier die een lang bewegingstraject moet overbruggen, over een lange spierbuik met zeer veel in serie geschakelde sarcomeren beschikt. Een korte spierbuik die een grote hefhoogte zou moeten leveren, zou de sarcomeren in de inefficiënte gedeelten van hun bewegingsomvang brengen. In de verlengde toestand zou zo'n spier vrijwel geen kracht kunnen opbrengen.

Lange en korte spieren zijn in een vaste positie echter even sterk. Daarbij dienen ze wel een gelijke overlap van de filamenten en dezelfde dwarse doorsnede (fysiologische doorsnede) te bezitten. In aangrenzende sarcomeren oefenen de actinefilamenten aan weerszijden van een Z-schijf tijdens een contractie een gelijke tegengestelde kracht op de Z-schijf uit. Zij heffen elkaars kracht daarmee op. Alleen de sarcomeren aan de uiteinden van de fibrillen hechten, zonder tegenwerking van een volgend sarcomeer, vast aan het peescollageen. Het maakt dus voor de krachtlevering in een spiervezel niet uit of er 10.000 of twee sarcomeren in serie geschakeld worden. De lange spier zal een grotere hefhoogte leveren met eenzelfde kracht, maar afhankelijk van zijn grotere lengte met een evenredig groter verbruik van ATP.

Een ander onderscheid tussen lange en korte spieren is dat een lange spier voor een bepaalde spierverkorting een kleinere verkorting in de sarcomeren in serie hoeft te leveren dan een spier met een kortere spierbuik, en dus minder sarcomeren. Hierdoor kunnen lange spieren over grotere lengtes een optimale overlapping van actine en myosine handhaven. Dit leidt er ook toe dat lange spieren met eenzelfde diameter een hogere contractiesnelheid kunnen genereren dan korte spieren.

Bij de groei van kind tot volwassene zullen de spiervezels door veranderende afmetingen van het skelet mee moeten groeien. De aanmaak van extra sarcomeren in serie in de myofibrillen zal hiermee gelijke tred moeten houden om de contracties effectief te laten blijven. Deze mogelijkheid tot aanpassing van spierlengte blijft het gehele leven bestaan.

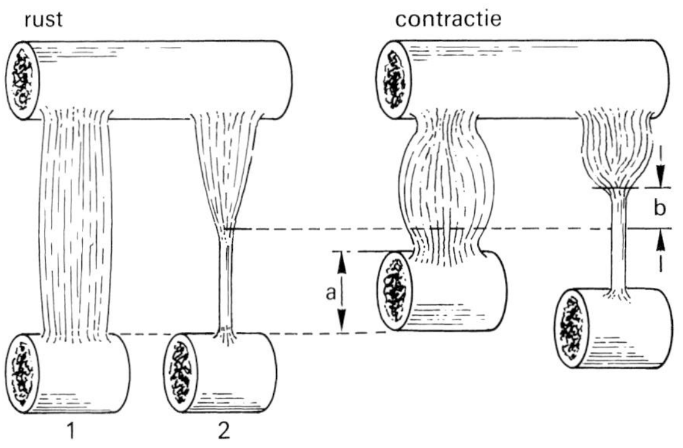

Figuur 4-10 Twee parallelvezelige spieren van verschillende lengte (1 en 2) overspannen een zelfde afstand. Tijdens activering verkorten zij beide maximaal, maar de hefhoogte (a) van spier 1 is groter dan de hefhoogte (b) van spier 2, aangezien in de spierbuik van de korte spier 2 minder sarcomeren in serie aanwezig zijn.

Dit verklaart dat spiergebruik in verkorte posities bij allerlei vormen van sport leidt tot afname van het aantal sarcomeren in serie. De spiervezel neemt aan de uiteinden van de myofibrillen sarcomeren weg. Wielrenners ontwikkelen tijdens hun training ten behoeve van hun sterke heupflexie bijvoorbeeld kortere iliopsoasspieren. Het zou hun prestatie nadelig beïnvloeden als ze die spieren door oefenen weer op lengte zouden brengen.

Intermezzo 4.1
De hefhoogte van spieren

Bij het lezen van de volgende spiervoorbeelden is het handig een anatomische atlas te gebruiken.

De m. sartorius en de m. gracilis in het bovenbeen hebben voor hun adducerende werking een grote hefhoogte nodig en de spiervezels zijn tussen de 30 en 50 cm lang. De spiervezels lopen door de gehele lengte van de spier en er is geen lange pees tussen de spierbuik en de peesinsertie. Ook de m. biceps in de bovenarm heeft voor het heffen van de onderarm een aanzienlijke hefhoogte van de aanhechting op de onderarm nodig en de lengte van de spiervezels is gemiddeld 15 cm.

In de onderarm zijn de beide mm. extensores carpi radiales betrokken bij extensie van de hand in de pols. Zij hechten aan bij de laterale epicondylus in de elleboog en bij twee middenhandsbeenderen. De hefhoogte die ze in de polsregio moeten opbrengen, is relatief klein, zodat de spierbuik niet van origo tot insertie hoeft te lopen. Grofweg de helft van de spier bestaat dan ook uit (niet-contractiel) peesweefsel, dat de kracht van de spieren transporteert naar de plaats waar de beweging dient op te treden.

4.4 DE MOTORISCHE EENHEID

4.4.1 Koppeling tussen zenuwstelsel en spieren

Een skeletspier kan in het lichaam een beweging veroorzaken, maar daarvoor is een stimulus van het zenuwstelsel nodig. Spieren kunnen niet zelfstandig tot contractie overgaan, behalve in pathologische omstandigheden wanneer bij een zenuwletsel de zenuw naar een spier is doorgesneden. In dat geval treden korte spierschokken op, die niet tot een zinvolle beweging leiden.

De zenuwcellen die de skeletspiervezels bedienen, liggen in de voorhoorn van de grijze stof van het ruggenmerg. Men noemt ze motorische voorhoorncellen of α-motoneuronen (figuur 4-11). De koppeling tussen het zenuwstelsel en de spiervezels wordt gemaakt door de axonen. Dit zijn lange zenuwceluitlopers die van het ruggenmerg door de perifere zenuwen naar de spier lopen. Elk motoneuron heeft een efferent (van het zenuwstelsel afvoerend) axon. Na binnenkomst in de spier vertakt dit axon zich in tientallen tot honderden uitlopers die met hun uiteinden, de neuromusculaire synapsen (motorische eindplaatjes), contact maken met spiervezels. De prikkeloverdracht van zenuwcel op spiervezel komt in hoofdstuk 5 nader aan de orde.

◀ motorische voorhoorncellen
◀ α-motoneuronen
◀ axon
◀ neuromusculaire synapsen
◀ motorische eindplaatjes

Een motoneuron heeft verscheidene spiervezels onder zijn hoede. Daardoor zijn in een spier met tienduizenden spiervezels hooguit een paar honderd α-motoneuronen bij de werking ervan betrokken. Het zou de organisatie van het zenuwstelsel uitermate compliceren als elke spiervezel afzonderlijk door een motoneuron bediend werd. De bijdrage aan de kracht die één spiervezel levert, is zo gering dat de spierkracht bij een prestatie pas zinvol toeneemt als groepen spiervezels tegelijk worden ingezet. Door de schakeling van één α-motoneuron met een groot aantal spiervezels komen die vezels alle tegelijk tot contractie. Het motoneuron met zijn bijbehorende spiervezels wordt motorische eenheid genoemd (7.2.1).

◀ motorische eenheid

Samenvattend kan worden gesteld dat een spier opgebouwd is uit een groot aantal spiervezels en dat door de organisatievorm van de motorische eenheden functioneel sprake is van bij elkaar horende groepjes spiervezels. We kunnen een vergelijking maken met een symfonieorkest. In zo'n orkest worden tientallen instrumenten bespeeld. Bij aandachtig luisteren en kijken blijkt dat de individuen in een bepaalde instrumentengroep, bijvoorbeeld de altviolen, vaak één melodielijn spelen die zij als groep voldoende sterkte kunnen geven in het geweld van de andere instrumenten.

◀◀ spierbuik

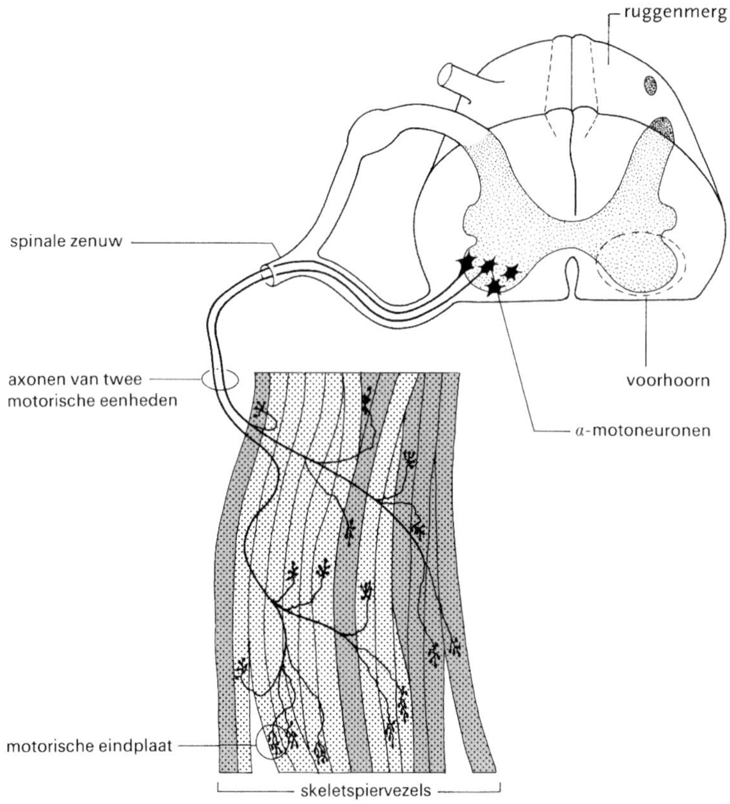

Figuur 4-11 In de voorhoorn van de grijze stof van het ruggenmerg liggen onder meer de α-motoneuronen, die elk via hun axon verbonden zijn met verscheidene spiervezels in een spier. Een α-motoneuron vormt met de bijbehorende spiervezels een motorische eenheid.

Intermezzo 4.2
Spieren, motorische eenheden en bewegen

De beschrijvende anatomie en de kinesiologie omschrijven spieren als afgeronde eenheden die alleen of in groepen een beweging uitvoeren. Elke spier heeft een nauwkeurig omschreven effect op het bewegen. Fysiologisch beschouwd kent ons zenuwstelsel geen spierbegrip. De hersenschors stuurt impulsen naar het ruggenmerg om een beweging tot stand te brengen. Zeer selectief worden daar α-motoneuronen geactiveerd, waardoor motorische eenheden verdeeld over een gehele extremiteit tot contractie komen. Dit resulteert vervolgens in een vloeiende beweging. Het zenuwstelsel bedient geen spieren, maar motorische eenheden om functionele bewegingen mogelijk te maken. Dit principe heeft grote consequenties voor de revalidatie van patiënten met krachtvermindering na letsels in het centrale zenuwstelsel. Het apart oefenen en versterken van afzonderlijke spieren leidt niet tot verbetering van een bewegingspatroon. Hetzelfde geldt voor de behandeling van patiënten na een periode van bedlegerigheid. Voor die patiënten is het veel zinvoller om bewegingen te oefenen waardoor hun kracht toeneemt, dan om geïsoleerde spieren op spierkracht te trainen. Vaak blijkt dat patiënten na spiertraining in een revalidatieprogramma wel aanzienlijk sterkere spieren hebben, maar nog niet in staat zijn daar adequaat mee te bewegen.

functionele bewegingen ▶
enkelvoudige contractie ▶▶
muscle twitch ▶▶
crescente fase ▶▶
decrescente fase ▶▶

4.4.2 **Enkelvoudige en tetanische contractie van spiervezels**

Het transport van berichten in het zenuwstelsel en de overdracht op de spiervezels heeft een elektrische en een chemische component. De actiepotentiaal, een verandering van de elektrische lading op de zenuwmembraan (5.4.2), brengt de prikkel van het ruggenmerg over de zenuwvezels naar de spier, waarna de motorische eindplaatjes een neurotransmitter (3.6.1) afgeven die de spiervezels activeert. Wanneer een α-motoneuron één actiepotentiaal afvuurt op de bijbehorende spiervezels volgt na de latente periode een korte spierschok, een enkelvoudige contractie (Engels: *muscle twitch*). Figuur 4-12 toont hoe de kracht tijdens een enkelvoudige spiercontractie naar een maximum stijgt en weer afneemt. Het stijgende deel van de curve heet de crescente fase van de contractie en het dalende deel de decrescente fase.

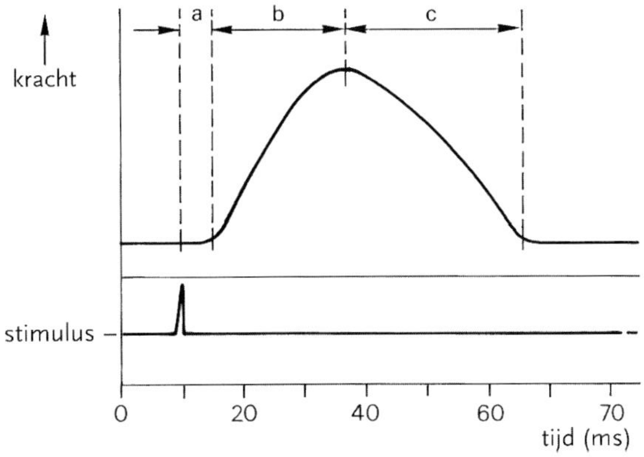

Figuur 4-12 Enkelvoudige spiercontractie na eenmalige stimulering. Na een latente periode (a) van enige ms, waarin de actiepotentiaal de calciumuitstroom uit het SR activeert, is er een crescente fase (b) en een decrescente fase (c).

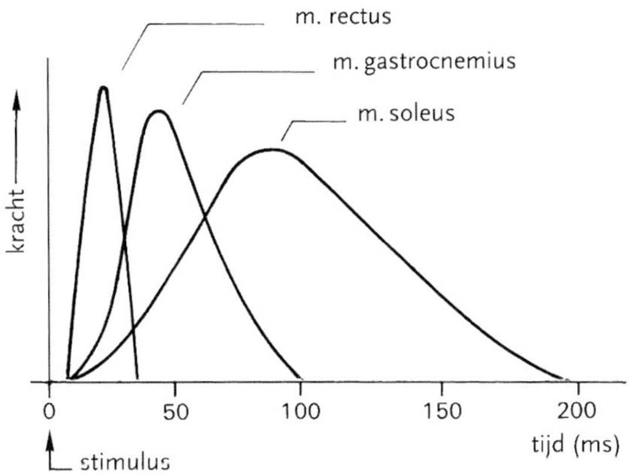

Figuur 4-13 De enkelvoudige contractie na een eenmalige zenuwprikkel (stimulus) is niet bij alle spiervezels gelijk. De duur van de contractie in de uitwendige oogspier, m. rectus internus is aanzienlijk korter dan in de m. gastrocnemius en de m. soleus.

De contractie kan afhankelijk van het soort spiervezel een duur hebben van 15 tot meer dan 100 ms, maar is daarmee veel te kort om een beweging te genereren. Uit de spreiding van de duur van een enkelvoudige contractie blijkt dat er in spieren snelle en langzame spiervezels voorkomen (figuur 4-13). Zo is de duur van een enkelvoudige contractie bij vezels van de uitwendige oogspieren, met overwegend snelle vezels, vele malen korter dan bij de m. soleus. Van belang hierbij is de afgifte van calcium uit het SR en de heropname daarin door de calciumpompen, die niet bij alle spiervezels even snel verloopt (4.7).

◂◂ contractie

Om een spiercontractie langer vol te houden, moet het motoneuron de spiervezels verscheidene malen achtereen prikkelen. Wanneer de vuurfrequentie van een motoneuron wordt opgevoerd, gebeurt het volgende (figuur 4-14). Bij een lage vaste frequentie van vijf actiepotentialen per seconde volbrengt een spiervezel vijf enkelvoudige contracties. Voert het motoneuron de frequentie op, dan zullen de calciumionen op een gegeven moment niet meer de tijd krijgen na elke activering weer in het SR te worden opgenomen. Er treedt dan een proces van summatie op, waarbij een restant calciumionen van de eerste enkelvoudige contractie wordt opgeteld bij de calciumionen die voor de volgende contractie uit het SR worden afgegeven. Na enkele prikkels zal bij een vaste frequentie de steeds stijgende en dalende calciumconcentratie een nieuw evenwicht bereiken. Doordat er meer calciumionen bij de in elkaar overvloeiende contracties in de spiervezels aanwezig zijn, wordt ook de geleverde kracht groter. De – op een hoger niveau dan bij een enkelvoudige contractie – fluctuerende calciumconcentratie zal aanleiding geven tot een aanhoudende contractie met een wisselende kracht. De spiervezel trilt in aangespannen toestand. Men noemt dit patroon een getande tetanische contractie.

◂ getande tetanische contractie

Bij een verdere toename van de vuurfrequentie van het α-motoneuron wordt een waarde bereikt waarbij de heropname van calcium geen gelijke tred meer kan houden met de afgifte. Door de constant hoge calciumconcentratie in de spiervezels gaat de getande tetanische contractie over in een gladde tetanische contractie, waarbij de spiervezel een nog hogere kracht levert. De vuurfrequentie van een motoneuron op het moment dat van een getande naar een gladde tetanische contractie is overgegaan, heet fusiefrequentie.

◂ gladde tetanische contractie

◂ fusiefrequentie

Bij hogere frequenties dan de fusiefrequentie neemt de sterkte van de geleverde kracht van de motorische eenheid nog enigszins toe, doordat de calciumconcentratie tussen de myofibrillen een nog hogere waarde bereikt. Uiteindelijk, wanneer alle troponinemoleculen door calcium bezet zijn, heeft een verdere stijging van de calciumconcentratie door een nog hogere vuurfrequentie geen verdere toename van de geleverde kracht tot gevolg.

◂◂ summatie

Het bereiken van een gladde tetanische contractie is in het voorgaande uitsluitend toegeschreven aan de stijging van de calciumconcentratie. Ook de viscositeit van de inhoud van de spiervezel heeft echter een afzwakkende invloed op het aan- en ontspannen en draagt bij aan het ontstaan van een gladde tetanus.

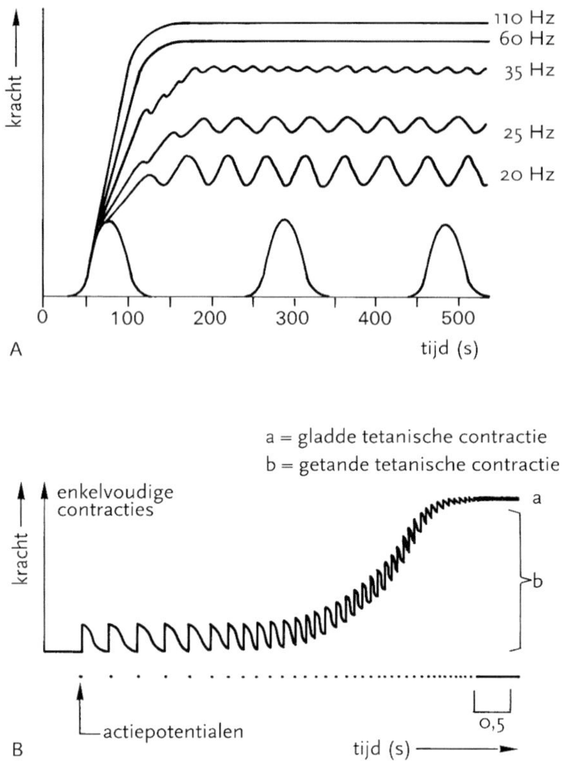

asynchroon vuren motorische eenheden ▸▸

Figuur 4-14 ***A*** *Door een spier te prikkelen met een oplopende frequentie ontwikkelt deze een toenemende kracht. Bij een frequentie van 5 Hz levert de spier vijf enkelvoudige contracties. Bij hogere frequenties treedt summatie op van de contracties, waardoor de kracht toeneemt. Is de stimulusfrequentie onder de fusiefrequentie (bij deze vezel ongeveer 50 Hz), dan vertoont de spier een getande tetanische contractie en boven 50 Hz een gladde tetanische contractie.* ***B*** *Door geleidelijke toename van de prikkelfrequentie gaan de afzonderlijke contracties via een getande over in een gladde tetanische contractie.*

Concluderend kan worden gesteld, dat een motoneuron de kracht in een motorische eenheid kan variëren door zijn frequentie te veranderen. Dit noemt men de frequentiegradatie van de werking van de motoneuronen.

frequentiegradatie ▸

4.4.3 Rekrutering van motoneuronen

Naast het krachtiger aanspannen van de spiervezels van één motorische eenheid is het inzetten van meer motorische eenheden bij het leveren van kracht de tweede mogelijkheid van het zenuwstelsel om de kracht in spieren te vergroten. In dit geval spreekt men van rekruteringsgradatie.

rekruteringsgradatie ▸

In het lichaam zijn niet alle motorische eenheden even groot of even krachtig (4.7). Het zenuwstelsel begint bij het opvoeren van de kracht met het activeren van kleine motorische eenheden. Vervolgens zullen de later in te zetten motorische eenheden steeds meer vezels dienen te bevatten om de kracht effectief te laten toenemen (Engels: *size principle*). Stel dat in een (kleine) spier twintig motorische eenheden van gelijke grootte (200 vezels) aanwezig zijn, dan zal procentueel het activeren van de laatste drie eenheden geen grote bijdrage meer kunnen leveren aan de kracht. Wanneer echter de eerste tien eenheden 250, de volgende vijf 500, de volgende drie 1000 en de laatste twee eenheden, met de hoogste prikkeldrempel, 2000 vezels hebben, dan zal de bijdrage van elk van de grotere eenheden steeds een zinvolle krachtstoename te zien geven. Tegelijk is de nauwkeurige gradatie voor handelingen die met grote precisie maar met slechts lichte kracht hoeven te worden uitgevoerd, door de tien kleine motorische eenheden gegarandeerd.

Het zenuwstelsel maakt bij het leveren van kracht tegelijk gebruik van frequentie- en rekruteringsgradatie. Dit is een gecompliceerd proces, waarbij vele delen van het centrale zenuwstelsel betrokken zijn. Bij de toename van de kracht worden zeker niet alle kleine motorische eenheden eerst tot boven hun fusiefrequentie gestimuleerd voordat de grotere eenheden worden ingezet.

Kenmerkend voor het zenuwstelsel is dat motorische eenheden asynchroon vuren, in tegenstelling tot wat we met fysiotherapeutische elektrostimulatie veroorzaken. Motorische eenheden vuren bij een matige spiercontractie aanzienlijk onder hun fusiefrequentie en zij wisselen elkaar zodanig af dat relaxatie van sommige eenheden wordt opgevangen door de contractie van andere. Uitwendig vertoont de spier als geheel een constante contractie, terwijl de spiervezels van de actieve eenheden continu van spanning wisselen. Dit komt ook de doorstroming van de capillairen ten goede, omdat een constante contractie de capillairen langdurig zou dichtdrukken en de bloedstroom zou blokkeren.

Er zijn aanwijzingen dat bij maximale krachtlevering, zoals bij krachtsport, de motorische eenheden niet langer asynchroon maar synchroon vuren om een zo groot mogelijke kracht op te brengen.

Bij het aanspannen van spieren zullen de contracties en relaxaties niet meer naadloos op elkaar aansluiten op het moment dat de coördinatie van het zenuwstelsel tekortschiet of wanneer bij de spiervezels, door energiegebrek of vermoeidheid, de tijd van een enkelvoudige contractie toeneemt. Het effect is een beweging die onzeker en trillend verloopt.

4.5 SPIERCONTRACTIEVORMEN

4.5.1 Concentrische, isometrische en excentrische contracties

Bij het aanspannen van spieren kunnen verscheidene contractievormen worden onderscheiden. De contractie waarbij de spier verkort, wordt concentrische contractie genoemd (figuur 4-15). Tijdens dit type contractie schuiven de actinefilamenten tussen de myosinefilamenten. Bij het handhaven van een positie daarentegen, zoals tijdens het vasthouden van een voorwerp, houden de actieve spieren een constante lengte en spreekt men van een isometrische contractie. De myosinekoppen grijpen steeds op hetzelfde niveau van de actinefilamenten aan.

Spieren kunnen ook worden verlengd terwijl ze aanspannen. Dit gebeurt wanneer we een last onder invloed van de zwaartekracht langzaam laten schieten. Men noemt dit een excentrische contractie. De kuitspier vertoont deze contractievorm bij het afdalen van een steile helling. Bij het neerzetten van een voorwerp vertoont de bicepsspier in de bovenarm eveneens een excentrisch contractiepatroon. Het zenuwstelsel zal in zo'n geval de activiteit van de motorische eenheden enigermate doen afnemen en geleidelijk meer motorische eenheden uitschakelen. Door de actieve motoreenheden wordt nog steeds kracht geleverd, maar de zwaartekracht wint en de vezels verlengen. De myosinekoppen blijven contact maken met actinefilamenten, maar de filamenten glijden tussen de myosinefilamenten uit. Andere termen die worden gebruikt zijn statische contractie voor isometrische contractie en dynamische contractie voor concentrische en excentrische contracties.

4.5.2 Isotone, auxotone en isokinetische contracties

Een andere terminologie is van toepassing op de manier waarop een spier wordt belast tijdens de contractie. Bij een isotone contractie verkort de spier zich, terwijl de kracht in de spier niet verandert. Dit begrip komt uit de experimentele fysiologie, waar spieren kunstmatig worden geprikkeld in een proefopstelling. Daarbij laat men de spier verkorten met een vaste last. Isotone contracties komen in het lichaam sporadisch voor, doordat een spier tijdens zijn verkorting door veranderende botposities een veranderende lastarm* heeft en dientengevolge een veranderend moment* moet leveren om een gewicht met constante snelheid op te tillen.

Een auxotone contractie treedt op als een spier zich verkort terwijl de kracht in de spier toeneemt. Dit is meer overeenkomstig de werkelijkheid, want spieren werken in het lichaam, zoals reeds gezegd, vaak tegen groter wordende krachten in. Een experimentele auxotone contractie is op te wekken door een geprepareerde spier een veer te laten uitrekken. Een voorbeeld in het menselijk lichaam is het optillen van een gewicht in de handpalm met de biceps van de bovenarm. De beweging van een gestrekt afhangende armpositie naar 90° flexie in de elleboog kost steeds meer kracht door de ongunstiger wordende verhouding tussen de aanhechting van de biceps en het gewicht in de hand ten opzichte van het draaipunt in de elleboog.

◀◀ concentrische contractie

◀◀ isometrische contractie

◀ isokinetische contractie

Bij een isokinetische contractie, die veel bij krachttraining wordt toegepast, moet de spier maximale kracht leveren tegen een weerstand in. Dit gebeurt met een constante snelheid over het volledige bewegingstraject. Het is een nogal kunstmatige vorm van het leveren van kracht en er is speciale apparatuur nodig om deze contracties met een vaste snelheid met arm of been zuiver uit te voeren.

◀◀ excentrische contractie

4.6 SPIERKRACHT

Uit het voorgaande is duidelijk geworden dat de spierkracht* wordt bepaald door een veelheid van factoren. Zo is in een spier de hoeveelheid parallelle spiervezels en het aantal parallelle myofibrillen in die vezels verantwoordelijk voor het leveren van een bepaalde kracht. In principe is, onder dezelfde omstandigheden, een dikke spier sterker dan een dunne. Men spreekt in deze context van de fysiologische doorsnede. Dit is de diameter van een spierbuik dwars op de lengterichting van de spiervezels.

◀ fysiologische doorsnede

◀◀ statische contractie

Vervolgens is de mate van overlap van actine- en myosinefilamenten in de sarcomeren van een actieve spier bepalend voor de kracht die maximaal in diverse posities van een spier tijdens een beweging geleverd kan worden. De volgende stap is de mogelijkheid om in de afzonderlijke spiervezels van motorische eenheden, door frequentieverhoging de contractiekracht te doen toenemen. Deze krachtvergroting wordt geleverd door de summatie van calciumionen. Daarbovenop is er de mogelijkheid van toename van kracht door de rekrutering van steeds grotere motorische eenheden, tot alle motorische eenheden maximaal zijn ingezet. Dit komt in het lichaam waarschijnlijk niet vaak voor en het vereist intensieve training om de volle kracht te ontplooien. In 4.7 blijkt dat spiervezels bovendien met behulp van specialisatie in diverse spiervezeltypen met een eigen metabolisme over verschillen in krachtlevering beschikken. Zo zal de mens tijdens elke specifieke

◀◀ isotone contractie

◀◀ auxotone contractie

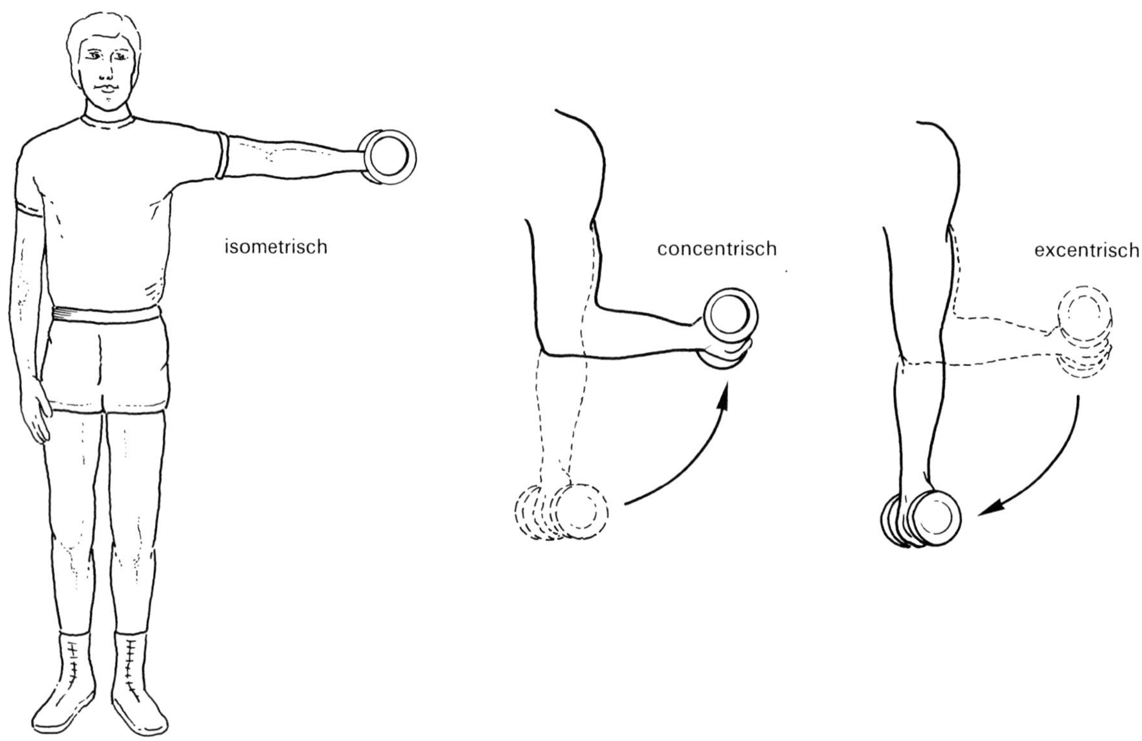

Figuur 4-15 Bij isometrische contracties treedt geen beweging op in de gewrichten, terwijl dit bij de dynamische contracties wel gebeurt.

seriële elastische component ▸▸

passieve spanning ▸▸

handeling, van het steken van een draad door een naald tot het explosief wegslingeren van een discus, uit de bovengenoemde variabelen het optimale patroon kunnen selecteren.

4.6.1 Contractiele en bindweefselcomponent in skeletspieren

lengte-krachtrelatie ▸▸

De kracht die door een spier kan worden geleverd, is niet bij alle lengtes van die spier even groot. Bij de bovengenoemde factoren is één component die eveneens een wezenlijke bijdrage levert aan het krachtenspel van intacte spieren, nog niet aan de orde geweest. Spieren bestaan naast de spiervezels tevens uit bindweefsel, bloedvaten en zenuwvezels, die de opbouw van de spier van origo tot insertie mede bepalen. De componenten zijn ondergebracht in het spiermodel van Hill, dat hun relatie aangeeft (figuur 4-16). De actine- en de myosinefilamenten in de myofibrillen worden de contractiele component (CC) genoemd; de overige onderdelen worden elastische componenten genoemd. Ze worden verdeeld in de parallelle elastische component (PEC), te weten al het bindweefsel in de spierbuik samen met de titinen, de celwanden van de spiervezels en de bloedvaten, en de seriële elastische component (SEC) van de pezen. De elastische componenten hebben mede invloed op het uitoefenen van kracht op de skeletdelen waaraan de spier aangehecht is. Worden spieren passief uitgerekt tot hun grootste lengte (in vivo), dan zal zich een toenemende passieve spanning opbouwen die de spier wil verkorten. Zo heeft een spier door het totaal van elastische componenten altijd de neiging naar een positie bij de rustlengte terug te keren. De bijdrage van de componenten bij verschillende spierlengtes wordt zichtbaar in de lengte-krachtrelatie.

spiermodel van Hill ▸

contractiele component ▸

parallelle elastische component ▸

4.6.2 Lengte-krachtrelatie

De lengte-krachtrelatie (figuur 4-17) geeft de geleverde kracht van een skeletspier weer bij verschillende lengtes in een proefopstelling. Een geïsoleerde spier wordt tussen twee punten gefixeerd en elektrisch gestimuleerd, zodat alle spiervezels op hetzelfde moment maximaal contraheren. Een van de bevestigingspunten aan de spier wordt gevormd door een krachtopnemer. Bij de mogelijke lengtes van de spier wordt steeds isometrisch (4.5.1) de maximale kracht gemeten die in die positie wordt opgebracht. Alle meetwaarden worden uitgezet in een curve, die een andere vorm heeft dan de theoretische lengte-krachtcurve van een actieve sarcomeer. Dit wordt veroorzaakt door de bijdrage

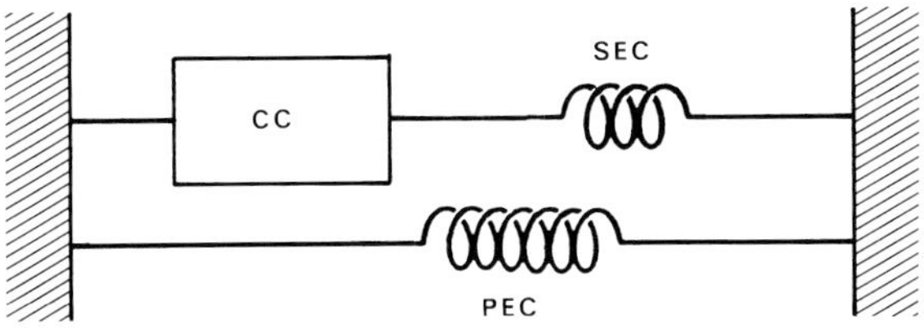

Figuur 4-16 Mechanisch spiermodel van Hill. CC = contractiele component, vertegenwoordigd door de sarcomeren; PEC = parallel-elastische component; SEC = serie-elastische component.

van elastische componenten in de spier. Wanneer we de kracht meten die de spier passief uitoefent op de krachtopnemer bij de verschillende spierlengtes, ontstaat de passieve lengte-krachtrelatie die het gedrag van de passieve bindweefselcomponent weergeeft (figuur 4-17; curve *b*); voor deze term wordt ook wel het synoniem rust-rekkingscurve gebruikt. Hieruit blijkt dat voorbij de rustlengte van de spier de elasticiteit van het weefsel een exponentieel groter wordende bijdrage levert aan de kracht. Wanneer we de waarden van de passieve lengte-krachtcurve aftrekken van de curve van de isometrische maxima van de gestimuleerde spier, blijft een curve over die gelijkenis vertoont met de lengte-krachtcurve van de sarcomeren (figuur 4-17; curve *c*).

Spieren in een verlengde positie oefenen een kracht uit die groter is dan van de sarcomeerbijdrage alleen te verwachten is. De passieve elastische component levert in het verlengde traject een bijdrage aan het moment* dat de musculatuur kracht op een voorwerp uitoefent. Het werpen van een bowlingbal gaat met grotere kracht en snelheid wanneer de bal van ver achter het lichaam naar voren wordt gebracht. De bijdrage van de elasticiteit is vergelijkbaar met het aanspannen van de snaar bij het boogschieten of het rekken van het elastiek bij het schieten met een katapult. Daarom spreekt men wel van het katapulteffect wanneer de elastische component zo benut wordt. (Natuurlijk oefenen de spieren vanuit die positie ook over een langer traject kracht uit dan bij een vanuit de zij geworpen bowlingbal.)

Spieren in verkorte positie leveren weinig kracht, aangezien ze met hun sarcomeren in een ongunstige positie verkeren én doordat de parallelle elastische component in verkorte positie geen bijdrage levert. De buigers van de elleboog kunnen onder een hoek van 40° maar ongeveer de helft van de maximale kracht leveren die ze onder een hoek van 120° opbrengen.

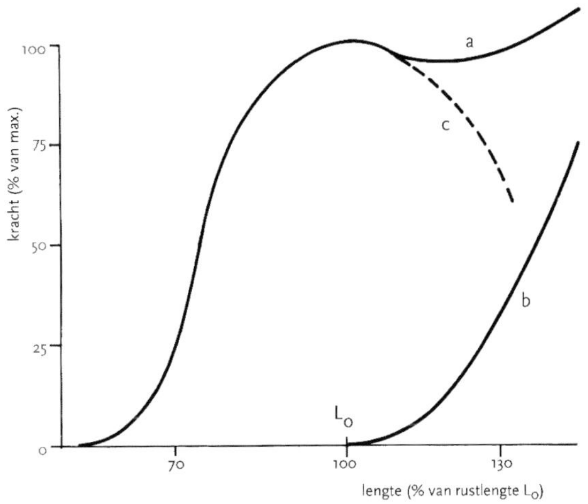

Figuur 4-17 Lengte-krachtrelatie van een spier. Bij de verschillende lengtes van een spier leveren de CC en de elastische componenten steeds een andere bijdrage aan de totale isometrische kracht (a). Curve b is de kracht die ontstaat bij passieve verlenging, de rustrekkingscurve. Het linkerdeel van de isometrische curve en het gestippelde deel (c) is de bijdrage van de CC. L_0 = de rustlengte van de geïsoleerde spier als er geen uitwendige krachten op worden uitgeoefend.

◀◀ rust-rekkingscurve

◀◀ isometrische maxima

◀ kracht-snelheidrelatie

4.6.3 **Kracht-snelheidrelatie**

Spieren kunnen afhankelijk van de kracht die ze moeten leveren sneller of trager verkorten. Wanneer een spier experimenteel in onbelaste toestand maximaal wordt geactiveerd, verkort deze met hoge snelheid (concentrische contractie). Wanneer er trapsgewijs door belasting met toenemend gewicht meer weerstand tegen de beweging wordt geboden, zal de snelheid steeds verder afnemen, tot het moment dat de last zo zwaar is dat deze door de maximaal te leveren kracht van de spier niet meer kan worden verplaatst. Er is dan sprake van een maximale isometrische contractie (snelheid 0).

◀ maximale isometrische contractie

De eigenschappen van de myosinekoppen bepalen mede deze relatie. Bij hoge verkortingssnelheden krijgen niet alle *cross bridges* de tijd om zich te vormen en vermindert de efficiëntie van de contractie. Bij een trage tot isometrische contractie benutten de spierfilamenten wel het merendeel van de bindingsmogelijkheden. De curve die van deze metingen kan worden gemaakt, de kracht-snelheidrelatie, heeft de vorm van een hyperbool (figuur 4-18). Ze geeft het verband aan tussen belastingen van opklimmende grootte en de contractiesnelheid van een spier.

In de curve is tevens te zien dat de kracht die optreedt bij een excentrische contractie, anderhalf tot tweemaal zo groot kan worden als de maximale isometrische kracht. De oorzaak is gelegen in overrekking van elastische componenten door de grote uitwendig opgelegde kracht. De grotere krachten kunnen aanleiding geven tot beschadiging van sarcomeren. Zware excentrische contracties (met hoge snelheid een berg aflopen met een zware rugzak) kunnen leiden tot spierpijn en spierschade. Dit neemt niet weg dat excentrische oefeningen door het optreden van grotere krachten bij een lager energieverbruik kunnen worden toegepast bij revalidatie.

In figuur 4-18 kan door een eenvoudige bewerking ook het vermogen worden afgelezen dat de onderzochte spier levert. Vermogen is arbeid per tijdseenheid; dit is gelijk aan kracht × snelheid (Nm/s = watt). Door kracht te vermenigvuldigen met de bijbehorende snelheid, ontstaat de vermogenscurve. Het vermogen heeft een optimum bij een derde van de maximale contractiesnelheid. Dit heeft voor sporten consequenties. Wielrenners kunnen hun hoogste vermogen (hun optimale prestatie) halen bij een goedgekozen verzet van de derailleur. Als hun trapfrequentie laag is (10 omw/min) bij een zwaar verzet of als zij bij een laag verzet meer dan 100 omw/min wegtrappen, dan is het energieverbruik onnodig hoog voor de af te leggen weg.

vermogenscurve ▶

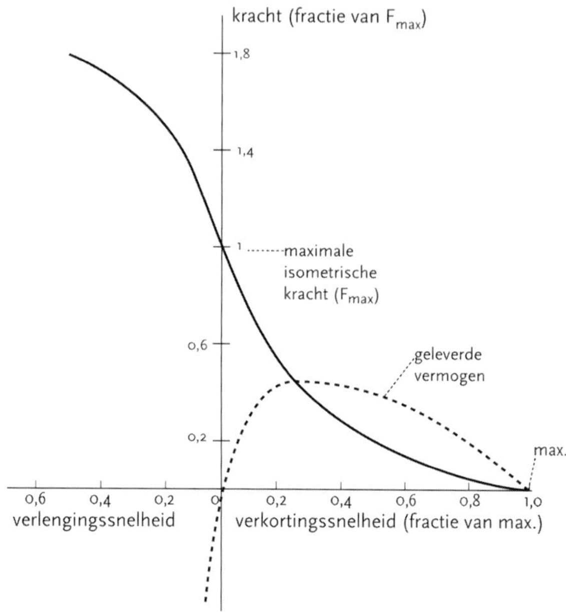

Figuur 4-18 Kracht-snelheidrelatie van een spier. De verkortingssnelheid is afhankelijk van de last die moet worden verplaatst. Bij een excentrische contractie, links in de grafiek, kan een grotere kracht optreden dan de maximale isometrische kracht (F_{max}).

4.7 SPIERVEZELTYPEN IN SKELETSPIEREN

4.7.1 Langzame en snelle spiervezels

differentiatie in skeletspiervezels ▶
tonische spieren ▶▶
fasische spieren ▶▶
houdingsspieren ▶▶
bewegingsspieren ▶▶

Hoewel spiervezels in skeletspieren tot nu toe zijn beschreven als gelijkvormig en in bouw identiek, kan men in het menselijk lichaam een duidelijke differentiatie in skeletspiervezels onderscheiden. Er is namelijk een verschil in behoefte aan kracht en uithoudingsvermogen tussen spieren. In 4.4 is beschreven dat de levering van kracht gestuurd kan worden door het opvoeren van de vuurfrequentie van een α-motoneuron en door het aanspreken van weinig of veel motoneuronen in het ruggenmerg. Hoewel dit in principe de basis is voor het leveren van een nauwkeurig te bepalen en te variëren kracht, zijn twee aspecten nog buiten beschouwing gebleven. Het betreft de variatie in kracht tussen verschillende typen spiervezels en het spieruithoudingsvermogen. Het volhouden van een spiercontractie is deels afhankelijk van de mate van getraindheid van een spier, maar er bestaat van nature een verschil in het leveren van kracht tussen de diverse spieren, doordat er binnen spiervezels specialisatie bestaat. Ook in de tijdsduur dat een contractie kan worden volgehouden, is een aanzienlijke variatie.

Het lichaam beschikt over spieren die zeer lang in staat zijn met een vrij geringe kracht een bepaalde houding te handhaven of lichte lasten te verplaatsen. Daarnaast zijn er spieren die gedurende korte tijd een grote kracht kunnen genereren om zware lasten te tillen of hoge bewegingssnelheden te bereiken. Veelgebruikte termen voor deze spiersoorten zijn tonische en fasische spieren, wat in de praktijk soms wordt vertaald in houdings- en bewegingsspieren. De term 'houdingsspier' is evenwel ongelukkig gekozen. Elke spier is in wezen voor beweging bedoeld en de houdingsspieren zoals de m. erector spinae aan de dorsale zijde van de wervelkolom en de kuitspier (m. soleus) zijn zeer goed in staat beweging te genereren, hoewel ze vaak langdurig worden ingezet voor de stabilisatie van de houding.

Tussen langzame en snelle spieren zijn karakteristieke verschillen aan te wijzen. De langzame spieren, die langdurig kunnen aanspannen terwijl ze relatief weinig kracht leveren, zijn dieprood van kleur. Dit wordt veroorzaakt door myoglobine in de spiervezels en door een hoge capillarisatiegraad (4.7.1.1). Deze rode spieren zijn eveneens zeer geschikt voor langdurige dynamische arbeid. De snelle spieren, die grote en explosieve kracht kunnen leveren en voor hun functie de capillairen en myoglobine minder nodig hebben, zijn lichtroze.

Uit microscopisch onderzoek blijkt dat de spieren zijn samengesteld uit verschillende typen spiervezels (figuur 4-19). Men onderscheidt rode en witte skeletspiervezels, die over taakspecifieke eigenschappen beschikken. Deze indeling in twee typen is eigenlijk te summier, aangezien ook intermediaire vormen voorkomen, die wat eigenschappen betreft tussen rode en witte vezels instaan. In 4.7.1.3 worden deze intermediaire vezels nader besproken. In vrijwel elke spier van het menselijk lichaam kan men rode, witte en intermediaire vezels aantreffen. De mate waarin de rode of de witte vezels in een spier overheersen, bepaalt of er van een rode of een witte spier gesproken wordt en of het functioneel gezien een trage of een snelle spier is.

De verhouding van rode en witte vezels in een spier is erfelijk bepaald, maar kan door training worden aangepast. Met als voorbeeld de beenspieren kunnen we dit verduidelijken. Bij topsporters blijkt dat marathonlopers tot 90% rode spiervezels in hun kuitspieren hebben en sprinters ongeveer 80% witte vezels, terwijl de verhouding tussen rode en witte spiervezels bij de gemiddelde inactieve autobestuurder ongeveer een op een is.

De terminologie om de typen spiervezels te onderscheiden is ingewikkeld (tabel 4-1). In de literatuur komen, afhankelijk van het soort onderzoek, verschillende termen voor die de nadruk leggen op de functie van de beide vezeltypen. De rode vezels worden tonische, langzame of langzame oxidatieve vezels genoemd. Een enkelvoudige contractie van deze vezels heeft een duur van 50 tot meer dan 100 ms. De term langzaam duidt op het gegeven dat hun maximale verkortingssnelheid bij aanspanning 17 mm/s kan bedragen (*slow switch*), terwijl dit bij witte vezels meer dan het dubbele kan zijn (*fast switch*).

De witte vezels duidt men aan met de termen fasische, snelle of snel vermoeibare glycolytische vezels. De duur van hun enkelvoudige contractie ligt, afhankelijk van hun specialisatie, tussen de 10 en 50 ms en hun maximale verkortingssnelheid kan wel 42 mm/s bereiken. In indelingen waarbij men aan de term geen functie kan ontlenen, maar die vaak worden gebruikt, noemt men de rode vezels type-I- of C-vezels en de witte vezels type-II- of A-vezels.

Uit de genoemde verschillen in de duur van de enkelvoudige contractie is af te leiden, dat witte vezels met een hogere frequentie door α-motoneuronen moeten worden geactiveerd om tot hun fusiefrequentie te komen dan rode vezels. Het reactievermogen van spieren met overwegend witte vezels is door de snellere wisseling van contractie en relaxatie groter dan dat van overwegend rode spieren.

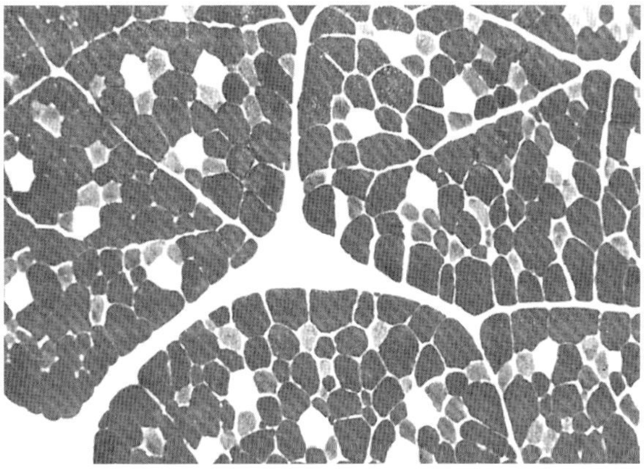

Figuur 4-19 Microscopische opname van een dwarsdoorsnede van een skeletspier. Door kleuring van het enzym myosine-ATP-ase van de myosinekoppen worden de typen spiervezels onderscheiden. De donkergekleurde vezels (veel ATP-ase) zijn de witte spiervezels en de lichtste de rode. De vezels met een tussenliggende concentratie ATP-ase zijn de intermediaire vezels.

◀◀ rode skeletspiervezels
◀◀ witte skeletspiervezels
◀◀ intermediaire vezels

4.7.1.1 *Rode spiervezels*

De type-I-vezels worden ingezet wanneer houdingen gehandhaafd moeten blijven, wanneer bewegingen weinig kracht vergen of wanneer belasting langdurig zonder een aanzienlijke productie van lactaat moet plaatsvinden (marathon). De kenmerken zijn weergegeven in tabel 4-2. Omdat bij gemiddelde dagelijkse handelingen de krachten niet groot zijn, zijn de myofibrillen niet sterk ontwikkeld en is de diameter van de rode vezels in vergelijking met die van de witte vezels klein. Hun enkelvoudige contractiesnelheid is laag (*slow twitch fibers*). De rode spiervezels moeten bij een langdurige lichte belasting in staat zijn de myofilamenten een constante stroom van ATP te leveren voor de contractie.

Door de submaximale aanspanning van de spier wordt de circulatie in de capillairen niet of weinig belemmerd en is de aanvoer van zuurstof gegarandeerd. Onder deze aërobe omstandigheden kan de spier als brandstof de in ons lichaam overvloedig aanwezige energierijke vetten gebruiken. De relatief geringe voorraad koolhydraten in het lichaam wordt zodoende gespaard ten behoeve van de witte vezels, die vaak moeten werken onder ongunstiger omstandigheden waarin de zuurstofvoorziening tekortschiet. Rode vezels beschikken wel over enzymen voor het gebruik van koolhydraten, maar in

◀◀ langzame oxidatieve vezels
◀ slow twitch fibers
◀◀ snelle vezels
◀◀ glycolytische vezels
◀◀ type-I-vezels
◀◀ type-II-vezels

Tabel 4-1 Diverse indelingen van skeletspiervezeltypes

rode spiervezels	intermediaire vezels	witte spiervezels
tonische vezels		fasische vezels
langzame vezels		snelle vezels
slow oxidative (SO)	*fast oxidative glycolytic* (FOG)	*fast glycolytic* (FG)
slow twitch (ST)	*fast twitch* a (FTa)	*fast twitch* b (FTb)
slow twitch (S)	*fatigue resistant* (FR)	*fast fatiguable* (FF)
type I	type IIA	type IIB (IIX)
type C	type B	type A

Tabel 4-2 Kenmerken van rode en witte skeletspiervezels

	rode vezels	**witte vezels**
functie	handhaven houding, lichte inspanning, duursport	forse tot maximale inspanning
myoglobinegehalte	hoog (daardoor rood)	laag (daardoor wit)
capillarisatiegraad	hoog	laag
energiesysteem	aërobe processen	overwegend anaëroob
energie uit	vooral vetzuren (weinig glucose)	glucose
enzymen glycolyse	weinig	veel
enzymen aërobe processen	veel	weinig
mitochondriën	veel	weinig
myofibrillengehalte	laag	hoog
myosine ATP-ase	weinig	veel
ontwikkeling SR	zwak	sterk
afgifte calcium uit SR	langzaam	snel
contractiesnelheid	laag	hoog
fusiefrequentie	laag	hoog
motorische eenheden	klein	groot
vermoeibaarheid	gering	groot
activiteiten	wandelen, recreatief fietsen, marathon	sprint, gewichtheffen, kogelstoten

vergelijking met de hoge concentraties enzymen voor de vetzuurverwerking is hun bijdrage gering. Vetzuurketens worden in aanwezigheid van zuurstof in de mitochondriën van de spiercellen volledig afgebroken tot CO_2 en H_2O, hetgeen een grote hoeveelheid ATP oplevert (12.4.3). Om de verbranding in rode vezels zo goed mogelijk te laten verlopen, liggen de vele mitochondriën overal verspreid tussen de myofibrillen.

Rode spiervezels kunnen geen kracht leveren als de doorbloeding van de spier tekortschiet. Vetzuren kunnen zonder zuurstof (anaëroob) niet worden gemetaboliseerd en de rode spiervezels zijn door de lage concentratie glycolytische enzymen niet in staat onder deze omstandigheden energie te halen uit de koolhydraatomzetting. In de behoefte aan continue levering van zuurstof tijdens de contractie wordt voorzien door de hoge mate van capillarisatie in de directe omgeving van de langzame spiervezels. Deze doorbloeding levert een aanzienlijke bijdrage aan de rode kleur in de overwegend rode spieren. De langzame spiervezels zijn ook van zichzelf rood doordat in het cytoplasma van deze spiervezels myoglobine aanwezig is. Net als hemoglobine in de rode bloedcellen is de in de spiervezel aanwezige myoglobine in staat zuurstof te binden. Myoglobine is een kleiner eiwit dan hemoglobine – slechts één eiwitketen en één haemgroep in plaats van de vier van hemoglobine – en bindt de zuurstof sterker dan hemoglobine. In rust of bij lichte belasting is de hemoglobine in de bloedbaan de O_2-leverancier en myoglobine een niet te benutten zuurstofdepot, want myoglobine laat pas bij een lage pO_2 de O_2 los. Wanneer de circulatie tijdelijk tekortschiet en de gasspanning daalt, zal myoglobine de zuurstof aan de energieleverende processen in de spiercel afstaan.

O_2-depot ▶▶

myoglobine ▶

Het volgende voorbeeld toont het nut van een O_2-depot in de rode vezels aan. Afgifte van de aan myoglobine gebonden zuurstof treedt op wanneer een spier tijdens arbeid tijdelijk maximaal contraheert. De diameter van de spiervezels zal bij spierverkorting toenemen en de capillairen tussen de spiervezels worden dichtgedrukt. Bij een contractiekracht die 25-30% van de maximale kracht bedraagt, worden al capillairen afgesloten en bij 70% van het maximum is de circulatie in spieren door de verhoogde druk totaal onderbroken. In deze situaties kan O_2 uit myoglobine de verbranding in de cellen korte tijd gaande houden.

Er zijn nog andere kenmerken dan het gebruik van vet waaruit blijkt dat rode spiervezels efficiënt omgaan met de in het lichaam aanwezige energievoorraden. Doordat de enkelvoudige contractie relatief lang duurt, heeft de spiervezel maar een lage prikkelfrequentie nodig om een tetanische contractie te handhaven. De Na^+/K^+-pompen verbruiken per tijdseenheid maar weinig ATP ten behoeve van het herstel van de ionenverschillen tussen de binnen- en de buitenzijde van de spiervezelmembraan na de actiepotentiaal (5.4.2). De enkelvoudige contractie houdt zo lang aan doordat de calciumionen na een activering en contractie slechts relatief langzaam door de calciumpompen vanuit het cytoplasma naar het SR worden teruggepompt. De trage werking van dit actieve transportproces vraagt in rode vezels maar weinig ATP. Zolang calcium in voldoende hoge concentratie in het cytoplasma aanwezig is, zal myosine met actine blijven koppelen en blijft de contractie gehandhaafd. In vergelijking met de witte vezels zijn er in de rode vezels weinig myofibrillen en dientengevolge is de concentratie van het enzym myosine-ATP-ase laag. Het ATP-verbruik van de rode vezels is tijdens een contractie door deze factoren lager dan dat van witte vezels. De langzame vezels zijn zuinig.

In het bovenstaande kan de indruk zijn gewekt dat rode vezels alleen bij lage belasting werken, maar dat is te ongenuanceerd. Marathonlopers en andere extreme duursporters hebben een zeer hoog gehalte rode spiervezels in de benen. Voor duursporten moeten rode vezels worden getraind. Onder die omstandigheden zijn rode vezels in staat om langdurig, onder relatief hoge belastingen en onder constante toevoer van O_2, vetten te metaboliseren. Een grote massa rode spiervezels kan zo een aanzienlijk vermogen leveren.

4.7.1.2 *Witte spiervezels*

De witte vezels (type II) zijn bij uitstek geschikt om ingezet te worden bij kortdurende grote krachten en bij explosieve krachtlevering. Dit is af te leiden uit de uitzonderlijke dichtheid van de myofibrillen in deze vezels (tabel 4-2). Tijdens de evolutie ontwikkelden zich de snelle vezels, die roofdieren in staat stellen hun prooi te overweldigen en die het prooidieren mogelijk maken aan een aanval te ontsnappen. Op zo'n moment is het niet van belang economisch met de energievoorraden van het lichaam om te gaan en is overleven belangrijker.

◀ grote dynamische belastingen

Bij grote dynamische belastingen zal de spiermassa de circulatie intermitterend blokkeren van die spieren die overwegend uit witte vezels bestaan, zoals de m. biceps in de arm of de m. gastrocnemius in de kuit. Bij een langdurige maximale isometrische contractie, zoals bij het heffen van grote gewichten of het dragen van zware koffers, is de circulatie in de gecontraheerde armspieren zelfs geruime tijd volledig onderbroken. Onder deze anaërobe omstandigheden zijn rode vezels van weinig nut, omdat de vetomzetting zonder zuurstof niet functioneert en ze weinig enzymen voor koolhydraatverwerking bezitten. Hun bijdrage aan het leveren van maximale kracht is daarmee van ondergeschikt belang.

De witte vezels bevatten vrijwel geen myoglobine en beschikken over een ander metabolisme dan het verbranden van vetzuren om de contractie te kunnen volhouden. Ze gebruiken glucose en het enzymsysteem is daarop afgestemd. In de witte vezels ligt glucose in de vorm van glycogeen opgeslagen. Onder omstandigheden dat er voldoende zuurstof is, wordt bij submaximale belasting glucose volledig tot CO_2 en H_2O omgezet.

◀◀ ATP-verbruik

Glucose kan ook zonder zuurstof ATP leveren. Hierbij wordt lactaat gevormd (12.4.4). Zo kunnen de witte vezels onder anaërobe omstandigheden maximale kracht leveren, maar ze zijn hiertoe slechts korte tijd in staat door de ophoping van lactaat en de beperkte voorraad glycogeen. De witte vezels zijn dus bij grote inspanningen in te zetten, maar ze zijn vermoeibaar. Vandaar de benaming *fast twitch, fast fatiguable.*

◀ fast twitch, fast fatiguable

◀ type-IIB-vezels

De enzymen van de glycolyse bevinden zich in het cytoplasma van de spiervezels. Vanaf het moment dat de type-IIB-vezels in een spier worden geactiveerd, is er al snel te weinig zuurstof en kunnen de enzymatische processen voor het volledig verbranden van glucose geen doorgang vinden. De enzymen die hiervoor nodig zijn, bevinden zich in de mitochondriën; in de witte vezels vindt men dan ook minder mitochondriën dan in de rode vezels. Onder anaërobe omstandigheden kan van de enzymen in de mitochondriën immers geen gebruik worden gemaakt. Ook de capillarisatie om de witte vezels is relatief laag.

◀◀ witte vezels (type II)

Aanvullende histologische kenmerken van de witte spiervezel zijn: een dichte pakking met myofibrillen die een hoge ATP-ase-activiteit vertonen en een sterk ontwikkeld sarcotubulair systeem, waardoor de activering en relaxatie bij een enkelvoudige contractie snel verloopt. Als gevolg van een hoge *twitch*-snelheid is de tetanische contractie door de

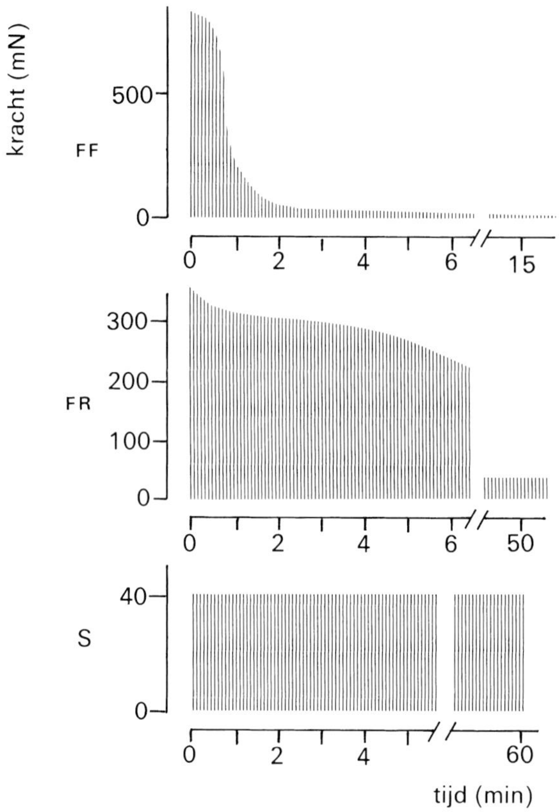

Figuur 4-20 De vermoeibaarheid van de drie spiervezeltypen is verschillend. De drie motorische eenheden worden geprikkeld met een impulstrein van 40 Hz en een tijdsduur van 1/3 s. Dit wordt elke seconde herhaald. De motorische eenheid met S-vezels is na een uur nog niet vermoeid. De FR-eenheid geeft na enige minuten een geleidelijke afname in kracht te zien, terwijl de FF-eenheden na 1 minuut al vrijwel geen kracht meer kunnen leveren.

hoge myosine-ATP-ase-activiteit en door de ATP-behoefte van de Ca^{2+}- en de Na^+/K^+-pompen een proces waarbij veel ATP per tijdseenheid wordt verbruikt.

4.7.1.3 *Intermediaire spiervezels*

Onderzoek bij training en onttraining heeft aangetoond dat bij ongetrainden rode en witte vezels aanwezig zijn, terwijl bij intensieve krachttraining bij sprinters witte vezels zich omvormen tot een spiervezel die karakteristieken van type I en type II in zich herbergt. Terwijl in het lichaam de rode vezels (type I) vrijwel onvermoeibaar zijn bij lichte belasting en de witte vezels (type IIB) explosieve krachten slechts kort kunnen volhouden, worden intermediaire vezels gekenmerkt door een combinatie van kracht en uithoudingsvermogen. Men duidt ze meestal aan als type-IIA-vezels, terwijl ook de termen FR-vezels (Engels: *fast twitch, fatigue resistant*) en FOG-vezels (*fast oxidative glycolytic*) in gebruik zijn.

type-IIA-vezels ▶▶ fast twitch, fatigue resistant ▶▶

De conversie van het ene type naar het andere door krachttraining is het gevolg van omschakeling van de genexpressie in spiervezelkernen voor de productie van andere myosine-isovormen (4.2.2.1). Het omvormen van een type-IIB-spiervezel naar IIA gaat gepaard met inbouwen van een ander type myosinemolecuul, in dit geval myosine-IIA (Engels: *myosine isoform IIA*). Deze omschakeling is voor de spiervezels een complexe ingreep. Tevens worden meer enzymen voor aërobe omzetting gevormd. De intermediaire vezels bezitten, veel meer dan de type-IIB-vezels, de mogelijkheid vetten én koolhydraten te verbranden. Daarnaast benutten ze bij gebrek aan zuurstof de anaërobe omzetting van glucose (oxidatief glycolytische vezels). Net als de snelle witte vezels zijn ze vermoeibaar, maar dit treedt pas later op, vandaar de term *fatigue resistant*. In figuur 4-20 is dit onderscheid goed waarneembaar. De intermediaire vezel kan onder aërobe omstandigheden langdurig kracht leveren. Bij onttraining veranderen IIA-vezels weer naar type-IIB, dat als een soort basisvorm van de witte vezels kan worden beschouwd.

oxidatief-glycolytische vezels ▶▶

Er zijn aanwijzingen dat intermediaire vezels door submaximale duurbelasting worden omgevormd naar type-I-vezels, wat verklaart dat de beste duurlopers zoveel rode spiervezels hebben. Naast hun erfelijke voorsprong hebben ze hun spieren ook in die richting verder gespecialiseerd. De conclusie lijkt gerechtvaardigd dat spieren zich op geleide van het soort belasting omvormen, doordat hun DNA de productie van drie soorten myosine (isovormen I, IIA en IIB) kan aansturen en het metabolisme kan aanpassen aan de behoefte aan kracht of duurbelasting.

4.7.2 **Neuronale activering van de vezeltypen bij bewegingen**

Spieren bezitten een bepaalde verhouding van rode en witte vezels, al naar gelang hun plaats aan het skelet en hun rol bij snelle of langzame bewegingen. De vezels worden in een spier selectief geactiveerd, zodat bij een zwakke contractie niet onnodig witte vezels worden ingezet. Hiertoe zijn de grote α1-motoneuronen met de vertakkingen van hun axon verbonden met de witte vezels en de kleine α2-motoneuronen met de rode vezels. Neurofysiologisch is reeds lang bekend dat de prikkelbaarheid van een zenuwcel zich omgekeerd verhoudt tot zijn celgrootte. Kleine α2-motoneuronen hebben een lage prikkeldrempel. Weinig stimuli vanuit hogere centra

α1-motoneuronen ▶▶

α2-motoneuronen ▶▶

leiden al tot activering van een klein motoneuron. De grote α1-motoneuronen hebben veel meer exciterende prikkels op hun celmembraan nodig alvorens ze depolariseren. Dit gegeven ligt ten grondslag aan de rekruteringsgradatie (Engels: *size principle*, 4.4.3).

De kleinere motoneuronen, die met rode vezels verbonden zijn, zullen als gevolg van de lage prikkeldrempel het eerst worden geactiveerd, waardoor de rode vezels in spieren zich het eerst spannen. Pas bij de intentie tot het leveren van grotere inspanningen gaan er meer activerende prikkels uit motorische centra naar de motoneuronen in het ruggenmerg. Dan worden ook steeds meer grote motoneuronen geactiveerd, die verbonden zijn met intermediaire en witte spiervezels. Een klein α2-motoneuron met een dun axon heeft maar weinig rode vezels onder zijn hoede (10-100 vezels). De grote motoneuronen met dikke axonen en hoge geleidingssnelheden kunnen daarentegen meer dan 2000 witte vezels bedienen en deze motorische eenheden leveren dus een aanzienlijk grotere bijdrage aan de totale kracht die een spier kan opbrengen. Een lage krachtsinspanning kan in principe uren worden volgehouden, mits het aanbod van zuurstof en vetzuren niet wordt onderbroken. Bij zwaardere inspanningen vormt zich lactaat als gevolg van zuurstoftekort in de witte vezels.

Om de krachtverdeling in een spier te optimaliseren, liggen de spiervezels van één motoneuron in een spier niet als een samengepakte groep bijeen, maar verspreid tussen vezels van andere motoneuronen. Dit kan in een experiment zichtbaar worden gemaakt door een motorische eenheid in een spier via zijn axon elektrisch langdurig te stimuleren (figuur 4-21). Hierdoor wordt de glycogeenvoorraad volledig uitgeput en zijn de verspreid liggende glycogeenvrije vezels na een speciale histologische kleuring onder de microscoop goed waar te nemen. Door de verspreide ligging wordt tevens ondervangen dat een geactiveerde motorische eenheid bij langere aanspanning de circulatie om de cellen blokkeert. Tussen de contraherende vezels liggen gerelaxeerde vezels van andere motorische eenheden en de drukopbouw tussen de spiercellen is zo laag dat de bloeddruk de zijdelingse compressie van de spiervezels op de capillairwanden overwint.

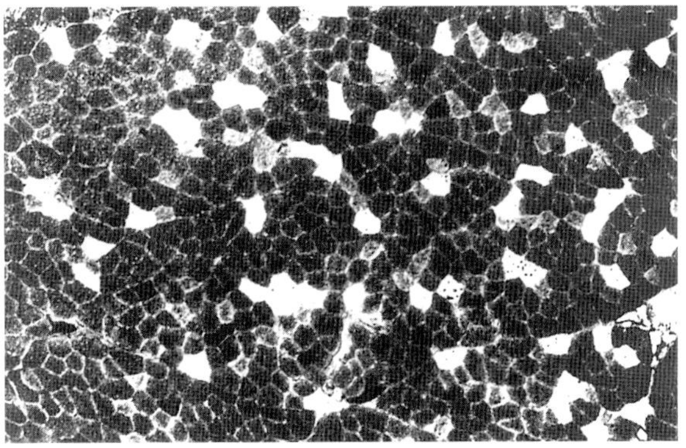

Figuur 4-21 Door aanhoudende elektrische stimulatie van één motorische eenheid raakt de glycogeenvoorraad in de bijbehorende spiervezels uitgeput. Wanneer vervolgens in een histologisch preparaat op glycogeen wordt gekleurd, valt de verspreide ligging van de vezels behorend bij deze motorische eenheid op. De glycogeenarme vezels zijn lichtgekleurd.

Intermezzo 4.3
Neuronen bepalen ook het spiervezeltype

De motoneuronen in het ruggenmerg moeten mede verantwoordelijk worden geacht voor de ontwikkeling en het onderhoud van het type spiervezel in een spier. De stimulus daarvoor is vermoedelijk de vuurfrequentie van de motoneuronen. Kleine α2-motoneuronen hebben een lage vuurfrequentie, die voor de rode vezels met een lage fusiefrequentie voldoende is; gladde tetanus wordt al bereikt bij 10-30 prikkels per seconde. Grote α1-motoneuronen hebben hoge vuurfrequenties en hun spiervezels bereiken een gladde tetanus bij een fusiefrequentie van 60-100 prikkels per seconde. Vanaf de foetale ontwikkeling past een geïnnerveerde spiervezel zich aan het frequentiepatroon aan. Wanneer een vezel bij activering een lage impulsfrequentie ontvangt van zijn α2-motoneuron, vormen zich veel mitochondriën, myoglobine en enzymen voor de verbranding van vetzuren. Bij een hoge frequentie door een α1-neuron wordt een spiervezel gespecialiseerd in de richting van het snelle type.

◀◀ krachtverdeling in een spier

Experimentele prikkeling van een in principe snelle spier, zoals de m. extensor digitorum longus bij de kat, met een lage frequentie (10 Hz) gedurende twintig weken, leidde tot een rodere spier en een langere twitch-tijd. Bovendien werd de myosine-isovorm I gesynthetiseerd die karakteristiek is voor rode vezels en werden de vezels zelfs minder vermoeibaar dan de typisch langzame m. soleus. Ook experimenten met het omkeren van de innervatie van snelle en langzame spieren geven hetzelfde beeld. Een verklaring hiervoor is dat een zenuwtak voor een snelle spier die wordt getransplanteerd naar een langzame spier, in de langzame spier alle processen activeert die nodig zijn voor het ontwikkelen van witte vezels. Dit geldt andersom ook voor de transplantatie van een zenuwtak van een langzame spier naar een snelle spierbundel.

Dit alles wijst erop dat de samenstelling van de motoneuronen in het ruggenmerg van een individu in principe bepalend is voor de samenstelling van zijn spieren. Een persoon heeft bij de geboorte al bepaalde kwaliteiten in zich om een duursporter of een sprinter te worden en door training kan hij zich in zijn specifieke richting verder ontwikkelen (figuur 4-22). Een persoon met een duursportbouw zal vrijwel zeker geen topatleet worden op korte loopafstanden of bij sporten met explosieve krachtontwikkeling. Het is dan ook raadzaam bij jonge aanstaande topsporters een profiel van hun lichamelijke mogelijkheden te maken teneinde jarenlange frustratie te voorkomen (tabel 4-2). Het dilemma bij tienkampers, die met sterk verschillende atletiekonderdelen te maken hebben, en bij allround schaatsers is dan ook dat spiervezels nooit tegelijkertijd voor explosieve en maximale duurbelasting te trainen zijn om op wereldtopniveau op de verschillende onderdelen te kunnen presteren.

4.8 EIGENSCHAPPEN VAN HARTSPIERWEEFSEL EN GLAD SPIERWEEFSEL

4.8.1 Hartspierweefsel

hartspierweefsel ▶

Hartspierweefsel heeft, net als skeletspierweefsel, myofibrillen met een duidelijke dwarse streping. In tegenstelling tot skeletspieren die tussen twee acties een lange hersteltijd kunnen nemen, moet het hart voor het handhaven van de bloeddruk voortdurend ritmisch contraheren met een gemiddelde frequentie van zeventig slagen per minuut. De aanwezigheid van veel mitochondriën, myoglobine en enzymsystemen voor het verbranden van vetzuren maakt het hart voor deze continue activiteit uitermate geschikt. Tevens is de hartspier in staat andere energieleverende stoffen, zoals koolhydraten en lactaat, te benutten.

myocard ▶

intercalaire schijven ▶

De hartspier bezit, in tegenstelling tot de skeletspieren, geen motorische eenheden, omdat de hartspier steeds als één geheel dient te contraheren om bloed uit te pompen. Om het hart in zijn geheel tot contractie te brengen, zijn in het weefsel aanpassingen aanwezig. Het myocard (hartspierweefsel) is een netwerk van korte spiercellen met een of twee kernen per cel. Dit netwerk ontstaat doordat myocardcellen zich vertakken. Alle myocardcellen zijn in de lengterichting met elkaar verbonden door intercalaire schijven, waar de cellen door middel van hechte membraanverbindingen (desmosomen) aaneengekit zijn (figuur 4-23). Sterke plooiing vergroot het oppervlak van de intercalaire schijven.

nexus ▶

gap junction ▶

Tussen de myocardcellen vindt nog een tweede type membraancontact plaats via de nexus (Engels: *gap junction*). De membranen van de aangrenzende cellen liggen hier zeer dicht tegen elkaar aan en zijn verbonden met eiwitmoleculen. Deze vormen poriën tussen beide cellen die doorlaatbaar zijn voor ionen zoals K^+ en Na^+. Door de nexus kan een actiepotentiaal van de ene cel op de andere overgaan en gedraagt

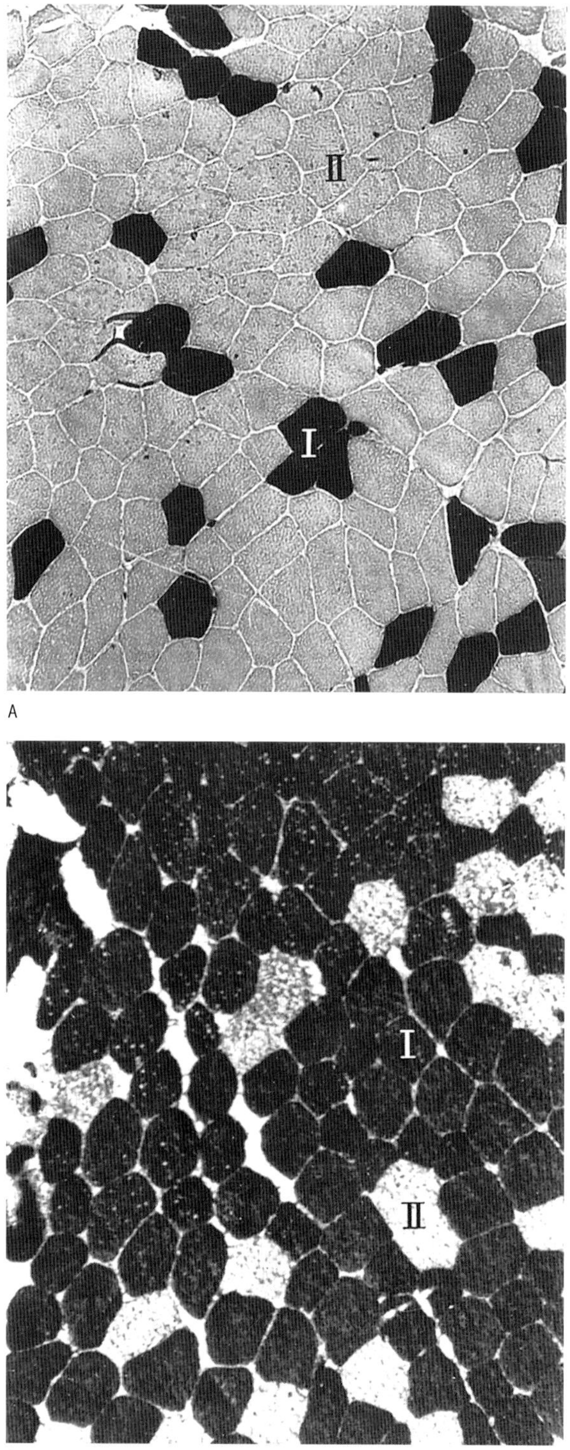

*Figuur 4-22 Een zwemmer die gespecialiseerd is in de korte sprintnummers heeft een andere spiersamenstelling dan een duursporter, zoals een wielrenner. Spierbiopten uit de m. vastus lateralis tonen bij de zwemmer (**A**) overwegend witte vezels (II), terwijl de wielrenner (**B**) voornamelijk rode vezels (I) bezit.*

het myocard zich als een syncytium (2.3.3.1). Het SR is in de myocardcellen niet sterk ontwikkeld. Het is in vergelijking met het SR in de skeletspiervezels minder gespecialiseerd als depot voor calciumionen. Bij elke hartcontractie wordt calcium voor een deel onttrokken aan de interstitiële vloeistof en bij de relaxatie weer daaraan afgegeven. De T-tubuli, die in de hartspiervezels sterker zijn ontwikkeld dan in de skeletspiervezels, spelen hierbij een rol. Hormonale stoornissen in de calciumhuishouding die leiden tot een daling van de calciumconcentratie in het interne milieu hebben voor de hartspierwerking eerder nadelige gevolgen dan voor de skeletspiercellen, die hiervan minder afhankelijk zijn.

◂◂ syncytium

4.8.2 **Glad spierweefsel**

◂◂ glad spierweefsel

Glad spierweefsel wordt aangetroffen in de wanden van de inwendige organen zoals het maag-darmkanaal, de blaas en de uterus, maar ook in de irisspieren van het oog en in de wand van de bloedvaten. Het weefsel wordt glad genoemd, omdat onder de microscoop in het cytoplasma van deze kleine cellen geen dwarse streping waarneembaar is. Glad spierweefsel onderscheidt zich van dwarsgestreept weefsel, doordat de actine- en myosinefilamenten niet strikt in myofibrillen met sarcomeren zijn gerangschikt, maar in de lengterichting verspreid in de cel voorkomen. Verder ontbreekt het systeem van T-tubuli voor het transport van de actiepotentiaal naar het inwendige van de cel. De functie van gladde spiercellen vereist geen grote kracht en snelheid. Een darm hoeft niet snel te contraheren voor de vertering en de regeling van de bloeddruk gaat in de kleine arterietakjes niet met maximale contracties gepaard.

De duur van de enkelvoudige contractie van gladde spiercellen is lang, zodat het zenuwstelsel met een zeer lage prikkelfrequentie de kracht in bijvoorbeeld een bloedvatwand kan handhaven. Dit komt doordat het voor de contractie benodigde calcium uit het interstitium wordt betrokken. Het oppervlak van gladde spiercellen heeft weliswaar geen T-tubuli, maar door kleine blaasvormige instulpingen (caveolae) wordt het membraanoppervlak voor de uitwisseling van calciumionen vergroot. Vaak zijn verscheidene actiepotentialen nodig om de calciumconcentratie voldoende hoog te laten worden voor een effectieve contractie. Het uitpompen van de ionen door de celmembraan is eveneens een traag proces.

In tegenstelling tot skeletspiervezels en hartspiercellen kunnen gladde spiercellen door neurotransmitters of bepaalde hormonen worden gedwongen hun contractiekracht te verminderen. De kracht

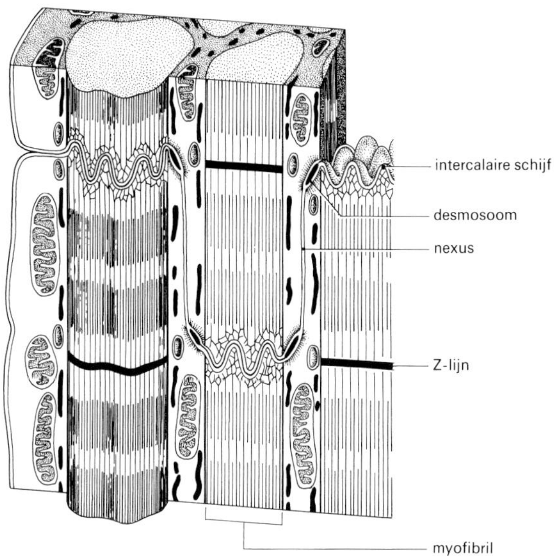

Figuur 4-23 Schets van de hechting van myocardcellen aan elkaar. De intercalaire schijven verbinden de afzonderlijke spiervezels in serie. Desmosomen zorgen voor versteviging van de hechting. De nexus, die doorlaatbaar zijn voor bepaalde ionen, zorgen voor de prikkelvoortgeleiding.

die glad spierweefsel levert, kan op een bepaald moment een compromis zijn tussen activerende en remmende impulsen.

Bij gladde spiercellen worden functioneel twee typen onderscheiden: de individuele en de syncytiële gladde spiercellen. In weefsels zoals de bloedvaatwanden en de iris van het oog zijn individuele gladde spiercellen aanwezig, die elk apart door een takje van het vegetatieve zenuwstelsel worden geactiveerd (Engels: *multi-unit smooth muscle*). Spontane contracties komen niet voor.

◂ gladde spiercellen
◂ individuele gladde spiercellen
◂ syncytiële gladde spiercellen

In de maag, de darm en de baarmoederwand werken de gladde spiercellen met elkaar samen. Net als in het myocard zijn de cellen functioneel gekoppeld door gap junctions. Er is hier dus eveneens sprake van een syncytium (Engels: *single-unit smooth muscle*). De cellen activeren elkaar en zo ontstaan de karakteristieke peristaltische golven in het spijsverteringskanaal en de weeënactiviteit in de baarmoederwand tijdens de bevalling. Kenmerkend voor de syncytiële gladde spiercellen is dat spontane fluctuaties in de membraanpotentiaal optreden, waardoor deze cellen zonder door het centrale zenuwstelsel geprikkeld te worden tot contractie kunnen komen. Een stukje darm zal buiten het lichaam doorgaan met zijn peristaltiek en rekprikkels van voedsel uit de darmholte kunnen de darmspiercellen tot contractie brengen.

◂◂ enkelvoudige contractie

◂◂ caveolae
◂ peristaltische golven
◂ weeënactiviteit

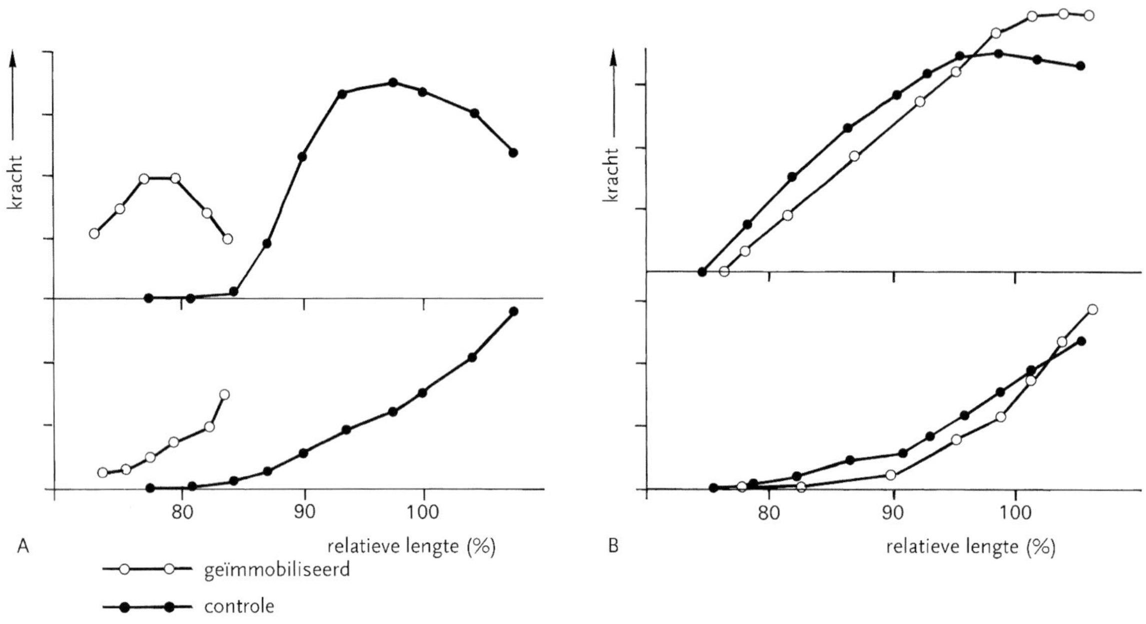

Figuur 4-24 Door immobilisatie veranderen het bereik en de kracht die een spier kan leveren. In ***A*** *is de spier verkort geïmmobiliseerd. De bovenste curve is de actieve lengte-krachtrelatie, de onderste een passieve lengte-krachtrelatie. Door atrofie van de myofibrillen is de totale kracht die kan worden geleverd lager en door aanpassingen in het bindweefsel is het bereik van de spier afgenomen. De curven vertonen een sterke linksverschuiving. In* ***B*** *is de spier in verlengde positie geïmmobiliseerd. De kracht is vrijwel niet afgenomen en het bereik is normaal (proefdier: muis).*

darmplexus ▶

Hoewel voor activiteit van de syncytiële cellen prikkels uit het zenuwstelsel niet noodzakelijk zijn, is dit wel het geval voor de darmfunctie, die wordt geregeld door een netwerk van neuronen in de darmwand (darmplexus) en door het vegetatieve zenuwstelsel. De contractie van syncytiële gladde spiercellen kan ook door hormonen worden gestuurd. Een voorbeeld hiervan is de weeënactiviteit van de baarmoederwand tijdens de bevalling. Om een wee effectief te laten zijn, moeten de syncytiële gladde spiercellen van de baarmoederwand tegelijk contraheren. Het hormoon oxytocine (16.4.2) uit de neurohypofyse activeert de spier die daarna als geheel contraheert.

4.9 ATROFIE VAN SPIEREN DOOR IMMOBILISATIE

hypertrofie ▶

atrofie ▶

afname aantal parallel gelegen sarcomeren ▶▶

immobilisatie ▶

Zoals hypertrofie een aanpassing is van het organisme aan hogere belastingen, is het proces van atrofie een fysiologisch antwoord op onderbelasting. Wanneer spieren niet gebruikt worden als gevolg van bedlegerigheid of verlamming door zenuw- of hersenletsel, wordt op den duur een groot deel van de contractiele eiwitten in de spiercellen afgebroken. Dit proces treedt al snel na het begin van de immobilisatie op. Het is gebleken dat de eerste veranderingen in de skeletspieren als aanpassing aan rust al na een halve dag terug te vinden zijn in een verandering van de RNA-synthese in de cellen. Een duidelijke afname in kracht is al na een paar dagen te meten. Tot voor kort was de eenvoudige meting van de beenomvang een indicatie voor atrofie. Uit weefselonderzoek en MRI-scans bleek echter dat een relatief kleine beenomvangvermindering van 10% gepaard gaat met een grote krachtsafname. Bovendien constateerde men dat de spieren door vocht- en vetophoping het verlies van spiermassa camoufleren. Hieruit werd duidelijk dat ongebruikte spieren snel aan kracht en uithoudingsvermogen inboeten. Bij twee weken gewichtloosheid kan bij ruimtevaarders al 20% van de spiermassa verloren gaan.

In spiervezels treedt vanaf de eerste dag van immobilisatie afbraak van contractiele eiwitten op, waardoor de fysiologische doorsnede (de diameter dwars op de spiervezelrichting) van de spier afneemt. De afname van het aantal parallel gelegen sarcomeren heeft een daling van de maximaal op te brengen spierkracht tot gevolg. Tegelijk worden ook minder enzymen voor de verbranding van koolhydraten en vetzuren aangemaakt.

Functioneel blijkt de krachtsvermindering allereerst het gevolg te zijn van atrofie van rode spiervezels (type I). In tegenstelling tot de verwachting dat de krachtige witte vezels voor meer explosieve kracht het eerst atrofiëren, blijken juist de dagelijks voortdurend gebruikte rode vezels in kwaliteit af te nemen. Zij zijn in feite het best getraind. Na een week bedlegerigheid is het onzekere bewegen mede het gevolg van het niet adequaat leveren van kracht door de rode vezels bij weinig kracht vergende acties.

Naast de afname in parallel gelegen sarcomeren treedt, afhankelijk van de positie waarin de geïmmobiliseerde spier zich bevindt, een aanpassing op in het aantal sarcomeren in serie. Wanneer spieren door een gipsverband of door een mitella in een verkorte positie gefixeerd worden, overlappen actine- en myosinefilamenten in de sarcomeren elkaar voortdurend in grote mate. In de spiervezels worden aan de beide uiteinden compensatoir sarcomeren in serie weggenomen totdat er weer een optimale overlap (sarcomeerlengte 2,5-2,8 µm) ontstaat. Men kan stellen, dat spieren in de positie die per dag het meest voorkomt een optimale filamentoverlap realiseren voor een maximale krachtlevering. Als een verkort geïmmobiliseerde spier weer in het normale traject moet werken, is hij sterk verzwakt (figuur 4-24), want behalve dat de parallelle atrofie is opgetreden, schuiven de sarcomeren bij verlenging ver uiteen. Dit treedt bijvoorbeeld op wanneer een arm weer uit een mitella mag en de biceps in de afhangende arm een grote verlenging ondergaat.

◀ optimale filamentoverlap

Wanneer een spier daarentegen langdurig in een verlengde positie geïmmobiliseerd wordt, neemt het aantal sarcomeren in serie toe. Hierdoor blijft de sarcomeeroverlap intact. Door rek op de spier, een fysiologische prikkel voor hypertrofie, tijdens die periode van verlenging is de afname in dwarsdoorsnede veel minder opvallend. Experimenteel is zelfs aangetoond dat er krachtstoename kan optreden bij immobilisatie in maximaal verlengde positie. Uiteindelijk zal de spierkracht door atrofie van de parallelle myofilamenten in verlengde positie toch ook afnemen.

◀ verlengde positie

◀◀ aantal sarcomeren in serie

5 Prikkels

Kijk voor verdere verdieping op www.studiecloud.nl

5.1 INLEIDING

signalen ▶▶

Communicatie tussen mensen is mogelijk door het gebruik van signalen. Dit kunnen visuele signalen zijn, zoals letters en afbeeldingen, maar ook geluid of aanraking. In principe is elk type signaal bruikbaar voor informatieoverdracht, mits binnen redelijke grenzen aan enkele voorwaarden wordt voldaan: de signalen worden storingsvrij overgedragen, de communicerende individuen zijn het eens over de betekenis van de signalen en de signalen zijn geschikt om een code te vormen voor de boodschap die men wil overbrengen. Welk type signaal men kiest, hangt af van de geadresseerde, de aard van de boodschap en de vereiste snelheid. Sommige berichten worden per brief overgebracht, andere per telefoon of e-mail.

Binnen het lichaam bestaan twee communicatiesystemen: het zenuwstelsel en het hormonale stelsel. Het toepassingsgebied van beide systemen en de werking van het hormonale stelsel zijn besproken in 3.5. Dit hoofdstuk gaat over de signalen (prikkels, stimuli) waaruit de taal van het zenuwstelsel is opgebouwd. De manier waarop deze taal wordt gebruikt, komt aan bod in hoofdstuk 6-9.

actiepotentiaal ▶

Het signaal waarmee de communicatie in het zenuwstelsel verloopt, is de actiepotentiaal (5.4.2). Dit is een elektrische prikkel, die zich langs zenuwvezels voortbeweegt en door middel van signaalstoffen (3.6) aan andere zenuwvezels of aan spiervezels kan worden overgedragen. In dit hoofdstuk wordt beschreven welke processen achtereenvolgens bij het opwekken, voortgeleiden en overdragen van een actiepotentiaal te pas komen (figuur 5-1).

Ook in spierweefsel kunnen actiepotentialen worden opgewekt en voortgeleid. Skeletspiercellen kunnen onderling geen actiepotentialen uitwisselen; hartspiercellen en sommige typen gladde spiercellen kunnen dit wel. De signaaloverdracht tussen deze cellen wordt besproken in 5.6.1.

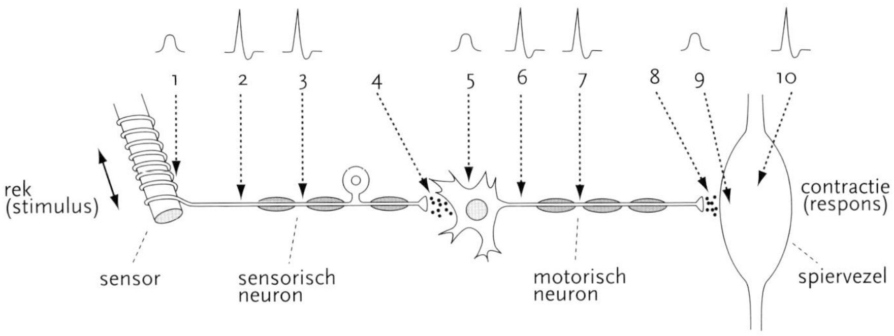

Figuur 5-1 Vorming, geleiding en overdracht van prikkels in de myotatische reflexboog (7.3.1.1). Door het rekken van een spier wordt een zintuig, de spierspoel (schematisch weergegeven als een staafje) geprikkeld. De respons bestaat uit contractie van de gerekte spier. **1** *Sensorpotentiaal in het uiteinde van het sensorisch neuron,* **2** *opwekken van de actiepotentiaal in het initiële segment,* **3** *voortgeleiding van de actiepotentiaal,* **4** *prikkeloverdracht in de synaps,* **5** *exciterende postsynaptische potentiaal (EPSP) in het perifeer motorisch neuron,* **6** *opwekken van de actiepotentiaal ter plaatse van de axonheuvel,* **7** *voortgeleiding van de actiepotentiaal,* **8** *prikkeloverdracht in de motorische eindplaat,* **9** *eindplaatpotentiaal in de spiervezel,* **10** *voortgeleiding van de actiepotentiaal langs het sarcolemma.*

5.2 DE ZENUWCEL

5.2.1 Celtypen in het zenuwstelsel

In het zenuwstelsel komen twee typen cellen voor: de eigenlijke zenuwcellen (neuronen) en de gliacellen. Neuronen kunnen in drie groepen worden verdeeld: perifere sensorische neuronen, perifere motorische neuronen (motoneuronen) en schakelneuronen. Perifere sensorische neuronen ontvangen signalen van binnen en buiten het lichaam en dragen deze over naar andere zenuwcellen. Perifere motoneuronen dragen prikkels vanuit het zenuwstelsel over naar spiercellen (4.4). De schakelneuronen in het centrale zenuwstelsel (hersenen en ruggenmerg) vormen verreweg de grootste groep. Zij verzorgen de integratie van de lichaamsfuncties en vormen de brug tussen sensoriek en motoriek (figuur 6.2).

◀◀ neuronen

◀◀ perifere sensorische neuronen

◀◀ perifere motoneuronen

◀◀ schakelneuronen

Schakelneuronen en perifere motoneuronen hebben gemeen dat zij onder normale omstandigheden hun prikkels uitsluitend van andere neuronen ontvangen. Zij hebben dan ook dezelfde basisstructuur (figuur 5-2A). De structuur van perifere sensorische neuronen wijkt hiervan af, onder andere door de positie van het cellichaam. In figuur 5-2B is een perifeer sensorisch neuron schematisch weergegeven.

Gliacellen ondersteunen de activiteit van de neuronen. Ook hier kunnen verschillende subtypen worden onderscheiden. De cellen van Schwann (perifeer zenuwstelsel) en de oligodendrocyten (centraal zenuwstelsel) omhullen zenuwvezels met een isolerende laag, de myelineschede, waardoor de geleidingssnelheid wordt verhoogd (5.5.2). De astrocyten in het centrale zenuwstelsel vervullen een groot aantal functies. Zo vormen zij de brug tussen de neuronen en de bloedcapillairen, waardoor zij de neuronen van zuurstof en voedingsstoffen kunnen voorzien en tevens bescherming kunnen bieden tegen schadelijke stoffen in het bloed (bloed-hersenbarrière, figuur 5-3). Daarnaast beïnvloeden astrocyten de lokale bloedstroom in het hersenweefsel en de prikkeloverdracht tussen neuronen.

5.2.2 Bouw van het neuron

De bouw van het neuron is gericht op de ontvangst, geleiding en overdracht van prikkels. De organellen die essentieel zijn voor de celstofwisseling (endoplasmatisch reticulum, Golgi-complex, mitochondriën en lysosomen; 2.3.3), liggen dicht bijeen rondom de kern in het cellichaam (soma, perikaryon). Voor het overige bestaat de zenuwcel uit korte of lange uitlopers van het cellichaam, die contact maken met andere cellen. Het aantal contactpunten per neuron kan in de duizenden lopen.

◀ cellichaam

Functioneel bestaat elk neuron uit drie onderdelen: een receptief deel, dat de prikkel ontvangt, een conductief deel, dat de prikkel voortgeleidt en een transmissief deel, dat de prikkel overdraagt.

◀◀ gliacellen

Het receptieve deel wordt gevormd door het cellichaam. Om de oppervlakte voor het ontvangen van prikkels te vergroten, is het cellichaam meestal voorzien van vertakte uitlopers, de dendrieten (Grieks: *dendron* = boom). De omvang van deze boom geeft een aanwijzing over de functie van het neuron: hoe sterker de vertakking, hoe groter het aantal wegen waarlangs een bepaald neuron kan worden geprikkeld (figuur 5-4). Vooral in de schors van de grote en kleine hersenen worden indrukwekkende dendrietenwouden aangetroffen.

◀◀ astrocyten

◀ dendrieten

◀◀ bloed-hersenbarrière

Het conductieve deel bestaat uit het axon (neu-

◀ axon

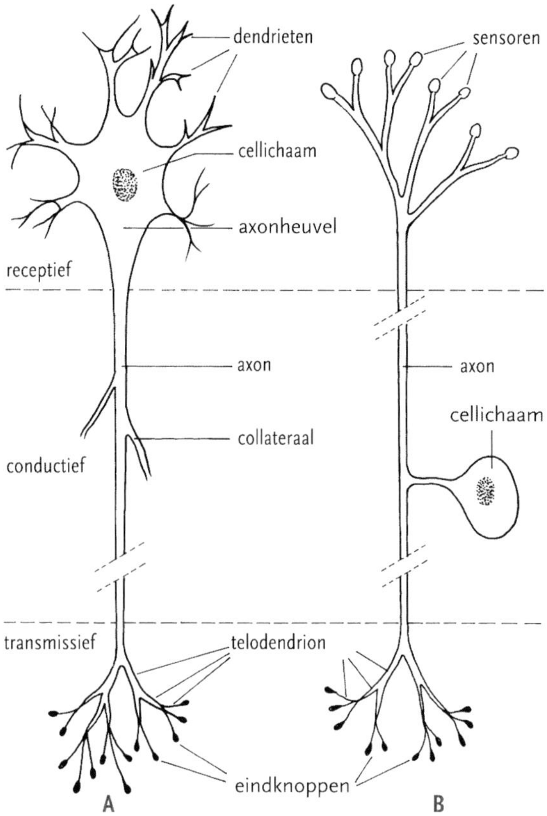

Figuur 5-2 Bouw van het neuron. ***A*** *Perifeer motorisch neuron en schakelneuron.* ***B*** *Perifeer sensorisch neuron.*

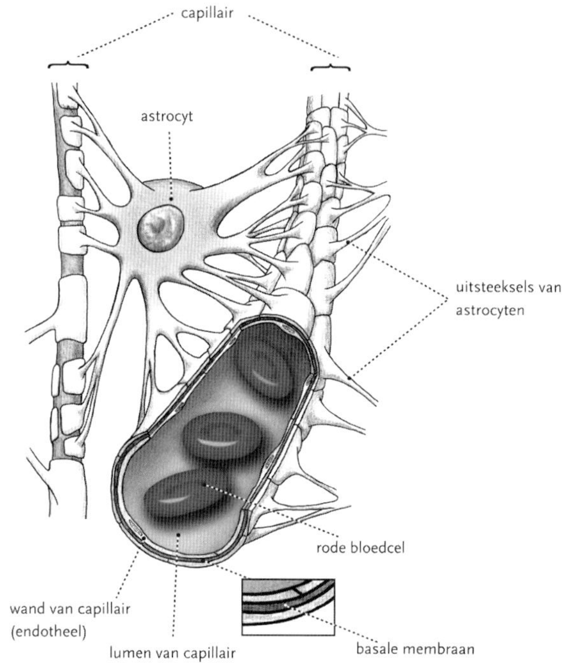

Figuur 5-3 Bloed-hersenbarrière. Astrocyten vormen de brug tussen neuronen en capillairen.

riet, zenuwvezel). Per neuron is slechts één axon aanwezig. Het axon ontspringt aan het cellichaam ter plaatse van de axonheuvel en loopt naar de plaats (of plaatsen) waar de prikkel wordt overgedragen. De lengte van het axon kan variëren van minder dan 1 mm (schakelneuronen in het centrale zenuwstelsel) tot meer dan 1 m (verbindingen van hersenen en ruggenmerg met de handen en de voeten). Sommige axonen vertakken zich in collateralen, die de bouw en de eigenschappen van het axon hebben. Het axon bezit een sterk ontwikkeld cytoskelet van neurofilamenten, die de vorm van het axon bepalen, en microtubuli, buisvormige eiwitketens waarlangs stoffen kunnen worden getransporteerd van het cellichaam naar de eindknoppen en vice versa.

axonheuvel ▶
zintuig ▶▶
sensor ▶▶
collateralen ▶
neurofilamenten ▶
microtubuli ▶

Aan het eind splitst het axon zich in dunne takjes; samen heten deze het telodendrion (eindboom). Ieder takje loopt uit in een eindknop, die contact maakt met de cel waarnaar de prikkel wordt overgedragen. Is de cel die de prikkel ontvangt, een skeletspiercel, dan spreekt men van motorische eindplaat (5.6.2.1), is het een zenuwcel, dan heet het punt van overdracht synaps (5.6.2.2). Telodendrion en eindknoppen vormen het transmissieve deel van het neuron.

telodendrion ▶
eindknop ▶
membraanpotentiaal ▶▶

In het perifere sensorische neuron (figuur 5-2B) wordt het receptieve deel gevormd door het in de periferie gelegen uiteinde van het axon. Dit uiteinde kan verbonden zijn met een of meer weefselstructuren die gespecialiseerd zijn in het opvangen van prikkels en als zintuig fungeren. Het komt ook voor dat het neuron rechtstreeks gevoelig is voor signalen. De structuur die de signalen opvangt (dus het zintuig of het perifere uiteinde van het axon), wordt sensor genoemd (7.1). Het cellichaam ligt aan een korte uitloper terzijde van het axon, meestal nabij de plaats waar het axon de hersenen of het ruggenmerg binnentreedt, en is niet opgenomen in de route van de prikkelgeleiding.

5.3 RUSTPOTENTIAAL

Signalen in het zenuwstelsel bestaan uit veranderingen in het potentiaalverschil* tussen de intra- en extracellulaire ruimte. Omdat de scheiding tussen intra- en extracellulair wordt gevormd door de celmembraan, wordt dit potentiaalverschil aangeduid als de membraanpotentiaal. Verandering van de membraanpotentiaal kan als signaal fungeren, omdat er een standaardwaarde bestaat ten op-

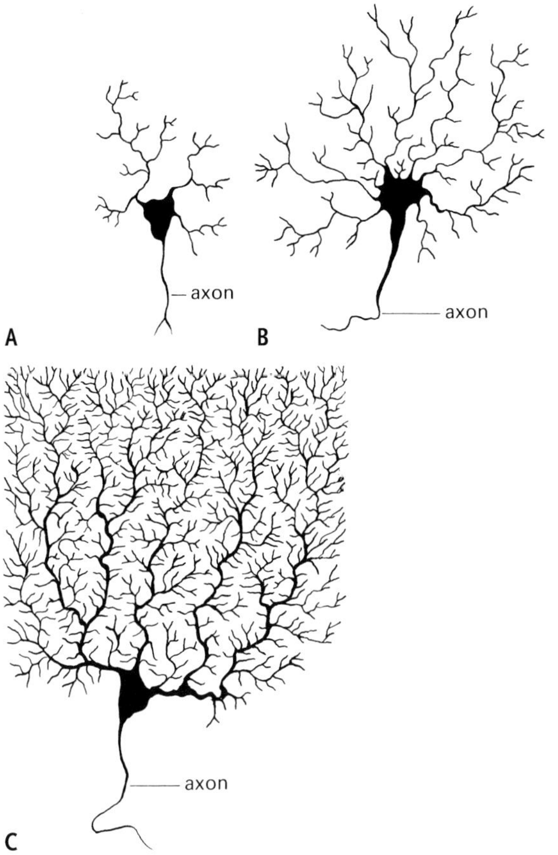

Figuur 5-4 Vormen van neuronen. ***A*** *Schakelcel uit de hersenstam.* ***B*** *Perifeer motorisch neuron uit het ruggenmerg.* ***C*** *Neuron met een integrerende functie (Purkinje-cel) uit de schors van de kleine hersenen.*

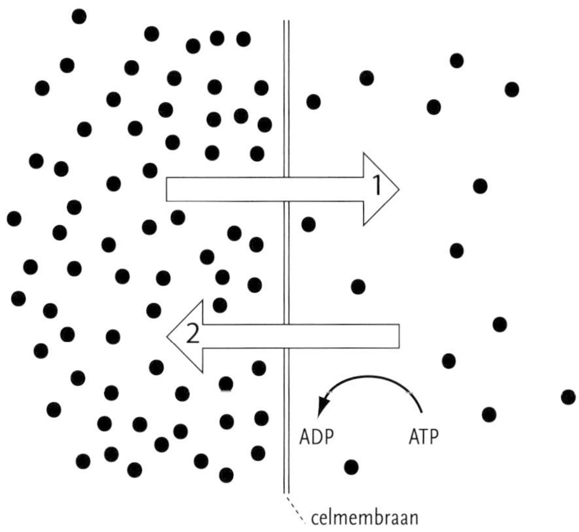

Figuur 5-5 Instandhouding van een concentratiegradiënt bij ongeladen deeltjes. **1** *Passief transport,* **2** *actief transport.*

zichte waarvan de potentiaal kan veranderen. Deze standaardwaarde wordt de rustpotentiaal genoemd. De rustpotentiaal is de membraanpotentiaal van een cel die in 'rust' verkeert, dus niet geprikkeld wordt. Bij zenuwcellen heeft de rustpotentiaal een waarde van circa –70 mV. Het minteken geeft aan dat het inwendige van de cel negatief is ten opzichte van het uitwendige. In deze paragraaf wordt besproken hoe de rustpotentiaal tot stand komt en gehandhaafd blijft.

De ionensamenstelling van de intracellulaire vloeistof is anders dan die van het interstitium (3.2.2). Voor sommige ionen (K^+, HPO_4^{2-}) is de intracellulaire concentratie hoger dan de interstitiële, voor andere (Na^+, Cl^-) geldt het omgekeerde. Deze concentratieverschillen worden in stand gehouden dankzij de eigenschappen van de celmembraan. Enerzijds is de membraan weinig permeabel voor hydrofiele stoffen, zoals ionen, waardoor het passieve transport onder invloed van de concentratiegradiënt traag verloopt, anderzijds kunnen deeltjes via actief transport de membraan passeren tegen de concentratiegradiënt in (2.3.2). Het concentratieverschil tussen intra- en extracellulair voor een bepaalde stof blijft constant wanneer het passieve transport 'met de concentratiegradiënt mee' wordt gecompenseerd door een even groot actief transport 'tegen de concentratiegradiënt in' (figuur 5-5). Handhaven van een concentratiegradiënt kost dus energie. Bij een tekort aan ATP zullen de gradiënten verdwijnen; daarmee verdwijnt ook de prikkelbaarheid van zenuwvezels (Intermezzo 9.3).

◂ actief transport
◂ concentratiegradiënt

Het voorgaande geldt, strikt genomen, alleen voor niet-geïoniseerde stoffen. Voor ionen is de situatie gecompliceerder, omdat het passieve transport niet alleen door de concentratiegradiënt wordt bepaald. Positieve ionen, zoals K^+, Na^+ en Ca^{2+}, worden aangetrokken door een negatieve lading, negatieve ionen, zoals Cl^-, HCO_3^- en SO_4^{2-}, door een positieve lading. De aantrekkingskracht wordt bepaald door de elektrische gradiënt: het potentiaalverschil gedeeld door de afstand, in dit geval de dikte van de celmembraan. Als gevolg hiervan wordt bij ionen het passieve transport bepaald door de concentratiegradiënt en de elektrische gradiënt tezamen. Beide gradiënten kunnen elkaar versterken of tegenwerken, afhankelijk van het feit of zij gelijk dan wel tegengesteld gericht zijn (figuur 5-6).

◂◂ rustpotentiaal
◂ elektrische gradiënt

Om te begrijpen hoe een elektrische gradiënt over de celmembraan tot stand komt, bekijken wij eerst een hypothetisch model van een celmem-

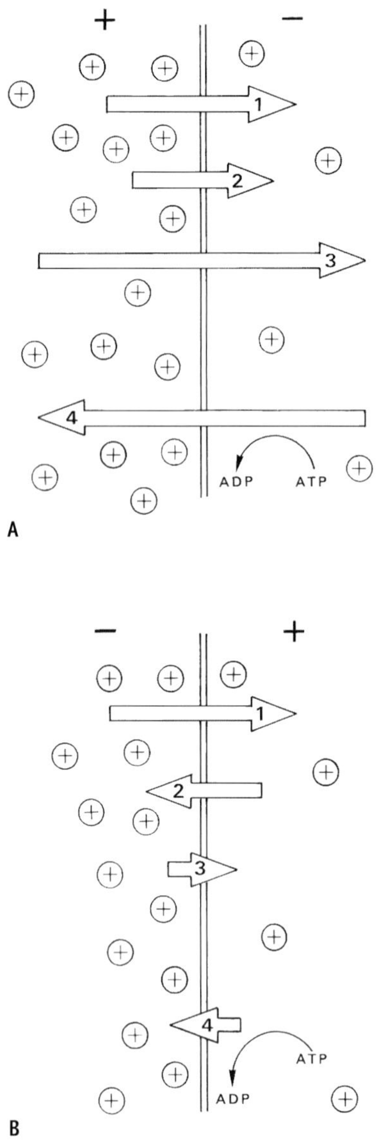

Figuur 5-6 Instandhouding van een concentratiegradiënt bij ionen. De lengte van de pijlen geeft de relatieve omvang van het transport aan. ***A*** *Concentratiegradiënt en elektrische gradiënt gelijk gericht.* ***B*** *Concentratiegradiënt en elektrische gradiënt tegengesteld gericht.* **1** *Transport ten gevolge van concentratiegradiënt,* **2** *transport ten gevolge van elektrische gradiënt,* **3** *resultante van het passieve transport,* **4** *actief transport. Het actieve transport is steeds gelijk aan de resultante van het passieve transport en tegengesteld gericht.*

braan die impermeabel is voor alle ionen, behalve K^+. Actief transport heeft ervoor gezorgd dat de K^+-concentratie intracellulair hoger is dan extracellulair. Binnen en buiten de cel zijn andere ionen aanwezig, positieve en negatieve, die ervoor zorgen

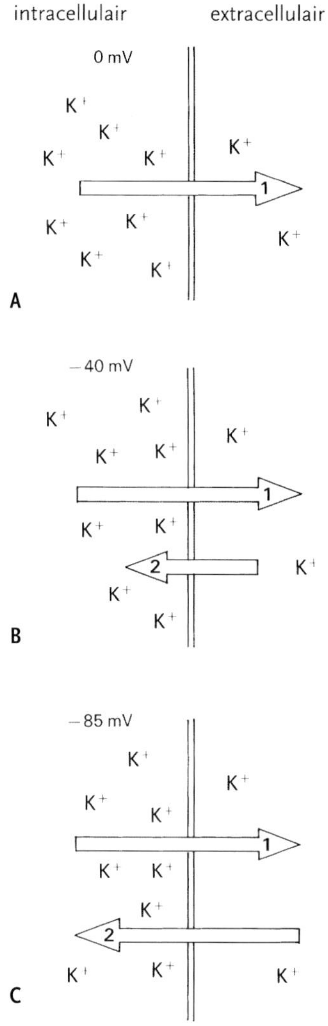

Figuur 5-7 Tot stand komen van de evenwichtspotentiaal voor K^+. Links van de membraan is intracellulair, andere ionen dan K^+ zijn weggelaten. **1** *Transport ten gevolge van de concentratiegradiënt.* **2** *Transport ten gevolge van de elektrische gradiënt. Bij een membraanpotentiaal van –85 mV (C) houden de gradiënten elkaar in evenwicht. Voor verklaring: zie tekst.*

dat er aanvankelijk geen potentiaalverschil over de celmembraan bestaat (figuur 5-7A). Deze toestand is niet stabiel; onder invloed van de concentratiegradiënt zullen zich meer K^+-ionen van intracellulair naar extracellulair verplaatsen dan andersom. Door deze verplaatsing ontstaat extracellulair een surplus aan positieve lading ten opzichte van intracellulair, waardoor zich een elektrische gradiënt ontwikkelt die de K^+-ionen naar intracellulair trekt (figuur 5-7B). Het nettotransport van K^+-ionen komt tot stilstand wanneer het effect van de elektrische gradiënt even sterk is als dat van de concentratiegradiënt. Bij het

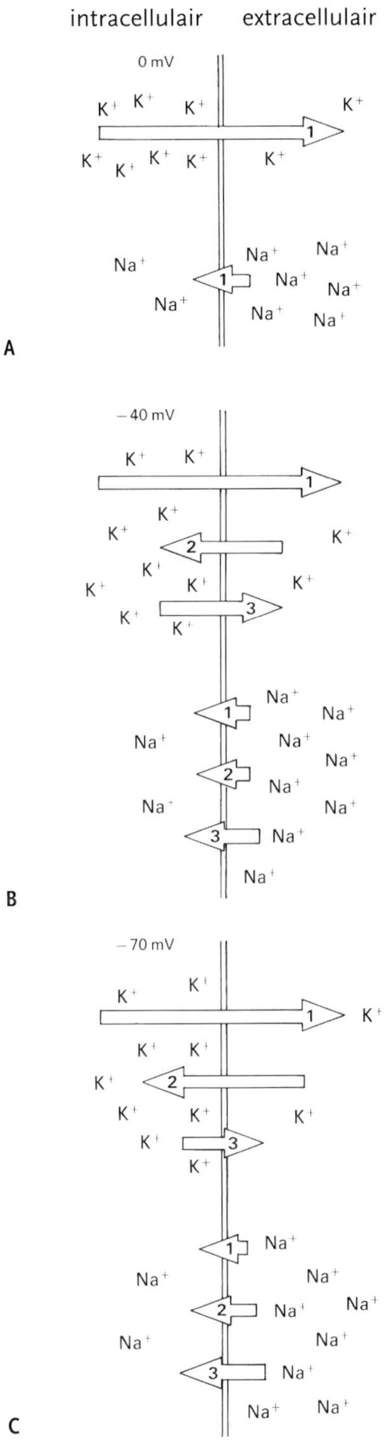

Figuur 5-8 Tot stand komen van de rustpotentiaal. **1** *Transport ten gevolge van de concentratiegradiënt,* **2** *transport ten gevolge van elektrische gradiënt,* **3** *resultante van het passieve transport. Bij een membraanpotentiaal van –70 mV (C) zijn de resultanten van het Na^+- en K^+-transport aan elkaar gelijk. Voor verklaring: zie tekst.*

bestaande concentratieverschil tussen intra- en extracellulair gebeurt dit wanneer de membraanpotentiaal een waarde van circa –85 mV heeft bereikt. Dit is de evenwichtspotentiaal voor K^+-ionen (figuur 5-7C). Voor het bereiken van de evenwichtspotentiaal is verplaatsing van slechts een zeer gering aantal ionen nodig, zodat de concentratiegradiënt niet meetbaar verandert.

◀ evenwichtspotentiaal

In werkelijkheid bedraagt de rustpotentiaal van een zenuwcel niet circa –85 mV, maar circa –70 mV. Dit komt doordat de celmembraan behalve voor K^+ ook permeabel is voor andere ionen waarvoor een concentratiegradiënt aanwezig is. Van deze ionen heeft Na^+ de grootste invloed op de membraanpotentiaal. Voor Na^+ bedraagt de evenwichtspotentiaal circa +60 mV. De rustpotentiaal van –70 mV ligt dus veel dichter bij de evenwichtspotentiaal voor K^+ dan bij die voor Na^+. Dit komt doordat de membraanpermeabiliteit voor K^+ bij een cel in rust hoger is dan die voor Na^+; het verschil is ongeveer een factor 20.

◀ membraanpermeabiliteit

In het volgende model (figuur 5-8) wordt de totstandkoming van de rustpotentiaal verklaard bij een celmembraan die permeabel is voor zowel Na^+ als K^+, maar niet voor andere ionen. Stel dat de membraanpotentiaal aanvankelijk 0 mV is. Vanwege het permeabiliteitsverschil (zie vorige alinea) zal de uitstroom van K^+ groter zijn dan de instroom van Na^+ (figuur 5-8A). Hierdoor ontstaat echter een elektrische gradiënt die de uitstroom van K^+ zal remmen en de instroom van Na^+ bevordert (figuur 5-8B). Uiteindelijk zal de membraanpotentiaal een waarde aannemen waarbij de Na^+-instroom en de K^+-uitstroom aan elkaar gelijk zijn. Deze waarde bedraagt circa –70 mV (figuur 5-8C). Met dit model wordt de werkelijkheid redelijk benaderd; de invloed van andere ionen dan Na^+ en K^+ op de rustpotentiaal is gering en blijft verder buiten beschouwing. Bij gelijkblijvende concentratiegradiënten voor Na^+ en K^+ wordt de membraanpotentiaal bepaald door de permeabiliteitsverhouding voor deze beide ionen. Wanneer de permeabiliteit voor Na^+ toeneemt en die voor K^+ gelijk blijft of minder sterk toeneemt, zal de membraanpotentiaal minder negatief worden. Dit gebeurt wanneer een zenuwcel geprikkeld wordt (5.4). De prikkelbaarheid van zenuwcellen is gebaseerd op de mogelijkheid de membraanpermeabiliteit voor verschillende ionen selectief te beïnvloeden.

◀ Na^+-instroom

◀ K^+-uitstroom

◀ permeabiliteitsverhouding

Omdat tijdens het aanhouden van de rustpotentiaal voortdurend een instroom van Na^+ en een uitstroom van K^+ optreedt (figuur 5-8C), is actief transport noodzakelijk om de concentratiegradiënten

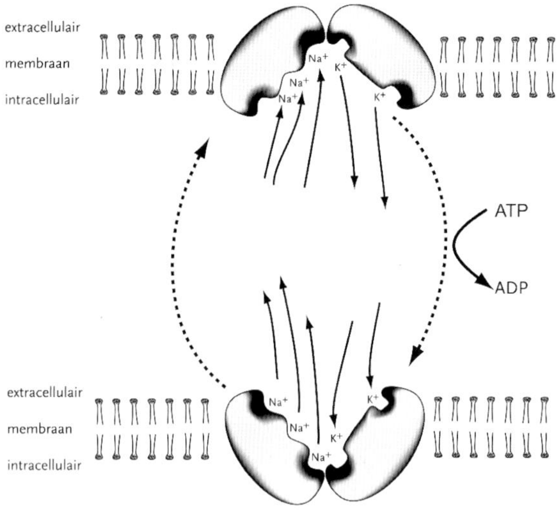

Figuur 5-9 Schema van de natrium/kaliumpomp. Voor elke drie natriumionen die naar extracellulair worden getransporteerd, worden twee kaliumionen verplaatst naar intracellulair.

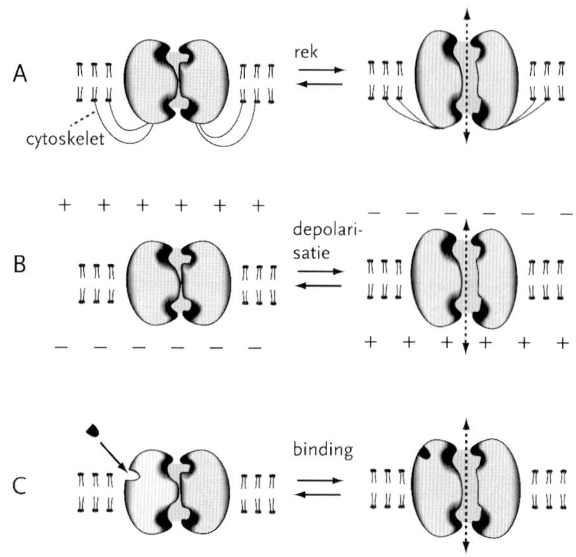

Figuur 5-10 Openen van een hydrofiel kanaal onder invloed van verschillende prikkels. ***A*** *Mechanische prikkel.* ***B*** *Elektrische prikkel.* ***C*** *Chemische prikkel.*

natrium/kaliumpomp ▶

in stand te houden. Beide ionen blijken te worden getransporteerd door één mechanisme dat de natrium/kaliumpomp wordt genoemd (figuur 5-9). De natrium/kaliumpomp wordt geactiveerd door een verhoging van de intracellulaire Na^+-concentratie en/of de extracellulaire K^+-concentratie ten opzichte van de streefwaarde (negatieve terugkoppeling, 3.4.1). Doordat de natrium/kaliumpomp meer Na^+-ionen naar extracellulair verplaatst dan K^+-ionen naar intracellulair, levert dit pompmechanisme tevens een bijdrage aan de totstandkoming van de rustpotentiaal. Bij een even groot actief transport van Na^+ en K^+ zou de rustpotentiaal circa 4 mV minder negatief zijn.

prikkelvorming ▶

5.4 PRIKKELVORMING IN HET ZENUWSTELSEL

Onder natuurlijke omstandigheden worden veranderingen in de membraanpotentiaal van zenuwcellen veroorzaakt door stimulatie. De fysische aard van een stimulus kan verschillend zijn: licht, geluid, temperatuur, mechanische krachten en concentraties van chemische stoffen kunnen alle een signaalfunctie vervullen (7.1). Het is de taak van de perifere sensorische neuronen om deze signalen om te zetten in potentiaalveranderingen.

stimulus ▶

elektrische polariteit ▶▶

sensorpotentiaal ▶▶

amplitude ▶▶

In het eenvoudigste geval fungeert het vrije uiteinde van een perifeer sensorisch neuron als sensor. Deze situatie vormt het uitgangspunt bij de beschrijving van de prikkelvorming. Wanneer het signaal wordt opgevangen door een gespecialiseerd zintuig, verloopt het proces aan het uiteinde van het sensorische neuron niet principieel anders. Het zintuig zet het signaal om in een vorm die geschikt is om het neuron te prikkelen, bijvoorbeeld het uitrekken van een spier in vervorming van zenuwvezels (figuur 5-1).

5.4.1 Sensorpotentiaal

De membraanpermeabiliteit voor ionen wordt bepaald door de structuur van bepaalde eiwitmoleculen in de membraan. Deze moleculen fungeren als hydrofiel kanaal waardoorheen geladen deeltjes kunnen passeren (2.3.2). Er bestaan afzonderlijke kanalen voor verschillende ionen. Prikkels kunnen leiden tot veranderingen in de ruimtelijke structuur van sommige membraaneiwitten, waardoor kanalen worden geopend of gesloten (figuur 5-10).

Het perifere uiteinde van een sensorisch neuron heeft de eigenschap dat het op prikkels reageert met een selectieve toename van de permeabiliteit voor Na^+. De verhoogde Na^+-instroom veroorzaakt een depolarisatie van de celmembraan. Dit houdt in dat de elektrische polariteit* tussen de celinhoud en het interstitium vermindert en de membraanpotentiaal een minder negatieve waarde krijgt (figuur 5-11). Deze potentiaalverandering wordt sensorpotentiaal (generatorpotentiaal, receptorpotentiaal) genoemd.

Naarmate de prikkel sterker is, zal de membraanpermeabiliteit voor Na^+ hoger worden. Daarmee neemt ook de potentiaalverandering (de amplitude* van de sensorpotentiaal) toe. Het verband tussen de prikkelsterkte en de amplitude is doorgaans

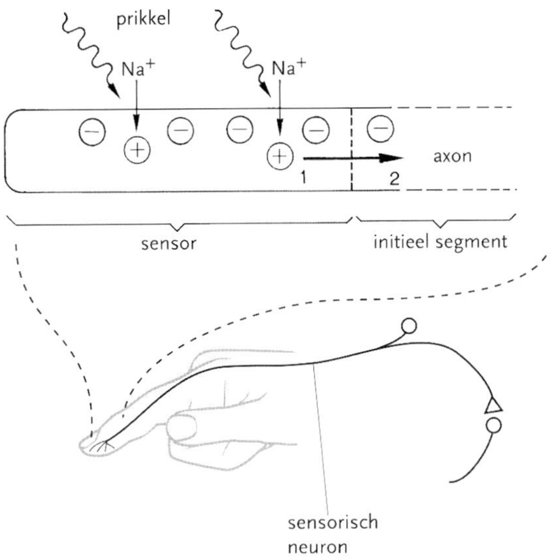

Figuur 5-11 Ontstaan en passieve voortgeleiding van de sensorpotentiaal aan het perifere uiteinde van een sensorisch neuron.

niet lineair. Meestal is dit verband logaritmisch, hetgeen wil zeggen dat een exponentiële* toename van de prikkelsterkte een lineaire stijging van de amplitude veroorzaakt (figuur 5-12). Dit stelt het sensorische neuron in staat over een groot bereik te reageren op verandering van de prikkelsterkte. Zo kan het menselijk oog verschillen in helderheid waarnemen in een traject dat loopt van 10^{-3} lux* (diep zwart) tot 10^{6} lux (fel wit); het lichtste oppervlak in dit bereik is dus een miljard maal zo licht als het donkerste. Wij kunnen echter niet meer dan circa vijftig niveaus van helderheid onderscheiden. Het verschil tussen 1 lux en 5 lux is met het blote oog waarneembaar, maar het verschil tussen 100 en 105 lux of tussen 1000 en 1050 lux is dat niet.

Wanneer de prikkelsterkte gedurende een zekere tijd constant blijft, zal het effect daarvan per type neuron verschillen. Sommige neuronen hebben bij een constante prikkelsterkte een constante sensorpotentiaal. Bij andere neuronen neemt de sensorpotentiaal na verloop van tijd af, soms zelfs tot nul. Deze afname wordt adaptatie (letterlijk: aanpassing) genoemd. Wanneer neuronen via een gespecialiseerd zintuig worden geprikkeld, kan ook in dit zintuig adaptatie optreden, dus voordat de prikkel aan het neuron wordt overgedragen. Dit gebeurt bijvoorbeeld wanneer de pupil van het oog zich vernauwt onder fel licht. De functionele betekenis van adaptatie wordt besproken in 7.1.

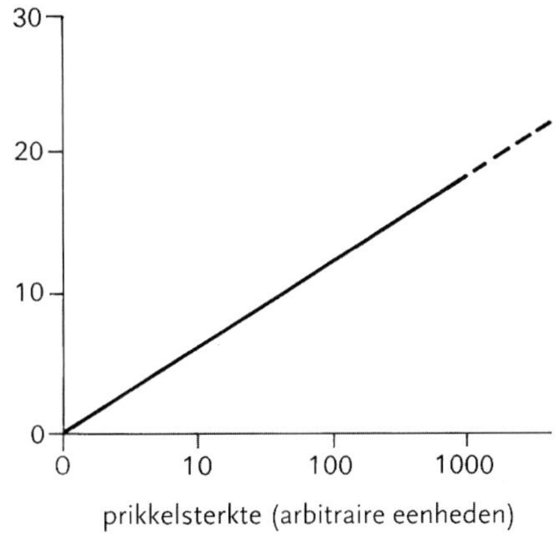

Figuur 5-12 Verband tussen prikkelsterkte en amplitude van de sensorpotentiaal.

5.4.2 Actiepotentiaal

De sensorpotentiaal kan uitsluitend worden opgewekt in het perifere uiteinde van een sensorisch neuron. In het gedeelte van het axon dat onmiddellijk aan dit sensorgedeelte grenst, het initiële segment (figuur 5-11), heeft de prikkel geen rechtstreeks effect op de membraanpermeabiliteit. Wanneer een sensorpotentiaal tot stand komt, zal er echter binnen de zenuwvezel ladingtransport optreden, doordat er intracellulair in het sensorgedeelte meer positieve lading aanwezig is dan in het initiële segment. In het model van figuur 5-11 zal positieve lading zich verplaatsen van 1 naar 2 en negatieve lading van 2 naar 1. Om het betoog niet onnodig gecompliceerd te maken, zullen wij aannemen dat alleen positieve lading wordt verplaatst; voor het resultaat maakt dit niet uit.

◂ initiële segment

◂ ladingtransport

Het transport van positieve lading naar het initiële segment veroorzaakt aldaar een toenemende depolarisatie van de celmembraan. Wanneer de membraanpotentiaal een bepaalde kritische waarde bereikt (de drempelwaarde), verloopt de verdere verandering van de membraanpotentiaal volgens een karakteristiek patroon (de actiepotentiaal). Het opwekken van een actiepotentiaal wordt excitatie genoemd.

◂ depolarisatie

◂ drempelwaarde

◂ actiepotentiaal

◂ excitatie

Het verloop van de actiepotentiaal kan worden onderverdeeld in vier fases (figuur 5-13A). Fase 1, die strikt genomen aan de eigenlijke actiepotentiaal voorafgaat, is de (relatief) langzame depolarisatie waarmee de drempelwaarde wordt bereikt. Bij zenuwcellen ligt deze 5 tot 10 mV positief ten opzichte van de rustpotentiaal. De langzame depolarisatie zal sneller verlopen naarmate de sensorpotentiaal een grotere amplitude heeft. Er is dan immers een groter intracellulair ladingtransport. Hoe sterker de prikkel, hoe sneller de actiepotentiaal tot stand komt.

◂◂ adaptatie

◂ langzame depolarisatie

snelle depolarisatie ▶

ompoling ▶

Op het moment dat de drempelwaarde wordt bereikt, begint fase 2, de snelle depolarisatie. De membraanpotentiaal wordt snel minder negatief en vervolgens zelfs positief: er vindt ompoling plaats. Binnen 0,1 ms verandert de membraanpotentiaal van –60 mV naar +30 mV. Het spanningsverschil tussen de rustpotentiaal en de top van de actiepotentiaal, waar de depolarisatiefase eindigt, is de amplitude van de actiepotentiaal. Bij zenuwcellen bedraagt de amplitude dus circa 100 mV. Op de top begint fase 3, de repolarisatie, waarin de membraanpotentiaal in snel tempo weer negatief wordt. Het bereiken van de rustpotentiaal vormt het einde van de repolarisatiefase, maar niet van de beweging in negatieve richting. De membraanpotentiaal bereikt een waarde van circa –80 mV en wordt dan weer geleidelijk minder negatief totdat de rustpotentiaal wordt bereikt. Het tijdsbestek waarin de membraanpotentiaal negatief is ten opzichte van de rustpotentiaal vormt fase 4 van de actiepotentiaal, de hyperpolarisatie.

repolarisatie ▶

hyperpolarisatie ▶

membraan-
permeabiliteit ▶

Het verloop van de actiepotentiaal kan worden verklaard uit de veranderingen in de membraanpermeabiliteit voor Na^+ en K^+ die optreden nadat de membraanpotentiaal de drempelwaarde bereikt (figuur 5-13B). Zowel voor Na^+ als K^+ neemt de membraanpermeabiliteit eerst toe en vervolgens weer af tot de oorspronkelijke waarde. Dit proces voltrekt zich voor Na^+ sneller dan voor K^+; ook bereikt de permeabiliteit voor Na^+ een hoger maximum. De snelle depolarisatie en de ompoling van de celmembraan kunnen worden verklaard uit het feit dat in deze fase de permeabiliteit voor Na^+ toeneemt tot een waarde ver boven die voor K^+. Tijdens de repolarisatie neemt de Na^+-permeabiliteit weer af tot de rustwaarde. De K^+-permeabiliteit bereikt dan juist haar maximum, om vervolgens weer langzaam af te nemen. De fase van hyperpolarisatie komt overeen met de periode dat de Na^+-permeabiliteit weer normaal is en de K^+-permeabiliteit nog is verhoogd.

spanningsafhankelijke
kanalen ▶

Het mechanisme van de permeabiliteitsveranderingen berust op het feit dat de diameter van sommige eiwitkanalen in de membraan (de spanningsafhankelijke kanalen) wordt beïnvloed door potentiaalverschillen (figuur 5-10B). De meeste natriumkanalen zijn spanningsafhankelijk. Wanneer de rustpotentiaal heerst, zijn deze kanalen vrijwel gesloten en kunnen Na^+-ionen niet passeren (ruststand, figuur 5-14A). Bij het bereiken van de drempelwaarde verandert de eiwitstructuur zodanig dat de kanalen volledig worden geopend (actieve stand, figuur 5-14B); de plotseling toenemende Na^+-instroom veroorzaakt een snelle depolarisatie van de membraan. De actieve stand van

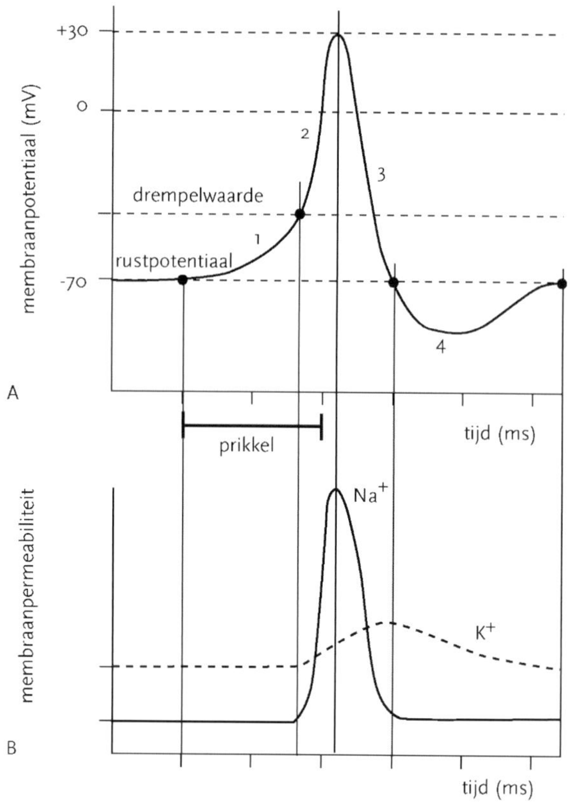

Figuur 5-13 ***A*** *Fases van de actiepotentiaal: langzame depolarisatie (1), snelle depolarisatie (2), repolarisatie (3), hyperpolarisatie (4).* ***B*** *Membraanpermeabiliteit voor Na^+ en K^+ tijdens de opeenvolgende fases van de actiepotentiaal.*

het kanaal is echter niet stabiel. Er treden krachten op binnen het eiwitmolecuul, die ervoor zorgen dat het kanaal, enkele tienden van een milliseconde na het openen, volledig gesloten wordt. Dit is de inactivering van het kanaal (figuur 5-14C). Door de sluiting van kanalen neemt de Na^+-instroom sterk af, zodat de membraan wordt gerepolariseerd. Aan het einde van de repolarisatiefase gaat de inactieve stand over in de ruststand: de oorspronkelijke structuur van het Na^+-kanaal is hersteld.

De spanningsafhankelijke kanalen voor K^+ worden eveneens geactiveerd bij depolarisatie van de celmembraan, maar er is een grotere spreiding in het tijdstip waarop de afzonderlijke kanalen worden geopend en gesloten. Het maximale aantal geopende K^+-kanalen wordt bereikt op het moment dat de Na^+-kanalen zich reeds in de inactieve toestand bevinden.

De Na^+-kanalen reageren alleen in de ruststand op depolariserende prikkels. Tijdens de snelle depolarisatie en de repolarisatie is de membraan daarom niet prikkelbaar. Dit tijdsinterval noemt

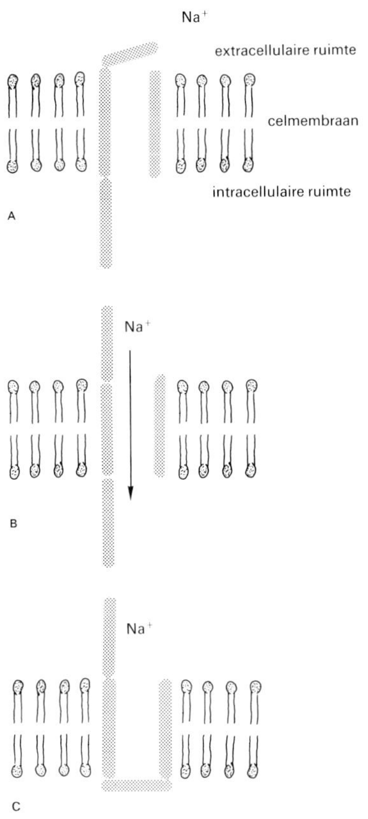

Figuur 5-14 Mechanisme van het Na^+-kanaal: ***A*** *ruststand,* ***B*** *actieve stand,* ***C*** *inactieve stand.*

men de absolute refractaire periode van de cel. De duur van deze periode bepaalt het maximale aantal actiepotentialen dat per tijdseenheid in een neuron kan worden opgewekt. Tijdens de hyperpolarisatie is de cel prikkelbaar, maar de prikkel moet sterker zijn dan normaal. Dit interval noemt men de relatieve refractaire periode. De verminderde prikkelbaarheid komt onder andere doordat een groter potentiaalverschil moet worden overbrugd om de drempelwaarde te bereiken. Daarnaast zal, ten gevolge van de nog steeds verhoogde K^+-permeabiliteit, de uitstroom van K^+ tijdens de langzame depolarisatie groter zijn dan normaal. Hierdoor wordt het depolarisatieproces vertraagd. Bij zenuwcellen duurt de absolute refractaire periode ongeveer 1 ms en de relatieve refractaire periode 2 tot 15 ms.

Tijdens de relatieve refractaire periode neemt de prikkelbaarheid van de membraan geleidelijk toe doordat de K^+-permeabiliteit de rustwaarde steeds dichter nadert. Het tijdstip waarop de drempelwaarde opnieuw wordt bereikt, hangt af van de omvang van het intracellulaire ladingtransport, dus van de hoogte

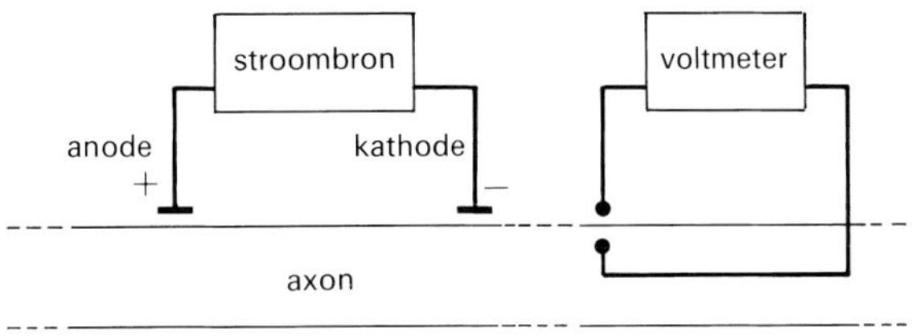

Figuur 5-15 Schema van een proefopstelling voor elektrische prikkeling van een geïsoleerde zenuwvezel. Bij het inschakelen van de stroombron treedt ter plaatse van de kathode een depolarisatie van de celmembraan op, doordat het uitwendige van de cel minder positief geladen wordt ten opzichte van het inwendige. Wanneer de prikkel een voldoende sterkte heeft, zal hierdoor een actiepotentiaal ontstaan, die na voortgeleiding wordt geregistreerd door de voltmeter.

van de sensorpotentiaal. Hoe hoger de sensorpotentiaal, hoe hoger de frequentie van actiepotentialen die wordt opgewekt. De amplitude van de sensorpotentiaal wordt bepaald door de prikkelsterkte, waarbij al dan niet adaptatie kan optreden (5.4.1). Het geheel van processen aan het perifere uiteinde van het sensorische neuron heeft dus tot resultaat dat de prikkelsterkte wordt vertaald in een actiepotentiaalfrequentie. De actiepotentialen worden vervolgens naar het centrale zenuwstelsel geleid en ter verwerking overgedragen aan schakelneuronen en perifere motoneuronen.

Intermezzo 5.1
Meting van de prikkelbaarheid; de i-t-curve

◀ prikkelbaarheid
◀◀ absolute refractaire periode
◀◀ relatieve refractaire periode
◀ i-t-curve

In de voorgaande paragraaf is beschreven hoe actiepotentialen onder normale omstandigheden binnen het lichaam tot stand komen. De theorieën over de actiepotentiaal zijn echter voor een groot deel gebaseerd op experimenten waarin zenuwvezels uit hun natuurlijke omgeving worden geïsoleerd en vervolgens elektrisch worden geprikkeld. Onder dergelijke laboratoriumomstandigheden kan men de sterkte en de duur van de prikkel nauwkeurig instellen. Tegelijkertijd wordt met behulp van micro-elektroden aan weerszijden van de celmembraan gemeten welke invloed de prikkel heeft op de membraanpotentiaal (figuur 5-15).

Zowel de sterkte (uitgedrukt in microampère) als de duur van de prikkel blijkt van invloed bij het opwekken van actiepotentialen. In het algemeen geldt dat een prikkel, wil deze een actiepotentiaal tot stand brengen, langer moet aanhouden naarmate de aangeboden stroomsterkte kleiner is. De absolute waarden van de minimaal benodigde prikkelsterkte en prikkelduur kunnen echter per zenuwvezel verschillen. Wanneer men deze waarden in een grafiek uitzet, krijgt men een intensiteit-tijdskromme, meestal i-t-curve genoemd (figuur 5-16). Uit deze grafiek blijkt dat de benodigde

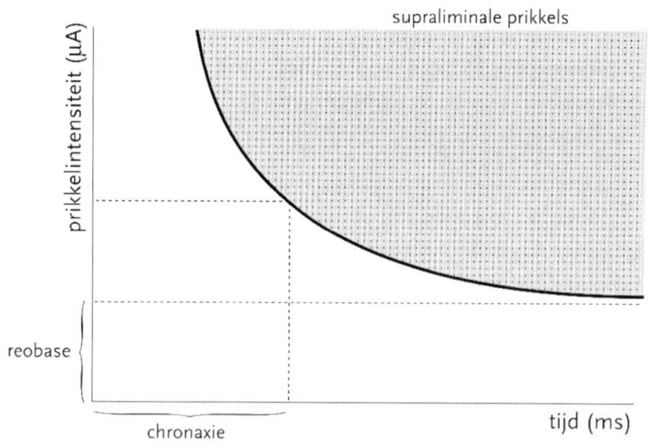

Figuur 5-16 De i-t-curve van een perifere zenuwvezel.

reobase ▶
voortgeleiding van de actiepotentiaal ▶▶

prikkelsterkte een minimale waarde heeft, die de reobase wordt genoemd. Een prikkel met een lagere intensiteit dan de reobase veroorzaakt geen actiepotentiaal, hoe lang deze ook wordt aangehouden. In de praktijk meet men de reobase door het aanbieden van impulsen met een duur van 100 ms, waarbij de stroomsterkte stapsgewijs wordt opgevoerd. Het nauwkeurig vaststellen van een i-t-curve vereist een groot aantal metingen. Wanneer slechts een globaal beeld van de prikkelbaarheid wordt verlangd, volstaat men met het meten van de reobase en de chronaxie. Dit is de minimale tijd die een prikkel met een sterkte van tweemaal de reobase moet duren om een actiepotentiaal op te wekken.

ladingtransport ▶▶

chronaxie ▶

Met behulp van de i-t-curve kan men voorspellen of een prikkel met een bepaalde sterkte en duur een actiepotentiaal tot gevolg zal hebben. Dit is het geval voor alle boven de curve liggende punten en de punten op de curve zelf. Deze prikkels noemt men supraliminaal. Onder de curve liggen de subliminale prikkels.

supraliminaal ▶
subliminaal ▶

Bij het bepalen van een i-t-curve op de hierboven beschreven wijze wordt gebruikgemaakt van impulsen die reeds vanaf het begin van het toedienen de ingestelde stroomsterkte hebben. Wanneer de prikkelsterkte geleidelijk vanaf nul wordt opgevoerd (een insluipende prikkel), bestaat de kans dat zelfs bij een stroomsterkte ver boven de reobase geen actiepotentiaal ontstaat. Voor dit verschijnsel, dat accommodatie wordt genoemd, zijn verschillende verklaringen geopperd. Factoren die mogelijk een rol spelen, zijn voortijdige inactivering van de Na^+-kanalen, voortijdige toename van de K^+-permeabiliteit en compenserende ionenbewegingen binnen de cel.

insluipende prikkel ▶
accommodatie ▶

In de fysiotherapie wordt veelvuldig gebruikgemaakt van elektrische stroom, die via elektroden op de huid wordt toegediend om perifere zenuwvezels te prikkelen (transcutane elektrische neurostimulatie, TENS). Door het prikkelen van motorische vezels kunnen verlamde spieren tot contractie worden gebracht. De prikkeling van sensorische vezels kan dienen voor het bestrijden van pijn en vegetatieve stoornissen (8.5). Om zeker te zijn dat de juiste vezeltypen worden geprikkeld en om de patiënt niet meer te belasten dan noodzakelijk is, wordt voorafgaand aan de behandeling dikwijls een i-t-curve bepaald. Anders dan bij laboratoriumexperimenten kan het optreden van actiepotentialen in de geprikkelde zenuwvezels niet rechtstreeks worden vastgesteld, maar is men aangewezen op een indirect effect. Bij motorische vezels is dat het optreden van een waarneembare spiercontractie. Het exciteren van sensorische vezels uit zich in subjectieve gewaarwordingen bij de patiënt en eventueel in het optreden van reflexen.

passieve voortgeleiding ▶▶
actieve voortgeleiding ▶▶

5.5 PRIKKELGELEIDING

5.5.1 Voortgeleiding van de actiepotentiaal

De voortgeleiding van de actiepotentiaal komt, evenals het opwekken ervan, tot stand door ladingtransport binnen de cel. Aan het einde van de snelle depolarisatiefase is het inwendige van de cel ter plaatse positief geladen ten opzichte van de omringende celinhoud. Onder invloed van de elektrische gradiënt veroorzaakt dit binnen de zenuwvezel ladingtransport in de lengterichting van het axon (figuur 5-17). Dit transport voltrekt zich via het mechanisme van elektrische geleiding in een elektrolytoplossing*. Ten gevolge hiervan treedt in het axongedeelte onmiddellijk naast het initiële segment (figuur 5-11) een langzame depolarisatie op. Zodra de drempelwaarde wordt bereikt, volgen de snelle depolarisatie en de overige fases van de actiepotentiaal. Tijdens de snelle depolarisatie ontstaat nu op deze plaats een intracellulaire ophoping van positieve lading, die weer ladingtransport binnen de cel veroorzaakt.

Deze cyclus herhaalt zich voortdurend, waarbij de actiepotentiaal zich langs de membraan van de zenuwvezel verplaatst. Het optreden van de absolute en relatieve refractaire periode verhindert dat de actiepotentiaal wordt teruggeleid. Ladingtransport is een proces dat zich gedraagt als de zich uitbreidende golven in een vijver waarin een steen is gegooid. De hoogte (amplitude) van de golven neemt voortdurend af, doordat de energie over steeds meer materie wordt verdeeld. De amplitude van de actiepotentiaal daarentegen blijft tijdens de voortgeleiding constant, doordat de actiepotentiaal tijdens het verplaatsen steeds opnieuw wordt opgewekt (zoals de boeggolf van een boot). Ter onderscheiding van het ladingtransport als gevolg van een elektrische gradiënt, dat in de literatuur als passieve voortgeleiding wordt aangeduid, spreekt men bij de actiepotentiaal van actieve voortgeleiding. Net als het op snelheid houden van een boot, kost de voortgeleiding van de actiepoten-

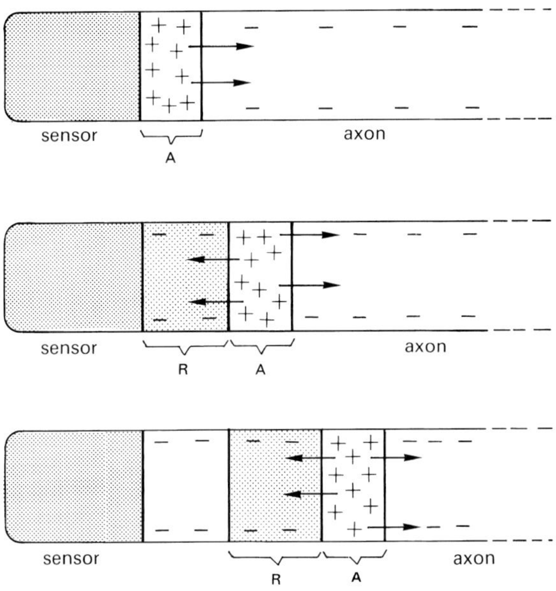

Figuur 5-17 Voortgeleiding van de actiepotentiaal. A Positie van de top van de actiepotentiaal. R Gedeelte van het axon dat zich in refractaire toestand bevindt. De pijltjes geven de richting aan van het intracellulaire transport van positieve lading.

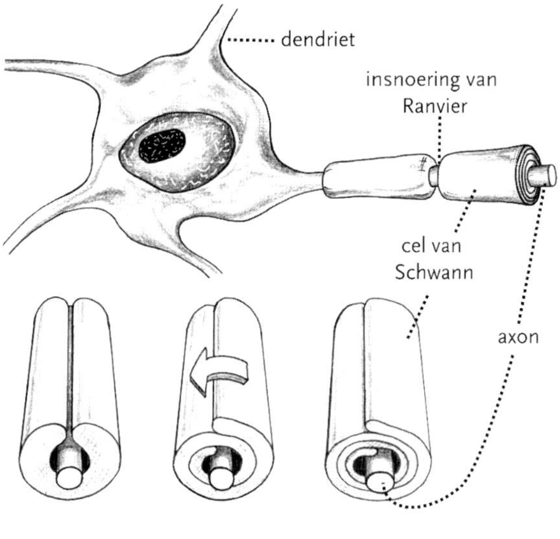

Figuur 5-18 Vorming van de myelineschede bij een perifeer motoneuron.

tiaal energie. Deze energie is nodig voor verhoogde activiteit van de natrium/kaliumpomp die de voor de prikkelbaarheid noodzakelijke concentratiegradienten in stand houdt. Iedere actiepotentiaal gaat immers gepaard met een kortdurende toename van de passieve Na^+-instroom en K^+-uitstroom (5.4.2).

5.5.2 Myelineschede; saltatoire impulsgeleiding

De voortgeleidingssnelheid van de actiepotentiaal bedraagt maximaal 2 m/s. Deze snelheid kan niet hoger zijn, doordat eiwitten in de celmembraan lading vasthouden en laten weglekken naar de extracellulaire ruimte. Het duurt enige tijd voordat zoveel positieve lading vanuit een gedepolariseerd axonsegment is verplaatst, dat in het naastgelegen segment de drempelwaarde wordt bereikt.

De ervaring leert echter dat het zenuwstelsel de prikkels veel sneller kan geleiden dan 2 m/s. Wie in een te heet bad stapt, voelt de hitte binnen een fractie van een seconde en trekt op datzelfde moment zijn voet al reflexmatig terug. Bij een geleidingssnelheid van maximaal 2 m/s zou men pas na enkele seconden op de prikkel reageren en tegen die tijd kan de voet ernstige schade hebben opgelopen. In het menselijk zenuwstelsel blijken geleidingssnelheden tot 120 m/s voor te komen. Deze hoge snelheden worden mogelijk gemaakt door de aanwezigheid van een myelineschede (mergschede) om de zenuwvezels.

De myelineschede wordt gevormd tijdens de uitgroei van een zenuwvezel. In het perifere zenuwstelsel leggen specifieke gliacellen (5.2.1), de cellen van Schwann, zich tegen het axon. Vervolgens wikkelen zij zich strak om het axon heen, als papier op een rol (figuur 5-18). In het centrale zenuwstelsel wordt de myelineschede gevormd door de oligodendrocyten, die hun uitlopers om verscheidene axonen heen wikkelen (figuur 5-19). Het aantal windingen bedraagt uiteindelijk vijf tot tien. Tussen twee opeenvolgende cellen van Schwann ligt de insnoering van Ranvier, een kort axondeel dat vrij blijft van omhulling.

◂ cellen van Schwann

◂ oligodendrocyten

◂ insnoering van Ranvier

De windingen zijn zeer dun. Ze bestaan uit tweemaal de buitenmembraan van de cel van Schwann met daartussen een laagje cytoplasma, dat dunner is dan de membraan zelf. Eiwitmoleculen, die als hydrofiel kanaal kunnen fungeren, komen in de membraan nagenoeg niet voor; de myelineschede bestaat vrijwel geheel uit lipiden. Door deze samenstelling heeft de myelineschede een zeer hoge elektrische weerstand*. In een van een myelineschede voorzien axon (een gemyeliniseerde zenuwvezel) is het daarom onmogelijk ter plaatse van de myelineschede een actiepotentiaal op te wekken. Dit kan alleen aan de uiteinden van het axon en bij de insnoeringen van Ranvier, waar de myelineschede ontbreekt.

◂◂ voortgeleidingssnelheid van de actiepotentiaal

◂ elektrische weerstand

◂ gemyeliniseerde zenuwvezel

Wanneer in het initiële segment een actiepotentiaal wordt opgewekt en deze het begin van de myelineschede bereikt, treedt aldaar geen snelle depolarisatie van de membraan op. De actieve voortgeleiding stopt. Wel is er een intracellulair potentiaalverschil dat zorgt voor een snelle passieve voortgeleiding in

◂◂ myelineschede

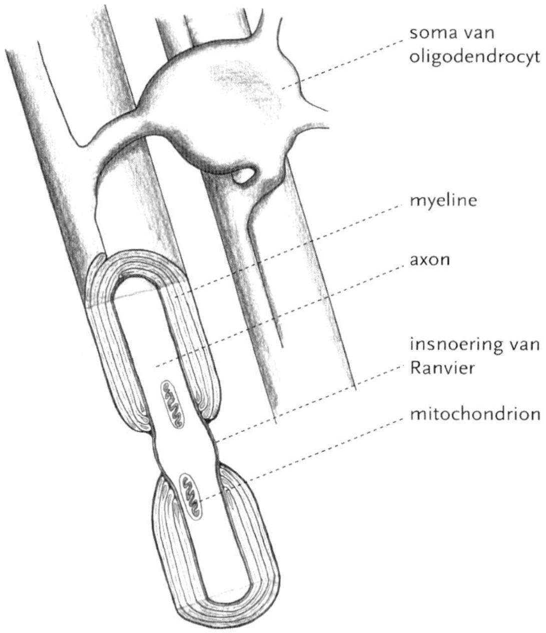

Figuur 5-19 Oligodendrocyt en gemyeliniseerde vezels in het centrale zenuwstelsel.

multiple sclerose ▸▸

demyelinisatie ▸▸

indeling van zenuwvezels ▸▸

de lengterichting van het axon. Hoewel onderweg enige lading verloren gaat door ionisatie van moleculen die hun lading niet overdragen, zorgt de myelineschede dat het ladingverlies via de celmembraan tot vrijwel nul wordt gereduceerd. Er komt voldoende positieve lading aan bij de eerste insnoering van Ranvier om op die plaats de membraan te depolariseren tot de drempelwaarde. Hierdoor ontstaat een actiepotentiaal, die via passieve voortgeleiding een depolarisatie teweegbrengt bij de tweede insnoering van Ranvier, enzovoort. De actiepotentiaal 'springt' van insnoering naar insnoering. Dit proces wordt daarom saltatoire impulsgeleiding genoemd (figuur 5-20). Omdat de tijdsduur van de sprong te verwaarlozen is, verloopt de impulsgeleiding in gemyeliniseerde vezels tientallen malen sneller dan in ongemyeliniseerde vezels van dezelfde dikte. De geleidingssnelheid hangt bij gemyeliniseerde vezels voornamelijk af van de afstand tussen de insnoeringen van Ranvier, die weer afhankelijk is van de dikte van het axon. Hoe dikker het axon, hoe groter de afstand tussen de insnoeringen en dus hoe sneller de voortgeleiding van de actiepotentiaal. Bij de snelste vezels liggen de insnoeringen circa 3 mm uiteen. De beperkende factor voor de afstand is het verlies van positieve lading tijdens de sprong, waardoor het mogelijk is dat in de volgende insnoering de drempelwaarde niet wordt bereikt en de prikkel uitdooft.

saltatoire impulsgeleiding ▸

Erlanger en Gasser ▸▸

Intermezzo 5.2
Multiple sclerose

Multiple sclerose (MS) is een demyelinisatieziekte. De naam is afgeleid van histologische bevindingen: op verschillende plaatsen ('multipel') binnen het centrale zenuwstelsel komen haarden van demyelinisatie voor, waardoor het zenuwweefsel ter plaatse een hard en vezelig karakter krijgt ('sclerose'). MS is een auto-immuunziekte (14.4.3.3) waarvan de oorzaak nog onbekend is. Waarschijnlijk zijn verschillende factoren van belang, waaronder erfelijkheid en een langzaam werkend virus waarmee de patiënt in de kinderjaren besmet is geraakt. Door het verdwijnen van de myelineschede vermindert de geleidingssnelheid van de betrokken axonen en daardoor ook de maximale impulsfrequentie. Omdat in principe alle gemyeliniseerde axonen in het centrale zenuwstelsel kunnen worden getroffen, zijn de symptomen uiteenlopend: zowel sensoriek als motoriek kunnen zijn aangetast, maar ook mentale stoornissen komen voor. De symptomen treden meestal op in de vorm van aanvallen met onregelmatige tussenpozen. Na het optreden van een aanval – bijvoorbeeld een stoornis in het gezichtsvermogen of een gedeeltelijke verlamming van bepaalde spieren – kunnen de symptomen weer verdwijnen, hetgeen duidt op herstel van de myelineschede. In de latere stadia van het ziekteproces, dat tientallen jaren kan duren, verloopt dit herstel steeds moeizamer.

5.5.3 Indeling van zenuwvezels

Niet alle axonen in het zenuwstelsel zijn gemyeliniseerd, en niet alle gemyeliniseerde vezels geleiden even snel. De snelste en dikste vezels hebben, inclusief myelineschede, een diameter van ruim 20 μm. Wanneer alle zenuwvezels deze diameter zouden hebben, waren sommige perifere zenuwen zo dik als een m. biceps brachii in gecontraheerde toestand. Het zenuwstelsel gaat echter economisch om met de beschikbare ruimte: een zenuwvezel is niet sneller, en dus niet dikker, dan functioneel noodzakelijk is.

In het zenuwstelsel varieert de geleidingssnelheid van circa 0,2 tot 120 m/s. De perifere zenuwvezels zijn te verdelen in klassen die elk worden gekenmerkt door een bepaalde geleidingssnelheid. De snelheid correleert met de dikte van de vezel en met het al of niet aanwezig zijn van een myelineschede. Elk vezeltype blijkt tevens een of meer specifieke functies te vervullen. In de tabellen 5-1 en 5-2 zijn de indelingen van perifere zenuwvezels vermeld zoals die door Erlanger en Gasser en door Lloyd en Hunt zijn opgesteld.

Erlanger en Gasser hebben voor hun indeling de geleidingssnelheid als uitgangspunt genomen.

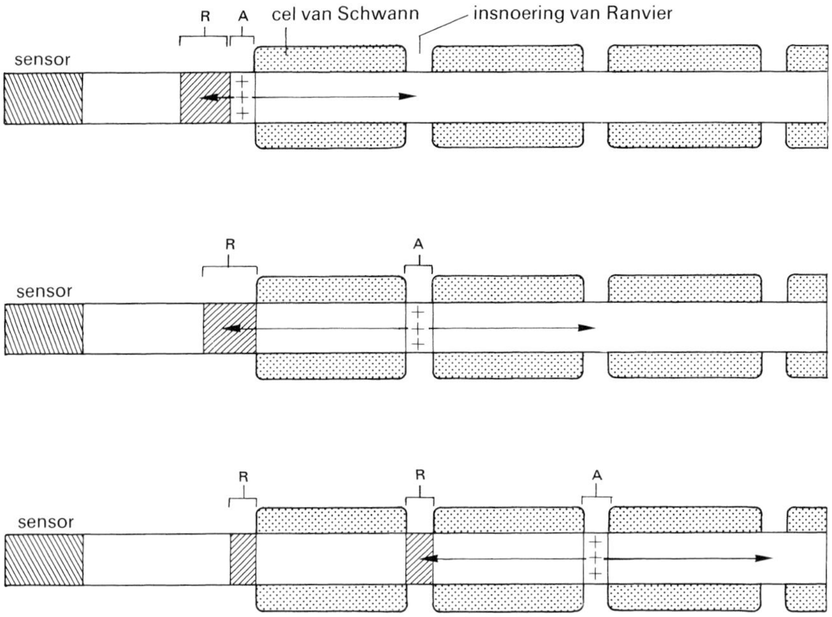

Figuur 5-20 Saltatoire impulsgeleiding. A Positie van de top van de actiepotentiaal. R Gedeelte van het axon dat zich in de refractaire periode bevindt. Pijltjes geven de richting aan van het intracellulaire transport van positieve lading.

Tabel 5-1 Indeling van zenuwvezels volgens Erlanger en Gasser

naam	diameter (μm)	gemyeliniseerd	geleidingssnelheid (m/s)	sensorische functies	motorische functies
Aα1	16-20	ja	100-120	spier- en peessensoren	snelle motorische eenheden
Aα2	12-16	ja	70-100	spier- en peessensoren	langzame motorische eenheden
Aβ	8-12	ja	40-70	tastzin huid	zeer langzame motorische eenheden
Aγ	4- 8	ja	15-40	tastzin huid, gewrichtssensoren	motorische innervatie spiersensoren
Aδ	2-4	ja	8-15	tastzin huid, acute pijn, temperatuur	–
B	1-2	ja	5-12	–	vegetatief
C	0,2-1	nee	0,2-2	chronische pijn, temperatuur	vegetatief

Tabel 5-2 Indeling van zenuwvezels volgens Lloyd en Hunt

naam	diameter (μm)	gemyeliniseerd	geleidingssnelheid (m/s)	sensorische functies
IA	14-20	ja	80-120	spiersensoren
IB	12-18	ja	70-110	peessensoren
II	6-12	ja	30-70	spiersensoren
III	2-6	ja	10-30	tastzin huid, gewrichtssensoren, acute pijn, temperatuur, vegetatieve sensoren
IV	0,2-1	nee	0,2- 2	chronische pijn, temperatuur

De vezels worden verdeeld in drie klassen (A, B en C), waarbij de snelste klasse (de A-groep) weer wordt onderverdeeld in α-, β-, γ- en δ-vezels. De Aα-groep wordt verder onderverdeeld in α_1- (de snelste) en α_2-vezels. Deze onderverdeling is van belang in verband met het onderscheid tussen langzame en snelle motorische eenheden (4.7).

Lloyd en Hunt ▶

De indeling van Lloyd en Hunt heeft uitsluitend betrekking op sensorische vezels. Uitgangspunt voor deze indeling zijn de geleidingssnelheid en de functie: IA- en IB-vezels geleiden even snel, maar de vezels zijn verbonden met verschillende typen sensoren. In de praktijk worden ten aanzien van sensorische vezels beide indelingen door elkaar gebruikt. Langzaam geleidende vezels voor de pijnzin worden zowel met type C als met type IV aangeduid. Uit het feit dat deze typen wat betreft geleidingssnelheid slechts ten dele samenvallen, blijkt dat de grenzen van de klassen tamelijk arbitrair zijn getrokken.

De indelingen van Erlanger en Gasser en van Lloyd en Hunt verschaffen een terminologie voor de aanduiding van bepaalde categorieën zenuwvezels. Wanneer bijvoorbeeld gesproken wordt over motorische vezels van het type Aα of Aγ, geeft dat niet alleen informatie over de geleidingssnelheid, maar ook over de functie. Voor de fysiotherapeut is van belang dat bij kunstmatige elektrische prikkeling de drempelwaarde per type verschillend is: in het perifere zenuwstelsel hebben dikke vezels meestal een lagere prikkeldrempel dan dunne vezels. Hierdoor kunnen dikke vezels selectief worden geprikkeld, hetgeen onder andere wordt toegepast voor het dempen van chronische pijn (9.3.3).

Intermezzo 5.3
Lokale anesthesie

lokale anesthesie ▶

Lokale anesthesie (regionale anesthesie, plaatselijke verdoving) wordt veel toegepast voor pijnbestrijding tijdens chirurgische en tandheelkundige ingrepen. De methode berust op een tijdelijke (reversibele) blokkade van de prikkelgeleiding in een perifere zenuw door een anestheticum, een chemische stof die per injectie of infuus nabij de zenuw wordt toegediend.

anestheticum ▶

cocaïne ▶

Het oudst bekende lokale anestheticum is cocaïne, dat wordt gewonnen uit bladeren van de in Zuid-Amerika groeiende cocaplant (Erythroxylon coca). Bij de Inca's was al bekend dat het kauwen van cocabladeren niet alleen mentaal stimulerende effecten had, maar ook het mondslijmvlies gevoelloos maakte. De eerste toepassingen in de westerse geneeskunde dateren uit de laatste decennia van de negentiende eeuw. Tegenwoordig wordt cocaïne vanwege de kans op verslaving en schadelijke neveneffecten, zoals hart- en vaatstoornissen, vrijwel niet meer gebruikt als anestheticum. In plaats daarvan zijn op cocaïne gelijkende stoffen ontwikkeld die veilig kunnen worden toegepast, zoals novocaïne, lidocaïne en procaïne.

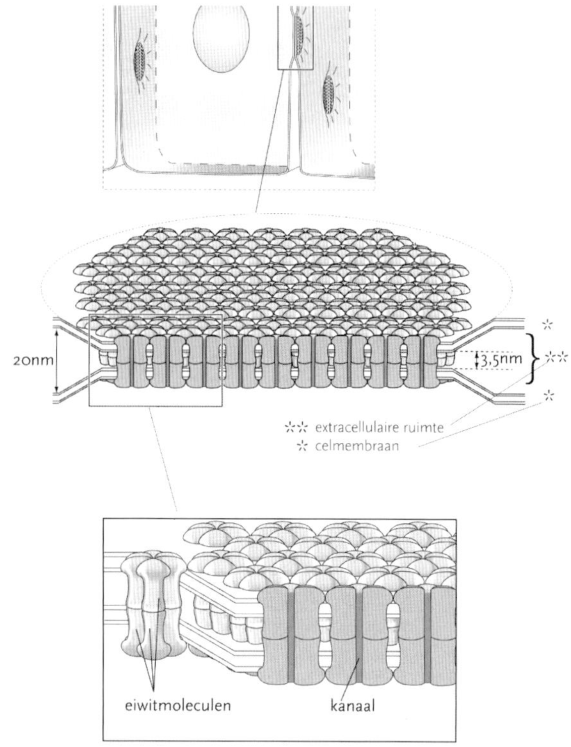

Figuur 5-21 Ruimtelijke structuur van een nexus.

Het mechanisme van lokale anesthesie berust op het blokkeren van de spanningsafhankelijke Na^+-kanalen in de membraan van het axon (5.4.2). Na binding met het anestheticum kunnen de kanalen de actieve stand (figuur 5-14B) niet meer innemen, zodat bij het bereiken van de drempelwaarde de snelle depolarisatie uitblijft. Actiepotentialen die bij een zenuwsegment arriveren waar de Na^+-kanalen geblokkeerd zijn, zullen uitdoven. Afhankelijk van de dosering en de wijze van toedienen, raakt de verdoving meestal binnen enkele uren uitgewerkt. Dit komt doordat de binding tussen anestheticum en kanaal reversibel is; naarmate meer moleculen van het anestheticum via de bloedbaan worden afgevoerd, daalt de kans dat een vrijgekomen bindingsplaats opnieuw wordt bezet. Om de afvoer te vertragen, wordt aan de oplossing van het anestheticum vaak een stof met een vaatvernauwende werking toegevoegd.

Perifere zenuwen bestaan uit verschillende vezels (5.5.3), die niet allemaal even gevoelig zijn voor anesthetica. In het algemeen worden de niet-gemyeliniseerde vezels (C-vezels), waaronder die voor chronische pijn, het snelst onwerkzaam gemaakt. Bij deze vezels verdwijnt het effect ook het laatst.

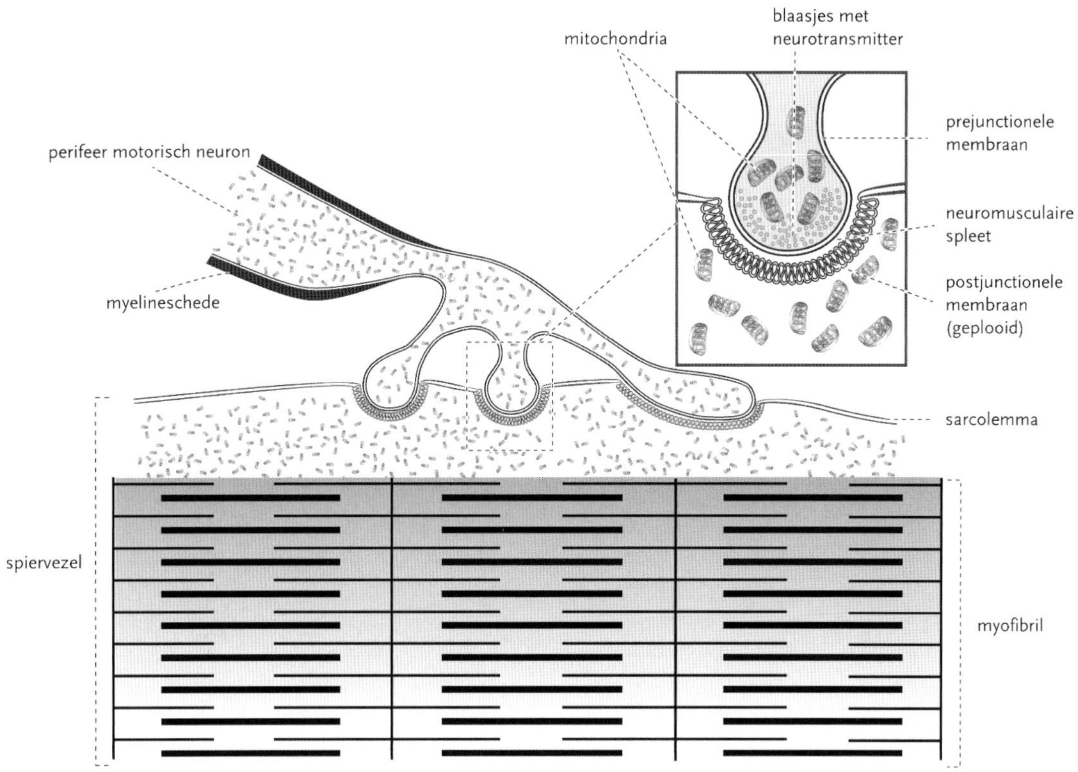

Figuur 5-22 Bouw van een motorische eindplaat. In de spiervezel is het sarcotubulair systeem niet weergegeven.

De gemyeliniseerde vezels zijn minder gevoelig; dit komt doordat het anestheticum alleen kan aangrijpen ter plaatse van de insnoeringen van Ranvier (5.5.2). Om deze vezels volledig onwerkzaam te maken, moeten de Na^+-kanalen in een aantal opeenvolgende insnoeringen worden geblokkeerd.

Aangezien de insnoeringen van Ranvier dichter bij elkaar liggen naarmate de vezel dunner is, zal het anestheticum bij dunne vezels meer insnoeringen bereiken dan bij dikke, hetgeen resulteert in een sterker en langduriger effect. Dit verklaart hoe het mogelijk is dat onder lokale anesthesie, wanneer de pijnzin (Aδ- en C-vezels) volledig is uitgevallen, de houdings- en bewegingszin (Aα-vezels) en soms ook de tastzin (Aβ-vezels) nog functioneren. Tijdens de operatie heeft de patiënt meestal nog enig gevoel in het verdoofde lichaamsdeel. Ook het uitvoeren van bewegingen via α-motoneuronen, indien aanwezig in de geblokkeerde zenuw, is vaak nog mogelijk.

5.6 PRIKKELOVERDRACHT

Prikkeloverdracht of transmissie van cel naar cel kan direct of indirect plaatsvinden. Directe transmissie houdt in dat de actiepotentiaal rechtstreeks wordt overgedragen van de ene celmembraan naar de andere; in feite is er dan sprake van geleiding.

Deze vorm van prikkeloverdracht komt voor tussen hartspiercellen en gladde spiercellen onderling. Prikkeloverdracht van zenuwcel naar zenuwcel of van zenuwcel naar spiercel is bij de mens altijd indirect: de actiepotentiaal wordt overgedragen via een transmitter, een chemische stof die zich in de intercellulaire ruimte verplaatst door middel van diffusie. Tijdens de overdracht houdt de actiepotentiaal als elektrisch verschijnsel even op te bestaan, om vervolgens in de membraan van de ontvangende cel opnieuw te worden opgewekt.

5.6.1 Directe transmissie

De actiepotentiaal kan niet als een vonk overspringen van de ene cel naar de andere. Dat wordt verhinderd door de hoge elektrische weerstand van de celmembraan. Rechtstreekse overdracht van de actiepotentiaal is alleen mogelijk wanneer tussen cellen verbindingen aanwezig zijn waarin de elektrische weerstand laag is. In hartspierweefsel en in syncytieel glad spierweefsel (4.8.2) zijn dergelijke verbindingen inderdaad aanwezig ter plaatse van de nexus (= knoop, verstrengeling; Engels: *gap junction*). Zoals de Engelse benaming aanduidt, kan men deze verbindingen zien als op elkaar aansluitende gaten in de membranen van twee aan elkaar grenzende cellen. Ter plaatse van een nexus liggen de membranen dicht tegen elkaar

◀ nexus
◀ gap junction
◀◀ directe transmissie

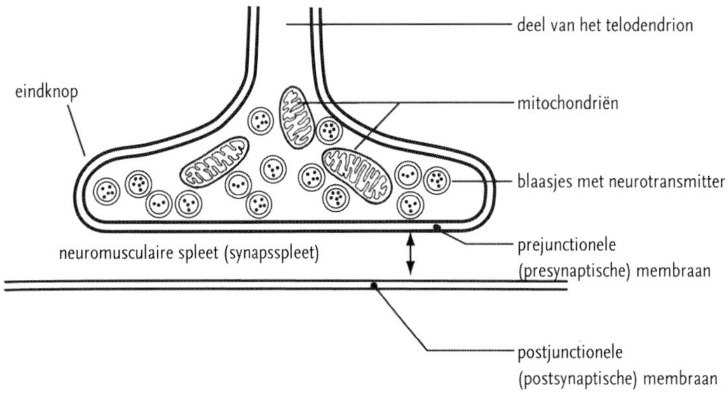

Figuur 5-23 Basisschema van de synaps en motorische eindplaat.

en door beide membranen heen steken langwerpige eiwitmoleculen, die fungeren als wanden van kanalen met een diameter van circa 2 nm (figuur 5-21). Kleine ionen, zoals K^+, kunnen via deze kanalen gemakkelijk worden uitgewisseld. De aanwezigheid van duizenden kanalen per nexus zorgt ervoor dat het ladingtransport, en dus de actiepotentiaal zelf, de grens tussen beide cellen zonder enige vertraging passeert.

acetylcholine ▶▶
indirecte transmissie ▶
transmitters ▶
prejunctionele membraan ▶▶
Ca^{2+}-kanalen ▶▶
postjunctionele membraan ▶▶
synaps ▶
motorische eindplaat ▶
eindplaatpotentiaal ▶▶
neuromusculaire transmissie ▶

5.6.2 Indirecte transmissie

Indirecte transmissie vindt plaats door middel van chemische stoffen die (neuro-)transmitters worden genoemd (3.6). Transmitters worden meestal geproduceerd in het cellichaam van de zenuwcel en vervolgens, na transport door het axon, opgeslagen in de eindknoppen. Wanneer een actiepotentiaal de eindknop bereikt, komt een aantal transmittermoleculen vrij. Deze binden zich aan de membraan van de aangrenzende cel en veranderen de permeabiliteit van deze membraan voor bepaalde ionen. Hierdoor kan een actiepotentiaal worden opgewekt.

Bij prikkeloverdracht van zenuwcel naar gladde spiercel liggen de eindknoppen tussen de spiercellen in, of tegen een laag van spiercellen aan (8.3). De transmitter moet in het interstitium een relatief grote afstand afleggen. In de overige situaties maakt de eindknop deel uit van een gespecialiseerde structuur. De overdracht van zenuwcel naar zenuwcel vindt plaats in de synaps; de overdracht van zenuwcel naar dwarsgestreepte spiercel gebeurt in de motorische eindplaat (figuur 5-22). Wat betreft algemene bouw en werking hebben synaps en motorische eindplaat vele eigenschappen gemeen (figuur 5-23); er zijn echter ook verschillen. Per dwarsgestreepte skeletspiercel is slechts één motorische eindplaat aanwezig. Transmissie in deze eindplaat (neuromusculaire transmissie) leidt onder normale omstandigheden altijd tot excitatie en contractie van de spiervezel (4.3). Daarentegen kan het aantal synapsen op het receptieve deel van een neuron in de duizenden lopen. Transmissie via één synaps veroorzaakt meestal geen excitatie. Om deze reden is de neuromusculaire transmissie eenvoudiger te beschrijven dan de overdracht van prikkels in het zenuwstelsel.

5.6.2.1 *Neuromusculaire transmissie*

In de eindknop van het motorische neuron bevinden zich honderden blaasjes, die gevuld zijn met de neurotransmitter acetylcholine. De wand van deze blaasjes heeft dezelfde moleculaire structuur als de celmembraan. Wanneer een actiepotentiaal de eindknop bereikt, treedt depolarisatie van de prejunctionele membraan op. Hierdoor worden Ca^{2+}-kanalen in de membraan geopend. De Ca^{2+}-ionen, die de eindknop binnendringen, zorgen dat enkele honderden blaasjes met de prejunctionele membraan fuseren. Hierdoor vindt exocytose plaats van acetylcholine in de neuromusculaire spleet (figuur 5-24A). De acetylcholine diffundeert naar de postjunctionele membraan. In deze membraan zijn acetylcholinereceptoren aanwezig die verbonden zijn met kanalen voor transport van Na^+, K^+ en Ca^{2+}. Wanneer de acetylcholine zich bindt aan de receptoren, neemt de membraanpermeabiliteit voor Na^+ sterk toe (figuur 5-24B), terwijl de permeabiliteit voor K^+ en Ca^{2+} in mindere mate stijgt. Het nettoresultaat van deze permeabiliteitsveranderingen is een versterkte instroom van positieve lading: de postjunctionele membraan wordt gedepolariseerd. De membraanpotentiaal, die bij dwarsgestreepte spiercellen in rust circa –80 mV bedraagt, verandert naar circa –50 mV. Deze potentiaalverandering heet de eindplaatpotentiaal.

De eindplaatpotentiaal heeft in de spiervezel hetzelfde effect als de sensorpotentiaal in het perifere sensorische neuron: er treedt intracellulair ladingtransport op, waardoor in het aangrenzende

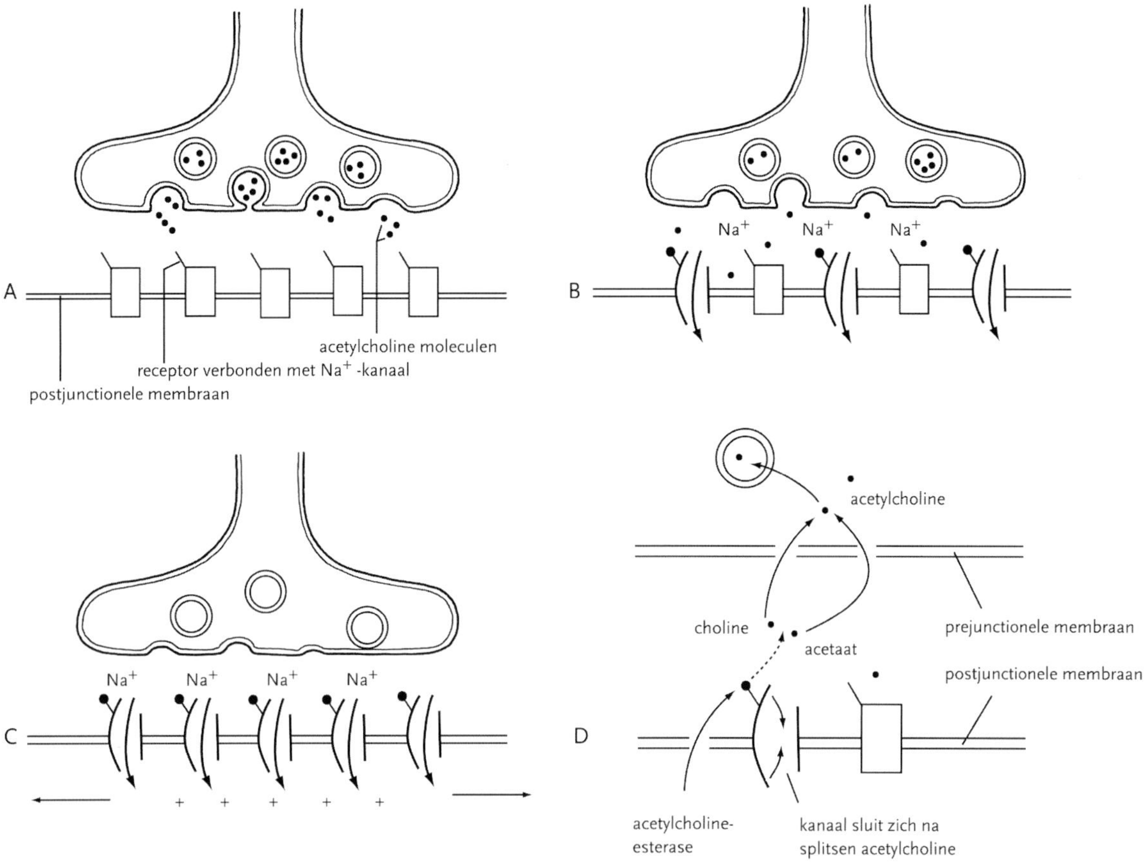

Figuur 5-24 Prikkeloverdracht in de motorische eindplaat. ***A*** *Vrijkomen van acetylcholine.* ***B*** *Binding van acetylcholine aan de receptormoleculen, opwekken van de eindplaatpotentiaal door* Na^+*-instroom.* ***C*** *Ladingtransport binnen de spiercel ten gevolge van de eindplaatpotentiaal.* ***D*** *Splitsing en resynthese van acetylcholine.*

sarcolemma de drempelwaarde wordt bereikt en een actiepotentiaal wordt opgewekt (figuur 5-24C). De actiepotentiaal wordt daarna voortgeleid over het sarcolemma. In 4.3 is beschreven hoe excitatie van het sarcolemma contractie van de spiervezel veroorzaakt.

◀◀ sarcolemma

De eindplaatpotentiaal heeft, naast het opwekken van een actiepotentiaal, een tweede effect: uit de spiercel komt het enzym acetylcholinesterase vrij. Dit enzym splitst de aan de membraanreceptoren gebonden acetylcholine. De splitsingsproducten choline en acetaat laten de receptor los, waardoor het kanaal zich sluit (figuur 5-24D). Hierdoor komt de membraanpermeabiliteit voor ionen weer op het oorspronkelijke niveau en wordt de rustpotentiaal hersteld. Choline en acetaat worden opgenomen door de eindknop van het motorische neuron, waar ze opnieuw tot acetylcholine worden samengevoegd. Deze heropname van transmitterstoffen stelt de motorische eindplaat en de synaps in staat om langdurig actief te zijn met slechts een beperkte hoeveelheid opgeslagen neurotransmitter in de eindknop.

De splitsing van acetylcholine voltrekt zich binnen 5 ms na het ontstaan van de eindplaatpotentiaal. Dit interval is korter dan de absolute refractaire periode van het sarcolemma, die 5-10 ms bedraagt. Als gevolg hiervan ontstaat door elke eindplaatpotentiaal slechts één actiepotentiaal. Wanneer echter de werking van het acetylcholinesterase wordt geblokkeerd, blijft de eindplaatpotentiaal gehandhaafd, zodat in de spiercel voortdurend nieuwe actiepotentialen worden opgewekt (vergelijk de werking van de sensorpotentiaal, 5.4.1). Er ontstaat een heftige tetanische contractie, die na enige tijd overgaat in totale verslapping van de spier doordat de met Na^+-kanalen verbonden acetylcholinereceptoren in de postjunctionele membraan hun gevoeligheid verliezen. Een dergelijke toestand kan dodelijk zijn wanneer deze optreedt in de ademhalingsspieren. Acetylcholinesterase-remmende stoffen worden toegepast bij de bestrijding van insecten, maar ook als medicijn (Intermezzo 5.4).

◀◀ acetylcholinesterase

◀◀ heropname

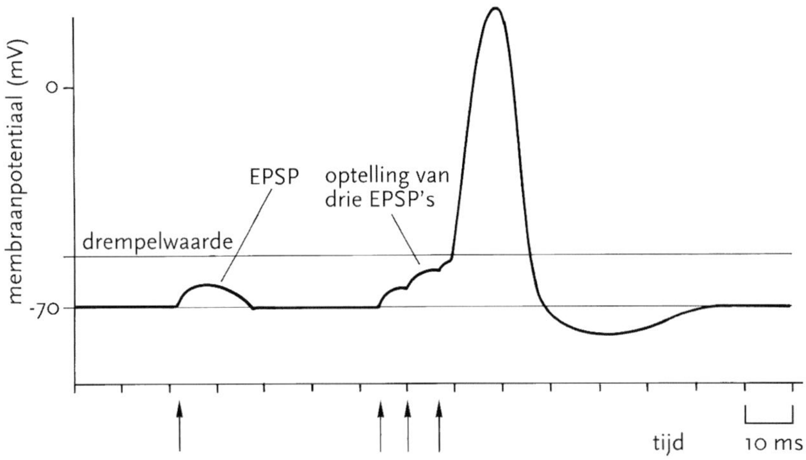

Figuur 5-25 Exciterende postsynaptische potentialen (EPSP's) en summatie. De pijltjes geven de momenten aan waarop een faciliterende prikkel wordt ontvangen.

Intermezzo 5.4
Myasthenia gravis

Wanneer de motorische eindplaat normaal functioneert, leidt elke eindplaatpotentiaal tot contractie van de spiervezel. Dit wordt gewaarborgd door het grote aantal acetylcholinereceptoren en met deze receptoren verbonden Na^+-kanalen in de postjunctionele membraan. Anders wordt het wanneer een groot aantal receptoren buiten werking is gesteld. Dat is het geval bij myasthenia gravis, een ziekte die zich uit in zwakte van dwarsgestreepte spieren (my-a-sthenie = krachteloosheid van spieren; *gravis* = ernstig). Tot de eerste symptomen behoren problemen met het gezichtsvermogen, zoals dubbelzien, doordat de contractie van de uitwendige oogspieren aan snelheid en nauwkeurigheid verliest. Later volgt zwakte van de overige aangezichtsspieren. In ernstige gevallen worden ook de spieren van de extremiteiten en de romp aangetast. Dit laatste leidt tot een gestoorde longventilatie en in sommige gevallen tot dood door ademstilstand.

myasthenia gravis ▶
atropine ▶▶

Myasthenia gravis behoort, net als multiple sclerose (Intermezzo 5.2), tot de auto-immuunziekten: het afweersysteem van de patiënt produceert antistoffen die niet tegen ziekteverwekkers of lichaamsvreemde cellen zijn gericht, maar tegen structuren van het eigen lichaam (14.4.3.3). Bij myasthenie reageren de antistoffen met de acetylcholinereceptoren van de spiercel. Hierdoor worden deze receptoren geblokkeerd en kunnen zij geen acetylcholine meer binden. Naarmate een groter aantal receptoren geblokkeerd is, vermindert de Na^+-instroom en wordt de amplitude van de eindplaatpotentiaal kleiner. Ten slotte is de eindplaatpotentiaal te zwak om de spiercel te kunnen exciteren.

auto-immuunziekten ▶

presynaptische membraan ▶▶

postsynaptische membraan ▶▶

Tot de therapeutische mogelijkheden bij myasthenia gravis behoort toediening van aceltylcholinesterase-remmende stoffen. Doordat het enzym wordt geremd, blijft acetylcholine langduriger aan de membraanreceptor gebonden, zodat de natriumkanalen langer openblijven. De aanhoudende Na^+-instroom verhoogt de amplitude van de eindplaatpotentiaal. Een bezwaar van deze medicamenten is dat de werking van acetylcholine ook elders in het lichaam wordt versterkt, onder andere in de overdrachtsstructuren van het parasympathische zenuwstelsel (8.3). Dit kan bijvoorbeeld leiden tot verhoogde activiteit van de gladde spieren in de wand van het maag-darmkanaal. Ter bestrijding van dit ongewenste neveneffect wordt atropine toegediend. Deze stof vermindert de gevoeligheid van glad spierweefsel voor acetylcholine, terwijl de werking van de motorische eindplaat in dwarsgestreept spierweefsel niet wordt beïnvloed.

5.6.2.2 *Transmissie in het zenuwstelsel*

In het zenuwstelsel komen twee hoofdgroepen van synapsen voor: faciliterende en inhiberende synapsen. De eerste groep dient voor het overdragen van actiepotentialen, de tweede groep voor het beletten van deze overdracht.

Facilitatie

De faciliterende synaps heeft vele eigenschappen gemeen met de motorische eindplaat. Depolarisatie van de presynaptische membraan veroorzaakt instroom van Ca^{2+}-ionen, waardoor exocytose van neurotransmitter plaatsvindt. De transmitter verbindt zich met receptormoleculen in de postsynaptische membraan en veroorzaakt aldaar een permeabiliteitsverhoging voor kleine positieve ionen. Hierdoor wordt de postsynaptische membraan bij iedere transmissie gedurende 5 tot 20 ms gedepolariseerd; de exacte duur hangt af van de snelheid waarmee de neurotransmitter wordt afgebroken of verwijderd. Deze verandering van de membraanpotentiaal staat bekend als exciterende postsynaptische potentiaal

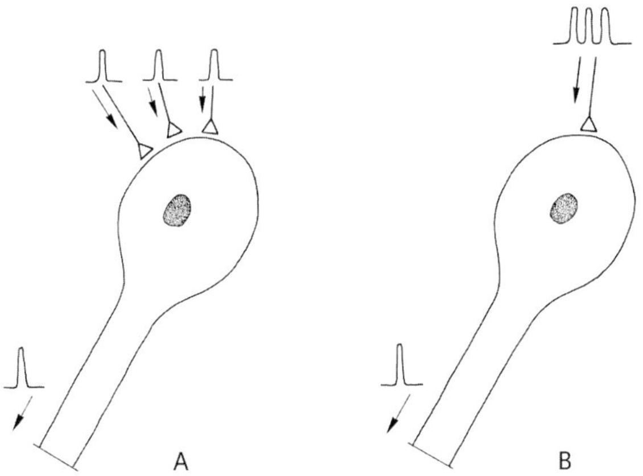

Figuur 5-26 Vormen van summatie. ***A*** *Summatie van plaats.* ***B*** *Summatie van tijd.*

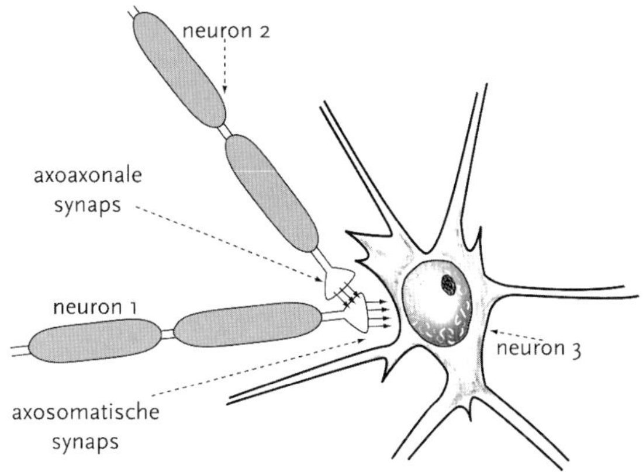

Figuur 5-27 Presynaptische inhibitie via een axoaxonale synaps.

(EPSP). Anders dan een eindplaatpotentiaal, en in tegenstelling tot wat de naam suggereert, veroorzaakt een EPSP niet altijd excitatie. De amplitude van een EPSP kan variëren, maar is nooit hoog genoeg om op eigen kracht de prikkeldrempel te bereiken. Een neuron kan alleen geëxciteerd worden als verscheidene EPSP's tegelijk actief zijn, zodat hun effect kan worden opgeteld (figuur 5-25). Hoe groter het aantal EPSP's, hoe sterker de depolarisatie en dus hoe groter de kans dat de prikkeldrempel wordt overschreden. Dit verschijnsel heet summatie (optelling) of facilitatie (ondersteuning). Men onderscheidt summatie van plaats (spatiële summatie) en summatie van tijd (temporele summatie; figuur 5-26).

Summatie van plaats treedt op wanneer tegelijkertijd verscheidene EPSP's worden opgewekt via verschillende synapsen. De potentiaalveranderingen worden passief voortgeleid over de membraan van het cellichaam en de dendrieten. Hierdoor kan plaatselijk een dusdanige ophoping van positieve lading binnen de cel ontstaan, dat de prikkeldrempel wordt overschreden en een actiepotentiaal wordt opgewekt. Men kan hiermee bijvoorbeeld verklaren hoe een atleet per ongeluk een valse start maakt. Vanuit de hersenen worden de perifere motoneuronen zodanig gefaciliteerd, dat de prikkeldrempel nog juist niet wordt bereikt. Een kleine extra prikkel (bijvoorbeeld een toevallige aanraking) kan zorgen dat de prikkeldrempel wordt overschreden en de atleet in beweging komt. In een minder alerte toestand zou diezelfde aanraking niet in een beweging resulteren.

Summatie van tijd is mogelijk via één synaps. De maximale impulsfrequentie van snel geleidende neuronen in het centrale zenuwstelsel is circa 250 Hz; het interval tussen twee opeenvolgende actiepotentialen kan dus kleiner zijn dan 5 ms. Aangezien een EPSP 5 tot 20 ms duurt, kunnen bij hoge impulsfrequenties de opeenvolgende EPSP's elkaar overlappen. Op deze wijze kan men een speldenprik waarnemen die slechts door één perifeer sensorisch neuron wordt geregistreerd, ondanks het feit dat het signaal verscheidene synapsen moet passeren om tot het bewustzijn door te dringen.

◀◀ EPSP

Wanneer facilitatie leidt tot excitatie, gebeurt dit meestal op de axonheuvel. Dit komt doordat de afstand tussen rustpotentiaal en drempelwaarde op de axonheuvel kleiner is dan elders op het receptieve deel van het neuron. Bij perifere motoneuronen bevinden zich op de axonheuvel vooral inhiberende synapsen, zodat ongewenste excitaties met weinig moeite kunnen worden tegengehouden. Is de actiepotentiaal ter plaatse van de axonheuvel opgewekt, dan wordt deze voortgeleid over het axon, maar ook achterwaarts over het cellichaam en de dendrieten. Deze retrograde voortgeleiding heeft tot gevolg dat het gehele receptieve deel van het neuron een absolute en relatieve refractaire periode doormaakt. EPSP's hebben dan geen of weinig effect en daardoor vermindert de invloed van fluctuaties in het aanbod van EPSP's. Wanneer het gemiddelde facilitatieniveau over een langere periode constant blijft, ontstaat een regelmatig ontladingspatroon. In combinatie met andere mechanismen (7.2.2) kan hierdoor tijdens een tetanische spiercontractie de activiteit van een motorische eenheid constant worden gehouden, ook al varieert het aanbod van sensorische impulsen.

◀ axonheuvel
◀◀ summatie
◀◀ facilitatie
◀◀ summatie van plaats
◀ retrograde voortgeleiding

Bij sommige diersoorten is presynaptische facilitatie aangetoond; deze werkt via axoaxonale synapsen (zie hierna onder *Inhibitie*). Faciliterende prikkels verhogen de permeabiliteit van de presynaptische membraan voor Ca^{2+}, waardoor per exciterende prik-

◀ presynaptische facilitatie
◀◀ summatie van tijd

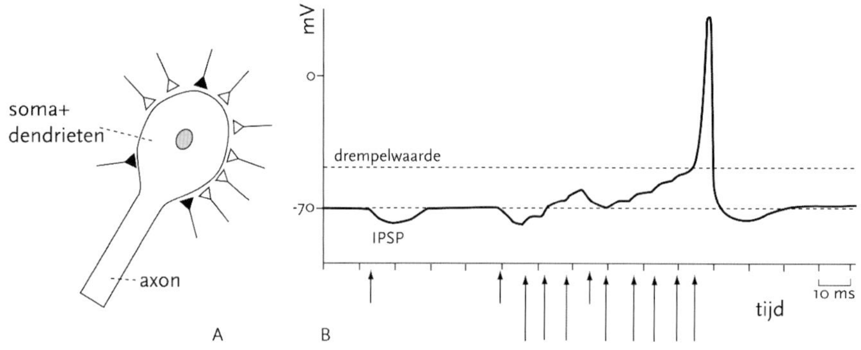

Figuur 5-28 *Postsynaptische inhibitie.* ***A*** *Positie van inhiberende synapsen (gesloten driehoek) tussen faciliterende synapsen (open driehoeken).* ***B*** *IPSP (links), interactie tussen IPSP's en EPSP's (rechts); lange pijlen = faciliterende prikkels, korte pijlen = inhiberende prikkels.*

kel meer neurotransmitter wordt afgegeven en de amplitude van de EPSP stijgt. Het is mogelijk dat presynaptische facilitatie ook in het menselijk zenuwstelsel voorkomt.

Inhibitie

In het zenuwstelsel bestaan twee vormen van inhibitie: presynaptische en postsynaptische inhibitie. Presynaptische inhibitie (figuur 5-27) houdt in dat het vrijkomen van neurotransmitter in een faciliterende synaps wordt tegengegaan; de prikkel wordt voor de overdracht onderschept. Via dit mechanisme kunnen bepaalde prikkels selectief worden tegengehouden, terwijl andere worden doorgelaten. Denk bijvoorbeeld aan het oppakken en teruggooien van een gloeiend stuk hout dat uit een vuur is weggeslingerd. Bij deze beweging worden de terugtrekreflexen (7.3.1.3) onderdrukt, terwijl de motoneuronen van de arm- en schouderspieren vanuit de hersenen bestuurbaar blijven. Dit wordt verwezenlijkt door presynaptische inhibitie van impulsen uit de perifere sensorische neuronen (pijnvezels) in de reflexboog.

presynaptische inhibitie ▶

IPSP ▶▶

Het mechanisme van presynaptische inhibitie is de axoaxonale synaps, een synaps die op een axon eindigt in plaats van op een dendriet of cellichaam. Wanneer in figuur 5-27 de eindknop van neuron 1 wordt geprikkeld door neuron 2 veroorzaakt dit in de membraan van deze eindknop een vermindering van de permeabiliteit voor Ca^{2+}. Deze toestand houdt ongeveer 250 ms aan. Tijdens deze periode wordt het effect van de actiepotentialen, die via het axon van neuron 1 arriveren, ten dele gecompenseerd. Doordat de instroom van Ca^{2+} door de presynaptische membraan kleiner is dan normaal komt er minder neurotransmitter vrij, waardoor de amplitude van de EPSP's in het receptieve deel van neuron 3 lager wordt. Onbedoelde excitatie van dit neuron wordt daardoor minder waarschijnlijk.

axoaxonale synaps ▶

Postsynaptische inhibitie (figuur 5-28) laat de faciliterende synapsen ongemoeid, maar zorgt dat het receptieve deel van het neuron (cellichaam en dendrieten) minder gevoelig wordt voor faciliterende prikkels. Dit mechanisme is niet selectief. Daar staat tegenover dat enkele inhiberende prikkels op de axonheuvel voldoende zijn om het effect van een groot aantal EPSP's teniet te doen.

postsynaptische inhibitie ▶

In de inhiberende synaps wordt een neuromodulator (3.6) afgegeven die in de postsynaptische membraan een selectieve permeabiliteitsverhoging voor K^+ en Cl^- veroorzaakt; de permeabiliteit voor Na^+ wordt niet verhoogd. Hierdoor ontstaat een hyperpolarisatie van de membraan: de inhiberende postsynaptische potentiaal (IPSP). De IPSP houdt, evenals de EPSP, 5 tot 20 ms aan en breidt zich via passief ladingtransport uit over het membraanoppervlak van cellichaam en dendrieten. Het effect is te vergelijken met dat van de hyperpolarisatiefase van de actiepotentiaal. Enerzijds is de afstand van de membraanpotentiaal tot de drempelwaarde vergroot, anderzijds wordt het langzame depolarisatieproces vertraagd doordat het effect van de Na^+-instroom ten dele gecompenseerd wordt door een versterkte K^+-uitstroom en Cl^--instroom.

Of een neuron wordt geëxciteerd, hangt af van de optelsom van alle EPSP's en IPSP's ter plaatse van de axonheuvel (figuur 5-28B). Naarmate de gezamenlijke amplitude van de IPSP's hoger is, zullen er meer EPSP's nodig zijn om excitatie te veroorzaken. Wie 's nachts wakker wil blijven, zal de toenemende stroom van inhiberende prikkels uit het slaapcentrum in de hersenen moeten bestrijden met faciliterende prikkels die bijvoorbeeld uit de zintuigen afkomstig kunnen zijn (fel licht, gepraat, een harde stoel, een koude douche).

Functies van het zenuwstelsel

6 Structuur en functies

Kijk voor verdere verdieping op www.studiecloud.nl

6.1 INLEIDING

◀ zenuwstelsel

Het zenuwstelsel bestuurt de lichaamsfuncties en het gedrag. Elke wetenschap die zich met het functioneren van de mens bezighoudt, wordt vroeg of laat met het zenuwstelsel geconfronteerd. De fysiologie bestudeert het zenuwstelsel traditioneel vanuit een ander gezichtspunt dan bijvoorbeeld de anatomie, de psychologie of de klinische neurologie. In het wetenschappelijk onderzoek ziet men echter de grenzen vervagen: anatomen brengen hersenactiviteit in beeld, fysiologen zoeken naar de oorzaken van stress en psychologen en neurologen bestuderen de werking van transmitters. De disciplines die het zenuwstelsel bestuderen worden sinds ongeveer 1970 aangeduid als neurowetenschappen.

◀ neurowetenschappen

Ook de hoofdstukken over het zenuwstelsel in dit boek zijn ten dele multidisciplinair van karakter. Zo wordt in hoofdstuk 7 aandacht besteed aan stoornissen in de motoriek en worden in hoofdstuk 9 onderwerpen als pijn, stress en leerprocessen behandeld. Om te beginnen wordt in dit hoofdstuk een verband gelegd tussen bouw en functie van het zenuwstelsel.

6.2 TERMINOLOGIE

Met betrekking tot het zenuwstelsel wordt in de literatuur een verwarrende hoeveelheid termen en definities gehanteerd. De verwarring vindt haar oorsprong vooral in het feit dat onze kennis over het zenuwstelsel afkomstig is uit verschillende wetenschappelijke disciplines (6.1), met elk hun eigen, historisch gegroeid taalgebruik. Sommige termen lijken synoniemen, maar bij nader inzien blijkt de betekenis toch te verschillen. Om de verwarring enigszins te beperken volgt hier een overzicht van de voornaamste termen die in dit boek worden gebruikt. Daarbij wordt een onderscheid gemaakt tussen anatomische en functionele termen en worden begrippen met een tegengestelde of elkaar aanvullende betekenis paarsgewijs besproken.

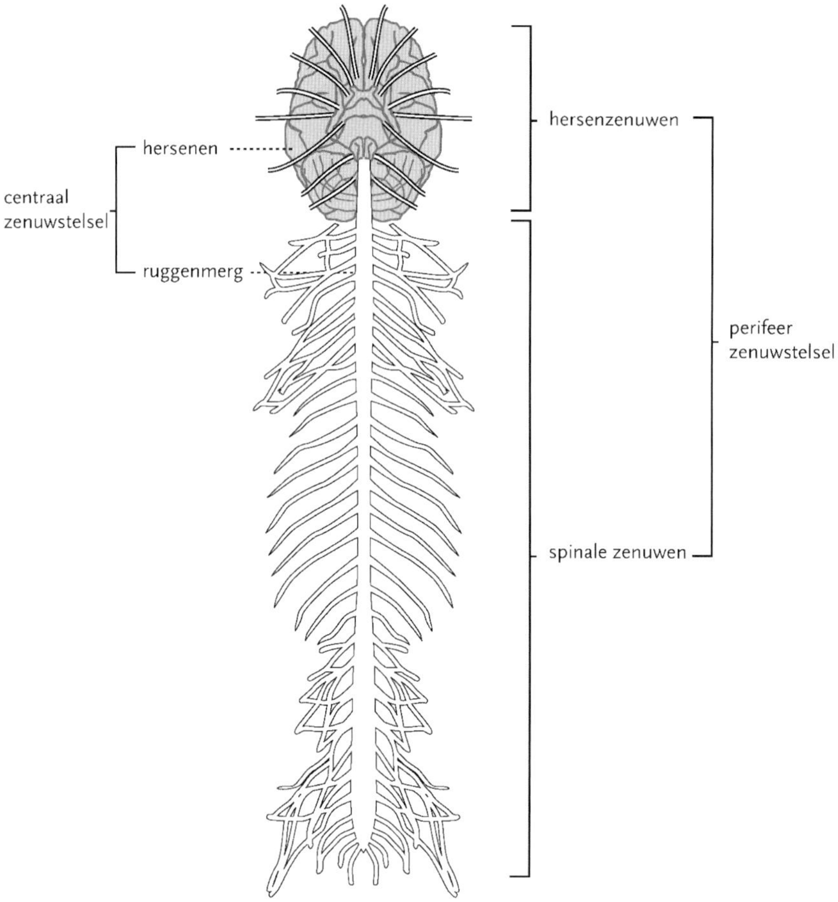

Figuur 6-1 *Overzicht van het zenuwstelsel.*

6.2.1 Anatomische termen

centrale zenuwstelsel ▶
perifere zenuwstelsel ▶

Centraal/perifeer. Anatomisch gezien bestaat het zenuwstelsel uit twee delen: het centrale zenuwstelsel en het perifere zenuwstelsel (figuur 6-1). Het centrale zenuwstelsel is het gedeelte dat wordt omhuld door delen van het skelet. Binnen de schedelholte liggen de hersenen, in het wervelkanaal ligt het ruggenmerg. Hersenen en ruggenmerg gaan in elkaar over ter plaatse van het achterhoofdsgat (foramen magnum). Het perifere zenuwstelsel bestaat uit de hersenzenuwen, de spinale zenuwen en hun vertakkingen.

hersenzenuwen ▶▶
nucleus ▶
spinale zenuwen ▶▶
ganglion ▶
tractus ▶
lichaamssegment ▶▶
nervus ▶
ruggenmerg-segment ▶▶

Zowel in het centrale als in het perifere zenuwstelsel liggen cellichamen van neuronen meestal in groepen bijeen. In het centrale zenuwstelsel heet zo'n groep een kerngebied of nucleus, in het perifere zenuwstelsel een ganglion (letterlijk: knoop). Soms wordt de term 'ganglion' ook gebruikt voor kernen in het centrale zenuwstelsel. Een bundel zenuwvezels (axonen) heet in het centrale zenuwstelsel tractus, afgekort tr. (baan), of fasciculus (letterlijk: bundeltje). Een vezelbundel in het perifere zenuwstelsel noemt men nervus, afgekort n. (zenuw).

De bouw van een grote perifere zenuw (figuur 6-2) vertoont overeenkomst met die van een skeletspier (figuur 4-1). Evenals de spiervezels in de spier zijn de axonen in de zenuw gerangschikt in bundeltjes. De ligging van de bindweefsellagen endo-, peri- en epineurium in de zenuw is analoog aan die van respectievelijk endo-, peri- en epimysium in de spier (4.2.1). Het bindweefsel bevat bloed- en lymfevaten en is rijk aan vezelige eiwitten (collageen, elastine), die mechanische krachten opvangen wanneer een zenuw wordt vervormd of uitgerekt.

Hersenzenuwen/spinale zenuwen. Vanuit de hersenen treden via gaten in de schedel twaalf paar hersenzenuwen. Uit het ruggenmerg treden de spinale zenuwen, steeds één paar tussen twee wervelbogen. Het totaal van de lichaamsstructuren dat door één paar spinale zenuwen wordt geïnnerveerd, wordt een lichaamssegment genoemd. Het gedeelte van het ruggenmerg waarmee de animale vezels (6.2.2) in een bepaalde spinale zenuw rechtstreeks verbonden zijn, heet een ruggenmergsegment. De segmentale

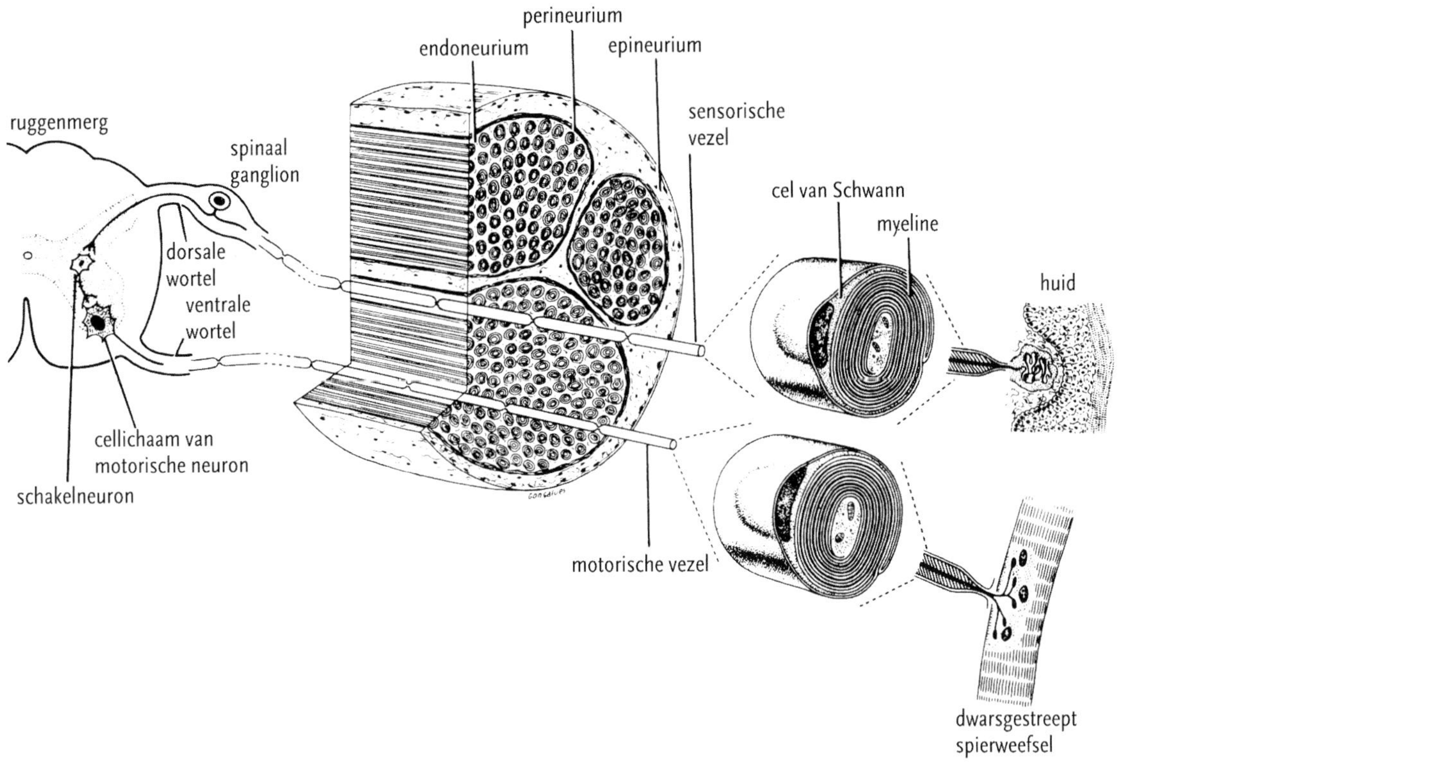

Figuur 6-2 Schematische voorstelling van een perifere zenuw met weergave van een reflexboog.

organisatie van het lichaam en de rol van het zenuwstelsel daarin worden besproken in 8.5.2.

Somatisch/splanchnisch. De perifere zenuwen worden verdeeld in somatische en splanchnische zenuwen, naar het type structuren dat zij innerveren. Het begrip 'somatisch' komt uit de embryologie; letterlijk betekent het lichamelijk, maar met betrekking tot het zenuwstelsel verwijst het naar de innervatie van het houdings- en bewegingsapparaat en van de zintuigen aan het lichaamsoppervlak. Splanchnisch verwijst naar de innervatie van de orgaanstelsels. Als synoniem voor somatisch/splanchnisch geldt het begrippenpaar pariëtaal/visceraal, dat eveneens uit de embryologie afkomstig is. Pariëtaal verwijst naar de lichaamswand (inclusief bewegingsapparaat), visceraal naar de ingewanden.

6.2.2 **Functionele termen**

Animaal/vegetatief. Men gebruikt deze termen zowel met betrekking tot functies (het zien en het lopen zijn animale functies) als met betrekking tot neuronenstructuren (de n. opticus bestaat uit vezels die behoren tot het animale zenuwstelsel). Animaal zijn alle functies en structuren die betrokken zijn bij het waarnemen van de buitenwereld en bij de sensoriek en motoriek van het houdings- en bewegingsapparaat. Vegetatief zijn de functies en structuren die gericht zijn op de instandhouding van het lichaam (homeostase), de groei en de voortplanting. Het vegetatieve deel van het zenuwstelsel, met name het motorische deel ervan, wordt ook autonoom genoemd, omdat dit systeem onafhankelijk van de wil zou functioneren. Deze term is echter minder gelukkig. Enerzijds is de autonomie van het vegetatieve zenuwstelsel beperkt: het werkt in nauwe samenhang met het animale zenuwstelsel, zoals blijkt uit functies als eten en ademhalen. Anderzijds staan animale functies niet altijd onder willekeurige controle, zoals blijkt uit het optreden van reflexen.

Zowel het animale als het vegetatieve zenuwstelsel bezit een sensorisch en een motorisch gedeelte. Bij de sensoriek is de grens tussen animaal en vegetatief soms moeilijk te trekken. Tot welke categorie behoren de temperatuurzin in de huid en de gevoeligheid voor rek in het longweefsel? Het motorische deel van het vegetatieve zenuwstelsel bestaat uit twee systemen die als antagonisten werken: het (ortho)sympathische systeem, dat het lichaam instelt op lichamelijke arbeid, en het parasympathische systeem, dat zorgt voor opbouw en herstel (8.2).

Sensorisch/motorisch. Het sensorische systeem

◀ vegetatief
◀ autonoom
◀◀ somatisch
◀◀ splanchnisch
◀◀ pariëtaal
◀◀ visceraal
◀ sympathisch
◀ parasympathisch
◀◀ animaal
◀ sensorisch systeem

houdt zich bezig met het geleiden en verwerken van prikkels die door sensoren (zintuigen) zijn opgevangen. Tot het sensorische systeem behoren perifere structuren, namelijk sensoren en perifere sensorische zenuwvezels, en centrale structuren, namelijk sensorische banen en sensorische projectievelden (de gebieden in de hersenen waar de sensorische banen eindigen). In het sensorische systeem wordt de prikkel van perifeer naar centraal geleid, in het motorische systeem gebeurt dit andersom. Centraal liggen de motorische velden en de motorische banen, perifeer de perifere motorische zenuwvezels en de effectororganen. De effectororganen zijn in het algemeen spieren: dwarsgestreepte skeletspieren in het animaal-motorische systeem en gladde spieren in het vegetatief-motorische systeem. Vezels in het perifere zenuwstelsel zijn sensorisch of motorisch. Het centrale zenuwstelsel kent daarnaast een groot aantal neuronen met integrerende functies, zoals de verbinding tussen sensoriek en motoriek.

hogere centra ▸▸
motorisch systeem ▸
effectororganen ▸

Sensoriek is niet synoniem met sensibiliteit. De laatste term verwijst naar de sensoriek van de huid en het bewegingsapparaat, voor zover deze doordringt tot het bewustzijn. Sensibiliteit is de 'tastzin' in zijn ruimste betekenis, het traditionele vijfde zintuig naast gezicht, gehoor, reuk en smaak (7.1).

sensibiliteit ▸

Afferent/efferent. Deze termen worden gebruikt voor vezels en vezelbundels in relatie tot de structuren waartussen zij een verbinding vormen. Afferent betekent er naartoe, efferent er vandaan. De tractus spinocerebellaris (een bundel sensorische vezels die van het ruggenmerg naar het cerebellum loopt) is efferent ten opzichte van het ruggenmerg en afferent ten opzichte van het cerebellum. Wanneer men over het perifere zenuwstelsel spreekt, wordt afferent dikwijls gebruikt als synoniem voor sensorisch en efferent als synoniem voor motorisch. Sensorische vezels van de huid worden bijvoorbeeld aangeduid als huidafferenten, hoewel zij de prikkels van de huid af geleiden. Men bedoelt dan in feite afferent ten opzichte van het centrale zenuwstelsel.

afferent ▸
efferent ▸
centraal motorisch neuron ▸▸
perifeer motorisch neuron ▸▸
piramidale stoornissen ▸▸
extrapiramidale stoornissen ▸▸

Ascenderend/descenderend. Ascenderend (opstijgend, naar craniaal; *cranium* = schedel) en descenderend (afdalend, naar caudaal; *cauda* = staart) zijn termen die de geleidingsrichting beschrijven van baansystemen in het centrale zenuwstelsel. Sensorische banen zijn als regel ascenderend, motorische banen descenderend. Uitzonderingen zijn sensorische banen die impulsen naar caudaal geleiden ten behoeve van reflexactiviteit op ruggenmergsniveau.

ascenderend ▸
craniaal ▸
descenderend ▸
caudaal ▸

Hoog/laag. Dit zijn geen wetenschappelijke termen, maar men komt ze vaak tegen in relatie tot het zenuwstelsel. Uitdrukkingen als 'hoge dwarslaesie', 'hogere centra' en 'hogere functiestoornissen' worden in de praktijk veelvuldig gebruikt. Het zijn relatieve termen die soms in anatomische zin worden gebruikt (hoog betekent dan craniaalwaarts), en soms in functionele zin (hoog betekent dan geavanceerd of in een coördinerende rol ten opzichte van andere functies). De betekenis is in de literatuur niet altijd duidelijk. De uitdrukking 'hogere centra' kan zowel slaan op een craniaalwaartse locatie als op een geavanceerde functie. Dit gaat vaak samen, maar niet altijd. Een extra probleem is dat men in hoog en laag een waardeoordeel kan lezen: hogere dingen zijn belangrijker dan lagere. In dit boek worden de termen 'hoog' en 'laag' steeds waardevrij gebruikt.

model ▸▸

Intermezzo 6.1
Klinische termen

De termen die in de kliniek worden gebruikt voor het aanduiden van neurologische ziektebeelden dateren voor een groot deel uit de eerste helft van de twintigste eeuw. Op grond van waarnemingen bij patiënten met hersenletsels en experimenten met proefdieren was men toen voor het eerst in staat klinische symptomen te associëren met beschadigde structuren in het zenuwstelsel. De inzichten over het verband tussen structuur en functie hebben sindsdien echter veranderingen ondergaan, zodat sommige klinische termen tegenwoordig verwijzen naar verouderde kennis. Men moet zich daarvan bewust zijn wanneer men zoekt naar een neurofysiologische verklaring van ziekteverschijnselen.

Een voorbeeld is de indeling van motorische stoornissen. In de kliniek maakt men onderscheid tussen aandoeningen van het centraal motorisch neuron (CMN) en het perifeer motorisch neuron (PMN). Het PMN valt naar de huidige inzichten inderdaad samen met een specifieke zenuwcel, het α-motoneuron. Het CMN moet echter worden gezien als het geheel van kerngebieden en baansystemen in het centrale zenuwstelsel dat bij de motoriek betrokken is. Binnen de aandoeningen van het CMN wordt verder een onderscheid gemaakt tussen piramidale en extrapiramidale stoornissen. Inmiddels is duidelijk dat deze stoornissen doorgaans niet worden veroorzaakt door beschadiging van respectievelijk de piramidebaan (tr. corticospinalis, figuur 7-32) en de overige motorische baansystemen. In termen van het hiërarchisch model (6.3.3) kan men globaal stellen dat piramidale stoornissen betrekking hebben op het neoniveau (7.3.3) en extrapiramidale stoornissen op het paleoniveau (7.3.2).

6.3 MODELLEN VAN HET ZENUWSTELSEL

Een model is een vereenvoudigde afbeelding van de werkelijkheid (1.3). De werkelijkheid van het zenuwstelsel is echter zo complex, dat geen enkel bekend model recht doet aan alle aspecten ervan. Voor welk model men kiest, hangt af van de vraag in welke eigenschappen van het zenuwstelsel men geïnteresseerd is. Een fysiotherapeut heeft andere prioriteiten dan een psycholoog of een neurochirurg. Het reflexmodel, het kabels-en-banenmodel en het hiërarchisch of fylogenetisch model zijn modellen die hun waarde voor de fysiotherapie hebben bewezen. Deze modellen worden hier afzonderlijk besproken.

6.3.1 **Reflexmodel**

◀◀ reflexmodel

Het reflexmodel is een van de oudste manieren om de werking van het zenuwstelsel te beschrijven. Het werd reeds in de zeventiende eeuw onder woorden gebracht (Intermezzo 6.2). De kerngedachte van het model is dat een prikkel (stimulus of input) leidt tot een stereotiepe reactie (respons of output). Men noemt het reflexmodel daarom ook wel het stimulus-responsmodel.

◀◀ stimulus

◀◀ respons

De prikkels afkomstig uit de buitenwereld of uit het eigen lichaam worden opgevangen door sensoren en via sensorische neuronen naar het centrale zenuwstelsel vervoerd. Verwerking van het signaal in het centrale zenuwstelsel leidt tot prikkeling van motorische neuronen, die op hun beurt de prikkel overdragen op een doelorgaan (effector). Wanneer de effector een skeletspier is, bestaat de respons uit een verandering van de contractietoestand, waaruit beweging kan voortkomen. Effectoren kunnen echter ook gladde spieren zijn, die bijvoorbeeld vernauwing van bloedvaten kunnen veroorzaken. De totale weg die een prikkel tijdens een reflex aflegt (sensor – sensorisch neuron – centraal zenuwstelsel – motorisch neuron – effector), noemt men de reflexboog. Deze heeft voor ieder type reflex een karakteristieke structuur, waarbij het centrale traject wat betreft complexiteit sterk kan verschillen. In figuur 6-2 is een reflexboog weergegeven die bij een flexie- of terugtrekreflex zou kunnen behoren. Prikkeling van bijvoorbeeld de voetzool leidt via het ruggenmerg tot spiercontracties, waardoor het been wordt gebogen.

Wanneer men het reflexmodel consequent toepast, wordt het totale functioneren van het zenuwstelsel beschouwd als een optelsom van reflexen. Dit impliceert een vaste relatie tussen stimulus en respons: wanneer iemand bijvoorbeeld in een punaise trapt, trekt hij zijn been terug. In werkelijkheid is dit een al te eenvoudige voorstelling van zaken. Er zijn immers mensen die kennelijk zonder problemen met blote voeten over punaises lopen. De fakir en de prinses op de erwt houden er nogal verschillende

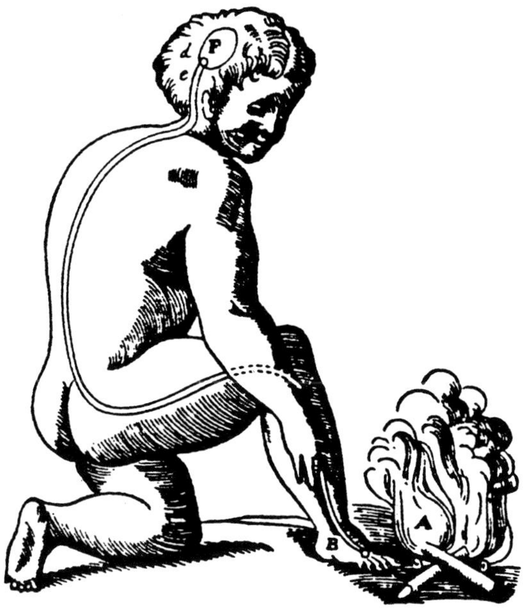

Figuur 6-3 Het reflexmodel volgens Descartes.

reflexpatronen op na. Maar ook de prinses zal haar reflexen waarschijnlijk onderdrukken wanneer haar leven ervan afhangt. Bij elk individu zijn reflexmatige reacties op prikkels slechts onderdelen van het totale gedrag, waarin een vaste relatie tussen stimulus en respons soms ver te zoeken is.

Ondanks deze restrictie heeft het reflexmodel zijn nut. Zo kunnen reflexen die tijdens de ontwikkeling van een individu uit het zicht verdwijnen, weer aan de dag treden wanneer het zenuwstelsel wordt beschadigd (Intermezzo 7.6). Onderzoek van reflexen bij neurologische patiënten geeft informatie over de aard en de ernst van de aandoening. Daarnaast zijn vele vormen van fysiotherapie gebaseerd op het faciliteren of inhiberen van reflexen, met zulke uiteenlopende doelstellingen als het onderdrukken van spasticiteit en het bevorderen van weefselherstel.

◀◀ reflexboog

Intermezzo 6.2
Het Bedriegertjesmodel

◀ Descartes

Het reflexmodel gaat terug op de filosoof René Descartes (1596-1650). Descartes beschrijft hoe een jongen die zijn voet brandt aan een vuur enkele stereotiepe reacties vertoont: hij trekt zijn voet terug, maakt beschermende gebaren met armen en romp en richt zijn blik op de voet (figuur 6-3). Dit reactiepatroon wordt door Descartes verklaard door aan te nemen dat zich binnen de hersenen een vloeistofreservoir bevindt (het ventrikelsysteem), dat via holle buizen (de zenuwen) in verbinding staat met de spieren. Tussen het reservoir

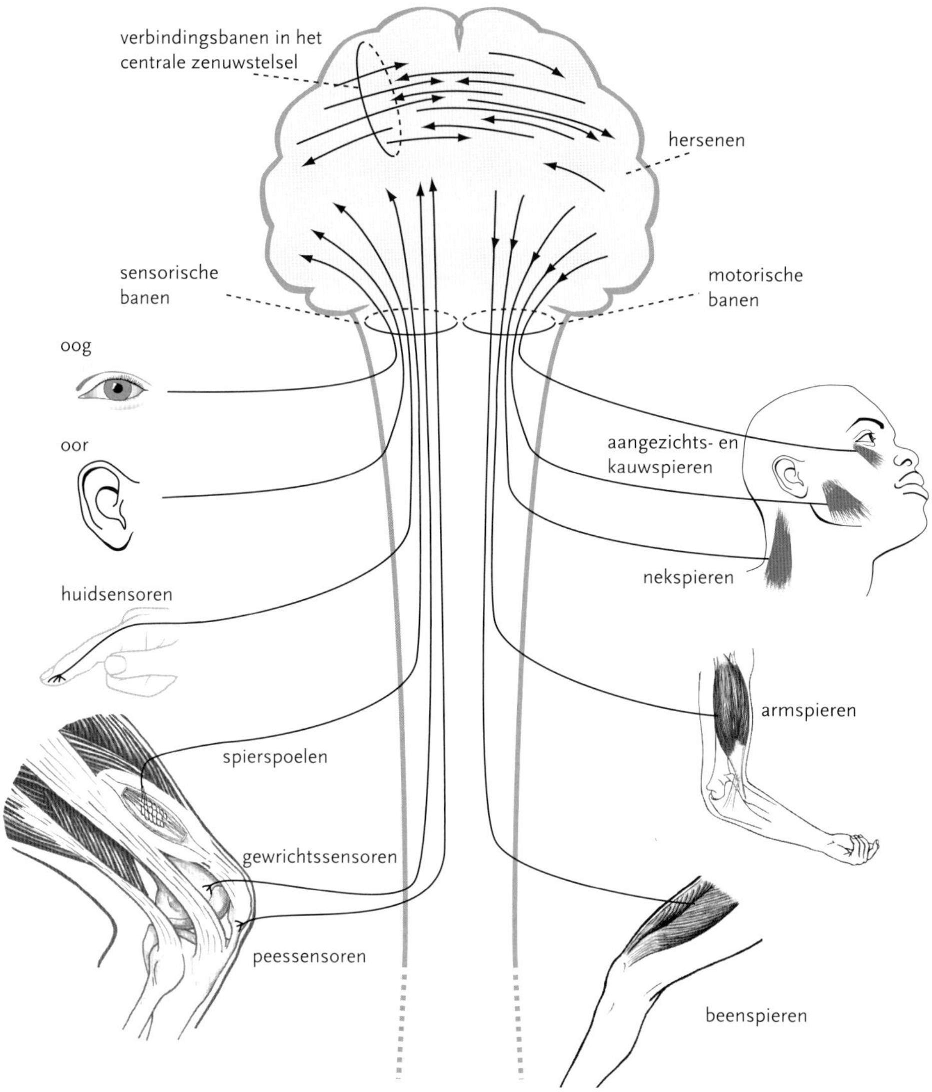

Figuur 6-4 Kabels en banen in het centrale zenuwstelsel.

en de buizen bevinden zich kleppen. Deze worden bediend via draden, die onder andere in verbinding staan met de huid. Door verhitting van de huid wordt aan de draden getrokken, zodat een aantal kleppen zich opent en de vloeistof naar de spieren stroomt. Hierdoor zwellen de spieren op en komt beweging tot stand.

Deze beschrijving komt voor in *Traité de l'Homme*, een werk dat Descartes rond 1635 schreef. In die tijd was van de natuurwetenschappen de mechanica het meest ontwikkeld. De mechanica veranderde het wereldbeeld (de aarde was niet meer het centrum van het heelal) en werd ook toegepast in het dagelijks leven, zoals in de bouw van machines. Descartes maakte daarop een revolutionaire stap door het menselijk lichaam als een machine te beschouwen en te proberen het functioneren van het lichaam langs mechanische weg te verklaren. Voor zijn reflexmodel heeft hij zich waarschijnlijk laten inspireren door de ingenieuze waterwerken die de zeventiende-eeuwse adel in zijn terrassen liet aanleggen. De nietsvermoedende bezoeker stapt op een tegel en plotseling beginnen overal fonteintjes te spuiten uit een hoger gelegen reservoir dat via kabels wordt geopend. In Nederland is een voorbeeld van zo'n installatie bewaard gebleven: de Bedriegertjes, in het park van kasteel Rozendaal bij Arnhem.

mechanica ▶
kabels-en-banenmodel ▶▶

6.3.2 Kabels-en-banenmodel

In het kabels-en-banenmodel (figuur 6-4) gaat men uit van het bestaan van vaste verbindingsroutes tussen de verschillende delen van het zenuwstelsel. Het zenuwstelsel wordt vergeleken met een telefoonnet, waarin het centrale zenuwstelsel als schakelcentrum fungeert. Er zijn specifieke verbindingen van de perifere sensoren naar de hersenen (sensorische

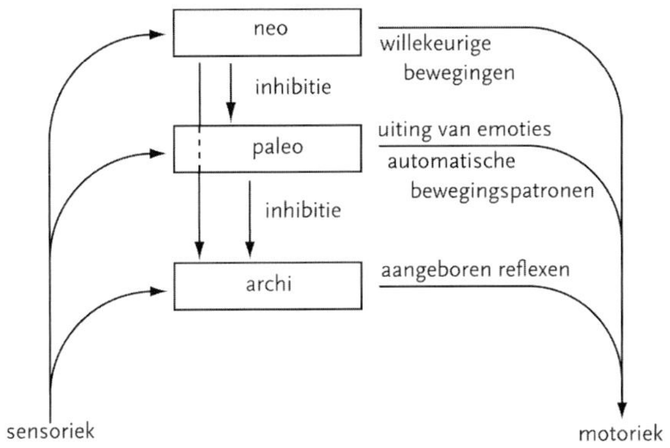

Figuur 6-5 Hiërarchisch model.

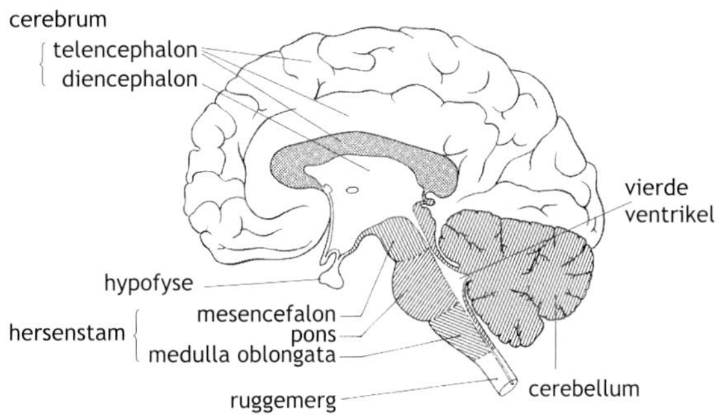

Figuur 6-6 Volgroeide hersenen in mediane doorsnede.

banen, 7.2.3) en van de hersenen naar de spieren (motorische banen, 7.2.4). Andere banen vormen verbindingen tussen verschillende delen van het centrale zenuwstelsel onderling. Elke baan heeft in dit model een afzonderlijke functie, waarbij de betekenis van het signaal vastligt. Prikkeling van de oogzenuw (n. opticus) leidt altijd tot een visuele gewaarwording, ook al bestaat de stimulus uit een klap op het oog. Prikkeling van een motorische baan zal altijd leiden tot spiercontracties, of de prikkel nu afkomstig is uit de hersenen of uit een elektrode die nabij de vezelbundel is geplaatst.

Het kabels-en-banenmodel is een anatomisch model, dat bruikbaar is bij het in kaart brengen van het zenuwstelsel of bij het lokaliseren van een beschadiging. Dit laatste is mogelijk omdat elke aandoening van een baansysteem specifieke uitvals- of prikkelingsverschijnselen tot gevolg heeft (bijvoorbeeld verlammingen, sensibiliteitsverlies of pijn in bepaalde lichaamsdelen). Ook voor het toepassen van therapievormen die rechtstreeks op het zenuwstelsel aangrijpen (elektrotherapie), is het nodig het verloop van de baansystemen te kennen.

Beperkingen zijn er echter ook. Het zenuwstelsel is geen telefoonnet met starre kabels, maar een deel van een steeds veranderend organisme. Al tijdens de embryonale ontwikkeling zorgen verschillen in erfelijkheid en milieu voor variaties in de structuur van het zenuwstelsel tussen mensen onderling. Dit blijft tijdens het verdere leven doorgaan. Hoewel bij volwassenen vrijwel geen nieuwe zenuwcellen meer worden gevormd, verandert ook bij hen het neuronennetwerk voortdurend door aanpassingen op het niveau van synapsen. Leerprocessen spelen zich ten dele op dit niveau af (9.5.5.3). Ook bij herstel na beschadigingen kunnen nieuwe verbindingen tot stand komen en bestaande verbindingen kunnen van functie veranderen. Zo heeft men bij bepaalde patiënten met ernstige chronische pijn getracht de pijn te verlichten via het onderbreken van specifieke pijnbanen. Dit had aanvankelijk een gunstig effect, maar bij sommige patiënten kwam de pijn na maanden terug, doordat andere baansystemen de functie hadden overgenomen.

◀◀ sensorische banen

◀◀ motorische banen

6.3.3 Hiërarchisch of fylogenetisch model

◀ hiërarchisch model

Het hiërarchisch model (figuur 6-5) legt een verband tussen de organisatie van het zenuwstelsel en de manier waarop het zenuwstelsel zich heeft ontwikkeld. Deze ontwikkeling kan men op twee manieren beschouwen: fylogenetisch en ontogenetisch.

◀ fylogenese

De fylogenese is de historische ontwikkeling (evolutie) van de soort. Op grond van onderzoek aan onder andere fossielen en erfelijk materiaal wordt aangenomen dat de soort *Homo sapiens* is voortgekomen uit aapachtige voorouders. Deze zijn op hun beurt ontwikkeld uit vroegere zoogdieren, en zo verder terug via vele schakels tot eencellige organismen. De evolutie van de mens kenmerkt zich vooral door een sterke toename van de hersenmassa.

◀ ontogenese

De ontogenese is de ontwikkeling van het individu uit de bevruchte eicel. Deze wordt bestudeerd in de embryologie, waar we kunnen zien hoe de mens met zijn complexe zenuwstelsel zich ontwikkelt uit één ongedifferentieerde cel.

◀ Haeckel

De bioloog Ernst Haeckel (1843-1919) bracht fylogenese en ontogenese met elkaar in verband. Hij zag in de ontogenese een herhaling van de fylogenese: tijdens de embryonale ontwikkeling van het individu wordt de evolutie van de soort in versneld tempo doorgemaakt. Dit idee ontstond door bestudering van vroege embryovormen van verschillende diersoorten en van de mens. Wanneer men de verschillende ontwikkelingsstadia van ons zenuwstelsel (zowel in fylogenetische als in ontogenetische zin) met elkaar

◀◀ neuronennetwerk

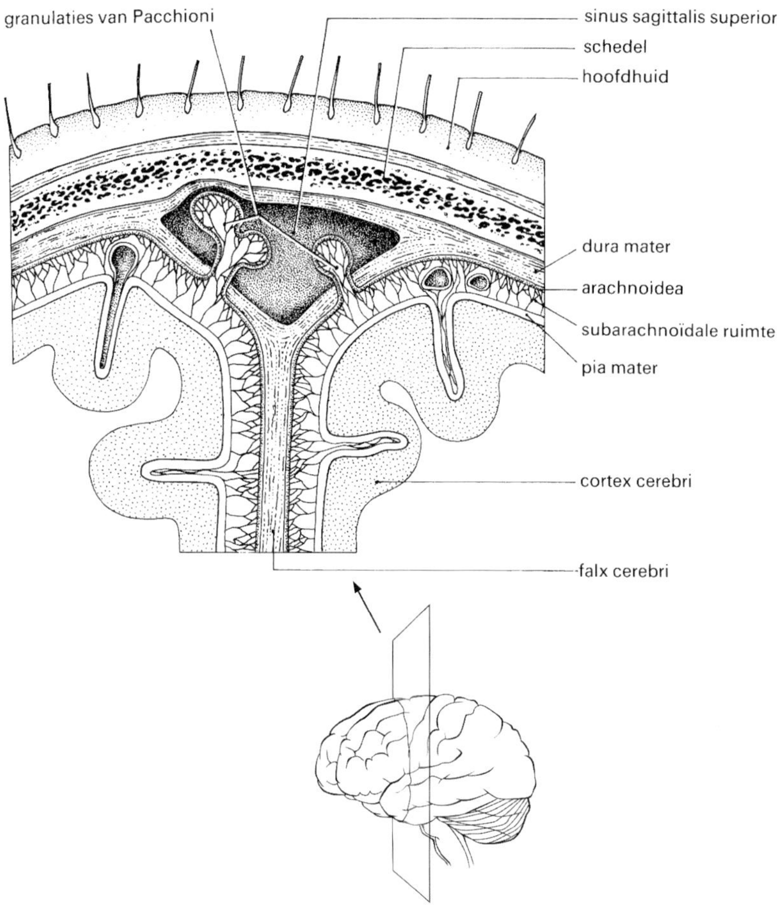

Figuur 6-7 Meninges.

vergelijkt, valt op dat tijdens de ontwikkeling steeds nieuwe structuren worden toegevoegd aan de reeds aanwezige. Deze uitbreidingen leiden er niet toe dat oudere structuren hun functie verliezen, maar wel dat zij functioneel ondergeschikt worden gemaakt. Men spreekt wel van superpositie van nieuwe structuren op oudere. Hughlings Jackson (1835-1911), een van de grondleggers van de moderne neurologie, heeft op grond hiervan het hiërarchisch of fylogenetisch model opgesteld. Dit model is na ruim een eeuw nog van grote betekenis. Men kan er vele eigenschappen van het zenuwstelsel mee begrijpen en het biedt een grondslag voor diverse strategieën in de (fysio-)therapie.

superpositie ▶
Jackson ▶
paleoniveau ▶▶

Het hiërarchisch model (figuur 6-5) verdeelt het centrale zenuwstelsel in drie niveaus: archi-, paleo- en neoniveau. Deze verdeling is arbitrair (men zou ook vier niveaus kunnen onderscheiden, of zes), maar zij is overzichtelijk en praktisch goed bruikbaar.

neoniveau ▶▶
archiniveau ▶

Het archiniveau is fylogenetisch het oudst. Anatomisch gezien omvat het de caudaal gelegen delen van het centrale zenuwstelsel, zoals de grijze stof van het ruggenmerg (6.4.2) en kerngebieden in de hersenstam (6.4.3). Tot de functies behoort de regeling van relatief eenvoudige, automatisch verlopende processen, zoals reflexen ten behoeve van de homeostase. De mictiereflex (het lozen van urine bij een volle blaas, 13.4) en de flexie- of terugtrekreflex bij een beschadigende prikkel (7.3.1.3) zijn voorbeelden van reflexen op archiniveau.

Het paleoniveau is fylogenetisch jonger. Het omvat structuren als de hypothalamus en de basale kernen die aan de basis van de grote hersenen liggen. De functies zijn gecompliceerder dan die van het archiniveau en omvatten bijvoorbeeld automatische bewegingspatronen (lopen, zwemmen) en de expressie van emoties (mimiek, het uiten van kreten).

Het neoniveau is in de evolutie het laatst ontstaan. Het omvat onder andere het grootste deel van de hersenschors. Bij de mens is dit niveau sterk uitgegroeid. Het is betrokken bij mentale processen (denken), bewuste waarneming en willekeurige motoriek.

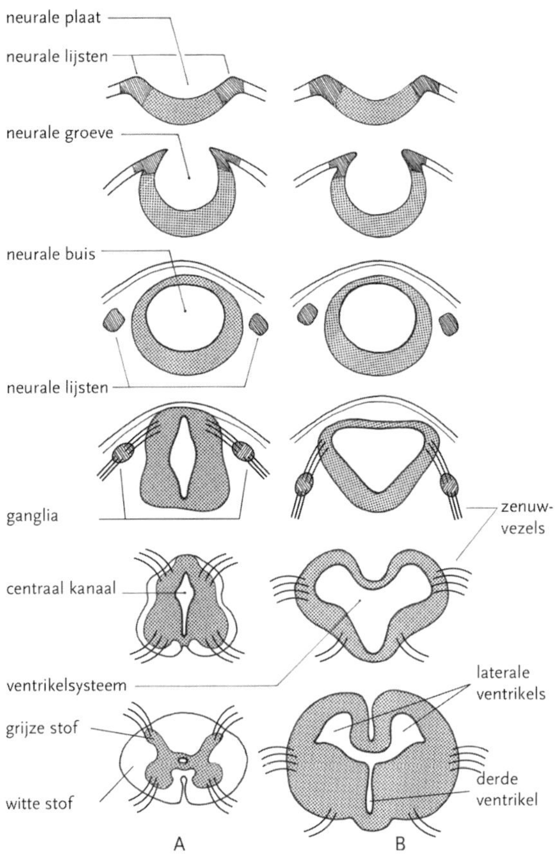

Figuur 6-8 Embryonale ontwikkeling van het centrale zenuwstelsel, in dwarsdoorsneden. ***A*** *Ruggenmerg.* ***B*** *Hersenen (overgang diencephalon/telencephalon). In de hersenen is geen onderscheid gemaakt tussen grijze en witte stof. De tekeningen zijn niet op schaal.*

In het intacte zenuwstelsel functioneren de drie niveaus tegelijkertijd, waarbij de activiteit van de lagere niveaus door de hogere niveaus wordt bestuurd. Meestal is deze besturing van remmende aard: er is sprake van inhibitie. De noodzaak van deze besturing mag blijken uit het volgende voorbeeld. Wanneer men stilstaat in een bepaalde houding, wordt deze houding voornamelijk bepaald door houdingsreflexen op archiniveau, zoals de myotatische reflex (7.3.1.1). Deze reflexen gaan verstoringen van de houding tegen; impulsen van buitenaf worden via spiercontracties gecompenseerd. Stel dat men nu vanuit stilstand wil gaan lopen. Wanneer het archiniveau zelfstandig zou blijven functioneren, zou iedere poging om in beweging te komen onmiddellijk door de houdingsreflexen worden gestuit. Deze reflexen moeten dus buiten werking worden gesteld (geïnhibeerd) of zodanig worden bestuurd, dat zij in

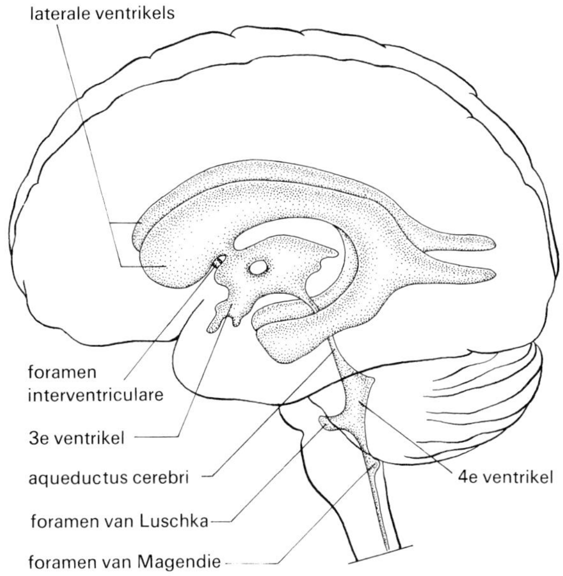

Figuur 6-9 Het ventrikelsysteem. De foramina van Luschka (gepaard) en Magendie (ongepaard, in het mediane vlak) vormen de doorgangen naar de subarachnoïdale ruimte.

het nieuwe motorische patroon juist meewerken om de gewenste beweging tot stand te brengen. Dit laatste gebeurt wanneer men bijvoorbeeld via het buigen van de elleboog een zwaar voorwerp probeert op te tillen (belastingcompensatiefenomeen, 7.3.1.1).

Wanneer men naar het gedrag van zeer jonge kinderen kijkt (16.3.1), ziet men het archi- of paleoniveau min of meer onafhankelijk van het neoniveau functioneren. Het gedrag van een pasgeborene bestaat grotendeels uit aangeboren reflexen, zoals de zuigreflex (archiniveau). Na enkele weken tot maanden ziet men de paleomotoriek tot ontwikkeling komen: het eerste lachje, omrollen, kruipen. Vervolgens komt het neoniveau, met onder andere de ontwikkeling van de spraak. De steeds verdergaande ontwikkeling van het neoniveau uit zich niet alleen in een steeds verfijndere willekeurige motoriek, maar ook in het feit dat het kind steeds beter in staat is tot het onderdrukken van reflexen (zoals de mictiereflex) en van uitingen van emoties (zoals woede en verdriet). Het omgekeerde ziet men gebeuren bij volwassenen met een aandoening van de hersenschors: de aantasting van het neoniveau kan leiden tot ontremming van houdingsreflexen (de patiënt wordt bijvoorbeeld spastisch, 7.3.3) en van de emotionele motoriek (de patiënt barst bij de geringste aanleiding in lachen of huilen uit).

◀◀ inhibitie

◀ ontremming

Niet iedere ontwikkeling van menselijk gedrag past in het schema van het hiërarchisch model. De

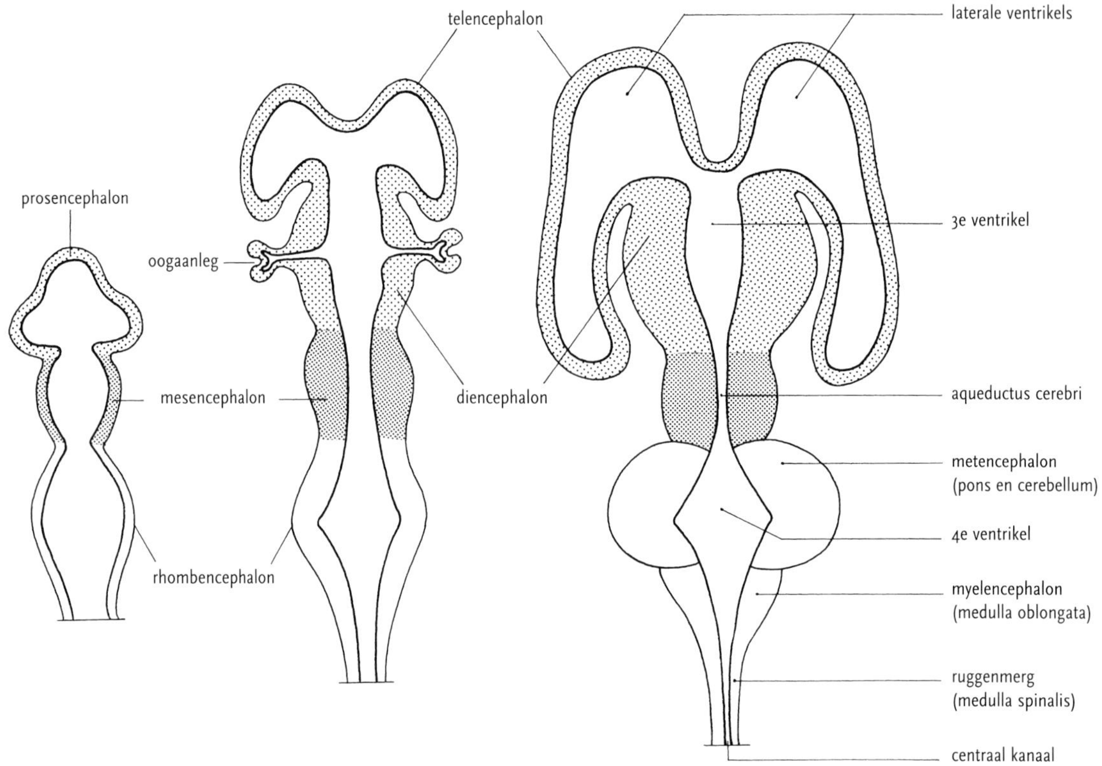

Figuur 6-10 Vorming van de hersenblaasjes en het ventrikelsysteem.

eerste bewegingen van de foetus in de baarmoeder en de eerste pogingen van een kind om te lopen komen onafhankelijk van sensorische prikkels tot stand. Het zijn dus geen reflexen. Bij volwassenen met een hersenbeschadiging ziet men niet alleen ontremming, maar kunnen ook alternatieve bewegingspatronen ontstaan waardoor doelgericht handelen mogelijk blijft. Vanuit het hiërarchisch model is dit moeilijk te verklaren.

6.4 FUNCTIONELE ANATOMIE VAN HET CENTRALE ZENUWSTELSEL

Het centrale zenuwstelsel (figuur 6-6) bestaat uit het ruggenmerg (medulla spinalis), de hersenstam (truncus cerebri), de kleine hersenen (cerebellum) en de grote hersenen (cerebrum). Rondom het centrale zenuwstelsel bevinden zich de hersen- en ruggenmergvliezen.

6.4.1 Hersen- en ruggenmergvliezen

Het centrale zenuwstelsel is omgeven door drie lagen bindweefsel: de hersen- en ruggenmergvliezen (meninges). Van buiten naar binnen zijn dit de dura mater, de arachnoidea en de pia mater.

dura mater ▸▸

De dura mater (het harde moedervlies) is een stevig, leerachtig vlies, dat vooral een beschermende functie heeft. In de schedel is de dura mater vergroeid met het periost (beenvlies) aan de binnenzijde van de schedelbeenderen, zodat het vlies stevig verankerd is aan het bot (figuur 6-7). In het wervelkanaal is de dura mater van de wervels gescheiden door de epidurale ruimte. Tijdens bewegingen van de wervelkolom kan het ruggenmerg met de omhullende vliezen enigszins verschuiven binnen het wervelkanaal, zodat het kwetsbare zenuwweefsel niet op rek wordt gebracht.

epidurale ruimte ▸▸

arachnoidea ▸▸

subarachnoïdale ruimte ▸▸

liquor cerebrospinalis ▸▸

plexus choroideus ▸▸

granulaties van Pacchioni ▸▸

meninges ▸

De arachnoidea (het spinnenwebvlies) ligt tegen de dura mater aan. Dit dunne vlies vormt de buitenwand van de subarachnoïdale ruimte, die aan de binnenzijde wordt begrensd door de pia mater. De subarachnoïdale ruimte is gevuld met een vloeistof die liquor cerebrospinalis wordt genoemd. De liquor wordt geproduceerd in de plexus choroideus, een netwerk van bloedvaatjes in de wand van het ventrikelsysteem. Door drie openingen (foramina) in de wand van de vierde ventrikel (figuur 6-9) stroomt de liquor naar de subarachnoïdale ruimte en van daaruit vindt resorptie plaats naar de veneuze sinussen van het bloedvaatstelsel via de granulaties van Pacchioni (figuur 6-7). De met liquor gevulde subarachnoïdale ruimte fungeert als een schokdempende watermatras

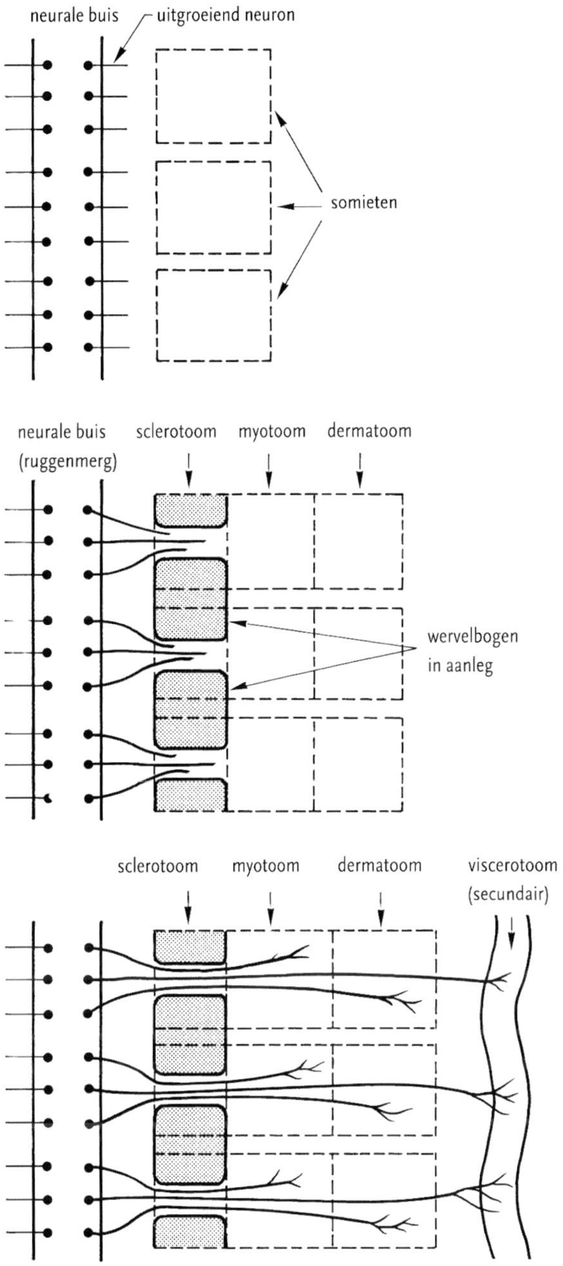

Figuur 6-11 Het ontstaan van de segmentale ordening in het ruggenmerg (zie ook figuur 8-13 en 8-14).

rondom hersenen en ruggenmerg. Tevens is er een uitwisseling van voedings- en afvalstoffen met het omringende weefsel; daarom moet de liquor voortdurend worden ververst. De liquorcirculatie vervult bovendien een transportfunctie voor stoffen met een pijnstillende werking, de endorfinen (9.3.6).

De pia mater (het zachte moedervlies) is een dun en vaatrijk vlies dat onmiddellijk grenst aan de hersen- en ruggenmergsubstantie. Vanuit de pia mater lopen de bloedvaten het zenuwweefsel in.

◀◀ pia mater

Intermezzo 6.3
Embryonale ontwikkeling van het zenuwstelsel

Het zenuwstelsel ontwikkelt zich uit het buitenste embryonale kiemblad, ook wel ectoderm genoemd. In de derde week na de bevruchting differentieert zich de neurale plaat uit het ectoderm, aan de toekomstige dorsale zijde van het embryo. Deze neurale plaat groeit uit in de lengte en verdikt zich. Dit gebeurt vooral aan de randen, waar de neurale lijsten worden gevormd (figuur 6-8). Vervolgens krijgt de neurale plaat een overlangse instulping, de neurale groeve. Ten slotte groeien de randen naar elkaar toe en verenigen zich, zodat de neurale buis ontstaat. De sluiting van de neurale buis begint in de cervicothoracale regio en zet zich van daaruit voort in craniale en in caudale richting. De voorste en achterste opening van de nog niet gesloten neurale buis, de neuroporus anterior en posterior, sluiten zich rond de vijfentwintigste dag van de ontwikkeling.

◀ neurale plaat
◀ neurale lijsten
◀ neurale buis

Bij het sluiten van de neurale buis laten de neurale lijsten los. Deze lijsten komen als langwerpige weefselstrengen aan weerszijden van de neurale buis te liggen. Uit de neurale lijsten ontwikkelen zich de neuronen en steuncellen van de ganglia. Het overige zenuwweefsel, waarvan de cellichamen in het centrale zenuwstelsel liggen, ontwikkelt zich uit de wand van de neurale buis. De holte van de neurale buis is in het volgroeide zenuwstelsel nog steeds aanwezig. In het ruggenmerg vormt zij het nauwe centrale kanaal. In de hersenen wordt de holte op sommige plaatsen sterk vergroot en vervormd door de uitgroei van het hersenweefsel, waardoor het ventrikelsysteem ontstaat (figuur 6-9).

◀ centrale kanaal
◀ ventrikelsysteem

Aan de craniale zijde van de neurale buis komen onmiddellijk na het sluiten van de neurale buis de drie primaire hersenblaasjes tot ontwikkeling (figuur 6-10): het prosencephalon (de voorhersenen), het mesencephalon (de middenhersenen) en het rhombencephalon (de ruithersenen, genoemd naar de vorm). Het prosencephalon splitst zich vervolgens in het telencephalon (eindhersenen) en het diencephalon (tussenhersenen), terwijl het rhombencephalon zich splitst in het metencephalon (achterhersenen) en het myelencephalon of medulla oblongata (het verlengde merg). Uit het metencephalon ontwikkelen zich de pons (brug) en het cerebellum (de kleine hersenen).

◀ primaire hersenblaasjes
◀ prosencephalon
◀ rhombencephalon
◀ metencephalon

Men kan de volgroeide hersenen zien als een boom met een sterk uitgegroeide kroon (het telencephalon) en halverwege de stam een forse zijtak (het cerebellum). De stam wordt gevormd door medulla oblongata, pons en mesencephalon. Deze structuren worden dan ook tezamen de hersenstam genoemd. Het diencephalon is het punt waar de stam zich vertakt tot kroon (figuur 6-6).

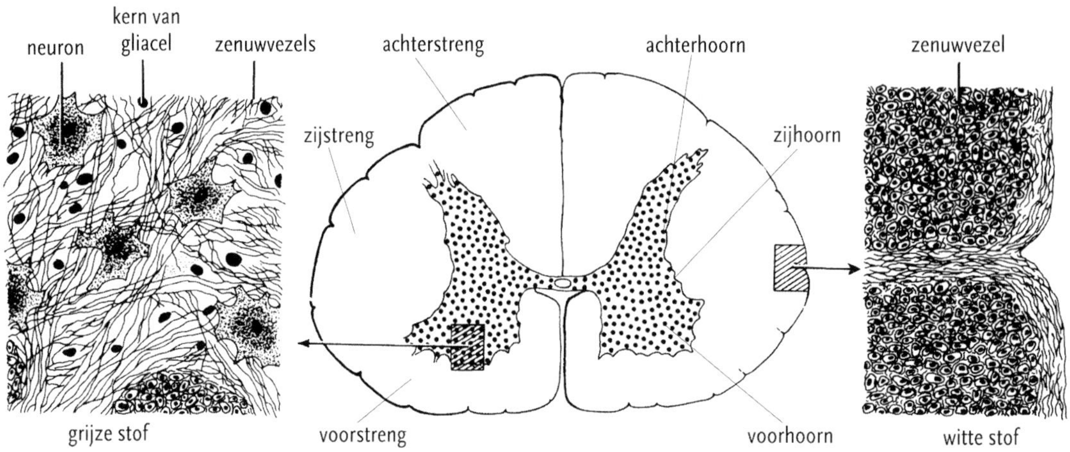

Figuur 6-12 Midden: dwarsdoorsnede van het ruggenmerg. Links is de grijze stof vergroot weergegeven, rechts de witte stof.

Het centrale zenuwstelsel is in aanleg niet gesegmenteerd. De segmentale ordening ontstaat tijdens de uitgroei van perifere vezels vanuit de neurale buis en de neurale lijst. Door de vorming van de wervelbogen treden de vezels bundelsgewijs naar buiten (figuur 6-11). Dit geeft aanleiding tot de segmentale ordening van de grijze stof in het ruggenmerg en de ganglia (8.5).

6.4.2 **Ruggenmerg**

ruggenmerg ▸
funiculi ▸▸

Het ruggenmerg heeft een tweeledige functie. Enerzijds is het ruggenmerg het laagste niveau waarop sensomotorische integratie plaatsvindt, anderzijds vormt het de verbinding tussen de hersenen en de periferie (7.2). Wanneer men het ruggenmerg dwars doorsnijdt (figuur 6-12) ziet men een witte ovaal, waarin een grijze vlinder lijkt te liggen. Op grond van het kleurverschil spreekt men van witte en grijze stof. Levende 'grijze' stof is overigens rozegekleurd door het bloed in de vele capillairen die men in dit weefsel aantreft.

grijze stof ▸
propriospinale banen ▸▸
achterhoorn ▸

Grijze stof bestaat voornamelijk uit cellichamen van neuronen en gliacellen. Topografisch en functioneel bestaat de grijze stof uit drie delen. In de achterhoorn (cornu posterius of dorsalis) liggen schakelneuronen die sensorische informatie doorgeven naar de sensorische banen in de witte stof, en op segmentaal niveau naar de zijhoorn en de voorhoorn (7.1). In de zijhoorn (cornu lateralis) liggen visceromotorische neuronen van het sympathische systeem (8.2.3). In de voorhoorn (cornu anterius of ventralis) liggen de perifere somatomotorische neuronen, de motorische voorhoorncellen. Deze bepalen de activiteit van de motorische eenheden in de dwarsgestreepte spieren (4.4). De verbinding van het ruggenmerg met de spinale zenuwen verloopt via de dorsale en ventrale wortels (figuur 6-2). De dorsale wortel (achterwortel, radix dorsalis) bevat de vezels van de perifere sensorische neuronen. De cellichamen van deze neuronen liggen buiten het ruggenmerg, in het spinale ganglion. De ventrale wortel (voorwortel, radix ventralis) bevat de vezels van de perifere motorische neuronen.

zijhoorn ▸
voorhoorn ▸
motorische voorhoorncellen ▸
dorsale wortel ▸▸
ventrale wortel ▸▸
witte stof ▸▸

De witte stof bestaat uit zenuwvezels die in de lengterichting van het ruggenmerg lopen. Deze vezels zijn vrijwel alle gemyeliniseerd. De myeline veroorzaakt de witte kleur. Topografisch wordt de witte stof van elke ruggenmerghelft verdeeld in drie strengen (funiculi). Dorsaal ten opzichte van de achterwortel ligt de achterstreng, tussen achter- en voorwortel ligt de zijstreng, en ventraal ten opzichte van de voorwortel ligt de voorstreng. Binnen de witte stof zijn de vezels gerangschikt in bundels die ieder een specifiek verloop en een specifieke functie hebben. Dit zijn de banen (6.3.2). Naast sensorische en motorische banen, die het ruggenmerg verbinden met de hersenen, zijn er verbindingen tussen de ruggenmergsegmenten onderling, de ruggenmergeigen of propriospinale banen. Deze vormen fylogenetisch gezien het oudste deel van de witte stof en zij liggen dan ook het meest centraal, tegen de grijze stof aan.

De hoeveelheid witte en grijze stof die in een dwarsdoorsnede van het ruggenmerg te zien is, verschilt per ruggenmergsegment (figuur 6-13). Voor de witte stof geldt dat de omvang van craniaal naar caudaal voortdurend afneemt. Van craniaal naar caudaal treden vezels van motorische banen uit en van caudaal naar craniaal treden vezels van sensorische banen in. De hoeveelheid grijze stof is gerelateerd aan het aantal perifere sensorische en motorische neuronen in het ruggenmergsegment. Dit aantal is het grootst op cervicaal en lumbaal niveau, omdat

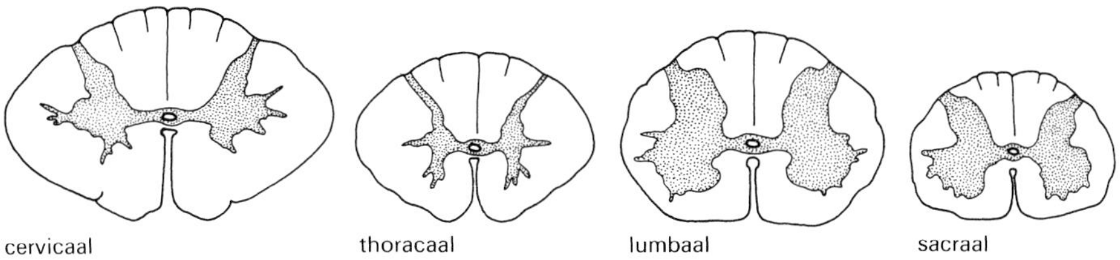

Figuur 6-13 Witte en de grijze stof in het ruggenmerg op verschillende niveaus.

van daaruit het grootste deel van respectievelijk de arm en het been wordt geïnnerveerd.

6.4.3 Hersenstam

De hersenstam (truncus cerebri) is de voortzetting van het ruggenmerg in craniale richting. De overgang van ruggenmerg naar hersenstam verloopt geleidelijk; niet voor niets wordt het meest caudale deel van de hersenstam het verlengde merg genoemd. De functies van de hersenstam komen grotendeels overeen met die van het ruggenmerg, al is de segmentale ordening van de grijze stof moeilijk herkenbaar. Daarnaast zijn er specifieke regelcentra aanwezig voor vele somatische en vegetatieve functies (7.3, 9.2, 11.5). Van caudaal naar craniaal gaat de hersenstam zowel wat betreft bouw als functie steeds minder op het ruggenmerg lijken. Hoe hoger men komt, hoe meer de specifieke regelcentra de overhand krijgen.

De hersenstam bestaat van caudaal naar craniaal uit drie delen: medulla oblongata, pons en mesencephalon. Wanneer men de bouw van de hersenstam vergelijkt met die van het ruggenmerg, dan lijkt het of in de hersenstam de buisvormige structuur aan de dorsale zijde is opengeklapt. Het centrale kanaal is daarbij naar dorsaal opgeschoven en heeft zich ter hoogte van de medulla oblongata en de pons verbreed tot vierde ventrikel (figuur 6-9). De witte stof, die in het ruggenmerg de grijze stof omringt, is ten opzichte van de grijze stof naar ventraal verschoven (figuur 6-14).

De hersenzenuwen (figuur 6-15) nemen ten aanzien van de hersenstam dezelfde plaats in als de spinale zenuwen ten aanzien van het ruggenmerg. Alle hersenzenuwen staan in verbinding met de hersenstam, behalve de nn. I en II, de n. olfactorius (reukzenuw) en de n. opticus (gezichtszenuw). Dit zijn echter uitstulpingen van de hersenen en geen echte perifere zenuwen.

Spinale zenuwen bevatten altijd zowel sensorische als motorische vezels. Bij de echte hersenzenuwen geldt dit niet voor de n. vestibulocochlearis (VIII) die zuiver sensorisch is. Zuiver motorische hersenzenuwen zijn er niet. De vijf paren zenuwen die uitsluitend spieren innerveren (III, IV, VI, XI, XII), bevatten naast motorische ook afferente vezels uit de sensoren in deze spieren. In tabel 6-1 zijn de namen en de voornaamste functies van de hersenzenuwen vermeld.

De nn. III t/m XII staan in verbinding met gebieden van grijze stof in de hersenstam (kerngebieden; nuclei), die wat functie betreft overeenkomen met de grijze stof in het ruggenmerg. De meeste nuclei van hersenzenuwen hebben een langgerekte

◀◀ hersenstam

◀ nuclei

Tabel 6-1 Hersenzenuwen

naam	voornaamste functies
n. olfactorius (I)	reuk
n. opticus (II)	gezichtsvermogen
n. oculomotorius (III)	bewegen van de oogbol, pupilvernauwing, accommodatie, openen van het oog
n. trochlearis (IV)	bewegen van de oogbol
n. trigeminus (V)	sensibiliteit van aangezicht, neusholte en mondholte (niet reuk en smaak) bewegen van de onderkaak (kauwen)
n. abducens (VI)	bewegen van de oogbol
n. facialis (VII)	smaak (voorste deel van de tong), slikbewegingen, afgifte van speeksel
n. vestibulocochlearis (VIII)	gehoor, evenwichtszin
n. glossopharyngeus (IX)	smaak (achterste deel van de tong), slikbewegingen, afgifte van speeksel
n. vagus (X)	sensoriek van de ingewanden, bewegen van de stembanden, slikbewegingen, motoriek van de ingewanden, regeling hartfrequentie
n. accessorius (XI)	bewegen van het hoofd en de schouders
n. hypoglossus (XII)	bewegen van de tong

◀◀ medulla oblongata

◀◀ pons

◀◀ mesencephalon

◀◀ hersenzenuwen

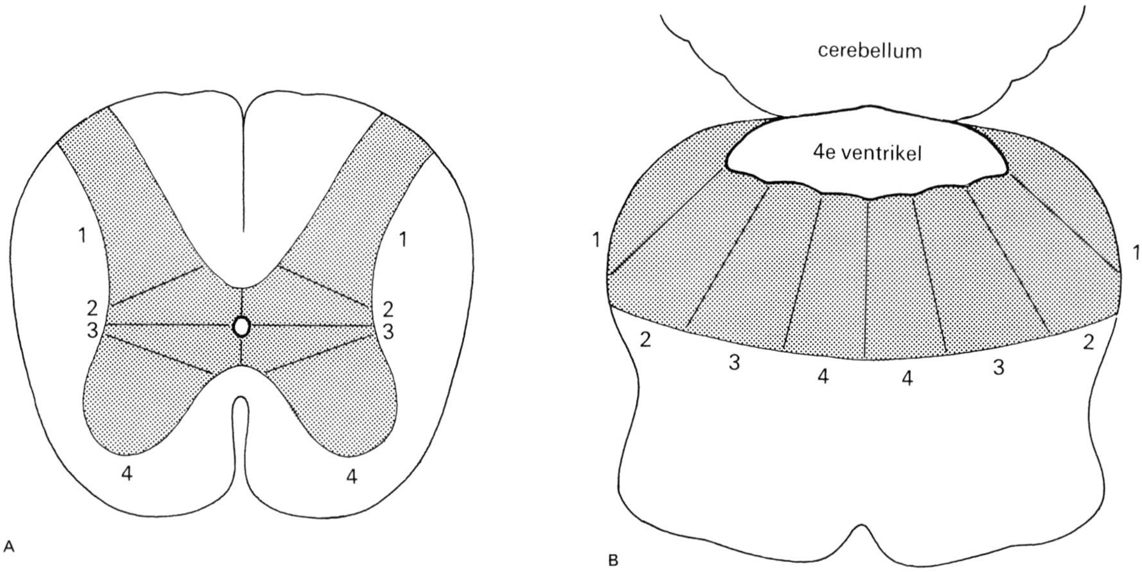

*Figuur 6-14 Grijze en witte stof in het ruggenmerg (**A**) en in de medulla oblongata (**B**). Gebied met somatosensorische (1), viscerosensorische (2), visceromotorische (3) en somatomotorische (4) zenuwcellen.*

vorm die in caudale richting tot in de grijze stof van het ruggenmerg kan doorlopen (figuur 7-29). Ook hieruit blijkt dat de grens tussen ruggenmerg en hersenstam niet scherp is. De cellichamen van de perifere sensorische neuronen liggen in de hersenstam zelf, of, zoals bij de n. trigeminus (V), in een ganglion binnen de schedelholte.

motoriek ▶▶

schakelkernen ▶

olijfkern ▶

Naast de kernen van de hersenzenuwen vindt men in de hersenstam nog andere concentraties van grijze stof. Deze zijn te verdelen in twee groepen: schakelkernen en regelcentra. De schakelkernen maken deel uit van sensorische en motorische baansystemen. Zij liggen grotendeels in de basis van de hersenstam. Een voorbeeld is de olijfkern (oliva) in de medulla oblongata, die sensorische en motorische informatie doorschakelt naar het cerebellum.

regelcentra ▶

formatio reticularis ▶

vierheuvelenplaat ▶

Een belangrijk complex van regelcentra is de formatio reticularis, een netwerk van neuronen dat zich uitstrekt over de gehele lengte van de hersenstam. De formatio reticularis heeft regelfuncties ten aanzien van het bewustzijnsniveau, de lichaamshouding, de bloedsomloop en de ademhaling. Het mesencephalon bevat enkele kerngebieden (substantia nigra en nucleus ruber), die een rol spelen bij het inzetten en coördineren van bewegingen. Zij behoren tot het basale-kernencircuit (7.3.2). Aan de dorsale zijde van het mesencephalon liggen vier koepelvormige uitstulpingen; dit gebied wordt daarom vierheuvelenplaat genoemd. In de koepels liggen centra voor optische en akoestische oriëntatie. Rondom de aqueductus cerebri bevinden zich kerngebieden die een rol spelen bij het dempen van pijn (9.3.6).

aqueductus cerebri ▶▶

cerebellum ▶▶

6.4.4 **Cerebellum**

Cerebellum betekent kleine hersenen. Deze naam dankt het cerebellum aan het feit dat het een verkleinde kopie lijkt te zijn van het cerebrum (de grote hersenen). Evenals het cerebrum bestaat het uit twee halve bollen (hemisferen) met een sterk geplooid oppervlak.

Het cerebellum (figuur 6-16) zorgt voor de coördinatie en de fijne afstemming van de motoriek die vanuit andere hersendelen wordt ingezet, en heeft een functie bij het programmeren van bewegingen vanuit de hersenschors (7.3.3). Om deze functies te kunnen uitvoeren, ontvangt het cerebellum afschriften van vrijwel alle somatosensorische en motorische impulsen die in het zenuwstelsel circuleren. Correctie van de motoriek vindt plaats doordat het cerebellum op zijn beurt informatie afgeeft naar de kerngebieden waar de motorische impulsen hun oorsprong hebben.

Het cerebellum heeft een hiërarchische structuur. Men onderscheidt een archi-, paleo- en neocerebellum. De functie van deze onderdelen correspondeert met de niveaus van het hiërarchisch model (6.3.3). De verbinding van het cerebellum met de andere hersenstructuren verloopt via drie paar vezelbundels: pedunculus cerebellaris superior (naar het mesencephalon), pedunculus cerebellaris medius (via de pons naar de grote hersenen) en pedunculus

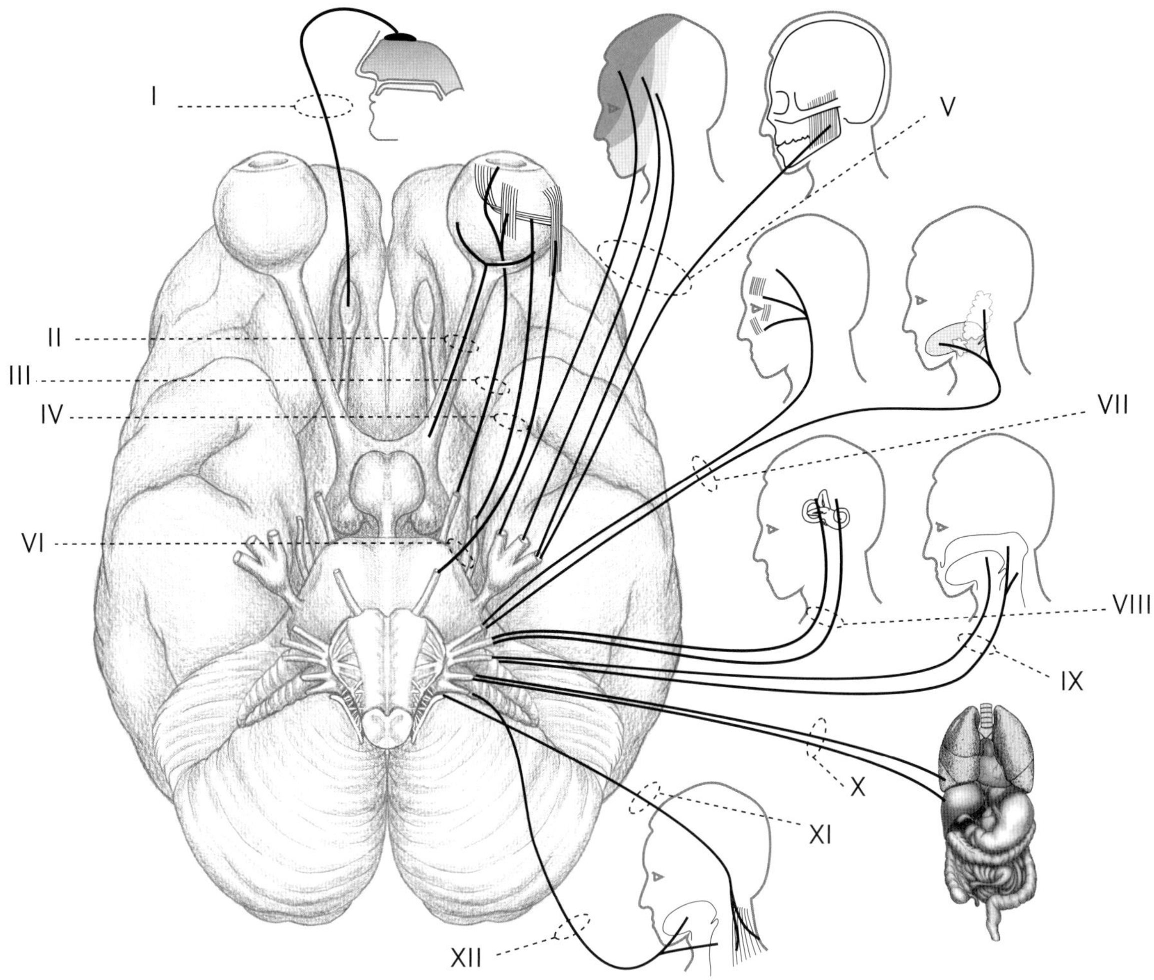

Figuur 6-15 De twaalf hersenzenuwen en hun innervatiegebieden.

cerebellaris inferior (via de medulla oblongata naar het ruggenmerg).

6.4.5 **Diencephalon**

Tijdens de embryonale ontwikkeling splitst het prosencephalon zich in het diencephalon en het telencephalon. Ten gevolge van de sterke uitgroei van het telencephalon naar lateraal en caudaal komt het diencephalon uiteindelijk tussen de beide hemisferen van het telencephalon te liggen. Vandaar de naam, die tussenhersenen betekent. In het volgroeide zenuwstelsel vormen diencephalon en telencephalon tezamen het cerebrum (grote hersenen).

De neurale buis breidt zich ter plaatse van het diencephalon in dorsoventrale richting uit en vormt de derde ventrikel: een platte holte in het mediale vlak. De grijze stof van het diencephalon ontwikkelt zich uit de zijwanden van deze ventrikel. Net als in

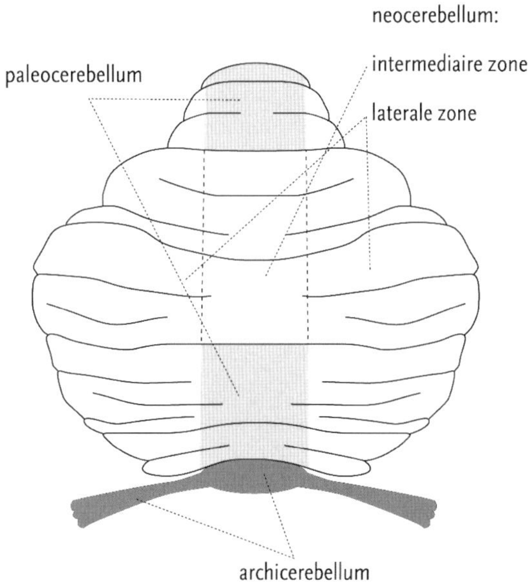

Figuur 6-16 Dorsaal aanzicht van het cerebellum.

◀◀ diencephalon

◀◀ cerebrum

◀◀ derde ventrikel

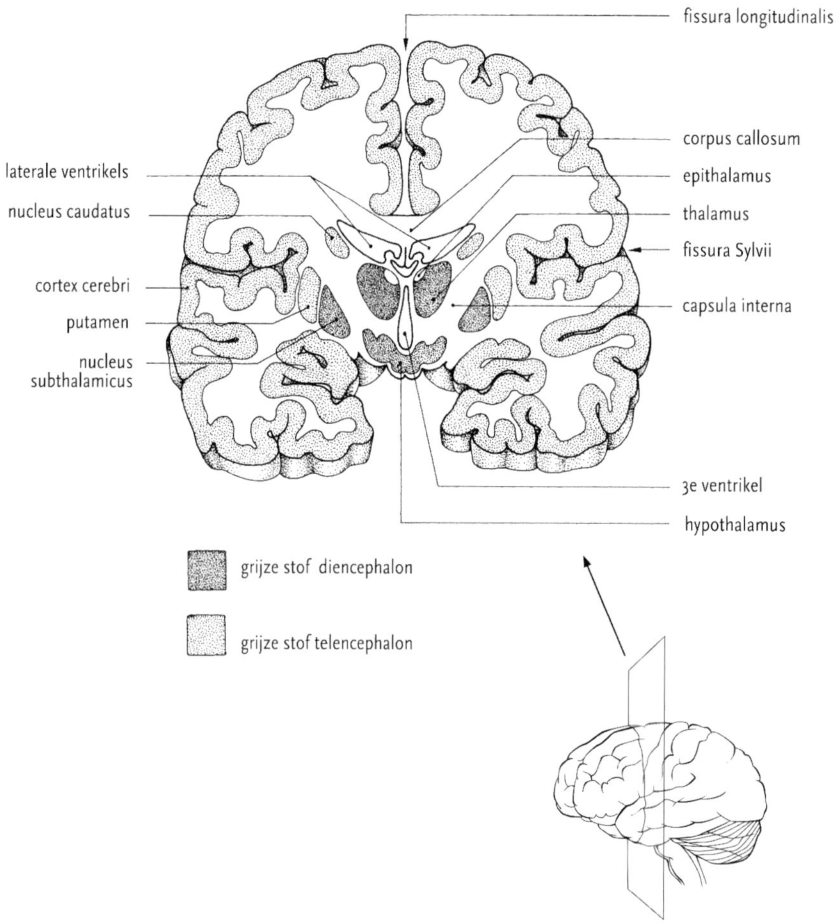

Figuur 6-17 Frontale doorsnede van diencephalon en telencephalon.

het ruggenmerg kan men in de grijze stof van het diencephalon daarom een ordening van dorsaal naar ventraal onderscheiden. Functioneel is er echter een groot verschil, omdat het diencephalon geen somata van perifere neuronen bevat. Alle kernen hebben integratieve functies.

epifyse ▶▶

Van dorsaal naar ventraal bestaat de grijze stof van het diencephalon uit vier delen. Hiervan is de thalamus het grootst. De namen van de andere delen (epithalamus, subthalamus, hypothalamus) verwijzen naar hun ligging ten opzichte van de thalamus (figuur 6-17). De retina van het oog en de n. opticus ontstaan als een uitstulping van het diencephalon. In volgroeide toestand is de n. opticus verbonden met de thalamus.

n. opticus ▶
nucleus subthalamicus ▶▶
globus pallidus ▶▶

De thalamus is het eindpunt van alle sensorische baansystemen, met uitzondering van de reukzenuw die een uitstulping van het telencephalon is, en een baansysteem voor de spier- en gewrichtszin (tractus spinocerebellaris), dat in het cerebellum eindigt. Vanuit de thalamus wordt de sensorische informatie geprojecteerd naar specifieke gebieden in het telencephalon (6.4.6). Daarnaast speelt de thalamus een rol in het onderhouden van het bewustzijn.

thalamus ▶

De epithalamus bevat onder andere de pijnappelklier of epifyse. De functie van de epifyse is lang onduidelijk geweest. Descartes zag in deze structuur de verbinding tussen ziel en lichaam. Tegenwoordig neemt men aan dat de epifyse een rol speelt bij de ontwikkeling van de geslachtsorganen en het in stand houden van circadiane ritmes (9.2.2).

De subthalamus bestaat uit twee kernen: de nucleus subthalamicus en de globus pallidus. Deze behoren tot het basale-kernencircuit, een motorisch regelcentrum (7.3.2). Anatomisch en functioneel vormt de subthalamus, in de overgang van hersenstam naar diencephalon, de voortzetting van het tegmentum van het mesencephalon. De witte stof van de hersenstam zet zich craniaalwaarts voort in de capsula interna, een brede bundel van projectievezels

capsula interna ▶▶

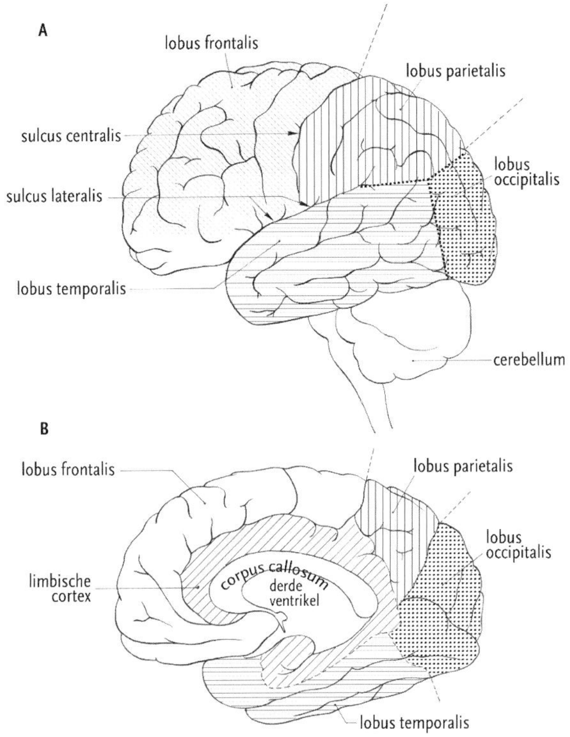

Figuur 6-18 Topografie van de hersenschors. ***A*** *Lateraal aanzicht.* ***B*** *Mediaal aanzicht.*

(figuur 6.17 en 6-19), die tussen thalamus en subthalamus door naar het telencephalon loopt.

De hypothalamus is het hoogste regelcentrum voor de vegetatieve functies. Dit centrum coördineert de activiteit van het vegetatieve zenuwstelsel (8.2.1) en van een groot deel van het hormonale stelsel (3.5, 16.3.2). Als onderdeel van het limbische systeem speelt het een rol bij de totstandkoming van gedrag (9.4.1.1).

6.4.6 **Telencephalon**

Het telencephalon (de eindhersenen) vormt het meest craniale deel van het centrale zenuwstelsel. Het telencephalon bestaat uit twee helften: de hemisferen (letterlijk: halve bollen). Deze zijn via drie vezelbundels met elkaar verbonden, waarvan het corpus callosum (de balk) de belangrijkste is. Kenmerkend voor het telencephalon van de mens is de enorme uitgroei, die de hemisferen de vorm geeft van een boog met een uitstulping in de richting van het achterhoofd. Dit is goed te zien aan de vorm van de laterale ventrikels, die tijdens de uitgroei het inwendige van de beide hemisferen blijven vormen (figuur 6-9).

Zoals het gehele centrale zenuwstelsel, bestaat ook het telencephalon uit witte stof en grijze stof. De grijze stof bevindt zich voornamelijk aan de buitenzijde, in de cortex (schors). Andere gebieden van grijze stof liggen meer centraal in de hersenmassa, nabij de kerngebieden van het diencephalon. Tot de kernen aan de basis van het telencephalon behoren onder andere de nucleus caudatus en het putamen, die deel uitmaken van het basale-kernencircuit (7.3.2), en de hippocampus, die een rol speelt bij de opslag van informatie in het langetermijngeheugen (9.5.5.2).

◂ cortex
◂ nucleus caudatus
◂ putamen
◂ hippocampus

Het gedeelte van de cortex dat aan de buitenzijde van de hersenen te zien is, wordt per hemisfeer verdeeld in vier kwabben (lobben; lobus): lobus frontalis, lobus parietalis, lobus temporalis en lobus occipitalis (figuur 6-18). De namen corresponderen met die van de schedelbeenderen waaraan de kwabben grenzen (os frontale, enzovoort). Globaal omvatten de vier kwabben het gedeelte van de cortex dat fylogenetisch tot het neoniveau behoort. Door de sterke uitgroei van deze kwabben zijn de fylogenetisch oudere delen van de cortex aan de buitenzijde niet meer zichtbaar, tenzij men de kwabben ter plaatse van de fissurae (zie hierna) uit elkaar trekt. De dieper gelegen delen van de cortex worden, samen met kerngebieden van telencephalon en diencephalon, gerekend tot het limbische systeem (9.4.1). Het limbische systeem speelt een rol in het ervaren en uiten van emoties, het leren via conditionering en het initiëren van gedrag (7.3.2.2).

◂ lobus
◂ limbisch systeem
◂◂ hypothalamus

De cortex heeft een sterk geplooid oppervlak, waardoor binnen een relatief klein volume plaats wordt geboden aan een groot aantal neuronen. De belangrijkste plooien (gyri, enkelvoud gyrus) en spleten (sulci, enkelvoud sulcus) vormen een vast patroon, waardoor zij kunnen fungeren als merktekens bij het in kaart brengen van de hersenen. Zo vormt de sulcus centralis de grens tussen lobus frontalis en lobus parietalis; de sulcus lateralis scheidt de lobus temporalis van de lobus frontalis. Een diepe spleet heet een fissura (kloof). De fissura longitudinalis vormt de grens tussen de beide hemisferen.

◂ gyrus
◂ sulcus
◂◂ telencephalon
◂ fissura
◂◂ hemisferen

De anatomische indeling van de kwabben correspondeert in verscheidene opzichten met de lokalisatie van functies (9.5.3). Globaal gesproken is de lobus frontalis betrokken bij de willekeurige motoriek, terwijl de lobus parietalis, temporalis en occipitalis in dienst staan van respectievelijk de somatosensoriek, het gehoor en het gezicht. Het duidelijkst is de lokalisatie van functies in de projectievelden of primaire velden, waar neuronen liggen die verbonden zijn met specifieke zintuigcellen (sensorische projectievelden)

◂◂ corpus callosum
◂◂ laterale ventrikels
◂ projectievelden

projectievezels ▸▸

associatievezels ▸▸

commissuurvezels ▸▸

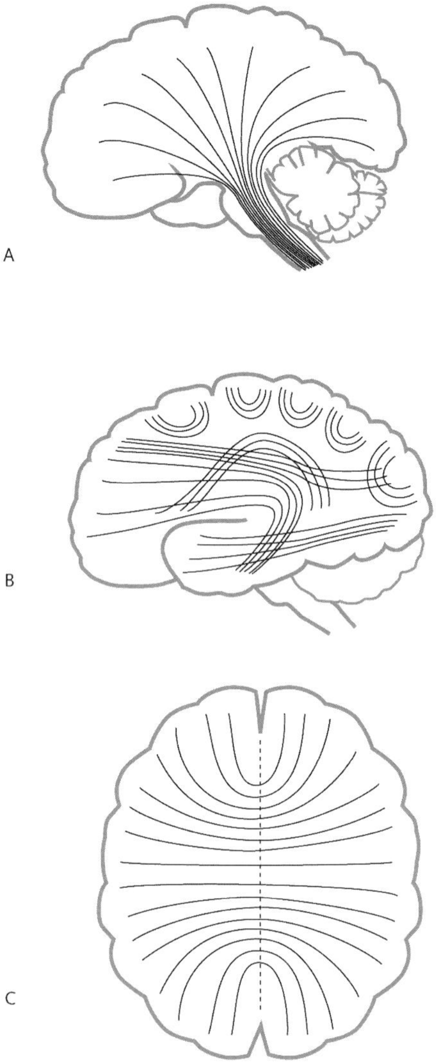

Figuur 6-19 *Vezelverbindingen in het centrale zenuwstelsel.* ***A*** *Projectievezels.* ***B*** *Associatievezels.* ***C*** *Commissuurvezels.*

of motorische eenheden (motorische projectievelden).

De vezels in de witte stof van het telencephalon kunnen in twee groepen worden verdeeld: projectievezels en associatievezels (figuur 6-19). De projectievezels verbinden de projectievelden in de cortex met de lagere niveaus van het zenuwstelsel. De associatievezels verbinden verschillende gebieden van de cortex onderling. Een deel van de associatievezels verbindt structuren in de linker- en de rechterhemisfeer met elkaar. Deze vezels worden commissuurvezels genoemd.

7 Sensomotoriek

Kijk voor verdere verdieping op www.studiecloud.nl

7.1 HET SENSORISCHE SYSTEEM

Om lichaamsprocessen en gedrag te kunnen regelen, moet het centrale zenuwstelsel continu op de hoogte blijven van hetgeen zich in en rondom het lichaam afspeelt. Dit gebeurt via het sensorische systeem. Tot dit systeem behoren in de eerste plaats de sensoren (zintuigen), die de prikkels opvangen en omzetten in actiepotentialen (5.4.2). Sensoren kunnen worden ingedeeld naar adequate prikkel, vermogen tot adaptatie en werkterrein (tabel 7-1). Naast de zintuigen omvat het sensorische systeem de perifere sensorische neuronen, de sensorische baansystemen en de sensorische projectie- en associatievelden in de hersenen. Deze zijn betrokken bij het geleiden en verwerken van sensorische informatie.

◂ sensorisch systeem

Natuurkundig gezien bestaat informatie uit energie. Binnen en buiten ons lichaam komt energie voor in diverse vormen: mechanisch (druk- en trekkrachten, vibraties), thermisch (warmte), elektromagnetisch (licht) en chemisch (concentraties van bepaalde stoffen). Sensoren hebben tot taak deze vormen van energie om te zetten in de elektrochemische energie van de actiepotentiaal, de enige vorm die

◂ energie

Tabel 7-1 Indeling van sensoren

indelingscriterium	type sensoren
adequate prikkel	mechanosensoren thermosensoren fotosensoren chemosensoren (nocisensoren)
adaptatievermogen	fasische sensoren fasisch-tonische sensoren tonische sensoren
werkterrein	exterosensoren propriosensoren enterosensoren

tonisch ▶▶
adequate prikkel ▶
fasisch ▶▶
nocisensoren ▶
pijn ▶
Sherrington ▶▶
exterosensoren ▶▶
adaptatie ▶
propriosensoren ▶▶
perifere adaptatie ▶
centrale adaptatie ▶
inhibitie ▶
enterosensoren ▶▶

het zenuwstelsel verstaat. Men kan dit zien als een vertaalproces, waarin de sensor als tolk fungeert. Voor elke 'vreemde' taal bestaan aparte sensoren: mechanosensoren, thermosensoren, fotosensoren en chemosensoren. Het type energie waarvoor een bepaald type sensor het gevoeligst is, wordt de adequate prikkel genoemd. Zo is licht de adequate prikkel voor het oog. Maar zoals een tolk Engels-Nederlands ook wel wat Duits zal verstaan, reageert een sensor ook enigszins op niet-adequate prikkels: een klap op je oog geeft de gewaarwording van kleurige ringen of sterretjes.

Bij de indeling van sensoren naar adequate prikkel worden dikwijls als vijfde groep de nocisensoren of pijnsensoren genoemd. Pijn is echter geen prikkel, maar een gewaarwording. Vrijwel elke prikkel, mits sterk genoeg, kan pijn veroorzaken; denk aan een knal, een felle lichtflits of een plotselinge ruk aan je arm. Wel zijn nocisensoren specifiek gevoelig voor chemische, mechanische of thermische prikkels die optreden bij beschadiging van weefsels of bij ernstige verstoring van de homeostase in de vorm van verzuring van het interne milieu. Nocisensoren zijn dus schadedetectoren (Latijn: *nocere* = beschadigen) en pijn is het alarmsignaal dat de schade meldt.

Informatie wordt meestal pas interessant wanneer er dingen veranderen. Vaststellen wat er allemaal bij het oude blijft, zou de verwerkingscapaciteit van de hersenen waarschijnlijk verre te boven gaan. Bovendien is deze informatie van geringe betekenis; wanneer iets hetzelfde blijft, hoef je er meestal niet op te reageren. In het dagelijks leven laten wij de selectie van het nieuws in eerste instantie over aan de redacties van de media. Vervolgens lezen wij de koppen en beslissen of het de moeite waard is nader geïnformeerd te worden.

Ook het sensorische systeem selecteert informatie op nieuwswaarde. Dit proces noemt men adaptatie (letterlijk: aanpassing), hetgeen inhoudt dat wanneer de intensiteit van een prikkel constant blijft, deze prikkel steeds minder actiepotentialen veroorzaakt. Adaptatie kan plaatsvinden op het niveau van de sensor (perifere adaptatie) of bij de impulsoverdracht in het centrale zenuwstelsel (centrale adaptatie). In het laatste geval is de sensorische informatie wel beschikbaar, maar wordt zij door het zenuwstelsel onbelangrijk geacht en weggewerkt door middel van inhibitie (5.6.2.2). Dit gebeurt bijvoorbeeld met het geluid van een tikkende klok of een brommende koelkast. Kenmerkend voor centrale adaptatie is dat men de prikkel wél kan waarnemen wanneer men zich erop concentreert. De inhibitie wordt dan willekeurig opgeheven of zelfs omgezet in facilitatie, waardoor de klok harder lijkt te tikken dan ooit tevoren.

Perifere adaptatie is niet bij alle sensoren mogelijk. Een sensor die in het geheel niet adapteert, noemt men tonisch of statisch. Een constante prikkelsterkte levert dan een constante frequentie van actiepotentialen in het perifere sensorische neuron. Dergelijke sensoren zijn zeldzaam. Een voorbeeld is de Golgi-peessensor, die de spanning in een pees registreert (7.1.2.3). Tegenover tonisch staat fasisch (dynamisch). Fasische sensoren adapteren volledig, dat wil zeggen dat bij constante prikkelsterkte de actiepotentiaalfrequentie binnen korte tijd daalt tot nul. Dit gebeurt bijvoorbeeld bij sommige typen mechanosensoren in de huid (7.1.1.2). Wanneer men een cent op de handpalm legt, zal men dit muntstukje na enige tijd niet meer voelen. Het verschil met centrale adaptatie (de tikkende klok) is te merken aan het feit dat concentratie op de tastzin hier niet helpt, wanneer men zijn hand tenminste stilhoudt. De meeste sensoren in ons lichaam zijn echter fasisch/tonisch: zij adapteren, maar niet volledig. Tot dit type behoren onder andere de thermosensoren aan het lichaamsoppervlak (7.1.1.2). Wanneer men op een winterse dag naar buiten gaat, is de gewaarwording van kou het sterkst op het moment dat men de deur uit stapt. Maar ook na uren in de open lucht zal men niet het gevoel hebben dat het daar even warm is als binnen bij het haardvuur.

Behalve naar adequate prikkel en naar adaptatievermogen kan men sensoren ook indelen naar hun werkterrein. De klassieke indeling is die van Sherrington, waarin een onderscheid wordt gemaakt tussen extero-, proprio- en enterosensoren. De exterosensoren nemen de buitenwereld waar; zij liggen dan ook aan of nabij het lichaamsoppervlak. Tot deze groep behoren het oog, het oor, de reuk- en smaakzintuigen en de sensoren van de huid. De propriosensoren dienen voor het waarnemen van houding en beweging. Met uitzondering van het evenwichtsorgaan bevinden deze sensoren zich in de structuren van het bewegingsapparaat (spieren, pezen, gewrichtskapsels). Extero- en propriosensoren zijn wat functie betreft niet strikt gescheiden. Spier- en gewrichtssensoren spelen een belangrijke rol bij het herkennen van voorwerpen op de tast en met rekgevoelige sensoren in de huid kan de stand van een gewricht worden waargenomen. De enterosensoren registreren de toestand van de inwendige organen, zoals het bloedvaatstelsel en het spijsverteringskanaal. Zij liggen meestal in de wanden van holle ruimten. In de wanden van sommige bloedvaten liggen bijvoorbeeld rekgevoelige mechanosensoren voor het meten van de bloeddruk en chemosensoren voor het meten van de zuurgraad en van de zuurstof- en kooldioxidespanning (10.4.4, 11.5.2).

In dit hoofdstuk worden de extero- en de propriosensoren behandeld. De enterosensoren worden elders besproken in samenhang met de regelfuncties waarbij zij betrokken zijn (hoofdstuk 10-13). Bij de exterosensoren ligt het accent op de huid en het visuele systeem; het gehoor, de reuk en de smaak komen slechts summier aan de orde.

7.1.1 Exteroceptie

Van oudsher kent men de mens vijf zinnen toe: gezicht, gehoor, reuk, smaak en gevoel. Deze zinnen verzorgen tezamen de exteroceptie. Dat exterosensoren, in tegenstelling tot proprio- en enterosensoren, onmiddellijk als zintuigen worden herkend, komt waarschijnlijk doordat zij op duidelijk aanwijsbare plaatsen aan het lichaamsoppervlak liggen en doordat de verwerking van de opgevangen signalen in hoge mate op bewust niveau gebeurt. Het gevoel is hierbij een buitenbeentje. Binnen het gevoel worden verschillende modaliteiten (typen gewaarwording) onderscheiden, zoals grove tast, fijne tast, pijn en temperatuur. De zintuigelementen zijn met het blote oog niet zichtbaar, tenzij men de huid in zijn geheel als zintuig beschouwt. Ook komen veel gewaarwordingen die als gevoel worden ervaren tot stand via een combinatie van extero- en proprioceptie. Omdat de term 'gevoel' niet alleen voor waarnemingen, maar ook voor emoties wordt gebruikt, wordt het gevoelszintuig verder met de term 'somatosensoriek' aangeduid.

Twee sensorische functies vallen bij de mens op door hun sterke ontwikkeling: het gezichtsvermogen en de somatosensoriek van de hand. Deze ontwikkeling heeft te maken met de belangrijke rol die de handen spelen in het menselijk bestaan. De fijne willekeurige motoriek van de hand is alleen mogelijk op geleide van de zeer nauwkeurige sensoriek. Men moet kunnen voelen en zien waar de handen mee bezig zijn. Dit geldt voor de beeldhouwer en de horlogemaker, maar ook voor de fysiotherapeut die een gewricht onderzoekt.

7.1.1.1 *Somatosensoriek en sensibiliteit*

De somatosensoriek omvat het totaal van sensorische informatie dat afkomstig is uit de huid en het bewegingsapparaat. Somatosensoriek en sensibiliteit worden vaak als synoniemen gebruikt, vooral in de klinische literatuur. Met sensibiliteit wordt echter altijd verwezen naar prikkels die doordringen tot het bewustzijn. Dat is niet bij alle somatosensorische informatie het geval: sommige impulsen staan uitsluitend ten dienste van reflexen en automatische bewegingspatronen. Ook de informatie die wel tot het bewustzijn doordringt, wordt meestal tegelijkertijd, of al eerder, op lagere niveaus benut. Wanneer men zijn vingers brandt, trekt een reflex de hand al terug voordat de pijn wordt gevoeld.

De samenhang van extero- en proprioceptie in de somatosensoriek wordt duidelijk wanneer we analyseren wat er gebeurt bij het gebruik van de tastzin. De mens is in staat voorwerpen op de tast te herkennen zonder gebruik te maken van andere zintuigen. Dit vermogen wordt stereognosie genoemd (ruimtelijk herkennen). Stereognosie is een belangrijke vaardigheid voor de fysiotherapeut, die bijvoorbeeld via palpatie moet constateren of een bepaalde spier een abnormale spanning (tonus) heeft. Stel nu dat men een geblinddoekte persoon een stalen kogel in de hand geeft. De meeste mensen zullen dit voorwerp op de tast herkennen. In ieder geval is het onwaarschijnlijk dat zij menen een stalen kubus in de hand te hebben of een kogel van hout of van klei. Voor het herkennen van de vorm wordt gebruikgemaakt van propriosensoren die de stand van de vingers en de handpalm registreren, en van drukgevoelige sensoren in de huid waarmee contact met het voorwerp wordt waargenomen. Het materiaal wordt herkend aan het gewicht (de rek van het bewegingsapparaat en de druk op de huid, gerelateerd aan de omvang van het voorwerp), de hardheid (wanneer men in een hard voorwerp knijpt, verandert de stand van de gewrichten nauwelijks, terwijl de druk op de huid toeneemt), de temperatuur (metaal voelt bij kamertemperatuur kouder aan dan hout) en eventueel het optreden van pijn (scherpe punten en randen). Het eigenlijke herkennen van het voorwerp vindt plaats in de hersenen. De impulsen uit de verschillende sensoren worden geïntegreerd tot een totaalbeeld, dat wordt vergeleken met eerdere somatosensorische ervaringen. Een kogelstoter zal het patroon onmiddellijk herkennen, zonder dat de afzonderlijke eigenschappen van de kogel tot het bewustzijn doordringen. Wie daarentegen nog nooit een stalen kogel in handen heeft gehad, zal analyserend te werk moeten gaan ('het is bolvormig..., zwaarder dan hout..., hard... en het voelt koud aan...'). Vaak worden tijdens het analyseren bewegingen met de hand en de onderarm gemaakt, waardoor adaptatie van sensoren wordt voorkomen.

In de kliniek worden twee vormen van sensibiliteit onderscheiden: vitale sensibiliteit en gnostische sensibiliteit. De vitale sensibiliteit geeft informatie

◂ tastzin
◂ stereognosie
◂◂ exteroceptie
◂◂ modaliteiten
◂◂ somatosensoriek
◂◂ sensibiliteit
◂ vitale sensibiliteit

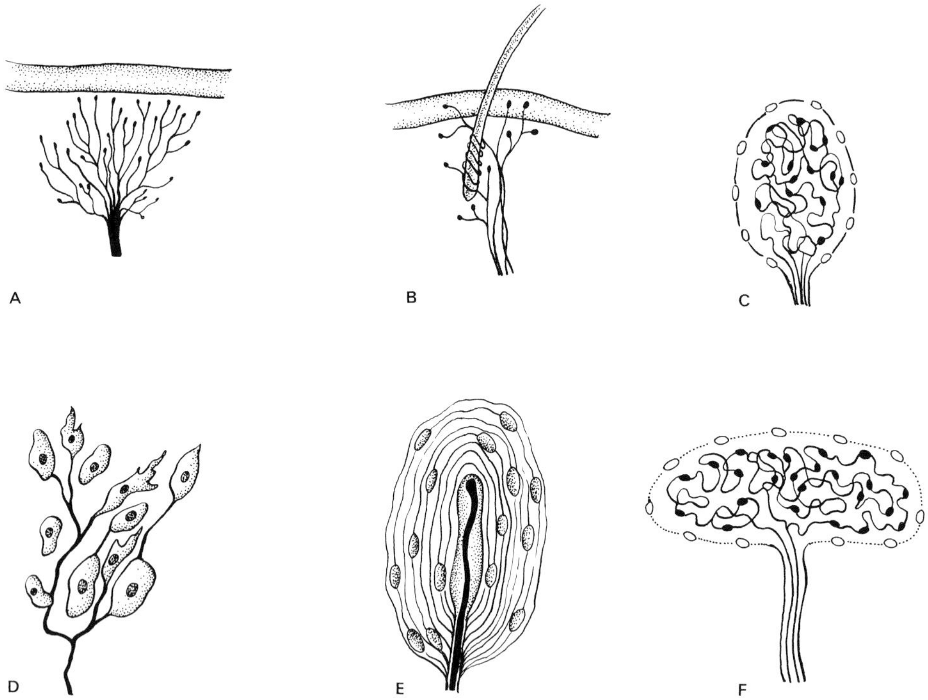

Figuur 7-1 Verschillende typen sensoren in de huid. ***A*** *Vrij zenuwuiteinde.* ***B*** *Haarsensor.* ***C*** *Lichaampje van Meissner.* ***D*** *Schijf van Merkel.* ***E*** *Lichaampje van Pacini.* ***F*** *Lichaampje van Ruffini.*

over veranderingen die de levensfuncties direct zouden kunnen beïnvloeden (Latijn: *vita* = leven). Bewustwording van deze veranderingen gebeurt in de vorm van globale sensaties (warm/koud, scherp/zacht, enzovoort) die op emotioneel niveau ervaringen kunnen oproepen als pijn, behaaglijkheid of seksuele opwinding. De gnostische sensibiliteit geeft nauwkeurige informatie over de plaats en de sterkte van de prikkel. Zij stelt ons in staat een situatie te analyseren (Grieks: *gnosis* = kennen of weten). Tot de vitale sensibiliteit behoren de pijnzin, de temperatuurzin en de grove tast; tot de gnostische sensibiliteit de vibratiezin, de bewuste proprioceptie en de fijne tast. Het onderscheid tussen gnostische en vitale sensibiliteit is van belang, omdat de impulsen via verschillende baansystemen worden geleid en op verschillende plaatsen in de hersenen worden verwerkt (7.2.3). Wanneer bij een beschadiging van het ruggenmerg de gnostische sensibiliteit is gestoord terwijl de vitale sensibiliteit intact is, geeft dat een aanwijzing over de plaats van het letsel. Het onderscheid tussen vitaal en gnostisch valt in grote lijnen samen met het verschil tussen paleo- en neoniveau (6.3.3).

gnostische sensibiliteit ▸

Omdat de vitale en gnostische sensibiliteit op centraal niveau goed te onderscheiden zijn, zou men zich kunnen voorstellen dat dit ook op sensorniveau het geval is. Dit te meer, omdat histologisch onderzoek in de huid en in diverse bindweefselstructuren een grote verscheidenheid aan sensoren heeft aangetoond (figuur 7-1). Er zijn voldoende typen gevonden om aan iedere zintuiglijke modaliteit een eigen sensor toe te wijzen. Bij nader onderzoek bleek dit echter niet mogelijk te zijn. Verschillende typen sensoren leveren een bijdrage aan de fijne tastzin. Bovendien is de groep van vrije zenuwuiteinden functioneel zeer heterogeen. Morfologisch is er binnen deze groep geen onderscheid, maar stimulatie van afzonderlijke vezels heeft aangetoond dat zich hieronder zowel mechano-, thermo- als nocisensoren bevinden. Ten slotte zijn er structuren waarvan de functie onduidelijk is, zoals de lichaampjes van Krause, en functies waarvan niet duidelijk is via welk type sensor ze tot stand komen, zoals de grove tast.

7.1.1.2 ***Sensoriek van de huid***

Mechanosensoren

Iedere aanraking, hoe licht ook, oefent op de huid mechanische krachten uit die tot vervorming van weefsel leiden. Deze vervorming wordt waargenomen door diverse typen mechanosensoren, die onderling verschillen in bouw, lokalisatie en eigenschappen (tabel 7-2). Vermeld zijn alleen de sensoren

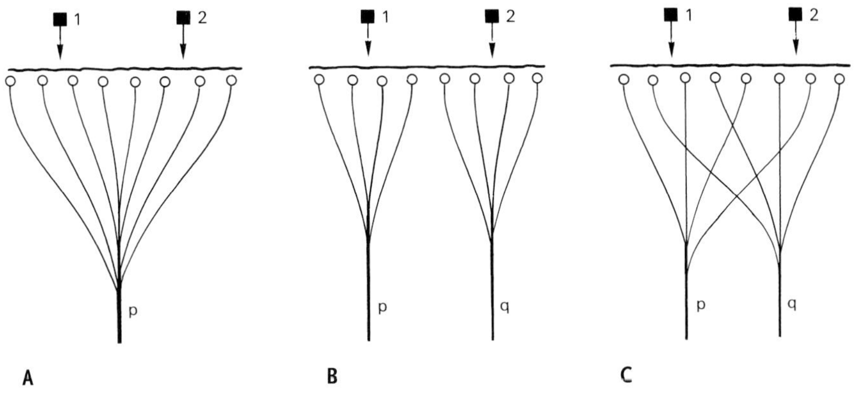

Figuur 7-2 Het discriminerend vermogen hangt af van de ordening van sensorische velden. Het aantal sensoren per eenheid van oppervlak is bij A, B en C gelijk, evenals de intensiteit en de afstand van de lokale prikkels 1 en 2. Bij A behoren alle sensoren tot dezelfde sensorische eenheid p. Bij B zijn er twee eenheden, p en q, met niet-overlappende receptieve velden. Bij C zijn er twee eenheden met een sterke overlap. Alleen bij B kunnen de prikkels 1 en 2 afzonderlijk worden waargenomen. Wanneer de sensorische eenheid p uitvalt, zal prikkel 1 alleen bij C waarneembaar blijven.

waarvan de functie met redelijke zekerheid vaststaat. Deze mechanosensoren worden geïnnerveerd door afferente vezels van het type Aβ (tabel 5-1).

Het aantal sensoren per cm^2 huidoppervlak is per lichaamsdeel sterk verschillend. De grootste aantallen worden gevonden in onbehaarde gebieden, zoals de palmaire zijde van de hand, de lippen en de voetzool. Dit zijn gebieden met sterk ontwikkelde tastfuncties ten dienste van de gnostische sensibiliteit. Voor de fijne tast is echter niet zozeer het aantal sensoren per huidoppervlak van belang, als wel het aantal sensorische eenheden en de overlap van hun receptieve velden. Een sensorische eenheid bestaat uit een zenuwcel en alle door deze cel geïnnerveerde sensoren; het is de sensorische tegenhanger van de motorische eenheid. Het receptieve veld is het gebied van waaruit de sensoren van één sensorische eenheid geprikkeld kunnen worden. Kleine receptieve velden zullen leiden tot een groot discriminerend vermogen; dit is het vermogen om twee gelijktijdig toegediende prikkels afzonderlijk te kunnen waarnemen. Daarentegen vormt een overlap van receptieve velden een bescherming tegen sensibiliteitsverlies bij beschadiging van perifere zenuwen (figuur 7-2).

◀ discriminerend vermogen

◀◀ mechanosensoren

Een tastorgaan bij uitstek is de huid van de hand. Aan de palmaire zijde van een hand bevinden zich ongeveer 17.000 sensorische eenheden met een mechanoreceptieve functie. De sensorische eenheden van de diep gelegen (subcutane) mechanosensoren, de lichaampjes van Pacini en Ruffini, zijn gelijkmatig verdeeld. De dichtheid bedraagt voor beide typen 10 à 20 eenheden per cm^2, waarbij elk receptief veld een omvang van enkele cm^2 heeft. Deze velden overlappen elkaar dus sterk. Voor de oppervlakkig gelegen sensoren, de lichaampjes van Meissner en de schijven van Merkel, bedraagt het gemiddelde

◀◀ fijne tast

◀◀ sensorische eenheid

◀◀ receptieve veld

Tabel 7-2 Mechanosensoren van de huid

naam	lokalisatie	respons	drempelwaarde	functie
lichaampje van Meissner	dermis van de onbehaarde huid	fasisch	laag	plaats van aanraking bepalen
haarsensor	rondom haarfollikels	fasisch	laag	plaats van aanraking bepalen
schijf van Merkel	basale laag van epidermis	fasisch/tonisch	hoog	plaats van druk bepalen
lichaampje van Pacini	subcutaan bindweefsel	fasisch	laag	vibratiezin
lichaampje van Ruffini	subcutaan bindweefsel	fasisch/tonisch	hoog	registratie van verschuiven en uittrekken huid

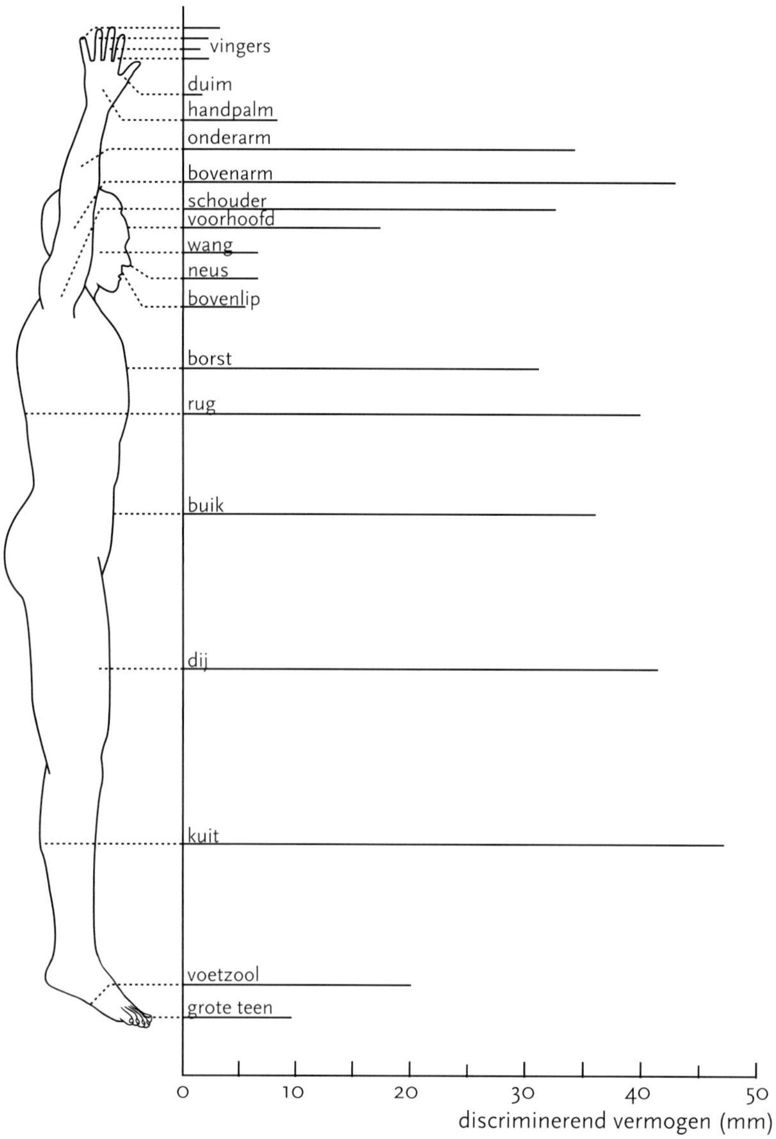

Figuur 7-3 Discriminerend vermogen van de huid.

aantal sensorische eenheden per cm² in de handpalm respectievelijk 10 en 20, en in de vingertop respectievelijk 70 en 140. De diameter van de receptieve velden bedraagt in de handpalm circa 10 mm en in de vingertop circa 2 mm. Deze diameter bepaalt de grens van het discriminerend vermogen. Met de vingertoppen kan men twee punten die ten minste 2 mm uiteen liggen van elkaar onderscheiden, met de handpalm kan men dat pas wanneer de afstand ten minste 10 mm bedraagt. Deze waarden zijn in de praktijk inderdaad gemeten (figuur 7-3).

thermosensoren ▸▸
prikkelsterkte ▸
warmtesensoren ▸▸
koudesensoren ▸▸

Voor de fijne tast is naast het discriminerend vermogen het registreren van de prikkelsterkte van belang. Een sterke prikkel kan in principe op twee manieren van een zwakkere worden onderscheiden: ten eerste door een hogere impulsfrequentie per sensorische eenheid en ten tweede door activering van een groter aantal sensorische eenheden. Het laatste kan het gevolg zijn van verschillen in drempelwaarde tussen sensorische eenheden in eenzelfde huidgebied, maar ook van het feit dat de huid over een groter oppervlak en tot op grotere diepte zal worden vervormd naarmate de prikkel sterker wordt (figuur 7-4).

Thermosensoren

In de huid komen twee typen thermosensoren voor: warmte- en koudesensoren. Morfologisch gezien

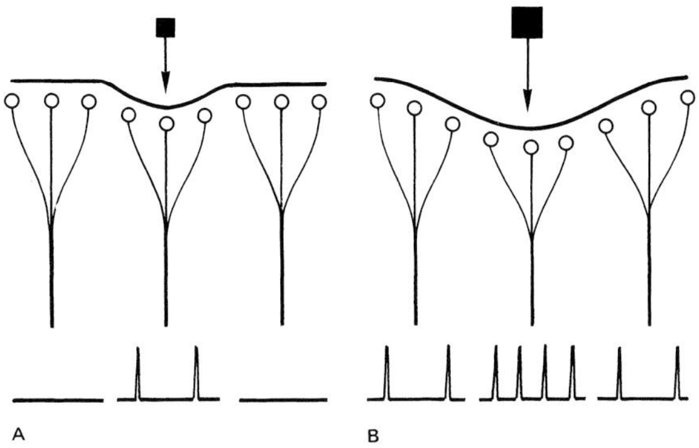

*Figuur 7-4 Registratie van een zwakke prikkel (**A**) en een sterke prikkel (**B**) door aan elkaar grenzende sensorische eenheden in de huid.*

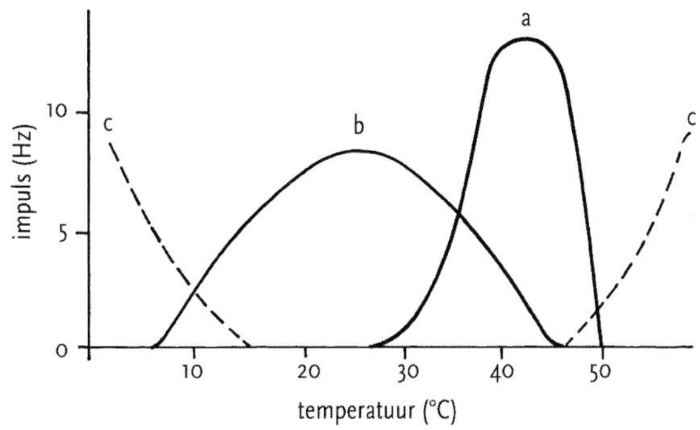

Figuur 7-5 Responscurven van thermosensoren: a warmtesensor, b koudesensor, c thermonocisensoren.

behoren beide typen sensoren tot de vrije zenuwuiteinden. De koudegevoelige vezels behoren tot de typen Aδ en C, de warmtegevoelige vezels tot het type C. De respons van beide typen sensoren is fasisch-tonisch.

Een derde groep vezels, de thermonocisensoren, wordt uitsluitend geprikkeld bij een extreem hoge of een extreem lage huidtemperatuur. Dit zijn vezels van het type Aδ. Het is niet duidelijk of er afzonderlijke warmte-pijnvezels en koude-pijnvezels bestaan. Subjectief gesproken is er vrijwel geen verschil tussen extreme hitte en extreme koude; wanneer je een druppel vloeibare stikstof van –196 °C op je huid krijgt, voelt dit aan als een spetter kokend vet.

Figuur 7-5 geeft de ontladingsfrequenties van de verschillende typen vezels als functie van de huidtemperatuur. De temperatuur zoals men die ervaart, wordt door de hersenen afgeleid uit het ontladingspatroon van alle typen sensoren tezamen. Koudesensoren hebben bijvoorbeeld bij 15 °C en bij 35 °C dezelfde ontladingsfrequentie, maar bij 35 °C zijn ook de warmtesensoren actief.

Nocisensoren

De nocisensoren zijn te vergelijken met een brand- of inbraakalarm. Zij waarschuwen voor dreigende of reeds opgetreden beschadiging. Dit gebeurt door een onaangenaam, moeilijk te negeren signaal: pijn (9.3).

De prikkel voor nocisensoren kan mechanisch, thermisch of chemisch zijn. Mechanische prikkels zullen bijvoorbeeld optreden bij extreme rek van kapsels en banden, waarbij het weefsel dreigt te scheuren. Thermische prikkels zijn het gevolg van sterke verwarming of afkoeling. Chemische prikkels treden op wanneer in het interstitium de concentratie van bepaalde stoffen abnormaal hoog wordt. Dit kan het geval zijn door beschadiging van celmembranen waardoor intracellulaire bestanddelen weglekken naar het interstitium, door omvangrijke anaërobe energieomzetting, door ontstekingsreacties of door vergiftiging van buitenaf. Indien nocisensoren slechts voor één type prikkel gevoelig zijn, noemt men deze unimodaal. Een sensor die op verschillende typen prikkels reageert, wordt polymodaal genoemd.

◀ unimodaal
◀◀ thermonocisensoren
◀ polymodaal

Morfologisch gezien bestaan alle nocisensoren uit vrije uiteinden van sensorische vezels. Op grond van vezeltype en reactiepatroon zijn er echter twee groepen te onderscheiden. De eerste groep bestaat uit unimodale sensoren die hetzij voor mechanische, hetzij voor thermische prikkels gevoelig zijn. De afferente vezels behoren tot het type Aδ. Zij bestaan uit gemyeliniseerde vezels die langzamer geleiden dan de afferenten voor de tastzin. Het reactiepatroon is fasisch. De unimodale sensoren zijn waarschijnlijk verantwoordelijk voor de acute (primaire) pijn op het moment dat een letsel wordt toegebracht. De pijnsensatie is scherp en goed te lokaliseren. De tweede groep bestaat uit polymodale sensoren. De afferente vezels behoren als dunne, niet-gemyeliniseerde vezels tot het type C. Het reactiepatroon is tonisch. De sensoren veroorzaken een chronische (secundaire) pijn, die voortduurt zolang het letsel blijft bestaan. De pijn is meestal dof of branderig en moeilijk te lokaliseren (9.3.2).

◀ acute (primaire) pijn
◀ chronische (secundaire) pijn
◀◀ nocisensoren

Omdat een nocisensor pas moet reageren op een prikkel wanneer deze schadelijk dreigt te worden, is de drempelwaarde relatief hoog. Toenemende druk op de huid zal eerst door mechanosensoren worden waargenomen, en pas bij hoge waarden door nocisensoren. Bij weefselbeschadiging komen echter stoffen vrij die de drempelwaarde van nocisensoren verlagen (9.3.2), zodat relatief zwakke prikkels pijn kunnen veroorzaken. Dit verschijnsel, hyperalgesie,

◀ hyperalgesie

oog ▸▸
cornea ▸▸
retina ▸▸
iris ▸▸

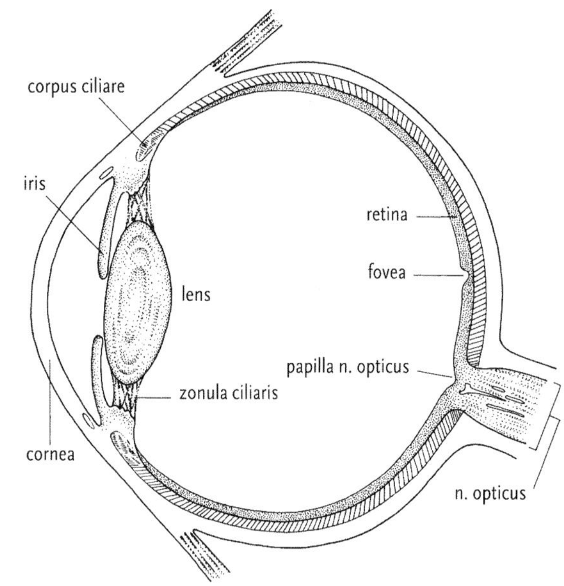

accommodatiereflex ▸▸
ooglens ▸▸

Figuur 7-6 Sagittale doorsnede van het oog.

is een beveiliging tegen hoge belasting van het aangedane weefsel. Naarmate het weefsel zich herstelt, verdwijnt de hyperalgesie doordat de stoffen die deze veroorzaken niet meer vrijkomen. De pijngrens gaat dus mee met de belastbaarheid van het weefsel.

m. ciliaris ▸▸

jeuk ▸

Jeuk (pruritus) wordt beschouwd als een afzonderlijke gevoelsmodaliteit. Evenals pijn is jeuk een onaangename gewaarwording die een (dreigende) beschadiging signaleert, bijvoorbeeld een huidziekte of een allergische reactie op een chemische prikkel. In tegenstelling tot pijn, die ook in dieper gelegen weefsels kan optreden, is jeuk beperkt tot huid en slijmvliezen. Waarschijnlijk bestaat er een afzonderlijke populatie C-vezels die men als 'jeukvezels' kan beschouwen. Reflexmatig leidt jeuk tot krabben, waardoor de jeuk meestal vermindert. Dit kan worden verklaard met behulp van de poorttheorie (9.3.3).

convergentiereflex ▸▸

7.1.1.3 *Gezichtsvermogen*

gezichtsvermogen ▸

presbyopie ▸▸

visuele systeem ▸

Het gezichtsvermogen wordt door velen beschouwd als het belangrijkste zintuig. Dit komt tot uiting in het taalgebruik, zoals het woord 'beschouwd' in de vorige zin toont. Zien heeft vaak de betekenis van waarnemen in het algemeen, of zelfs van begrijpen of waarderen (inzicht, zienswijze, visie, enzovoort). In de fysiologie wordt met 'zien' bedoeld: het waarnemen van elektromagnetische straling* in het golflengtebereik van 400 tot 700 nm. Dit is de taak van het visuele systeem, dat bestaat uit de ogen met de in- en uitwendige oogspiertjes, de hersenzenuwen die het oog en de oogspiertjes innerveren (II, III, IV, VI) en de hersendelen die betrokken zijn bij de interpretatie van de visuele impulsen en het besturen van de oogmotoriek.

Zien begint bij het oog (figuur 7-6). Zowel qua bouw als qua functie is het oog te vergelijken met een camera. Een lenzenstelsel, waarvan de cornea (hoornvlies) en de eigenlijke ooglens de belangrijkste lichtbrekende elementen vormen, projecteert een beeld van de buitenwereld op de retina (netvlies), die lichtgevoelige sensorcellen bevat. De iris vervult de functie van diafragma: hoe meer licht, hoe nauwer de pupil, en dus hoe kleiner de lensopening.

De methode om scherp te stellen is bij het menselijk oog anders dan bij de camera. In het oog varieert niet de afstand van de lens tot de lichtgevoelige elementen, maar de brandpuntsafstand van de lens; deze wordt korter naarmate het punt waarnaar gekeken wordt dichterbij ligt. Dit gebeurt door middel van een automatisch scherpstelmechanisme: de accommodatiereflex. De ooglens bestaat uit elastisch weefsel en heeft de neiging de bolvorm aan te nemen. In het oog is de lens echter via dunne ligamenten, de zonula Zinnii, opgehangen in een ring, het corpus ciliare (figuur 7-6). Binnen het corpus ciliare bevindt zich een gladde kringspier, de m. ciliaris. Wanneer de m. ciliaris ontspannen is, heeft het corpus ciliare een maximale diameter. Door de spanning in de zonula Zinnii is de ooglens dan relatief plat en de brandpuntsafstand heeft een zodanige waarde dat het oog is scherpgesteld op oneindig. Wanneer men de blik dan richt op een nabijgelegen punt, wordt het object onscherp op de retina afgebeeld. Hierdoor wordt de accommodatiereflex opgewekt. Contractie van de m. ciliaris leidt ertoe dat de zonula Zinnii zich ontspant; de ooglens wordt boller en de brandpuntsafstand wordt verkort totdat een scherp beeld ontstaat. Tegelijk met het accommoderen draaien de oogassen naar elkaar toe, zodat het object in beide ogen op de fovea (gele vlek) wordt geprojecteerd. Dit is de convergentiereflex. Het vermogen tot accommoderen neemt af naarmate men ouder wordt, doordat de ooglens zijn veerkracht verliest. Op den duur heeft men een bril met bolle glazen nodig om op korte afstand scherp te kunnen zien (presbyopie: oudziendheid).

De ideale retina heeft, net als de ideale film of digitale chip in een camera, zowel een hoge lichtgevoeligheid als een groot scheidend vermogen. Deze eisen zijn tegenstrijdig. Meer lichtgevoelige korrels of sensoren per oppervlak leveren een groter scheidend vermogen op, maar ook een hogere prikkeldrempel. In een camera kan men de film verwisselen;

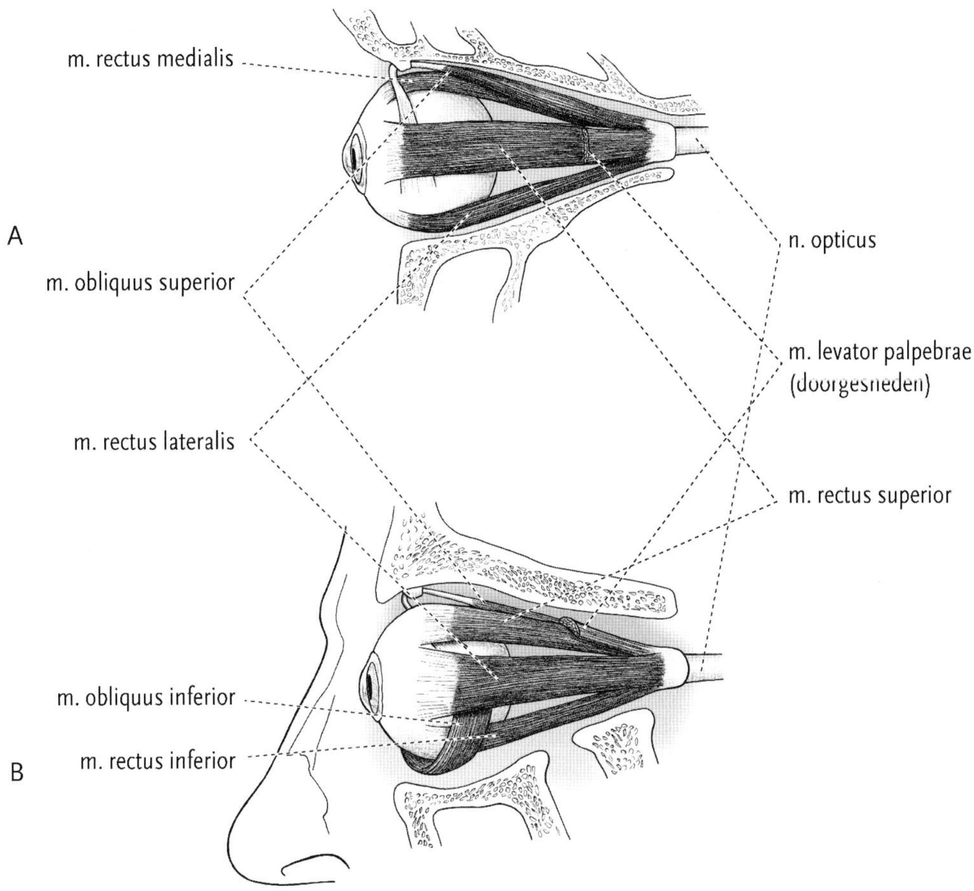

Figuur 7-7 De uitwendige oogspieren van het linkeroog. ***A*** *craniaal aanzicht,* ***B*** *lateraal aanzicht.*

de retina moet daarentegen zowel bij vol daglicht als in de schemering kunnen functioneren. Dit is mogelijk doordat de gevoeligheid en het scheidend vermogen van de retina niet overal hetzelfde zijn. Het punt waar het centrum van het gezichtsveld wordt geprojecteerd, de fovea (gele vlek), heeft een zeer grote dichtheid van receptieve velden (7.1.1.2). De sensorcellen in de fovea, de kegeltjes, zijn bovendien in staat kleuren te onderscheiden. Hun gevoeligheid is echter laag. Overdag of bij voldoende kunstlicht ziet men het scherpst met de fovea, maar deze heeft een beeldhoek* van slechts één graad; dat is de hoek waaronder men het hoofd van een persoon ziet op circa 15 m afstand. Snel opeenvolgende oogbewegingen (saccaden, figuur 7-8) zijn nodig om een scherp beeld te krijgen van objecten die een groter deel van het gezichtsveld vullen.

Vanuit de fovea naar de periferie van de retina neemt de dichtheid van de receptieve velden af. De sensorcellen in de periferie zijn overwegend staafjes. Deze kunnen geen kleuren onderscheiden, maar de prikkeldrempel is zo laag dat men zelfs in een maanloze nacht nog iets kan zien. Het verschil in prikkelbaarheid tussen de fovea en de periferie van de retina kan men waarnemen door naar een nauwelijks zichtbare ster aan de hemel te kijken. Deze verdwijnt wanneer men zijn ogen erop richt en verschijnt weer zodra men er naast kijkt.

◀ staafjes

◀◀ fovea

Het oog is een fasisch-tonische sensor (7.1). Snelle adaptatie over een klein traject (maximaal een factor 30) komt tot stand door de pupilreflex, waarmee de pupildiameter wordt aangepast aan de lichtintensiteit (Intermezzo 8.1). Dit gebeurt door twee gladde spieren in de iris: de m. sphincter pupillae, die de pupil vernauwt, en de m. dilatator pupillae, die deze verwijdt. De pupilreflex is zichtbaar te maken door in een donkere omgeving met een lampje in één oog te schijnen. Men ziet dan in beide ogen pupilvernauwing optreden. Voor langzame adaptatie over een groot traject (tot een factor van ruim een miljard) is de hoeveelheid lichtgevoelig pigment in

◀ adaptatie
◀◀ kegeltjes
◀ pupilreflex

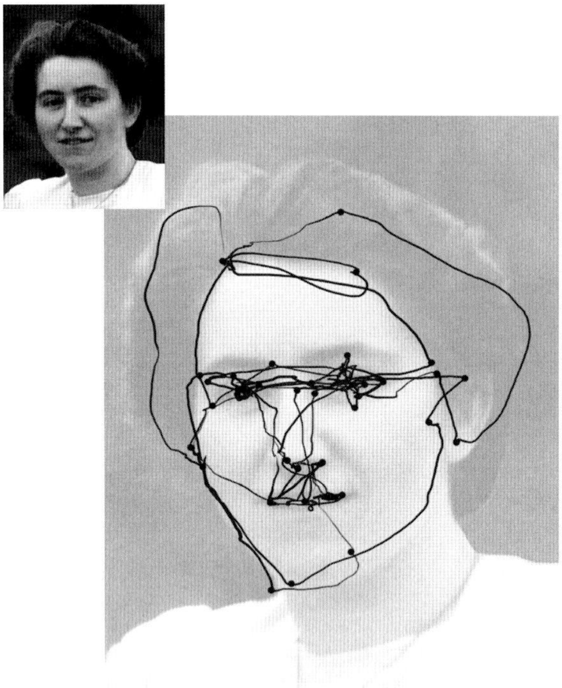

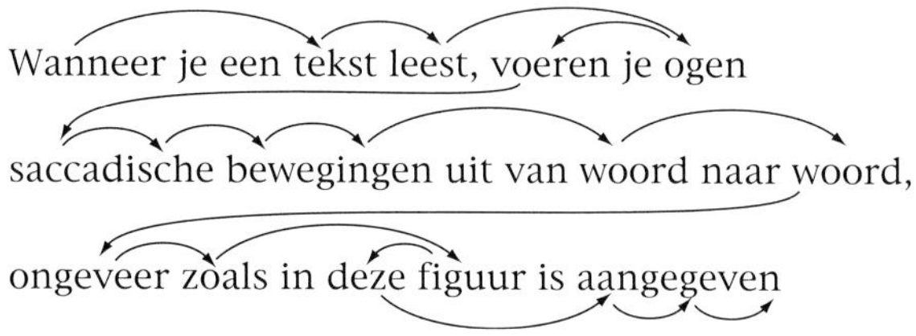

Figuur 7-8 Saccadische oogbewegingen tijdens het bekijken van een foto (links) en het lezen van een tekst (boven).

instel-volgreflex ▶▶

de zintuigcellen van belang. Deze neemt af in het licht en neemt toe in het donker. Afbraak van pigment verloopt sneller dan opbouw: de adaptatie van donker naar licht is binnen 1 minuut voltooid, terwijl bij overgang van licht naar donker de maximale adaptatie pas na 25-30 minuten wordt bereikt.

optokinetische nystagmus ▶▶

Bij de meeste zoogdieren staan de ogen min of meer aan de zijkant van de schedel, zodat het totale gezichtsveld zo groot mogelijk is. Bij de mens zijn beide ogen naar voren gericht. Dit verkleint het totale gezichtsveld, maar geeft tevens het vermogen tot stereoscopisch zien, doordat de gezichtsvelden van beide ogen elkaar voor een groot deel overlappen (figuur 7-9). Het stereoscopisch zien is van belang voor een nauwkeurige schatting van afstanden. Vooral de fijne motoriek van de hand is hierbij gebaat.

stereoscopisch zien ▶

saccaden ▶▶

Het zien vereist snelle en goed gecoördineerde oogbewegingen. Aan de oogbol zijn zes spiertjes gehecht, de uitwendige oogspieren, waardoor het oog binnen de oogkas in alle richtingen kan bewegen. Schematisch kan men deze spieren zien als drie paren (koppels), die elk de rotatie van het oog om één van de hoofdassen verzorgen (figuur 7-7). Een nauwkeurige besturing zorgt ervoor dat beide ogen precies op hetzelfde punt worden gericht (geconjugeerde oogbeweging). De spieren bestaan uit zeer kleine motorische eenheden (tot het absolute minimum van één spiervezel per α-motoneuron) en zijn rijk aan propriosensoren. Zij worden bestuurd vanuit een speciaal gebied van de secundaire motorische cortex, het frontale blikcentrum. Van alle motorische functies bezitten verder alleen de spraak, de mimiek en de fijne motoriek van de hand zo'n afzonderlijk motorisch veld.

uitwendige oogspieren ▶

n.opticus ▶▶
papilla n.optici ▶▶
geconjugeerde oogbeweging ▶
chiasma opticum ▶▶

Oogbewegingen komen tot stand door een combinatie van reflexen en willekeurige controle. Reflexmatige bewegingen zijn, naast de reeds genoemde convergentiereflex, de instel-volgreflex en de vestibulo-oculaire reflex (7.1.2.4). De instel-volgreflex treedt op wanneer zich in het gezichtsveld een bewegend object bevindt. De ogen richten zich op dit object en blijven het volgen totdat het stilstaat of uit het gezichtsveld verdwijnt. De instel-volgreflex staat sterk onder willekeurige controle. Men kan hem goed waarnemen bij mensen die in een rijdende trein 'gedachteloos' naar buiten kijken. Doordat landschapselementen continu voorbij flitsen, ontstaat een heen en weer gaande oogbeweging. Deze optokinetische nystagmus (Grieks: *nustagmos* = knikken) moet niet worden verward met de labyrintaire nystagmus, waarbij het evenwichtsorgaan een rol speelt (7.1.2.4).

Ook oogbewegingen die als willekeurig worden ervaren, verlopen ten dele via vaste patronen waarvan men zich niet bewust is. Tijdens het bekijken van een object of het lezen van een tekst voeren de ogen snelle, van punt naar punt springende bewegingen uit, die saccadische bewegingen of saccaden worden genoemd (figuur 7-8). Na iedere sprong, die 20-100 ms duurt, wordt het beeld gedurende circa 200 ms gefixeerd. Tijdens deze fixatietijd wordt de visuele informatie verwerkt en een nieuwe saccade voorbereid.

De afferente innervatie van het oog (figuur 7-9) verloopt via schakelneuronen in de retina naar de n. opticus (oogzenuw). De n. opticus verlaat de oogbol in de papilla n. optici, ook blinde vlek genoemd, omdat zich op die plaats geen lichtgevoelige cellen bevinden. In het chiasma opticum kruisen de vezels van de beide nasale retinahelften, terwijl de vezels uit de temporale helften ongekruist doorlopen. De signalen uit de linkerhelft van beide netvliezen ko-

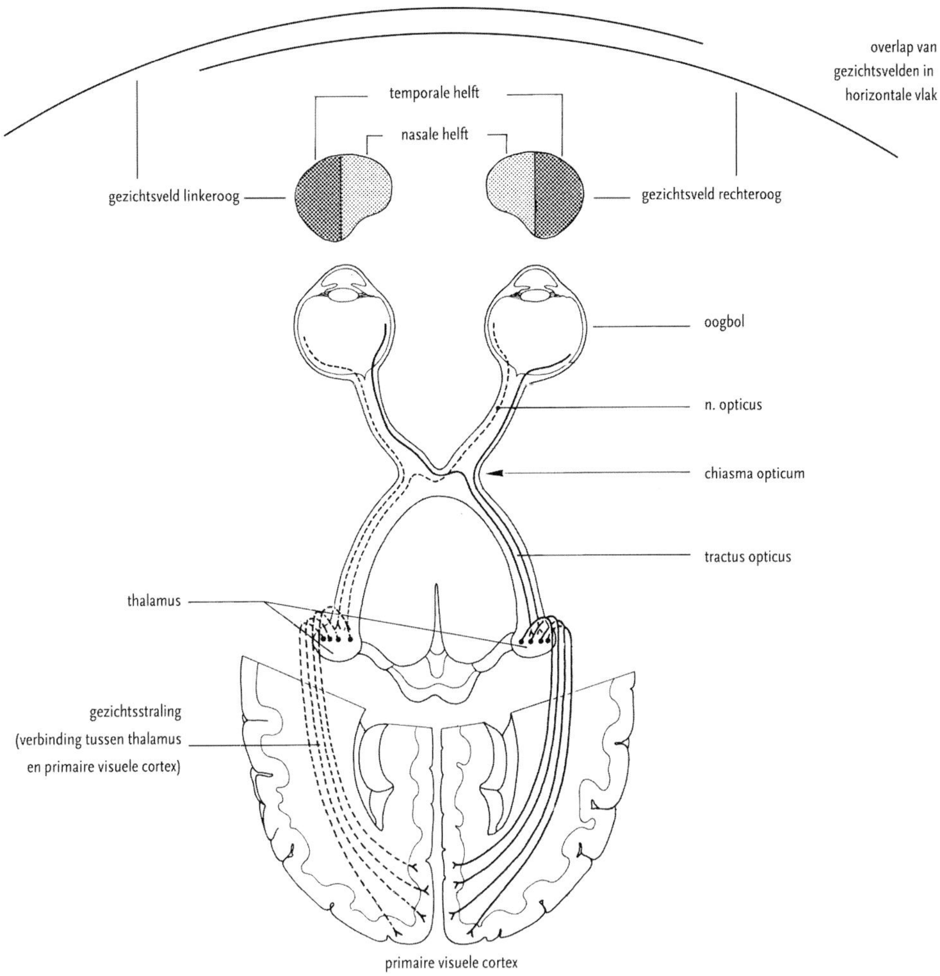

Figuur 7-9 Gezichtsveld en sensorische innervatie van de ogen.

men daardoor in de linker hersenhelft terecht. Aangezien op de linker retinahelft de rechterhelft van het gezichtsveld wordt geprojecteerd, neemt dus de linker hersenhelft de rechterhelft van het gezichtsveld waar en de rechter hersenhelft de linkerhelft van het gezichtsveld. Dit is in overeenstemming met de gekruiste verbinding van het lichaam met de hersenschors via de sensorische en motorische banen (7.2.3, 7.2.4).

In de primaire visuele cortex vindt men een projectie van de retina. Dit noemt men retinotopie. Net als de projectie van de vingertoppen in de primaire somatosensorische cortex (7.2.3), is de projectie van de fovea relatief groot. Minder dan 0,1% van het retinaoppervlak behoort tot de fovea, maar de projectie van de fovea beslaat ongeveer 40% van de primaire visuele cortex. In de secundaire visuele cortex wordt het beeld geanalyseerd en vinden patroonherkenning en interpretatie plaats (9.5). Vanuit het schakelcentrum in de thalamus zijn er verbindingen met de hersenstam ten dienste van reflexen en automatische motoriek. Bij reflexen die de vorming van een visueel beeld vereisen, is ook de visuele cortex betrokken.

◀ thalamus

7.1.1.4 *Gehoor*

Het oor is een mechanosensor die gevoelig is voor vibraties in de lucht. Bij de mens staat het oor vooral ten dienste van de communicatie tussen individuen. Het gehoororgaan bestaat uit drie delen: het buitenoor, het middenoor en het binnenoor (figuur 7-10). De delen zijn van elkaar gescheiden door bindweefselmembranen. De geluidstrillingen worden opgevangen door de oorschelp en via de gehoorgang voortgeleid naar het trommelvlies. De drie gehoorbeentjes in het middenoor (hamer, aambeeld en stijgbeugel) brengen de trilling van het trommelvlies over naar het ovale venster, dat de overgang vormt naar het binnenoor.

◀ gehoororgaan
◀◀ visuele cortex
◀◀ retinotopie
◀ gehoorbeentjes
◀ trommelvlies

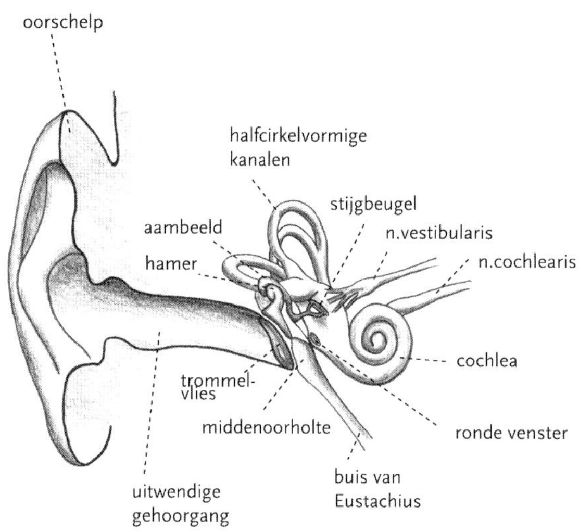

Figuur 7-10 Bouw van het gehoororgaan. Cochlea, vestibulum en halfcirkelvormige kanalen vormen samen het labyrint.

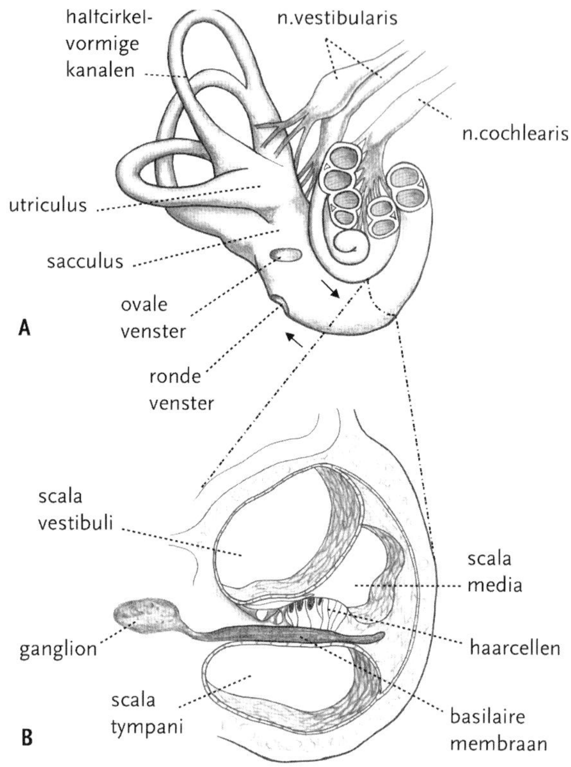

*Figuur 7-11 Bouw van de cochlea. **A** Labyrint met een doorsnede van de cochlea. De pijltjes geven de richting aan van de geluidstrillingen. **B** Dwarsdoorsnede van de cochlea in detail.*

binnenoor ▶
cochlea ▶
adaptatie ▶▶
basilaire membraan ▶
n.cochlearis ▶▶
akoestische cortex ▶▶
tonotopie ▶▶
frequentiebereik ▶
chemosensoren ▶▶

Het binnenoor bestaat uit het slakkenhuis (cochlea), dat anatomisch verbonden is met het evenwichtsorgaan (7.1.2.4). Achter het ovale venster ligt een ruimte, de scala vestibuli, die doorloopt naar de top van het slakkenhuis. Daar gaat de scala vestibuli over in de scala tympani, die weer terugloopt naar het middenoor en daarvan wordt gescheiden door het ronde venster. Tussen de scala vestibuli en de scala tympani bevindt zich over de hele lengte van het slakkenhuis een derde ruimte, de scala media. De afscheiding tussen scala tympani en scala media wordt gevormd door de basilaire membraan, een bindweefselplaat waarop de sensorcellen zijn bevestigd (figuur 7-11). Deze basilaire membraan is smal, dun en stug nabij de basis van het slakkenhuis, en breed, dik en slap nabij de top.

Wanneer het ovale venster in trilling wordt gebracht, gaat deze trilling door de scala vestibuli en de scala tympani, om vervolgens via het ronde venster te worden overgedragen aan de lucht in het middenoor. De basilaire membraan zal op een specifiek punt gaan meetrillen, waardoor de zintuigcellen ter plaatse worden geprikkeld. Wie bekend is met snaarinstrumenten weet dat een snaar met een hogere frequentie trilt naarmate deze korter, dunner en stugger is. Dit geldt ook voor de basilaire membraan. Het frequentiebereik loopt van circa 20 Hz aan de top tot circa 20.000 Hz aan de basis. Het scheidend vermogen tussen frequenties ligt in de orde van 0,1%; toonhoogten van 440 en 441 Hz kunnen dus van elkaar worden onderscheiden.

De respons van het gehoororgaan heeft een tonisch karakter. Enige adaptatie aan harde geluiden is mogelijk via tonusvermindering van de m. tensor tympani, die het trommelvlies aanspant. Een plotselinge geluidsexplosie is daarom schadelijker voor het gehoororgaan dan een geluid dat langzaam tot grote sterkte aanzwelt.

De afferente innervatie van het gehoororgaan wordt verzorgd door de n. cochlearis. Deze komt de hersenstam binnen als onderdeel van de achtste hersenzenuw. Na synapteren in de nucleus cochlearis ontstaat een gecompliceerd vezelverloop via verscheidene kerngebieden in de hersenstam naar de thalamus. Vanuit de thalamus verlopen vezels naar de primaire akoestische cortex in de lobus temporalis. Daar vindt projectie plaats naar geluidsfrequentie. Deze vorm van projectie heet tonotopie. In de secundaire akoestische cortex wordt het signaal geïnterpreteerd als bijvoorbeeld spraak, muziek of achtergrondgeluid.

7.1.1.5 *Reuk en smaak*

Reuk- en smaakzin behoren beide tot de chemosensoren. Het reukzintuig, dat zich boven in de neusholte bevindt, wordt geprikkeld door gassen.

Het smaakzintuig bevindt zich in de tong en het zachte verhemelte en reageert met vloeistoffen en opgeloste vaste stoffen. De reukzin kan duizenden geuren onderscheiden. De smaakzin kent slechts vijf gewaarwordingen: zoet, zout, zuur, bitter en umami, een 'vleesachtige' smaakkwaliteit die al in 1907 door Japanse onderzoekers werd onderscheiden, maar pas sinds het eind van de twintigste eeuw internationaal wordt erkend. Op het werkingsmechanisme van de zintuigen wordt hier niet ingegaan. De innervatie via de hersenzenuwen is terug te vinden in tabel 6-1.

Smaak en reuk dienen onder andere voor het keuren van het voedsel. Wat subjectief als smaak wordt ervaren, blijkt fysiologisch gezien voor een groot deel op reuk te berusten. De dampen die het voedsel afgeeft zijn van groot belang voor het herkennen ervan. Wanneer tijdens een experiment de neusholte van een proefpersoon wordt afgesloten, blijkt hij niet in staat voor hem zeer vertrouwde smaken als koffie en chocolade te herkennen. Iets dergelijks kan iedereen ervaren wanneer de neus door verkoudheid verstopt is.

De reuk is bij de meeste zoogdieren een zeer belangrijk zintuig. Via de reukzin wordt voedsel opgespoord en worden vijanden en andere gevaren, zoals brand, opgemerkt. Ook is de reuk een communicatiemiddel tussen soortgenoten, vooral voor herkenning van individuen, afbakening van territoria en de regeling van seksueel gedrag. Bij de mens zijn deze functies op de achtergrond geraakt, maar er is waarschijnlijk meer van over dan men zich bewust is; zo kunnen moeders geblinddoekt het T-shirtje van hun baby aan de geur herkennen. Waar het om lichaamsgeuren gaat, is de reukzin bij de moderne mens in de taboesfeer terechtgekomen. Opvallend is dat deodorantia vaak worden aangeprezen met de suggestie dat zij de gebruiker (m/v) seksueel aantrekkelijk maken en dus de functie overnemen van hetgeen zij geacht worden te maskeren. Vaststaat dat het reukzintuig uitgebreide vezelverbindingen heeft met het limbische systeem en dat geuren hevige emoties kunnen oproepen, vaak geassocieerd met herinneringen.

7.1.2 **Proprioceptie**

Proprioceptie betekent letterlijk 'zelfwaarneming'. In de fysiologie wordt deze term exclusief gebruikt voor de houdingszin (statesthesie) en de bewegingszin (kinesthesie), die tot stand komen door middel van gespecialiseerde zintuigen, de proprioceptoren (propriosensoren).

Voor de controle van houding en beweging is informatie omtrent de volgende grootheden van belang: *1* de positie van lichaamsdelen ten opzichte van elkaar, *2* de snelheid en de richting van bewegingen van lichaamsdelen ten opzichte van elkaar, *3* de mechanische belasting van het bewegingsapparaat, *4* de positie van het lichaam ten opzichte van de zwaartekracht, en *5* verandering van snelheid en richting tijdens bewegingen van het lichaam ten opzichte van de omgeving. De grootheden *1*, *2* en *3* worden waargenomen door sensoren die in het bewegingsapparaat liggen. Hiertoe behoren de spierspoelen en de pees- en gewrichtssensoren. De grootheden *4* en *5* worden geregistreerd door het evenwichtsorgaan. Dit orgaan neemt binnen de proprioceptie een aparte plaats in, omdat het niet in het bewegingsapparaat ligt, maar anatomisch verbonden is met het gehoororgaan (figuur 7-10). Omdat de beide evenwichtsorganen in het hoofd gelokaliseerd zijn, nemen zij strikt genomen niet de stand en de bewegingen van het lichaam waar, maar die van het hoofd. Teneinde deze informatie te 'vertalen' naar het hele lichaam, moet het centrale zenuwstelsel de informatie uit de evenwichtsorganen combineren met informatie uit de propriosensoren van de nek. Op die manier kan men met de ogen dicht het verschil opmerken tussen jaknikken en vooorovervallen.

◀◀ reukzin

◀◀ smaakzin

◀ evenwichtsorgaan

Om bewegingen adequaat te kunnen besturen moet de proprioceptie worden geïntegreerd met de exteroceptie. Tijdens het schrijven geeft de proprioceptie informatie over de stand van de gewrichten in de arm en de hand, en over de spanning in de spieren waarmee de pen wordt vastgehouden. Die pen wordt echter ook waargenomen via de exteroceptie van de huid; net als het schrijfpapier en het tafelblad waarop de arm rust. Hand, pen en papier worden bovendien gadegeslagen door de ogen, die tevens het resultaat van het schrijfwerk registreren. En misschien is er nog het krassende geluid van de pen of de geur van vrijgekomen inkt. Tezamen maken deze signalen iemand bewust van het feit dat hij bezig is met schrijven. De afzonderlijke signalen dringen in veel mindere mate tot het bewustzijn door. Een dergelijke situatie bestaat bij het herkennen van een voorwerp op de tast (7.1.1.1).

De betekenis van de afzonderlijke signalen voor de totale gewaarwording kan worden onderzocht door bepaalde sensoren selectief uit te schakelen, of selectief (kunstmatig) te prikkelen. Selectief uitschakelen is bij de ogen het gemakkelijkst (blinddoek). Bij somatosensoren kan lokale anesthesie worden toegepast of kan de toevoer van bloed naar een lichaamsdeel worden onderbroken. Dat laatste gebeurt vaak onopzettelijk, bijvoorbeeld door enige tijd met de benen over elkaar te zitten. Probeer maar eens

◀ gewaarwording

◀◀ proprioceptie

◀◀ statesthesie

◀◀ kinesthesie

met de ogen dicht de stand van een 'slapend been' te beschrijven.

Kunstmatige prikkeling van sensoren komt neer op het aanbieden van vervalste informatie. Het centrale zenuwstelsel staat dan voor de taak met behulp van deze informatie een samenhangend beeld van de werkelijkheid op te bouwen. Uit de verschillen tussen dit beeld en de 'objectieve' werkelijkheid kan worden afgeleid welke rol het misleide zintuig speelt bij de totstandkoming van het totale beeld (Intermezzo 7.1).

7.1.2.1 *Sensoren van het bewegingsapparaat*

bewegingsapparaat ▶

De sensoren van het bewegingsapparaat komen voor in spieren (inclusief hun bindweefselcomponenten zoals fascies, septa en pezen), gewrichtskapsels, ligamenten en periost. De verschillende typen sensoren hebben gemeen dat zij reageren op vervorming van het weefsel waarin zij liggen. Het zijn dus mechanosensoren.

mechanosensoren ▶

Vervorming van weefsel treedt op wanneer de mechanische belasting van het weefsel verandert ten gevolge van spiercontracties en/of uitwendige krachten. Sensoren worden dan ook vooral aangetroffen op de plaatsen waar bij verandering van belasting de sterkste vervorming van weefsel optreedt. Dit zijn allereerst overgangszones van het ene weefseltype naar het andere: van spier naar bindweefsel (pees, fascie, intermusculair septum), of van bindweefsel naar skelet. Binnen een spier vinden we de grootste dichtheid van sensoren langs de werklijn. Dit is de kortste verbinding tussen origo en insertie. Langs deze lijn treden de grootste krachten op wanneer een spier contraheert of passief wordt verlengd.

Op grond van structuur en functie kunnen verschillende typen sensoren worden onderscheiden. Van deze typen is de spierspoel het best onderzocht. Daarnaast bestaat een heterogene groep van sensoren, die onder pees- en gewrichtssensoren wordt behandeld (7.1.2.3). Over de rol van deze orgaantjes ten aanzien van houding en beweging bestaat nog weinig zekerheid. Een relatief gunstige uitzondering vormen de lichaampjes van Golgi in de pezen (4.7.1).

intrafusale weefsels ▶▶

7.1.2.2 *De spierspoel*

spierspoel ▶

extrafusale vezels ▶▶

De spierspoel is een lengtedetector die in de spier is gelokaliseerd en uit spierweefsel bestaat. De sensorfunctie heeft echter vooral betrekking op de gewrichten die door de spier worden overspannen. Volgens de huidige inzichten is de spierspoel de belangrijkste proprioceptor voor het waarnemen van de stand van een gewricht en van de snelheid en de richting van bewegingen op gewrichtsniveau. Dat de sensor uit spierweefsel bestaat, blijkt uit het feit dat de spierspoel contractiele elementen bevat die onder controle van het zenuwstelsel staan. Hiermee kan de gevoeligheid van de spierspoel worden aangepast aan omstandigheden zoals de lichaamshouding, de fysieke belasting van het bewegingsapparaat en de mate waarin een persoon waakzaam is. De spierspoel heeft daarom zowel een sensorische als een motorische innervatie.

Bouw en ligging

Onder de microscoop zien spierspoelen eruit als miniatuurspiertjes die in de eigenlijke spier zijn ingebed. Toen de spierspoelen omstreeks 1860 werden ontdekt, dacht men te maken te hebben met kiemcentra van spierweefsel. Hun ware aard werd opgehelderd toen men omstreeks 1890 de effecten van het doorsnijden van dorsale en ventrale ruggenmergwortels ging bestuderen. Hierbij kwamen de sensorische en motorische innervatie aan het licht.

Bij de mens komen spierspoelen waarschijnlijk in alle dwarsgestreepte skeletspieren voor. Zij zijn aangetroffen tot in de m. cremaster, de spiertjes van het middenoor en de dwarsgestreepte spieren in de wand van de slokdarm. De dichtheid (uitgedrukt in spierspoelen per gram spierweefsel) loopt echter sterk uiteen. Zo bevatten de korte nekspieren per gram weefsel 30 tot 40 spierspoelen, maar de m. biceps en de m. triceps brachii slechts een of twee. In het algemeen treft men hoge dichtheden van spierspoelen aan in tonische spieren (4.7.1) en in spieren die de fijne, distale motoriek verzorgen, zoals de korte hand- en voetspieren. Deze spieren hebben gemeen dat zij relatief kort zijn en monoarticulair verlopen, zodat kleine bewegingen in een gewricht al snel leiden tot het verlengen van spieren en daarmee tot het prikkelen van spierspoelen.

Een spierspoel (figuur 7-12) is gemiddeld ongeveer 5 mm lang; de diameter bedraagt ongeveer 0,1 mm. De buitenlaag bestaat uit een spoelvormig kapsel, waaraan het orgaantje zijn naam dankt. Binnen het kapsel liggen, omgeven door een geleiachtige tussenstof, twee tot twaalf gespecialiseerde spiervezels. Deze worden intrafusale (letterlijk: binnen de spoel gelegen) vezels genoemd. Ter onderscheiding noemt men de overige vezels van het spierweefsel extrafusale vezels. De spierspoel is aan de uiteinden vastgehecht aan het bindweefsel van de extrafusale spier (perimysium, fascie, pees), waardoor de intrafusale vezels parallel lopen met de meestal veel langere extrafusale spiervezels. De intrafusale vezels bevatten alleen in de uiteinden (de polaire delen) contractiele elementen; daardoor kunnen alleen de polaire delen zich actief verkorten. De

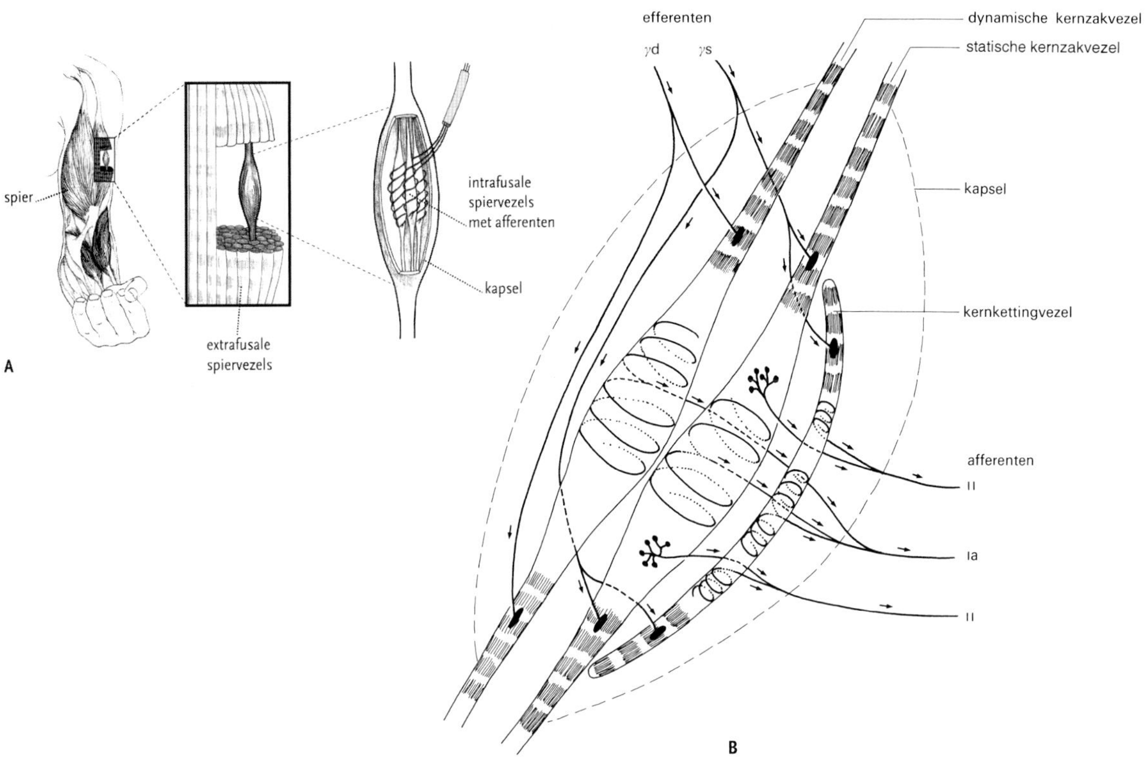

*Figuur 7-12 Spierspoel. **A** Ligging van de spierspoel in de skeletspier. **B** Intrafusale vezels en hun innervatie.*

sensorische functie is gelokaliseerd in het middendeel (het equatoriale deel).

Op morfologische en functionele gronden kunnen twee typen intrafusale vezels worden onderscheiden: de kernzakvezels en de kernkettingvezels. De kernzakvezels zijn relatief lang. Hun uiteinden steken enkele millimeters buiten het kapsel. Hun naam danken zij aan het equatoriale gedeelte, dat een uitstulping vormt waarin zich de celkernen bevinden. Er zijn twee subtypen: dynamische kernzakvezels (type 1) en statische kernzakvezels (type 2). Een spierspoel bevat meestal twee kernzakvezels, één van elk subtype. Het onderscheid berust vooral op een verschil in elastische eigenschappen. Het equatoriale deel van de dynamische kernzakvezels neemt, als de spierspoel wordt gerekt en in uitgerekte toestand wordt vastgehouden, binnen enkele seconden weer zijn oorspronkelijke lengte aan. De statische kernzakvezels en de kernkettingvezels vertonen deze vorm van adaptatie niet of nauwelijks. Het is daarom waarschijnlijk dat de dynamische kernzakvezels de fasische respons van de spierspoel verzorgen en de statische kernzakvezels, samen met de kernkettingvezels, de tonische respons. Dit komt ook tot uiting in het innervatiepatroon.

◀ kernkettingvezels

De kernkettingvezels zijn relatief kort. Hun uiteinden hechten aan de kernzakvezels. In het smalle equatoriale deel liggen de kernen op een rij, waardoor zij een ketting lijken te vormen. Per spierspoel zijn meestal vier tot zes kernkettingvezels aanwezig.

Innervatie

◀◀ kernzakvezels

◀ fusimotoneuronen

◀ γ-vezels

Spierspoelen worden geïnnerveerd door verschillende typen sensorische en motorische neuronen. De benaming van de zenuwvezels refereert wat betreft de motorische vezels (de fusimotoneuronen) aan de indeling volgens Erlanger en Gasser (tabel 5-1) en wat betreft de sensorische vezels aan de indeling volgens Lloyd en Hunt (tabel 5-2). De fusimotoneuronen, die tot het type Aγ behoren, worden doorgaans als γ-vezels (gammavezels) aangeduid. Het innervatiepatroon is schematisch weergegeven in figuur 7-12B.

◀ Ia-vezels

◀ II-vezels

De sensorische zenuwvezels maken contact met het equatoriale deel van de intrafusale spiervezels. Er worden twee typen onderscheiden: Ia-vezels of primaire afferenten (één axon per spierspoel) en II-vezels of secundaire afferenten (nul tot vijf axonen per spierspoel). De primaire afferent maakt contact met het equatoriale deel van alle intrafusale vezels. Het sensorische uiteinde bestaat uit twee takken die spiraalsgewijs om het midden van de vezel zijn

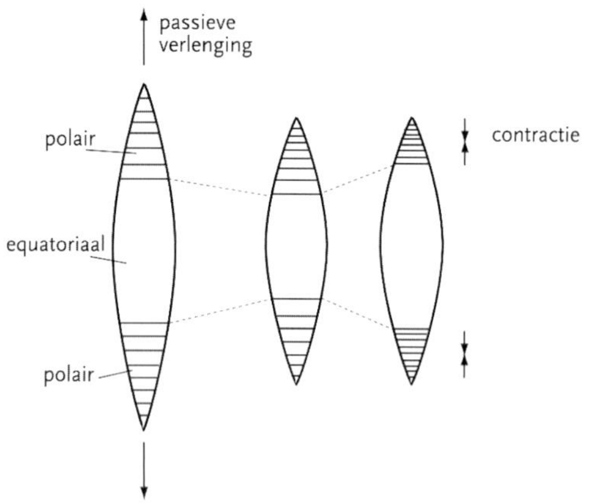

Figuur 7-13 Twee manieren waarop het equatoriale deel van de intrafusale vezels kan worden gerekt. Midden: rustsituatie. Links: passieve verlenging van de gehele spier. Rechts: contractie van de polaire delen van de intrafusale vezels bij onveranderde spierlengte.

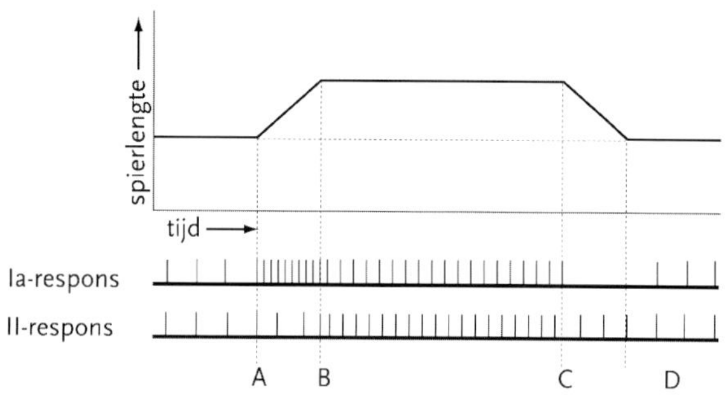

Figuur 7-14 Respons van de Ia- en II-afferenten bij passieve lengteverandering van een spier. In de periode AB wordt de spier verlengd, in de periode CD keert de spier terug naar de uitgangssituatie. Elk verticaal streepje stelt een actiepotentiaal voor.

annulospirale windingen ▸

gewonden (annulospirale windingen). De secundaire afferenten maken contact met de kernkettingvezels en met de statische kernzakvezels. De contactpunten liggen aan weerszijden van de annulospirale winding van de Ia-vezel. De vorm van het uiteinde kan een annulospirale winding zijn, maar er komen ook boomvormig vertakte uiteinden voor. Deze uiteinden doen denken aan de ranken met zuignapjes waarmee een wingerdplant zich vasthecht aan een muur.

γ-d-activering ▸▸
γ-s-activering ▸▸

De fusimotoneuronen maken contact met de polaire delen van de intrafusale vezels. Per intrafusale vezel kunnen verscheidene contactpunten aanwezig zijn; deze komen wat functie betreft overeen met de motorische eindplaat van de extrafusale vezels (4.4.1). Fusimotoneuronen worden ingedeeld in twee groepen: dynamische γ-neuronen (γ-d-vezels) en statische γ-neuronen (γ-s-vezels). Per spierspoel is meestal één vezel van beide typen aanwezig. Ieder type intrafusale spiervezel wordt slechts door één type fusimotoneuron geïnnerveerd: de dynamische kernzakvezels door dynamische γ-neuronen, de statische kernzakvezels en de kernkettingvezels door statische γ-neuronen.

γ-neuronen ▸▸
γ-d-vezels ▸
γ-s-vezels ▸

Werking tijdens passieve lengteverandering van de spier

De spierspoelafferenten worden geactiveerd wanneer het equatoriale deel van de intrafusale vezels wordt gerekt. Dat kan op twee manieren gebeuren, namelijk door passieve verlenging van de spier waarin de spierspoel ligt en door actieve verkorting van de polaire delen van intrafusale vezels (figuur 7-13). Dit laatste gebeurt wanneer de activiteit van de fusimotoneuronen toeneemt.

Bij onveranderde activiteit van de fusimotoneuronen vertonen de Ia-vezels een fasisch-tonische respons ten aanzien van de spierlengte. De impulsfrequentie in de Ia-vezels is hoger naarmate een spier sneller passief wordt verlengd en lager naarmate een spier sneller passief wordt verkort. Bij plotselinge verkorting vallen de impulsen zelfs geheel weg. De II-vezels laten een tonische respons zien: de impulsfrequentie is over een groot traject evenredig met de lengte van de spier (figuur 7-14). Een verhoogde activiteit van de fusimotoneuronen versterkt de respons van de afferenten. Selectieve γ-d-activering versterkt alleen de fasische respons, selectieve γ-s-activering alleen de tonische respons. De activiteit van de fusimotoneuronen wordt bepaald vanuit de hersenen. Uit onderzoek met proefdieren is gebleken dat de activiteit van statische en dynamische γ-neuronen samenhangt met de toestand waarin het dier verkeert (figuur 7-15).

Op grond van bovengenoemde eigenschappen kan de spierspoel worden beschouwd als een detector voor passieve lengteveranderingen van een spier. Bij een constante γ-activiteit is de tonische respons evenredig met de lengte van de spierspoel, en dus, door de wijze waarop de spierspoel verankerd is, met de lengte van de spier als geheel. Passieve verlenging van de spier verhoogt de impulsfrequentie in de afferenten, terwijl passieve verkorting de frequentie verlaagt (figuur 7-16A t/m C). Snelle, kleine veranderingen in lengte zullen vooral de Ia-vezels beïnvloeden (fasische respons), terwijl langzame, grote veranderingen vooral door de II-vezels worden geregistreerd (tonische respons).

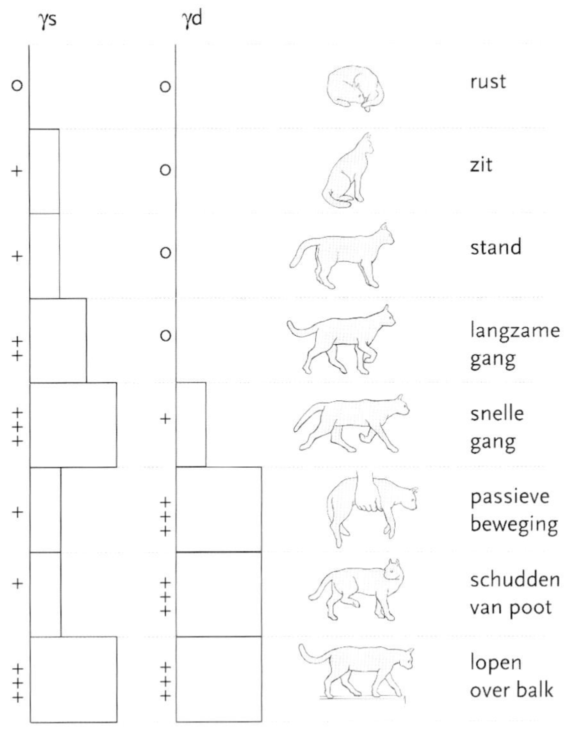

Figuur 7-15 Activiteit van statische en dynamische fusimotoneuronen bij de kat, onder verschillende omstandigheden. Statische vezels zijn actief in alle situaties waarin de lichaamshouding moet worden gehandhaafd, in het bijzonder wanneer tegelijkertijd een gecontroleerde beweging plaatsvindt. Dynamische vezels zijn actief in situaties waarin de houding snel en onverwacht kan veranderen.

Werking tijdens contractie van de spier

Onder normale omstandigheden leiden motorische impulsen vanuit de hersenen waarschijnlijk altijd tot gelijktijdige activering van α- en γ-motoneuronen. Dit verschijnsel wordt α-γ-koppeling genoemd. Hierdoor zullen intra- en extrafusale spiervezels gelijktijdig contraheren. In de antagonisten van de contraherende spieren worden tegelijkertijd zowel de α- als γ-frequentie verlaagd (7.3.1.1, 7.3.3).

Tijdens actieve contractie van een spier zorgt de α-γ-koppeling ervoor dat de verkorting van de spier samengaat met de verkorting van de polaire delen van de intrafusale vezels. Hierdoor blijft de lengte van het equatoriale deel van de intrafusale vezels constant, en dus ook de impulsfrequentie in de afferenten, zolang er tenminste geen externe krachten op de spier inwerken. Deze situatie doet zich voor tijdens isotone contractie (figuur 7-16D, zie 4.5 voor spiercontractievormen). Wanneer de spier tijdens het contraheren echter een weerstand ondervindt, zullen de polaire delen van de intrafusale vezels zich sterker verkorten dan de extrafusale vezels. Bij sterke weerstand zullen de extrafusale vezels in het geheel niet korter worden (isometrische contractie, figuur 7-16E) of zelfs worden verlengd (excentrische contractie, figuur 7-16F). In al deze gevallen zal het equatoriale deel van de intrafusale vezels worden verlengd, zodat de impulsfrequentie van de afferenten stijgt.

◀ isometrische contractie
◀ excentrische contractie

Functie

Hoewel de spierspoel veranderingen in de lengte van de spier registreert, is de spierspoel fysiologisch gezien een 'gewrichtssensor', omdat de lengte van een spier bepaald wordt door de stand van het gewricht (of de gewrichten) waarover deze spier werkt. Andersom kan men zeggen dat de stand van een gewricht kan worden afgeleid uit de lengte van de spieren die dit gewricht overspannen. Iedere verandering van deze stand zal sommige spieren doen verlengen en andere doen verkorten. Dit wordt waargenomen door de spierspoelen.

De ligging van de spierspoelen is zodanig, dat kleine veranderingen in de stand van een gewricht een zo groot mogelijk effect hebben op de lengte van een zo groot mogelijk aantal intrafusale vezels. Bovendien kan via de fusimotoneuronen de lengte van de polaire delen worden aangepast aan de stand van het gewricht, zodat een spierspoel altijd optimaal kan reageren op zowel verlenging als verkorting van de spier. Ook kan de gevoeligheid worden aangepast aan de eisen van het moment. Wanneer je bijvoorbeeld het idee hebt dat er plotseling iemand op je nek kan springen, worden de spierspoelen via de fusimotoneuronen 'op scherp' gezet, zodat je snel kunt reageren als het werkelijk gebeurt. Het is geen bezwaar dat door contractie van intrafusale vezels de impulsfrequentie in de afferenten zal toenemen, terwijl de spier niet wordt verlengd. Aangezien de fusimotorische activiteit door het centrale zenuwstelsel wordt bepaald, zal het centrale zenuwstelsel bij de interpretatie van de signalen uit de spierspoelen hiervoor een correctie kunnen toepassen. Gezien vanuit het centrale zenuwstelsel geven de spierspoelen niet zozeer informatie over houding en beweging, dan wel over de mate waarin houding en beweging afwijken van hetgeen op grond van de motorische impulsen te verwachten is.

◀◀ α-γ-koppeling

Tot 1980 werd algemeen verondersteld dat de bewuste gewrichtszin (statesthesie en kinesthesie) vooral afhankelijk zou zijn van impulsen uit sensoren in de gewrichtskapsels. De signalen uit de spier-

◀ gewrichtszin
◀◀ isotone contractie

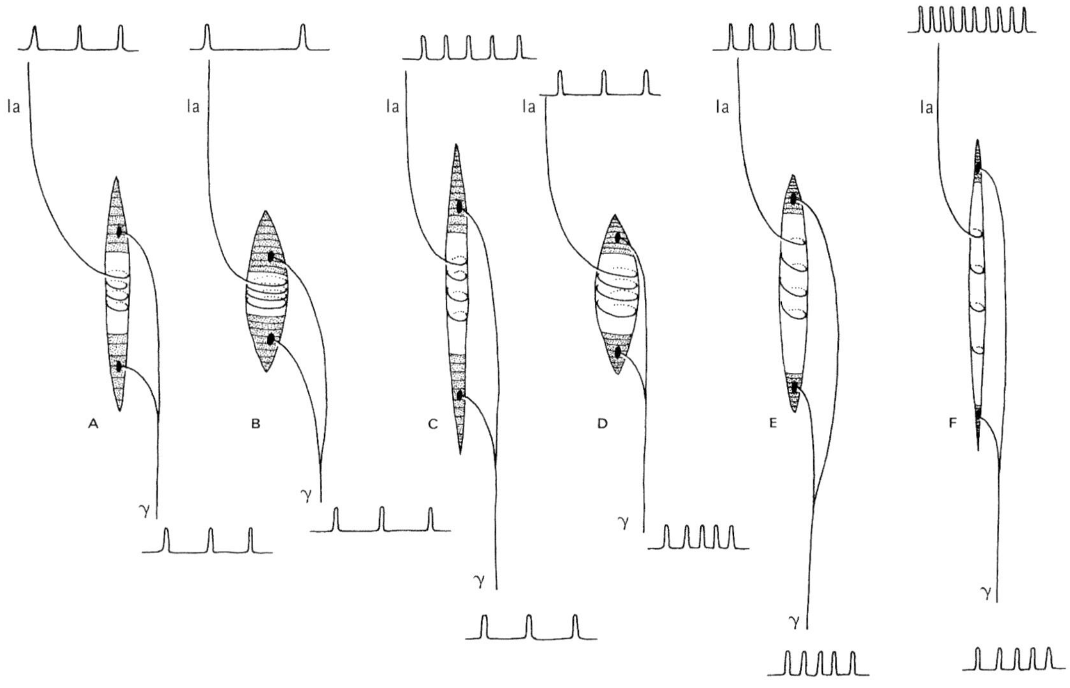

Figuur 7-16 Tonische respons van de Ia-afferenten. De impulsfrequentie is evenredig met de lengte van het equatoriale deel (zonder dwarsstreping) van de intrafusale vezels. In de situaties D, E en F is sprake van spiercontractie via α-γ-koppeling.
A *Rustsituatie.* ***B*** *Passieve verkorting.* ***C*** *Passieve verlenging.* ***D*** *Isotone contractie.* ***E*** *Isometrische contractie.* ***F*** *Excentrische contractie.*

spoelen zouden vrijwel alleen op onbewust niveau worden verwerkt (myotatische reflex, 7.3.1.1). Sindsdien is men echter tot het inzicht gekomen dat de bewuste gewrichtszin waarschijnlijk grotendeels via spierspoelen tot stand komt. Argumenten hiervoor komen zowel uit experimenten in het laboratorium, als uit waarnemingen in de kliniek.

In Intermezzo 7.1 wordt een experiment beschreven waaruit blijkt hoe belangrijk de spierspoel is voor het subjectief ervaren van houding en beweging. In andere experimenten is gebruikgemaakt van elektrofysiologische methoden. Men heeft aangetoond dat selectieve prikkeling van afferenten uit de korte handspieren leidt tot elektrische activiteit (*evoked potentials*) in de primaire somatosensorische cortex. Het geactiveerde gebied grenst onmiddellijk aan het projectieveld van exteroceptieve vezels uit dezelfde hand. Aanwijzingen uit de kliniek zijn onder andere afkomstig van waarnemingen bij patiënten met een volledige gewrichtsprothese, bijvoorbeeld in het heupgewricht. Bij deze patiënten wordt het gewrichtskapsel tijdens de operatie verwijderd; toch blijft de gewrichtszin meestal behouden. Dit is ook het geval wanneer bij personen met een intact kapsel lokale anesthesie wordt toegepast op de afferenten van het gewricht en van de omringende huid, terwijl de spierafferenten ongemoeid worden gelaten.

evoked potentials ▶
vibratie ▶▶

Intermezzo 7.1
Het Pinokkio-effect

Een geblinddoekte proefpersoon zit rechtop aan een tafel. Met zijn rechterduim en -wijsvinger houdt hij het puntje van zijn neus vast, terwijl zijn elleboog op het tafelblad steunt. Tegen zijn bovenarm is een vibrator geplaatst. De proefleider schakelt de vibrator in, waardoor de biceps van de proefpersoon met een frequentie van 120 Hz in trilling wordt gebracht. Binnen enkele seconden heeft de proefpersoon de sensatie dat zijn neus begint te groeien. Al gauw lijkt die zo'n 30 cm lang te zijn. Dit gevoel houdt aan totdat de vibrator wordt uitgeschakeld. De neus lijkt dan weer ineen te schrompelen tot de oorspronkelijke lengte.

Dit verschijnsel kan worden verklaard via het mechanisme van de spierspoel. De hersenen interpreteren iedere verhoging van de impulsfrequentie uit een spierspoel die niet via de fusimotoneuronen tot stand is gebracht als een beweging waarin de spier passief wordt verlengd. De vibratie is eigenlijk een snelle opeenvolging van kortdurende verlengingen. Hierdoor ontstaat een zo snelle opeenvolging van

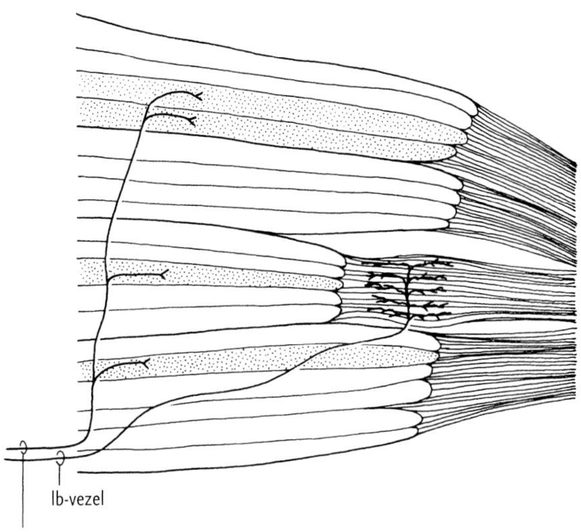

Figuur 7-17 Ligging van een peessensor. Links de spiervezels, rechts de collagene vezels van de pees. De gestippelde spiercellen behoren tot dezelfde motorische eenheid.

fasische responsen, dat de Ia-afferenten continu geprikkeld worden. Voor de hersenen is het daarom alsof de elleboog wordt gestrekt. De informatie uit de spierspoel komt in conflict met informatie uit andere sensoren (in huid en gewrichten), die immers aangeven dat de stand van de elleboog niet verandert. De subjectieve gewaarwordingen van de proefpersoon doen vermoeden dat zijn hersenen het dilemma als volgt hebben opgelost:

- de spierspoelen in de biceps geven aan dat de elleboog wordt gestrekt;
- de exterosensoren in de huid geven aan dat de vingers en de neuspunt voortdurend met elkaar in contact blijven;
- dit is alleen mogelijk als de neuspunt met de vingers mee beweegt;
- propriosensoren in hoofd en nek geven aan dat de positie van het hoofd ten opzichte van de romp niet verandert;
- ergo: de neus wordt langer.

Een alternatieve oplossing is dat de vingers langer worden. Van de veertien proefpersonen in het experiment[1] hadden er vijf de sensatie van een verlengde neus, drie voelden hun vingers langer worden en twee rapporteerden een verlenging van zowel neus als vingers. De vier overigen hadden uiteenlopende sensaties zonder veranderende afmeting van lichaamsdelen.

De resultaten van dit experiment, en van soortgelijke experimenten met andere spieren en uitgangshoudingen, tonen aan dat signalen uit de spierspoelen invloed hebben op het lichaamsschema, dat wil zeggen: op het bewust ervaren van de afmetingen van de lichaamsdelen en van hun positie ten opzichte van elkaar. De informatie uit de spierspoelen blijkt daarbij grotere invloed te hebben dan informatie uit de gewrichtssensoren. Immers, in de elleboog vindt geen angulaire beweging plaats, terwijl de proefpersoon toch het gevoel heeft dat zijn arm wordt gestrekt. Bij de vier proefpersonen die geen houdingsverandering ervoeren, kan het zijn dat het gevoel werd onderdrukt door het verstand; niet iedereen is bereid of in staat een sensatie te accepteren die fysiek onmogelijk is.

Het is verrassend dat continuïteit in de positie van de lichaamsdelen ten opzichte van elkaar (vinger raakt neus) binnen het lichaamsschema een hogere prioriteit lijkt te hebben dan continuïteit in de afmetingen van de lichaamsdelen. De projectie van het lichaam op de somatosensorische cortex kent dus geen vaste vergrotingsmaatstaf. Op zichzelf is dat te verwachten, omdat de absolute en relatieve afmetingen van lichaamsdelen ook veranderen tijdens de groei van kind tot volwassene. Deze voltrekt zich echter niet binnen enkele seconden.

7.1.2.3 ***Pees- en gewrichtssensoren***

De samenhang van het bewegingsapparaat wordt, behalve door het skelet, bepaald door de architectuur van het collagene bindweefsel. Fascies, septa, pezen, kapsels en ligamenten gaan vloeiend in elkaar over. In de overgangszones, waar bij mechanische belasting de sterkste vervorming van weefsel optreedt, bevindt zich een grote verscheidenheid aan sensoren. De exacte functie van de meeste sensoren is nog onbekend. Uit de eigenschappen van de afferente neuronen blijkt, dat naast diverse typen mechanosensoren ook noci- en thermosensoren aanwezig zijn.

Alleen ten aanzien van de lichaampjes van Golgi bestaat enige duidelijkheid. Deze lichaampjes bevinden zich vooral in de pezen, nabij de spier-peesovergang. Om deze reden worden ze meestal peessensoren genoemd. Golgi-lichaampjes komen echter ook voor in andere bindweefselstructuren rondom het gewricht en de pees bevat naast Golgi-lichaampjes ook andere typen sensoren.

◀ peessensoren
◀ Golgi-lichaampjes

Peessensoren zijn mechanosensoren die reageren op vervorming van het collagene bindweefsel. Een typische peessensor (figuur 7-17) bestaat uit één zenuwvezel van het type Ib, waarvan het vertakte uiteinde over een lengte van ongeveer 1 mm is vervlochten met verscheidene collagene vezels binnen de pees. Rondom het vlechtwerk ligt een kapsel; aan weerszijden steken de collagene vezels buiten het kapsel. Aan de spierzijde maken zij contact met 5 tot 25 spiervezels die tot verschillende motorische een-

◀◀ lichaamsschema

[1] Lackner JR, Brain 1988; 111: 281-97.

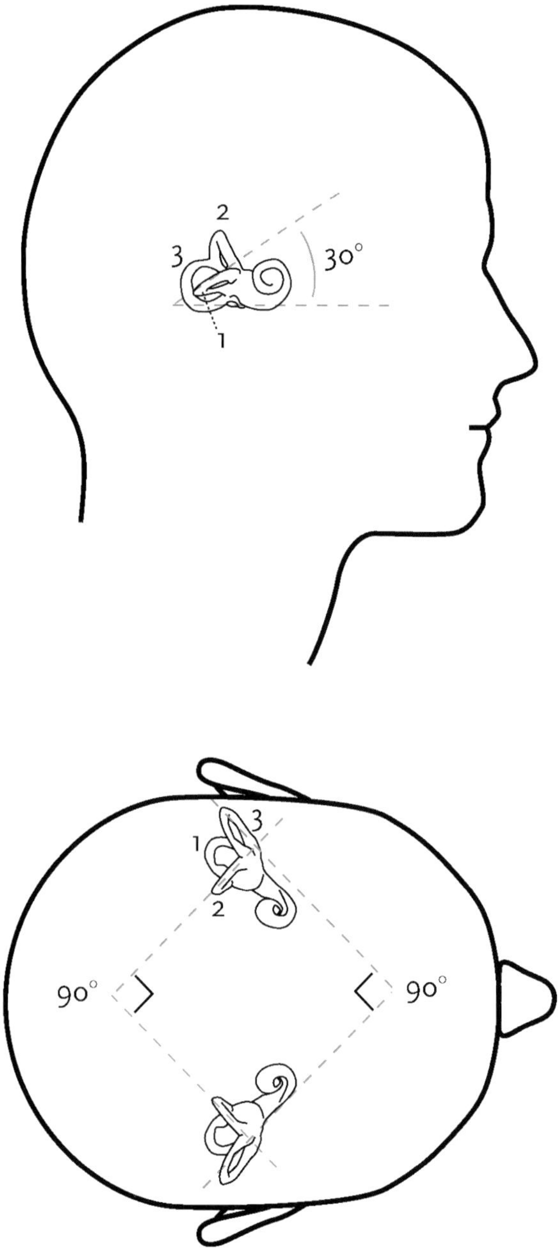

Figuur 7-18 Positie van het linker en rechter labyrint in het hoofd.

heden behoren. Aan de peeszijde gaan zij over in het totale peesweefsel.

Over de aantallen sensoren per spier-peescomplex is bij de mens weinig bekend. Uit onderzoek met proefdieren is gebleken, dat peessensoren vaak in het verlengde van de werklijn van spieren liggen of dat ze in de pezen van korte spieren in het verlengde van individuele spierspoelen liggen. Spierspoelen en peessensoren lijken dus in serie geschakeld te zijn.

krachtdetector ▸▸

De peessensor werkt als krachtdetector. Wanneer krachten op de pees worden uitgeoefend, leidt dit tot onderlinge verschuivingen tussen de collagene vezels, waardoor de Ib-afferent wordt geprikkeld. Hoe groter de kracht, hoe hoger de impulsfrequentie in de afferent. De respons heeft een tonisch karakter. Dit houdt in dat een constant aangehouden kracht een constante impulsfrequentie veroorzaakt.

Door hun ligging zijn de peessensoren vooral gevoelig voor de contractiekracht van de spiervezels waarmee zij contact hebben. Wanneer één motorische eenheid contraheert, zal dit in het algemeen leiden tot excitatie van ten minste één peessensor, ook al is de kracht in de totale pees nauwelijks meetbaar. Externe krachten zullen worden verdeeld over alle collagene vezels van de pees. Om de peessensoren te kunnen exciteren zullen deze krachten relatief groot moeten zijn. Wanneer de informatie uit alle peessensoren in de aanhechtingspunten van een bepaalde spier of spiergroep wordt gecombineerd, ontstaat een overzicht van de bijdrage van verschillende groepen motorische eenheden aan de totale uitgeoefende kracht en van de verdeling van de krachten in pezen, kapsels en ligamenten.

mechanische belasting ▸▸

Over de functionele betekenis van de peessensor is nog weinig met zekerheid bekend. Wel zijn er enkele plausibele theorieën. De spierspoel en de peessensor vullen elkaar aan. De spierspoel registreert de stand van het gewricht en de verandering daarvan, terwijl de peessensor de mechanische belasting van het spier-peescomplex registreert. Iedere beweging gaat gepaard met veranderingen in de mechanische belasting van spieren en daarom is informatie uit beide typen sensoren nodig om de spierkracht adequaat te kunnen regelen. Ook de ligging in serie op de spier-peesovergang suggereert een verband tussen spierspoel en peessensor. Omdat peessensoren informatie kunnen geven over de activiteit van afzonderlijke groepen motorische eenheden, zouden zij tevens een rol kunnen spelen in het rekruteringsproces (4.4.3, 7.3.1.2).

rekrutering ▸▸

7.1.2.4 *Het evenwichtsorgaan*

evenwichtsorgaan ▸▸

Het evenwichtsorgaan (het vestibulaire apparaat) bewaakt met het gezichtsvermogen het lichamelijk evenwicht. Het geeft informatie over boven en onder en registreert bewegingen van het lichaam ten opzichte van de omgeving. Op grond hiervan kunnen houdingscorrecties worden uitgevoerd waardoor omvallen wordt voorkomen.

labyrint ▸▸

Samen met het inwendige oor vult het evenwichtsorgaan de ruimte van het labyrint in het os

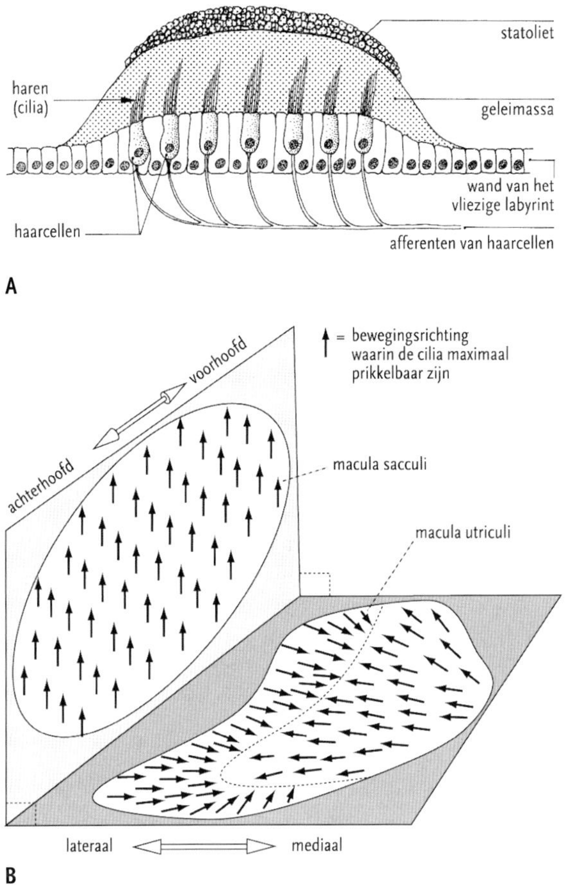

Figuur 7-19 Statolietorgaan. ***A*** *Bouw van een macula in het vliezige labyrint.* ***B*** *Oriëntatie van haarcellen in de macula utriculi en de macula sacculi.*

temporale (figuur 7-10). Binnen het benige labyrint bevindt zich het vliezige labyrint dat gevuld is met een vloeistof, de endolymfe. Elk evenwichtsorgaan bestaat uit twee statolietorganen, utriculus en sacculus, en drie halfcirkelvormige kanalen (figuur 7-18).

Een statolietorgaan bestaat uit een holte met in de wand een uitstulping die macula wordt genoemd (figuur 7-19). De macula utriculi bevindt zich bij een rechtopstaande persoon in een vrijwel horizontaal vlak, de macula sacculi in een verticaal vlak. In de macula vormen de haarcellen de prikkelbare elementen. De haarcellen worden geprikkeld wanneer door een verschuiving van de statoliet de haren buigen. Elke haarcel bezit een oriëntatie. Dit houdt in dat een buiging in een bepaalde richting een verhoging van de impulsafgifte veroorzaakt, en een buiging in de tegenovergestelde richting een verlaging. De oriëntatie is per haarcel verschillend, zodat de richting waarin de statoliet verschuift door de hersenen kan worden afgeleid uit veranderingen in het totale impulspatroon van de macula.

Een verschuiving van de statoliet kan op verschillende manieren tot stand komen. Figuur 7-20A stelt de macula utriculi van een rechtopstaande persoon voor. Wanneer hij zijn hoofd langzaam naar voren buigt, glijdt de statoliet, die een grotere dichtheid heeft dan de omringende endolymfe, eveneens naar voren. Wordt het hoofd in de gebogen stand gehouden (figuur 7-20B), dan blijven de haren van de haarcellen gebogen en blijven de haarcellen de impulsfrequentie afgeven die past bij deze stand. De statolietorganen fungeren dus als tonische sensor voor de positie van het hoofd ten opzichte van de richting van de zwaartekracht. Figuur 7-20C en 7-20D geven het gedrag van dezelfde macula weer, maar dan tijdens lineaire versnelling en vertraging. Het gedrag van de statoliet onder deze omstandigheden is te vergelijken met dat van het lichaam van een autopassagier. Wanneer een auto vanuit stilstand optrekt, blijft de passagier door zijn traagheid enigszins achter; hij wordt in de rugleuning gedrukt. Hetzelfde gebeurt met de statoliet ten opzichte van het hoofd (figuur 7-20C). Rijdt de auto met constante snelheid verder, dan veert de passagier door de elasticiteit van de rugleuning weer terug naar zijn oorspronkelijke positie. Hetzelfde doet de statoliet door de elasticiteit van de haren en de geleimassa (figuur 7-20A). Bij plotseling afremmen zal de passagier ten opzichte van de auto naar voren bewegen, zo ver de veiligheidsgordel dit toelaat. Hetzelfde doet de statoliet ten opzichte van het hoofd (figuur 7-20D). Het statolietorgaan is dus een fasische sensor voor de lineaire snelheid van het lichaam, want alleen versnellingen en vertragingen worden geregistreerd. Daarnaast zal het statolietorgaan reageren op de verandering van de richting. Zoals de autopassagier bij een plotselinge bocht naar links door zijn traagheid rechtuit blijft bewegen, en dus in de auto naar rechts zal overhellen, gebeurt dat ook met de statoliet.

Traagheid van materie ligt ook ten grondslag aan de prikkel voor de halfcirkelvormige kanalen. Wanneer het hoofd een roterende beweging begint in het vlak van één van de kanalen (in dit voorbeeld rechtsom), blijft endolymfe achter die dus linksom door het kanaal stroomt (figuur 7-21). Hierdoor wordt de cupula, die het kanaal als een klapdeurtje afsluit, met de stroom mee geduwd. De haarcellen van de crista ampullaris buigen met de cupula mee en worden geprikkeld. Houdt de rotatie met dezelfde snelheid aan, dan wordt de vloeistof afgeremd door wrijving met de wand van het kanaal en veert de

◂ lineaire snelheid
◂◂ endolymfe
◂◂ statolietorganen
◂◂ macula utriculi
◂ halfcirkelvormige kanalen
◂◂ macula sacculi
◂ roterende beweging
◂ cupula
◂ crista ampullaris

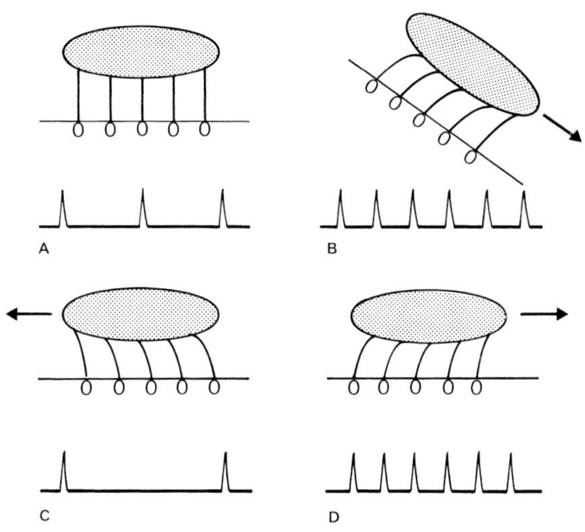

Figuur 7-20 Gedrag van de macula utriculi en activiteit van een afferent neuron onder verschillende omstandigheden. Het gezicht van de persoon is steeds naar rechts gericht. ***A*** *Stilstand met hoofd rechtop of lineaire beweging met constante snelheid.* ***B*** *Stilstand met hoofd voorovergebogen.* ***C*** *Lineaire versnelling naar voren.* ***D*** *Afremmen van naar voren gerichte lineaire beweging.*

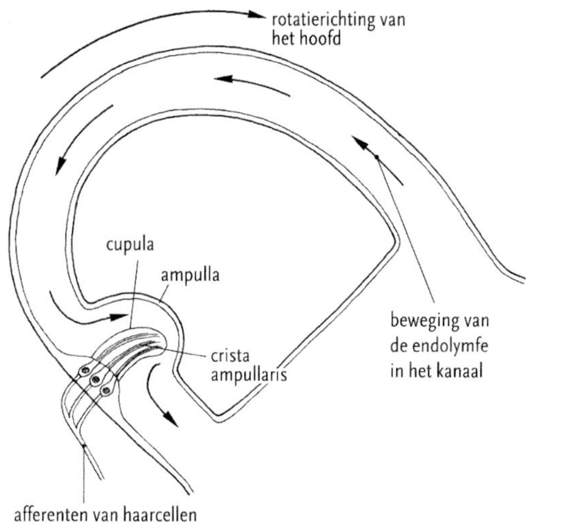

Figuur 7-21 Werking van een halfcirkelvormig kanaal wanneer een rotatiebeweging van het hoofd wordt ingezet.

cupula terug. De endolymfe roteert dan met dezelfde snelheid als het hoofd. Bij afremmen van de rotatie blijft de vloeistof door haar traagheid nog enige tijd rechtsom doorstromen en volgt de cupula deze beweging. Figuur 7-22 geeft een karakteristiek verloop van de activiteit in één afferente zenuwvezel uit de crista, waaruit blijkt dat de halfcirkelvormige kanalen fungeren als fasische sensoren voor de rotatiesnelheid van het hoofd. Doordat de drie kanalen per evenwichtsorgaan in onderling loodrechte vlakken liggen, zal iedere rotatie door ten minste één kanaal worden geregistreerd. Rotatie met constante snelheid kan worden waargenomen met de statolietorganen. De statolieten zullen dan naar de buitenkant van de cirkel geslingerd worden als de stoeltjes in een zweefmolen.

vestibulaire nystagmus ▶▶

instel-volgreflex ▶▶

De halfcirkelvormige kanalen spelen een belangrijke rol in het regelen van de stabiele stand van de ogen in de ruimte terwijl het hoofd beweegt. Wanneer men dit boek met schokjes heen en weer beweegt terwijl men het hoofd stilhoudt, wordt het lezen moeilijk. Dat is niet het geval wanneer men het boek stilhoudt en schokkende bewegingen maakt met het hoofd. In het laatste geval blijven de ogen automatisch op hetzelfde punt gericht. Dit komt doordat de beweging van het oog door middel van de vestibulo-oculaire reflex gekoppeld is aan de beweging van de endolymfe in de halfcirkelvormige kanalen. Deze koppeling kan gemakkelijk worden gedemonstreerd door een proefpersoon gedurende 20 s snel om zijn lengteas te laten draaien (in dit voorbeeld rechtsom) en dan plotseling stil te houden. Wanneer je dan naar zijn ogen kijkt, zie je die heen en weer bewegen, en wel zodanig dat ze relatief langzaam naar rechts draaien en dan weer snel terug naar links. Deze beweging heet vestibulaire nystagmus. Deze nystagmus is te verklaren uit een combinatie van twee reflexbewegingen. Na het plotseling afremmen van de rotatie draait de endolymfe door naar rechts; de ogen draaien mee. Hierdoor beweegt echter het gezichtsveld ten opzichte van het oog naar links, zodat de instel-volgreflex (7.1.1.3) wordt opgewekt. Deze laat het oog snel terugschieten naar de uitgangspositie, waarna de cyclus zich herhaalt totdat de endolymfe stilstaat.

reisziekte ▶▶

vestibulo-oculaire reflex ▶

Intermezzo 7.2
Reisziekte

Reisziekte, ook bekend als zee-, lucht- of wagenziekte, is een plaag die sommige mensen ervaren wanneer zij zich in een deinend of slingerend voertuig bevinden. De symptomen zijn voornamelijk van vegetatieve aard. Misselijkheid, zweten, bleekheid en overtollige speekselproductie komen het meest voor. Daarnaast treedt duizeligheid op, soms in combinatie met hoofdpijn. De voornaamste oorzaak van reisziekte is waarschijnlijk dat verschillende zintuigen informatie afgeven die door de hersenen als tegenstrijdig wordt ervaren.

Als voorbeeld van een situatie waarin reisziekte kan optreden, bekijken wij een passagier in een auto die met hoge

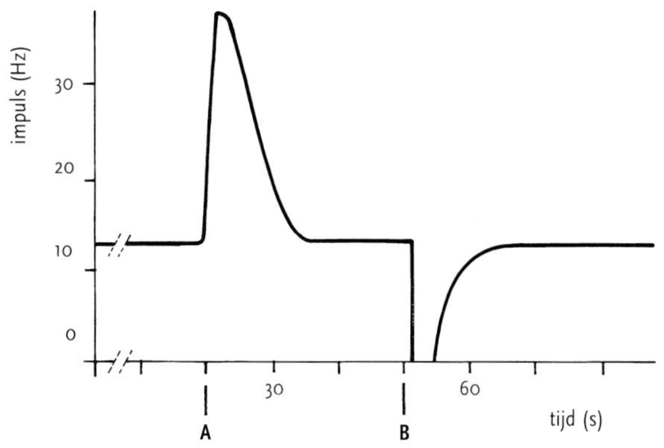

Figuur 7-22 Impulsfrequentie van een sensorisch neuron van een halfcirkelvormig kanaal. De proefpersoon voert gedurende 30 s een rotatie met een constante snelheid uit in het vlak van dit kanaal. Bij (A) wordt de beweging ingezet, bij (B) wordt deze beëindigd. De tijdsduur van het op snelheid komen en afremmen is te verwaarlozen.

snelheid een bocht naar links maakt. Deze beweging wordt continu geregistreerd door de statolietorganen van de passagier. De halfcirkelvormige kanalen zullen echter snel adapteren omdat de rotatiesnelheid, na het inzetten van de bocht, vrijwel constant is. Door de traagheid van zijn lichaam zal de passagier in de auto naar rechts worden geslingerd. Het resultaat daarvan zal meestal een kantelende beweging zijn, omdat het zitvlak van de passagier door de wrijving met de stoel nauwelijks van plaats zal veranderen. De halfcirkelvormige kanalen registreren deze kanteling als een beweging naar rechts, hetgeen strijdig is met de informatie uit de statolietorganen. Ook het visuele systeem kan bijdragen aan de verwarring: wanneer de blik van de passagier gericht is op een punt binnen de auto, is er voor het oog geen enkele beweging waarneembaar. De bestuurder ondervindt geen strijdigheid, omdat zijn blik gericht is op de buitenwereld en omdat hij, net als een hardloper of een fietser, kan anticiperen op de koersverandering door zijn hoofd en romp in de richting van de bocht te buigen. Bestuurders van voertuigen hebben dan ook zelden last van reisziekte.

Het beschreven voorbeeld is een vereenvoudiging van de werkelijkheid, omdat is uitgegaan van een voertuig dat zich in een plat vlak beweegt. In werkelijkheid zijn alle bewegingen driedimensionaal, ook bij auto's, vooral wanneer ze over een deinende vering beschikken. Ter voorkoming van reisziekte kan men proberen met het voertuig mee te bewegen en het hoofd zo weinig mogelijk te draaien. Daarnaast kan het visuele systeem worden benut om de hersenen duidelijkheid te verschaffen omtrent de positie van het lichaam. Een opkomende zeeziekte kan soms worden onderdrukt door de blik op de horizon te richten. Bij luchtziekte kan het nuttig zijn naar het aardoppervlak of naar het wolkendek te kijken.

Ook zonder op reis te gaan kan men de symptomen van reisziekte ervaren. De proefpersoon bij wie een vestibulaire nystagmus wordt opgewekt door het plotseling beëindigen van een rotatiebeweging, ervaart bewegingssensaties via zijn ogen en halfcirkelvormige kanalen, terwijl de sensoren in de huid en het bewegingsapparaat registreren dat hij stilstaat. Het evenwichtsgevoel is ook te misleiden door koud water in de gehoorgang te gieten, zodat het labyrint vanaf de buitenzijde wordt afgekoeld. Dit veroorzaakt een stroming in de halfcirkelvormige kanalen, doordat de koude endolymfe in de buitenste delen van de kanalen omlaag zakt ten opzichte van de warme endolymfe in de rest van het labyrint. De proefpersoon ervaart draaisensaties en er wordt een nystagmus opgewekt (calorische nystagmus). In de kliniek wordt deze proef gebruikt om de werking van de twee evenwichtsorganen afzonderlijk te testen. Beweging prikkelt immers altijd beide organen tegelijk. ◀ calorische nystagmus

7.2 HET RUGGENMERG ALS INTERMEDIAIR

7.2.1 Perifere motorische neuronen

Op het eerste gezicht vormen het sensorische en het motorische deel van het zenuwstelsel elkaars spiegelbeeld. Beide bestaan uit een netwerk van neuronen, dat zich van centraal naar perifeer steeds verder vertakt, maar in het sensorische systeem lopen de impulsen van perifeer naar centraal en in het motorische systeem andersom. Bij nauwkeurige beschouwing blijkt de symmetrie echter niet volledig te zijn. In het sensorische systeem bestaan op allerlei plaatsen vele typen sensoren van waaruit impulsen worden geleid naar verschillende projectiegebieden in de hersenen. In het motorische systeem is er slechts één type eindpunt, het perifere motorische neuron of α-motoneuron. Het α-motoneuron is de enige weg van het centrale zenuwstelsel naar de skeletspiervezels. Het is de gemeenschappelijke eindroute van alle impulsen in het motorische systeem. De neurofysioloog Sherrington heeft om deze reden voor het α-motoneuron de term *final common path* geïntroduceerd. ◀ motorisch systeem ◀ α-motoneuron ◀ final common path

Het ruggenmerg fungeert samen met delen van de hersenstam als intermediair, als schakelstation en als verbindingsweg tussen de sensoren, de hogere centra en de perifere motorische neuronen. Omdat het ruggenmerg een gemakkelijker onderzoeksobject is dan de gecompliceerde, moeilijk bereikbare hersenstam, zijn de eigenschappen van neuronen en baansystemen op dat niveau het best bestudeerd. Daardoor ook is *final common path* in de praktijk ◀ ruggenmerg

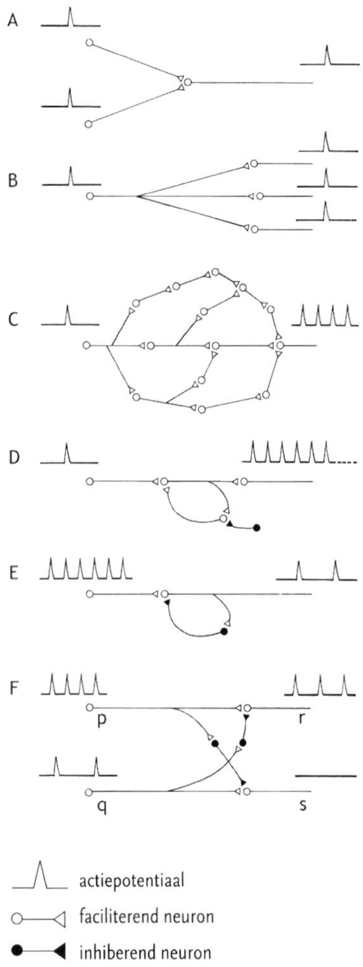

Figuur 7-23 Neuronenschakelingen. Links de ingevoerde signalen, rechts de bijbehorende uitvoer. ***A*** *Convergentie.* ***B*** *Divergentie.* ***C*** *Parallelcircuit.* ***D*** *Positieve terugkoppeling.* ***E*** *Negatieve terugkoppeling.* ***F*** *Reciproke inhibitie.*

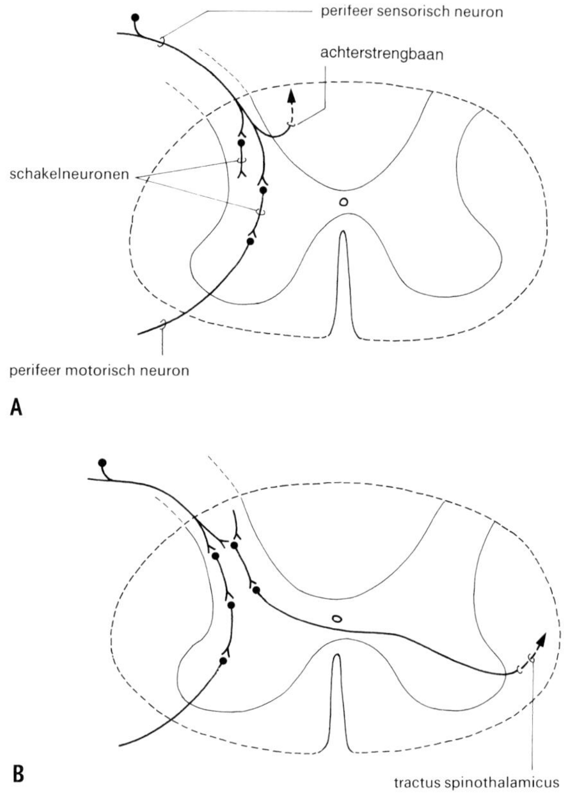

Figuur 7-24 Verwerking van signalen op spinaal niveau. ***A*** *Gnostische sensibiliteit.* ***B*** *Vitale sensibiliteit.*

schakelneuronen ▸▸

synoniem geworden met de motorische voorhoorncel. De wetmatigheden die in het ruggenmerg zijn gevonden ten aanzien van het functioneren van α-motoneuronen zijn echter evenzeer van toepassing op de α-motoneuronen van de hersenzenuwen, zoals de n. facialis (VII) die de mimische spieren in het aangezicht innerveert.

neuronen-schakelingen ▸▸
n.facialis ▸

7.2.2 Neuronenschakelingen

convergentie ▸▸

Op het cellichaam en de dendrieten van het α-motoneuron eindigen duizenden synapsen die elk een faciliterende of inhiberende invloed hebben. Er zijn perifere sensorische neuronen en vezels uit motorische banen die rechtstreeks op het α-motoneuron eindigen, maar het grootste deel van de input verloopt via schakelneuronen. Deze schakelneuronen fungeren niet alleen als tussenstation. Zij ontvangen impulsen van verschillende afferenten en van motorische banen uit hogere hersenniveaus, zodat deze impulsen kunnen worden geïntegreerd voordat zij het perifere motoneuron bereiken. Ook maken schakelneuronen deel uit van circuits waarin zij elkaars activiteit beïnvloeden. Door deze beïnvloeding komen regelkringen tot stand, waarmee bijvoorbeeld flexoren en extensoren alternerend tot contractie kunnen worden gebracht.

In figuur 7-23 zijn enkele belangrijke neuronenschakelingen getekend, die hierna worden besproken aan de hand van voorbeelden. In elke schakeling wordt verondersteld dat elke overgedragen faciliterende prikkel excitatie tot gevolg heeft, tenzij het postsynaptische neuron tegelijkertijd wordt geïnhibeerd.

Convergentie (figuur 7-23A) treedt op wanneer signalen uit verschillende zenuwvezels op een neuron samenkomen. Dit gebeurt bijvoorbeeld op het α-motoneuron, dat signalen krijgt vanuit perifere sensorische neuronen en vanuit motorische baansystemen. Het tegenovergestelde van convergentie is

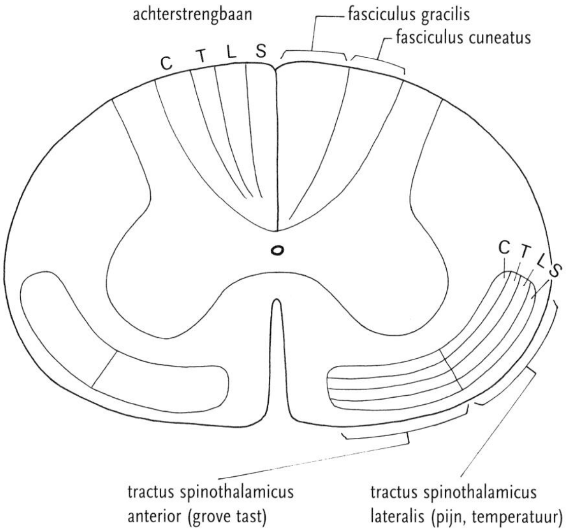

Figuur 7-25 Ordening van vezels binnen de sensorische baansystemen in het ruggenmerg. C = cervicaal, T = thoracaal, L = lumbaal, S = sacraal.

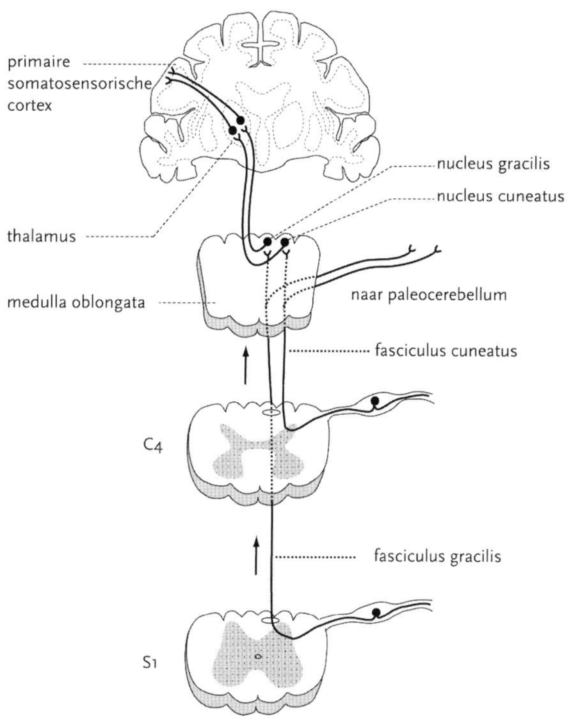

Figuur 7-26 Verloop van de achterstrengbaan.

divergentie (figuur 7-23B), waarbij een neuron signalen afgeeft naar verschillende andere neuronen. Een voorbeeld is de vertakking van perifere sensorische neuronen in het ruggenmerg, waarbij signalen worden afgegeven naar zowel de hersenen als de voorhoorn (figuur 7-24).

◀◀ divergentie

Combinaties van convergentie en divergentie kunnen dienen om de duur van een signaal te verlengen. Bij de terugtrekreflex na een prik in de vinger geldt dat, hoe kort de prikkel ook duurt, de spiercontracties lang genoeg moeten aanhouden om de arm uit de buurt van het gevaar te brengen. Voor relatief kortdurende effecten (enkele tientallen milliseconden) komt het parallelcircuit in aanmerking (figuur 7-23C). Op weg van links naar rechts in de figuur volgt het signaal wegen van verschillende lengte en met een verschillend aantal synapsen. De signalen zullen op verschillende tijdstippen aankomen en een korte serie ontladingen in het rechterneuron kunnen opwekken. Voor meer langdurige series is positieve terugkoppeling geschikter (figuur 7-23D). Eén actiepotentiaal kan hier in principe eindeloos blijven rondgaan en zorgen voor een eindeloos durende serie ontladingen. Het signaal houdt pas op door inhibitie van buitenaf. Positieve terugkoppeling speelt een rol bij relatief langdurige reflexcontracties, zoals die van de flexiereflex (7.3.1.3). Nog veel langduriger werken de circuits die verantwoordelijk zijn voor het onderhouden van het bewustzijn (9.2.1). Ook met een minimum aan sensorische prikkeling kan men urenlang doorgaan met denken, voordat de inhibitie vanuit de slaapcentra te sterk wordt.

◀◀ parallelcircuit

◀◀ positieve terugkoppeling

Het circuit van negatieve terugkoppeling (figuur 7-23E) lijkt op dat van positieve terugkoppeling, maar de terugkerende (recurrente) prikkel werkt inhiberend in plaats van faciliterend. De prikkelbaarheid van het neuron wordt hierdoor tijdelijk verminderd. Wanneer in de periode van inhibitie faciliterende prikkels worden aangeboden, is de kans groot dat deze niet worden overgedragen. Als het effect van de inhibitie verdwijnt, kan het neuron weer worden geëxciteerd, waarna de cyclus zich herhaalt. Het resultaat is een frequentieverlaging. Het bestaan van recurrente inhibitie is aangetoond op het niveau van het α-motoneuron; het inhiberend neuron wordt Renshaw-cel genoemd, naar zijn ontdekker. Renshaw-cellen inhiberen het motoneuron zeer effectief doordat de inhiberende synaps zich ter plaatse van de axonheuvel bevindt. Iedere ontlading van het α-motoneuron veroorzaakt via de Renshaw-cel een IPSP (5.6.2.2) die tientallen milliseconden kan duren. Waarschijnlijk is dit een van de mechanismen waarmee regelmaat wordt gebracht in het ontladingspatroon van de α-motoneuronen.

◀ negatieve terugkoppeling

◀ Renshaw-cel

Reciproke inhibitie (figuur 7-23F) is een schakeling waarmee twee neuronenketens elkaars activiteit

◀ reciproke inhibitie

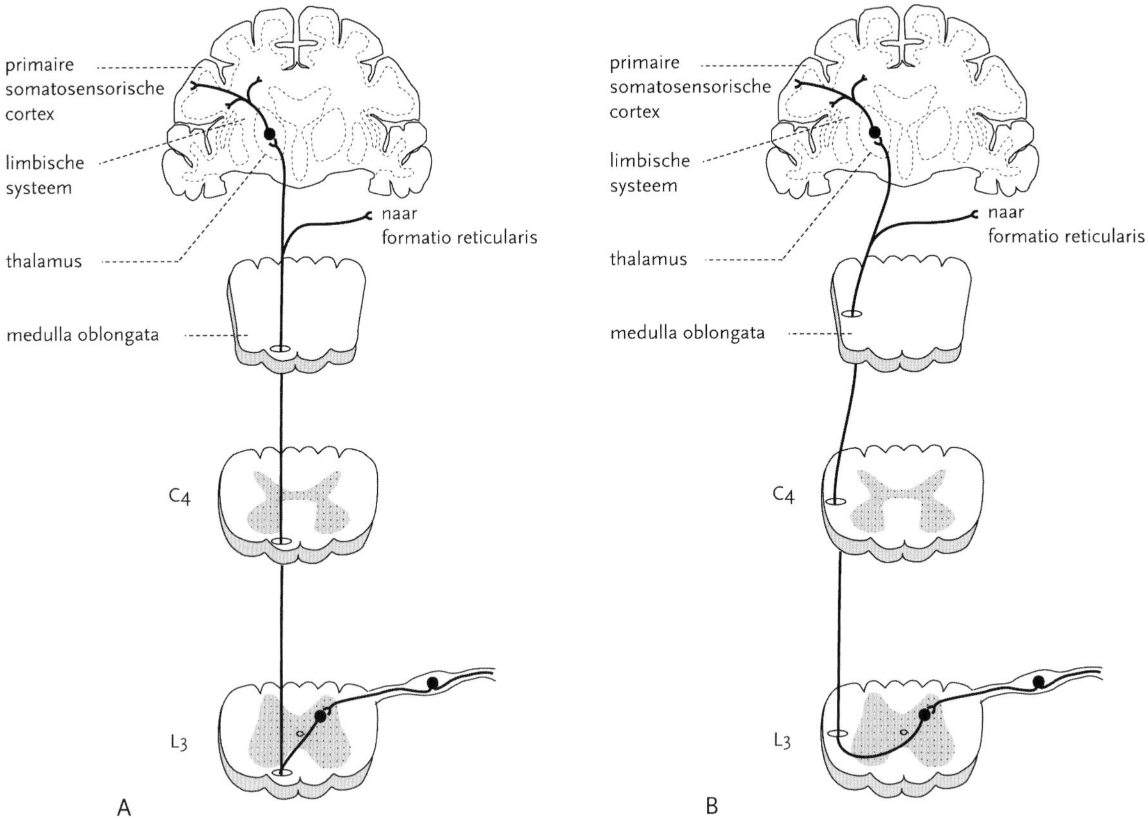

Figuur 7-27 Verloop van de tractus spinothalamicus. ***A*** *Tractus spinothalamicus anterior.* ***B*** *Tractus spinothalamicus lateralis.*

kunnen remmen. Excitatie van neuron p veroorzaakt excitatie van neuron r en inhibitie van neuron s. Bij excitatie van neuron q gebeurt het omgekeerde. Wanneer p een hogere activiteit vertoont dan q, zal het signaal van p worden overgedragen naar r, maar het signaal van q niet naar s. Reciproke inhibitie kan dienen om tijdens het uitvoeren van een beweging de activiteit van antagonistische spieren te remmen. Bij de kniepeesreflex, een myotatische reflex (7.3.1.1), worden de motoneuronen van de extensoren van de knie gefaciliteerd en die van de flexoren geïnhibeerd. Facilitatie van een extensor hoeft echter niet altijd gepaard te gaan met inhibitie van flexoren, en andersom. De m. biceps brachii is een flexor van de elleboog, maar kan bij gelijktijdige contractie van de m. triceps brachii (extensor) een supinatiebeweging veroorzaken zonder dat enige flexie optreedt. Er zijn afzonderlijke schakelingen van reciproke inhibitie voor verschillende motorische functies. Deze kunnen selectief worden geactiveerd via reflexbogen en motorische baansystemen.

metameer ▸▸
segment ▸▸
dorsale wortel ▸▸
achterstrengbaan ▸▸
gnostische sensibiliteit ▸▸

7.2.3 Sensorische banen

De somatosensorische informatie uit romp en ledematen komt het centrale zenuwstelsel binnen via de dorsale ruggenmergwortels. Bij binnenkomst zijn de zenuwvezels segmentaal geordend. De vezels in elk paar dorsale wortels zijn afkomstig uit de metameer (8.5.2.1) van het betreffende segment: de huidafferenten uit het dermatoom, de spierafferenten uit het myotoom en de pees- en gewrichtsafferenten uit het sclerotoom (figuur 8-14).

In de dorsale wortel bestaat een ordening van vezels. Op het punt waar de wortel het ruggenmerg binnentreedt, liggen de dikke en dunne vezels zodanig gerangschikt dat de dikke vezels uit de mechanosensoren het ruggenmerg binnenkomen aan de dorsale kant van de achterhoorn. Vervolgens splitst elke mechanosensorische vezel zich in twee takken (figuur 7-24A). De dorsale tak buigt zonder te synapteren af naar de achterstreng (6.4.2) en verloopt verder craniaalwaarts als onderdeel van de achterstrengbaan (figuur 7-26). Dit is het ascenderende baansysteem voor de gnostische sensibiliteit (7.1.1.1). De ventrale tak gaat de grijze stof van de achterhoorn binnen en eindigt in synapsen op schakelneuronen. Via de schakelneuro-

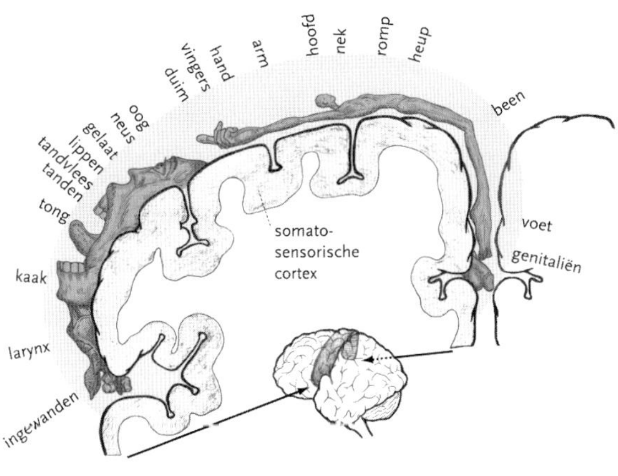

Figuur 7-28 Projectie van het lichaam op de primaire somatosensorische cortex.

nen kan de voorhoorn worden geprikkeld, waardoor reflexen tot stand komen die bijvoorbeeld het been strekken bij prikkeling van de voetzool (positieve steunreflex, 7.3.1.5). Andere schakelneuronen geven toegang tot de tractus spinocerebellaris. Dit baansysteem voorziet het paleocerebellum van proprioceptieve informatie voor het regelen van de automatische motoriek (7.3.2.1). Ten slotte kan via schakelneuronen in de achterhoorn de overdracht van impulsen uit dunne sensorische vezels, bijvoorbeeld pijnvezels, worden beïnvloed (poorttheorie, 9.3.3).

De dunne vezels uit de thermo- en nocisensoren (en mogelijk de vezels voor de grove tast, al zijn deze nog niet geïdentificeerd) eindigen alle in de dorsale hoorn en synapteren aldaar (figuur 7-24B). Een deel van de postsynaptische vezels kruist nu naar de contralaterale funiculus lateralis en ventralis en buigt af naar craniaal als onderdeel van de tractus spinothalamicus (figuur 7-27). Dit is het ascenderende baansysteem voor de vitale sensibiliteit. Andere vezels lopen naar de voor- en zijhoorn ten behoeve van reflexactiviteit. De voorhoorn verzorgt de animale respons (zoals terugtrekken bij pijn), de zijhoorn de vegetatieve respons (zoals vaatvernauwing bij koude).

Binnen de sensorische baansystemen bestaat een ordening van vezels naar segmentale herkomst (figuur 7-25). De achterstrengbaan deelt men op grond daarvan in tweeën: mediaal ligt de fasciculus gracilis voor de onderste extremiteit, lateraal de fasciculus cuneatus voor de bovenste extremiteit. De bijdrage van de romp aan de gnostische sensibiliteit is in verhouding tot die van de extremiteiten te verwaarlozen. In de tractus spinothalamicus wordt, naast de segmentale ordening, ook een tweedeling gemaakt naar zintuiglijke modaliteit: de tractus spinothalamicus anterior (ventralis) verzorgt de grove tast, de tractus spinothalamicus lateralis de pijn- en temperatuurzin.

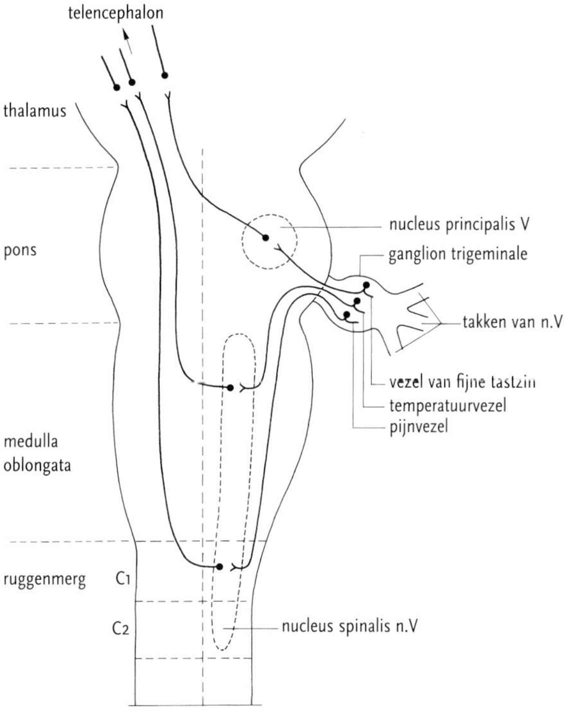

Figuur 7-29 Somatosensorische kerngebieden van de n. trigeminus.

Figuur 7-26 geeft het verloop van de achterstrengbaan. De perifere vezels synapteren in de nucleus gracilis en de nucleus cuneatus, die in de medulla oblongata liggen. Op dit niveau worden collateralen afgegeven, onder andere naar het cerebellum, voor de coördinatie van de automatische motoriek. Daarna kruist de baan het mediale vlak, verloopt via de lemniscus medialis naar de thalamus (de tweede synaps) en vandaar naar het projectieveld in de primaire somatosensorische cortex. In het projectieveld bestaat somatotopie: ieder punt in de cortex is verbonden met een bepaald deel van het lichaam (figuur 7-28). Hierbij valt op dat de grootte van het projectiegebied evenredig is aan het aantal sensorische eenheden in het lichaamsdeel. Vandaar de grote projectiegebieden voor de vingers en de lippen, en de kleine voor de romp.

In figuur 7-27 is het verloop van de tractus spinothalamicus anterior en lateralis weergegeven. Nadat de perifere vezels in de achterhoorn hebben gesynapteerd, kruist de baan naar de contralaterale zijstreng en stijgt op naar de thalamus. In de hersenstam buigt een deel van de vezels af naar de formatio

◀◀ tractus spinocerebellaris

◀ tractus spinothalamicus anterior

◀ tractus spinothalamicus lateralis

◀ nucleus gracilis

◀ nucleus cuneatus

◀◀ tractus spinothalamicus

◀◀ vitale sensibiliteit

◀ primaire somatosensorische cortex

◀ somatotopie

◀◀ fasciculus gracilis

◀◀ fasciculus cuneatus

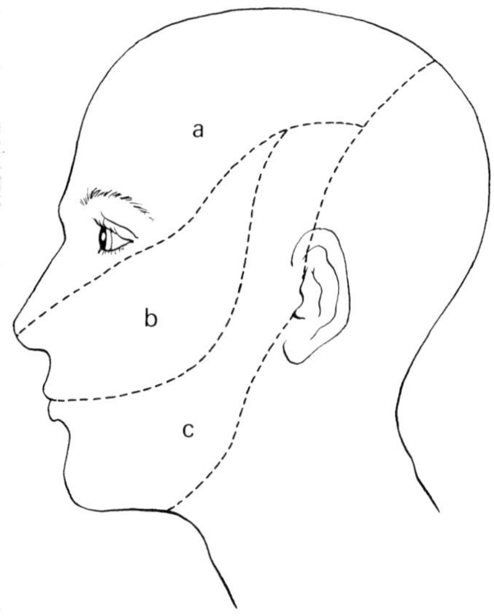

Figuur 7-30 Sensorische innervatie van het aangezicht door de takken van de n. trigeminus: a ramus ophthalmicus, b ramus maxillaris, c ramus mandibularis.

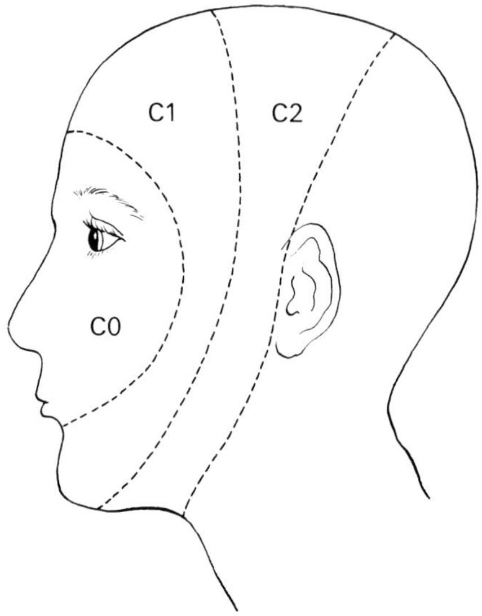

Figuur 7-31 Nocisensorische dermatomen van de n. trigeminus. Het huidgebied Co is verbonden met het gedeelte van de nucleus spinalis nervi trigemini dat in de medulla oblongata ligt.

reticularis, waarschijnlijk ten dienste van de regeling van vitale processen, zoals ademhaling en bloedsomloop. Vanuit de thalamus vindt projectie plaats naar onderdelen van het limbische systeem voor het belevingsaspect van de vitale sensibiliteit en in mindere mate naar de somatosensorische cortex voor het lokaliseren van de sensaties. Ascenderende verbindingen ten behoeve van de pijnzin worden uitgebreider behandeld in 9.3.4.

limbisch systeem ▶

nocisensorische dermatomen ▶▶

De somatosensorische vezels uit de hersenzenuwen voegen zich op hersenstamniveau bij de overeenkomstige baansystemen. De grootste bijdrage wordt geleverd door de n. trigeminus (drielingszenuw, n. V), die uit drie takken bestaat: ramus ophthalmicus, ramus maxillaris en ramus mandibularis (figuur 7-29). Elke tak innerveert een deel van de huid van het aangezicht (figuur 7-30). Deze huidgebieden worden soms dermatomen genoemd, hetgeen verwarrend is omdat hier geen sprake is van segmenten. De werkelijke segmentale ordening binnen de n. trigeminus blijkt uit de ligging van de kerngebieden in de hersenstam. De perifere vezels van de gnostische sensibiliteit synapteren in de nucleus sensorius principalis in de pons. De postsynaptische vezels kruisen vervolgens het mediane vlak en voegen zich bij de vezels van de achterstrengbaan. De perifere vezels van de vitale sensibiliteit buigen in de hersenstam af naar caudaal en synapteren in de nucleus spinalis nervi trigemini. Dit kerngebied strekt zich uit van de pons tot in de achterhoorn van het cervicale ruggenmerg. Van craniaal naar caudaal vinden we hier schakelcentra voor respectievelijk grove tast, temperatuurzin en pijnzin. Deze ligging heeft tot gevolg, dat een deel van de pijnzin van het aangezicht segmentaal gesproken tot de dermatomen C1 en C2 behoort (figuur 7-31). Uit vergelijking met figuur 7-30 blijkt dat de nocisensorische dermatomen niet samenvallen met de innervatiegebieden van de trigeminustakken.

n. trigeminus ▶

gnostische sensibiliteit ▶▶

nucleus sensorius principalis ▶

vitale sensibiliteit ▶▶

nucleus spinalis nervi trigemini ▶

Een belangrijk verschil tussen de gnostische en de vitale sensibiliteit ligt in de mate waarin de informatie wordt bewerkt voordat zij tot het bewustzijn doordringt. Bij de gnostische sensibiliteit is deze bewerking minimaal. De perifere sensorische neuronen lopen via de achterstrengbaan door tot in de hersenstam. De synapsen aldaar, en in de thalamus, lijken voornamelijk te dienen voor de distributie van signalen en niet voor de beïnvloeding daarvan. Experimenten hebben aangetoond dat excitatie van één mechanosensorisch perifeer neuron vrijwel altijd een lokaliseerbare gewaarwording veroorzaakt, onafhankelijk van de fysiologische of mentale toestand van de proefpersoon (mits deze bij bewustzijn is). Ook de relatie tussen de prikkelsterkte en de subjectieve intensiteit van de gewaarwording is vrijwel onafhankelijk van de omstandigheden. De gnostische sensibiliteit is kennelijk gericht op een ongestoorde, ruisvrije weergave van het signaal. Voor de vitale sensibiliteit ligt dit anders. Of een nocisensorisch signaal tot het bewustzijn doordringt, en hoe intens de pijn dan wordt ervaren, wordt in sterke mate bepaald door de bewerking van het signaal in het ruggenmerg, de hersenstam en de thalamus (9.3.4). Het netto-effect van deze bewerking kan zowel faciliterend als inhiberend zijn. Dat de beleving van pijn sterk afhankelijk is van de situatie waarin men verkeert, zal iedereen uit eigen ervaring kunnen bevestigen.

Intermezzo 7.3
Fantoomsensaties

Na amputatie van een arm of been is het mogelijk dat het verdwenen ledemaat zijn vroegere eigenaar geen rust gunt. Ook al is de patiënt zich volledig bewust van de amputatie van zijn rechterarm en al kunnen zijn ogen en de tastzin van zijn linkerhand het ontbreken van die arm voortdurend bevestigen, toch lijken er continu signalen uit de rechterarm te komen. Deze signalen kunnen zo levensecht zijn, dat de patiënt bij voortduring probeert handelingen met die arm uit te voeren (iets oppakken, steun zoeken). Men noemt zo'n arm een fantoom (letterlijk: spook) en de gewaarwordingen fantoomsensaties. De meest belastende sensatie is die van pijn. Fantoompijn komt voor bij ongeveer 70% van alle amputatiepatiënten. De pijn kan bijzonder hevig zijn en is moeilijk te bestrijden. Dit vormt een belangrijk motief voor onderzoek naar de herkomst van fantoomsensaties.

De oudste verklaring voor fantoomsensaties is dat de signalen afkomstig zijn uit de doorgesneden zenuwen in de amputatiestomp. Prikkels vanuit deze zenuwen worden door de hersenen geïnterpreteerd als afkomstig uit de door deze zenuwen geïnnerveerde delen van het lichaam. Dit gebeurt ook wanneer de zenuwen en het lichaam intact zijn. Wanneer men over de n. ulnaris wrijft ter hoogte van de elleboog, krijgt men de gewaarwording van tintelingen in de pink. Tegen deze verklaring pleit echter, dat door onderbreking van de prikkelgeleiding in de dorsale wortels de fantoomsensaties niet verdwijnen. Ook het doorsnijden van sensorische banen in het ruggenmerg en zelfs het verwijderen van delen van de thalamus laten het fantoom meestal intact. Dit doet vermoeden dat fantomen hun oorsprong vinden in de hersenschors. Voor deze opvatting pleit dat fantoomledematen soms kunnen worden ervaren door mensen die zonder armen of benen geboren zijn. Men hoeft kennelijk geen lichaam te hebben om het te kunnen ervaren. De Amerikaanse neurofysioloog Melzack[1] stelt dat het beeld dat wij van ons lichaam hebben voor een belangrijk deel aangeboren is. Sensorische informatie werkt voortdurend op dit beeld in, zodat het zich aanpast aan de veranderende werkelijkheid. Hierdoor verdwijnen de fantoomsensaties in de loop der jaren. Bij sommige mensen verdwijnen ze voorgoed, hoewel ze soms na tientallen jaren onverwacht weer opduiken.

Pijn neemt onder de fantoomsensaties een aparte plaats in, omdat deze gewaarwording meestal niet verwijst naar de situatie zoals die voor de amputatie bestond. Een van de verklaringen voor fantoompijn is dat er sprake is van een ontremmingsverschijnsel. Van sommige delen van de thalamus is bekend, dat afwezigheid van sensorische invoer een synchroon ontladingspatroon teweegbrengt. Overgedragen naar het limbische systeem zouden de opeenvolgende massale ontladingen pijn kunnen veroorzaken, zoals ook het geval is bij sensorische piekbelasting als lichtflitsen of knallen. Uitgaande van dit verklaringsmodel wordt onderzoek gedaan naar mogelijkheden om bij patiënten met fantoompijn de prikkeloverdracht in het limbische systeem te beïnvloeden, bijvoorbeeld door toediening van transmissieremmende stoffen.

◂ ontremming

[1] Melzack R. Sci Am 1992; April: 90-6.

7.2.4 Motorische banen

De weg van de hersenen naar het perifere motorische neuron gaat via de motorische banen. In tabel 7-3 worden de belangrijkste motorische baansystemen en hun globale functies vermeld. De rol van deze baansystemen bij het regelen van de motoriek wordt besproken in 7.3.

◂◂ fantoomsensaties
◂ motorische banen
◂◂ fantoompijn

In het ruggenmerg eindigen de motorische banen, net als de perifere sensorische neuronen, vrijwel altijd op schakelcellen. De schakelcellen vormen circuits die fungeren als integratiecentra op spinaal niveau. Vanuit deze centra worden de α- en γ-motoneuronen gefaciliteerd dan wel geïnhibeerd. Waarschijnlijk ontvangen sommige α-neuronen, zoals die van de handspieren, rechtstreekse impulsen vanuit de tractus corticospinalis ten dienste van de fijne mo-

◂ tractus corticospinalis

Tabel 7-3 Motorische banen

naam	functie
tr. vestibulospinalis	evenwichtsreflexen
tr. reticulospinalis medialis	verhoging basistonus skeletspieren, houdingsregulatie, automatische en emotionele motoriek
tr. reticulospinalis lateralis	verlaging basistonus skeletspieren, houdingsregulatie
tr. rubrospinalis	ondersteuning willekeurige motoriek
tr. tectospinalis	visuele en auditieve reflexen
tr. corticospinalis	willekeurige motoriek

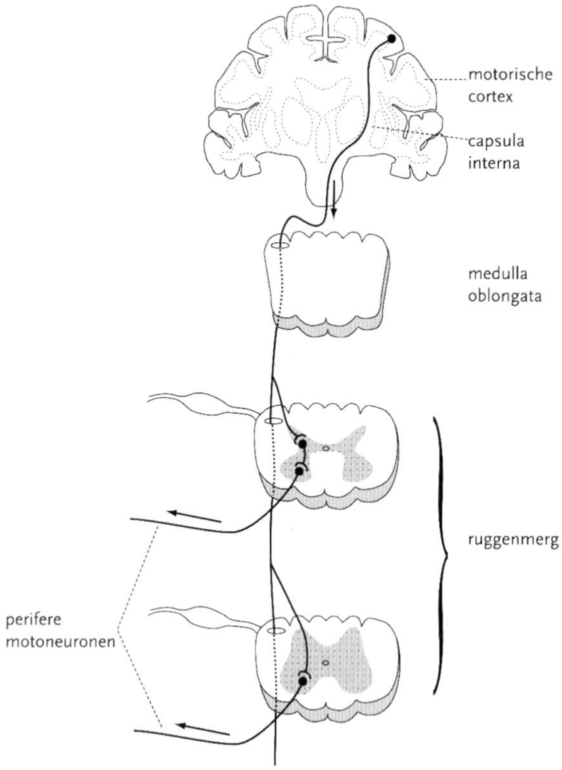

Figuur 7-32 Verloop van de tractus corticospinalis lateralis. In het ruggenmerg zijn een multi- en een monosynaptische verbinding naar een perifeer motoneuron getekend. Van de vezels die uit de motorische cortex afdalen kruist circa 90% de mediaanlijn van het centrale zenuwstelsel in de medulla oblongata. De overige 10% (niet afgebeeld) loopt als tractus corticospinalis ventralis homolateraal verder naar caudaal. Deze vezels kruisen op het niveau van de α-motoneuronen die zij innerveren.

toriek (figuur 7-32). Deze ruisarme verbinding van de hersenschors met de periferie is op te vatten als de motorische tegenhanger van de achterstrengbaan (figuur 7-26).

7.3 SENSOMOTORISCHE INTEGRATIE

hyperreflexie ▶▶

sensomotorische integratie ▶

archiniveau ▶▶

hiërarchische model ▶

houdingsreflexen ▶▶

In het lichaam bestaat een interactie tussen sensoriek en motoriek. Bewegen leidt tot de prikkeling van zintuigen (sensoren) en de informatie uit de zintuigen wordt weer gebruikt voor het bijsturen van de bewegingen en het oproepen van nieuwe motorische activiteit. Deze sensomotorische integratie vindt plaats op verschillende niveaus binnen het centrale zenuwstelsel.

De besturing van houding en beweging wordt besproken aan de hand van het hiërarchische model (6.3.3). In vergelijking met andere modellen biedt het hiërarchische model veel mogelijkheden om de besturing van de motoriek te koppelen aan het functioneren van structuren in het centrale zenuwstelsel. In dit hoofdstuk wordt het centrale zenuwstelsel van caudaal naar craniaal doorgelopen, waarbij achtereenvolgens de sensomotorische integratie op archi-, paleo- en neoniveau wordt beschreven. Naarmate men op een hoger niveau komt, worden de processen ingewikkelder en wordt de beschikbare kennis vager en fragmentarischer.

reflexmotoriek ▶▶

onvoorwaardelijke reflex ▶▶

voorwaardelijke reflex ▶▶

Over de reflexmotoriek is het meest bekend. De reflexen op het niveau van ruggenmerg en hersenstam zijn aangeboren. Men spreekt om deze reden ook van onvoorwaardelijke reflexen; onvoorwaardelijk, omdat er geen voorwaarde (conditie) in de vorm van een leerproces hoeft te worden vervuld om de reflex tot stand te brengen. Een tik op de kniepees zal altijd leiden tot contractie van de m. quadriceps femoris; alleen de mate van contractie hangt af van persoon en omstandigheden, en natuurlijk van de prikkelsterkte. Wanneer iemand op die tik reageert door te gaan watertanden, is er sprake van een voorwaardelijke reflex (conditionering, 7.3.2.2). Kennelijk is deze persoon gewend via een tik op de knie te worden gewaarschuwd dat er iets te eten is.

Reflexen spelen een belangrijke rol in de motoriek, maar zij kunnen die alleen spelen onder strakke regie van hogere centra. Voor iemand die in een storm buiten loopt, is het noodzakelijk het evenwicht te bewaren; de labyrintreflexen krijgen onder die omstandigheid alle ruimte hun functie te vervullen. Dezelfde reflexen zouden bijzonder hinderlijk zijn wanneer zij optraden tijdens het maken van een hoogtesprong over een lat. In die situatie worden de reflexen dan ook geïnhibeerd, althans wanneer het zenuwstelsel daartoe in staat is. Eén van de meest invaliderende gevolgen van een hersenbeschadiging op paleo- of neoniveau is het onvermogen bepaalde reflexen te inhiberen of op een zinvolle manier in bewegingspatronen in te passen. Deze reflexen gaan dan een eigen leven leiden en vormen een belemmering voor allerlei dagelijkse handelingen. Ontremde reflexactiviteit (hyperreflexie) is een van de kenmerken van spasticiteit (Intermezzo 7.6).

7.3.1 Archiniveau

De motoriek van het archiniveau is vooral gericht op het handhaven van de lichaamshouding. Krachten die van buitenaf op het lichaam inwerken, worden gecompenseerd door middel van reflexen. Vooral de zwaartekracht lokt houdingsreflexen uit. Daarnaast zijn er reflexen, zoals de flexiereflex, die het lichaam

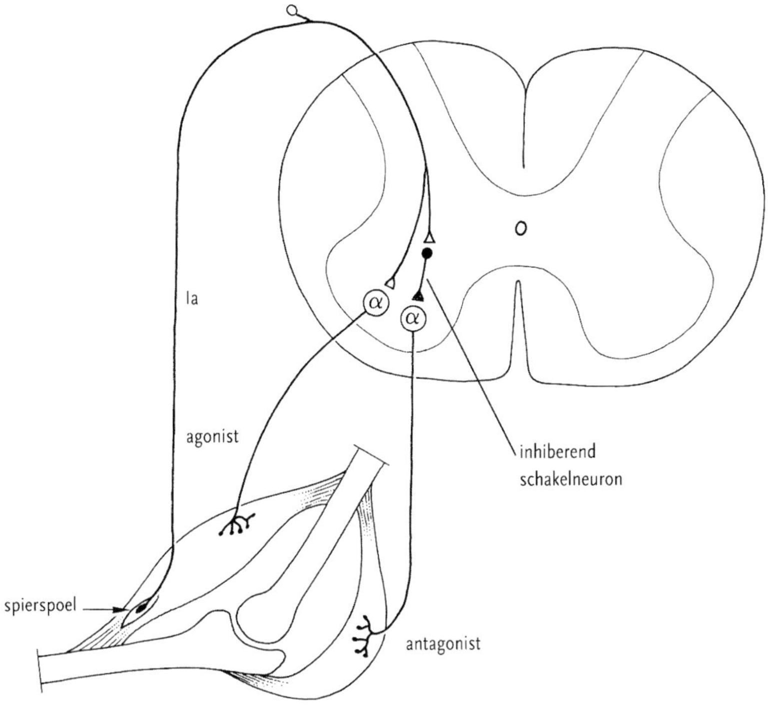

Figuur 7-33 De monosynaptische component van de myotatische reflex.

beschermen tegen beschadiging. Sommige reflexen (peesreflex, gekruiste strekreflex) zijn mogelijk voor beide functies van belang.

Naar de ligging van het regelcentrum wordt een onderscheid gemaakt tussen spinale reflexen en hersenstamreflexen. Tabel 7-4 geeft een overzicht van de reflexen die in dit hoofdstuk aan de orde komen. De keuze voor deze reflexen is gemaakt op grond van hun belang voor de houdingsregulatie. Andere reflexen (zuigreflex, grijpreflex, enzovoort), die onder niet-pathologische condities alleen bij jonge kinderen kunnen worden waargenomen, worden besproken in 16.3.1.

◀◀ spinale reflexen
◀◀ hersenstamreflexen

Tabel 7-4 Reflexen op archiniveau

naam	sensor	regelcentrum
myotatische reflex	spierspoel	ruggenmerg[1]
peesreflex	peessensor	ruggenmerg[1]
flexie- of terugtrekreflex	nocisensoren	ruggenmerg[1]
gekruiste strekreflex	nocisensoren in de extremiteiten	ruggenmerg[1]
positieve steunreflex	mechanosensoren in de voet	ruggenmerg[1]
tonische nekreflexen	propriosensoren in de nek	medulla oblongata, cerebellum
labyrintreflexen	evenwichtsorgaan	medulla oblongata, cerebellum
rompoprichtreflex	mechanosensoren in de romphuid	medulla oblongata
nekoprichtreflex	propriosensoren in de nek	mesencephalon
visuele oprichtreflex	oog	mesencephalon

[1] Reflexen van dit type verlopen ook via de hersenstam (bijv. myotatische reflexen en peesreflexen in de kauwspieren). De sensorische en motorische kernen van de hersenzenuwen hebben in dat geval dezelfde functie als de dorsale en ventrale hoorn van de ruggenmergsegmenten. In tegenstelling tot de 'echte' hersenstamreflexen zijn er geen specifieke regelcentra bij betrokken.

7.3.1.1 *De myotatische reflex*

◀◀ myotatische reflex
◀◀ spierspoel

De myotatische reflex of spierrekkingsreflex gaat uit van de spierspoel (7.1.2.2). Wanneer een spier wordt gerekt, kan dit bij voldoende γ-activiteit leiden tot excitatie van de Ia-afferenten. Deze dragen in het ruggenmerg de prikkel over aan de α-motoneuronen van de gerekte spier, waardoor de extrafusale vezels contraheren. Meestal worden tegelijk de antagonisten via reciproke inhibitie tot ontspanning gebracht. Het resultaat zal zijn, dat de verlenging van de spier wordt tegengewerkt en eventueel ongedaan wordt gemaakt, zodat de uitgangshouding wordt hersteld.

◀◀ reciproke inhibitie

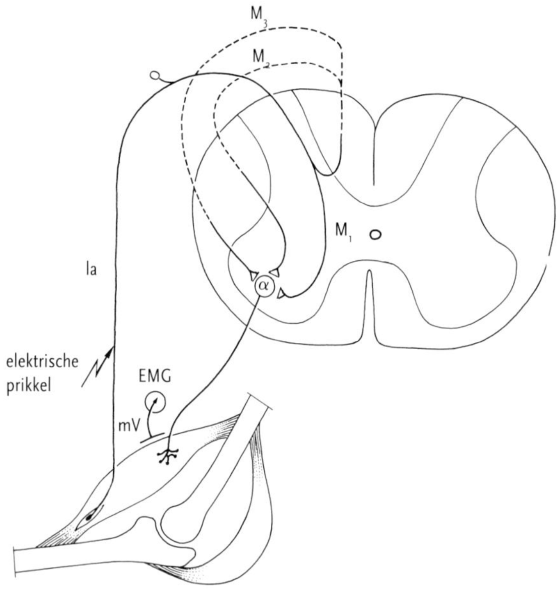

A

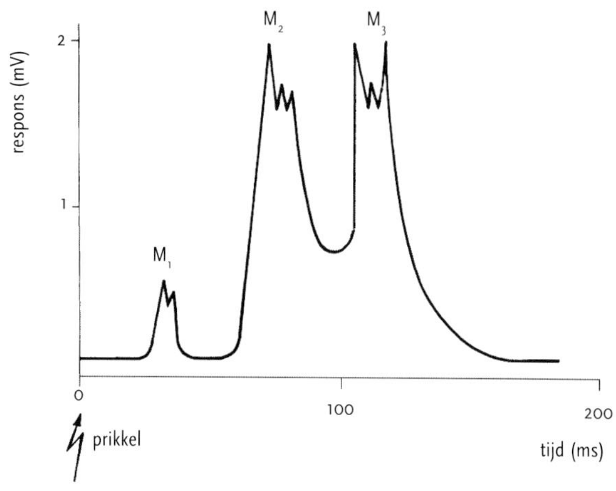

B

*Figuur 7-34 Lange-lusreflexen (long-loop-reflexen). Na enkelvoudige prikkeling van een Ia-afferent doorloopt de impuls reflexbogen van verschillende lengte (**A**), hetgeen te zien is in het elektromyogram van de contraherende spier (**B**). De golven M_1, M_2 en M_3 komen tot stand via lussen van toenemende lengte.*

De reflexboog

myotatische reflexboog ▶

In figuur 7-33 is de myotatische reflexboog afgebeeld in zijn meest elementaire vorm. Van de Ia-afferent is bekend dat deze rechtstreeks kan overschakelen naar het α-motoneuron van de agonist. Een dergelijke reflexboog, die alleen bij de myotatische reflex wordt aangetroffen, noemt men monosynaptisch. Een reflexboog met schakelneuronen wordt multisynaptisch genoemd. In de praktijk blijken ook in de myotatische reflexboog de meeste prikkels een multisynaptische route te volgen. Elektromyografisch onderzoek heeft aangetoond dat de reflexcontractie van de spier na enkelvoudige prikkeling van Ia-afferenten door middel van drie opeenvolgende impulsgolven tot stand komt (figuur 7-34). Alleen de eerste, zwakke golf (de M_1-respons) verloopt op segmentaal niveau in het ruggenmerg. De tweede golf (M_2) verloopt via hersenstam en cerebellum, en de derde golf (M_3) via de cortex cerebri. In het contractiepatroon van de spier lopen de golven vloeiend in elkaar over, waarbij de meeste kracht wordt ontwikkeld tijdens de responsen M_2 en M_3, die in de Engelstalige literatuur worden aangeduid als *long-loop*-reflexen. Hun activiteit wordt in hoge mate bepaald door de structuren die in de reflexboog zijn opgenomen. Hogere centra beïnvloeden de myotatische reflex dus op twee manieren: op sensorniveau door via de γ-neuronen de gevoeligheid van de spierspoel in te stellen (7.1.2.2), en op effectorniveau door facilitatie of inhibitie in de lange-lusreflexboog. Dit illustreert de betrekkelijkheid van het begrip 'spinale reflex' en de geringe autonomie van het archiniveau.

monosynaptisch ▶

multisynaptisch ▶

kniepeesreflex ▶▶

Ia-respons ▶▶

long-loop reflexen ▶

Fasische reflexactiviteit

De myotatische reflex heeft, vooral als knie- en achillespeesreflex, een prominente plaats in het lichamelijk onderzoek. Een tik met de reflexhamer op het ligamentum patellae (de kniepees) rekt met name de m. rectus femoris en levert bij de meeste mensen een duidelijke respons op in de vorm van het strekken van het onderbeen. Een te zwakke of een te sterke respons kan een aanwijzing zijn voor een stoornis in het zenuwstelsel en een reden om een specifieker onderzoek uit te voeren. Bij het opwekken van de kniepeesreflex is de verlenging van de m. rectus femoris gering. De sterke reactie wordt veroorzaakt door de hoge snelheid waarmee het spier-peescomplex wordt verlengd. Voor deze reactie is de fasische component van de Ia-respons verantwoordelijk. Wanneer men de m. rectus femoris verlengt door de knie van een proefpersoon langzaam passief te buigen, zodat de respons voornamelijk tonisch is, levert dit onder normale omstandigheden geen zichtbare of voelbare myotatische reflex op.

Op grond van de sterke fasische reflexactiviteit heeft men verondersteld dat deze activiteit zou dienen om snelle, passieve veranderingen van een gewrichtsstand te compenseren. Wanneer men van een tafel op de vloer springt, zullen de gewrichten van het been worden gebogen. Hierdoor zouden myotatische reflexen worden opgewekt in de extensoren, zodat de schok van het neerkomen wordt opgevangen en de

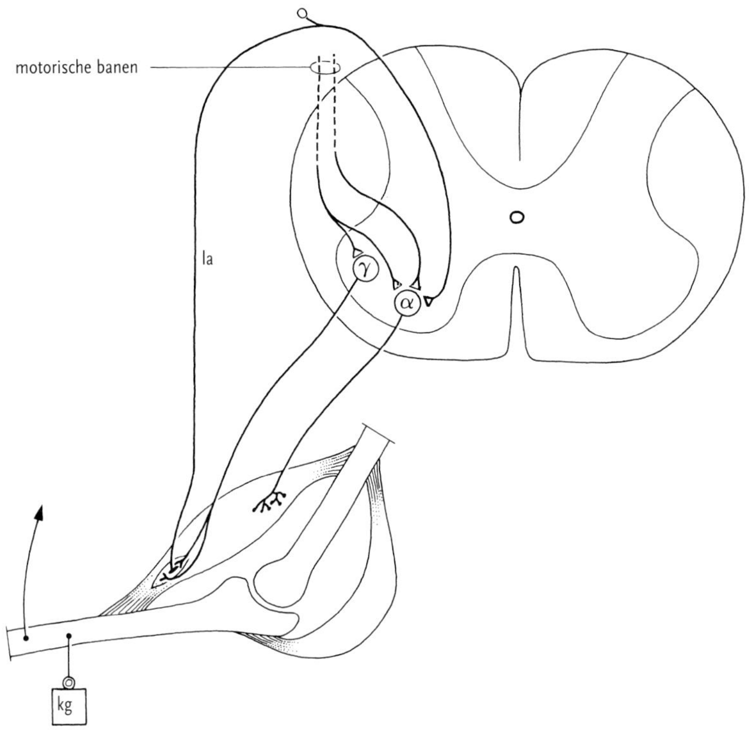

Figuur 7-35 Belastingcompensatiefenomeen. Door activering van dynamische γ-neuronen wordt de fasische reflexactiviteit verhoogd.

benen weer worden gestrekt. Voor dit doel verloopt de myotatische reflex echter te traag. Na prikkeling van de Ia-afferent duurt het ongeveer 100 ms voordat de reflexcontractie in de beenspieren via de M_2- en M_3-responsen haar maximale kracht bereikt. Ter vergelijking: wie van 1 m hoogte naar beneden springt, heeft bij het neerkomen een snelheid van 4,5 m/s, hetgeen betekent dat de benen 100 ms nadat de voeten de grond raken volledig gebogen zullen zijn. Overeind blijven na zo'n sprong is alleen mogelijk wanneer men anticipeert op de schok. Vanuit hogere centra worden dan voor het neerkomen signalen naar de perifere motoneuronen gestuurd. De fasische reflexactiviteit kan alleen een rol spelen bij het handhaven van de lichaamshouding wanneer de verstorende kracht klein is (dan is de M_1-respons voldoende) of wanneer de verstoring relatief langzaam verloopt (dan komen de M_2- en M_3-responsen op tijd). Deze omstandigheden zullen vaak samengaan, zoals bij het vasthouden van een glas dat wordt volgeschonken.

De fasische myotatische reflexactiviteit kan selectief worden versterkt door activiteitstoename van de dynamische γ-neuronen (γ-d-activering, 7.1.2.2). Dit gebeurt vooral wanneer iemand een willekeurige beweging uitvoert die hij als moeilijk ervaart of waarbij hij niet van tevoren weet hoeveel kracht er precies moet worden uitgeoefend. Het gevolg van deze activering is, dat een plotselinge weerstand onmiddellijk wordt gecompenseerd door het krachtiger worden van de spiercontractie, zodat de beweging vloeiend verder kan gaan. Dit verschijnsel staat bekend als het belastingcompensatiefenomeen (figuur 7-35).

◀ belastings-compensatiefenomeen

Tonische reflexactiviteit

De tonische reflexactiviteit heeft waarschijnlijk als functie alle spieren de juiste lengte te geven om een bepaalde lichaamshouding te kunnen innemen. De spierlengte wordt bepaald door het regelen van de statische γ-activiteit (γ-s-activering). Naarmate deze hoger is, zal de tonische reflexactiviteit sterker zijn, en de spier dus korter. Van ieder gewricht wordt de stand bepaald door de verhouding van de reflexactiviteit in antagonistische spiergroepen, bijvoorbeeld flexoren en extensoren (figuur 7-36). Bij iedere lichaamshouding hoort een patroon van γ-activering, dat vanuit de hersenen wordt ingesteld. Verandert het patroon, dan verandert de houding. Houdingsverandering, een proces waarbij dikwijls mechanische weerstanden moeten worden overwonnen, komt tot stand door rechtstreekse activering van α-motoneuronen. In de contraherende spier neemt dus zowel de α- als de γ-activiteit toe: er is sprake

◀ γ-s-activering

◀ houdingsverandering

◀◀ γ-d-activering

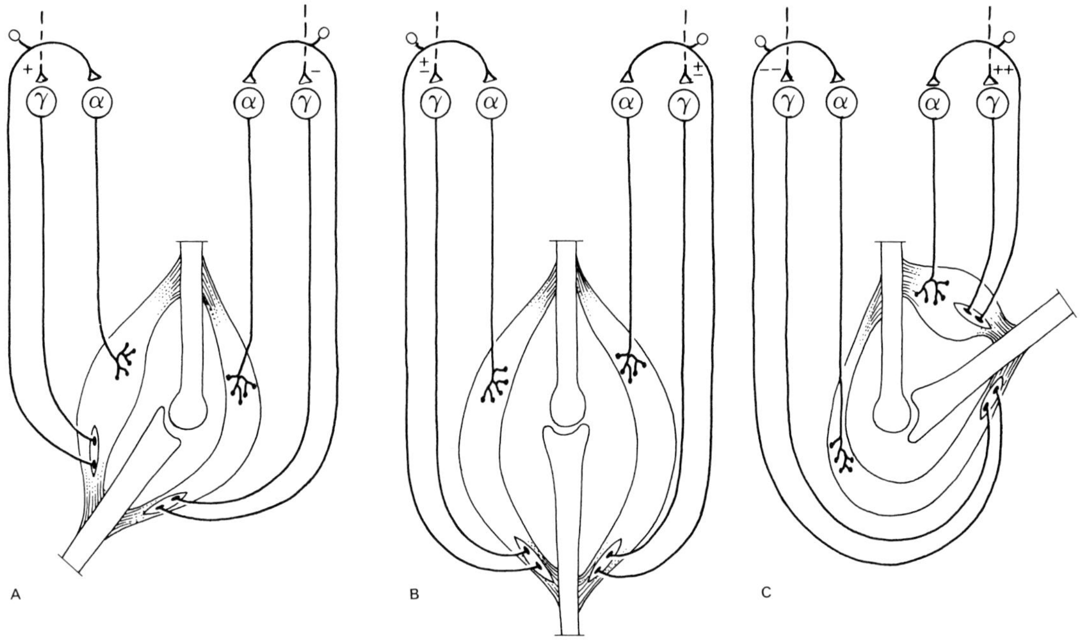

*Figuur 7-36 Instellen van de stand van een gewricht via de γ-neuronen van antagonistisch werkende spiergroepen. De neutrale stand (**B**) wordt bereikt wanneer de γ-neuronen van agonist en antagonist in dezelfde mate worden gefaciliteerd. Naarmate het facilitatie-evenwicht sterker wordt verstoord, zal de positie verder van de neutrale stand afwijken (**A**, **C**).*

α-γ-koppeling ▶

van α-γ-koppeling. Na het bereiken van de nieuwe stand vermindert de rechtstreekse α-activering, maar de verhoogde γ-activiteit blijft gehandhaafd. In de antagonisten is de statische γ-activiteit afgenomen. Tijdens de beweging zal in de antagonisten ook de dynamische γ-activiteit verminderd zijn om te voorkomen dat de houdingsverandering door fasische myotatische reflexen wordt tegengegaan.

Over de rolverdeling tussen Ia- en II-afferenten ten aanzien van de tonische reflex is nog weinig bekend. De II-vezels zijn via multisynaptische schakelingen met de α-motoneuronen verbonden. Dit betekent dat de transmissie van het signaal gemakkelijk kan worden beïnvloed door andere reflexkringen en hogere centra. Er zijn aanwijzingen dat excitatie van II-afferenten van spieren die onder normale omstandigheden tegen de zwaartekracht inwerken (de antizwaartekrachtmusculatuur), een inhiberend effect heeft op de α-motoneuronen van deze spieren. Dit zou een verklaring kunnen zijn voor het knipmesfenomeen. Bij patiënten die lijden aan spasticiteit, is de γ-activiteit hoog (Intermezzo 7.6). Wanneer men bij een spastische patiënt de knie passief buigt, voelt men aanvankelijk een toenemende weerstand, maar bij verder doorbuigen neemt deze vrij plotseling af. De weerstand wordt veroorzaakt door myotatische reflexactiviteit in de m. quadriceps femoris, die tot stand komt via de overwegend fasische respons van de Ia-afferenten. Naarmate de m. quadriceps verder wordt verlengd, neemt echter de activiteit van de zuiver tonische II-afferenten toe en daarmee de inhibitie van de α-motoneuronen. Op een gegeven moment zal de inhibitie de facilitatie overtreffen, zodat de spier ontspant.

II-vezels ▶
bewustzijnsniveau ▶▶
knikkebollen ▶▶
antizwaartekracht-musculatuur ▶
knipmesfenomeen ▶
spasticiteit ▶

Bij het instellen van de lichaamshouding gaat het om de verhouding van de γ-activiteit per spiergroep en niet om de absolute waarde van deze activiteit. Deze moet echter wel hoog genoeg zijn om de houding te kunnen handhaven tegen uitwendige krachten in, zoals de zwaartekracht. De absolute waarde van de γ-activiteit in het gehele lichaam hangt onder andere af van het bewustzijnsniveau van de persoon in kwestie (9.2.1). Daalt het bewustzijnsniveau, dan daalt de γ-activiteit en kan de zwaartekracht de houding verstoren. Dit blijkt onder andere uit het knikkebollen. Wanneer men wakker is en rechtop zit, houden myotatische reflexen in de nekspieren het hoofd overeind. Wordt men slaperig, dan zal het hoofd geleidelijk naar voren zakken omdat het zwaartepunt van het hoofd voor de wervelkolom ligt. Daardoor worden de nekspieren gerekt en dus ook de in deze spieren rijkelijk aanwezige spierspoelen. Op een gegeven moment valt het hoofd zo snel naar voren, dat de spierspoelen ondanks de lage γ-activiteit geprikkeld worden en het hoofd met een schok

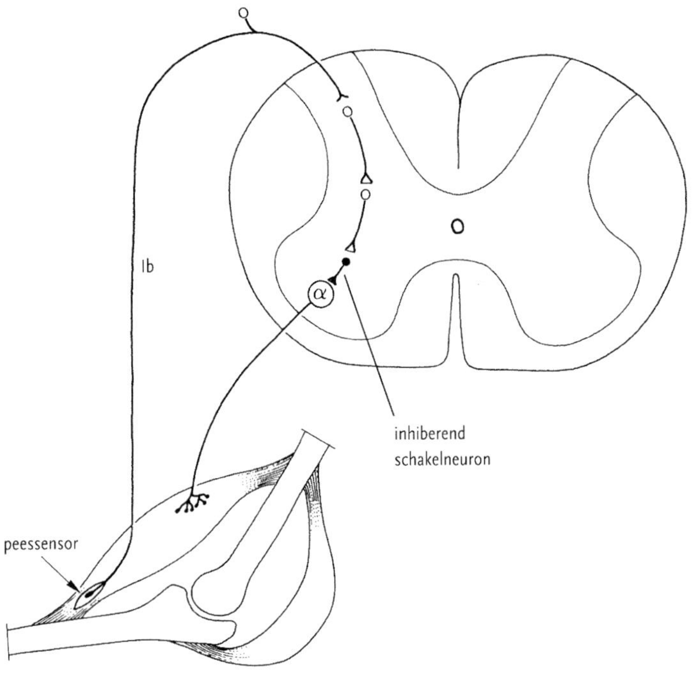

Figuur 7-37 Peesreflex. Excitatie van de sensoren in de pees heeft een remmend effect op de α-motoneuronen.

omhoogkomt. De persoon kan nu wakker schrikken door de plotselinge sensorische activiteit die ook de hersenen bereikt. Gebeurt dat niet, dan zal de cyclus zich herhalen. Uiteindelijk kan het bewustzijnsniveau zo laag worden, dat de spierspoelen zelfs bij sterke rek niet meer reageren. De persoon slaapt dan door met de kin op de borst, althans wanneer hij niet in horizontale positie is beland vanwege de verminderde reflextonus elders in het lichaam.

7.3.1.2 *De peesreflex*

De peesreflex (figuur 7-37) gaat uit van de Golgi-peessensoren. Men noemt deze reflex soms de echte peesreflex om verwarring met myotatische reflexen, zoals de kniepeesreflex, te voorkomen. Het effect op de spier is tegengesteld aan dat van de myotatische reflex: excitatie van de peessensoren leidt tot inhibitie van de α-neuronen.

De Golgi-peessensor is een krachtdetector met een tonische respons (7.1.2.3). Daardoor heeft de peesreflex een tonisch karakter. De gevoeligheid van de sensor kan niet, zoals bij de spierspoel, selectief worden verhoogd of verlaagd, maar de multisynaptische reflexboog geeft wel mogelijkheden tot beïnvloeding van de reflexactiviteit door hogere centra.

De peesreflex zou verschillende functies kunnen vervullen, maar het is moeilijk uit te maken welke rol de reflex in werkelijkheid speelt. De positie van de sensoren in het spier-peescomplex maakt het waarschijnlijk dat de peesreflex bijdraagt aan een effectieve arbeidsverdeling tussen verschillende groepen van motorische eenheden. Daarnaast kan de peesreflex de kracht in de spier op een constant niveau houden, onafhankelijk van de spierlengte (die door de spierspoel wordt gecontroleerd). Dit is nodig bij handelingen als het optillen van een beweeglijk kind of het beklimmen van een rotswand. Ten slotte zou de peesreflex de spier kunnen beschermen tegen beschadiging door overmatige rek. Extreme toename van kracht zou worden gecompenseerd door afname van de contractie. Dit kan uiteraard alleen een beschermend effect hebben wanneer de kracht niet te abrupt toeneemt.

◀ overmatige rek

◀◀ peesreflex

Het is duidelijk dat myotatische reflexen en peesreflexen elkaar kunnen tegenwerken. Stel dat iemand met beide handen een zwaar voorwerp aanpakt. Door het gewicht zal de elleboog worden gestrekt, maar tegelijk zal de kracht in het spier-peescomplex van de armflexoren toenemen. Zullen de armflexoren nu contraheren door de myotatische reflex of ontspannen door de peesreflex? Dit hangt waarschijnlijk grotendeels af van de invloed van hogere centra. Door facilitatie of inhibitie van neuronen in de reflexboog kan, afhankelijk van de omstandigheden, prioriteit worden gegeven aan de ene of aan de andere reflex.

◀◀ Golgi-peessensor

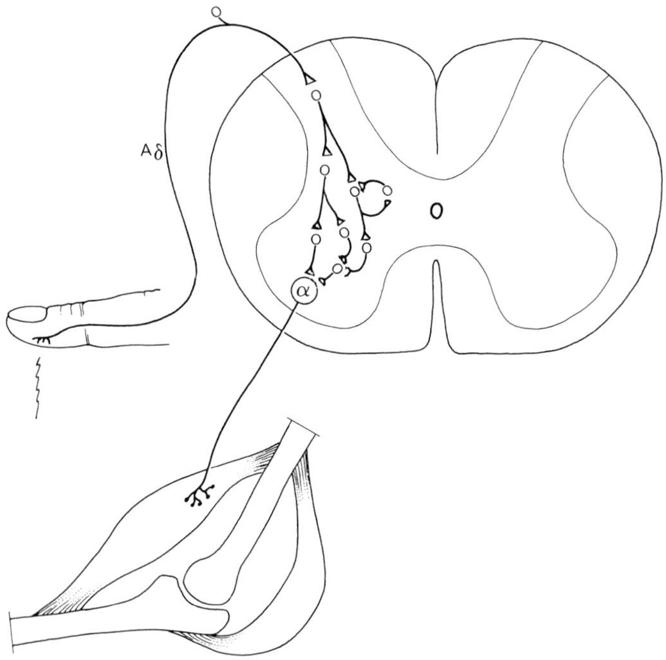

Figuur 7-38 *Terugtrekreflex (flexiereflex). Sterke prikkeling van sensoren in de huid veroorzaakt via een complexe schakeling spiercontractie die het geprikkelde lichaamsdeel uit de gevarenzone haalt.*

7.3.1.3 *De flexie- of terugtrekreflex*

flexiereflex ▶
terugtrekreflex ▶

De flexie- of terugtrekreflex is een respons op een schadelijke prikkel waarbij het bedreigde lichaamsdeel uit de gevarenzone wordt gehaald. In arm of been zal deze respons meestal bestaan uit buigen (flexie); vandaar de naam 'flexiereflex'. Wanneer men echter de binnenzijde van de onderarm prikkelt, treedt behalve flexie ook een zijwaartse beweging (abductie) van de arm op, terwijl een prikkel aan de buitenzijde flexie en adductie teweegbrengt. Reflexmatige ontwijkreacties in het hoofd-halsgebied en in de romp vallen ook niet onder de term 'flexie'. De terugtrekreactie is essentieel in de reflex.

multisegmentale reflex ▶▶

De reflexboog van de terugtrekreflex is multisynaptisch en heeft een complexe structuur (figuur 7-38). Naarmate de prikkel sterker is, duurt de respons langer. Dit kan oplopen tot verscheidene seconden na het beëindigen van de prikkel. Men neemt daarom aan dat in de reflexboog circuits met positieve terugkoppeling zijn opgenomen (figuur 7-23D). Ook zal een sterkere prikkel leiden tot activering van een groter aantal spieren en van een groter aantal motorische eenheden binnen een spier. De rekruteringsvolgorde in de extremiteiten verloopt daarbij van distaal naar proximaal. Een zwakke prikkel in de hand zal alleen een beweging in de pols veroorzaken. Is de prikkel sterker, dan zullen ook de elleboog, de schouder en uiteindelijk zelfs de romp een aandeel hebben in de ontwijkende beweging. De betrokken spieren worden in dat geval geïnnerveerd vanuit de ruggenmergsegmenten C4 t/m Th2 of lager (multisegmentale reflex). Het nocisensorische signaal moet dus sterk kunnen divergeren.

gekruiste strekreflex ▶▶

rekruteringsvolgorde ▶

De complexe reflexboog met vele synapsen verschaft ruime mogelijkheden voor besturing vanuit hogere centra. Meer dan bij de myotatische reflex en de peesreflex bestaat hier de mogelijkheid van willekeurige beïnvloeding: wie mensen uit een brandend huis probeert te redden, zet zijn terugtrekreflexen bewust tijdelijk buitenspel.

7.3.1.4 *De gekruiste strekreflex*

De gekruiste strekreflex is een uitbreiding van de flexiereflex naar de contralaterale lichaamshelft. Een prik in de linkerhand veroorzaakt niet alleen flexie van de linkerarm, maar ook extensie van de rechterarm. In de voeten en benen gebeurt hetzelfde. Hierdoor kunnen de contralaterale extremiteiten hun steunfunctie beter vervullen. Nadat iemand met zijn linkervoet in een punaise is getrapt, moet het rechterbeen het gehele lichaamsgewicht kunnen dragen.

7.3.1.5 *De positieve steunreflex*

Wanneer druk wordt uitgeoefend op de voetzool, vooral ter plaatse van de bal van de voet, wordt het been gestrekt. Dit is de positieve steunreflex. Deze reflex heeft een fasisch-tonisch karakter, hetgeen past bij het reactiepatroon van de drukgevoelige mechanosensoren in de huid. Tijdens het lopen zou deze reflex ertoe kunnen bijdragen dat de extensoren van het neerkomende been de juiste kracht leveren om het gewicht van het lichaam op te vangen. Net als bij de flexiereflex is de respons afhankelijk van de plaats van de prikkel. De extensie kan worden gecombineerd met adductie of abductie. Ook deze reflex verloopt via een gecompliceerd neuronencircuit met een sterk divergerend karakter.

◀◀ positieve steunreflex

Intermezzo 7.4
Dwarslaesie

Een dwarslaesie is een aandoening van het ruggenmerg waarbij de verticale banen op een bepaald niveau beschadigd zijn. Meestal is de oorzaak een mechanisch trauma, zoals een verschoven wervel. Het ruggenmerg raakt dan bekneld in het wervelkanaal, zodat de zenuwvezels afsterven.

De laesie kan volledig of onvolledig zijn. Bij een volledige dwarslaesie zijn alle ascenderende en descenderende verbindingen verbroken. Via het ruggenmerg caudaal van de laesie zijn geen bewuste sensaties of willekeurige bewegingen meer mogelijk. De enige overgebleven functies van het geïsoleerde ruggenmerg zijn de spinale reflexen, die nu niet meer door hogere centra kunnen worden beïnvloed. In de eerste weken na het trauma kunnen reflexen als de flexiereflex en de myotatische reflex caudaal van de laesie echter niet of nauwelijks worden opgewekt (areflexie of hyporeflexie). Ook vegetatieve reflexen, zoals het lozen van urine bij een gevulde blaas, zijn verzwakt of verdwenen. De facilitatie via de reflexbogen is kennelijk onvoldoende om de motoneuronen te kunnen exciteren. Men noemt dit de fase van de spinale shock.

In de chronische fase, vanaf enkele weken of maanden na het ontstaan van de laesie, keert de reflexactiviteit geleidelijk terug. De reflexen worden op den duur zelfs sterker dan normaal. Een lichte aanraking kan dan een terugtrekreflex uitlokken. Langdurige druk op het zitvlak bij een rolstoelgebruiker met een hoge dwarslaesie, waarbij natuurlijk geen pijn wordt gevoeld, leidt soms tot hevige flexiespasmen in de benen. Deze hyperreflexie wordt veroorzaakt door een verhoging van de prikkelbaarheid van de motoneuronen en door een toename van het aantal en de oppervlakte van synapsen in de reflexbogen. Het lijkt alsof op segmentaal niveau compensatie wordt gezocht voor de weggevallen impulsen van bovenaf. Dit verschijnsel staat bekend als de 'wet van behoud van synaptische activiteit'. Herstel van de verticale verbindingen na een dwarslaesie komt niet of nauwelijks voor.

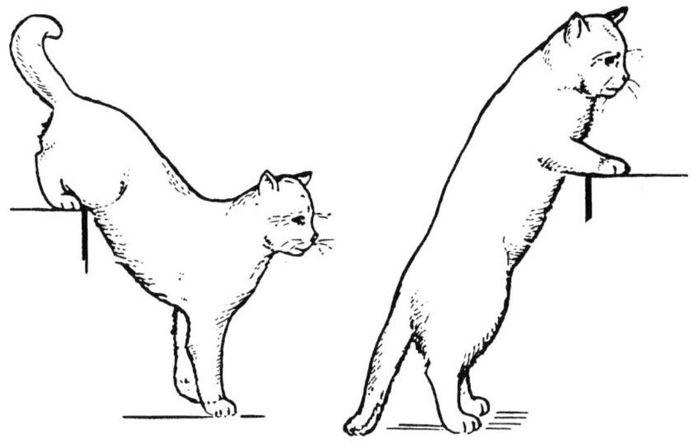

Figuur 7-39 Symmetrische tonische nekreflex bij de kat.

7.3.1.6 *Labyrintreflexen*

◀ labyrintreflexen
◀◀ dwarslaesie

De labyrintreflexen gaan uit van het evenwichtsorgaan en dienen vooral om een opgerichte houding ten opzichte van de zwaartekracht te kunnen handhaven. Daarnaast houden labyrintreflexen de ogen op hetzelfde punt gefixeerd wanneer het hoofd wordt bewogen (vestibulo-oculaire reflex, 7.1.2.4). De belangrijkste coördinatiecentra voor de labyrintreflexen zijn het kerngebied van de n. vestibularis in de medulla oblongata en het archicerebellum. De efferente route naar de spieren van hals, romp en extremiteiten verloopt via de tractus vestibulospinalis (16.3.1.3).

◀ n.vestibularis
◀ archicerebellum
◀ tractus vestibulospinalis

De reflexen die uitgaan van de statolietorganen hebben een tonisch karakter. Belangrijk is hun werking op de stand van het hoofd. De reflexen brengen het hoofd via de actie van romp- en nekspieren in een zodanige positie dat de verbindingslijn tussen beide evenwichtsorganen loodrecht staat op de richting van de zwaartekracht. Hiermee wordt tegelijk de lijn tussen beide ogen parallel met de horizon gebracht. Dit vormt een basis voor de visuele oriëntatie op de omgeving, ook als de horizon zelf niet in zicht is. Bovendien is de stand van het hoofd ten opzichte van de zwaartekracht het referentiepunt voor de nekoprichtreflexen (7.3.1.8).

◀◀ areflexie
◀◀ hyporeflexie
◀◀ spinale shock

Wanneer het hoofd bij een opgerichte houding achterover is gebogen of wanneer men op de rug ligt, faciliteren tonische labyrintreflexen de extensoren van romp en extremiteiten. Bij het staan met voorovergebogen hoofd of wanneer men op de buik ligt, worden de flexoren gefaciliteerd. Deze reflexen hebben mogelijk als functie hoofd en romp te beschermen bij een val of botsing. De uitvoering interfereert sterk met die van de tonische nekreflexen (7.3.1.7).

◀ tonische labyrintreflexen
◀◀ hyperreflexie

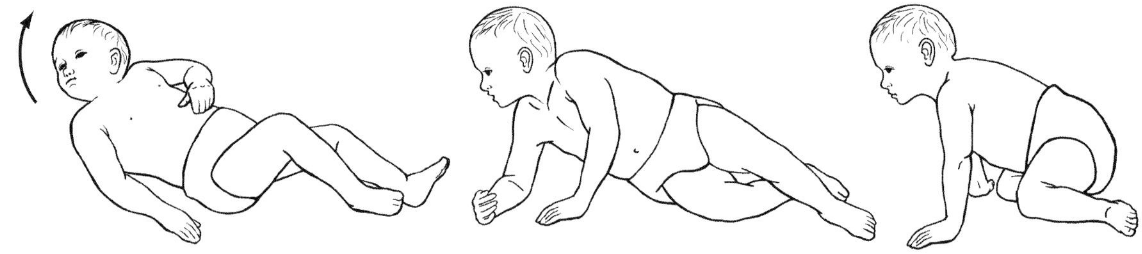

Figuur 7-40 Oprichtreflexen.

balansbewegingen ▶

De fasische respons van de halfcirkelvormige kanalen stelt ons lichaam in staat snel te reageren op verstoring van de houding. Dit resulteert in reflexmatige balansbewegingen, zoals abductie van de rechterarm wanneer men naar links dreigt te vallen.

7.3.1.7 *Tonische nekreflexen*

rompoprichtreflex ▶▶

Via de tonische nekreflexen heeft de stand van het hoofd ten opzichte van de romp invloed op de flexie- en extensietonus in de extremiteiten. Dit gebeurt door prikkeling van propriosensoren in de nekspieren en in het bindweefsel van de cervicale wervelkolom. De reflexen zijn goed zichtbaar te maken bij kinderen van enkele maanden oud en kunnen worden opgewekt door het hoofd voorzichtig passief te bewegen.

nekoprichtreflex ▶▶
symmetrische tonische nekreflexen ▶
visuele oprichtreflex ▶▶
asymmetrische tonische nekreflexen ▶
paleoniveau ▶▶

Men onderscheidt symmetrische en asymmetrische tonische nekreflexen. De symmetrische tonische nekreflexen houden in dat bij extensie van de cervicale wervelkolom de armen worden gestrekt en de benen worden gebogen. Flexie van de cervicale wervelkolom geeft het omgekeerde patroon. Deze reflex is functioneel bij een viervoeter, zoals bij een kat of een kruipend kind (figuur 7-39). De asymmetrische tonische nekreflexen worden opgewekt door rotatie van het hoofd ten opzichte van de romp. Wanneer het hoofd naar links wordt gedraaid, volgt extensie van de linkerarm en het linkerbeen en flexie van beide rechterledematen. Rotatie naar rechts geeft het omgekeerde patroon. Mogelijk anticipeert deze reflex op een verplaatsing van het lichaamsgewicht in de richting van de rotatie (16.3.1.2).

automatische motoriek ▶▶
basale kernen ▶▶

Wanneer de stand van het hoofd verandert ten opzichte van de romp, verandert die meestal ook ten opzichte van de zwaartekracht. Tonische nek- en labyrintreflexen zullen dan tegelijkertijd optreden en elkaar versterken of juist tegenwerken. Stel dat bij een rechtopstaande persoon het hoofd naar achteren wordt gebogen. Zowel nek- als labyrintreflexen zullen dan een extensie van beide armen teweegbrengen. In de benen daarentegen zullen de nekreflexen flexie veroorzaken, en de labyrintreflexen extensie. De tonus van de beenspieren zal daardoor maar weinig veranderen. Kennis van deze interactiepatronen kan door de fysiotherapeut worden gebruikt om bij neurologische patiënten de effecten van ontremde houdingsreflexen tegen te gaan.

7.3.1.8 *Oprichtreflexen*

Het oprichten van het lichaam gebeurt bij jonge kinderen op stereotiepe wijze; verschillende reflexen maken deel uit van dit patroon (figuur 7-40). De rompoprichtreflex gaat uit van mechanosensoren in de huid van de romp. Als het kind op de zij ligt, draait het naar buikligging, waarna ellebogen en knieën onder de romp worden getrokken. Wanneer vervolgens de labyrintreflexen het hoofd rechtop zetten ten opzichte van de zwaartekracht, ontstaan spanningen in de cervicale wervelkolom. Hierdoor wordt de nekoprichtreflex uitgelokt die de romp recht onder het hoofd plaatst. De visuele oprichtreflex zorgt voor de fijne afstelling van de houding, doordat de positie van het lichaam wordt gerelateerd aan de omgeving. Waarschijnlijk spelen visuele prikkels tevens een rol bij de eerste fases van het zich oprichten.

7.3.2 Paleoniveau

De sensomotorische functies van het paleoniveau zijn moeilijk te omschrijven en af te bakenen. Dit heeft te maken met de positie van het paleoniveau tussen archi- en neoniveau in en met de complexiteit van de anatomische en functionele verbindingen binnen het niveau zelf. Globaal heeft het paleoniveau twee hoofdfuncties. Dit zijn de coördinatie van de automatische motoriek en het op gang brengen van motoriek die voortkomt uit emoties.

7.3.2.1 *Automatische motoriek*

Ten behoeve van de automatische motoriek zijn er twee belangrijke regelcentra: de basale kernen en het paleocerebellum. In de literatuur bestaat onenigheid over de vraag welke gebieden tot de 'basale ker-

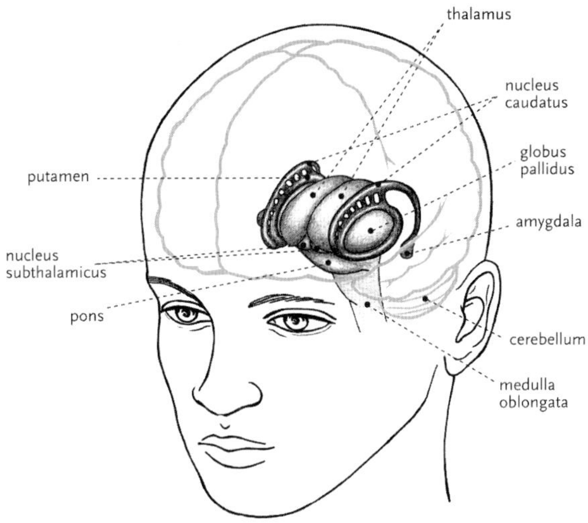

Figuur 7-41 Basale kernen. Nucleus caudatus en putamen samen heten corpus striatum, en vormen de ingang van het basale kernencomplex.

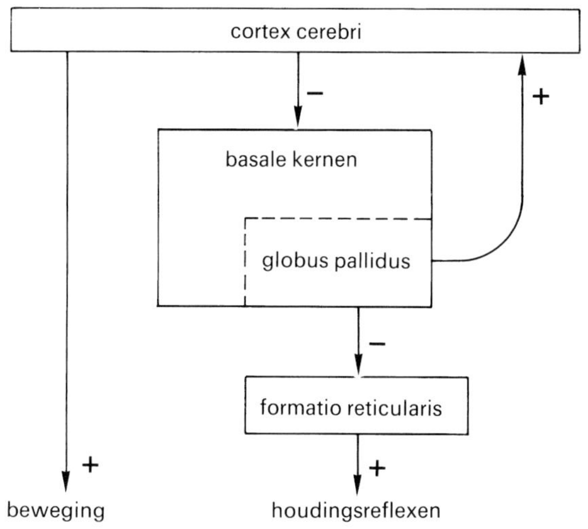

Figuur 7-42 Schema van de verbindingen van het basale-kernencomplex met de cortex cerebri en de formatio reticularis. De tekens + en − geven aan of een verbinding een overwegend faciliterende dan wel een overwegend inhiberende functie heeft.

nen' moeten worden gerekend. Wij duiden met deze term een complex aan van kernen met integratieve functies die gelegen zijn in telencephalon, diencephalon en mesencephalon, en die zowel afferent als efferent met elkaar verbonden zijn (figuur 7-41). Het complex als geheel bezit afferente en efferente verbindingen met de cortex cerebri en efferente verbindingen met de formatio reticularis. De efferente verbindingen van het complex gaan voor het overgrote deel uit van de globus pallidus (figuur 7-42).

De basale kernen zijn waarschijnlijk niet in staat zelfstandig bewegingen in te zetten. Zij kunnen echter, op commando van de cortex cerebri, deelbewegingen, zoals het buigen en strekken van de benen tijdens het lopen, in de juiste volgorde en in het juiste tempo op elkaar laten volgen. Hoe dit gebeurt, is nog grotendeels onbekend. Meer is bekend over de manier waarop de basale kernen betrokken zijn bij de overgang van een gefixeerde houding naar een toestand van beweging. Activering van de basale kernen heeft namelijk een faciliterend effect op de motorische centra in de cortex cerebri en een inhiberend effect op gebieden in de formatio reticularis die de houdingsreflexen faciliteren. Als men stilstaat, is de activiteit van de basale kernen laag. De houdingsreflexen zijn actief en bewegingen komen niet gemakkelijk tot stand. Wil men in beweging komen, dan wordt het basale-kernencircuit geactiveerd. Signalen vanuit de globus pallidus leiden tot facilitatie van de willekeurige motoriek en tegelijkertijd tot inhibitie van de houdingsreflexen, die daardoor het bewegen niet meer belemmeren. Onder normale omstandigheden zal de activiteit van de basale kernen voortdurend fluctueren, zodat houding en beweging vloeiend in elkaar overgaan. Er zijn echter ziekten waarbij de activiteit van de globus pallidus voortdurend te hoog of te laag is. In het eerste geval spreekt men van een hypotoon/hyperkinetisch syndroom: de patiënt heeft moeite zijn houding te handhaven en voert ongecontroleerde bewegingen uit. Een voorbeeld van een hypotoon/hyperkinetisch syndroom is de chorea van Huntington, een erfelijke stoornis die reeds in de Middeleeuwen bekend was onder de naam Sint-Vitusdans. Lijders aan deze ziekte vertonen heftige, ongerichte bewegingen van romp en ledematen en een opeenvolging van grimassen (tics) in het gelaat. Vroeger werden zij beschouwd als door de duivel bezeten. Van de omgekeerde situatie, het hypertoon/hypokinetisch syndroom, is de ziekte van Parkinson (Intermezzo 7.5) het bekendste voorbeeld.

◂ hypotoon/hyperkinetisch syndroom
◂◂ globus pallidus
◂◂ deelbewegingen
◂ hypertoon/hypokinetisch syndroom

Het paleocerebellum (figuur 6-16) stuurt de automatische motoriek bij door middel van negatieve terugkoppeling, waarbij de motorische opdrachten worden vergeleken met hun effect. De tractus spinocerebellaris posterior (dorsalis) vervoert informatie uit spierspoelen, peessensoren en gewrichtssensoren naar het paleocerebellum. Daarnaast ontvangt het paleocerebellum extero- en propriosensorische informatie via collateralen van de achterstrengbanen (7.2.3). Informatie over de motorische opdrachten afkomstig van interneuronen in het ruggenmerg

◂ paleocerebellum
◂◂ houdingsreflexen
◂ tractus spinocerebellaris posterior

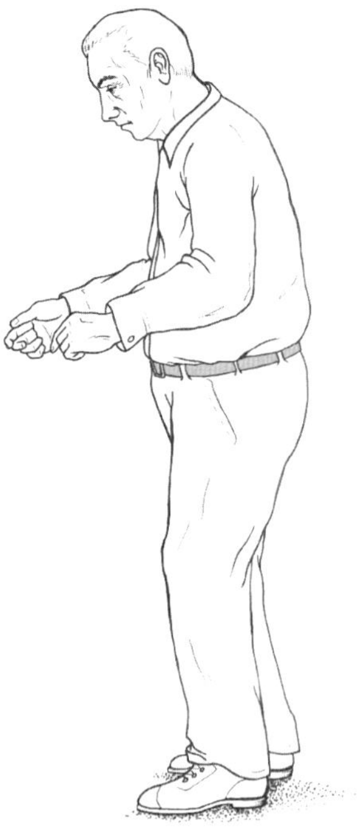

Figuur 7-43 Houding van een Parkinson-patiënt.

tractus spinocerebellaris anterior ▶

wordt geleverd door de tractus spinocerebellaris anterior (ventralis).

ataxie ▶

Stoornissen in het paleocerebellum leiden tot ataxie (letterlijk: wanorde). De automatische motoriek wordt wel ingezet en uitgevoerd, maar de coördinatie is slecht. Het lopen gaat bijvoorbeeld met een wijdbeense, slingerende gang die aan dronkenschap doet denken. Dit laatste is niet verwonderlijk, want het paleocerebellum is zeer gevoelig voor alcohol.

Intermezzo 7.5
De ziekte van Parkinson

ziekte van Parkinson ▶
expressiearmoede ▶▶
substantia nigra ▶
dopamine ▶

De ziekte van Parkinson wordt gekenmerkt door degeneratie van hersenweefsel, waarbij vooral de substantia nigra, een kerngebied in het mesencephalon, is aangedaan. De substantia nigra produceert de neurotransmitter dopamine die in het basale-kernencomplex een verhoogde activiteit teweegbrengt. Bij gebrek aan dopamine ontstaat een hypertoon/hypokinetisch syndroom met een aantal kenmerkende symptomen. Deze komen bij verschillende patiënten in verschillende mate voor.

rigiditeit ▶
neuromodulatie ▶▶
tandradfenomeen ▶
tremor ▶▶

De hypertonie manifesteert zich als rigiditeit, waarbij de skeletspieren gespannen zijn en zich verzetten tegen rek. In tegenstelling tot spasticiteit, die voornamelijk optreedt in de antizwaartekrachtmusculatuur, komt rigiditeit in alle spiergroepen tot uiting. Het verzet tegen rek uit zich in het tandradfenomeen, waarbij passieve bewegingen in een gewricht schoksgewijs verlopen; dit is verschillend van het knipmesfenomeen (7.3.1.1) bij spasticiteit. Het contractiepatroon van de verschillende spiergroepen leidt tot een karakteristieke, enigszins gebogen houding (figuur 7-43). De hypertonie van de mimische spieren geeft het gelaat een maskerachtig voorkomen. Naast de hypertonie treedt vaak een tremor op. In het lichaam ontstaan trillende bewegingen, vooral distaal in de extremiteiten (vingers, tenen), doordat antagonistische spiergroepen circa zesmaal per seconde beurtelings aanspannen.

hypokinesie ▶▶

De hypokinesie komt onder andere tot uiting doordat de patiënt moeite heeft met het inzetten van een beweging. De rigiditeit is daarbij een extra handicap. Is de patiënt eenmaal in beweging, dan is de amplitude van de bewegingen beperkt. Slechts kleine stapjes, een klein schrift (micrografie) en een zachte, monotone spraak zijn mogelijk.

Verscheidene symptomen kunnen door de patiënt worden beïnvloed door middel van mentale concentratie. Rigiditeit en tremor in een arm kunnen tijdelijk verminderen wanneer de patiënt zijn hand uitsteekt om iemand te begroeten. Ook handelingen als lopen en fietsen zijn in het algemeen goed mogelijk, mits de patiënt zich concentreert. Patiënten zeggen dan ook vaak dat zij bij iedere alledaagse handeling moeten nadenken. Een van de gevolgen hiervan is, dat zij moeite hebben om twee handelingen, zoals lopen en praten, tegelijk uit te voeren. Het lijkt erop dat het neoniveau enkele paleofuncties overneemt en daardoor andere functies tijdelijk moet opgeven. Een extra probleem daarbij is de geringe facilitatie van het neoniveau vanuit de globus pallidus. Dit kan ten dele worden gecompenseerd door het aanbieden van externe prikkels. Lopen wordt gemakkelijker wanneer de patiënt zich kan oriënteren op strepen op de vloer; zeker wanneer die strepen zijn getrokken met een tussenruimte die overeenkomt met de normale paslengte. Wat het neoniveau niet kan overnemen, is de rechtstreekse uiting van emoties, zoals lachen, schreeuwen en stampvoeten. Naast de automatische motoriek wordt ook de emotionele motoriek via de basale kernen ingezet. Deze expressiearmoede betekent echter niet dat de intensiteit van de emoties zelf is verminderd. Wie met Parkinson-patiënten omgaat, moet attent zijn op kleine nuances in de expressie.

De oorzaak van het degeneratieproces in de substantia nigra is nog onbekend en evenmin bestaat er een therapie om het proces te stoppen. Wel zijn er methoden om de symptomen te bestrijden. Transplantatie van dopamineproducerend weefsel is in principe mogelijk, maar verkeert nog in een experimenteel stadium. Een andere experimentele techniek is neuromodulatie, waarbij bepaalde delen van de thalamus of van het basale-kernencircuit continu elektrisch worden geprikkeld door middel van geïmplanteerde micro-elektroden. Vooral de tremor is met deze methode goed te bestrijden. Medicamenteuze behandeling bestaat uit het

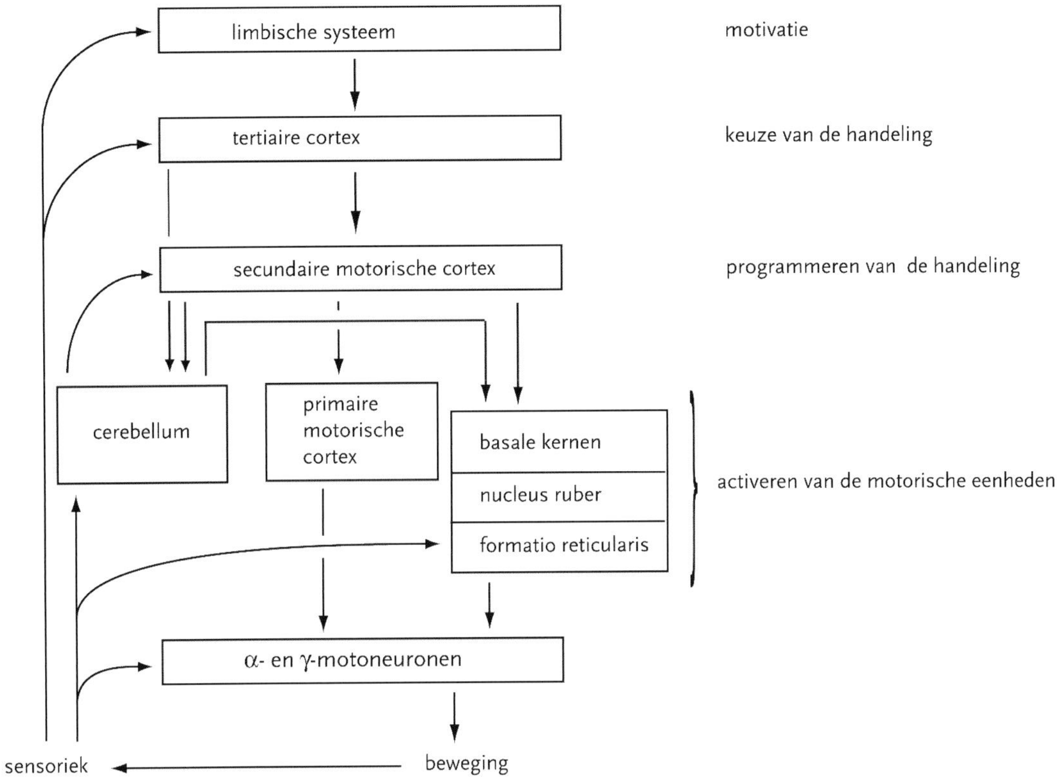

Figuur 7-44 Schema van de neurale systemen voor het inzetten en besturen van de willekeurige motoriek.

toedienen van stoffen waaruit in het lichaam dopamine kan worden gemaakt (L-dopa) of waarmee de werking van de antagonisten van dopamine kan worden tegengegaan. De dosering van deze stoffen moet nauwkeurig worden vastgesteld. Is de dosering te hoog, dan worden de basale kernen te sterk geactiveerd en ontstaat er een hypotoon/hyperkinetisch beeld. Bij een goed ingestelde medicatie zal de dopaminespiegel slechts kleine schommelingen vertonen, zodat perioden met lichte hypo- en hypertonie elkaar afwisselen.

7.3.2.2 *Emotionele motoriek*

Emotionele motoriek komt voort uit activiteit van het limbische systeem (9.4.1). Er zijn verschillende manieren waarop emoties de motoriek kunnen beïnvloeden. Ze kunnen rechtstreeks motorisch worden geuit, ze kunnen voorwaardelijke reflexen tot stand brengen en ze kunnen fungeren als drijfveer voor het aanleren en uitvoeren van willekeurige bewegingen. Over het mechanisme van deze processen is nog weinig bekend.

Uitingen van elementaire gevoelens als blijdschap, verdriet en woede verlopen via tamelijk stereotiepe patronen, waardoor emoties van anderen in het algemeen goed herkenbaar zijn. Binnen het animale systeem staan lichaamshouding, mimiek en stemgebruik op de voorgrond. Daarnaast zijn er vrijwel altijd vegetatieve reacties, zoals effecten op de bloedsomloop (hartkloppingen, blozen, wit wegtrekken) en op de secretie van klierproducten (huilen, zweten). De uiting van emoties komt waarschijnlijk tot stand via de basale kernen en de hypothalamus die daartoe vanuit de limbische cortex worden geprikkeld. Beschadiging van het neoniveau kan leiden tot ontremming van de emotionele motoriek. De patiënt kan om de geringste aanleiding in lachen of huilen uitbarsten.

◀◀ L-dopa

Voorwaardelijke reflexen kunnen op verschillende manieren worden aangeleerd. De eerste is de klassieke conditionering, waaraan de naam van de Russische fysioloog Pavlov verbonden is. Hij werd bekend door experimenten waarbij een hond voortdurend een bel te horen kreeg op het moment dat voedsel werd aangeboden. Op den duur reageerde de hond op het belgeluid met maagsap- en speekselafgifte, ook als er geen voedsel verscheen. Klassieke conditionering komt het meest voor in relatie tot vegetatieve reacties, maar ook animale reflexpatronen, zoals het bevriezen van de houding bij een teken van gevaar, kunnen op deze wijze tot stand komen.

◀◀ emotionele motoriek
◀ klassieke conditionering
◀◀ limbisch systeem
◀ Pavlov

Anders dan aangeboren reflexen kunnen voorwaardelijke reflexen verdwijnen; dit gebeurt wanneer de koppeling tussen twee gebeurtenissen ongedaan wordt gemaakt. Wanneer het belgeluid een aantal malen niet meer wordt gevolgd door voedsel zal de hond geen speeksel meer produceren. Men noemt dit verdwijningsproces extinctie, wat letterlijk 'uitsterven' betekent.

extinctie ▸

Een voorwaardelijke reflex kan ook worden aangeleerd door het belonen van bestaand niet-reflexmatig gedrag of door het geven van straf wanneer dat gedrag achterwege blijft (operante conditionering). Wanneer men een hond beloont als hij een weggeworpen stok terugbrengt, zal hij op den duur achter elke stok aanrennen. Zo kan men een hond ook leren mensen met rust te laten door hem steeds te straffen wanneer hij iemand dreigt aan te vallen. Ook bij deze vorm van conditionering zal extinctie optreden wanneer beloning of straf te vaak uitblijven. Een kind kan bijvoorbeeld geleerd hebben zijn speelgoed op te ruimen door beloning van dit gedrag in de vorm van een snoepje of in de vorm van plezierige aandacht, maar wordt er een tijdlang niet beloond, dan neemt de hoeveelheid rondslingerend speelgoed geleidelijk toe.

operante conditionering ▸

Ten slotte fungeert het limbische systeem als gangmaker voor de willekeurige motoriek. Willekeurig betekent dat men iets 'wil' en die wil kan voortkomen uit emotie, zoals een verlangen naar voedsel, seksueel contact of veiligheid. Het is de functie van het neoniveau om een weg te vinden naar de vervulling van deze verlangens.

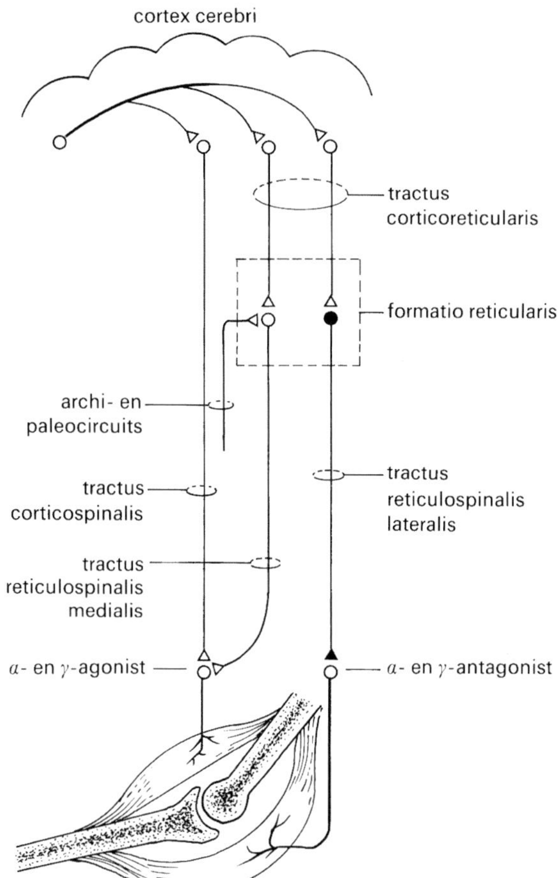

Figuur 7-45 Schema van de circuits die aan de α-γ-koppeling ten grondslag liggen.

7.3.3 **Neoniveau**

neoniveau ▸
willekeurige motoriek ▸

Het neoniveau is het niveau van de doelbewuste, willekeurige motoriek. Deze motoriek wordt bestuurd vanuit de motorische velden van de cortex cerebri en het neocerebellum.

Aan de uitvoering van een willekeurige handeling gaan verscheidene stappen vooraf (figuur 7-44). In het limbische systeem wordt een behoefte gesignaleerd, bijvoorbeeld de behoefte aan voedsel. Dit signaal leidt tot activering van de tertiaire cortex die achtereenvolgens een concreet doel bepaalt (het verkrijgen van voedsel), de situatie waarin men zich bevindt analyseert, en op grond van deze analyse de keuze maakt voor een handeling die moet leiden tot het bereiken van het doel. De analyse vereist onder andere kennis van de positie ten opzichte van voedselbronnen (koelkast, appelboom, bakkerij), van de lichamelijke en geestelijke capaciteiten (kan ik klimmen, kan ik mij verstaanbaar maken in de winkel?) en van de beschikbaarheid van hulpmiddelen (fiets, geld, ladder). Ook ethische overwegingen spelen een rol: is het geoorloofd om appels te plukken in de tuin van de buren? In het afwegingsproces maakt de tertiaire cortex (9.5.3) gebruik van informatie uit het geheugen (hoe ver is het naar de bakker?) en uit de sensoriek (regent het buiten?). Soms wordt willekeurig gedrag uitgelokt door een uitwendige prikkel, zoals het geluid van een deurbel. Ook in die gevallen gaat echter een bewustwording van onze behoeften vooraf aan de keuze van de handeling: stel ik prijs op gezelschap of word ik liever met rust gelaten?

tertiaire cortex ▸

Wanneer de keuze is gemaakt, komt het lichaam in beweging. De benodigde handelingen (naar buiten gaan, op de fiets stappen) worden geprogrammeerd vanuit de secundaire motorische cortex. Iedere handeling kan worden onderverdeeld in verschillende bewegingen die tegelijkertijd of in een bepaalde volgorde worden uitgevoerd. Sommige van deze bewegingen verlopen, wanneer ze eenmaal zijn ingezet,

secundaire motorische cortex ▸▸

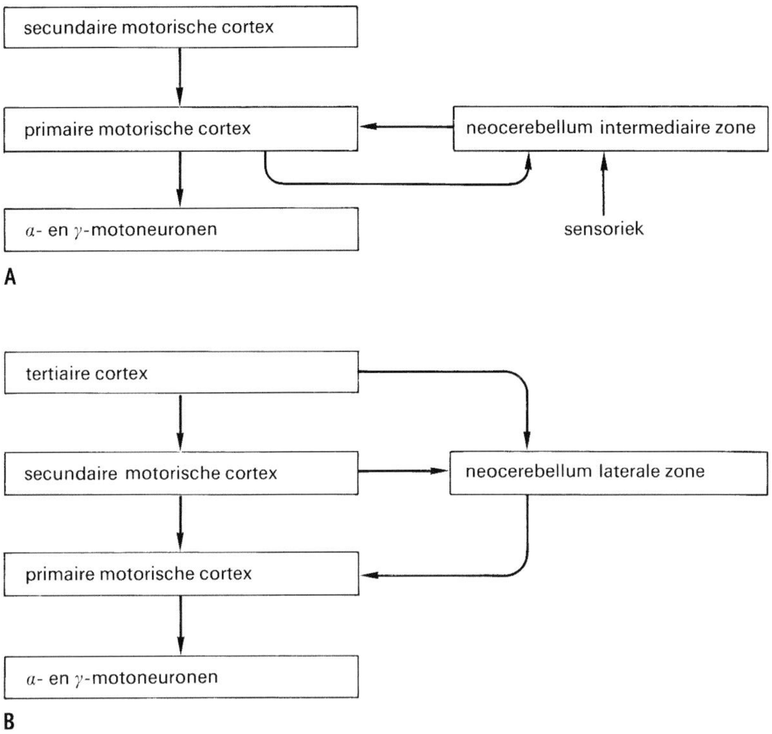

Figuur 7-46 Schema van de verbinding van het neocerebellum met andere delen van het zenuwstelsel. ***A*** *Verbindingen van de intermediaire zone.* ***B*** *Verbindingen van de laterale zone.*

grotendeels automatisch (opstaan, lopen, fietsen). De controle over deze bewegingen wordt dan gedelegeerd aan de motorische centra van het paleo- en het archiniveau, zoals de basale kernen en de formatio reticularis. De cortex cerebri houdt echter de supervisie. Andere bewegingen, zoals de conversatie met de winkelbediende en het opdiepen van gepast geld uit de portemonnee, vereisen meer aandacht en concentratie. Deze bewegingen worden vanuit de secundaire motorische cortex ingezet via de primaire motorische cortex, die door middel van de tractus corticospinalis (figuur 7-32) rechtstreeks verbonden is met de motorische circuits op ruggenmergsniveau.

De nauwkeurigste motoriek wordt gevergd van de ogen, de handen, de stembanden en het aangezicht. De laatste twee zijn van groot belang voor de spraak. Ten dienste van deze fijne motoriek bevat de secundaire motorische cortex afzonderlijke regelcentra. De betrokken spieren bestaan uit kleine motorische eenheden die nauwkeurig kunnen worden bestuurd, doordat er monosynaptische verbindingen bestaan tussen neuronen in de primaire motorische cortex en α-motoneuronen. Aangezicht, handen en strottenhoofd hebben dan ook een grote representatie op de primaire motorische cortex. Elektrische prikkeling via micro-elektroden op deze plaatsen in de primaire motorische cortex veroorzaakt contractie van kleine groepen motorische eenheden binnen een spier. De besturing van de rompspieren is daarentegen zeer globaal. Wanneer men het somatotope gebied van de romp prikkelt, contraheren spieren met een overeenkomstige functie (bijvoorbeeld de extensoren van de wervelkolom) in groepen tegelijk. De bestuurbaarheid van de proximale spieren in de extremiteiten ligt tussen deze uitersten in.

Het inzetten van een willekeurige beweging gaat gepaard met α-γ-koppeling (7.1.2.2). Deze komt tot stand via de tractus corticoreticularis, een verbinding tussen de secundaire motorische cortex en de formatio reticularis die de activiteit van de tractus reticulospinalis medialis en lateralis beïnvloedt. Wanneer een been moet worden gebogen, gaan via de tractus corticospinalis impulsen naar de α-neuronen van de flexoren. Tegelijkertijd worden via de tractus reticulospinalis medialis de α- en γ-neuronen van de flexoren gefaciliteerd, en via de tractus reticulospinalis lateralis de α- en γ-neuronen van de extensoren geïnhibeerd (figuur 7-45). Inhibitie van de antagonisten is essentieel voor het kunnen inzetten van een beweging. Is deze inhibitie onmogelijk, bijvoorbeeld door uitval van de tractus corticoreticularis, dan ontstaat spasticiteit (Intermezzo 7.6).

◀ α-γ-koppeling
◀ tractus corticoreticularis
◀◀ primaire motorische cortex
◀◀ tractus corticospinalis
◀ tractus reticulospinalis medialis
◀ tractus reticulospinalis lateralis

sensorisch engram ▸
cerebellum ▸

De motoriek staat op alle niveaus onder voortdurende controle van regelcircuits (3.4). Op het niveau van de cortex cerebri worden de motorische instructies voortdurend bijgesteld op grond van informatie uit de zintuigen. In de tertiaire cortex is een mentaal beeld aanwezig van het beoogde resultaat van de handeling (een sensorisch engram), waaraan de werkelijke situatie wordt getoetst. Wanneer een bepaalde handeling meermalen wordt uitgevoerd, komt er geleidelijk een routine tot stand in de vorm van een serie standaardinstructies. Dit motorisch engram is enigszins te vergelijken met een computerprogramma. Het wordt in de cortex opgeslagen en kan naar behoefte worden geactiveerd. Willekeurige bewegingen kunnen zodoende steeds sneller worden uitgevoerd en vereisen steeds minder aandacht. Bijsturen blijft echter wel nodig, omdat de omstandigheden steeds wisselen. In het bijsturingsproces spelen het paleocerebellum (7.3.2.1) en het neocerebellum een belangrijke rol. Wanneer het cerebellum is uitgevallen, zijn willekeurige bewegingen nog steeds mogelijk, omdat de sensorische en motorische verbindingen tussen cortex en periferie intact zijn. De bewegingen verlopen echter houterig en missen vaak hun doel, vooral wanneer ze snel moeten worden uitgevoerd.

neocerebellum ▸
spasticiteit ▸▸
basistonus van skeletspieren ▸▸
DRAS ▸▸

Het neocerebellum bestaat uit twee delen: de intermediaire zone en de laterale zone. De intermediaire zone (figuur 7-46A) vergelijkt de instructies uit de primaire motorische cortex met hun effect, zoals dat door het sensorische systeem wordt waargenomen. Op grond van deze vergelijking worden de instructies bijgesteld (negatieve terugkoppeling, 3.4.1). Dit heeft alleen zin bij relatief langzame bewegingen. Bij snelle bewegingen, zoals het slaan van een tennisbal of het spelen van een loopje op de piano, komt correctie via de zintuigen te laat. Om dergelijke bewegingen te kunnen bijsturen, moet worden ingegrepen voordat de motorische instructies de spieren bereiken (vooruitkoppeling, 3.4.3). Dit is de functie van de laterale zone (figuur 7-46B), die berekent in hoeverre het motorisch engram geschikt is om het sensorisch engram onder de heersende omstandigheden te verwezenlijken. Bij het slaan van een tennisbal zijn dit bijvoorbeeld de wind en de positie van de tegenstander. Op grond van deze calculatie wordt het motorische signaal in de primaire motorische cortex onderschept en gecorrigeerd voordat het wordt verzonden naar de perifere motoneuronen. Om dit proces adequaat te kunnen uitvoeren, moet in het cerebellum uitgebreide informatie aanwezig zijn over het effect van correcties onder soortgelijke omstandigheden in het verleden. Het vraagt jaren van oefening om een goede tennisser of een goede pianist te worden.

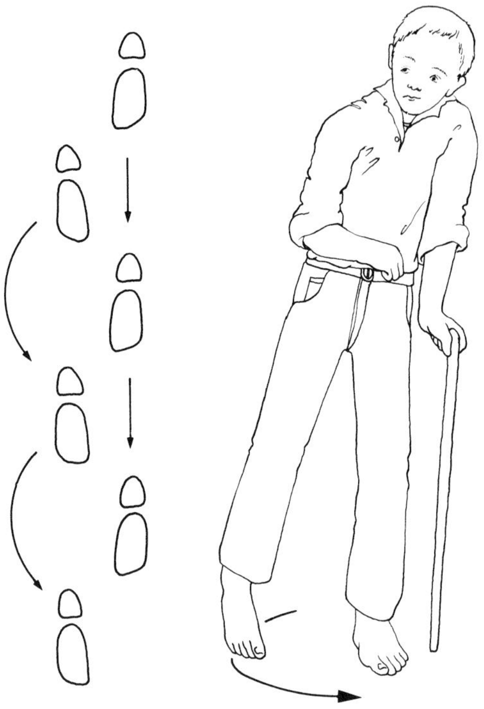

Figuur 7-47 Schets van het looppatroon bij hemiplegie. Het spastische rechterbeen kan niet worden gebogen en voert daarom een rondzwaaiende beweging uit (circumductie). De spastische rechterarm is gebogen.

Intermezzo 7.6
Spasticiteit

Stoornissen in de motorische cortex kunnen leiden tot een verstoorde balans van activiteit in de formatio reticularis, die hypertonie en ontremde myotatische reflexactiviteit in bepaalde spiergroepen tot gevolg kan hebben. Dit verschijnsel staat bekend als spasticiteit.

De basistonus van skeletspieren wordt voor een groot deel bepaald door de balans tussen de activiteit van de tractus reticulospinalis medialis en lateralis. De tractus reticulospinalis medialis komt overeen met het descenderende reticulair activerende systeem (DRAS, 9.2.1). Wanneer men niet beweegt, is de activiteit van de tractus reticulospinalis medialis afhankelijk van het bewustzijnsniveau: hoe groter de mate van alertheid, hoe hoger de activiteit. Omdat de tractus reticulospinalis medialis vooral op γ-, maar ook op α-neuronen eindigt, worden de basistonus en de myotatische reflexactiviteit gelijktijdig beïnvloed. Bij een persoon in rust faciliteert de tractus reticulospinalis medialis vooral de antizwaartekrachtmusculatuur, waartoe bij de volwassen mens de extensoren van de benen en de flexoren van de armen behoren.

Wanneer men in beweging komt, wordt de tonus van de antizwaartekrachtmusculatuur verminderd via de tractus reticulospinalis lateralis. Evenals de tractus reticulospinalis medialis eindigt deze baan vooral op γ-, maar ook op α-neuronen. In tegenstelling tot de tractus reticulospinalis medialis, die een groot deel van zijn binnenkomende impulsen ontleent aan circuits op archi- en paleoniveau, is de tractus reticulospinalis lateralis voor zijn activering afhankelijk van de motorische cortex. De prikkels hiertoe zijn afkomstig uit speciale gebieden in de lobus frontalis, die suppressorvelden worden genoemd. Deze gebieden liggen, evenals de primaire motorische cortex, in de gyrus precentralis (9.5.2). De tractus corticoreticularis, die de prikkels naar de formatio reticularis vervoert, is anatomisch gezien sterk verweven met de tractus corticospinalis. Bij stoornissen in de hersenen craniaal van de formatio reticularis zal uitval in de primaire motorische cortex of in de tractus corticospinalis dan ook vrijwel altijd gepaard gaan met verminderde activering van de tractus reticulospinalis lateralis. Hierdoor verschuift de balans tussen facilitatie (medialis) en inhibitie (lateralis) in de richting van facilitatie, dus van een verhoogde spiertonus en een versterkte myotatische reflexactiviteit. Dit komt vooral in de antizwaartekrachtspieren tot uiting. Het vermogen tot bewegen is dan door twee oorzaken verminderd. Enerzijds is de tractus corticospinalis beschadigd of onbereikbaar, anderzijds verzetten de hypertone antizwaartekrachtspieren zich tegen rek. Dit is het typische patroon van een spastische verlamming. Actief bewegen kan nog sterker worden bemoeilijkt wanneer door het uitvallen van corticale invloed ook hersenstamreflexen ontremd zijn, zoals de tonische hals- en labyrintreflexen.

◀ spastische verlamming

Wanneer de aandoening zich tot één hemisfeer beperkt, zullen de symptomen alleen in de contralaterale lichaamshelft tot uiting komen (hemiplegie, halfzijdige verlamming, figuur 7-47). Armen en benen kunnen in verschillende mate zijn aangedaan, afhankelijk van de plaats en de omvang van de beschadiging. Een volledig hemiplegisch patroon kan ontstaan door een bloeding in de capsula interna, waar alle vezels van tractus corticospinalis en tractus corticoreticularis dicht bijeen liggen.

◀◀ antizwaartekracht-musculatuur
◀ hemiplegie

Bij de revalidatie van spastische patiënten is niet alleen de stimulatie van de willekeurige motoriek noodzakelijk, maar ook de onderdrukking van abnormale reflexactiviteit. Bij dit laatste kan de fysiotherapeut gebruikmaken van neurofysiologische principes. Hypertonie van de m. quadriceps femoris kan bijvoorbeeld tijdelijk worden opgeheven door het opwekken van myotatische reflexen in de antagonisten. Wanneer men de flexoren van de knie in trilling brengt, zal de m. quadriceps via reciproke inhibitie tot ontspanning komen. Om het effect van de zwaartekracht op de myotatische reflexactiviteit te verminderen, kan men oefenen in een zwembad. Een aangename sfeer tijdens het oefenen kan ertoe bijdragen dat de patiënt zich geestelijk ontspant, zodat de tractus reticulospinalis medialis minder sterk wordt geactiveerd. Bij het oefenen van dagelijkse handelingen kunnen bewegingspatronen worden aangeleerd waarin de patiënt zo weinig mogelijk hinder ondervindt van ontremde reflexmotoriek.

◀ revalidatie
◀◀ suppressorvelden
◀◀ gyrus precentralis

8 Regeling van de vegetatieve processen

Kijk voor verdere verdieping op www.studiecloud.nl

8.1 INLEIDING

vegetatieve processen ▶▶
homeostase ▶▶

Naast de sensibele en motorische aspecten van het zenuwstelsel die ten grondslag liggen aan het vermogen tot waarneming en voortbeweging, is er een scala aan functies die gericht zijn op de besturing van de inwendige organen en de huid. De activiteit van de inwendige organen wordt samengevat onder de term 'vegetatieve processen'. Deze staan ten dienste van het handhaven van de homeostase van het interne milieu (figuur 8-1).

vegetatief zenuwstelsel ▶▶
autonoom zenuwstelsel ▶▶

Het gedeelte van het zenuwstelsel dat bij de besturing van die processen betrokken is, wordt veelal het vegetatieve zenuwstelsel genoemd. De term 'autonoom zenuwstelsel' wordt ook wel gebruikt, omdat de processen in de interne organen en in de huid overwegend buiten onze wil om worden gestuurd (6.2.2). Beide termen suggereren een apart zenuwstelsel. De neuronen die zich met de regeling van de vegetatieve processen bezighouden, zijn echter een integraal deel van het totale zenuwstelsel en betrekken hun informatie ook uit andere neuronale gebieden. Het is daarom juister te spreken over het vegetatieve deel van het zenuwstelsel. Voor het gemak wordt echter meestal teruggevallen op vegetatief zenuwstelsel.

8.2 HET VEGETATIEVE DEEL VAN HET ZENUWSTELSEL

Om de homeostase te bewaken zijn de vegetatieve centra in het centrale zenuwstelsel betrokken bij de volgende processen:

- voedsel- en vochtopname, spijsvertering en uitscheiding;
- bloedsomloop;
- energiewisseling en vet- en koolhydraatdepots;
- aanpassing van processen tijdens arbeid en rust;
- de mate van alertheid voor prikkels uit de omgeving en de reactie op stress;
- vegetatieve uitingen gerelateerd aan gedrag, zoals blozen.

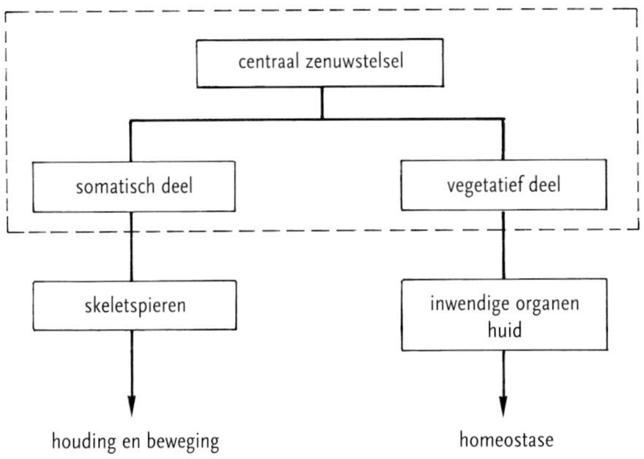

Figuur 8-1 Invloed van het zenuwstelsel op de somatische en de vegetatieve processen.

Deze processen kunnen geïllustreerd worden met drie voorbeelden.

Voorbeeld 1 De spijsverteringsorganen van mond tot anus worden bewaakt, zodat de vertering optimaal verloopt. Hoewel de darmtractus een eigen zenuwplexus heeft, vindt steeds controle door hogere centra plaats. Het zenuwstelsel kan tevens energietekorten bewust maken door het opwekken van een honger- of dorstgevoel.

Voorbeeld 2 De hartwerking en de weerstand van het bloedvaatstelsel is zodanig geregeld dat de bloedstroom vooral wordt gedirigeerd naar weefsels die op een bepaald moment voeding en zuurstof het meest nodig hebben. Na een zware maaltijd bevindt het meeste bloed zich in de spijsverteringstractus en voelt men zich sloom. Bij inspanning stroomt het bloed voornamelijk door de spieren en wordt de doorbloeding van de darmen geremd.

Voorbeeld 3 Processen die bij schrik in het lichaam op gang komen en die ervoor zorgen dat de mens op een bedreiging optimaal kan reageren, zoals versnelling van de hartslag, intensivering van de ademhaling, glucoseafgifte uit de lever en toename van het activiteitenniveau van de hersenen, dragen bij aan het nemen van de juiste beslissingen en het uitvoeren van de noodzakelijke handelingen.

Opvallend is dat onze emoties zich vaak uiten met behulp van onwillekeurig verlopende vegetatieve processen. Een typisch emotionele beleving als plotselinge schaamte gaat gepaard met blozen, en opkomend verdriet gaat gepaard met tranen. Zo kan maagpijn ook een vegetatieve reactie zijn na een onplezierige waarneming of bij psychische spanningen. De verwijding van de pupillen wanneer we iemand zien die we erg aardig vinden, is een gedragsmatig

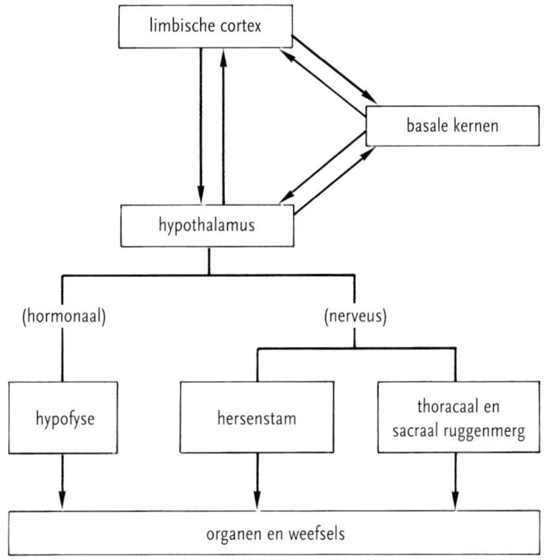

Figuur 8-2 Verbindingen tussen de neurale systemen voor de vegetatieve besturing van organen en weefsels.

◄◄ spijsverteringsorganen

signaal. De pupildiameter staat dan niet meer primair in dienst van het doorlaten van de juiste hoeveelheid licht naar de retina.

8.2.1 **Hypothalamus**

◄ hypothalamus
◄◄ hartwerking

De hypothalamus is een fylogenetisch oud, ventraal in het diencephalon gelegen gebied. Van hieruit worden de processen die ten dienste staan van de homeostase, vegetatief neuronaal en hormonaal gestuurd. Talrijke afferente en efferente banen verbinden de hypothalamus met uiteenlopende gebieden in het centrale zenuwstelsel. Figuur 8-2 toont de centrale positie van de hypothalamus in de systemen die de functies in dienst van het handhaven van de homeostase besturen. De samenhang met gebieden die betrokken zijn bij uitingen van psychische processen en emotionaliteit, leidt zowel tot de onwillekeurige uiting van emoties, als tot de soms optredende verstoring van vegetatieve processen door psychische invloeden.

◄◄ schrik

Dierexperimenteel onderzoek heeft uitgewezen, dat in de hypothalamus neuronengroepen aanwezig zijn die de leiding hebben over een veelheid van regelprocessen, zoals de controle op de voedingstoestand en de waterhuishouding van het lichaam. Ook worden vanuit een warmte- en een koudecentrum de processen beheerst die de lichaamstemperatuur stabiliseren. In de hypothalamus is tevens een centrum aanwezig dat het dag- en nachtritme en de daaraan gekoppelde ritmische processen in het lichaam stuurt. Daarnaast is er een groep kernen die een

◄◄ emoties
◄ regelprocessen

hypofyse ▶

hormonale invloed hebben op de hormoonproductie in de hypofyse. Tot deze hypofyseotrope hormonen (Engels: *releasing factors*) behoren onder meer GHRH en TRH die de afgifte van groeihormoon en schildklierstimulerend hormoon uit de hypofyse sturen (3.5).

sympathisch ▶

parasympathisch ▶

De hypothalamus is met behulp van informatie uit andere delen van het zenuwstelsel in staat de processen te stimuleren die nodig zijn om de homeostase aan te passen aan de toestanden van rust en lichamelijke inspanning. Hiervoor dalen banen af naar het ruggenmerg, die van daaruit naar de inwendige organen, de bloedvaten en de huid lopen. Met betrekking tot de regeling van arbeid en rust kan men twee functionele afdelingen onderscheiden. Het gedeelte dat vooral die organen activeert die arbeid ondersteunen, noemt men het (ortho)sympathische deel van het vegetatieve zenuwstelsel. Het gedeelte dat vooral de toestand van rust beheerst, noemt men het parasympathische deel. Aangezien de effecten van de twee delen overwegend tegengesteld aan elkaar zijn, gaat toename van activiteit in het ene deel meestal samen met vermindering van activiteit in het andere deel.

8.2.2 Ergotrope en trofotrope processen

sympathicus ▶

ergotroop effect ▶

katabole processen ▶▶

Bij het overgaan van rust naar actie moeten ineens meer zuurstof en voedingsstoffen naar de werkende spieren worden gedirigeerd. De sympathicus activeert de systemen die hiervoor nodig zijn. Tegelijkertijd wordt de toevoer naar niet-actieve weefsels en organen verminderd. De sympathicus ondersteunt het handelen, hetgeen wordt aangeduid met de term 'ergotroop effect'. Hoe harder we werken, hoe hoger de sympathische activiteit. Het hart, de lever en het vetweefsel worden op een zodanige wijze beïnvloed, dat de levering van energierijke stoffen aan de werkende spieren toeneemt, terwijl bijvoorbeeld het maag-darmkanaal in zijn werking wordt geremd.

vasodilatatie ▶

vasoconstrictie ▶

anabole processen ▶▶

parasympathicus ▶▶

trofotroop effect ▶▶

De sympathicus bewerkstelligt vasodilatatie in het vaatstelsel van de actieve spieren bij aanvang van een actie, waardoor de doorbloeding toeneemt. De doorbloeding van de darm- en huidbloedvaten wordt echter door vasoconstrictie verminderd. De hoeveelheid bloed die zich in rust in huid en darmen bevindt, komt bij inspanning ten goede aan de doorstroming van de werkende musculatuur. Op het eerste gezicht lijkt het vreemd, dat juist de darm als leverancier van voedingsstoffen wordt geïnhibeerd. Het lichaam kan bij een prestatie echter niet wachten op het verteringsproces en schakelt over op direct mobiliseerbare energievoorraden: glycogeen in lever

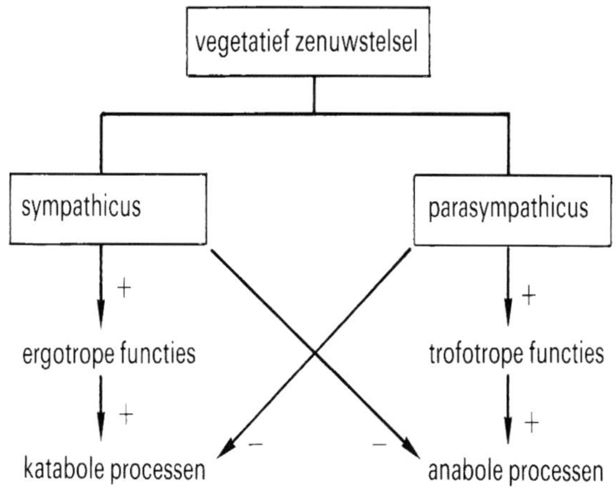

Figuur 8-3 Invloed van sympathicus en parasympathicus op anabole en katabole processen.

en spieren, vetzuren in spieren en vetweefsel. Door de remmende werking van de sympathicus op het maag-darmkanaal zal het bij langdurige sportprestaties, zoals tijdens een bergetappe in de Tour de France, moeilijk zijn voedsel te verteren en in het bloed op te nemen, hoewel het lichaam daar na enkele uren zeker behoefte aan heeft. Alleen zeer licht verteerbaar voedsel kan dan deels in de behoefte voorzien. De darmen zijn niet in staat de exorbitante hoeveelheid voedsel die nodig is voor zo'n prestatie – tot vijfmaal de normale dagelijkse behoefte – adequaat te verteren. De lichaamsmassa neemt dan ook aanzienlijk af. Bij een lange wandeling of tijdens een toertocht blijft wel voldoende vertering mogelijk en bestaat dit opnameprobleem niet.

Het ergotrope effect van de sympathicus is een katabool effect. Tijdens sympathische activering vinden er in het lichaam katabole processen plaats waarbij energierijke reservestoffen en structuurelementen worden afgebroken voor de levering van ATP die nodig is voor de arbeid, en intussen wordt er weinig opgebouwd. Niet alleen bij inspanning, maar ook bij ziekte kan het katabolisme overheersend zijn.

In de rusttoestand na arbeid is er voldoende tijd voedingsstoffen om te zetten in bouwstoffen voor groei en herstel van weefsels. Dit noemt men anabole processen (figuur 8-3). Het stimuleren van deze processen is bij uitstek de taak van de parasympathicus, als tegenhanger van de sympathicus die anabole processen remt. De parasympathicus heeft voornamelijk verbindingen met inwendige organen en niet met spieren en huid. Het stimuleren van voeding, groei en herstel van weefsels door de parasympathicus noemt men een trofisch of trofotroop effect. Hier-

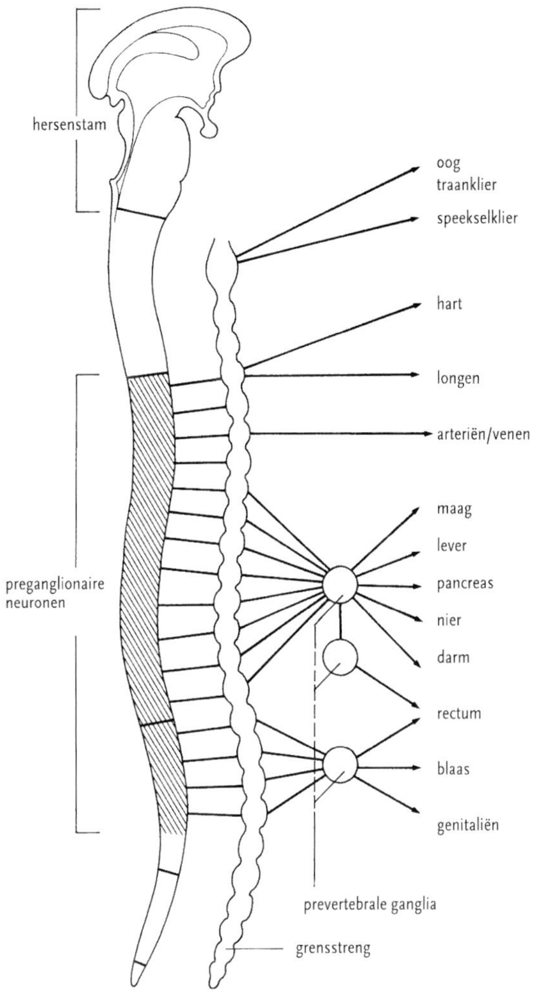

Figuur 8-4 Vereenvoudigd schema van de sympathicus met verbindingen naar de organen. De innervatie van hart, longen en bloedvaten treedt op meerdere niveaus van de grensstreng uit.

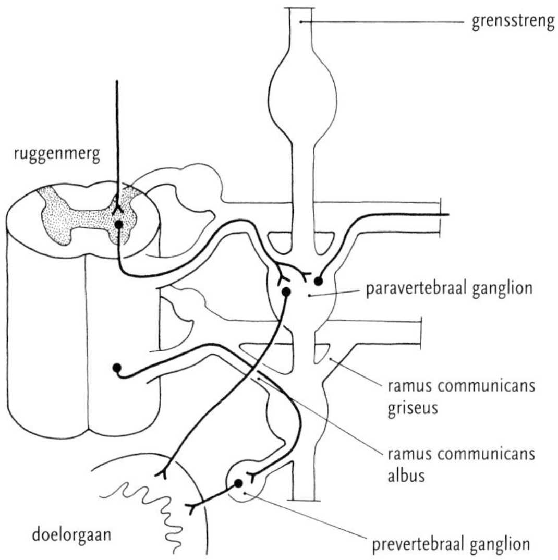

Figuur 8-5 Dwarsdoorsnede van het ruggenmerg met efferente sympathische neuronschakelingen. Sympathische neuronen schakelen in de paravertebrale gangliën in de grensstreng over (boven in de figuur) of in de prevertebrale gangliën (onderin).

voor is de aanvoer van aminozuren, koolhydraten en vetzuren uit het voedsel van groot belang. De parasympathicus activeert dan ook de totale spijsverteringstractus van mondholte tot anus. Dit houdt onder andere in: het aanzetten van de speekselvloed, de productie van maagsap en de kneedbewegingen van maag en darmen. Doordat in de rusttoestand de sympathicus minder actief is, zijn de bloedvaten in de darm verwijd, krijgen darm en spijsverteringsklieren voldoende zuurstof en kunnen de voedingsstoffen goed worden opgenomen.

8.2.3 Structuur van het sympathische systeem

Een bijzonderheid van het sympathische (en het parasympathische) systeem is, dat de axonen die het centrale zenuwstelsel verlaten, via een extra synaptische overgang het doelorgaan innerveren. De sympathische neuronen liggen in de grijze stof van het ruggenmerg. De neuronen liggen als een kolom in de zijhoorns van de grijze stof in de ruggenmergsegmenten C7-8 tot L1-2. De activiteit van de sympathische neuronen wordt bepaald door instromende signalen uit hoger gelegen hersencentra, in het bijzonder de medulla oblongata en de hypothalamus. Hoewel de neuronen voornamelijk in de thoracale ruggenmergsegmenten liggen, bereiken sympathische vezels alle delen van het lichaam (figuur 8-4). In ganglia die buiten het centrale zenuwstelsel liggen, wordt overgeschakeld. De sympathische vezels die van het ruggenmerg naar de ganglia lopen, heten preganglionaire vezels. Na overschakeling verlaten de postganglionaire vezels de gangliën en innerveren vervolgens de doelorganen.

◀ ganglia

◀ preganglionaire vezel

◀ postganglionaire neuronen

Direct buiten de wervelkolom splitsen de preganglionaire sympathische vezels zich van de spinale zenuwen af en treden binnen in de ganglia van de sympathische grensstreng (truncus sympathicus). De grensstreng is een dun systeem van zenuwcellen dat lijkt op twee kralensnoeren, elk aan een zijde van de wervelkolom. Het systeem is opgebouwd uit paravertebrale gangliën, kleine groepjes sympathische neuronen die onderling door zenuwvezels verbonden zijn.

◀ sympathische grensstreng

◀ paravertebrale gangliën

In de buikholte liggen voor de wervelkolom nog enkele groepjes sympathische neuronen, de

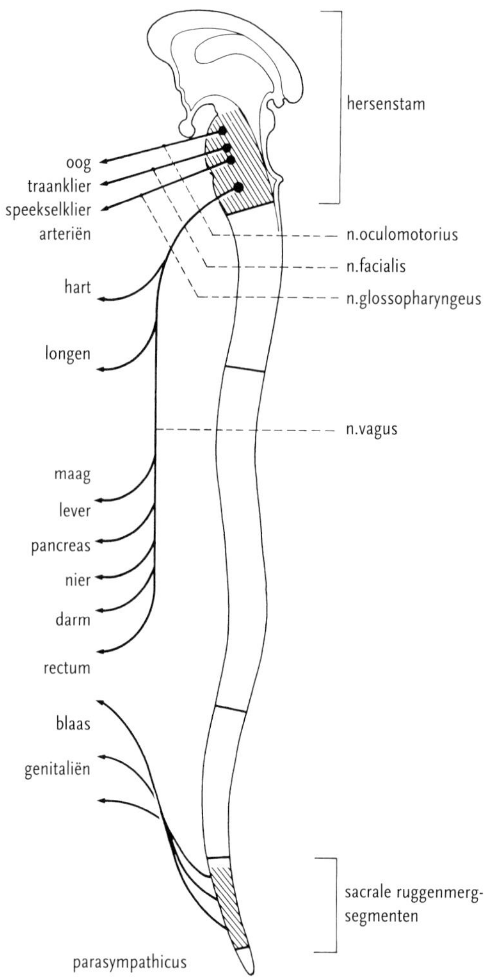

Figuur 8-6 Schema van de parasympathicus met verbindingen naar organen.

ganglion stellatum ▸▸

prevertebrale ganglien ▸
vaguskern ▸▸
preganglionaire vezels ▸▸
n.vagus ▸▸
ramus communicans albus ▸

prevertebrale ganglien. Het grootste deel van de sympathische neuronen schakelt in de grensstreng over van preganglionair naar postganglionair. De preganglionaire vezels zijn gemyeliniseerd. Een verbindingstakje van een spinale zenuw naar de grensstreng is dan ook wit van kleur: ramus communicans albus. De axonen van de postganglionaire neuronen zijn ongemyeliniseerde C-vezels. Een verbindingstakje dat een aantal van de sympathische vezels terugvoert naar de spinale zenuw (op weg naar spieren en huid) is daardoor grijs van kleur: ramus communicans griseus (figuur 8-5). Een deel van de preganglionaire vezels loopt door de grensstreng heen naar de prevertebrale ganglien en schakelt pas daar over op het postganglionaire neuron.

ramus communicans griseus ▸
postganglionaire vezels ▸▸

In de huid innerveert de sympathicus de bloedvaten (vasomotoriek), de zweetklieren (sudomotoriek) en de haarspiertjes (pilomotoriek). In de spieren en in het gewrichts- en overig bindweefsel worden bloedvaten geïnnerveerd.

De preganglionaire sympathische vezels die het hoofd innerveren, liggen in het ruggenmerg op de niveaus C7-Th4. Ze lopen omhoog in het deel van de grensstreng dat zich uitstrekt tot hoog in de hals, schakelen in de bovenste ganglien, waarna de postganglionaire vezels hoofdzakelijk met de bloedvaten mee uitwaaieren naar de verschillende doelorganen in het hoofd. De sympathicus innerveert in het hoofd behalve de huid en de bloedvaten van de hersenen ook de speekselklieren en spiervezels van de iris, die de diameter van de pupil mede bepalen. Het hart en de bronchiale boom worden vanuit de eerste thoracale segmenten geïnnerveerd; de sympathische neuronen schakelen in het grote paravertebrale ganglion stellatum, dat hoog in de grensstreng ligt. De sympathische neuronen voor de buik- en bekkenorganen schakelen veelal in de prevertebrale ganglien en de postganglionaire vezels bereiken met de bloedvaten hun doelgebied in deze regio (figuur 8-4). Voor de innervatie van de benen daalt de grensstreng af tot in het bekken; de postganglionaire vezels lopen met de perifere beenzenuwen mee.

8.2.4 **Structuur van het parasympathische systeem**

De preganglionaire parasympathische neuronen liggen in de hersenstam en in het sacrale ruggenmerg (figuur 8-6). De afferente impulsen voor deze neuronen zijn vooral afkomstig uit de hypothalamus. De parasympathische innervatie van het lichaam is minder uitgebreid dan de sympathische en beperkt zich tot het hoofd-halsgebied en de inwendige organen in borst- en buikholte. Het grootste deel hiervan wordt vanuit de vaguskern in de medulla oblongata geïnnerveerd (nucleus dorsalis nervi vagi). De preganglionaire vezels voegen zich aan beide zijden samen in de tiende hersenzenuw (n. vagus, zwervende zenuw). De n. vagus treedt aan de onderzijde van de schedel uit en loopt via de hals naar de borstorganen (hart en longen) en naar de buikorganen (maag, lever, milt, pancreas, dunne darm en het opstijgende deel van de dikke darm). In tegenstelling tot de situatie bij de sympathicus liggen de postganglionaire parasympathische neuronen veelal bij of in de wand van het doelorgaan; de ongemyeliniseerde postganglionaire vezels zijn dus maar kort (figuur 8-7B).

Voor de vernauwing van de pupil in het oog en voor de activering van de traan- en de speekselklieren zijn er kleine parasympathische kernen in de hersenstam van waaruit preganglionaire vezels via de derde,

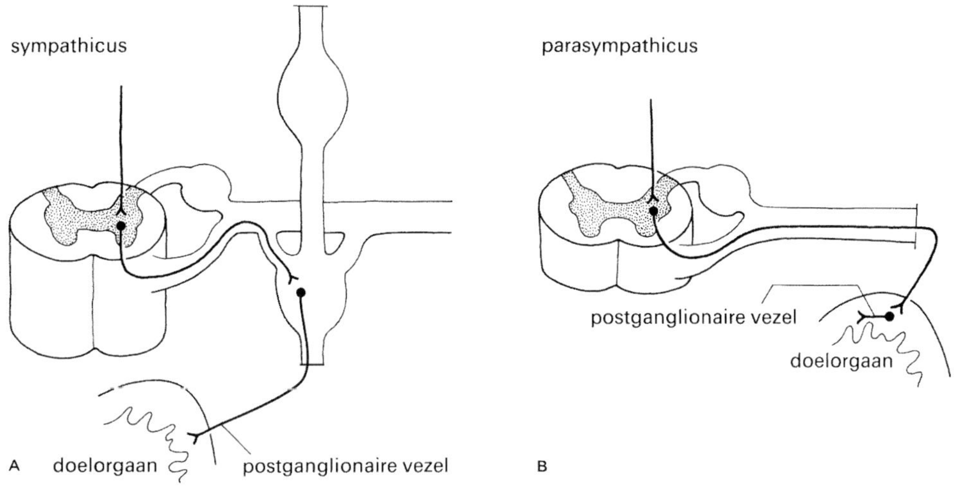

Figuur 8-7 Lokalisatie van de synapsen van de sympathicus en de parasympathicus. ***A*** *De sympathicus schakelt dicht bij het ruggenmerg over op de postganglionaire vezels.* ***B*** *De parasympathicus schakelt overwegend nabij of in de wand van het doelorgaan.*

vijfde, zevende en negende hersenzenuw de dichtbij de doelorganen gelegen ganglia bereiken, waar op de postganglionaire neuronen wordt overgeschakeld.

De organen in het bekken (het resterende deel van de dikke darm, het rectum, de blaas en de geslachtsorganen) worden niet door de n. vagus verzorgd. In het sacrale ruggenmerg ligt een groep parasympathische neuronen die door vezels uit de hersenstam door het ruggenmerg heen worden bereikt. Van daaruit worden de bekkenorganen parasympathisch geïnnerveerd.

Intermezzo 8.1
Vegetatieve beïnvloeding van de pupil

De pupil van het oog wordt verkleind door de circulaire irisspier (m. sphincter pupillae) en vergroot door de radiaire spiervezels (m. dilatator pupillae) (7.1.1.3). De sympathicus activeert de radiaire irisspier, wat tot verwijding leidt; de parasympathicus brengt vernauwing tot stand door activering van de circulaire spier (een ezelsbruggetje is: sphincter pupillae – parasympathisch: s.p. – p.s.).

De sympathische innervatie van de irisspier volgt een omslachtige route (figuur 8-8). De primaire neuronen voor pupilverwijding liggen in de hypothalamus. De positie van de hypothalamus in de schedel is vrijwel ter hoogte van de ogen. De vezels dalen echter af naar de ruggenmergsegmenten C8-Th1, waar ze overschakelen op de preganglionaire sympathische neuronen. De vezels van deze neuronen gaan via de voorwortels van de spinale zenuwen naar de grensstreng, waar ze opstijgen tot het bovenste grensstrengganglion (ganglion cervicale superius) aan beide zijden in de hals bij de onderkaak. Hier wordt overgeschakeld op postganglionaire neuronen, waarvan de vezels langs de halsslagaders de schedel binnentreden en via een oogspierzenuw de oogbol binnengaan. Zo is het mogelijk dat een tumor in de longtop of in de schildklier die druk op de sympathische grensstreng uitoefent, een afwijkende pupil in het oog aan de zijde van de tumor veroorzaakt. Bij prikkeling van de sympathische neuronen wordt de pupil groot, bij sympathische uitval wordt hij klein. Er zijn dan vaak meer symptomen waarneembaar; naast de pupilvernauwing is er een afhangend ooglid (ptosis) en vasodilatatie, en er ontbreekt zweetsecretie in het betrokken deel van het aangezicht (syndroom van Horner).

◀ syndroom van Horner

De preganglionaire vezels van de parasympathische innervatie van de iris zijn afkomstig uit de kern van Edinger-Westphal in de hersenstam en lopen met de n. oculomotorius (6.4.3) mee naar het vlakbij de oogbol gelegen ganglion ciliare. Van hieruit lopen de postganglionaire vezels naar de m. dilatator pupillae. De activiteit van de cellen in de kern van Edinger-Westphal wordt bepaald door neuronen in het mesencephalon, die met de retina in contact staan, zodat een regelkring wordt gevormd voor het aanpassen van de wijdte van de pupil aan de lichtintensiteit (pupilreflex, 7.1.1.3).

◀◀ m. sphincter pupillae
◀◀ m. dilatator pupillae

8.3 PRIKKELOVERDRACHT IN HET VEGETATIEVE DEEL VAN HET ZENUWSTELSEL

De zenuwuiteinden van het vegetatieve zenuwstelsel hebben geen gespecialiseerde structuur, zoals de motorische eindplaatjes van skeletspiervezels. De vrije zenuwuiteinden slingeren zich tussen de cellen door en hebben over hun oppervlak blaasvormige uitstulpingen (varicositeiten), waarin zich blaasjes met neurotransmitter bevinden (figuur 8-9). De af-

◀ varicositeiten

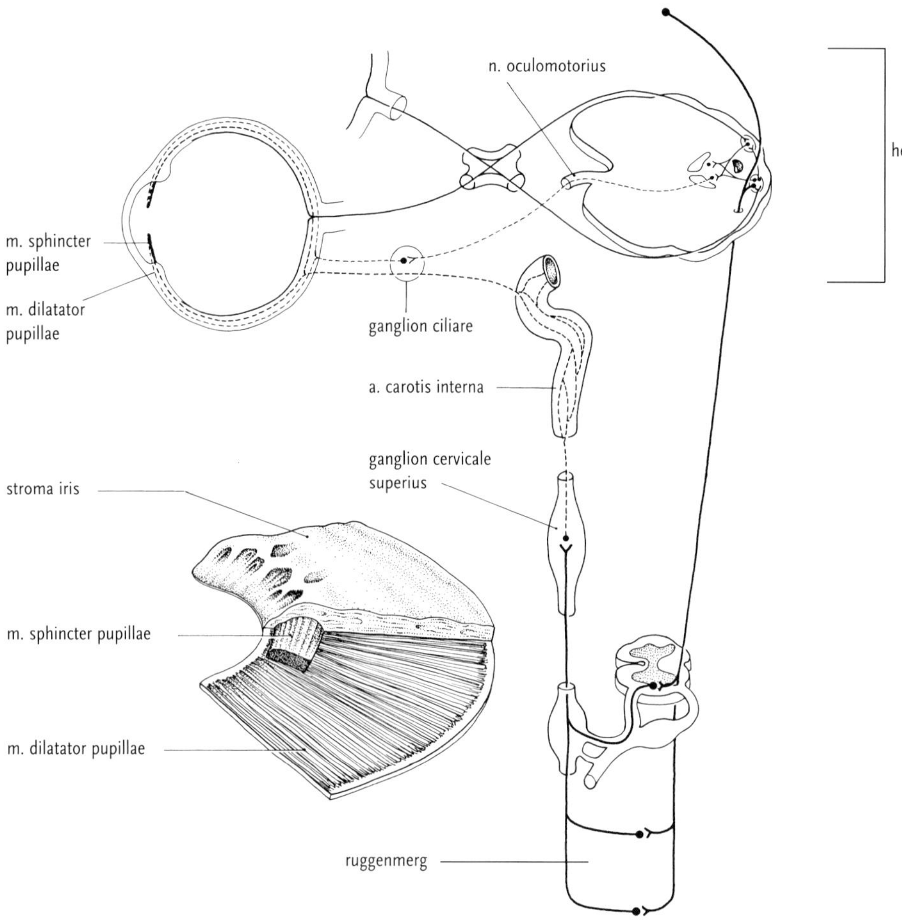

Figuur 8-8 Schema van de vegetatieve innervatie van de iris van het oog.

acetylcholine ▸▸

gifte is daardoor veel globaler dan bij de motorische eindplaatjes van skeletspieren en verscheidene cellen kunnen door neurotransmitter uit een varicositeit worden beïnvloed.

cholinerge vezels ▸

Sympathische en parasympathische neuronen maken in hun preganglionaire vezels gebruik van de neurotransmitter acetylcholine (cholinerge vezels), net als zenuwuiteinden op skeletspiervezels. Aan het eind van de postganglionaire vezels hebben zij echter verschillende neurotransmitters (figuur 8-10). Dit zorgt ervoor dat doelorganen waarop beide systemen eindigen, een duidelijk te onderscheiden boodschap krijgen. De neurotransmitter van de sympathische vezels is, op een enkele uitzondering na, noradrenaline (noradrenerge vezels). Deze stof behoort tot de groep van de catecholaminen die ook in het centrale zenuwstelsel voorkomen. Een uitzondering vormt de sympathische innervatie van de zweetklieren; hier is de transmitter acetylcholine. Voor de parasympathicus is de postganglionaire transmitter overal acetylcholine.

noradrenerge vezels ▸
MAO ▸▸
COMT ▸▸
parasympathicus ▸

De cellen van de doelorganen hebben aan hun membraanoppervlak receptoren die de berichtgeving van de transmitter ontvangen en voor het inwendige van de cel vertalen.

Cellen die in het bezit zijn van receptoren voor noradrenaline en voor acetylcholine kunnen op beide, veelal tegengestelde berichten reageren. Acetylcholine, die de oorzaak is van de parasympathische activering, wordt al snel na afgifte onwerkzaam gemaakt door het enzym cholinesterase dat acetylcholine splitst (figuur 8-11B). De deactivering van noradrenaline is een trager verlopend proces (figuur 8-11E). Noradrenaline wordt voor een groot deel weer opgenomen in de postganglionaire vezels om opnieuw te worden gebruikt (Engels: *re-uptake*). Daarnaast is het intracellulaire enzym monoamineoxidase (MAO) in staat noradrenaline te splitsen. Wanneer de transmitter naar het omringende weefsel diffundeert, kan het enzym catechol-O-methyltransferase (COMT) voor deactivering zorgen.

De snelle afbraak van acetylcholine maakt het

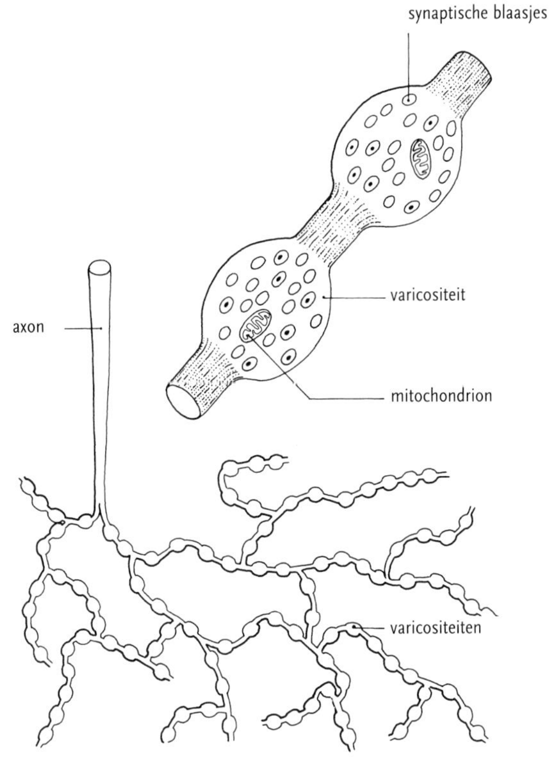

Figuur 8-9 Axonvertakkingen van vegetatieve neuronen zijn op vele plaatsen verwijd (varicositeiten) voor de afgifte van neurotransmitter.

onder meer mogelijk bij schrik of plotselinge activiteit snel van een trofotrope in een ergotrope toestand te komen. Bij de tegenovergestelde omschakeling is dit minder essentieel; na inspanning of een alarmsituatie blijft het lichaam langer alert en keert het langzaam naar de rusttoestand terug.

Naast de genoemde transmitters wordt bij de postganglionaire vezels een diversiteit van kleine peptiden (neuropeptiden) afgegeven, die een modulerende invloed hebben op het effect dat op de doelorganen wordt uitgeoefend.

Intermezzo 8.2
Receptoren voor noradrenaline en adrenaline

De sympathicus heeft op verschillende doelorganen uiteenlopende werkingen. Bij de activering van het hartspierweefsel door noradrenaline worden de hartspiervezels aangezet tot sterkere contractie. De kransslagaders van het hart zullen zich echter verwijden door ontspanning van de gladde spiercellen in hun wanden. In de darmen, waar tijdens een ergotrope toestand weinig activiteit heerst, zullen de bloedvaten juist worden vernauwd.

Deze verschillende reacties zijn mogelijk doordat er op de celmembranen verschillende receptormoleculen voor noradrenaline (en adrenaline) voorkomen. Men onderscheidt α- en β-adrenerge receptoren. Bij een trofotroop werkend weefsel dat moet worden geremd om de ergotrope toestand tot stand te brengen, zijn α-receptoren op de celmembranen aanwezig (bloedvaten in darm en huid). Bij organen en weefsels, die de ergotrope toestand ondersteunen, vindt men overwegend β-receptoren. Binnen α- en β-receptoren

◀ α-adrenerge receptoren
◀ β-adrenerge receptoren

Tabel 8-1 Effecten van de sympathische prikkeling van α- en β-receptoren op diverse doelorganen

doelorgaan	receptortype	effect
hart		
SA-knoop	β_1	verhoging van de vuurfrequentie
AV-knoop	β_1	verhoging van de geleidingssnelheid
myocard	β_1	vergroting van de contractiekracht
coronaire vaten	α	vasoconstrictie
	β_2	vasodilatatie
venen		
capaciteitsvaten	α	venoconstrictie
skeletspierarteriolen	α	vasoconstrictie (in rust)
	β_2	vasodilatatie
	cholinerg	vasodilatatie
bronchiën		relaxatie gladde musculatuur, verwijding lumen
huid		
huidarteriolen	α	vasoconstrictie, verbleken
zweetklieren	cholinerg!	zweetsecretie
haarspiertjes	α	contractie, kippenvel
vetweefsel	β_3	lipolyse
maag-darmkanaal		
maag	β_2	vermindering spiercontracties
darmen	β_2	remming peristaltiek
lever	β_2	glycogenolyse
arteriolen	α	vasoconstrictie

selectieve β-blokkers ▸▸

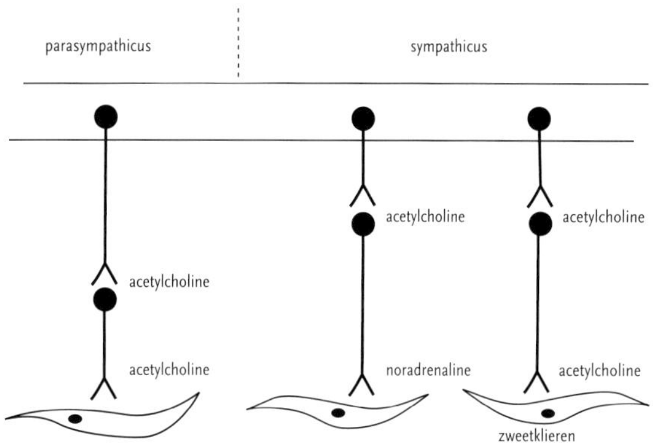

Figuur 8-10 Transmitters bij de synaptische overdracht van de neuronen van de sympathicus en parasympathicus.

adrenaline ▸▸

bijniermerg ▸▸

wordt vervolgens onderscheid gemaakt tussen α_1-, α_2-, β_1-, β_2- en β_3-receptoren.

β_1-receptor ▸

De activerende β_1-receptoren zijn voornamelijk aanwezig op de hartspiercellen, waardoor de contractiekracht wordt verhoogd, en op de gangmakercellen, waardoor de hartfrequentie toeneemt. De β_2-receptoren zorgen vooral voor de relaxatie van de gladde spiercellen in de bloedvaten van de skeletspieren. Ook de gladde spiercellen van de bronchiën hebben β_2-receptoren, zodat de bronchiale boom zich verwijdt bij inspanning. β_3-receptoractivering van vetweefsel leidt tot lipolyse en afgifte van vetzuren aan de bloedbaan. Anderzijds leidt activering van α_2-receptoren op vetcellen juist tot vermeerdering van vetweefsel. Afhankelijk van de concentratie van diverse receptoren op een weefsel komt het uiteindelijke effect tot stand.

arousal ▸▸

β_3-receptor ▸

Al naar gelang hun structuur en de enzymen die ze in de cel activeren, hebben de verschillende receptoren een ander effect op de cel. Zo leidt activering van α_1-receptoren op glad spierweefsel via een aantal reacties en vorming van de second messenger inositoltrifosfaat (IP_3), tot stijging van de calciumconcentratie in de cel, wat aanleiding geeft tot contractie. De activering van β_2-receptoren stimuleert de vorming van cyclisch AMP via adenylcyclase, wat resulteert in relaxatie van glad spierweefsel.

α_1-receptor ▸

α_2- en β_2-receptoren hebben ook een functie in de autoregulatie van de uitstroom van noradrenaline uit de sympathische postganglionaire zenuwuiteinden. Prikkeling van presynaptisch gelegen α_2-receptoren vermindert de noradrenaline-afgifte, terwijl door prikkeling van presynaptisch gelegen β_2-receptoren de afgifte van noradrenaline toeneemt.

α_2-receptor ▸

Door de verschillen tussen de receptoren is het onder andere mogelijk geneesmiddelen met een meer specifieke werking te ontwikkelen. Zo zijn er β-adrenerge antagonisten die selectief de β_1-receptoren blokkeren en dus werken op de frequentie en de contractiekracht van het hart, terwijl geen of weinig invloed op de bloedvaten en bronchiën wordt uitgeoefend (selectieve β-blokkers). In tabel 8-1 zijn de diverse organen, hun vegetatieve innervatie en de betrokken neurotransmitters weergegeven.

8.3.1 Het bijniermerg als onderdeel van de sympathicus

Naast de invloed die de sympathicus door middel van de sympathische neuronen heeft, wordt het lichaam ook beïnvloed door het hormoon adrenaline uit het bijniermerg (*ad* = bij en *ren* = nier). Het bijniermerg wordt beschouwd als een omgevormd sympathisch ganglion. De sympathische preganglionaire vezels uit het thoracale ruggenmerg lopen zonder te schakelen in de grensstreng door tot in het bijniermergweefsel. Vanuit die omgevormde postganglionaire cellen wordt de neurotransmitter niet direct aan een doelorgaan, maar als het hormoon adrenaline (figuur 8-11C) aan de bloedbaan afgegeven.

Steeds wanneer men zich moet inspannen of snel en adequaat moet reageren op uiteenlopende situaties als agressie, trauma of honger, wordt het lichaam in een verhoogde staat van paraatheid gebracht (*arousal*). De ergotrope toestand moet snel worden ingesteld om effectief te kunnen reageren. Het neuronale en het hormonale deel van de sympathicus worden tegelijkertijd actief. Het voordeel van een hormoon is, dat het zich via het bloed tot in de verste uithoeken van het lichaam laat transporteren en dat ook weefsels kunnen worden bereikt die niet sympathisch worden geïnnerveerd (3.5).

Aangezien de concentratie van de enzymen MAO en COMT in de bloedbaan laag is, is het effect van adrenaline en noradrenaline in het bloed langduriger dan het lokale effect van noradrenaline uit de adrenerge zenuwuiteinden. Het onwerkzaam maken van noradrenaline in de synaptische spleet door heropname en afbraak door MAO maakt dat elke neuronale stimulus maar hooguit enkele seconden aanhoudt. De concentratie van adrenaline in het bloed na eenmalige afgifte uit het bijniermerg is gemiddeld 30 s verhoogd, waardoor het effect verscheidene minuten kan aanhouden.

Er zijn tal van waarnemingen die kunnen worden verklaard door aan te nemen dat het bijniermerg zowel adrenaline als noradrenaline produceert. Recent dierexperimenteel onderzoek heeft echter waarschijnlijk gemaakt dat bij stimulering van het bijniermerg alleen adrenaline wordt afgegeven. De bijna simultane stijging van de noradrenalineconcentratie in het plasma is waarschijnlijk het gevolg van stimulering door circulerende adrenaline van presynaptische β_2-receptoren op de sympathische zenuw-

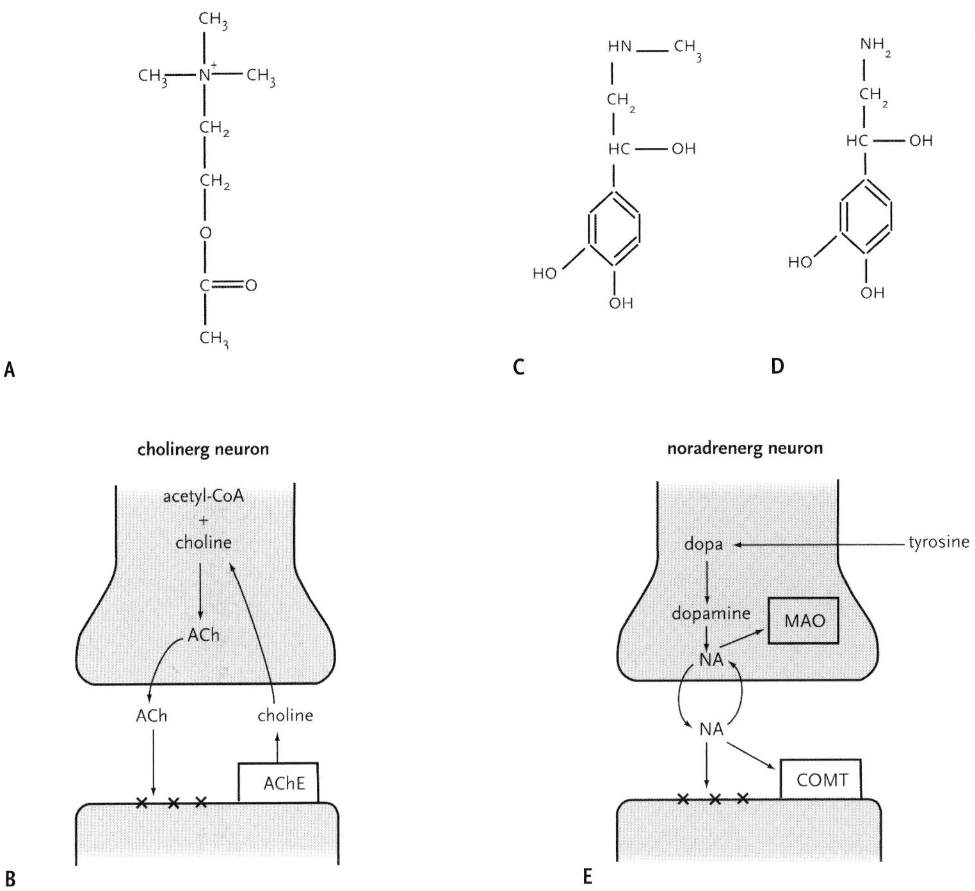

Figuur 8-11 ***A*** *Structuur van acetylcholine.* ***B*** *Deactivering van acetylcholine (ACH) in de synaptische spleet door het enzym acetylcholinesterase (ACHE).* ***C*** *Structuur van adrenaline.* ***D*** *Structuur van noradrenaline.* ***E*** *Deactivering door heropname van noradrenaline (N) in de synaps en door enzymatische afbraak door COMT en MAO.*

uiteinden, die daardoor meer noradrenaline afgeven. Een deel hiervan lekt weg naar de bloedvaten en kan een werking op afstand uitoefenen.

Het sympathicoadrenale systeem wordt niet noodzakelijk als functionele eenheid geactiveerd; een meer selectieve activering is mogelijk. Een voorbeeld hiervan, dat in dierexperimenteel onderzoek is vastgesteld, is dat bij psychische stress (een onbeheersbare en in zijn afloop onvoorspelbare situatie) voornamelijk adrenaline vrijkomt, met een stijging van de bloedglucoseconcentratie, terwijl bij fysieke stress (zware inspanning) vooral de noradrenalineconcentratie stijgt, in combinatie met de afgifte van vetzuren aan het bloed. Dit wijst erop dat er afhankelijk van de situatie een zekere variatie kan optreden in het samenstel van reacties die tot een ergotrope toestand leiden (9.4.2).

8.4 INVLOED VAN SYMPATHICUS EN PARASYMPATHICUS OP DIVERSE ORGANEN EN HUID

8.4.1 Hart en grote circulatie

De sympathicus stimuleert de hartactiviteit. Door de stimulering van de gangmakercellen in de sinusknoop wordt de hartfrequentie verhoogd (10.3.2). Tegelijk gaat het myocard van de ventrikels krachtiger contraheren. Deze effecten resulteren gezamenlijk in een grotere hoeveelheid bloed die naar de weefsels wordt gestuurd (β_1-receptoren). Voor de verwijding van de kransslagaders, waardoor de bloedaanvoer naar de hartspier wordt vergroot, speelt de β_2-adrenerge vasodilatatie echter slechts een ondergeschikte rol. De parasympathicus verlaagt de hartfrequentie en heeft geen directe invloed op de contractiekracht. In rust heeft de parasympathicus

◂ hartactiviteit
◂◂ selectieve activering
◂◂ stress
◂◂ inspanning

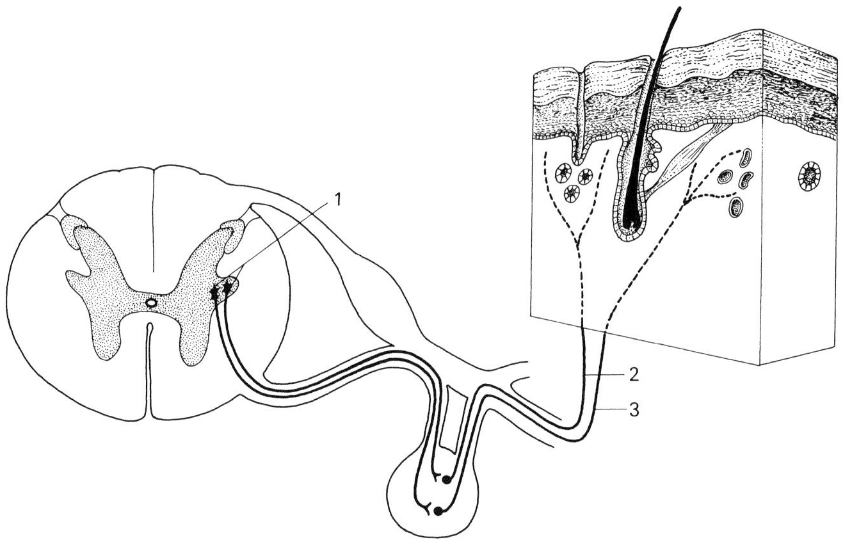

Figuur 8-12 Sympathische innervatie van structuren in de huid: **1** *preganglionaire neuronen in de zijhoorn,* **2** *cholinerge vezel naar de zweetkliertjes,* **3** *noradrenerge vezel naar bloedvaten en haarspiertjes.*

sympathische cholinerge vezels ▶▶

gangmakercellen ▶

een voortdurende invloed op de hartactiviteit. De gangmakercellen van het hart, die zonder beïnvloeding van het zenuwstelsel een frequentie van ongeveer 100 aanhouden, worden in rust geremd tot 60 à 70 slagen per minuut.

arteriën ▶
peristaltiek ▶▶

De meeste arteriën, en vooral die van de ingewanden en de huid, worden vernauwd door contractie van de gladde spiercellen in hun wanden (α-receptoren). De vaten van de skeletspieren vormen hierop een uitzondering en worden apart besproken.

intramurale zenuwplexus ▶▶

8.4.2 Skeletspieren

skeletspierarteriën ▶

De skeletspierarteriën en arteriolen bevatten zowel α- als β-receptoren. In rust zijn de arteriolen in spieren door α_1-activering vernauwd, omdat rustende spieren een zeer lage zuurstofbehoefte hebben. Bij het begin van een beweging worden de β_2-receptoren gestimuleerd door noradrenaline en vooral door het hormoon adrenaline uit het bijniermerg (8.3.1), waardoor de vaten zich verwijden. De toegenomen bloedstroom heeft een verhoogde wrijving op de arteriolenwanden tot gevolg, waardoor de endotheelcellen het weefselhormoon stikstofmonoxide (NO) afgeven. Dit resulteert in een verdere verwijding van de bloedvaten (autocriene en paracriene werking). Metabole producten uit de werkende spiercellen ondersteunen deze vaatverwijdende actie, zodat de sympathicus niet de volledige duur van de bewegingsactiviteit een vaatverwijdende stimulus hoeft te geven (10.4.6.1).

autocriene werking ▶
paracriene werking ▶

lever ▶▶

Er zijn aanwijzingen voor het voorkomen van sympathische cholinerge vezels die bloedvaten in de spieren kunnen verwijden nog voor het begin van zware inspanning, bijvoorbeeld wanneer atleten in de startblokken staan voor het begin van een loopnummer. Door dit effect is er al bij de aanvang van activiteit zuurstofrijk bloed in de spieren aanwezig. Parasympathische verbindingen met skeletspieren zijn niet aanwezig.

8.4.3 Maag-darmkanaal

De peristaltiek van maag en darmen is in principe mogelijk door de zelfstandige werking van de gladde spiercellen in hun wanden. Daarnaast heeft de intramurale zenuwplexus, die een uitgebreid netwerk van neuronen vormt, een belangrijke regelende functie (12.2.1). Het vegetatieve zenuwstelsel beïnvloedt die eigen activiteit echter voortdurend. De parasympathicus (n. vagus) leidt tot activering van de peristaltische activiteit en tot ontspanning van de kringspieren, en stimuleert de secretie van sappen uit speekselklieren, kliercellen in de maagwand en darmklieren. Daardoor verloopt de vertering beter.

De sympathicus veroorzaakt een sterke vasoconstrictie (α_1-receptoren) van de bloedvaten van de darmtractus, waardoor de verteringsprocessen worden geremd. Bij een sterke sympathische stimulering wordt ook de peristaltiek onderdrukt. In een overwegend ergotrope toestand staat de spijsvertering vrijwel stil.

Ter dekking van de energiebehoefte bij inspanning wordt de opgeslagen energie uit de depots vrijgemaakt. De lever wordt door de sympathicus aangezet tot de afbraak van glycogeen tot glucose

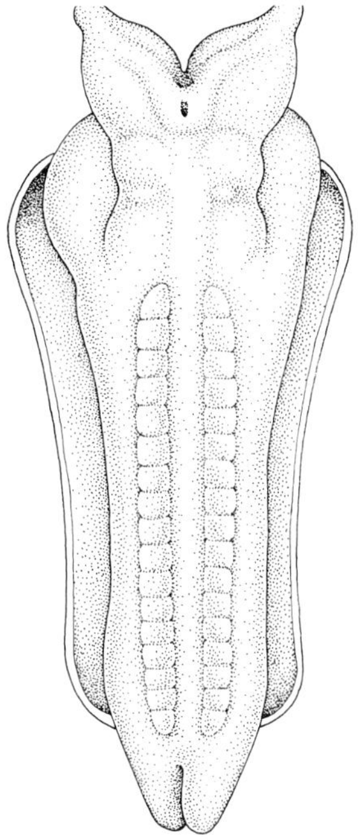

Figuur 8-13 Dorsaal aanzicht van een embryo in een vroeg ontwikkelingsstadium, waarbij de somieten te zien zijn als blokjes ter weerszijden van de mediaal gelegen neurale buis.

(α_1-receptoren), die in een ergotrope toestand direct in de spieren kan worden gebruikt. Vetweefsel geeft vetzuren af aan de bloedbaan door activering van β_3-receptoren door noradrenaline uit de circulatie (8.3.1) en door de sympathische innervatie (12.5.3).

8.4.4 Huid

De zweetklieren, de haarspiertjes en de bloedvaten in de huid staan onder sympathische controle (figuur 8-12). Deze structuren liggen zo dichtbij elkaar, dat noradrenaline door diffusie bij alledrie de celtypen kan komen. De sympathicus heeft echter twee transmitters, waardoor zweetklieren en bloedvaten apart kunnen worden geregeld. Wanneer het koud is, zullen de bloedvaten in de huid, die normaal door sympathische activiteit al enigermate vernauwd zijn, zich verder vernauwen (verbleken van de huid). Tegelijkertijd kunnen de haarspiertjes contraheren en ontstaat kippenvel. Beide effecten komen tot stand door de inwerking van noradrenaline op α-receptoren. De zweetklieren worden sympathisch door middel van acetylcholine bediend. Zij worden bij koude niet meegeactiveerd door de noradrenaline die wordt afgegeven aan bloedvaten en haarspiertjes.

In een warme omgeving worden de zweetklieren door de cholinerge sympathische vezels vanuit het warmtecentrum in de hypothalamus gestimuleerd om zweet te produceren. De adrenerge vezels worden tegelijkertijd vanuit de hypothalamus geremd. Door het wegvallen van de contractie van de gladde spiercellen van de huidvaten treedt vasodilatatie op en wordt de huid rood. Tevens is gebleken, dat de cholinerge sympathische vezels naast hun werking op de zweetklieren bij warmte voor extra vasodilatatie van de huidarteriolen zorgen. De warme huid wordt vervolgens afgekoeld door het verdampende zweet.

De bloedvaten in de huid van het aangezicht worden bovendien parasympathisch geïnnerveerd. Dit systeem is bij blozen actief. ◀ bloedvaten

8.5 VEGETATIEVE REFLEXEN EN SEGMENTALE RELATIES

8.5.1 Vegetatieve reflexen

In tegenstelling tot de somatische reflexen die aan bewegingen en standsveranderingen uitwendig zijn waar te nemen, treedt een groot deel van de vegetatieve reflexen op zonder dat men daar iets van merkt. Denk aan de vaatreacties op bloeddrukveranderingen en aan de werking van de diverse onderdelen van het maag-darmkanaal. ◀ vegetatieve reflexen

De afferente informatie ten behoeve van de reflexen komt tot stand door een scala van sensoren. In tegenstelling tot de vegetatieve efferenten is er geen onderverdeling in sympathische en parasympathische afferenten. Ten behoeve van het spijsverteringskanaal zijn er diverse sensoren, zoals het oog, de neus, de tast- en smaaksensoren in de mondholte en de enterosensoren in de keelholte, de slokdarm en de maag, die zorgen dat de speekselsecretie op gang komt, dat de motoriek van de maag wordt gestimuleerd en dat er maagsap wordt afgegeven voordat het voedsel in de maag terechtkomt. Rekking van de wand van het spijsverteringskanaal door voedsel lokt een reflex uit. Afferente prikkels uit maag- en darmwand lopen via de n. vagus naar de hersenstam, een efferent signaal gaat via de n. vagus terug naar maag- of darmwand en versterkt de peristaltiek en de afscheiding van maag- en darmsap (vago-vagale reflexen). Naast de reflexen die de verteringsfunctie van de darmtractus ondersteunen, bestaat er een intestino-intestinale reflex, die bij sterke overrekking of bij aanwezigheid van scherpe voorwerpen de dunne darm volledig kan stilleggen. ◀◀ vetweefsel ◀ vago-vagale reflexen ◀ intestino-intestinale reflexen

Andere vegetatieve reflexen zijn betrokken bij de regeling van de bloeddruk (baroreceptorreflex), de besturing van de iris- en lensspieren van het oog, de lediging van de blaas (mictiereflex) en van het rectum (defecatiereflex). ◀ baroreceptorreflex ◀◀ zweetklieren ◀ mictiereflex ◀ defecatiereflex

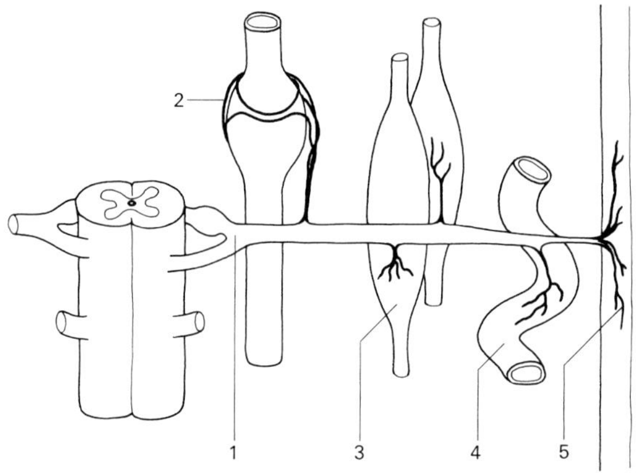

Figuur 8-14 Structuren in een metameer: **1** *spinale zenuw,* **2** *sclerotoom,* **3** *myotoom,* **4** *viscerotoom,* **5** *dermatoom.*

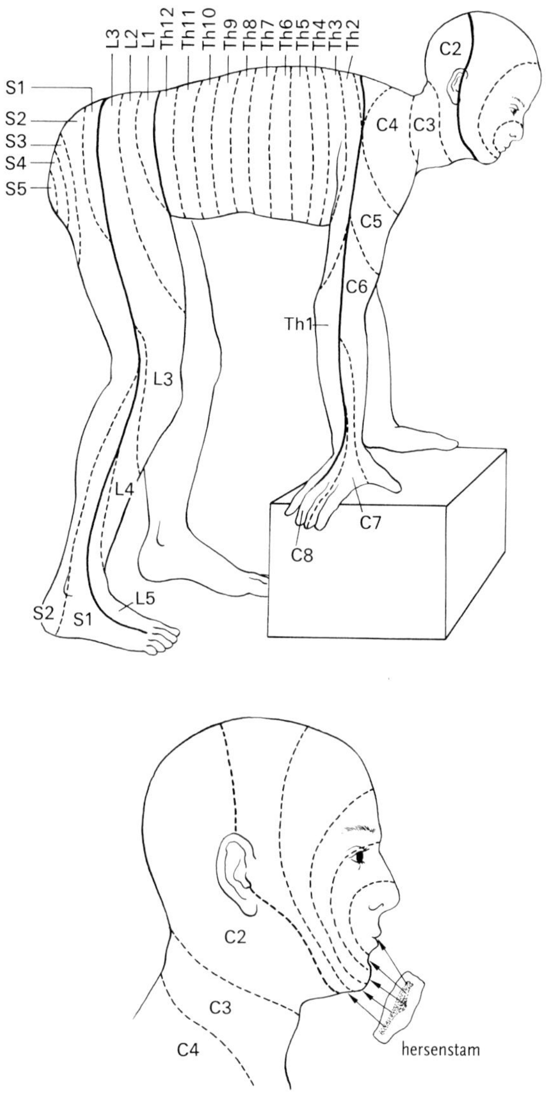

Figuur 8-15 Met het lichaam in de hondhouding zijn de dermatomen het duidelijkst af te beelden. Zij zetten zich voort in het gelaat door de gesegmenteerde opbouw van de nucleus n. trigemini in de hersenstam (tekening onder).

De geslachtsorganen worden zowel sympathisch als parasympathisch beïnvloed. De erectie van zowel de penis als de clitoris komt via parasympathische neuronen uit het sacrale ruggenmerg tot stand. Arteriële bloedvaatjes in de zwellichamen (corpora cavernosa) worden verwijd en aan de veneuze zijde treedt vasoconstrictie op. De bloeddruk stuwt het bloed, waardoor het sponsachtige weefsel zwelt. De emissie van de zaadvloeistof tijdens het orgasme wordt door de sympathicus gestuurd. Door de contractie van de gladde spiercellen van de epididymis, de zaadleiders en de prostaat wordt het zaadvocht getransporteerd. Ritmische contracties van de dwarsgestreepte m. bulbocavernosus aan de basis van de penis zorgen voor de ejaculatie. Bij de vrouw contraheert tijdens het orgasme de m. bulbocavernosus rond de schedeopening.

erectie ▶

orgasme ▶

Bij beschadiging van het ruggenmerg door een dwarslaesie is de verbinding tussen de hersenen en het ruggenmerg onder het niveau van de laesie verbroken. Op het niveau van de ruggenmergbeschadiging zijn de neuronen vernietigd. Wanneer de laesie zich in het sacrale ruggenmerg bevindt, kan de man fysiek impotent zijn, doordat de erectie niet meer reflexmatig tot stand komt. Wanneer het onderste deel van het ruggenmerg intact is, maar gescheiden van de centrale sturing, kunnen daarentegen reflexerecties door lokale stimuli optreden. Deze tactiele prikkels kunnen echter niet worden gevoeld.

8.5.2 **Segmentale relaties**

8.5.2.1 ***Het ontstaan van segmenten***

somieten ▶▶

Tijdens de embryonale ontwikkeling, wanneer de neurale buis zich sluit, ontstaan uit het ongedifferentieerde mesoderm reeksen achter elkaar gerangschikte segmenten, die somieten worden genoemd. In totaal ontstaan er 31 gepaarde somieten (figuur 8-13). Tegelijkertijd ontstaat de wervelkolom met de wervels, zodanig dat een tussenwervelschijf steeds ter hoogte ligt van het midden van een somiet. De mesodermale somieten krijgen elk vanuit het ruggenmerg een eigen zenuwwortel die tussen twee wervels door de somiet bereikt en voor de afferente en efferente innervatie van de zich daaruit ontwikkelende weefsels zorgt (figuur 6-11). Er ontspringen 31 zenuwwortels aan het ruggenmerg.

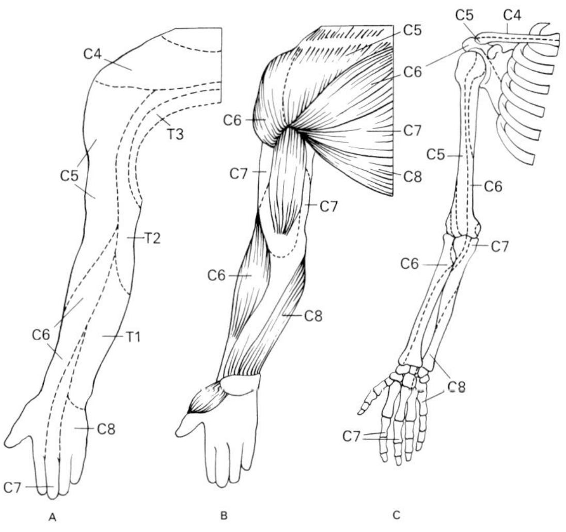

*Figuur 8-16 Dermatomen (**A**), myotomen (**B**) en osteotomen (**C**) van de rechterarm in vooraanzicht.*

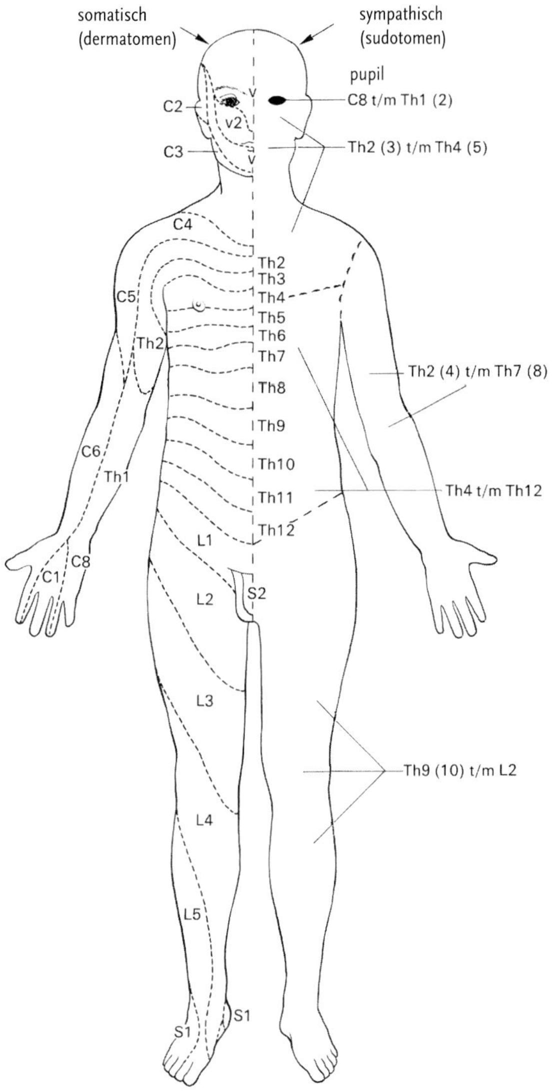

Figuur 8-17 Segmentale innervatie van de zweetkliertjes in de huid. Op de rechter lichaamshelft zijn de dermatomen aangegeven, op de linkerhelft de sudotomen.

Elk weefseldeel blijft verbonden met zijn oorspronkelijke innervatie. Deze opdeling in somieten noemt men de primaire segmentatie. Deze opdeling is bij volwassenen niet overal meer goed zichtbaar in de opbouw van het lichaam. Door groeiprocessen en aanpassingen in de afmetingen verplaatsen de weefsels zich ten opzichte van elkaar en is de segmentatie niet meer zichtbaar. In de romp bij de wervels, de ribben, de intercostale spieren en de korte spieren tussen de wervels is nog wel een strakke herhaling te zien. Ook met betrekking tot de innervatie is de segmentatie onverkort gehandhaafd gebleven.

◀◀ primaire segmentatie

Uit de somieten ontstaan de spieren, de bindweefselstructuren en de botten. Het deel van het ruggenmerg dat zijn afferente en efferente zenuwvezels via één (gepaarde) spinale zenuw hieraan afgeeft, heet een ruggenmergsegment. In het volwassen lichaam noemt men alle structuren die vanuit een ruggenmergsegment worden geïnnerveerd een metameer (figuur 8-14). In een metameer wordt al naar gelang het type weefsel de volgende terminologie gebruikt. De door één segment geïnnerveerde motorische eenheden in spieren vormen een myotoom en de door één segment geïnnerveerde bindweefsels, zoals kapsels, banden, pezen en botten een sclerotoom. Voor de innervatie van bot en periost wordt soms apart de term osteotoom gebruikt. De door één segment sensibel geïnnerveerde huid heet een dermatoom, terwijl men bij de inwendige organen spreekt van een viscerotoom. Delen die niet uit de somieten zijn ontstaan, zoals de darmtractus, zijn in principe niet gesegmenteerd. Er ontstaat een secundaire segmentatie wanneer deze delen geïnnerveerd raken door nabijgelegen zenuwvezels.

◀◀ metameer
◀ secundaire segmentatie
◀◀ myotoom
◀◀ sclerotoom
◀◀ osteotoom
◀◀ dermatoom
◀◀ viscerotoom

De innervatie van de huid heeft behalve de somatische component tevens een sympathische component. De inwendige organen hebben zowel een sympathische als een parasympathische innervatie. De oorsprongsneuronen hiervan liggen niet zo regelmatig als de somatische neuronen in het ruggenmerg verspreid. De sympathicussegmenten bevinden zich tussen C7-L2 (8.2.3) en de parasympathische segmenten in de hersenstam, met als belangrijkste

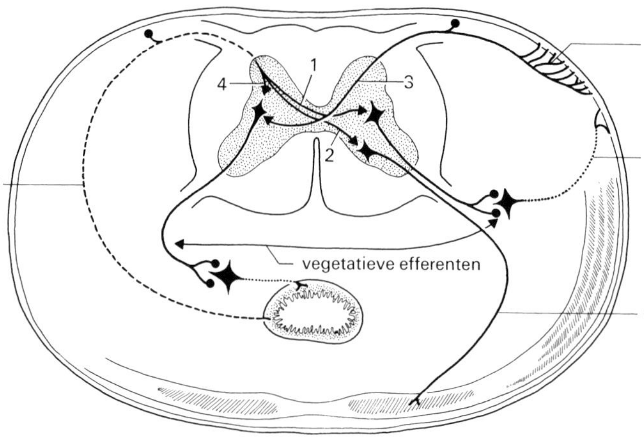

segmentregel ▸▸

Figuur 8-18 Enkele mogelijke reflexbogen op ruggenmergsniveau: 1 *viscerocutane reflex,* 2 *viscerosomatische reflex,* 3 *cutaneoviscerale reflex,* 4 *viscerovisceerale reflex.*

viscerosomatische reflex ▸▸

efferent de n. vagus, en in het sacrale ruggenmerg, waaraan onder meer de nn. splanchnici pelvici ontspringen (13.4). De sympathische segmentatie van de huid bestrijkt geheel andere gebieden dan de dermatomenkaart van de sensibele vezels. Zo kan een huidgebied in de hals somatisch worden geïnnerveerd door ruggenmergsegment C3 en sympathisch door Th3. De voorziening van de zweetklieren in een huidgebied door de sympathische zenuwvezels van een segment noemt men een sudotoom, terwijl de vaatvoorziening een vasotoom wordt genoemd. Een zone van kippenvel die ontstaat door sympathische activering van haarspiertjes (m. arrector pili) vanuit een segment heet een pilotoom.

sudotoom ▸

vasotoom ▸

pilotoom ▸

zones van MacKenzie ▸▸

Figuur 8-15 is een weergave van de dermatomen bij de mens. De dermatomen lopen redelijk parallel en de segmentatie is duidelijk te zien. Hierdoor valt ook op dat de extremiteiten in wezen zijdelings uit de romp zijn ontstaan. In rechtopstaande positie met afhangende armen (figuur 8-17) is het verloop van de dermatomen in de extremiteiten moeilijker te begrijpen. Figuur 8-16 toont de dermatomen, de myotomen en de sclerotomen (osteotomen) van de rechterarm. De sympathische segmentale innervatie van de zweetklieren in de huid is in figuur 8-17 afgezet tegen de dermatomen.

viscerosympathische reflex ▸▸

8.5.2.2 *Interacties op segmentaal niveau*

Door de nauwe segmentale relatie tussen dermatomen, myotomen, sclerotomen en viscerotomen in een ruggenmergsegment kunnen deze weefsels elkaar beïnvloeden (figuur 8-18). Zo kan een aandoening van een inwendig orgaan reflexen activeren in een of meer segmenten waardoor het orgaan wordt geïnnerveerd (segmentregel). De afferente vezels uit een ontstoken orgaan activeren reflexmatig de motorische eenheden in bijbehorende myotomen, zodat bepaalde spiergroepen van de thorax of buikwand hypertoon zijn en bij aanraking pijnlijk worden (viscerosomatische reflex).

Seitenregel ▸▸

Wanneer de blaas ontstoken is of wanneer de uteruswand tijdens de menstruatie veranderingen ondergaat, kan dit laag in de rug gevolgen hebben voor spieren die daar liggen. Bij een proces in een inwendig orgaan kan het sclerotoom op de wervelkolom bij aanraking gevoelig zijn en extensorspieren van de wervelkolom hypertoon en pijnlijk worden. De gespannen rugspieren en de gevoelige wervelkolom zijn hier een signaal van het inwendige proces en niet van een wervelkolombeschadiging. De karakteristieke, segmentaal gerelateerde pijnlijke spieren maken een inwendige stoornis kenbaar (zones van MacKenzie).

Ook vele vegetatieve effecten in de huid zijn uitingen van stoornissen in de inwendige organen. Deze tekenen kunnen als diagnostisch middel worden gebruikt. Een storing in de lever activeert op ruggenmergsniveau sympathische neuronen in verscheidene segmenten. De efferente vegetatieve innervatie naar de huid kan zweetkliertjes activeren (een lokaal vochtige huid) en huidvaten vernauwen (bleke huidzone). Het orgaan presenteert zich segmentgebonden aan het huidoppervlak via een viscerosympathische reflex.

Bepaalde inwendige organen zoals lever, hart, pancreas en galblaas hebben een duidelijk asymmetrische presentatie op de huid. De lever en de galblaas in de betreffende sympathische segmenten op de rechter lichaamshelft en het hart en de pancreas links (Duits: *Seitenregel*).

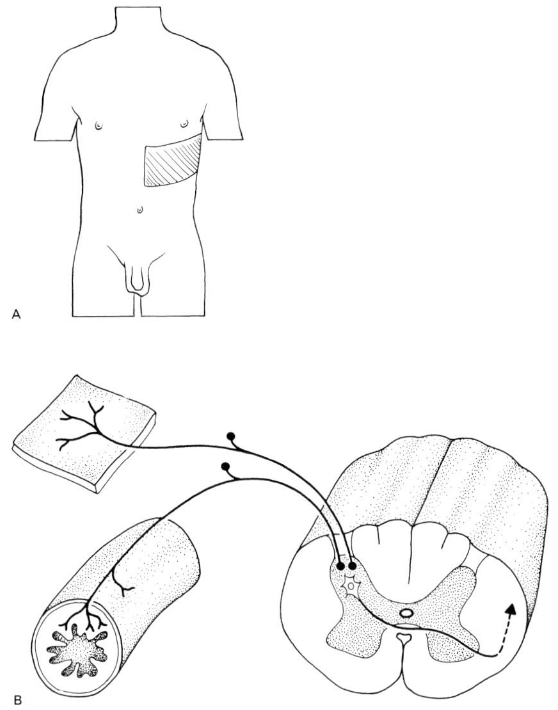

Figuur 8-19 Referred pain. ***A*** *Pijnzone van Head bij maaglijden.* ***B*** *Afferenten van interne organen en de huid projecteren gezamenlijk op neuronen in het ruggenmerg die de informatie naar centraal doorgeven. De hogere centra kunnen in zo'n geval niet discrimineren tussen viscera en huid.*

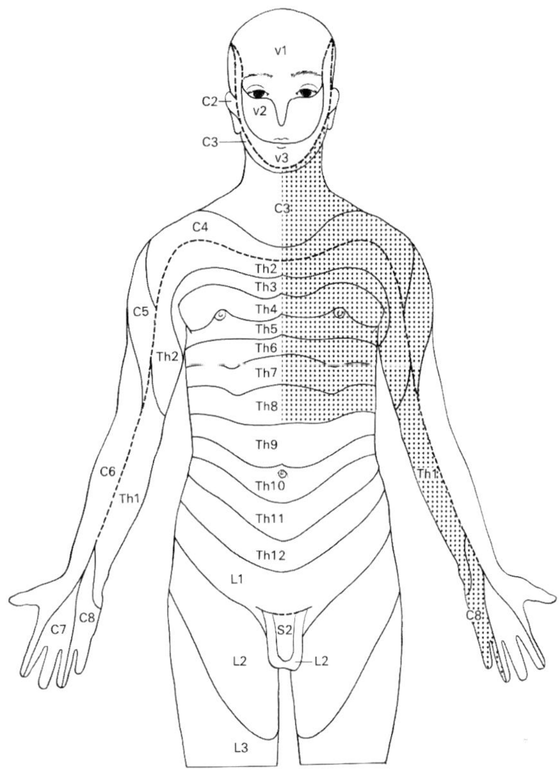

Figuur 8-20 Segmentale reacties bij hartlijden. De gestippelde zone is het gebied van referred pain en vegetatieve reacties. Naar een tekening van Teirich Leube.

Ook pijn op een andere plaats dan het aangedane weefsel kan segmentaal worden begrepen. Veelal zijn de dermatomen die met een disfunctionerend orgaan overeenkomen bij aanraking gevoelig (hyperesthetisch). Sensibele vezels die uit de dermatomen en de sclerotomen komen, projecteren hun informatie op gezamenlijke schakelcellen (figuur 8-19). In de hogere hersendelen is de discriminatie tussen de prikkels afkomstig uit de inwendige organen en uit de huid onscherp. Aangezien de sensibiliteit van de huid een grotere representatie heeft op de cerebrale cortex dan de inwendige organen, voelen we de geprojecteerde pijn van een orgaan als pijn in de huid; gerefereerde pijn, weerpijn (Engels: *referred pain*). De hyperalgetische zone die segmentaal gerelateerd is aan het gestoorde orgaan, heet een zone van Head. Zoals uit de bovenstaande beschrijving blijkt, is het terrein van segmentale relaties en segmentale verschijnselen complex. Er zijn meer reflexmogelijkheden, die hier niet worden besproken, waaronder de somatoviscerale en de viscerovisceral reflexen.

◀◀ hyperesthetisch

◀◀ referred pain

◀◀ hyperalgetische zone

◀◀ zone van Head

Intermezzo 8.3
Segmentale verschijnselen bij hartziekten

Hoewel de diagnostiek van coronaire hartziekten, naast de klinische presentatie, in hoofdzaak berust op ECG, enzymbepalingen en coronaire angiografie, zijn bij deze patiënten segmentale verschijnselen vaak wel duidelijk waar te nemen. De complexiteit van de interacties op segmentaal niveau blijkt uit de veelheid aan verschijnselen bij deze patiënten. Er is veelal een uitstralende pijn op de borst, in de linkerschouder en -onderarm. Ook de nek en de onderkaak kunnen pijnlijk zijn. Soms is de pupil van het linkeroog verwijd. Zweetreacties en een bleke gezichtshuid komen eveneens voor (figuur 8-20). Bij de diagnostiek kan met behulp van de segmentregel naar bevestiging worden gezocht door lokalisatie van sensibiliteitsveranderingen in de huid (zone van Head) voor *referred pain*, hypertone musculatuur (zone van MacKenzie) en sympathische verschijnselen zoals kippenvel, bleekheid en zweetreacties. De *Seitenregel* helpt bij het maken van onderscheid tussen de organen.

Aangezien het hart afferenten zendt naar de ruggenmergsegmenten Th1-Th5, kunnen de dermatomen, de viscerotomen en de myotomen van deze segmenten gestoord zijn. De pijn in de linkerarm en in de borst is *referred pain* van de thoracale segmenten (zones van Head en *Seitenregel*). Het dermatoom Th1 loopt tot op de onderarm aan de ulnaire zijde tot de hand (figuur 8-16). Ook zijn zones van Head te verwachten op de rug ter hoogte van het schouderblad en op de borst (links). De m. pectoralis wordt hypertoon en pijnlijk doordat de myotomen C8 en Th1 geactiveerd worden. In de hals en het aangezicht worden de vaten (vasotomen) en de zweetklieren (sudotomen) door sympathische vezels uit C8 tot en met Th2 verzorgd. Daardoor kunnen bleek worden en zweetreacties in het gelaat, hoewel ze ver van het hart plaatsvinden, via viscerosomatische reflexactiviteit worden verklaard. De sympathische vezels uit de hoogste thoracale segmenten lopen in de grensstreng tot in het ganglion cervicale superior en vervolgens verder naar de huid van het gelaat. De m. dilatator pupillae van het oog wordt eveneens door sympathische vezels uit C8 tot en met Th2 verzorgd, waardoor een pupilverwijding kan optreden.

9 Gewaarwording

Kijk voor verdere verdieping op www.studiecloud.nl

9.1 INLEIDING

In het zenuwstelsel voegt de stroom prikkels die via de zintuigen binnenkomt, zich bij de reeds aanwezige neuronale activiteit. Gewaarwordingen treden op en in de hersenen spelen zich complexe processen af, zoals de schatting van het belang van de prikkels, de koppeling met kennis uit het geheugen, het voelen van emoties en het trekken van conclusies.

9.2 BEWUSTZIJN

9.2.1 Formatio reticularis, ARAS en DRAS

Mensen en dieren vertonen hun leven lang gedrag waarin waken en slapen elkaar afwisselen. Na een periode van activiteit heeft het lichaam behoefte aan rust. De waaktoestand en het bewustzijn van het centrale zenuwstelsel worden vanuit het archiniveau bepaald. In de hersenstam bevindt zich een uitgebreid netwerk van neuronen dat zich uitstrekt tot in de mediale delen van de thalamus. Dit netwerk is de formatio reticularis (FR), die bij een groot aantal processen betrokken is. Naast de regelnetwerken voor de bloeddruk en de ademhaling zijn groepen neuronen aanwezig die de activiteit van de telencefale en spinale neuronen kunnen beïnvloeden.

◀ waken en slapen

◀ archiniveau

◀ formatio reticularis

Een groot gebied in het mesencephalon, de mesencefale FR, ontvangt van de sensoren in het lichaam prikkels die na schakeling in de mediale thalamuskernen naar de cerebrale cortex worden gestuurd. De neuronen die deze prikkels naar boven zenden, noemt men ascenderend reticulair activeringssysteem (ARAS). De sensorische prikkels via deze route zijn aspecifiek, omdat ze niet leiden tot gerichte zintuiglijke gewaarwording, maar slechts tot waakzaamheid. De neuronen schakelen meerdere typen gevoelssensaties door, de informatie leidt via deze routes nooit tot specifieke gevoelens en de neuronen heten daarom polysensorische of polymodale neuronen.

◀ ARAS

◀ waakzaamheid

◀ polymodale neuronen

Het is overigens wel mogelijk om bewust vanuit de hersenschors via de mediale thalamus de waak-

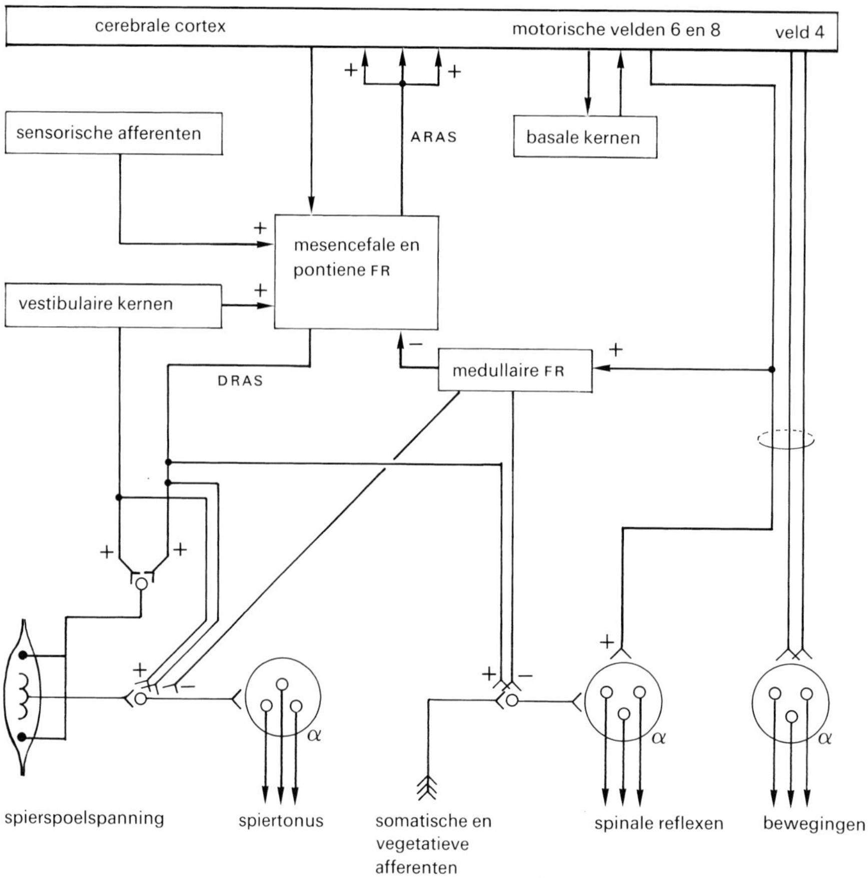

bewusteloosheid ▸▸

Figuur 9-1 De verbindingen van de formatio reticularis (FR) met hoge en lagere niveaus in het zenuwstelsel. ARAS = ascenderend reticulair activeringssysteem, DRAS = descenderend reticulair activeringssysteem.

zaamheid van een bepaald schorsveld dat sensibele informatie krijgt, te verhogen. Hierdoor kan men zich op een bepaalde zintuiglijke waarneming concentreren. Via de reticulospinale banen daalt een vergelijkbaar vezelsysteem naar de spinale niveaus af, het descenderende reticulaire activeringssysteem (DRAS). De interneuronen in het ruggenmerg worden door deze afdalende informatie gefaciliteerd, waardoor prikkels sneller doorgegeven worden en spinale reflexen sneller optreden (figuur 9-1).

DRAS ▸

Het ARAS zorgt ervoor dat cortexneuronen een basisactiviteit vertonen. Wanneer er dan specifieke sensibele prikkels op de cortex aankomen, zal snel de drempelwaarde voor de actiepotentialen worden bereikt, wat leidt tot adequate gewaarwordingen op grond waarvan beslissingen kunnen worden genomen. Het ontbreken van activiteit van de mesencefale FR-neuronen heeft tot gevolg dat er een voortdurende toestand van bewusteloosheid heerst. Bij comapatiënten en bij personen onder narcose bereiken signalen uit de zintuigen nog wel de cortex, maar er volgt geen verdere verwerking in de secundaire en tertiaire velden. Het neoniveau is dus voor zijn werking afhankelijk van het archiniveau.

Wanneer men wakker is, kan het ontbreken van voldoende prikkels vanuit de sensoren naar de FR tot gevolg hebben dat de hersenactiviteit zover daalt dat men inslaapt. Toch valt een mens overdag meestal niet bij de minste of geringste ontspanning in slaap. De neuronen van de cerebrale cortex en de telencefale kernen zenden namelijk op hun beurt afdalende signalen naar de mesencefale FR, die er via positieve terugkoppeling voor zorgen dat de activiteit van de FR wordt gecontinueerd en het bewustzijn wordt onderhouden. Zo wordt ook begrijpelijk dat piekeren 's nachts het inslapen kan verhinderen.

Overstimulatie van het ARAS en van de cortex door externe of interne prikkels wordt voorkomen door meer caudaal gelegen delen van de FR. De medullaire FR bezit inhiberende neuronen die aangrijpen op de mesencefale FR. De hersenschorsvelden

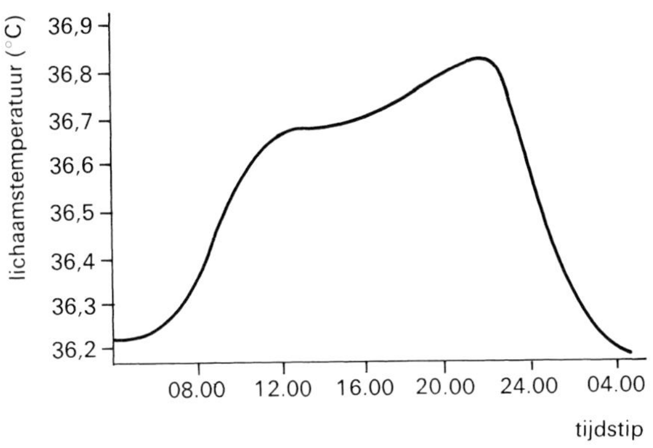

Figuur 9-2 Verloop van de rectale temperatuur van een volwassene gedurende een etmaal.

hebben ook invloed op deze inhiberende delen, die de informatiestroom vanuit het ARAS reguleert (figuur 9-1).

9.2.2 Biologische klok en circadiane ritmes

Met het bovenstaande is het vrij strakke slaap- en waakritme van de mens niet te verklaren. Niet alleen prikkels uit de omgeving of vanuit de cortex cerebri bepalen of men wakker is of slaapt. Reeds lang is bekend dat veel cyclische processen met een cyclusduur van ongeveer een dag in het menselijk lichaam optreden. Zo is de lichaamstemperatuur onderhevig aan een 24-uursritme. 's Nachts is de lichaamstemperatuur lager dan overdag (figuur 9-2). De daling is geen gevolg van de inactiviteit gedurende de slaap, want bij opblijven daalt de temperatuur eveneens. Ook de concentratie van veel hormonen in de bloedbaan, zoals groeihormoon (figuur 9-3), cortisol, melatonine, ADH, prolactine en luteïniseringshormoon, heeft een 24-uursritme. Groeihormoon wordt verhoogd afgegeven tijdens de diepe slaap aan het begin van de nacht. Dit is een goed moment voor groei en weefselherstel. Ook van het watersparend hormoon ADH is de concentratie 's nachts verhoogd, waardoor in de nieren veel meer water wordt geresorbeerd en de slaap niet door een gang naar het toilet wordt verstoord.

Het hormoon melatonine uit de epifyse leidt tot slaperigheid. Tijdens perioden met daglicht wordt het in de epifyse aangemaakt, maar wordt de afgifte door het zenuwstelsel geremd. Tijdens duisternis wordt melatonine aan de bloedbaan afgegeven.

Deze verschijnselen duiden op de aanwezigheid van een biologische klok die de afloop van de verschillende processen beheerst. Deze functie wordt vervuld door een groepje neuronen in de hypothalamus, de nucleus suprachiasmaticus, die ter hoogte van de kruisende oogzenuwen (chiasma opticum) ligt. Deze interne klok bestuurt de circadiane processen in het lichaam. Dit zijn de processen die een periode van circa 24 uur beslaan.

◀ circadiane processen

Wanneer proefpersonen weken achtereen in een grot zonder tijdindicatie verblijven, blijft de biologische klok functioneren, waarbij de cyclusduur iets wordt verlengd tot 25 à 26 uur. De interne klok moet blijkbaar door de gestage afwisseling van licht en donker op de juiste daglengte worden ingesteld. Dit gebeurt doordat lichtinformatie via de ogen en langs aparte afferente vezels direct een signaal aan de hypothalamus geeft. Daarnaast zijn er aanwijzingen dat de regelmaat van eten, werken en sociale contacten van invloed is op de stiptheid van de biologische klok.

Intermezzo 9.1
Hersenactiviteit en elektro-encefalogram (EEG)

De mate waarin de hersenschors actief is, kan via oppervlakte-elektroden op de schedel worden gemeten. De elektrische activiteit van de neuronen veroorzaakt fluctuaties in de potentiaal aan het oppervlak van de schedel. Deze minieme elektrische veranderingen kunnen worden afgeleid en afgelezen op een elektro-encefalogram (figuur 9-3). Het patroon van hersengolven dat via elektroden wordt afgeleid, geeft karakteristieke verschillen te zien, afhankelijk van de mate van activiteit van de hersenen. Wanneer men wakker en ontspannen met gesloten ogen ligt, vertonen de hersengolven een α-ritme. Dit wordt gekenmerkt door golven met een vrij hoge amplitude (50 μV) en een frequentie van ongeveer 10 Hz. Wanneer men zijn ogen opent, zich beweegt, praat en denkt, vertoont het EEG een β-ritme, dat een kleine amplitude en een frequentie van 15-30 Hz heeft.

◀◀ slaap- en waakritme
◀ elektro-encefalogram
◀ α-ritme
◀ β-ritme

Wanneer men weer ontspannen liggend met gesloten ogen in slaap begint te raken, treedt een toenemende synchronisatie op in het activiteitenpatroon van de cortexneuronen, waardoor er grote pieken en dalen ontstaan (75-100 μV). Al naar het gelang van de amplitude en frequentie van het EEG wordt de slaapdiepte ingedeeld in vier stadia, waarbij stadium 1 de lichtste vorm van slaap is. Tijdens de ondiepe slaap stadium 1 en 2 verschijnt er een θ-ritme (thèta-ritme). De frequentie vermindert uiteindelijk in diepe slaap (stadium 4) tot 1-2 Hz. Dit trage ritme met grote golven noemt men het δ-ritme en dit wijst op de diepste slaap.

◀ θ-ritme
◀ δ-ritme

Tijdens de REM-slaap (9.2.3.1) vertoont het EEG geen δ-ritme, maar activiteit die sterk lijkt op het β- en het θ-ritme. Vandaar dat voor REM-slaap ook de term 'paradoxale slaap' wordt gebruikt; ondanks de slaap is er een hoge hersenactiviteit die op het EEG duidelijk herkenbaar is. In dit deel van de slaap treedt de meeste droomactiviteit op.

◀ REM-slaap
◀ paradoxale slaap
◀◀ biologische klok

Bij patiënten met hersenbeschadigingen en bij epilep-

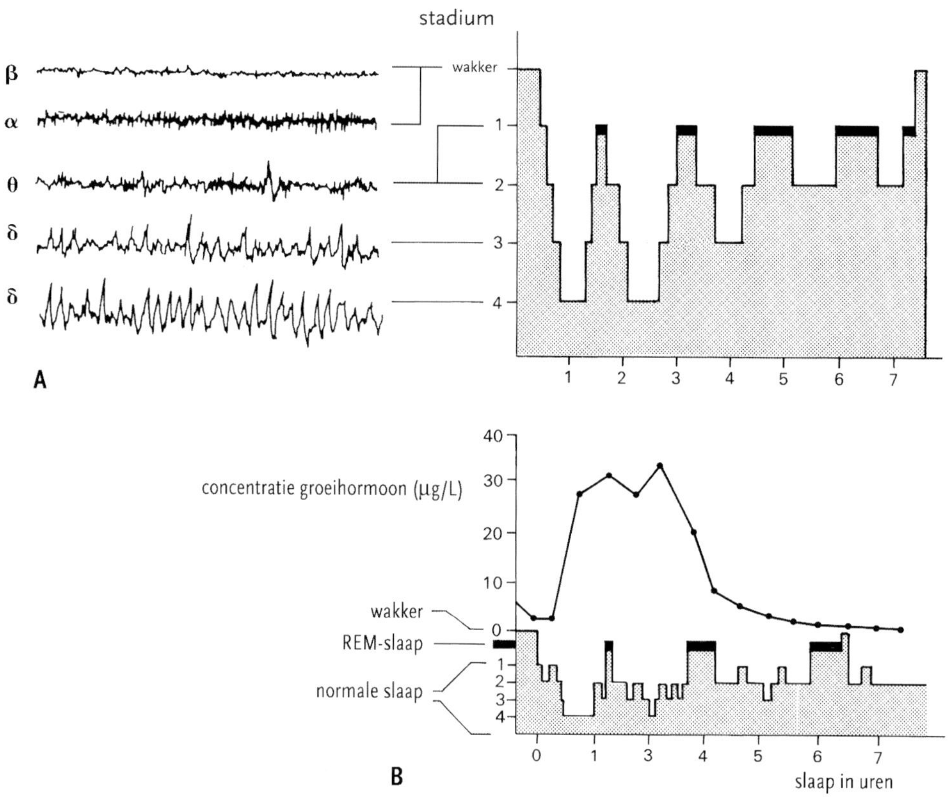

Figuur 9-3 ***A*** *Links. Registratie van EEG-patronen. Van boven naar beneden: het β-ritme treedt op bij mentale activiteit, het α-ritme tijdens ontspannen liggen met gesloten ogen; het θ-ritme komt voor bij ondiepe slaap en de δ-ritmes tijdens diepe slaap.* ***A*** *Rechts. De variatie in slaapdiepte gedurende een nacht: in de eerste uren komt veel diepe slaap voor (stadium 3 en 4), later in de nacht neemt de slaapdiepte af en treedt er meer REM-slaap op.* ***B*** *Stijging van de groeihormoonconcentratie in het begin van de slaapperiode.*

biologische klok ▸▸
synchroniseren ▸▸

siepatiënten zijn er aanzienlijke veranderingen in de vorm van de hersengolven, waardoor het EEG als diagnostisch hulpmiddel kan worden gebruikt.

9.2.3 Slapen en dromen

9.2.3.1 *Slaapfases*

Hoewel zeer actieve personen slaap zien als een verlies van kostbare tijd en gezelligheid, vooral in de kleine uurtjes, tonen de fysiologische feiten dat slaap een onontbeerlijke voorwaarde is voor een goede gezondheid.

Zuigelingen slapen de eerste dagen na de geboorte zeer onregelmatig (figuur 9-4). Hoewel ze 16 à 18 uur per etmaal slapen, hebben ze nog geen dag-nachtritme. Ze hebben door hun kleine maaginhoud behoefte aan veel kleine voedingen, wat lange aaneengesloten slaapperioden onmogelijk maakt. Het ritme van zuigelingen wordt in de eerste drie à vier maanden ingesteld door de dagelijkse cycli van licht en donker waarop hun biologische klok kan synchroniseren. De behoefte aan slaap neemt met het ouder worden af van 18 uur tot 10 uur op tienjarige leeftijd en verder tot 7-8 uur bij adolescenten.

Door de bewusteloosheid heeft de mens zelf weinig inzicht in zijn slaap. Hooguit kan men concluderen of men voldoende slaap heeft genoten en of men zich dromen herinnert. Objectief slaaponderzoek heeft aangetoond, dat we volgens een bepaald patroon in afwisselende fases slapen. Direct voor het inslapen treden soms korte onwillekeurige spierschokken op in armen, benen of zelfs in het hele lichaam. Verondersteld wordt dat de macht over de spieren wordt opgeheven door uitschakeling van motorische controlesystemen.

Er zijn verscheidene perioden van diepe slaap waarin regelmatig wordt bewogen, onder meer om de circulatie in drukbelaste lichaamsdelen weer toe te laten. Op grond van de elektrische activiteit van de hersenen kan men vier niveaus van slaapdiepte

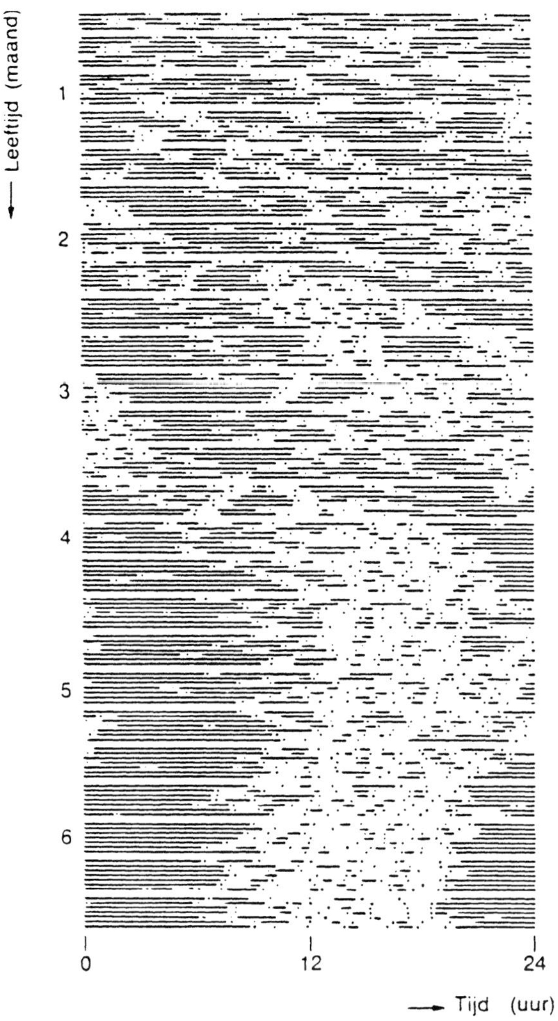

Figuur 9-4 Het circadiane ritme is niet direct na de geboorte aanwezig. In de eerste maanden verandert het patroon van korte verspreide slaapperioden in een vast 24-uurspatroon. De donkere lijnen betekenen een slaapperiode, de tussenruimten perioden van waken.

onderscheiden (Intermezzo 9.1). Gedurende de slaap zijn er ook perioden waarin men volledig stilligt en in de spieren geen tonus aanwezig is. In die perioden treden wel kleine schokkende bewegingen van de oogbollen op. Daarom wordt deze fase REM-slaap (Engels: *rapid eye movement sleep*) genoemd. De diepe slaap wordt contrasterend de NREM-slaap genoemd (Engels: *non-REM-sleep*).

Tijdens de REM-slaap worden de ademhaling en de hartslag sneller, terwijl de hersenactiviteit lijkt op het patroon van wakker zijn. Tevens treden bij de man erecties op, die evenwel niet gekoppeld zijn aan erotische dromen. Dit gegeven wordt gebruikt bij onderzoek naar fysieke impotentie. Tijdens de slaap is de mate van erectie namelijk niet afhankelijk van de emotionele toestand.

De NREM- en REM-slaap wisselen elkaar af. Zoals in figuur 9-3 te zien is, treedt na het inslapen (stadium 1) eerst trapsgewijs via slaapstadium 2 een steeds dieper wordende slaap op (stadium 3 en 4), die na een uur via ondiepere slaapstadia overgaat in REM-slaap. Na de eerste REM-periode wordt de slaap weer diep. De periode van inslapen tot en met de eerste REM-slaap, of van het einde van de ene REM-periode tot het einde van de volgende, heeft een vrij constante duur van ongeveer 1,5 uur. Dit noemt men een slaapcyclus. In een nacht volgen vier tot vijf slaapcycli elkaar op. Opvallend is dat in het begin van de nacht de meest diepe stadium-4-slaap voorkomt en men bij het vorderen van de nacht steeds ondieper slaapt. Bovendien neemt de duur van de REM-perioden toe. De eerste drie slaapcycli zijn noodzakelijk en worden kernslaap genoemd. Onthouding daarvan kan de gezondheid ernstig schaden.

◀ slaapcyclus

Tijdens de perioden van diepe slaap rust het lichaam uit en herstelt het zich van de gebeurtenissen van de afgelopen dag. Opvallend is dat er in de eerste slaapcycli tijdens de diepe slaapstadia 3 en 4 een verhoogde afgifte is van groeihormoon (figuur 9-3). Gedurende de diepe slaap wordt er wel gedroomd, maar deze dromen zijn vaak slechts vage gedachteflarden en men kan zich er nauwelijks iets van herinneren.

Het zijn vooral de REM-perioden die als droomperioden kunnen worden aangemerkt. Wanneer men iemand tijdens een REM-fase wekt, kan hij zich de droom meestal goed herinneren. De dromen zijn voornamelijk actief, met handelingen en gebeurtenissen, en ze zijn emotioneel gekleurd. Tijdens de REM-slaap zijn er doorgaans heldere visuele beelden en de gebeurtenissen kunnen als een verhaaltje worden verteld.

◀ droomperioden

De REM-fase wordt gegenereerd door reuzencellen in de formatio reticularis van de pons. Deze cellen worden geremd door neuronen in de locus coeruleus en de dorsale raphekern in de pons. Op het moment dat de laatstgenoemde kernen hun activiteit verminderen, worden de reuzencellen actief, wordt de slaap ondieper en start de REM-slaap. Tijdens de REM-fase worden vanuit de formatio reticularis de α-motoneuronen op spinaal niveau geremd. Men kan zich niet bewegen. Wanneer bij katten de inhiberende baan wordt doorgesneden, vertonen ze allerlei vecht- en vluchtgedrag tijdens de slaap. Tegelijk wordt hiermee duidelijk dat slaapwandelen niet tijdens een REM-fase kan optreden. Dit vindt plaats

◀◀ REM-slaap

◀◀ NREM-slaap

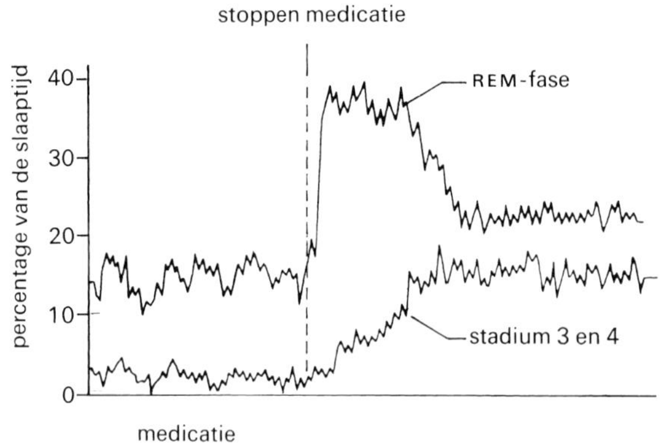

Figuur 9-5 REM-rebound. Tijdens chronisch gebruik van sommige slaapmiddelen is er weinig diepe slaap en is er REM-slaaponderdrukking. Na het stoppen van de medicatie duurt het 2-3 weken voor de diepe slaap en de REM-slaap normaliseren. De diepe slaap komt langzaam terug, terwijl de REM-slaapduur tijdelijk sterk is toegenomen.

bij de overgang van diepe slaap naar slaapstadium 2. Wordt de persoon gewekt, dan treedt desoriëntatie op en kan hij zich geen dromen herinneren.

Intermezzo 9.2
Functie van de REM-slaap

Tijdens een normale nacht komen er verscheidene perioden met REM-slaap voor. Men brengt wel twee uur in REM-slaap door, zodat het idee dat dromen maar heel kort duren niet juist is. Vooral in de nanacht wordt er veel gedroomd en deze dromen zijn emotioneler dan de verwerkingsdromen aan het begin van de nacht. Wanneer men in een experiment aan de proefpersonen REM-slaap onthoudt door hen telkens te wekken wanneer de ogen beginnen te bewegen, blijkt dat ze sneller in REM-slaap terugkeren. Na REM-slaaponthouding brengen proefpersonen de volgende nacht meer tijd door in REM-slaap (Engels: *REM-rebound*, figuur 9-5). Wanneer de REM-slaap langdurig wordt onthouden, hebben de dromen een nachtmerrieachtig karakter. Slaapmiddelen en alcohol hebben een REM-slaaponderdrukkende werking. Bij ontwenningskuren kan men door het *REM-rebound*-fenomeen vaker dromen en deze dromen kunnen zeer angstaanjagend zijn, waardoor weer naar slaapmiddelen wordt gegrepen.

REM-onthoudingsslaap ▶
REM-rebound ▶

De functie van de REM-slaap en de koppeling met dromen is nog niet opgehelderd. Tijdens andere stadia wordt ook gedroomd. Dat men direct na het wekken uit de REM-slaap meer dromen kan navertellen, zou komen doordat men bij het wekken uit de REM-fase snel klaarwakker is. De kans op het vergeten van droominformatie is kleiner dan bij wekken uit diepe slaap. Men veronderstelt dat associatieve processen en geheugenvorming van opgedane ervaringen van de afgelopen dag in de eerste slaapcycli tijdens de REM-slaap optreden. Dit komt goed overeen met de hoge hersenactiviteit en met het feit dat is aangetoond dat de eiwitsynthese tijdens de REM-fase verhoogd is. Geheugenopslag wordt onder meer geassocieerd met aanmaak van eiwitten in neuronen. Wellicht worden in de droomfase nieuw opgedane ervaringen gekoppeld aan reeds bestaande kennis en in een groter verband geplaatst. Bekend zijn de verhalen van wetenschappers en schrijvers die 's nachts ontwaken uit een droom en de oplossing hebben voor een probleem. Andere onderzoekers stellen dat in de droom de overdag opgedane betekenisloze en toevallige indrukken worden verwijderd. In deze visie dromen we om te vergeten.

associatieve processen ▶
geheugenvorming ▶

9.2.3.2 *Veranderingen in het slaap-waakritme*

Sinds de uitvinding van kunstlicht heeft de mens zich veel onafhankelijker gemaakt van de cyclus van dag en nacht. Velen werken 's nachts door. Intercontinentale vluchten door tijdzones verstoren de ritmiek van licht en donker. Wanneer men zich onttrekt aan het dag-nachtritme of wanneer de synchronisatie wordt verstoord, treden veranderingen in de endogene ritmes en in het welbevinden op. Relatief kleine verschuivingen van het dag-nachtritme hebben al effect. Zo heeft de wisseling van zomer- naar wintertijd een toename van het aantal ongevallen tot gevolg.

ploegendienst ▶▶

Ten aanzien van ploegendienst geldt, dat wanneer er 2 à 3 dagen een nachtdienst wordt gedraaid en daarna weer het normale ritme wordt opgepakt, de circadiane ritmes van het lichaam slechts kort worden verstoord. De ritmes van de hormonen en de lichaamstemperatuur hebben meer tijd nodig om zich aan te passen. Dit maakt wel, dat we in de trofotrope periode kunstmatig een ergotrope situatie creeren wanneer het lichaam eigenlijk toe is aan rust en herstel. Bij arbeid in de nachtploeg zal in de vroege ochtend een duidelijke daling van de concentratie en het prestatievermogen optreden. Bij verantwoordelijke beslisfuncties kan dit tot gevaarlijke situaties leiden. Ook kunnen er psychische en spijsverteringsstoornissen optreden.

Gaat men echter voor enkele weken in een nachtdienst, dan zal de biologische klok zich na enkele dagen gaan instellen op het veranderde ritme. De lichaamstemperatuur wordt 's nachts hoog en overdag laag en de hormonale circadiane ritmes passen zich aan. Een nadeel van nachtdienst gedurende een lange periode is dat de omgeving storend werkt op de slaap. Er wordt gemiddeld twee uur minder geslapen. Ook de normale opvolging van werken, ontspannen en slapen is bij nachtdienst veranderd in werken, slapen en ontspannen. Het is gebleken dat werkers in ploegendienst een verhoogde kans hebben op maag-darmstoornissen. Het feit dat dit in de praktijk niet zo opvalt, komt doordat een selectie optreedt van mensen die dit soort werk niet volhouden en mensen die er relatief ongevoelig voor zijn.

Bij intercontinentale vluchten wordt de biologische klok ontregeld. Het lichaam heeft tijd nodig zich aan de verschoven tijd aan te passen. Er treden lichamelijke en geestelijke klachten op, die *jetlag* worden genoemd. Deze klachten zijn bij een vlucht in westelijke richting het minst ernstig. Dat komt wellicht omdat de biologische klok zich gemakkelijker aanpast aan een verlengde dag (langer opblijven) dan aan slapen wanneer het lichaam er nog niet aan toe is. De verschijnselen zijn moeheid, een algemeen gevoel van malaise en spijsverteringsklachten. De aandacht verzwakt en er zijn concentratiestoornissen. Het slapen gaat slecht en de slaapstadia zijn ontregeld, waarbij juist in het begin van de nacht meer gedroomd wordt in plaats van aan het eind. Na een week is men meestal wel aangepast aan het nieuwe ritme. Om *jetlag* te bestrijden kan men melatonine in tabletvorm innemen om de slaap te bespoedigen terwijl het er volgens het ritme van de biologische klok nog geen tijd voor is.

9.3 PIJN

9.3.1 Pijnbeleving

Pijn is een ingrijpende gewaarwording en bij stoornissen van het bewegingsapparaat staat pijn veelal als klacht voorop. Kortdurende pijn valt te verdragen wanneer er zicht is op spoedig herstel, terwijl uitzichtloze pijn het dagelijks leven volledig kan ontregelen. Wanneer we pijn lijden, proberen we die doorgaans uit te bannen met een scala van therapieën, variërend van paracetamol, pijndempende apparatuur (transcutane elektroneurostimulatie, TENS), acupunctuur en morfine, tot doorsnijding van perifere zenuwen of hersenoperaties. Pijn wordt ervaren als een last die men zo snel mogelijk wil kwijtraken. Daarbij wordt vaak vergeten dat pijn in eerste instantie een alarmsignaal is. Bij het branden van een hand of na een wespensteek veroorzaken de nociceptieve impulsen reflexmatige aanpassingen, maakt de pijnsensatie duidelijk dat beschadiging is opgetreden en kunnen snel maatregelen worden genomen. Dat pijn de functie van alarmsignaal vervult, biedt patiënten met chronische pijn echter weinig troost.

Pijn kan na een letsel activiteiten afremmen om erger te voorkomen. Bij een gedeeltelijke verscheuring van de kniebanden verhindert de pijn, dat men het been zodanig belast dat verder letsel wordt toegebracht. Het is zeer goed mogelijk om iemand direct na een knieblessure door het toedienen van een sterke pijnstiller te laten lopen, maar dat kan gemakkelijk tot complicaties leiden. Het is dan ook niet raadzaam om teamsporters in een wedstrijd na een korte behandeling met koudespray te laten doorspelen. Bij griep remmen spierpijn en hoofdpijn onze dadendrang effectief af; de rust helpt het lichaam de infectie de baas te worden.

◀◀ jetlag

Pijn kan in verschillende verschijningsvormen optreden, als een korte pijnflits na een speldenprik of als een zeurend gevoel bij een schaafwond. Naast deze vrij korte pijnervaringen kan pijn zich voordoen als een jarenlange vrijwel ondraaglijke last, zoals bij chronische gewrichtsaandoeningen. Tevens is het mogelijk dat pijn zonder aanwijsbare somatische oorzaak optreedt (psychogene pijn). In speciale pijncentra kunnen chronische pijnpatiënten worden onderzocht vanuit de vraag of de pijn wellicht wordt veroorzaakt door psychosociale problemen. Pijnstilling door medicatie heeft in dat geval weinig zin; men tracht door psychotherapeutische hulp de patiënt van zijn pijn te verlossen.

Naast de verschillen in het type pijngevoel kan de beleving van pijn zeer verschillend zijn. Het ene kind dat spelend op straat de knie openvalt, strijkt het bloed weg en gaat verder met zijn spel. Een ander kind is volledig hulpeloos en geeft zich over aan een alarmerende huilbui. Pijn is dus niet een eenduidige gewaarwording en de reactie erop is zeer variabel. Bij de tandarts wordt heel wat pijn ondergaan, maar wanneer de patiënt een koptelefoon krijgt aangereikt met aangename muziek wordt er soms aanzienlijk minder of helemaal geen pijn geleden, hoewel de prikkel van het boren onveranderd is.

◀◀ pijn

9.3.2 Primaire en secundaire pijn

Bij een weefselbeschadiging door mechanische, chemische of thermische belasting treedt vrijwel onmiddellijk een scherpe pijnsensatie op die goed gelokaliseerd kan worden. De beschadigende prikkel wordt door vrije zenuwuiteinden omgezet in actiepotentialen die met een snelheid van 5-30 m/s via gemyeliniseerde Aδ-vezels naar het centrale zenuwstelsel worden geleid. Waarschijnlijk dragen diverse populaties unimodale nocisensoren zorg voor waarneming van mechanische, chemische of thermische beschadiging. De directe pijngewaarwording noemt men primaire pijn en signaleert de plaats en de ernst van de beschadiging. Wordt de beschadigende prikkel weggenomen, dan valt de sensatie weg. De ge-

◀ weefselbeschadiging

◀◀ alarmsignaal

◀ Aδ-vezels

◀ unimodale nocisensoren

◀ primaire pijn

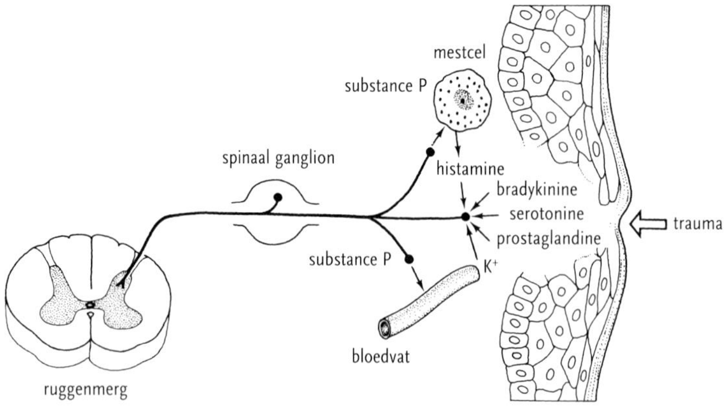

Figuur 9-6 SP-neuronen en hun invloed op bloedvaten en cellen van het aspecifieke immuunsysteem in de perifere weefsels.

myeliniseerde Aδ-vezels maken als snelst geleidende nociceptieve vezels deel uit van de reflexboog van terugtrekreflexen (7.3.1.3).

Na korte tijd, wanneer stoffen als bradykinine, prostaglandinen, kallikreïne en uit cellen lekkende K^+-ionen in het interstitium terechtkomen, worden andere vrije zenuwuiteinden gestimuleerd. Deze overwegend polymodale nocisensoren hebben afferent ongemyeliniseerde C-vezels met een lage geleidingssnelheid van circa 0,5-2 m/s. Van dit type vezel is aangetoond dat ze de transmitter *substance P* (SP) afgeven.

polymodale nocisensoren ▶
poorttheorie ▶▶
gate control theory ▶▶
C-vezels ▶
substance P ▶

SP is een neuropeptide dat is opgebouwd uit enkele aminozuren. Activering van de ongemyeliniseerde vezels veroorzaakt een doffe zeurende pijn, die minder scherp te lokaliseren is. De pijn heeft een sterk emotionele component en houdt de aandacht gericht op het letsel. Deze pijn wordt aangeduid als secundaire pijn. SP-vezels hebben naast de synaptische overdracht op ruggenmergsniveau ook de mogelijkheid aan hun distale uiteinden SP in het weefsel af te geven (figuur 9-6). SP activeert het lokale ontstekingsproces in het beschadigde weefsel en de SP-neuronen kunnen SP-receptoren op hun distale membraan activeren om zodoende bij zichzelf actiepotentialen op te wekken die de pijngewaarwording onderhouden. Het vermoeden bestaat dat de hyperalgesie (Intermezzo 9.3) in beschadigd weefsel het gevolg is van een verlaagde prikkeldrempel van SP-neuronen ten gevolge van de modulerende invloed van hun eigen transmitter.

achterhoorn ▶▶
dikke Aβ-vezels ▶▶
secundaire pijn ▶
substantia gelatinosa ▶▶
transmissiecellen ▶▶
hyperalgesie ▶

TENS ▶▶

9.3.3 Verwerking op ruggenmergsniveau

De Aδ- en de C-vezels hebben hun cellichaam in de spinale gangliën en zij treden via de achterwortels het ruggenmerg binnen. Op segmentaal niveau vindt een eerste integratie van nociceptieve prikkels plaats alvorens de informatie wordt doorgestuurd naar hogere hersencentra. Bijkomende informatie uit de omgeving van de beschadigde structuur, maar ook vanuit hogere hersendelen, heeft een directe invloed op de verwerking op ruggenmergsniveau en de mate waarin uiteindelijk pijn zal worden gevoeld. In de jaren zestig van de vorige eeuw hebben Melzack en Wall voor de verwerking van nocisensorische prikkels de poorttheorie opgesteld (Engels: *gate control theory*). De poorttheorie is een model dat waarnemingen en bevindingen rond pijnperceptie tracht te integreren. Het is geen anatomisch bedoelde weergave van de pijnverwerking op het niveau van het ruggenmerg.

In deze theorie wordt aangegeven dat nocisensorische informatie niet rechtlijnig doorschakelt naar hogere hersendelen. Eerst vindt in de achterhoorn een interactie plaats tussen de impulsstroom van de dunne Aδ- en C-vezels en de impulsen van de dikke Aβ-vezels van de tastzin. Hierbij is tevens een netwerk van kleine interneuronen in de substantia gelatinosa (lamina II en III) van de grijze stof betrokken. In figuur 9-7 is modelmatig geschetst dat een verhoging van de impulsstroom in dikke vezels een activering geeft van de inhiberende neuronen (SG). De schakelcellen voor de diverse lange baansystemen naar centraal (transmissiecellen, T-cellen) zullen, in het geval dat tast- en pijninformatie het ruggenmerg tegelijk bereiken, minder impulsen naar de thalamus zenden. Wrijven over of in de directe omgeving van een pijnlijk huidgebied kan daardoor een vermindering van de pijngewaarwording tot stand brengen. In de fysiotherapeutische praktijk wordt dit gegeven toegepast bij pijnbehandeling door transcutane elektro(neuro)stimulatie (TENS). Door de keuze van de juiste stroomvorm en met behulp van oppervlakte-elektroden kunnen de Aβ-vezels in bepaalde

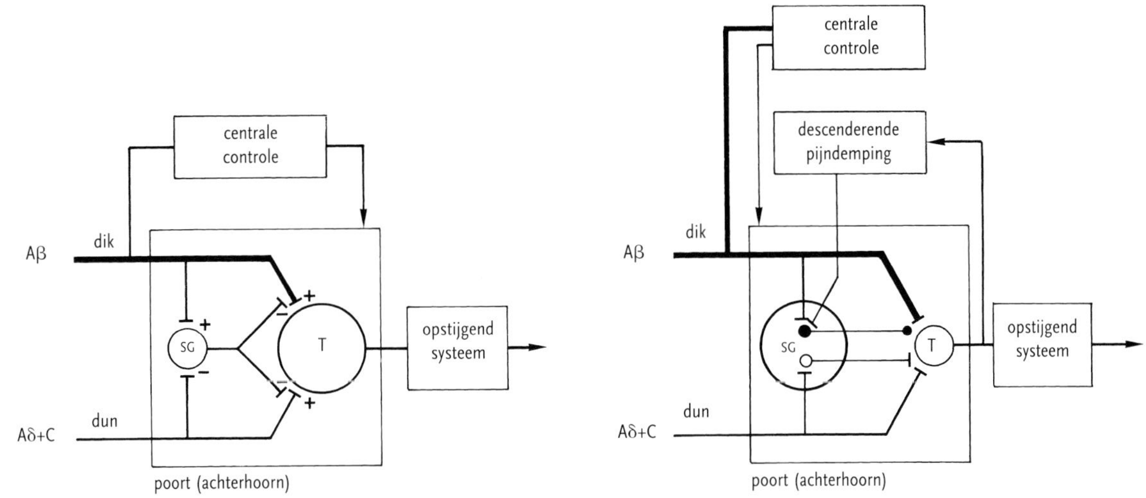

A B

*Figuur 9-7 De poorttheorie (**A**) geeft de invloed weer van de dunne en dikke sensorische vezels op de substantia gelatinosa (SG) en de schakelcellen voor de spinothalamische baan (T). Dikke vezels kunnen de SG-neuronen aanzetten de poort voor dunvezelige informatie te sluiten. In een bijgestelde versie (**B**) worden ook invloeden van de cortex en afdalende pijndempende systemen in de regeling betrokken.*

dermatomen in de huid selectief geactiveerd worden. Informatie van deze dikke vezels heeft segmentaal een dempende invloed op de nociceptieve impulsen op ruggenmergsniveau.

Het model van de poorttheorie, zoals geschetst in figuur 9-7, is een interpretatie van gegevens uit experimenteel onderzoek. Figuur 9-8 geeft een indruk van de interactie zoals die neuroanatomisch is gevonden. De C-vezels eindigen direct op schakelcellen in lamina I van de grijze stof en op Aδ-vezels via interneuronen in lamina II, terwijl de Aδ-vezels ook vezels afgeven aan schakelcellen in lamina V. Behalve dat genoemde vezels in de achterhoorn synapteren op schakelcellen van het eigen ruggenmergsegment waar ze binnentreden, vertakken, stijgen en dalen ze twee tot drie segmenten, waarop ze ook synapteren op schakelcellen.

Kleine interneuronen van de substantia gelatinosa geven het neuropeptide enkefaline af, dat de potentiaal van zenuwcellen kan beïnvloeden via presynaptische en postsynaptische inhibitie. Opiumachtige pijnstillers als morfine danken hun pijnstillende werking onder andere aan het feit, dat zij de enkefalinereceptoren kunnen bezetten en de werking van enkefaline kunnen nabootsen (9.3.6).

De dikke Aβ-vezels lopen na intrede via de achterwortel in de achterstrengen (fasciculus gracilis en fasciculus cuneatus) naar centraal voor de directe tastwaarneming (figuur 7-26). Door middel van een aftakking geven ze ook vezels af aan lamina II en III. Door hun invloed op de enkefalineneuronen in de substantia gelatinosa kunnen Aβ-vezels pijndemping bewerkstelligen.

Intermezzo 9.3
De slapende arm

De invloed van impulsen van de tastzin (dikke gemyeliniseerde vezels) op dunne nociceptieve vezels bij het beleven van pijn kan worden verduidelijkt aan de hand van de gevoelloze arm ten gevolge van afknelling van de circulatie. Wanneer we de bloedvoorziening in de arm tijdelijk onderbreken door het aanbrengen van een strakke band of manchet van een bloeddrukmeter, wordt de hand al snel ongevoelig voor tast. De gemyeliniseerde vezels kunnen door zuurstofgebrek niet meer functioneren en als we over de arm aaien, is er geen tastgewaarwording. Door in de hand te knijpen kan nog wel een pijnsensatie worden opgewekt. De onderarm gaat ook spontaan pijn doen en aanraking wordt als pijnlijk ervaren (hyperalgesie). Na een paar minuten zijn het tast- en pijngevoel volledig verdwenen. De hand 'slaapt'. Het is hetzelfde ontbreken van gevoel wanneer men tijdens de slaap te lang op zijn arm heeft gelegen. Wanneer de band weer wordt losgemaakt, treedt het proces in omgekeerde volgorde op. De arm begint te tintelen (paresthesieën) en de behoefte om de arm te bewegen is sterk. Aanraking is gevoelig. Deze verschijnselen kunnen ook optreden wanneer ijskoude handen na een winterse fietstocht weer beginnen op te warmen. De vezels zijn dan niet door O_2-gebrek, maar door koude onwerkzaam geworden.

◂ hyperalgesie

◂◂ enkefaline

◂ paresthesieën

◂◂ morfine

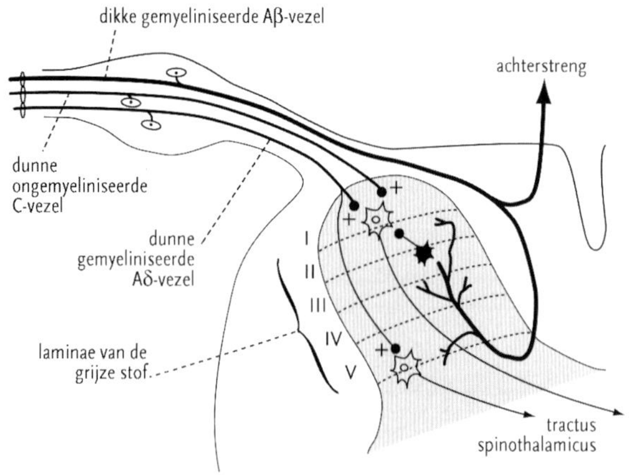

propriospinale vezelsystemen ▶▶

multisynaptic ascending system ▶▶

Figuur 9-8 Doorsnede door de achterhoorn van het ruggenmerg. De dikke Aβ-vezels eindigen in lamina II en III, terwijl de dunne C-vezels eindigen in lamina I op de schakelcel voor de tractus spinothalamicus. De dikke Aβ-vezel schakelt onder meer over op enkefalineneuronen in lamina II en III (substantia gelatinosa), die de schakelcel van de tractus spinothalamicus kunnen remmen.

vitale sensibiliteit ▶▶

De C-vezels met hun kleine diameter en lage geleidingssnelheid kunnen het snelst hun functie weer opnemen. Ze sturen zonder begeleidende Aβ-activiteit impulsen naar de achterhoorn. De impulsen worden nu ongemoduleerd doorgezonden naar het bewustzijn en een aanraking wordt niet als een tastprikkel, maar als pijn ervaren. Na een paar minuten zijn de Aβ-vezels ook weer actief en keert de gewaarwording terug tot normaal.

thalamus ▶▶

9.3.4 Ascenderende verbindingen naar hogere hersencentra

paleospinothalamisch systeem ▶▶

achterstrengen ▶

tractus spinothalamicus ▶

tractus spinothalamicus lateralis ▶▶

neospinothalamisch systeem ▶▶

tractus spinothalamicus anterior ▶▶

chordotomieën ▶

In 7.2.3 zijn de twee grote baansystemen besproken voor het transport van sensibele informatie in het ruggenmerg naar centraal. De achterstrengen (fasciculus gracilis en fasciculus cuneatus) geleiden de gnostische sensibiliteit en daarmee de nauwkeurige tastinformatie. De tractus spinothalamicus draagt overwegend zorg voor de vitale sensibiliteit, waarbij grove tast en druk in de ventrale bundel en temperatuur en nociceptie in de laterale bundel worden vervoerd. Ten aanzien van de geleiding van nociceptieve prikkels zou hieruit geconcludeerd kunnen worden, dat in de laterale spinothalamische bundel een pijnbaan loopt met axonen van de schakelcellen van lamina I en V in de achterhoorn. Hoewel veel chordotomieën (partiële doorsnijdingen van het ruggenmerg) zijn uitgevoerd, onder andere bij terminale kankerpatiënten, verdween de pijn na doorsnijding van de laterale spinothalamische baan niet bij alle patiënten of kwam hij na aanvankelijk succes weer snel terug. Het concept van de enkelvoudige pijnbaan is dan ook te simpel.

Vanuit het ruggenmerg kan een impuls op verschillende manieren opstijgen. Direct langs de kolom van de grijze stof liggen korte neuronen die over geringe afstanden informatie uitwisselen met hoger en lager gelegen segmenten. Dit is een multisynaptisch systeem. Over deze propriospinale vezelsystemen kunnen nociceptieve signalen worden verzonden, die verscheidene segmenten activeren ten behoeve van een multisegmentale terugtrekreflex (figuur 9-9).

Een eveneens uit verscheidene neuronen bestaand netwerk, de spinoreticulaire neuronen (Engels: *multisynaptic ascending system,* MAS) bevindt zich in de centrale delen van de grijze stof (figuur 9-9). Dit netwerk vormt één geheel met de formatio reticularis van de hersenstam en ook hierlangs kan nocisensorische informatie de hersenen bereiken. De beide multisynaptische systemen zijn diffuus verspreid in het ruggenmerg en zorgen bij nociceptieve prikkeling voor de alarmering van de hersenen (vitale sensibiliteit). Dit systeem is bij alle gewervelde dieren aanwezig; men zou hier kunnen spreken van het archiniveau van verwerking van de sensoriek.

De meer directe verbinding met het cerebrum wordt gevormd door de spinothalamische banen (figuur 7-27). Na een overschakeling van de nocisensorische vezels in de achterhoorn gaan de vezels zonder verder te schakelen naar de (contralaterale) thalamus. Deze baan, met een hoge geleidingssnelheid, brengt nocisensorische informatie snel tot bewustzijn. Een deel van de vezels gaat naar de formatio reticularis en naar de mediale thalamuskernen voor de aspecifieke activering. Dit wordt wel het paleospinothalamische systeem genoemd en is net als de vorige twee routes betrokken bij de vitale sensibiliteit. Ook het limbische systeem ontvangt deze prikkels voor opwekking van een adequate emotie. De vezels van dit systeem liggen ventraal in de zijstreng van de witte stof (tractus spinothalamicus lateralis).

Een ander deel van de spinothalamische vezels vormt een verbinding met de nucleus ventralis posterolateralis (VPL) van de thalamus voor de verwerking van tastinformatie (neospinothalamisch systeem, tractus spinothalamicus anterior [ventralis]). Deze vezels dragen samen met de achterstrengen bij aan de gnostische sensibiliteit en worden gerekend tot het neoniveau van het zenuwstelsel. Omdat elke pijnlijke beschadiging gepaard gaat met tastprikkels, wordt de exacte lokalisatie van de pijnlijke plaats met behulp van de gnostische component beter herkend.

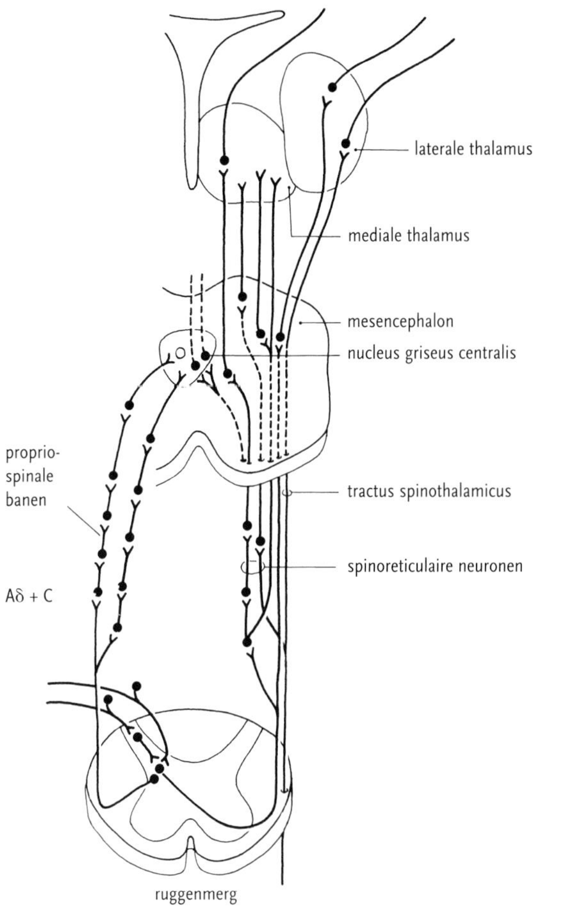

Figuur 9-9 Multisegmentale multisynaptische opstijgende vezels voor de geleiding van nocisensorische prikkels.

Uit deze veelheid aan baansystemen valt te begrijpen dat de nocisensorische informatie via verschillende wegen de hogere hersencentra bereikt en zich daardoor gemakkelijk onttrekt aan neurochirurgische uitschakeling. Uit patiëntengegevens en uit experimenteel onderzoek blijkt dit een te eenvoudige voorstelling van zaken. Wanneer er een exclusieve pijnbaan zou bestaan, zou deze door een neurochirurgische ingreep kunnen worden doorgesneden. Hierna zou de patiënt effectief van de chronische pijn verlost moeten zijn. De praktijk is echter minder rooskleurig.

9.3.5 **Centrale verwerking**

De verwerking in de achterhoorn is de eerste integratie in de verwerking van nocisensorische signalen. De tweede integratie vindt plaats op het niveau van de thalamus. De gnostische informatie (tast), die projecteert op de laterale thalamuskernen, kan

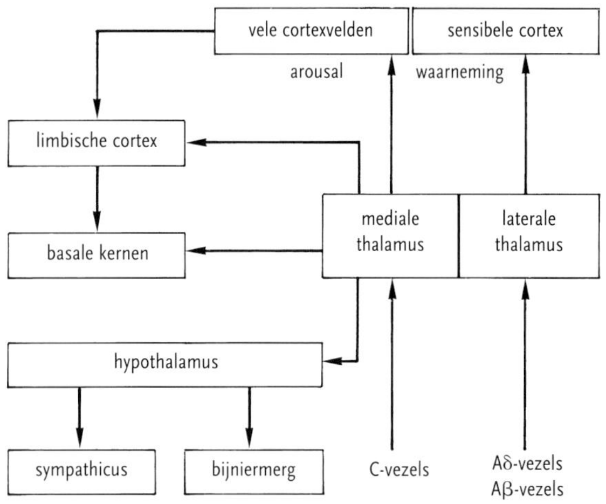

Figuur 9-10 Bij de verwerking van nociceptieve prikkels zijn veel gebieden in het centrale zenuwstelsel betrokken.

vermoedelijk invloed uitoefenen op de mediale thalamusgebieden. Door een beschadiging in de laterale thalamus na een herseninfarct ontstaat soms een *syndrome thalamique* dat gepaard gaat met ondraaglijke pijnen. Deze worden gevoeld in de contralaterale lichaamshelft vanwege de gekruiste banen. Hier is sprake van centrale pijn omdat er in de periferie geen oorzakelijke factor aanwezig is. De onbalans tussen vitale en gnostische informatiestromen in de thalamus levert de pijngewaarwording op.

◀ syndrome thalamique

Waar de nocisensorische impulsstroom vanuit de thalamuskernen naartoe gaat, is nog niet volledig opgehelderd. Lange tijd is gezocht naar een regio op de cerebrale cortex waar de projectie en bewustwording van pijn zouden plaatsvinden, vergelijkbaar met de schorsvelden voor de tast. Steeds meer vindt de overtuiging ingang dat de meest uiteenlopende gebieden in de hersenen betrokken zijn bij pijnperceptie en -verwerking (figuur 9-10). De verschillende aspecten van pijn en pijnbeleving geven de complexiteit van de verwerking van pijnprikkels door het zenuwstelsel weer. Vanuit de FR en de mediale thalamus wordt het ARAS geactiveerd, waardoor alertheid en spanning ontstaan. Voor de exacte lokalisatie van de pijn moet de begeleidende tastinformatie op de sensibele hersenschors worden verwerkt. Voor de emotionele component zijn er vanuit de thalamus verbindingen met het limbische systeem. Door verbindingen met de hypothalamus worden sympathische reacties uitgelokt, zoals bleek wegtrekken, verhoging van de hartfrequentie en zweten. De emotionele expressie door een kreet van pijn, door huilen of door jammeren, gaat uit van de basale kernen. Verder zijn er

◀ pijnperceptie
◀ pijnverwerking
◀ emotionele component
◀ sympathische reacties

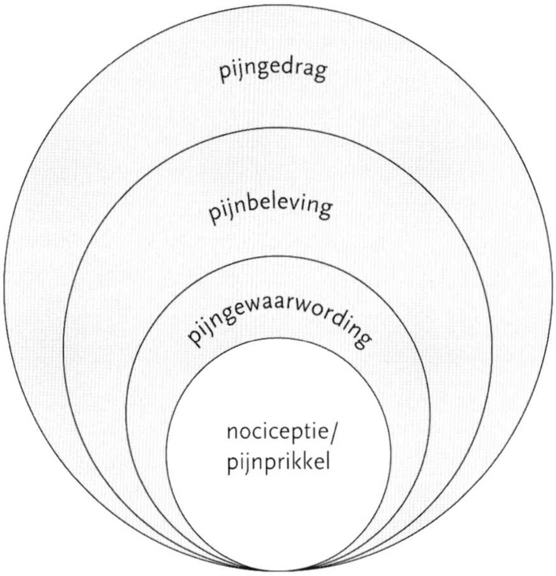

Figuur 9-11 In het model van Loeser worden vier niveaus van pijnverwerking geschetst, van pijnprikkel en nocicepsis tot pijngedrag.

endorfinen ▶▶

pro-opiomelanocortine ▶▶

verbindingen met de hypothalamus en de hersenstam die door afgifte van neuromodulatoren kunnen zorg dragen voor de pijndemping vanuit het centrale zenuwstelsel.

model van Loeser ▶

chronische pijnpatiënten ▶

periaqueductal grey ▶▶

pijnbeleving ▶

pijn gedrag ▶

Na de directe verwerking van nociceptieve prikkels reageert de mens met gedrag. In het model van Loeser (figuur 9-11), wordt aangegeven dat mensen verschillend omgaan met pijnperceptie en pijnbeleving, zeker als deze lang aanhoudt. Bij chronische pijnpatiënten duurt de pijn langer voort dan een aantoonbare weefselschade. Bij aanhoudende pijn ligt het aan ervaringen met pijn in het verleden hoe iemand erop reageert. Pijnbeleving hangt daardoor van veel persoonlijke factoren af. De beleving leidt vervolgens tot heel verschillend pijngedrag. De een klaagt, een ander neemt chronisch pijnstillers en een derde verzwijgt de pijn om ontslagrisico te vermijden. Bij de behandeling van chronische pijn zijn dan ook veel disciplines betrokken, omdat de oplossing vaak niet kan worden gevonden in medicamenteuze bestrijding van pijn.

9.3.6 Endogene pijndemping

Opium en verwante opiaten als heroïne en morfine hebben een sterk pijndempend effect. Veel onderzoek is verricht om het aangrijpingspunt van deze stoffen in het zenuwstelsel te vinden. Uit experimenten met elektrostimulatie was in de jaren zestig van de vorige eeuw reeds bekend dat gebieden in de hersenstam en in het diencephalon bij pijnstilling betrokken zijn. Tot grote verrassing bleek dat cellen in de grijze stof om de aqueductus cerebri in het bezit waren van membraangebonden receptoren voor morfine. Aangezien het onwaarschijnlijk is dat er in het lichaam receptoren worden gemaakt voor alkaloïden uit een papaver, ging men intensief op zoek naar de lichaamseigen equivalenten. In de jaren zeventig bleek dat er kleine peptiden in het zenuwstelsel aanwezig zijn die een analgetische werking uitoefenen. Omdat men deze peptiden kan opvatten als endogene (lichaamseigen) morfineachtige stoffen, worden ze endorfinen genoemd. Het zijn peptiden met 15-30 aminozuren. Tegenwoordig zijn ongeveer twintig endorfinen bekend.

Endorfinen worden enzymatisch afgesplitst van een groot peptidemolecuul, pro-opiomelanocortine (POMC), dat in de hypothalamus en de hypofyse wordt aangemaakt. Dit gebeurt al naar gelang de functie van de cellen waarin de splitsing plaatsvindt. Zo zijn bepaalde afgesplitste delen van POMC de endorfinen en de eerdergenoemde enkefalines, maar daarnaast ook de hormonen ACTH, γ-lipotropine en α-MSH. Dat zowel ACTH, dat de afgifte van cortisol stimuleert, als de pijndempende endorfinen uit een en hetzelfde precursormolecuul ontstaan, is functioneel. Tijdens de stressreactie na verwonding worden het ontstekingsremmende cortisol en het pijndempende endorfine tegelijk geproduceerd (9.4.2).

Neuronen die een doelwit zijn voor endorfinen bezitten endorfinereceptoren. Ze bevinden zich in de hypothalamus, in diverse delen van het limbische systeem en in de hersenstam in de nucleus griseus centralis (Engels: *periaqueductal grey*), de nucleus raphe posterior (dorsalis) en de nucleus raphe magnus (figuur 9-12).

Deze mediaal gelegen hersendelen zijn betrokken bij het genereren van de emotionele component van secundaire pijn. Endorfinen nemen door hun werking op deze gebieden de emotionele component van het pijnlijden weg. Patiënten die morfine of (experimenteel) endorfine krijgen, voelen de pijn nog wel, maar het doet hen niets meer. De werking van de endorfinen onderscheidt zich van die van de neurotransmitters, doordat het effect niet via een synaps van het ene neuron op het andere wordt overgedragen, maar via diffusie op verschillende plaatsen aanwezig is en de pijndempende werking soms vele uren aanhoudt (paracriene overdracht, 3.6.1).

Door de manier waarop ze worden getransporteerd, hebben endorfinen overeenkomsten met hormonen. Een van de transportroutes van endorfinen

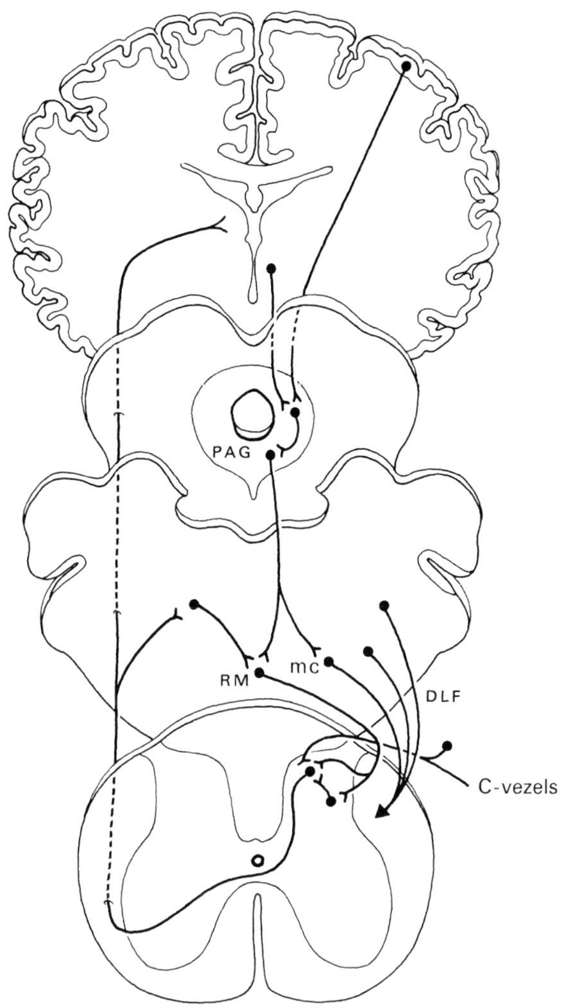

Figuur 9-12 In de hersenstam liggen centra met descenderende vezels voor de pijndemping. De nucleus griseus centralis (Engels: periaqueductal grey, PAG) zendt vezels naar onder andere de raphekernen, die via een descenderende baan (fasciculus dorsolateralis, DLF) de achterhoorn beïnvloeden. RM = nucleus raphe magnus, mc = nucleus magnocellularis.

is via de liquor cerebrospinalis. Vanaf de afgifteplaats rond de aqueductus kunnen endorfinen naar andere hersenstructuren worden vervoerd. Van acupunctuur is aangetoond dat het de endorfineconcentratie in de liquor verhoogt, hetgeen de pijndempende werking van acupunctuur gedeeltelijk verklaart. Toch zijn er ook regio's waar de endorfinen als neurotransmitter worden overgedragen. Men rekent de endorfinen tot de neuromodulatoren (3.6.1).

De vele ongewenste bijwerkingen van morfine, zoals misselijkheid, ademhalingsdepressie en spijsverteringsstoornissen, zouden kunnen worden verklaard doordat endorfinen ook bij andere neuronale circuits als transmitter of neuromodulator betrokken zijn. Morfine heeft na injectie en transport via het bloed op alle gebieden tegelijk invloed, terwijl de lichaamseigen endorfinen hun werking selectief uitoefenen. Hoewel synthetisch β-endorfine dat is geïnjecteerd in de hersenvloeistof, 48-maal krachtiger analgetisch werkt dan op dezelfde wijze toegediende morfine, heeft men er nog geen therapeutische toepassing voor gevonden. Als tablet ingenomen of intraveneus ingespoten, wordt de endorfine snel door enzymen afgebroken, waardoor de stof zijn werking centraal niet kan uitoefenen. Daarbij heeft de stof, wanneer hij in de hersenvloeistof wordt toegediend, een net zo verslavende werking als de opiaten. Tolerantie treedt snel op. Er is dan een steeds hogere dosis nodig om hetzelfde pijnstillende effect te veroorzaken.

De endorfinen activeren in de hersenstam onder andere de nucleus raphe posterior en de nucleus raphe magnus. Via een aan deze kernen ontspringende ascenderende baan worden impulsen afgegeven aan de mediale thalamuskernen, waardoor een opstijgende nociceptieve instroom kan worden geremd. Tevens is een baan beschreven die vanaf de nucleus raphe magnus in het ruggenmerg afdaalt (figuur 9-12). Deze descenderende vezels gebruiken de transmitter serotonine. De afdalende vezels eindigen op neuronen van de substantia gelatinosa in de achterhoorn (figuur 9-13). Wanneer door pijn de concentratie endorfinen in de hersenstam toeneemt, worden de raphekernen geactiveerd. Afdalende vezels zetten door middel van serotonine op spinaal niveau de neuronen van de substantia gelatinosa aan. Deze geven het peptide enkefaline af, dat net als de endorfinen tot de endogene pijnstillende stoffen wordt gerekend. Dit systeem van afdalende vezels is in de poorttheorie, zonder het noemen van structuren, aangegeven met descenderende pijndemping (fig 9-7B).

Enkefaline is een neurotransmitter in de klassieke zin, in tegenstelling tot de endorfinen. De stimulatie van enkefalinereceptoren op de nocisensorische vezels in het ruggenmerg is in staat de binnenkomende nocisensorische impulsen te remmen (presynaptische inhibitie). De spinale poort kan op deze manier door negatieve terugkoppeling vanuit de hersenstam worden gesloten.

◀ nucleus raphe
◀ serotonine
◀ substantia gelatinosa
◀◀ liquor cerebrospinalis
◀ spinale poort
◀◀ acupunctuur
◀◀ neuromodulatoren
◀◀ morfine

9.4 HET EMOTIONELE NIVEAU

9.4.1 Functies van het limbische systeem

Het limbische systeem bestaat uit de mediaal gelegen limbische schorsvelden (gyrus cinguli), de

◀ limbisch systeem

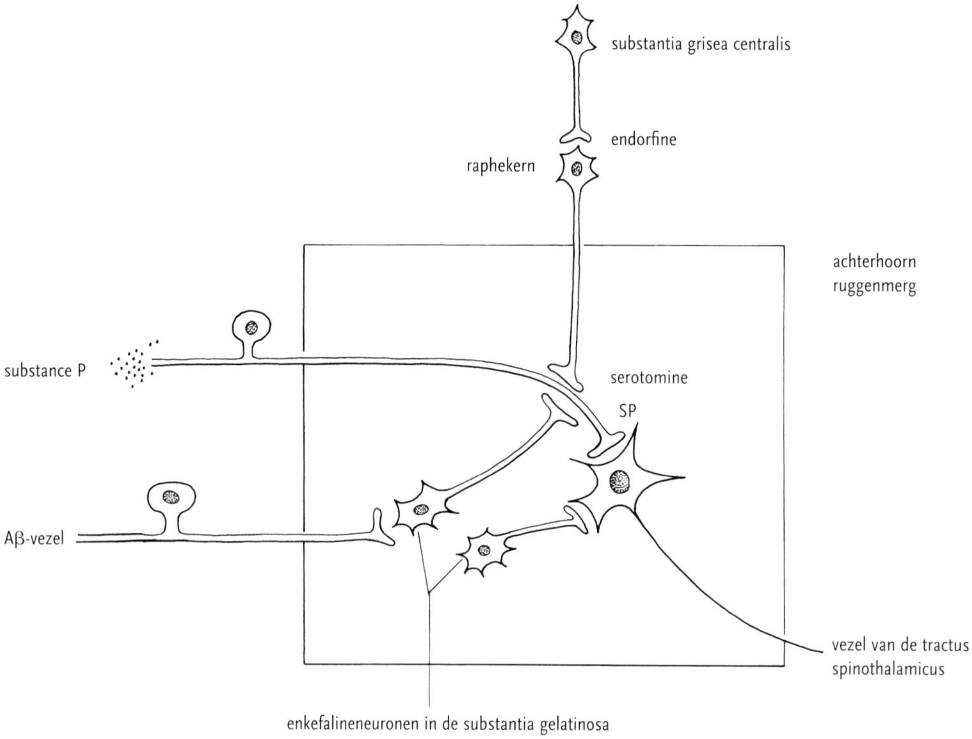

Figuur 9-13 Descenderende vezels van de hersenstam oefenen op het niveau van de achterhoorn een modulerende invloed uit op de nociceptieve prikkels.

hippocampus aan de mediale zijde van de temporale lobben (gyrus hippocampi en gyrus dentatus), de amandelkernen in de temporale lobben, de septale kernen, de hypothalamus, de voorste delen van de thalamus en de corpora mammillaria in het diencephalon met hun verbindingen. In figuur 9-14 is hun ligging weergegeven.

De term 'limbisch systeem' is afgeleid van het Latijnse *limbus* (= rand, zoom), en duidt op het overgangsgebied van het diencephalon naar de hemisferen. Deze delen behoren tot het paleoniveau van de neuronale organisatie. De processen die het limbische systeem stuurt, hebben met elkaar gemeen dat ze primair in dienst staan van het overleven. Enerzijds staan ze in dienst van het overleven van het individu door de rol die het systeem speelt bij de handhaving van de homeostase. Het gaat dan om eten bij honger en drinken bij dorst. Tevens is het systeem betrokken bij emotionele beleving en emotioneel gedrag, motivatie en leren. Anderzijds zijn de processen belangrijk voor het overleven van de soort door seksueel gedrag en voortplanting. Veel van deze processen verlopen onwillekeurig en instinctief. Het paleoniveau beheerst vooral de meest basale driften en hun uitingen. Dit gedrag is complexer dan simpel reflexmatig handelen, waardoor het niet zo stereotiep is als de acties die uitgaan van het archiniveau.

paleoniveau ▶

overleven ▶

homeostase ▶

belonings- en strafcentra ▶▶

seksueel gedrag ▶

voortplanting ▶

Er bestaan directe verbindingen met sympathische en parasympathische gebieden in de hypothalamus, waardoor de vegetatieve processen die bij het betreffende gedrag horen, worden geactiveerd. Het gaat dan om verschijnselen die bij emoties optreden, zoals blozen, verbleken en kippenvel. Bovendien bestaat er een nauw contact met de hormonale *master gland*, de hypofyse. De hormonale sturing is daarmee direct aan het limbische systeem gekoppeld. Verbindingen met de basale kernen zijn van belang om emoties motorisch te uiten in de vorm van gebaren, mimiek, schreeuwen, lachen of huilen.

Experimenten met elektrische prikkeling van gebieden in het limbische systeem bij dieren en de mens hebben uitgewezen dat uiteenlopende reacties kunnen worden opgewekt, zoals tekenen van eetlust, dorst, agressie, angst, tevredenheid en plezier, alsmede vluchtgedrag en seksueel gedrag. Diverse gebieden functioneren als belonings- en strafcentra (Engels: *reward and punishment centers*). Hoewel deze op verscheidene plaatsen zijn aangetoond, blijken de septale gebieden en de laterale hypothalamus de sterkste effecten te sorteren. Wanneer dieren een

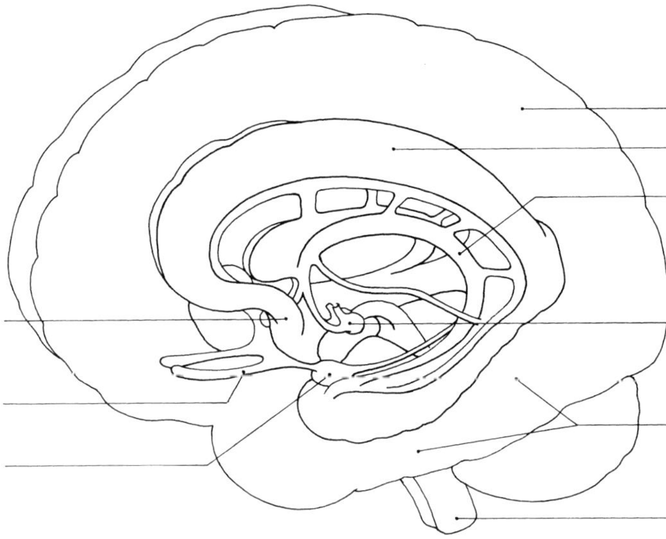

Figuur 9-14 Schema van de ligging van de hersendelen die het limbische systeem vormen.

elektrode geïmplanteerd krijgen in bepaalde delen van de laterale hypothalamus en via een drukknop zichzelf een aangename prikkel kunnen toedienen, raken ze volledig verslaafd aan deze handeling. Zo zijn er registraties gemaakt die aantonen dat dieren zichzelf tot 7000 stimuli per uur toedienen. Wanneer ze kunnen kiezen tussen eten en elektrische stimulatie, kiezen ze vaak voor het laatste. Het is mogelijk strafcentra te ontdekken door de procedure zodanig te veranderen, dat met de drukknop de prikkelelektrode kan worden uitgeschakeld. Wanneer de elektrode wordt geïmplanteerd in gebieden in de mediale hypothalamus, de thalamus en de nucleus griseus centralis in de hersenstam die bij stimulatie pijn, angst, verdedigings- en vluchtreacties veroorzaken, zal het dier deze prikkel zo snel mogelijk trachten te beëindigen.

De rol die het limbische systeem via de belonings- en strafcentra speelt, is van wezenlijk belang voor leerprocessen en overleven. Wanneer een gebeurtenis een onaangename of pijnlijke ervaring teweegbrengt, zal de negatieve emotie die is opgewekt, in het geheugen worden gekoppeld aan die ervaring. Bij dit proces is de hippocampus betrokken, die een onmisbare rol speelt bij het leergedrag en de geheugenvorming (9.5.5.3). Deze schorsvelden veroorzaken de opslag van indrukken in het langetermijngeheugen. Een positieve of negatieve ervaring kan ons helpen deze situatie voortaan vaker op te zoeken of juist te vermijden.

9.4.1.1 *De hypothalamus als onderdeel van het limbische systeem*

De hypothalamus speelt een centrale rol bij het tot stand komen van gedrag. Gedrag is in hoofdzaak gericht op handhaving van de homeostase, handhaving van het individu en handhaving van de soort. Voor deze taken heeft de hypothalamus uitgebreide verbindingen met de hersenstam en het ruggenmerg. Ook oefent de hypothalamus door middel van een groot aantal neurohormonen invloed uit op de hypofyse en daardoor op de hormonale beïnvloeding van het gedrag. ◂ gedrag

De hypothalamus bestuurt, wat de homeostase betreft, drijfveren als honger en dorst, het constant houden van de lichaamstemperatuur en de osmotische druk. Uit onderzoek met elektrostimulatie bij dieren is gebleken, dat zich in de laterale delen van de hypothalamus kerngebieden bevinden die functioneren als honger- en dorstcentra. Bij vochttekort wordt een dorstgevoel opgewekt en de drang om water te zoeken. Tegelijkertijd neemt de afgifte van het hormoon ADH toe om de urineproductie te remmen. Kenmerkend is dat de door elektrostimulatie teweeggebrachte reacties optreden zonder dat de normale fysiologische oorzaak aanwezig is en dat de opgewekte gedragingen aanhouden zolang de stimulus duurt. Dieren waarbij het hongercentrum continu wordt gestimuleerd, eten zich ongeremd dik (hyperfagie). Verzadigingsprikkels uit de maag hebben geen effect. Wanneer het hongercentrum wordt vernietigd, valt de prikkel tot eten weg en treedt ernstige vermagering op (12.5.6).

◂ honger- en dorstcentra

◂◂ geheugen

◂ hyperfagie

Verder zijn in de laterale hypothalamus kerngebieden aanwezig die agonistisch gedrag, agressie,

◂ agnostisch gedrag

vechten en vluchten bewerkstelligen. Dit gedrag ondersteunt het overleven in een sociale omgeving. Bij elektrostimulatie van een specifiek lateraal hypothalamusgebied vertoont een kat een agressieve bolle rug, zet de haren overeind en blaast zolang de elektrode wordt geactiveerd. Deze gedragingen komen tot uitdrukking aan het huidoppervlak en hebben invloed op inwendige organen doordat de hypothalamus de sympathicusactiviteit zo regelt, dat de huid en de organen onderdeel worden van de expressie van gevoelens. Bleek worden van schrik en blozen van schaamte of verliefdheid houden geen verband met de temperatuurregulatie. Ook wanneer bij iemand het klamme zweet uitbreekt bij het vervullen van een frustrerende taak, is dat niet vanwege de behoefte gekoeld te worden. Het temperatuurregulatiecentrum in de hypothalamus wordt benut om schrik, schaamte of verliefdheid via vegetatief gedrag aan anderen duidelijk te maken. Een knijpend gevoel in de maag en een bonzend hart zijn eveneens vegetatieve begeleidingsverschijnselen van beklemmende gevoelens in moeilijke situaties.

agressief gedrag ▸▸

Een derde categorie waarvoor de hypothalamus een sturende functie heeft, zijn het seksueel gedrag en de ouderlijke zorg. Ouderlijke zorg impliceert de zorg die ouders besteden aan het opgroeien van hun kinderen. Bij dieren is dat duidelijk in nestbouw en voedselzoeken voor de jonge nakomelingen. Bij de mens is dit gedrag te complex om uitsluitend door de hypothalamus te kunnen worden geregeld.

Klüver-Bucy-syndroom ▸▸
seksueel gedrag ▸
ouderlijke zorg ▸
stress ▸▸

9.4.1.2 *De amygdala*

amygdala ▸

De amygdala is een kerngebied in de witte stof hoog in de temporale kwabben, dat bij zoogdieren betrokken is bij de reuk en het eetgedrag. De schorsgebieden die om deze kernen liggen (uncus), hebben te maken met de verwerking van reukprikkels. De vroegste zoogdieren waren kleine knagers en voornamelijk nachtdieren. De reukhersenen bij die dieren waren van groot belang voor het zoeken naar voedsel en een partner. Aangezien reukprikkels tot vele soorten gedrag moesten leiden, waren er verbindingen met de overige gebieden van het limbische systeem. Bij de mens speelt de reuk een tamelijk ondergeschikte rol, omdat de mens een wezen is dat op het gezicht afgaat. Toch is de reuk in staat sterke emoties en herinneringen op te roepen, zodat de invloed van de reuk op onze emoties niet moet worden onderschat.

reukhersenen ▸
adapteren ▸▸
stressor ▸▸

De amygdala heeft verbindingen met de hypothalamus en met de basale gangliën. Stimulatie van de amygdala kan dezelfde reacties van angst, woede, overmatige eetlust, seksueel gedrag en vluchtgedrag opwekken als stimulatie van de hypothalamus. Vermoedelijk staat de amygdala hoger in de hiërarchie wat betreft de sturing van het gedrag dan de hypothalamus. Het is gebleken dat stimulatie in de amygdala voornamelijk tot agressief gedrag leidt als het proefdier ook iets ziet waarop de agressie kan worden gericht.

Er zijn bevindingen die erop wijzen dat de hypothalamus gedrag activeert op grond van interne homeostatische processen. De amygdala moduleert de werking van de hypothalamus met behulp van cortexinformatie over de situatie waarin het dier zich bevindt. Een dier wil omdat het honger heeft (hypothalamus), door agressief gedrag voedsel van een ander dier afnemen. Wanneer het andere dier echter veel groter is, wordt besloten (limbisch systeem met amygdala) van de verovering af te zien en wordt de agressie onderdrukt.

Beschadiging van de temporale kwabben en van de amygdala leidt tot een merkwaardige karakterverandering bij dieren en bij de mens (Klüver-Bucy-syndroom). Wilde dieren worden zeer tam en agressie slaat om in onderdanigheid. Er treedt hyperseksualiteit op en een neiging om alles in de mond te stoppen en eventueel op te eten.

9.4.2 **Stress**

Het begrip stress is in het spraakgebruik synoniem geworden met zware werkdruk, overspannenheid en het opzien tegen gebeurtenissen als examens of beslissende sportwedstrijden. Fysiologisch verstaat men onder stress het geheel van veranderingen dat in het lichaam optreedt ten gevolge van een probleem of een onverwachte situatie waaraan men wordt blootgesteld. Stressopwekkende prikkels kunnen afkomstig zijn van ernstige dorst of honger, agressief gedrag van anderen, werkloosheid, infectie, trauma of een bezoek aan de tandarts. Stress treedt op in een situatie die ons dwingt ons aan te passen (adapteren) of een standpunt te bepalen. Hoe verschillend de prikkel (stressor) ook is, van het treffen van voorbereidingen voor een feest tot een eerste bezoek aan een vriend die te horen heeft gekregen dat hij kanker heeft, het lichaam vertoont vaste somatische (verdedigings-)reacties die voorbereiden op de spannende situatie.

De reactie op stress bestaat dus niet uit specifieke processen zoals vernauwen van de pupil bij fel licht of rillen bij plotselinge koude. Er worden emoties opgewekt en de gemoedstoestand verandert. Natuurlijk treedt er naast de lichamelijke reacties op

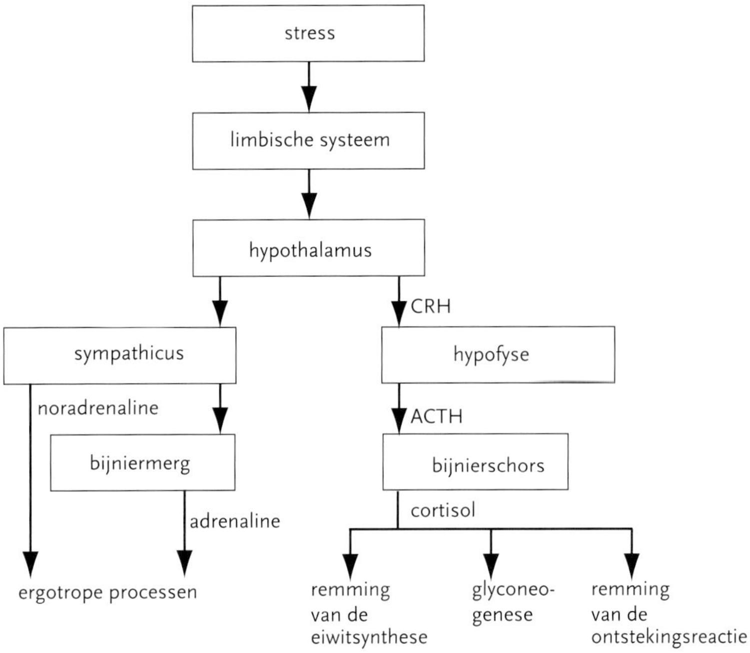

Figuur 9-15 De hypothalamus oefent voor de aspecifieke respons op stress invloed uit op de sympathicus en de bijnieren. In het bijniermerg wordt adrenaline afgegeven, in de bijnierschors cortisol.

een stressor ook specifiek gedrag op, zoals verzorging van de wond na een huidletsel.

Bij het waarnemen van een onverwachte en in principe bedreigende prikkel zorgt het limbische systeem ervoor dat het centrale zenuwstelsel in de alarmfase komt. De hersenschors wordt door de formatio reticularis, het ARAS, sterk geactiveerd (Engels: *arousal*), waardoor verdere relevante indrukken niet aan de aandacht ontsnappen. Bij de stressreactie zijn de hypothalamus, de hypofyse, de sympathicus en de bijnieren betrokken. De hypothalamus regelt neuronale en hormonale processen (figuur 9-15). De stressreactie heeft een snelle component via de sympathicus, die het lichaam maximaal alert maakt, en een aansluitende hormonale reactie, die de schade beperkt.

◀◀ alarmfase

◀◀ arousal

◀◀ stressreactie

Allereerst worden sympathische neuronen geactiveerd die het bijniermerg aanzetten tot afgifte van adrenaline. Tijdens de alarmfase brengt de sympathicus het lichaam nerveus (noradrenaline) en hormonaal (adrenaline) in een sterk ergotrope toestand, waardoor het in staat is zich te verdedigen, te vechten of te vluchten. De fysioloog Cannon beschreef in het begin van de twintigste eeuw de lichamelijke reacties op bedreigingen en introduceerde het begrip *fight-or-flight reaction*. Het lichaam bereidt zich voor op een respons om te overleven. Deze kan bestaan uit vechten tegen de bedreiging, zoals een aanvaller of een onverwacht probleem, of uit vluchten om het vege lijf te redden.

◀◀ fight-or-flight reaction

De reacties in het lichaam zijn een verhoging van de bloeddruk, verhoging van de hartfrequentie en het slagvolume, toename van de bloedstroom naar de actieve spieren en vermindering van de doorbloeding van darmen en huid (bleek worden). Andere gevolgen zijn een droge mond, verwijding van de trachea en de bronchiën, afbraak van glycogeen in de lever en afgifte van glucose aan het bloed, versterkte glycolyse in de spieren, afgifte van vetzuren uit het vetweefsel en pupilverwijding. Het hormoon adrenaline, afgegeven door het bijniermerg, daartoe aangezet door de sympathicus, veroorzaakt deze reacties. De reactie is hevig en snel; iedereen kent de verschijnselen uit eigen ervaring.

Naast deze snelle nerveuze regeling zijn de hypothalamus en de bijnieren bij een tweede regelkring betrokken. Iets vertraagd vanwege de complexere hormonale route wordt via het corticotropine-afgiftehormoon (Engels: *corticoptropin-releasing hormone*, CRH) uit neurohormooncellen van de hypothalamus de productie en afgifte van corticotropine (adrenocorticotroop hormoon, ACTH) in de hypofysevoorkwab geactiveerd (3.5). Dit hormoon stimuleert vervolgens de bijnierschors om cortisol af te geven. De endocrinoloog Selye, die aanvankelijk onderzoek deed naar geslachtshormonen, injecteerde ratten met extracten

◀ corticotropine

◀ adrenocorticotroop hormoon

◀ cortisol

coping ▶▶
anticipatie ▶▶
drie fases ▶
angst ▶▶
cortisol ▶
glucocorticosteroïd ▶
appraisal ▶▶
ergotroop effect ▶
copingstrategie ▶▶
afweerfase ▶▶
glucosestijging ▶
temperen ontstekingsreacties ▶
endorfinen ▶

van runderovaria. Hij nam waar dat de bijnieren in dikte toenamen en de lymfeknopen kleiner werden. Hij verliet de zoektocht naar geslachtshormonen, maakte de hormonale regeling bij stressprikkels tot aandachtspunt en constateerde dat zeer verschillende prikkels leiden tot gelijke lichamelijke effecten. Dit noemde hij de aspecifieke respons op stress. Hij stelde de werking van cortisol centraal en hechtte minder betekenis aan de sympathische reacties zoals beschreven door Cannon. Hij publiceerde vele artikelen, waarbij hij het begrip 'stress' breed introduceerde.

De reactie op stress verloopt in zijn visie in drie fases: de alarmfase, de afweerfase en de uitputtingsfase. Deze fases samen werden het gegeneraliseerde of algemene adaptatiesyndroom genoemd (GAS of AAS). Later bleek het adaptatiesyndroom in feite uit de effecten van een niet-gelukte adaptatie aan stress te bestaan.

Cortisol is een belangrijk hormoon bij de stressreactie. Dit hormoon heeft verscheidene gevolgen voor het lichaam, waaronder de verhoging van de glucoseconcentratie in het bloed, en wordt daarom een glucocorticosteroïd genoemd. De stijging van de glucoseconcentratie is duidelijk een ergotroop effect, waardoor het lichaam, wanneer het op een stressor moet reageren een gemakkelijk beschikbare energiebron heeft. De hersenen verbruiken voor hun energievoorziening bijna uitsluitend glucose en een tekort zou in de gegeven omstandigheden fataal kunnen zijn. Cortisol veroorzaakt de glucosestijging door de gluconeogenese in de lever te stimuleren (12.3).

Een ander effect van cortisol is het temperen van ontstekingsreacties. De fysiologische vaatverwijding na weefselbeschadiging wordt afgezwakt. Dit komt doordat de mestcellen in het beschadigde weefsel onder invloed van cortisol minder histamine afgeven. Daarbij wordt ook het gevoel van ziek zijn onderdrukt. De aanmaak van granulocyten wordt weliswaar bevorderd, maar de aanmaak van de lymfocyten (het specifieke immuunsysteem) en de productie van antilichamen tegen lichaamsvreemde stoffen wordt onderdrukt. Vanwege deze eigenschap worden van cortisol afgeleide medicijnen gebruikt om chronische ontstekingen (reuma) en overgevoeligheidsreacties (astma) te bestrijden. Al deze aspecten wijzen op een stabilisering van de afweerreactie door cortisol.

Zoals in 9.3.6 is vermeld, worden in hypothalamus en hypofyse naast ACTH ook endorfinen geproduceerd en in verhoogde concentratie in de hersenvloeistof afgegeven. Tijdens acute stress wordt daardoor minder pijn gevoeld. Bij chronische stress is de pijndrempel eerder verlaagd en is de tolerantie voor pijnlijke prikkels minder.

Mensen lijden vooral onder stress als ze geen mogelijkheden zien om oplossingen te vinden voor moeilijke situaties. Met oplossingen in het verschiet wordt veel minder stress ervaren (*coping*). Uit dierexperimenten is gebleken dat niet zozeer honger of dorst de cortisolspiegel doet stijgen, maar het feit dat soortgenoten wel voedsel of water krijgen. Verwonding veroorzaakt vaak minder stress dan de anticipatie op een bedreiging. Uit een ander experiment bleek, dat ratten die op ongeregelde momenten elektrische schokken kregen toegediend, maagzweren ontwikkelden. Wanneer de schokken worden voorafgegaan door een signaal waardoor de dieren weten dat de schok komt, ontwikkelen ze geen maagzweer.

Angst en onzekerheid (Engels: *anxiety*) vormen een sterke bekrachtiging van de stressreactie. Stress bepaalt samen met geheugeninformatie en kennis van de situatie de belasting van een bedreiging. Het limbische systeem en het geheugen bepalen of een prikkel neutraal is, wordt beoordeeld als een eerder meegemaakte bedreiging of als een plezierige gebeurtenis (Engels: *appraisal*). Wanneer er een oplossing wordt gevonden door het kiezen van een copingstrategie, zal het niveau van waakzaamheid dalen en zal het lichaam vanuit de alarmfase terugkeren naar een normaal functioneringsniveau.

Wanneer in de alarmfase het gevaar niet kan worden afgewend, komt het lichaam in de afweerfase. Bij voortslepende spanningen kan de afweerfase lang duren. De bijnieren zorgen voor hogere concentraties cortisol en adrenaline. Er wordt extra thyroxine en groeihormoon afgegeven, waardoor het metabolisme hoger is. De afgifte van vetzuren uit het vetweefsel en aminozuren uit de spieren gaat door en de gluconeogenese in de lever zorgt ervoor dat de glucosespiegel ondanks het hoge glucoseverbruik verhoogd blijft. Groeihormoon en cortisol stimuleren in de perifere weefsels de verbranding van vetzuren, zodat glucose gereserveerd wordt voor het zenuwstelsel. Intussen blijft het zenuwstelsel in een staat van verhoogde waakzaamheid. Opvallend is verder dat de concentratie lymfocyten in het bloed duidelijk verlaagd is. Het immuunsysteem is onderdrukt en het lichaam wordt daardoor vatbaarder voor infecties.

Het is gebleken dat bij dominante dieren tijdens stress een verhoogde concentratie van de geslachtshormonen testosteron of oestrogeen voorkomt. Testosteron versterkt de dominantie en het viriele gedrag. Het stimuleert de eiwitsynthese ten behoeve

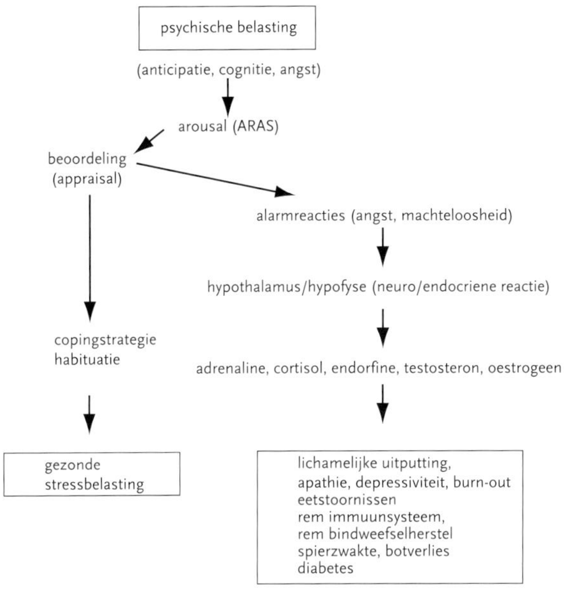

Figuur 9-16 De reacties van het lichaam op psychische belasting hangen af van de mate van inzicht en van het vermogen oplossingen te vinden. Lichamelijke klachten kunnen het gevolg zijn van onbeheersbare processen.

van de spier- en skeletopbouw. Dieren lager in de hiërarchie hebben een verlaagde geslachtshormoonspiegel. Mogelijk verklaart dit model, dat in belastende arbeidssituaties de volgzame, consciëntieuze werker eerder lichamelijke klachten ontwikkelt. Bij vrouwen onderdrukt chronische belasting soms de maandcyclus, waardoor minder oestrogenen in de bloedbaan komen. Ook bij zwaar trainende topatletes en bij vrouwen met anorexia nervosa verdwijnt de maandcyclus en daalt de productie van geslachtshormonen, wat leidt tot verminderde inbouw van structuureiwitten in weefsels.

Kenmerkend voor de uitputtingsfase is dat de homeostase niet meer in stand kan worden gehouden. Als gevolg van infecties, hoge bloeddruk, ophoping van vocht door ontregeling van de ADH- en aldosteronsecretie en achteruitgang van de weefselsamenstelling door overmatig verbruik van eiwit verslechtert de lichamelijke conditie zienderogen. Ernstige vermagering treedt op en bij dierexperimenten is gebleken dat stress kan leiden tot de dood.

9.4.3 **Psychosomatiek**

Veel mensen zullen stress meestal niet zo lang accepteren dat de uitputtingsfase intreedt, maar in een aanzienlijk aantal gevallen is langdurige psychische stress de oorzaak van lichamelijke klachten en arbeidsongeschiktheid (figuur 9-16). Bij dieren is de directe fysieke strijd om te overleven de grootste stressfactor. Bij de mens blijkt echter, zoals hiervoor beschreven, de psychische druk uit de omgeving meer en meer de onontkoombare stressor. Werk met grote verantwoordelijkheid, hoge werkdruk, onhaalbare deadlines en afhankelijkheid van anderen, leiden tot constante stress. Het machteloze gevoel dat werkdruk onontkoombaar is of dat er geen heldere oplossingen zijn, leidt tot angst en de daarmee samengaande lichamelijke verschijnselen.

Reeds enige decennia wordt onderkend dat aanhoudende stress in de huiselijke situatie en op het werk een belangrijke risicofactor is voor hoge bloeddruk en spierklachten. Ook in de taal is de koppeling tussen psychische problemen en het lichaam aanwezig. Uitdrukkingen als 'dat probleem ligt me als een steen op de maag' of 'die uitzichtloze situatie benauwt me bijzonder' geven dat aan.

Een scala van klachten waarvoor geen aanwijsbare anatomische of fysiologische oorzaak aanwezig is en die men schaart onder de term psychosomatische klachten (de geest beïnvloedt het lichaam) kan worden teruggevoerd op langdurige stress ten gevolge van psychosociale factoren. Naast hoge bloeddruk zijn hoofdpijn en hyperventilatie veelvoorkomende symptomen. Ook het skeletspierstelsel wordt in het symptomencomplex betrokken. De beruchte lage-rugklachten en een door hypertone spieren pijnlijke nek en schoudergordel zonder aanwijsbare oorzaak leiden tot frequent bezoek aan de dokter. In ernstige gevallen raakt iemand overspannen en zo uitgeput dat werken en sociaal functioneren onmogelijk worden (Engels: *burn out*).

◂ psychosomatische klachten

◂ burn out

Het in 9.4.2 besproken stressmodel geeft aan hoe stress via de invloed van hypothalamus, sympathicus en bijnieren psychosomatische verschijnselen bewerkstelligt. Wanneer de draaglast vanuit de omgeving te groot is, zendt de geest via het lichaam steeds krachtiger signalen uit. Zo zouden we psychosomatische klachten kunnen beschouwen als een verlengstuk van de lichaamstaal.

◂◂ uitputtingsfase

Psychosomatische klachten kunnen voor patiënten positieve gevolgen hebben. Ze creëren afhankelijkheid en de patiënt krijgt aandacht van zijn omgeving; aandacht die op een andere wijze niet te verkrijgen is. De klacht kan de redding zijn uit een ondraaglijke werksituatie. In de psychologie wordt gesproken van operante conditionering (7.3.2.2). De klacht die eerst buiten het bewustzijn om is ontstaan, wordt onbewust gekoppeld aan een plezierig effect (aandacht, hulp) en wordt bekrachtigd door het nut ervan. Het kan zelfs zo ver gaan dat ernstige pijn-

◂ operante conditionering

klachten lang worden verdragen. Wanneer pijn wordt beloond, kiest men voor pijn.

Het grote probleem bij de therapie van psychosomatische ziekten is het bespreekbaar maken van wat lichamelijk en non-verbaal is geworden. Opvallend is dat wanneer een klacht alleen symptomatisch wordt verholpen er elders in het lichaam een andere stoornis kan optreden. Een patiënt kan in een warnet van niet-gerelateerde functiestoornissen en in een circuit van medische specialisten terechtkomen. Therapeuten dienen het probleemoplossend vermogen van de patiënt te activeren om zijn functioneren te verbeteren.

9.5 HET COGNITIEVE NIVEAU

9.5.1 Hersenschors en hogere hersenfuncties

De cortex van de beide hemisferen heeft bij de mens in vergelijking met de andere zoogdieren een grote uitbreiding ondergaan. De grijze stof bevindt zich overwegend aan de buitenzijde van de hersenhelften, waarbij ten behoeve van de oppervlaktevergroting veel gyri en sulci aanwezig zijn (6.4.6). Het grootste deel van de cortex behoort tot het neoniveau en de meest gespecialiseerde menselijke functies staan direct onder de hoede van dit systeem. De gnostische sensibiliteit, het gezichtsvermogen, het gehoor, het taalbegrip en de spraak, de fijne handmotoriek, de planning van taken en het analytisch denken zijn aan de cortex gekoppeld. Ook de herkenning van gezichten, het ruimtelijk inzicht en de muzikaliteit zijn corticale functies. Door een vrijwel onuitputtelijk opnamevermogen voor kennis is de cortex in staat alle binnenkomende informatie op zinvolle wijze te verwerken. Door de denkprocessen is de mens in staat met de opgedane kennis nieuwe ontwikkelingen op theoretisch en praktisch terrein te realiseren. Het neoniveau is een bron van creativiteit en intelligentie, afhankelijk van intensiteit en relevantie van de stroom van indrukken.

neoniveau ▶
meest gespecialiseerde menselijke functies ▶
denkprocessen ▶
piramidecellen ▶▶

9.5.2 Structuur van de cortex

De bouw van de hersenschors is in figuur 9-17 schematisch weergegeven. De neocortex, de gehele schors uitgezonderd het deel van het limbische systeem, is op karakteristieke wijze opgebouwd. Van buiten naar binnen worden zes lagen met een verschillende dichtheid en grootte van neuronen onderscheiden. De lagen III en V bevatten grote neuronen met efferente vezels. Vanwege hun vorm worden ze piramidecellen genoemd. Hun dendrieten steken uit in de bovenste vier lagen en naar de zijden. Aan

zes lagen ▶
ARAS ▶▶

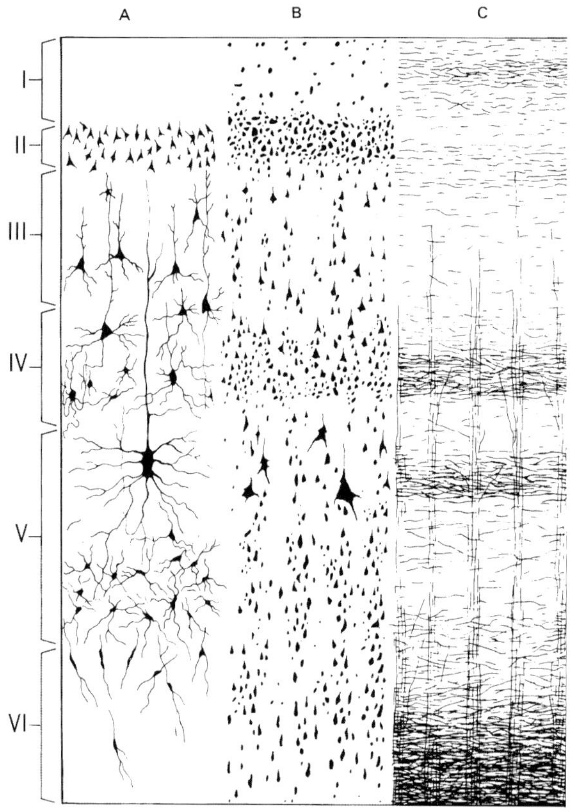

Figuur 9-17 Doorsnede van de cerebrale cortex met indeling in zes cellagen. Door verschillende histologische kleurtechnieken kunnen de neuronen met hun verbindingen (A), de cellichamen van neuronen (B) en de vezelverbindingen (C) selectief worden gekleurd.

de cellen van laag III ontspringen axonen die als associatie- en commissuurvezels in het cerebrum verlopen. Laag V van de motorische cortex bevat opvallend grote piramidecellen, de cellen van Betz, die hun axonen als projectievezels naar de periferie zenden.

De lagen I-IV ontvangen veel afferente vezels. De signalen komen van andere schorsvelden via associatie- en commissuurvezels, van de lager gelegen hersengebieden of van het ruggenmerg. Er zijn in deze lagen grote hoeveelheden kleine interneuronen aanwezig. In de bovenste vier lagen vindt door het contact van de afferenten met de interneuronen een integratief proces plaats, waarvan de resultaten door de piramidecellen in laag III en V door middel van hun associatie-, commissuur- en projectievezels naar elders worden verspreid.

Op laag I projecteren de afferente vezels van het ARAS. Zij zorgen ervoor dat er een basisactiviteit in de cortexneuronen aanwezig is. Wanneer er een

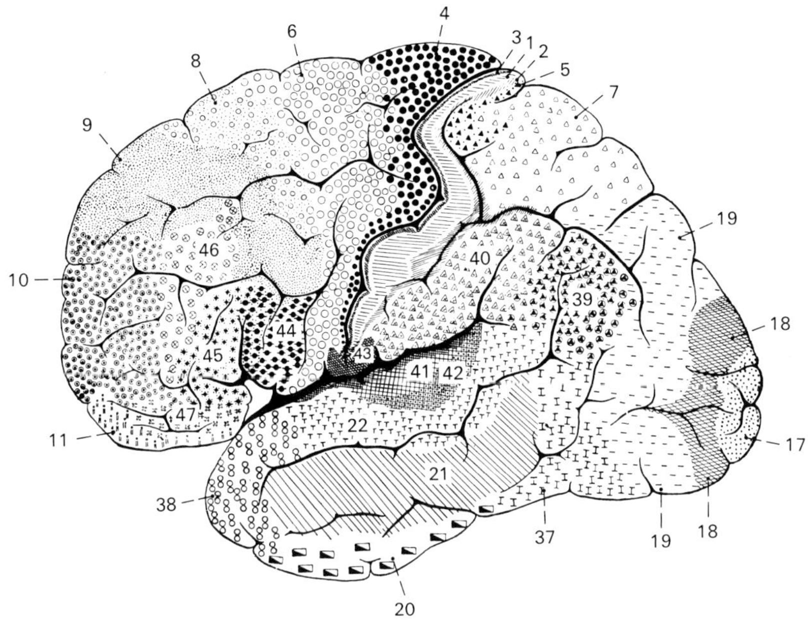

Figuur 9-18 Velden van Brodmann op de cerebrale cortex. Veld 1, 2 en 3 vormen samen de primaire sensibele cortex. Veld 17 is de primaire visuele cortex en veld 4 de primaire motorische cortex.

specifieke sensibele prikkel naar de schors opstijgt, leidt deze tot activering van de neuronen in het deel van de primaire sensibele cortex waar de prikkel binnenkomt, waarna de signalen zich in de omgeving verspreiden en een gewaarwording optreedt. In het geval dat de formatio reticularis door narcose of anderszins onderdrukt is en de schors niet kan activeren, zal een sensibele prikkel wel plaatselijk de direct ontvangende neuronen tot depolarisatie brengen (Engels: *evoked potentials*), maar leidt dit niet tot een verdergaande hersenactiviteit. De prikkel komt de schors wel binnen, maar er wordt niets mee gedaan en er treedt geen gewaarwording op.

Naast de organisatie in lagen is er een functionele organisatie in kolommen beschreven. Het meest karakteristiek komen deze kolommen voor in de primaire sensorische en motorische schorsvelden. Groepen neuronen die door de zes lagen heen lopen, vormen een cilindertje met een diameter van 0,05 tot 0,1 mm en hebben een specifieke functie. Op de primaire motorische schors zijn zulke kolommetjes betrokken bij de activering van een groep α-motoneuronen voor de sturing van de spiervezels ten behoeve van een deelbeweging in een totale actie. Direct daarnaast liggen kolommetjes die bij de sturing van dezelfde α-motoneuronen voor een bijdrage in een andere actie zijn betrokken. Deze kleine werkeenheden zijn steeds maar voor een klein deel van de totale actie verantwoordelijk.

Wanneer we de dikte en de structuur van de neocortex nader onderzoeken, blijkt er toch variatie in architectuur te zijn, ondanks de uniforme opbouw uit zes lagen. Zo bezit laag V van de motorische cortex veel grote cellen voor de efferente verbinding met de α-motoneuronen. De sensibele schors daarentegen heeft een uitgebreide laag IV. Op grond van verschillen in bouw zijn per hemisfeer 47 velden beschreven. Deze heten de velden van Brodmann (figuur 9-18). Men heeft zich lang afgevraagd of aan deze onderscheiden velden specifieke functies konden worden toegeschreven. Uit stimulatie-experimenten met elektroden tijdens neurochirurgische operaties is veel over de cortexfuncties bekend geworden. Patiënten zijn tijdens hersenoperaties veelal bij bewustzijn, zodat door middel van stimulatie van de cortex kan worden onderzocht bij welke functies een bepaald veld betrokken is. Bij sommige velden bestaat een duidelijke koppeling aan een functie. Zo zijn de velden 17 en 18 betrokken bij de verwerking van visuele informatie en de velden 41 en 42 bij het gehoor; veld 4 is de primaire motorische cortex. Van veel velden is de functie echter onduidelijk.

◂ variatie in architectuur

◂◂ narcose

◂ velden van Brodmann

◂◂ kolommen

9.5.3 **Lokalisatie van functies**

Door middel van stimulatieonderzoek, gegevens van patiënten met een hersenletsel en onderzoek met behulp van radioactieve indicatoren heeft

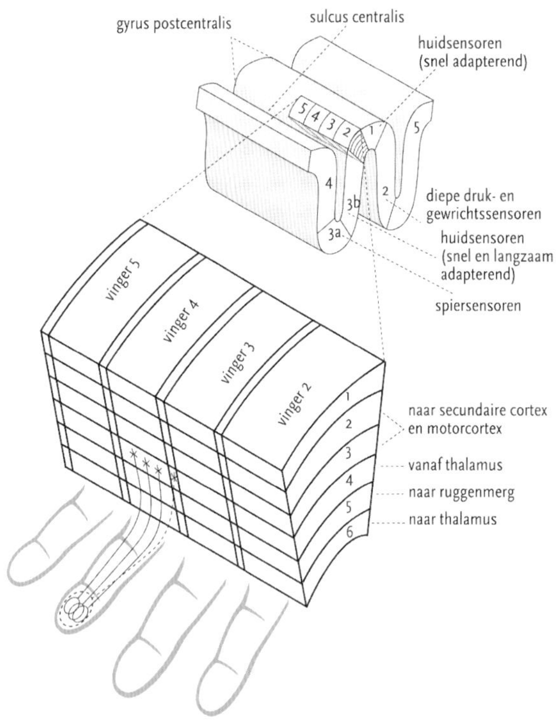

Figuur 9-19 Primaire sensibele cortex waarop aangegeven de somatotopie van de vingers. ***A*** *Representatie van de diverse gevoelsmodaliteiten op verschillende locaties op de sensibele cortex.* ***B*** *Detail van de cortex met de zes cellagen. De kolom voor elke vinger heeft afferenten en efferenten naar veel delen van het centrale zenuwstelsel.*

secundaire cortexvelden ▸▸
verwerking ▸▸
functieverdeling ▸
bewustwording ▸▸

men zich een algemeen beeld kunnen vormen van de functieverdeling op de cerebrale cortex. Bij de interpretatie van uitvalsverschijnselen na een hersenbeschadiging of bij stimulatie moet men zich realiseren, dat uitval of het optreden van een effect niet wil zeggen dat de functie in het desbetreffende schorsveld gelokaliseerd is. Men kan alleen concluderen dat deze cellen bij de functie betrokken zijn. Wellicht zijn er voor de functie meer velden en andere hersendelen nodig, maar door het verloren gaan van een beperkt aantal neuronen kan het gehele circuit niet meer werken en kan de functie uitvallen.

primaire cortexvelden ▸

Het duidelijkst is de lokalisatie in de primaire cortexvelden van de diverse sensorische modaliteiten en de motoriek. Tast, gezichtsvermogen, gehoor, smaak en reuk kunnen met redelijke zekerheid op de schors worden aangewezen. Direct achter de sulcus centralis Rolandi (figuur 6-18) ligt een schorsband, die gyrus postcentralis wordt genoemd. Hier komt alle somatosensorische informatie van de contralaterale lichaamshelft binnen. Dit gebied is ook bekend als

gyrus postcentralis ▸
vierheuvelenplaat ▸▸

sensibele homunculus ▸▸

somatotopie ▸▸

de primaire somatosensorische schors (velden 1, 2 en 3). Het halve mensje dat zo op de cortex van een hemisfeer kan worden geprojecteerd, heet de sensibele homunculus (figuur 7-28). De tenen zijn geprojecteerd aan de mediale zijde bij het corpus callosum, de benen en het bekken op de bovenzijde van de hemisfeer en de romp, de arm en het gezicht lateraal. Zo'n strikte lokalisatie van de diverse lichaamsdelen op de schors wordt somatotopie genoemd. De neuronen voor de diverse modaliteiten van tast liggen voor een bepaald huidgebied bijeen in verticale kolommen.

discriminerend vermogen ▸▸

De nauwkeurigheid van het discriminerend vermogen in een huiddeel hangt samen met de grootte van het cortexgebied. De tast van het aangezicht, met lippen en tong, en van de hand is bijzonder goed vertegenwoordigd.

De nauwkeurige verwerking van de tastfunctie van de vingers wordt duidelijk door de grote cortexoppervlakte voor deze functie. In figuur 9-19 is een dwarsdoorsnede van de sensibele schors weergegeven. Op de velden 1, 2 en 3 zijn voor elke vinger afzonderlijke cortexdelen aanwezig, terwijl de verschillende modaliteiten per vinger een aparte plaats innemen.

Het gedeelte van de romp van een lichaamshelft neemt maar een klein cortexveld in beslag. De primaire visuele cortex ligt op de occipitale kwabben (veld 17); de primaire auditieve cortex (veld 41, 42) en de reukcortex (veld 28) liggen op de temporale kwabben. De smaak ligt vlak bij de lokalisatie van de tong.

Aan elk primair veld grenzen de secundaire cortexvelden, die het gebied vormen waar de verwerking en de bewustwording van informatie van een bepaalde modaliteit plaatsvinden. De velden 5 en 7 vormen de secundaire somatosensorische cortex en veld 18 is de secundaire visuele schors. Elektrische stimulering van de secundaire sensorische velden geeft een complexe waarneming. Prikkeling van de primaire visuele schors geeft alleen lichtflitsjes, maar bij stimulering van de secundaire schorsvelden ziet de patiënt beeldfragmenten.

Wanneer een letsel optreedt in de secundaire gebieden, komt de informatie wel binnen in de cortex, maar zij dringt niet door tot het bewustzijn. Experimenten met apen hebben duidelijk gemaakt dat, terwijl de primaire schors intact is, bij een letsel van de secundaire visuele schors de dieren niet in staat zijn tot het visueel herkennen en oppakken van voorwerpen. Ze kunnen wel obstakels ontwijken. Dit reflectoire gedrag wordt gedeeltelijk via de vierheuvelenplaat in de hersenstam tot stand gebracht (6.4.3). Voor de mens zijn soortgelijke gegevens bekend.

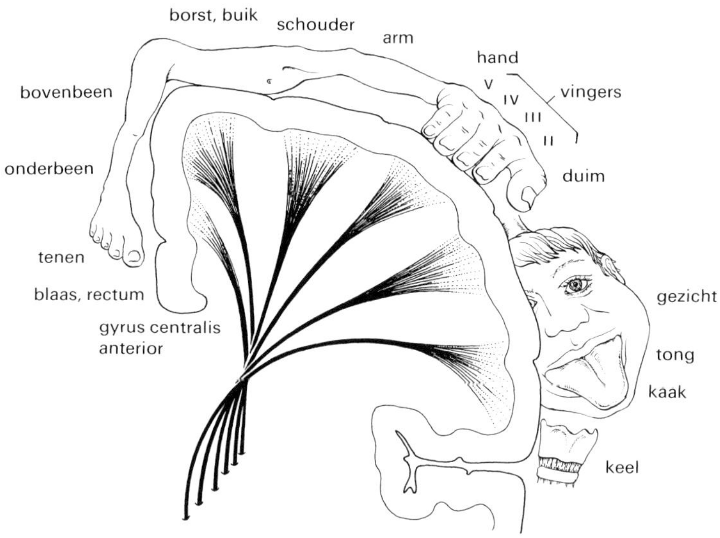

Figuur 9-20 Motorische homunculus geprojecteerd op een dwarsdoorsnede van de linkerhemisfeer.

Zelfs bij een letsel met uitval van de primaire visuele cortex is nog enige waarneming mogelijk. Zo bleek iemand met een halfzijdige gezichtsvelduitval (laesie in veld 17), die zei halfzijdig blind te zijn, tot zijn verbazing de plaats van de in het blinde gezichtsveld geprojecteerde lichtflitsen te kunnen aangeven. Bovendien kon hij onderscheid maken tussen een X en een O. Voor het dagelijks leven was het gezichtsveld echter niet functioneel.

De motorische functies zijn overwegend gerepresenteerd op de frontale cortex voor de centrale sulcus. De primaire motorische cortex ligt daar direct voor, op de gyrus precentralis (veld 4). Hier is een duidelijke somatotopie voor motorische functies te vinden, die de motorische homunculus wordt genoemd (figuur 9-20). Aangezien de neocortex voornamelijk betrokken is bij de uitvoering van fijne motoriek is de representatie van de spieren op de cortex onevenredig. De distale musculatuur van de armen en benen en van de nauwkeurige willekeurige motoriek van handen en voeten, alsmede de spieren van aangezicht en tong voor spraak en mimiek hebben een grote representatie op de motorische cortex. In veld 4 liggen de cellen van Betz, die een bijdrage leveren aan de tractus corticospinalis (30.000 op een totaal van 1.000.000 vezels). Deze directe corticospinale vezels hebben vrijwel zonder tussenkomst van interneuronen contact met de α-motoneuronen van de distale spieren.

Beschadiging van veld 4 leidt tot een totale verlamming (paralyse) van de betrokken distale musculatuur. Patiënten met een letsel van de motorische cortex kunnen door revalidatie grove grijpbewegingen terugkrijgen, maar de nauwkeurige bewegingen herstellen zich uiterst moeizaam. Dit is een gevolg van het feit dat de directe verbindingen van de motorcortex met de α-motoneuronen van de distale spieren door het cortexletsel verloren zijn gegaan en onder het neoniveau daarvoor geen vervangende representatie voorhanden is. Grove bewegingen worden door de basale kernen bepaald en kunnen door oefening worden ingezet. De samenwerking tussen resterende neoniveau- en de functionele paleoniveautaken na een hersenletsel dient door intensieve oefening zo veel mogelijk te worden hersteld (9.5.6).

Hoewel letsel van veld 4 leidt tot paralyse van spieren kan ook hier niet geconcludeerd worden, dat dit veld de oorsprong is van de willekeurige bewegingen. Het doet als uitvoerkanaal van de motorische programma's van de cortex dienst, waarbij het motorisch geheugen zich elders op de cortex bevindt. Behalve de primaire motorische schors zijn er nog meer motorische velden op de frontale kwabben aanwezig. Voor veld 4 liggen de velden 6 en 8, die de secundaire motorische cortex (Engels: *premotor cortex*) vormen. Stimulering van deze laag leidt tot complexere bewegingen. Deze cortexvelden staan in contact met de basale kernen en met de formatio reticularis.

We kunnen het voorgaande met een praktisch voorbeeld verduidelijken. Om een grijpbeweging met de arm uit te voeren, worden vanuit de frontale cortex de velden 6 en 8 geactiveerd, die in samenwerking met de basale kernen zorgen voor programmering van de schouder- en armbewegingen in de rich-

◀◀ motorische functies

◀◀ primaire motorische cortex

◀◀ motorische homunculus

◀ secundaire motorische cortex

◀◀ cellen van Betz

◀◀ paralyse

ting van een voorwerp. Veld 4 wordt geactiveerd voor de handfunctie tijdens het grijpen. De basale kernen hebben zelf geen directe descenderende banen naar het ruggenmerg, maar geven hun informatie terug aan veld 4, waardoor dit tevens gebruikt wordt als uitvoerkanaal van de ondersteunende motoriek.

frontale blikcentra ▶

Op de frontale cortex liggen ook de frontale blikcentra voor de willekeurige motoriek van de oogspieren. Deze velden zijn betrokken bij de geconjugeerde bewegingen van de ogen bij het bewust kijken naar bewegende voorwerpen. De meer automatische en onwillekeurige fixatie- en volgbewegingen van de ogen worden gestuurd door de occipitale blikcentra op de occipitale schors dicht bij de visuele velden. Terwijl aan de primaire en secundaire schorsvelden redelijk eenduidige functies kunnen worden toegeschreven, is dat voor de overige velden meestal moeilijker.

prefrontale schors ▶

De tertiaire velden zijn grote gebieden tussen de beschreven velden, die voor taal, planning, geheugen, ruimtelijk inzicht, motorisch inzicht en vele andere hogere hersenfuncties nodig zijn. De prefrontale schors speelt een rol bij de bepaling van de persoonlijkheid, de sociale aanpassing, de planning en kennis van de begrippen 'verleden' en 'toekomst'. Gebieden op de pariëtale cortex zijn betrokken bij het ruimtelijk inzicht en het inzicht in vorm en afmetingen van het lichaam (lichaamsschema). Deze gebieden zijn ook van betekenis voor ons motorisch handelen, omdat de ruimte die het lichaam inneemt en de reikwijdte van de bewegingen afgestemd moeten zijn op de omgeving.

lichaamsschema ▶

centrum van Wernicke ▶▶

9.5.4 Lateralisatie van functies en hemisfeerdominantie

sensorische afasie ▶▶

asymmetrische hogere functies ▶

commissuurverbindingen ▶

centrum van Broca ▶▶

linkerhemisfeer ▶

taalvaardigheden ▶

voorkeurshand ▶

motorische afasie ▶▶

De hogere functies zijn meestal niet gelijkelijk op beide hemisferen vertegenwoordigd. Er is een zekere specialisatie opgetreden, waarbij bepaalde functies voornamelijk in een hemisfeer zijn gelokaliseerd. Bij de hogere zoogdieren en bij de mens ontwikkelen de hersenen zich voor de hogere functies asymmetrisch. Voor het functioneren van de hersenen als geheel is het dan ook van het grootste belang, dat de beide hemisferen via commissuurverbindingen als het corpus callosum intensief informatie kunnen uitwisselen. In de negentiende eeuw was reeds bekend dat de linkerhemisfeer een belangrijke rol speelt bij de taalvaardigheden en bij de besturing van de (rechter) voorkeurshand. Deze relatie gaat bij meer dan 90% van de bevolking op. Bij afasiepatiënten, die grote moeite hebben met begrijpen en/of uiten van taal, blijkt vaak een linkszijdig hersenletsel aanwezig te zijn. Ten aanzien van de taal zorgt deze hemisfeer zowel voor het taalbegrip als voor de spraak. Het centrum van Wernicke, dorsaal van de auditieve schors (figuur 9-21), zorgt ervoor dat woorden en zinsconstructies in gesproken taal worden herkend en begrepen. Bovendien is dit gebied ook belangrijk bij het vinden van woorden uit de herinnering en bij het benoemen van bekende voorwerpen. Patiënten met een letsel in het centrum van Wernicke hebben grote communicatieve problemen, doordat ze de taal niet meer begrijpen (sensorische afasie). Vaak zijn ze echter zeer spraakzaam, maar bij gebrek aan kritisch inzicht in en terugkoppeling via het gehoor op de gevormde zinnen, produceren ze veelal lege taal, die doorspekt is met synoniemen en neologismen.

Op de linker frontale kwab bevindt zich een motorisch gebied dat bij de expressie van taal is betrokken. Dit is het centrum van Broca (veld 44), dat de vorming van woorden en zinnen mogelijk maakt (figuur 9-21). Veld 44 ligt direct frontaal voor het somatotopische gebied voor mond en tong in veld 4. Wanneer het centrum van Broca beschadigd is, blijkt dat er meer aan de hand is dan een articulatieprobleem. Er bestaat dan een motorische afasie: ook het inzicht in de grammaticale structuur van de taal is

Tabel 9-1 Functies/eigenschappen geassocieerd met linker- en rechterhemisfeer

linkerhemisfeer	rechterhemisfeer
dominant	niet-dominant
verbaal	ruimtelijk
intellectueel	intuïtief
argumenterend	ervarend
intellectueel	sensueel
analytisch	relationeel
rechter lichaamshelft	linker lichaamshelft
bewust	onbewust
realistisch	impulsief
propositioneel	fantasierijk
yang	yin
analytisch	relationeel
analytisch	geheel, Gestalt
sequentieel	simultaan
differentiatie	integratie
historisch	tijdloos
analytisch	vanuit het geheel
objectief	subjectief
focaal	diffuus
verbaal	non-verbaal
buddhi	manas
propositioneel	visuospatieel

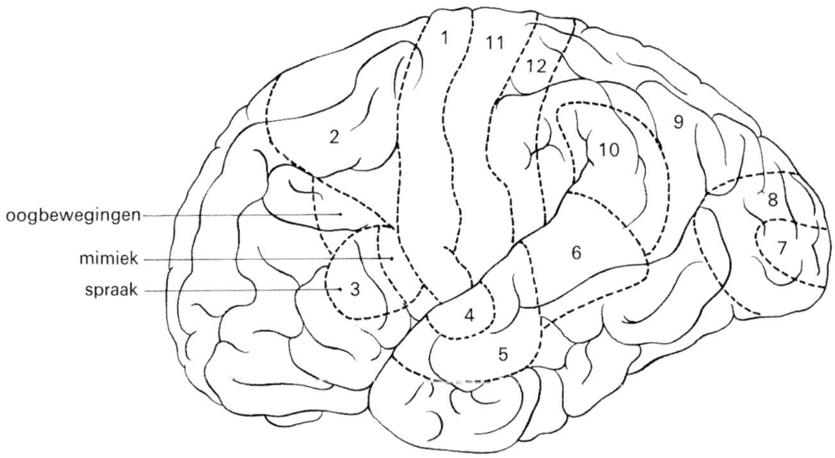

Figuur 9-21 Lateraal aanzicht van de linkerhemisfeer met de lokalisatie van diverse functies (de nummering duidt dus niet op velden van Brodmann!): **1** *primaire motorische cortex,* **2** *secundaire motorische cortex,* **3** *centrum van Broca,* **4** *primaire gehoorcortex,* **5** *secundaire gehoorcortex,* **6** *centrum van Wernicke,* **7** *primaire visuele cortex,* **8** *secundaire visuele cortex,* **9** *associatievelden,* **10** *gyrus angularis,* **11** *primaire sensorische cortex,* **12** *secundaire sensorische cortex.*

gestoord. Zinnen als 'de geit wordt door de leeuw opgegeten' of 'het potlood ligt onder de krant' kunnen een patiënt met ernstige afasie in grote verwarring brengen, omdat hij onderwerp en lijdend voorwerp of de relatie tussen de voorwerpen niet meer begrijpt. De patiënten spreken langzaam en in telegramstijl en raken dikwijls gefrustreerd doordat ze niet bij machte zijn te zeggen wat ze willen vertellen. Een klapper met systematisch geordende plaatjes (taalzakboek) kan enige uitkomst bieden bij de gesprekken.

Behalve de complexe menselijke taalfunctie zijn ook het analytische en rationele denken en het rekenkundige vermogen aan de linkerhemisfeer gebonden, evenals tijdsaspecten, zoals eerder en later, voor en na. Deze temporele aspecten zijn ook van belang voor de taal en voor de juiste opeenvolging van begrippen in de tijd.

Aangezien ons bewustzijn gebruikmaakt van de taal, veronderstellen sommige onderzoekers dat de linkerhemisfeer de betrokken hemisfeer is, maar ook functies van de rechterhemisfeer dragen bij aan het bewustzijn. De mens legt grote nadruk op de ontwikkeling van capaciteiten die in de linkerhemisfeer gerepresenteerd zijn en waarvan men zich het meest bewust is. In tabel 9-1 is een overzicht van functies van de linkerhemisfeer opgenomen.

Naast de taalfunctie en het inzicht in de aanpak van problemen, bestuurt de linkerhemisfeer de (rechter) voorkeurshand. Stoornissen in de linkerhemisfeer kunnen leiden tot problemen met het doelgericht uitvoeren van handelingen (apraxie). De links-rechtscoördinatie is verminderd en hoewel het plan voor een beweging wel goed is, komt er tijdens de uitvoering meestal niet veel van terecht. Deze patiënten hebben vaak grote moeite met het aantrekken van hun kleding.

Naast de goede algemene motorische vaardigheden die de rechterhand heeft, is ook het schrijven met de rechterhand een gevolg van de lateralisatie in het zenuwstelsel. De koppeling van de visuele cortex met het taalcentrum in de linkerhemisfeer geeft de mogelijkheid om te lezen. Het zou te ver voeren nader in te gaan op de interactie van de velden die deze functies vertegenwoordigen. Het is gebleken dat de gyrus angularis links (veld 39), een centraal gebied waar gehoor, visus en het centrum van Wernicke aan grenzen, van belang is voor begrip en geïntegreerd gebruik van taal, spraak, lezen en schrijven.

◂ lezen

◂◂ rationeel denken

◂◂ tijdsaspecten

Ongeveer 10% van de bevolking is linkshandig. Toch blijkt dat ook bij 70% van de linkshandigen de linkerhemisfeer dominant is voor taal. Slechts 15% heeft een dominantie in de rechterhemisfeer voor taal en bij 15% is de taal in beide helften gerepresenteerd.

De voornaamste functies van de rechterhemisfeer zijn weergegeven in tabel 9-1. Een belangrijke functie is het inzicht in ruimtelijke processen en structuren (spatiële informatie). Doordat deze hemisfeer weinig verbale vermogens heeft, kan een langdurig gedachteproces om een probleem op te lossen voorshands onbewust blijven. Wanneer het resultaat via integratie met de linkerhemisfeer in taal uitdrukking vindt, dringt het plotseling en onverwacht door

◂ rechterhemisfeer

◂ spatiële informatie

◂◂ apraxie

intuïtie ▶
lichaamsschema ▶

in het bewustzijn. Dit proces draagt bij aan wat we wel aanduiden als intuïtie.

Inzicht in het lichaamsschema en het herkennen van gezichten komt via de rechterhemisfeer tot stand. Daarbij is gebleken dat deze hersenhelft een belangrijke taak heeft in ruimtelijk inzicht, zoals het kennen van de woonomgeving en de oriëntatie in een stad. Zo kan een patiënt met een rechtszijdige aandoening na het verlaten van zijn woning volledig de weg kwijtraken in de eigen, vertrouwde buurt.

kunstzinnige hemisfeer ▶

Ook de juiste interpretatie van perspectief en vormen in de schilder- en beeldhouwkunst wordt in de rechterhemisfeer gerealiseerd. De rechterhelft wordt daarom wel aangeduid als de kunstzinnige hemisfeer. Zo is het waarderen van muziek en ook het componeren aan deze hemisfeer gebonden. Gevoel leggen in een muziekuitvoering behoeft meer dan het in de juiste volgorde produceren van de juiste noten. Wanneer men z'n hart ergens inlegt, gebeurt dat ongetwijfeld via de rechter hersenhelft.

non-verbale communicatie ▶

Daarnaast heeft de rechterhemisfeer een belangrijke taak bij de non-verbale communicatie. Vooral bij kleine kinderen komt deze functie tot uiting. Zij doorzien soms de emoties die verborgen zijn achter een façade van formeel en maatschappelijk aanvaard gedrag. Men kan aan houding, intonatie van de stem en mimiek aflezen hoe iemand zich voelt. Zo zullen de klank en de intonatie van taal veel duidelijk maken over de spreker. De linkerhemisfeer analyseert de woorden, maar de rechter merkt of er warmte of sarcasme 'meespreekt'. Daardoor kan men de taal pas in zijn volle omvang begrijpen.

split-brain patients ▶
hemi-inattentie syndroom ▶▶
neglect ▶▶

Onderzoek naar de specialisatie van beide hemisferen is onder meer verricht bij patiënten met invaliderende epileptische aanvallen, bij wie een van de hemisferen, met behulp van een doorsnijding van het corpus callosum, was geïsoleerd van de hemisfeer die de epileptische aanval veroorzaakt (Engels: *split-brain patients*). Deze operatie, die doorgaans een aanzienlijke verbetering van de epilepsie gaf, resulteerde uiteraard ook in een functionele scheiding van de hemisferen. Het was opvallend dat na de operatie weinig aan de persoon was te merken. De twee hersenhelften zijn door verlies van commissuurverbindingen gescheiden, maar toch weet het zenuwstelsel de indruk van heelheid en eenheid te bewaren.

Met ingenieuze proeven kan met de hemisferen apart worden gecommuniceerd, waardoor verschillen tussen links en rechts duidelijk worden. Hierbij gebruikt men een opstelling waarbij de *split brain*-proefpersoon onder een scherm door voorwerpen kan betasten, terwijl hij ze niet kan zien. Met behulp van een diaprojector worden op gescheiden projectieschermen voor het linker- en het rechtergezichtsveld woorden, beelden of figuren in korte flitsen geprojecteerd. Wanneer men de proefpersoon met de linkerhand een blokje laat betasten, kan hij niet zeggen wat hij voelt, maar kan hij het blokje wel trefzeker aanwijzen tussen andere voorwerpen. De proefpersoon is daar zelf verbaasd over. Na het blind betasten met de rechterhand kan hij het voorwerp wel benoemen. Projecteert men kort de woorden 'pen' in het linker- en 'bal' in het rechtergezichtsveld, dan kan de proefpersoon 'bal' lezen en zeggen, terwijl hij 'pen' niet kan zeggen, maar wel aanwijzen. Dit is opmerkelijk, want blijkbaar heeft de rechterhemisfeer wel enig taalbegrip. Het gaat dan veelal om korte woorden die een laag abstractieniveau hebben. Zinnen worden rechts niet begrepen.

Wanneer figuren worden geprojecteerd waaraan delen ontbreken, kan de rechterhemisfeer heel goed het beeld completeren. Een in het rechtergezichtsveld geprojecteerde incomplete figuur wordt moeilijk herkend, omdat de linkerhemisfeer wat ruimtelijk inzicht betreft weinig ontwikkeld is.

Intermezzo 9.4
Rechtszijdig hersenletsel

Een hersenbeschadiging in de linkerhemisfeer geeft soms aanleiding tot taalstoornissen en stoornissen in complexe handvaardigheden (motorische apraxie), waarbij de patiënt zich van de niet-functionerende rechter lichaamshelft uitermate bewust is. Een rechtszijdig hersenletsel is wat betreft de hogere hersenfuncties minder opvallend, want de patiënt praat nog en kan meestal nog goed redeneren. Met enige aandacht zijn bij sommige van deze patiënten echter duidelijke stoornissen waarneembaar. Opvallend is dat zij soms niet inzien dat er iets mis is. Het komt ook voor dat zij niet meer in staat zijn de linker lichaamshelft te ervaren. Dit complexe beeld heet hemi-inattentiesyndroom (Engels: *neglect*), waarbij veel stoornissen kunnen worden gevonden. De linker lichaamshelft hoort er voor de patiënt niet meer bij en het aanwijzen van de linkerarm is een onoverkomelijk probleem. Zo kan het aantrekken van een overhemd stagneren nadat het over de rechterarm is geschoven; een linkersok en -schoen die niet zijn aangetrokken, worden niet gemist. De linkerzijde van de krant wordt niet gelezen, het gezicht wordt alleen aan de rechterkant geschoren en een bord alleen aan de rechterzijde leeggegeten. Terwijl zo'n krant of bord toch in het midden van het gezichtsveld wordt gepresenteerd en men zou verwachten dat er een zekere drang tot onderzoeken aanwezig is.

Wanneer de fysiotherapeut de eventueel verlamde linkerarm optilt, is de patiënt uitermate verrast en vraagt van wie die arm ineens is. Dit is voor de therapie een obstakel van de eerste orde, want hoe is het mogelijk functies te trainen van een arm die niet meer in het bewustzijn aanwezig is.

Gelukkig is *neglect* in de meeste gevallen van voorbijgaande aard. Juist in de eerste revalidatieweken is het echter een grote belemmering waarop de therapeut bedacht moet zijn. Omdat door de rechtszijdige hersenbeschadiging naast het *neglect* voor links ook een halfzijdige gezichtsvelduitval links kan optreden (hemianopsie), is het onjuist aan de te behandelen linkerzijde van de patiënt te gaan staan om een oefening voor te doen. Recht voor de patiënt is de aangewezen plaats. Hoe wanhopig moet een linkszijdige hemiplegiepatiënt zich in zijn ziekbed voelen wanneer hij gesteund door vele kussens de hele dag op zijn gezonde zijde moet liggen, zeker wanneer hij alleen zicht heeft op een kale muur. Zijn gehele resterende gezichtsveld is gevuld met kussens en hij hoort niet nader te definiëren stemmen in het zwarte deel van de ruimte.

9.5.5 Leren en geheugen

9.5.5.1 *Leven en leren*

Een wezenlijk onderdeel van de menselijke natuur is het vermogen om te leren van ervaringen en van de kennis die door anderen is verworven. Het geleerde wordt in het geheugen opgeslagen. Zowel positieve als negatieve ervaringen dragen bij aan de vorming van toekomstige gedragspatronen. De opgeslagen kennis kan vele tientallen jaren later nog van nut zijn. Kenmerkend voor het geheugen is dat verscheidene informatiestromen parallel verwerkt kunnen worden. Wanneer men met een paar boeken onder de arm, al pratend met een bekende op weg naar huis is, wordt informatie over het lopen en worden daarin optredende storingen gerelateerd aan kennis van hoe het eigenlijk zou moeten. De steeds wegglijdende boeken eisen aandacht en controle op. Men hoort klanken die als taal worden herkend en met opgeslagen kennis moeten worden vergeleken om ze te begrijpen. Tegelijk kijkt men rond en onderscheidt hoofd- en bijzaken in de zichtbare omgeving. Intussen worden mimiek en intonatie zo zuiver mogelijk aangepast aan de eisen van de sociale context.

Geheugenverlies (amnesie) is een ontredderende en invaliderende situatie. Na een hersentrauma zijn er soms gaten in de herinnering, vooral met betrekking tot gebeurtenissen die onmiddellijk aan het ongeluk voorafgingen (retrograde amnesie). Ook komt het voor dat het geheugen volledig verloren is. Daarnaast kan na een hersenletsel het vermogen om nieuwe kennis op te doen gestoord zijn (anterograde amnesie) en zoekt de patiënt vol vertwijfeling naar zijn identiteit en de zin van zijn handelen. Er is een patiënt beschreven die alle gebeurtenissen direct in een agenda noteerde, ze vrijwel onmiddellijk weer vergat, om bij teruglezen na een paar minuten verbijsterd te constateren dat hij blijkbaar al eerder iets had beleefd. Tegelijk was deze persoon, die beroepsmatig dirigent was geweest voorafgaande aan zijn hersenbeschadiging, nog wel in staat om een koor te dirigeren en op de piano complete muziekpartijen uit het hoofd te spelen.

Met een goed geheugen kan men tot op hoge leeftijd optimaal functioneren; het lijkt of er geen verzadigingspunt voor het opslaan van kennis en ervaringen is. Elke dag worden nieuwe gegevens toegevoegd aan en geïntegreerd in reeds aanwezige kennis. Daardoor blijft het eerder geleerde actueel. Herinneringen die niet meer worden gebruikt, vervagen op den duur. Vermoedelijk gaan ze niet verloren, zoals onder hypnose blijkt, maar zijn ze steeds moeilijker op te roepen. Dit gebeurt ook bij het ouder worden. Ouderen hebben steeds meer problemen zich bepaalde gebeurtenissen te herinneren en aanwezige informatie in het geheugen op te roepen (Engels: *recall*).

9.5.5.2 *Geheugenprocessen*

◀◀ geheugen

De opslag van informatie in het geheugen is een gecompliceerd proces (figuur 9-22). Er zijn drie neuronale systemen bij betrokken, het sensorische geheugen, het kortetermijn- en het langetermijngeheugen, die elk een eigen bijdrage leveren aan de selectie en verwerking. De binnenkomende informatie wordt allereerst voor zeer korte tijd opgeslagen in het sensorische geheugen. Dit betreft uiteenlopende informatie uit alle zintuigen; de opslagduur is beperkt tot circa een seconde. In het sensorische geheugen vindt geen selectie plaats. In de volgende processtappen treedt steeds een gerichte vermindering van informatie op, waardoor de meest zinvolle gegevens uiteindelijk vast in het geheugen worden verankerd. De overtollige delen van de waarneming vormen dan geen belasting van het geheugen.

◀ sensorisch geheugen

Voor een leerproces wordt door gerichte aandacht en betekenistoekenning een selectie van de gegevens gemaakt, die wordt overgedragen aan het kortetermijngeheugen (werkgeheugen). Ook wordt de informatie gecodeerd, wat vaak neerkomt op het toekennen van een woord of symbool. Het gezicht krijgt dan de naam van een bekende, een kronkel op papier wordt een cijfer acht.

◀◀ amnesie

◀ kortetermijngeheugen

◀ werkgeheugen

◀◀ retrograde amnesie

Het kortetermijngeheugen heeft een beperkte capaciteit, zodat selectie noodzakelijk is. Er kan

◀◀ anterograde amnesie

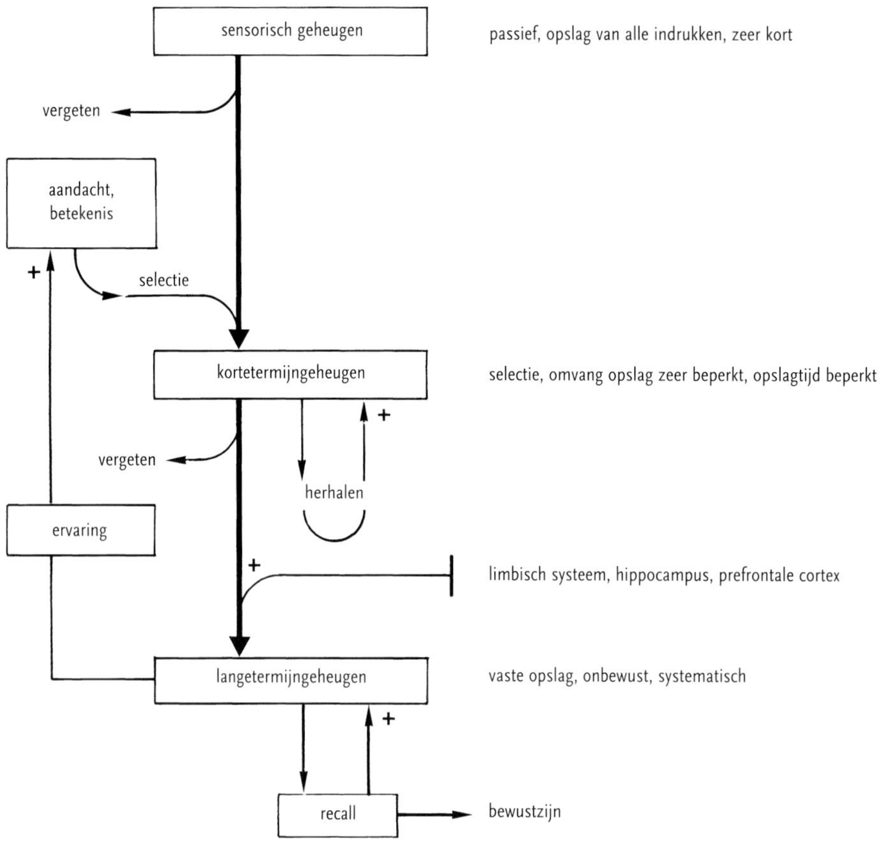

Figuur 9-22 Verwerking en opslag van informatie in het geheugen.

slechts een klein aantal eenheden tegelijk worden opgenomen, of dit nu cijfers, lettergrepen, woorden of beelden zijn. Soms kunnen we de efficiëntie verhogen door begrippen te groeperen. Bij getallenreeksen kunnen steeds twee of drie cijfers in een reeks worden bijeengebracht. Bij letterreeksen kan men proberen woorden te vormen en tussen woorden kan een logisch verband worden gelegd. Het onthouden van getallenreeksen en woordgroepen waarmee de capaciteit van het kortetermijngeheugen wordt onderzocht, is een vrij onnatuurlijke bezigheid, maar wel geschikt om de beperkte capaciteit van het werkgeheugen zichtbaar te maken.

Training van kortetermijnopslag van gegevens is mogelijk, zoals professionele beoefenaars aantonen bij het onthouden van een heel pakket speelkaarten en van getallenreeksen. Het is verbazend te zien, dat iemand na een korte intensieve blik op de kaarten ze een paar minuten later alle 52 vlekkeloos op volgorde weet te reproduceren.

Het kortetermijngeheugen is van groot nut voor tijdelijk relevante informatie. Wanneer men bij het oversteken eerst naar links en daarna naar rechts kijkt, gaat de informatie van links niet verloren terwijl men naar rechts kijkt. Daardoor kan men een beslissing nemen. Na het oversteken heeft de informatie geen nut meer en kan deze worden gewist. Om de beperkte ruimte in het kortetermijngeheugen optimaal te gebruiken, moet er actief met de gegevens worden omgegaan, in het bijzonder door associatie met bestaande geheugeninhouden.

Het kortetermijngeheugen heeft een beperkte opslagduur. Een gegeven kan hooguit 15-20 s zonder extra aandacht bewaard blijven; wordt het niet opgeslagen in het permanente geheugen, dan gaat het verloren. De verwerkingssnelheid is echter zeer hoog, zodat het werkgeheugen bij dagelijks gebruik zelden vol raakt. De bewaartijd in het werkgeheugen kan aanzienlijk worden verlengd door een gegeven in gedachten steeds te herhalen. Zo kan een opgezocht telefoonnummer worden vastgehouden tot het moment dat men daadwerkelijk opbelt. Wordt men even afgeleid, dan ontsnapt het gegeven.

categorisering ▸▸

Er is tevens sprake van categorisering. Het nieuw geleerde begrip hoort thuis in een groep soortgelijke begrippen in het geheugen: een nieuw type mobieltje bij de reeds in het geheugen bekende, een viking bij oorspronkelijke Europese volken of bij schaatsmerken. Nieuwe informatie wordt dus opgenomen in een domein. Vaak past een gegeven in meer dan één domein. Hoe meer associaties, hoe effectiever een gegeven in het geheugen wordt ingepast. Dat inpassen gebeurt in het langetermijngeheugen. In dit geheugen wordt de informatie permanent opgeslagen, waarbij de mate van systematische ordening in categorieën bepaalt hoe makkelijk zij kan worden opgeroepen. Het overbrengen van de informatie van het korte- naar het langetermijngeheugen vindt plaats met behulp van de hippocampus. Patiënten met een hippocampuslaesie kunnen geen nieuwe dingen leren, maar nog wel hun vroeger verworven kennis oproepen. De prefrontale gebieden beslissen vermoedelijk over het al dan niet opslaan, waarbij de plaats van opslag in de cortex nog onbekend is. De informatie wordt gedistribueerd over verscheidene neuronale netwerken in de cortex.

Met MRI-scans blijken twee afzonderlijke gebieden bij geheugenopslag betrokken te zijn. Bij geheugentaken die betrekking hebben op feiten en gebeurtenissen is de hippocampus actief, terwijl de nucleus caudatus voor opslag van geheugeninformatie van complexe bewegingen en gewoonten verantwoordelijk is. De twee systemen zijn verbonden, want bij hersenletsel kan het ene systeem voor het andere compenseren.

Elke dag gaan er neuronen verloren die niet worden vervangen, omdat zenuwcellen zich niet kunnen delen. Toch blijft de informatie behouden, doordat de opslag niet van een strikte lokalisatie afhankelijk is. Het nadeel van een lerend plastisch netwerk is, dat men gegevens vaak verschillende keren moet herhalen om ze te verankeren in de netwerken van het geheugen. Er gaat veel tijd heen met het distributieproces waarbij kennis in diverse geheugenbestanden een plaats krijgt.

Naast het opslaan van informatie moeten de hersenen ook weer informatie oproepen voor gebruik. Er zijn veel aanwijzingen die erop duiden dat de prefrontale cortex een centrale rol speelt bij denkprocessen. Daarvoor is het noodzakelijk opgeslagen kennis te activeren om tot nieuwe gedachten of acties te komen. De prefrontale schors heeft verbindingen met uiteenlopende gebieden als de pariëtale schors, het limbische systeem, de hippocampus, de secundaire motorische schors, de basale kernen en de thalamus. De schors zit als een spin in het informatieweb. Beschadiging van deze schors kan een gebrekkig concentratievermogen, verlies van initiatief, onvermogen om te plannen en stoornissen in het uitvoeren van ingewikkelde motorische taken veroorzaken.

9.5.5.3 *Geheugenvorming*

◀◀ domein

Aangezien er verscheidene systemen van het zenuwstelsel bij de geheugenvorming betrokken zijn, is het niet verwonderlijk dat er verschillende processen in het spel zijn. Uit reflex- en conditioneringsonderzoek bij dieren was reeds duidelijk, dat er na een stimulus een andere gevoeligheid van de geactiveerde neuronen ontstaat. Elektrische afleidingen van de hersenen maken duidelijk, dat prikkels die van geen betekenis zijn na herhaalde toediening steeds minder activiteit in de hersenen veroorzaken. Dit proces heet habituatie. Na een pijnprikkel zal bij de volgende pijnprikkel de duur van de actiepotentiaal en de hoogte ervan zijn toegenomen (sensitisatie). De respons is veranderd en er is iets geleerd. Wanneer de prikkel slechts enkele malen wordt aangeboden, dooft na enige tijd de verhevigde respons weer uit. Er is dus blijkbaar geen echte vaste geheugenopslag geweest.

◀◀ hippocampus

◀ habituatie

◀ sensitisatie

◀◀ neuronale netwerken

Voor het sensorische geheugen en het kortetermijngeheugen kunnen dergelijke processen volstaan, maar voor langduriger opslag zijn ze onvoldoende. Het is gebleken dat de hippocampus de informatie van het werkgeheugen opneemt en deze dagen tot weken vasthoudt (langetermijnpotentiatie, LTP) tot er definitieve netwerken op de cortex zijn gecreëerd. In de hippocampus is de interactie tussen presynaptische cellen en postsynaptische cellen na activering sterker. Na intensieve activering beïnvloeden boodschapperstoffen uit het postsynaptische neuron de presynaptische membraan, zodat er beter geleidende synaptische routes ontstaan. De veranderingen moeten wel reversibel zijn, omdat de beperkte oppervlakte van de hippocampus nooit ons gehele geheugen kan bevatten. Uiteindelijk wordt de informatie overgedragen aan de neocortex.

◀ langetermijn potentiatie

Over de manier waarop de informatie in het langetermijngeheugen wordt vastgelegd, wordt nog gespeculeerd. Na de ontdekking van DNA is onderzoek gedaan naar specifieke geheugenmoleculen, gesynthetiseerd in neuronen. Daarna werd gespeculeerd dat één vast geheugenfragment door steeds één neuron wordt bewaard. Uit onderzoek bleek dat bij opslag van een eenvoudig visueel beeld al vijf miljoen neuronen betrokken zijn. Dat is veel van de capaciteit voor één geheugenfragment. Deze benaderingen zijn verlaten; het onderzoek concentreert zich nu op complexe neuronale netwerken. In zulke netwerken zijn veel gegevens waarschijnlijk vastgelegd in verschillende synaptische routes. De cortexneuronen hebben op hun dendrieten grote uitsteeksels (Engels: *spines*), waardoor een groot contactoppervlak tussen synapsen mogelijk is.

◀◀ informatie oproepen

consolidatie ▶
synaptische overdracht ▶

De consolidatie van geheugenfragmenten speelt zich af op het niveau van de synaptische overdracht. Bij diersoorten met eenvoudige hersenen, zoals de zeeslak *Aplisia californica*, verandert door herhaling van bepaalde reacties op hinderlijke prikkels de communicatie tussen de pre- en postsynaptische membranen. Ook onderzoek aan hippocampusweefsel van ratten laat dit zien.

functietraining ▶▶

Hippocampusneuronen hebben op de postsynaptische membraan, naast de reguliere receptoren voor de neurotransmitter glutamaat, ook receptoren die pas bij herhaaldelijke prikkeling Ca^{2+}-kanalen openen. Daardoor worden in het postsynaptische neuron enzymatische processen geactiveerd die de productie van receptor- en structuureiwitten voor de membraan verhogen. Ook is aangetoond dat de boodschapperstof NO (stikstofmonoxide) aan de presynaptische membraan wordt afgegeven. Daar wordt vervolgens bij actiepotentialen meer neurotransmitter afgegeven. Beide processen versterken de synaptische prikkeloverdracht (postsynaptische potentiëring). De cel blijft soms dagenlang verhoogd gevoelig voor prikkeling. Door de sterkere synaptische contacten ontstaan voorkeursroutes in neuronale netwerken waarlangs zich informatiestromen bewegen.

postsynaptische potentiëring ▶
voorkeursroutes in neuronale netwerken ▶

9.5.6 Plasticiteit

9.5.6.1 *Aanpassingsvermogen van het centrale zenuwstelsel*

plasticiteit ▶

De hogere hersenfuncties bezitten een grote mate van plasticiteit. In tegenstelling tot het vaste 'bedradingspatroon' van de reflexen op spinaal en medullair niveau, heeft de cortex de mogelijkheid om nieuwe synaptische contacten te maken. Behalve in de primaire schorsvelden waar een directe representatie van sensibele en motorische eenheden aanwezig is (de homunculus), is er in de cortex geen strikte lokalisatie van functies. Door de plasticiteit van de schors kan na hersenbeschadiging na verloop van tijd een aanzienlijk tot volledig functieherstel optreden. Experimenten met omkering van het gezichtsveld laten zien dat de interpretatie van visuele beelden volledig kan worden gedeprogrammeerd. Een proefpersoon wordt gevraagd continu een prismabril te dragen, waardoor het gezichtsveld gespiegeld op de retina wordt geprojecteerd. Hij zal dan alles links-rechts verwisseld waarnemen, waardoor lopen, oriënteren en het pakken van voorwerpen sterk worden bemoeilijkt. Na enige tijd wordt de interpretatie van de verwarrende visuele beelden opnieuw gekoppeld aan de kinesthesie en proprioceptie. De proefpersoon ziet alles weer gewoon. Daarna komt het moment dat het kijken door de prismabril moet worden afgeleerd. Na het afzetten van de bril wordt de wereld opnieuw enige dagen gespiegeld waargenomen voordat de hersenen de normale perceptie hebben hersteld.

cerebrovasculair accident ▶▶
functieherstel ▶
TIA ▶▶
ischemische stoornis ▶▶
RIND ▶▶

Van deze plasticiteit wordt gebruikgemaakt bij functietraining na de verplaatsing van pezen bij patiënten bij wie sommige spieren niet meer functioneren. Een armspier die een extensorfunctie had, kan chirurgisch worden verplaatst om een flexorfunctie te krijgen. In de hersenschors moet het motorische geheugen door intensieve oefening worden aangepast aan deze nieuwe functie. De oorspronkelijk voor extensie geprogrammeerde motoneuronen naar de verplaatste spier mogen namelijk niet meer in een extensiebeweging worden geactiveerd, maar moeten in een flexie actief zijn. Bij gebruikers van myo-elektrische handprothesen na een hoge armamputatie kan de activiteit van spieren van rug en schouder via elektroden worden afgeleid en worden gebruikt voor de aansturing van de functie van de kunsthand.

Het zenuwstelsel is niet afhankelijk van vaste voorgeprogrammeerde routines in de hersenen en in de periferie om een handeling te volbrengen. Het doel van de handeling staat bij de uitvoering voorop en de meest economische methode zal na oefening worden gekozen. Wanneer sommige motorische of sensorische mogelijkheden vervallen door een hersenbeschadiging, worden andere routes of andere niveaus in de hiërarchie aangesproken om het doel te bereiken.

9.5.6.2 *Herstel van functies na hersenbeschadiging*

Een beroerte (cerebrovasculair accident, CVA, Intermezzo 10.5) kan ernstige gevolgen hebben voor een patiënt. Toch treedt er na een eerste periode van invaliditeit meer of minder herstel op. Na een lichte circulatiestoornis, die hooguit enkele uren een functiestoornis of uitval veroorzaakt (Engels: *transient ischemic attack*, TIA), is het anatomisch en fysiologisch herstel meestal volledig, want een tijdelijk zuurstoftekort heeft het normale functioneren in bepaalde hersengebieden slechts korte tijd verhinderd. Bij een ischemische stoornis met een herstelperiode van een week tot een maand (Engels: *reversible ischemic neurological deficit*, RIND) is het anatomisch en functioneel herstel eveneens zonder restverschijnselen. Door hersenoedeem na een schedeltrauma wordt de circulatie tijdelijk bemoeilijkt en door de lage zuurstofspanning van het omringende weefsel kunnen de zenuwcellen hun functies niet normaal uitoefenen.

Na afvoer van het overmatige weefselvocht herneemt het zenuwstelsel zijn taken.

Na een CVA met een hersenbeschadiging door bloeding of trombose en uitval van neuronaal weefsel ligt de zaak gecompliceerder. Toch zijn ook in deze gevallen aanpassingen in de hersenen mogelijk waardoor een functie na verloop van tijd weer kan worden uitgevoerd. Grote delen van de schors, uitgezonderd de primaire velden, hebben immers geen duidelijke functielokalisatie. Aangrenzende velden of de andere hemisfeer kunnen betrokken worden bij overname van bepaalde, hoewel niet alle, verloren gegane functies (substitutie). Men vermoedt dat schorsvelden voor diverse processen kunnen worden ingezet, waarbij er echter geen sprake is van gelijkwaardigheid van de gehele cortex. Een prefrontaal cortexveld zal geen primaire gehoorschors worden. Zoals bij de *split brain*-patiënt bleek, heeft de rechterhemisfeer een latente taalfunctie die normaal echter volledig door de linkerhemisfeer wordt gedomineerd. Door oefeningen kan een afasiepatiënt de summiere taalfunctie van rechts versterken, in samenwerking met de resterende taalfunctie van links.

Een patiënt kan ook oefenen in het gebruik van andere hiërarchische niveaus om een bepaald doel te bereiken. Deze overname van de verloren gegane functie door andere niveaus wordt aangeduid met re-representatie. Bekend zijn de Parkinson-patiënten die niet meer over de automatische motoriek voor een bepaalde beweging beschikken (Intermezzo 7.5). Door bewuste inschakeling van de cortex kunnen zij de beweging op neoniveau in hun bewegingsmogelijkheden opnemen. Omgekeerd kan een grijpbeweging van de hand vanuit paleoniveau het verlies van de fijne handmotoriek (neoniveau) voor bepaalde doeleinden vervangen. Het strekken van een been voor steun kan geactiveerd worden door de positieve steunreactie (archiniveau). Extensie kan met behulp van de hoofdpositie door beïnvloeding van de labyrintaire reflexen worden bewerkstelligd, die eveneens op archiniveau functioneren.

Naast pogingen om de functie te herstellen door andere cortexneuronen of andere hersenniveaus in een proces te betrekken, kan ook worden gekozen voor een geheel andere aanpak. Er is dan sprake van reorganisatie. Doofheid door gehoorbeschadiging dwingt iemand tot veel grotere visuele alertheid en tot het leren van liplezen. Een blinde gebruikt de tastzin voor het lezen van brailleschrift en compenseert met zijn gehoor en een stok om zich zonder visus op straat te begeven. Iemand die door een hersenstamletsel of een neuropathie de sensibiliteit en proprioceptie in de benen verloren heeft, zal meer naar zijn voeten kijken om het lopen te controleren.

◂ reorganisatie

◂◂ substitutie

Na een hersenbeschadiging moet het zenuwstelsel veel leren, dan wel herleren. Een zeer gevarieerd aanbod van prikkels uit de omgeving zal het herstel bevorderen. Een zenuwstelsel dat input krijgt, zal proberen te reageren. Regeneratie van zenuwvezels door nieuwvorming van synaptische verbindingen en gebruik van andere vezelsystemen kan alleen tot stand komen wanneer er in de thuissituatie en tijdens de therapie veel zinvolle handelingen en vaardigheden van de patiënt worden gevraagd.

◂◂ hiërarchische niveaus

Terwijl de plasticiteit van het zenuwstelsel al een houvast geeft voor therapie wordt ook onderzocht of hersencellen kunnen worden vervangen en of nieuwvorming van neuronen kan optreden. Proeven om patiënten met de ziekte van Parkinson te behandelen met embryonale neuronen hebben aangetoond, dat geïmplanteerde cellen in de basale kernen een functieherstel van de automatische motoriek kunnen geven. Ook de opvatting dat hersenen alleen maar neuronen verliezen bij het ouder worden, blijkt te kunnen worden weerlegd. Het volwassen zenuwstelsel is in staat om in de hippocampus nieuwe neuronen te vormen.

◂◂ re-representatie

◂ nieuwvorming

Lichaamsfuncties

10 Bloedsomloop

Kijk voor verdere verdieping op www.studiecloud.nl

10.1 INLEIDING

Het bloed is het snel circulerende deel van het interne milieu. Voortgestuwd door het hart zorgt het voor het transport van zuurstof van longen naar weefsels, van koolzuur (CO_2) van weefsels naar longen, van voedingsstoffen van maag-darmkanaal naar weefsels en opslagplaatsen, van afvalstoffen naar lever en nieren. Daarnaast is de circulatie een onderdeel van regelsystemen; het bloed vervoert hormonen van endocriene klieren naar de doelorganen. Ten slotte speelt het stromende bloed een rol bij de temperatuurregeling. Bij de stofwisseling, vooral in de actieve organen zoals werkende spieren en lever, komt warmte vrij en deze wordt door het bloed vervoerd naar de huid waar de warmte aan de omgeving wordt afgegeven.

◀ transport

◀ regelsystemen

◀ temperatuurregeling

In figuur 10-1A is een eenvoudig schema van de circulatie weergegeven. Het hart is een dubbele pomp. De rechterventrikel (rechterkamer) pompt het bloed via de longen naar het linkeratrium (linkerboezem). Van hier gaat het naar de linkerventrikel, die het bloed door het lichaam stuwt. Na passage door de verschillende lichaamsdelen verzamelt het bloed zich weer in het rechteratrium en stroomt het door naar de rechterventrikel, waarmee de kring is gesloten. Rechter en linker harthelft zijn wat de bloedstroom betreft achter elkaar geschakeld. Dit betekent dat door rechter- en linkerventrikel per tijdseenheid evenveel bloed wordt uitgepompt. De bloedstroomsterkte door de longen is dus even groot als de som van de bloedstroomsterkten door alle andere organen van het lichaam (figuur 10-1B). Al het veneuze, zuurstofarme bloed wordt in één keer in de longen van zuurstof voorzien. Van het bloed dat door de linkerventrikel wordt uitgepompt, stroomt daarentegen maar een deel door elk van de organen, zodat een stof die door een orgaan wordt uitgescheiden minder snel uit het bloed kan worden verwijderd. De bloedstroom van de rechterventrikel door de longen naar het linkeratrium wordt longcirculatie genoemd, de bloedstroom van de linkerventrikel naar het rech-

◀ longcirculatie

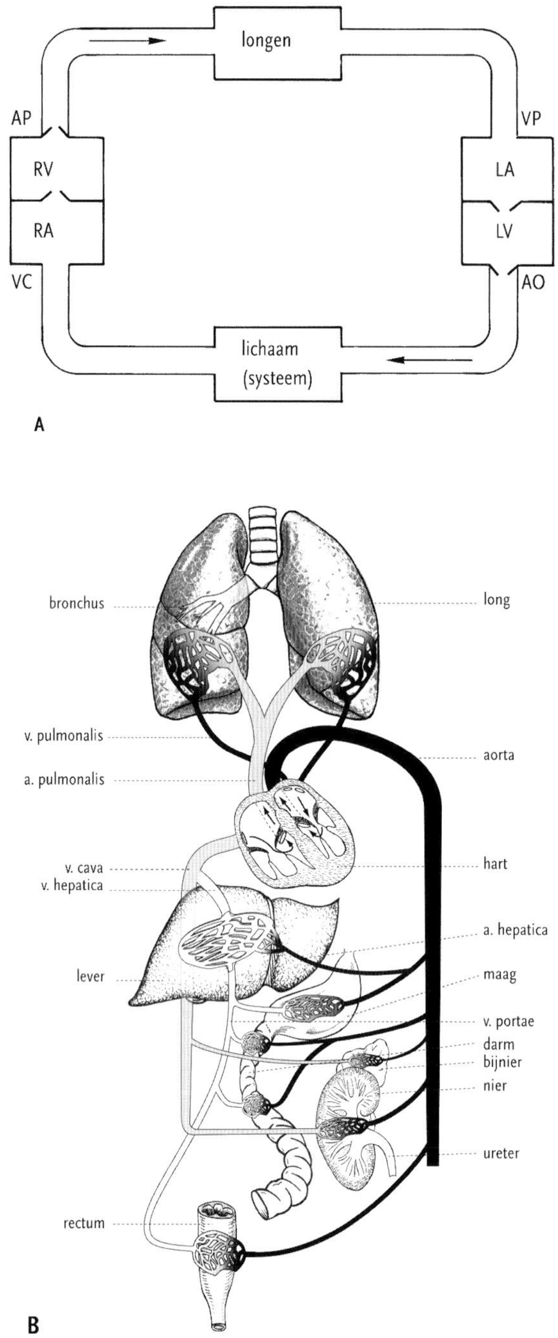

Figuur 10-1 ***A*** *Principe van de bloedsomloop bij de mens. RA = rechteratrium, LA = linkeratrium, RV = rechterventrikel, LV = linkerventrikel, AP = a. pulmonalis (longslagader), VP = vv. pulmonales (longvenen), AO = aorta, VC = vv. cavae (holle aders).* ***B*** *Circulatie door de belangrijkste organen. Vrijwel al het bloed dat door het splanchnicusgebied (maag-darmkanaal, pancreas en milt) stroomt, draineert op de poortader (v. portae) naar de lever. De lever heeft ook een arteriële voorziening (a. hepatica).*

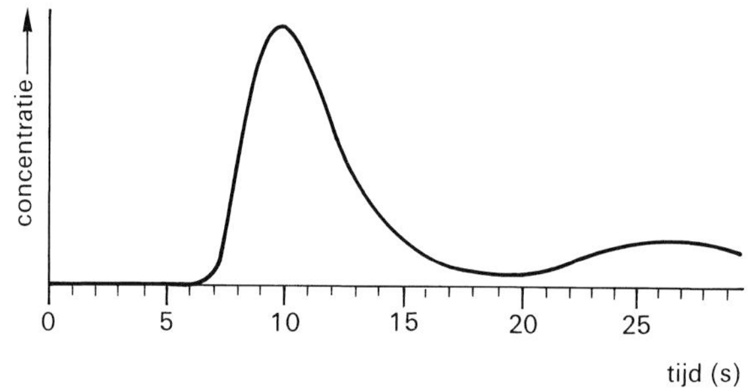

Figuur 10-2 Registratie van de passage van kleurstof (kleurstofverdunningscurve) in het bloed van een armslagader van een 20-jarige man. De kleurstof is op t = 0 via een hartkatheter ingespoten in de a. pulmonalis. De eerste kleurstof passeert de meetplaats al na 6,5 s, na 15 s is vrijwel alles gepasseerd. Kort daarna neemt de concentratie weer toe: de kleurstof komt na een volledige rondgang (zie figuur 10-1) voor de tweede maal langs de meetplaats.

lichaamscirculatie ▶▶
systeemcirculatie ▶▶

hartminuutvolume ▶▶

indicatorverdunningscurve ▶▶

teratrium lichaamscirculatie of systeemcirculatie. De termen ‘kleine circulatie’ en ‘grote circulatie’ die ook wel worden gebruikt, hebben betrekking op de gemiddelde afstand die het bloed hierbij aflegt; de bloedstroomsterkten zijn immers gelijk. De totale bloedstroomsterkte (hartminuutvolume, HMV) bedraagt bij een gezonde volwassene in rust ongeveer 5 L/min.

De circulatie van het bloed door de longen en het lichaam, en de tijd die daarvoor nodig is, kan worden geïllustreerd door middel van een indicatorverdunningscurve. Wanneer men via een hartkatheter (Intermezzo 10.4) een indicator, bijvoorbeeld een kleurstof, inspuit in de a. pulmonalis (longslagader) en de passage hiervan door een arterie van de lichaamscirculatie registreert, bijvoorbeeld in de arm, verkrijgt men een curve zoals in figuur 10-2. Vanaf het moment van injectie passeert de kleurstof na het doorlopen van longen en linkerhart de meetplaats aan de arm. De meeste kleurstof is al na 15 s de meetplaats gepasseerd. Na ongeveer 25 s is een tweede top te zien. Deze recirculatietop hoort bij de kleurstof die de kringloop heeft volbracht en een tweede maal via de longen en de linker harthelft de meetplaats heeft bereikt. De curve laat zien dat het meeste bloed snel doorstroomt. Daarbij moet men bedenken, dat in rust zeker de helft van het HMV door de buikorganen, het maag-darmkanaal en de nieren, stroomt en dat dit een kortere weg is dan via de extremiteiten.

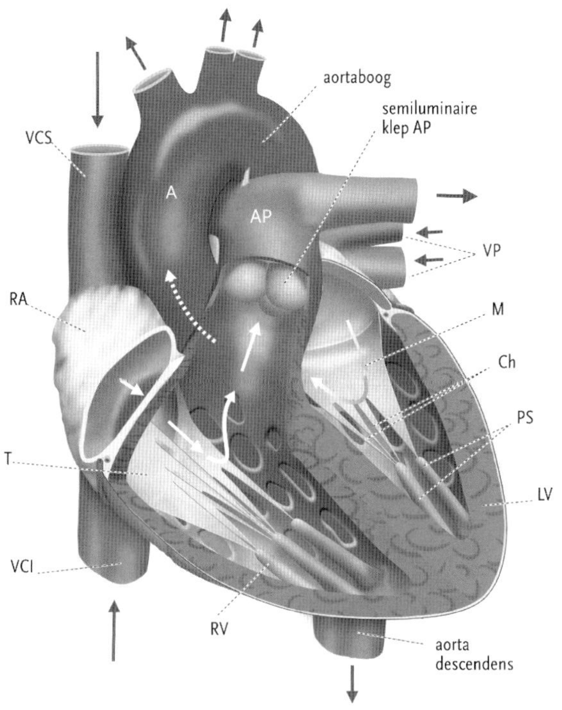

Figuur 10-3 Vooraanzicht van het hart en grote vaten met opengewerkte ventrikels. De pijlen geven de richting van de bloedstroom aan. De rechterventrikel met a. pulmonalis (AP)) ligt rechts voor, de linkerventrikel (LV) links achter. Het begin van de aorta (A) ligt achter de a. pulmonalis. De v. cava superior (VCS) en de v. cava inferior (VCI) monden uit in het rechteratrium RA). Het linkeratrium ligt helemaal achter; hierin monden vier longvenen (vv. pulmonales, VP) uit, waarvan hier alleen de linker longvenen zijn te zien. De randen van de tricuspidalisklep (T) en mitralisklep (M) zijn door chordae tendineae (Ch) met papillairspieren (PS) verbonden.

10.2 BOUW

10.2.1 Functionele anatomie van het hart

Het hart is een holle spier. Het heeft de grootte van een vuist en weegt ongeveer 300 g. Het bestaat uit vier afdelingen, twee atria (boezems) en twee ventrikels (kamers, figuur 10-3). Linker en rechter harthelft zijn gescheiden door een scheidingswand (septum), tussen de atria het atriumseptum, tussen de ventrikels het ventrikelseptum. Tussen atrium en ventrikel bevindt zich links de tweebladige mitralisklep (mitralis = mijtervormig) en rechts de driebladige tricuspidalisklep. Deze kleppen, die samen de atrioventriculaire (AV-)kleppen worden genoemd, voorkomen dat tijdens de contractie van de ventrikels het bloed terugstroomt naar de atria. In het rechteratrium monden twee grote aders uit, de v. cava superior en de v. cava inferior (bovenste en onderste holle ader). Uit de rechterventrikel komt de a. pulmonalis (longslagader), die zich vertakt in twee takken naar rechter- en linkerlong. Het veneuze longbloed (zuurstofrijk!) stroomt via vier longvenen (vv. pulmonales) naar het linkeratrium. Uit de linkerventrikel ontspringt de aorta (lichaamsslagader). Aan het begin van de a. pulmonalis en de aorta bevinden zich semilunaire (halvemaanvormige) kleppen. Deze kleppen voorkomen dat bloed terugstroomt na de contractie van de ventrikels. Vlak achter de aortaklep ontspringen de linker en rechter a. coronaria (kransslagaders), die de hartspier van bloed voorzien. Het coronair-veneuze bloed verzamelt zich voor het grootste deel in de sinus coronarius, die uitmondt in het rechteratrium.

De wand van het hart bestaat voornamelijk uit spierweefsel, het myocard. Het myocard van atria en ventrikels is gescheiden door een ring van bindweefsel (annulus fibrosus). Dit is de aanhechtingsplaats voor de kleppen, die hiermee ongeveer in één vlak liggen (het klepvlak). Het hart is van binnen bekleed met endocard, dat de voortzetting is van het endotheel van de bloedvaten. Ook de kleppen zijn met endocard bekleed. De buitenbekleding is het pericard (hartzakje) dat uit twee lagen (bladen) bestaat, waartussen zich een beetje vocht bevindt. Het viscerale blad, het deel dat direct tegen het myocard aan ligt, wordt ook wel epicard genoemd. Het pericardvocht laat de beide bladen gemakkelijk over elkaar glijden. Bij een ontsteking van het hartzakje (pericarditis) kan zich vocht ophopen, waardoor het hart in zijn bewegingen kan worden belemmerd.

Figuur 10-4 toont een doorsnede van het hart waaruit blijkt dat de wand van de linkerventrikel, inclusief het septum, veel dikker is dan die van de rechter. Dit houdt verband met de gemiddeld ongeveer vijfmaal hogere druk waaronder de linkerventrikel het bloed moet uitpompen in vergelijking met de rechterventrikel. De rechterventrikel ligt als een sikkel tegen de meer cilindrisch gevormde linkerventrikel. De wand van de atria is weer dunner dan die van de rechterventrikel. Vanuit de binnenwand van de ventrikels lopen spiertjes met peesdraden naar de klepranden van de AV-kleppen. Dit zijn de papillairspieren met chordae tendineae. Zij zorgen ervoor dat de kleppen tijdens de contractie van de ventrikels goed gesloten blijven en niet doorslaan. Bij verscheuring van een chorda (chordaruptuur) gebeurt dit wel en is de klep lek (insufficiënt).

Tijdens de contractie van de ventrikels wordt het klepvlak naar beneden getrokken. De AV-klep-

◂ myocard
◂ annulus fibrosus
◂ endocard
◂ pericard
◂◂ atria
◂◂ ventrikels
◂◂ septum
◂◂ mitralisklep
◂◂ tricuspidalisklep
◂◂ AV-kleppen
◂◂ a. pulmonalis
◂ papillairspieren
◂ chordae tendineae
◂◂ aorta
◂◂ semilunaire kleppen
◂◂ a. coronaria

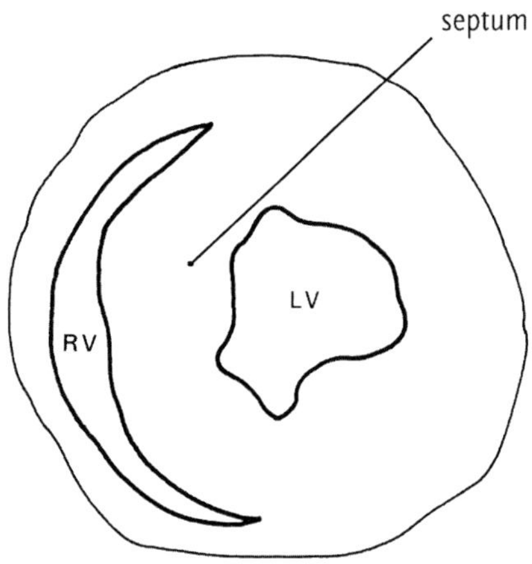

Figuur 10-4 Dwarsdoorsnede van het hart. RV = rechterventrikel, LV = linkerventrikel. Het septum maakt deel uit van de linkerventrikel.

a.femoralis ▸▸
arteriolen ▸▸
capillairen ▸▸
collageen ▸▸
elastine ▸▸
endotheel ▸▸

pen worden bij het begin van de contractie gesloten, waarna de aorta- en pulmonaliskleppen opengaan. Doordat het klepvlak naar beneden beweegt, wordt tijdens het pompen van het bloed uit de ventrikels (ejectie) tevens bloed aangezogen naar de atria, in het bijzonder naar het rechteratrium. Tijdens de relaxatie, de verslapping van de ventrikelspier, veert het klepvlak terug, het bloed tegemoet dat via de dan weer geopende AV-kleppen van de atria naar de ventrikels stroomt.

weerstandsvaten ▸▸

10.2.2 Vaatstelsel

venulen ▸▸
venen ▸▸
aorta ascendens ▸
v. cava inferior ▸▸
arcus aortae ▸
v. cava superior ▸▸
aorta descendens ▸
capaciteitsvaten ▸▸
vaattonus ▸▸
a. subclavia ▸
a. carotis ▸
a. axillaris ▸
a. brachialis ▸
a. radialis ▸
a. ulnaris ▸

Figuur 10-5 geeft een globaal overzicht van het arteriële vaatstelsel. De aorta ontspringt uit de linkerventrikel, loopt eerst naar boven (aorta ascendens), daarna via een boog (arcus aortae) naar achteren en vervolgens naar beneden (aorta descendens), links voor de wervelkolom. Het thoracale deel van de aorta descendens loopt door het diafragma over in het abdominale deel (buikaorta). Nadat takken aan de buikorganen zijn afgegeven, splitst de buikaorta zich in tweeën, in de aa. iliacae communes, waarvan de externe takken overgaan in de aa. femorales naar de benen. De aortaboog geeft drie takken af. De eerste is de truncus brachiocephalicus, die zich splitst in de rechter a. subclavia (ondersleutelbeenslagader) en de rechter a. carotis (halsslagader). De tweede tak is de linker a. carotis; de derde is de linker a. subclavia. De a. subclavia zet zich voort in de a. axillaris (*axilla* = oksel), die in de a. brachialis uitloopt. In de onderarm is de a. brachialis gesplitst in de a. radialis aan de kant van de radius en de a. ulnaris aan de kant van de ulna. Wanneer men 'de pols voelt' wordt de a. radialis gepalpeerd; aan de hand van de polskwaliteiten kan men conclusies trekken over de werking van het hart. Sporters tellen hun hartslagen vaak aan de a. carotis. De a. femoralis is voelbaar in de lies.

De arteriën splitsen zich in steeds kleinere arteriën tot de arteriolen, die de kleinste arterietakjes vormen aan het begin van de capillairen (haarvaten) (figuur 10-6). De wand van de verschillende bloedvaten bevat in verschillende mate collageen, elastine en glad spierweefsel. De binnenbekleding wordt gevormd door endotheel. De capillairwand bestaat alleen uit endotheel. De wand van de aorta en de grote arteriën bevat veel elastine en is goed rekbaar. Door rekking van aorta en grote arteriën kan het slagvolume worden opgevangen (windketelfunctie). Het slagvolume is de hoeveelheid bloed die per slag door de ventrikels wordt uitgepompt. De arteriën en de arteriolen hebben veel glad spierweefsel. Door contractie van dit spierweefsel worden de vaten nauwer. De arteriolen kunnen hierdoor zelfs vrijwel geheel worden afgesloten. Op deze wijze kan de distributie van de bloedstroom worden geregeld: de arteriolen hebben een verdeelfunctie. Ook geopende arteriolen hebben een nauw lumen en vormen daardoor een grote weerstand voor de bloedstroom; de arteriolen worden daarom wel weerstandsvaten genoemd. De arteriën voor de arteriolen nemen echter ook een belangrijk deel van de arteriële vaatweerstand voor hun rekening.

De arteriolen splitsen zich in capillairen, die een netwerk vormen (10.4.5). De capillairen komen samen in venulen, die uitmonden in venen. Het veneuze bloed uit het onderste deel van het lichaam komt uiteindelijk terecht in de v. cava inferior, het bloed uit het bovenste deel in de v. cava superior. De structuur van de venenwand is veel slapper dan die van de arteriën. Meer dan 60% van het totale bloedvolume van ongeveer 5 liter bevindt zich in het veneuze systeem. Venen worden daarom capaciteitsvaten genoemd. In de wand van de venen is ook glad spierweefsel opgenomen. In rust is dit weefsel normaliter enigszins aangespannen (vaattonus). Wanneer het spierweefsel sterker contraheert, wordt een deel van het veneuze bloed naar andere delen van het vaatstelsel verplaatst. Dit gebeurt bijvoorbeeld tijdens inspanning (15.2.2).

De structuur van de longvaten wijkt enigszins af van die van de rest van het lichaam. In de longarteriën heerst een lagere druk dan in de aorta en de arteriën die hieruit ontspringen. De wanden zijn overeenkomstig dunner. De longarteriolen bevatten minder gladde spiercellen en geven minder weerstand dan

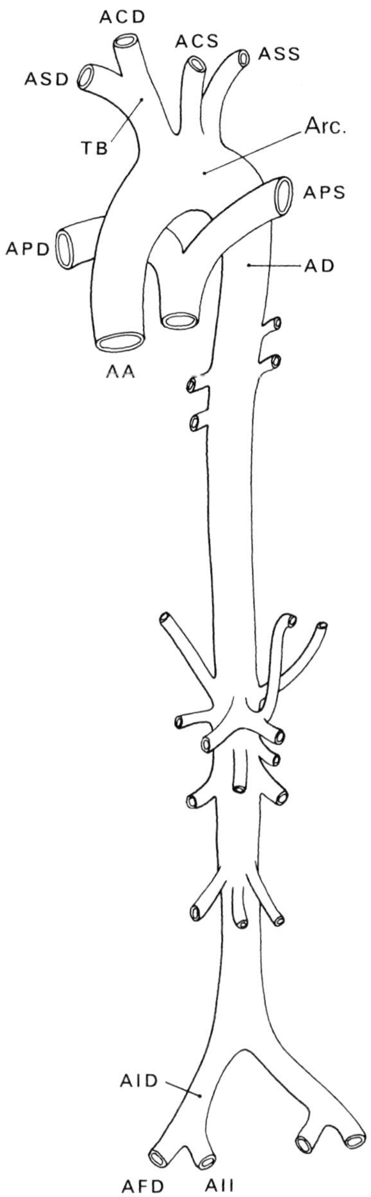

Figuur 10-5 *Aorta met aftakkingen. AA = aorta ascendens, Arc. = arcus aortae, AD = aorta descendens, TB = truncus brachiocephalicus, ASD = a. subclavia dextra, ASS = a. subclavia sinistra, ACD = a. carotis dextra, ACS = a. carotis sinistra, AID = a. iliaca communis dextra, AII = a. iliaca interna, AFD = a. femoralis dextra, APD = a. pulmonalis dextra, APS = a. pulmonalis sinistra.*

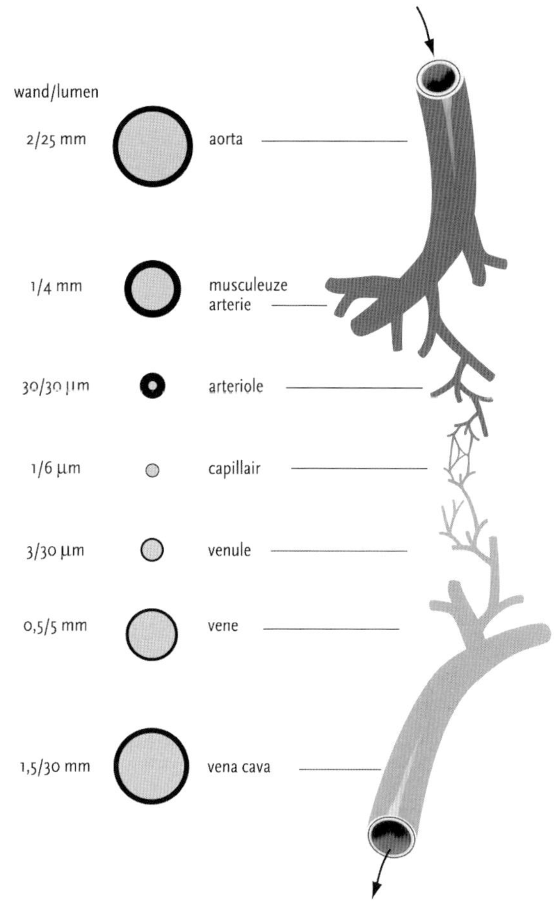

Figuur 10-6 Overzicht van de verschillende bloedvaten met wanddikte en van de diameter van het lumen. De binnenbekleding van alle vaten bestaat uit endotheel. Verder komen in wisselende hoeveelheden collageen, elastine en glad spierweefsel voor.

die van het lichaam. Normaal hebben de longarteriolen geen verdeelfunctie. De gaswisseling functioneert het best wanneer de bloedstroom evenredig met de ventilatie over alle longdelen is verdeeld (11.4.5.1).

Op sommige plaatsen, bijvoorbeeld in de huid, komen directe verbindingen tussen arteriolen en venulen voor: arterioveneuze anastomosen (figuur 10-38). Ook in de wand van deze vaten komt glad spierweefsel voor, waardoor ze kunnen worden afgesloten. Zijn de anastomosen geopend, dan wordt een deel van het capillaire net kortgesloten. De bloedstroom door het betrokken gebied kan op deze wijze sterk toenemen, zonder dat er uitwisseling van stoffen tussen bloed en weefsel plaatsvindt. In de huid spelen de arterioveneuze anastomosen een belangrijke rol bij de toename van de doorbloeding in dienst van de warmteafgifte in verband met de temperatuurregeling.

◂ arterioveneuze anastomosen

Volgens de wet van Laplace* is de spanning in de wand van een bloedvat evenredig met de straal en de druk. Het gaat hierbij om de transmurale druk, dat

◂ wet van Laplace

◂ transmurale druk

wil zeggen het drukverschil tussen binnen en buiten het vat. Bij gelijke transmurale druk is de wandspanning in kleine bloedvaten dus kleiner dan in grote. Aangezien de druk in capillairen ook nog veel kleiner is dan in de grotere arteriën, kan de wand van capillairen zeer dun zijn. Dit is gunstig met het oog op de uitwisseling tussen bloed en extravasculaire vloeistof.

10.3 HARTFUNCTIE

10.3.1 Het myocard

Het myocard bestaat uit hartspierweefsel. De morfologie en functionele eigenschappen hiervan zijn in 4.8.1 beschreven. De hartspiercellen functioneren als een syncytium. De prikkel voor de contractie wordt voortgeleid over het gehele myocard dat daarna als een geheel contraheert, wat voor een goede pompfunctie noodzakelijk is.

syncytium ▶

Figuur 10-7 toont actiepotentialen van de hartspiervezels en van de gangmakercellen (*pacemakercellen*). De actiepotentiaal van hartspiervezels duurt veel langer dan die van skeletspiervezels; er is een duidelijk plateau. Tijdens de depolarisatie kan er geen nieuwe actiepotentiaal ontstaan. Dit is de refractaire periode. Tijdens de repolarisatie keert de activeerbaarheid van de spiervezels geleidelijk terug en kan alleen door een zeer sterke prikkel een nieuwe actiepotentiaal ontstaan. Dit is de relatieve refractaire periode. Doordat de refractaire periode van het hart vrijwel even lang duurt als de contractie, kan het hart niet in een tetanus raken. De contractie wordt steeds gevolgd door een relaxatie. Ook dit is nodig voor een effectieve pompfunctie: de contractie met ejectie van bloed wordt afgewisseld door relaxatie met opnieuw vulling.

pacemakercellen ▶
actiepotentiaal ▶
depolarisatie ▶
refractaire periode ▶
repolarisatie ▶
relaxatie ▶

10.3.2 Prikkelvorming en geleiding

De prikkel voor de contractie van het hart ontstaat in het hart zelf; een uit het lichaam genomen hart blijft enige tijd doorkloppen. Hiervan wordt bij fysiologisch onderzoek gebruikgemaakt. Het geïsoleerde hart kan met de doorgesneden aorta aan een canule worden opgehangen. Via de canule stroomt door de coronaire vaten een perfusievloeistof die alle door het myocard benodigde stoffen bevat.

AV-knoop ▶▶
bundel van His ▶▶
Purkinje-vezels ▶▶

De prikkel voor de contractie ontstaat in de sinusknoop, de SA-(sinoatriale) knoop. Deze bevindt zich in de wand van het rechteratrium, vlak bij de inmonding van de v. cava superior (figuur 10-8). De sinusknoop bevat gangmakercellen, waarvan de potentiaalveranderingen in figuur 10-7 zijn getoond. De rustpotentiaal vertoont een langzame depolarisatie. Wanneer een drempelwaarde is bereikt, volgt een

sinusknoop ▶
SA-knoop ▶
drempelwaarde ▶

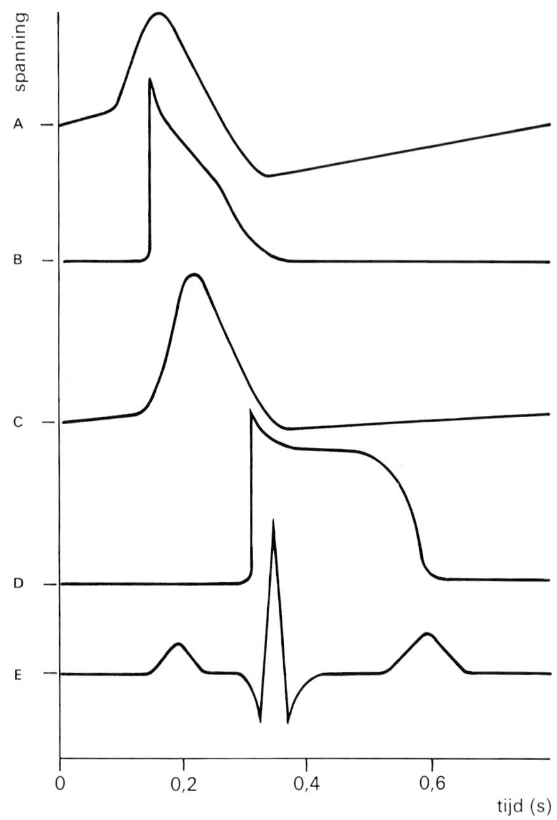

Figuur 10-7 Potentiaalveranderingen van een gangmakercel (pacemakercel) (A), een atriumspiervezel (B), een cel in de AV-knoop (C), een ventrikelspiercel (D). De resultante van de potentiaalveranderingen van alle hartspiercellen samen, aan het lichaamsoppervlak gemeten, vormt het elektrocardiogram (E).

actiepotentiaal. Deze actiepotentiaal wordt voortgeleid door het spierweefsel van de atria, dat na de depolarisatie contraheert. De actiepotentiaal bereikt ook de atrioventriculaire knoop (AV-knoop), die achter onder in het atriumseptum ligt. Na een kort oponthoud in de AV-knoop wordt de actiepotentiaal verder voortgeleid via de bundel van His, die in de richting van het ventrikelseptum loopt, waar hij zich splitst in een rechter en een linker bundeltak, die vertakkingen (Purkinje-vezels) afgeven naar de spiercellen van het myocard van rechter- en linkerventrikel (figuur 10-8). De actiepotentiaal wordt zeer snel via dit geleidingssysteem doorgegeven en bereikt daardoor vrijwel gelijktijdig alle spiervezels van de ventrikels, die daarop contraheren.

Evenals de sinusknoop bevatten de AV-knoop en de rest van het geleidingssysteem gangmakercellen. Dat wordt duidelijk bij uitval van de sinusknoop. Dan blijkt dat ook in de AV-knoop spontaan actiepotentialen kunnen ontstaan. De frequentie waarmee

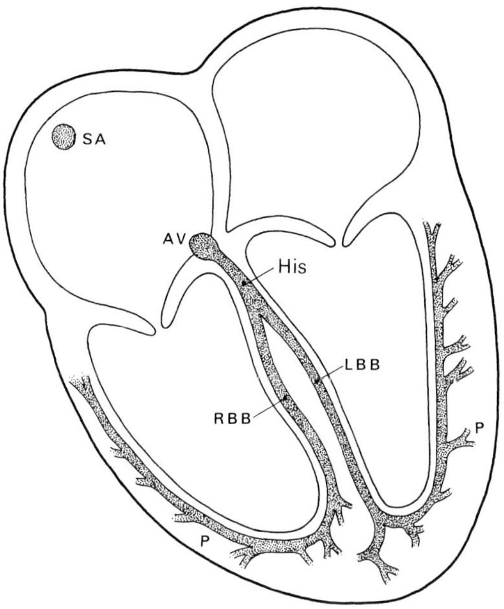

Figuur 10-8 Schema van het geleidingssysteem van het hart. SA = sinusknoop, AV = atrioventriculaire knoop, His = bundel van His, RBB = rechter bundeltak, LBB = linker bundeltak, P = vezels van Purkinje.

dat gebeurt, is echter lager dan in de sinusknoop: 30-40 per minuut in plaats van ongeveer 70 per minuut in de sinusknoop van een intact hart in rust. De spontane depolarisatie in de rustfase van de gangmakercellen in de AV-knoop verloopt minder snel dan die in de sinusknoop en de drempelwaarde voor het ontstaan van een actiepotentiaal wordt dus later bereikt. Bij een intacte sinusknoop krijgen de langzamere gangmakercellen geen kans, omdat ze al eerder door de actiepotentiaal van de sinusknoop zijn gedepolariseerd. De sinusknoop is daardoor de echte gangmaker van het hart.

De korte onderbreking van de voortgeleiding van de actiepotentiaal in de AV-knoop is functioneel van belang. Na de depolarisatie contraheren de atria, waarbij bloed door de AV-kleppen naar de ventrikels wordt verplaatst. Dit heeft alleen effect als op dat moment de ventrikels nog niet contraheren.

10.3.3 **Elektrocardiografie**

Omdat de lichaamsvloeistoffen elektrolyten bevatten, waardoor ze geleidend zijn voor elektrische stroom, kan het lichaam worden opgevat als een volumegeleider*. Hierdoor kunnen aan het lichaamsoppervlak potentiaalveranderingen worden waargenomen en geregistreerd die het gevolg zijn van de verspreiding van de actiepotentiaal over de hartspiervezels. Figuur 10-9 stelt een hartspiervezel voor. Aan één kant bevindt zich een elektrode, waarmee een spanning ten opzichte van een indifferente elektrode op afstand kan worden gemeten. In rust is de buitenkant positief geladen ten opzichte van de binnenkant van de cel en is er geen spanningsverschil tussen naast elkaar liggende delen. De spanningsmeter registreert geen uitslag. Wanneer tegenover de elektrode de spiervezel wordt geprikkeld, wordt daar de membraan gedepolariseerd, de buitenkant wordt negatief. De depolarisatie verspreidt zich van daaruit over de gehele vezel. Tijdens de depolarisatie kan het depolarisatiefront, dat bestaat uit tegenover elkaar liggende positieve en negatieve ladingen, worden opgevat als een dipool* met het erbij behorende elektrische veld. Dit wordt voorgesteld door een vector* met een grootte en een richting. Wanneer de positieve kant hiervan naar de meetelektrode is gericht, wordt hier een positieve uitslag gemeten. Na voltooiing van de depolarisatie is de uitslag terug op de basislijn. De repolarisatie begint aan dezelfde kant als de depolarisatie; tijdens de repolarisatie is de vector van de elektrode af gericht en wordt een negatieve uitslag gemeten. Aangezien de repolarisatie langzamer verloopt dan de depolarisatie, duurt de gemeten uitslag langer. Voor het hart als geheel met vezels in alle richtingen, verloopt de repolarisatie blijkbaar zodanig, dat de T-top positief wordt (figuur 10-10).

De registratie van de potentiaalveranderingen ten gevolge van depolarisatie en repolarisatie van het hart als geheel is het elektrocardiogram (ECG). Figuur 10-10 is een standaard-ECG met de gebruikelijke aanduidingen. De P-top komt overeen met de depolarisatie van de spiervezels van de atria, het QRS-complex met de depolarisatie van de ventrikels en de T-top met de repolarisatie van de ventrikels. De hoogte (het voltage) van de toppen hangt af van het aantal spiervezels dat gelijktijdig wordt gedepolariseerd. De breedte hangt af van de tijd die verloopt tussen depolarisatie en repolarisatie van de eerste en de laatste atrium- of ventrikelspiervezels. Uit het ECG blijkt dat de P-top lager is dan de R-top. Dit komt doordat er minder atriumspiervezels zijn dan ventrikelspiervezels. De T-top is breder dan het QRS-complex. De repolarisatie van de ventrikels verloopt langzamer dan de depolarisatie. Daardoor is de T-top ook lager dan de R-top; er repolariseren minder spiervezels tegelijkertijd. Dit laatste geldt ook voor de atria, waarbij van de repolarisatie niets meer is te zien. Bij hypertrofie van het myocard, zoals dat bij hartafwijkingen kan voorkomen, worden hogere voltages geregistreerd dan normaal, doordat er meer spierweefsel is dan normaal.

◂ elektrocardiogram

◂ P-top
◂ QRS-complex
◂ T-top

◂◂ gangmaker

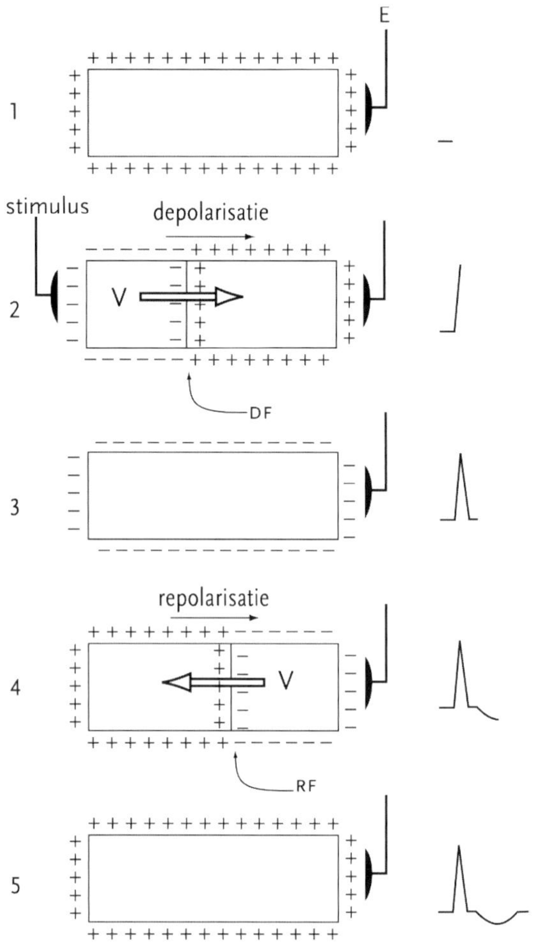

standaardafleidingen volgens Einthoven ▶▶

bipolaire afleidingen ▶▶

unipolaire afleidingen ▶▶

precordiale afleidingen ▶▶

Figuur 10-9 Verloop van depolarisatie en repolarisatie in een vrije hartspiercel. De elektrode (E) waarmee de spanningsveranderingen worden gemeten is geplaatst tegenover de prikkelelektrode (stimulus). **1** *Rustfase,* **2** *tijdens naar rechts verlopende depolarisatie,* **3** *depolarisatie voltooid,* **4** *tijdens de ook naar rechts verlopende repolarisatie,* **5** *repolarisatie voltooid. DF en RF = depolarisatie- en repolarisatiefront. De V verwijst naar de pijl V (de V staat voor vector) die richting en grootte aangeeft van het elektrische veld dat wordt veroorzaakt door de gezamenlijke dipooltjes in DF en RF. Indien de vector in de richting van de meetelektrode wijst, wordt een positieve spanning gemeten.*

De vorm van het ECG hangt af van de plaats van de elektroden, van de stand van het hart en van de richting van de gemiddelde vector die daarmee samenhangt, en van eventuele afwijkingen zoals hypertrofie links en/of rechts. Omdat de plaatsing van de elektroden belangrijk is, zijn afspraken gemaakt over de in de kliniek te gebruiken afleidingen. Als routine worden twaalf afleidingen geregistreerd, die afhankelijk van de gebruikte elektrocardiograaf na elkaar

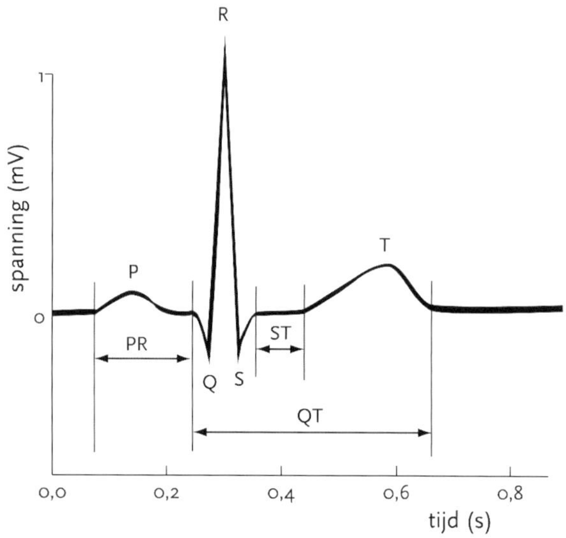

Figuur 10-10 Normaal elektrocardiogram (ECG) met de gebruikelijke aanduidingen: P-top, QRS-complex en T-top. Tevens zijn aangegeven het PR-interval (= PQ-interval), het ST-segment en het QT-interval.

of tot alle twaalf tegelijk worden opgenomen. Er worden in totaal negen elektroden op de huid bevestigd. Elektrodepasta zorgt voor goed contact (slecht contact is de meest voorkomende storingsbron!). Drie elektroden worden bevestigd boven polsen en linkerenkel (schouders en heup mag ook) en zes elektroden op de borstwand. De oudst gebruikte afleidingen zijn de standaardafleidingen volgens Einthoven, de grondlegger van de elektrocardiografie. Dit zijn bipolaire afleidingen waarbij het potentiaalverschil tussen twee extremiteiten wordt geregistreerd: I linkerarm – rechterarm (LA-RA), II linkerbeen – rechterarm (LB-RA) en III linkerbeen – linkerarm (LB-LA) (figuur 10-11). Daarnaast worden de unipolaire extremiteitenafleidingen geregistreerd. Deze worden verkregen door de potentiaal van één elektrode (unipolair) te meten ten opzichte van de beide andere samen: aVR, aVL en aVF. Met de borstwandelektroden (figuur 10-12) worden de precordiale afleidingen V_1-V_6 geregistreerd. Deze zijn ook unipolair; de potentiaal van de precordiale elektroden wordt gemeten ten opzichte van de drie extremiteiten samen. In figuur 10-13 is het elektrocardiogram van een gezonde volwassene in de verschillende afleidingen weergegeven. Figuur 10-14 geeft een verklaring voor het normale verschil in de afleidingen V_1 en V_6. De depolarisatie van de ventrikels begint bij het septum en de rechterventrikel, waarbij de vector gericht is naar de V_1-elektrode, wat een positieve uitslag in de V_1- en een negatieve

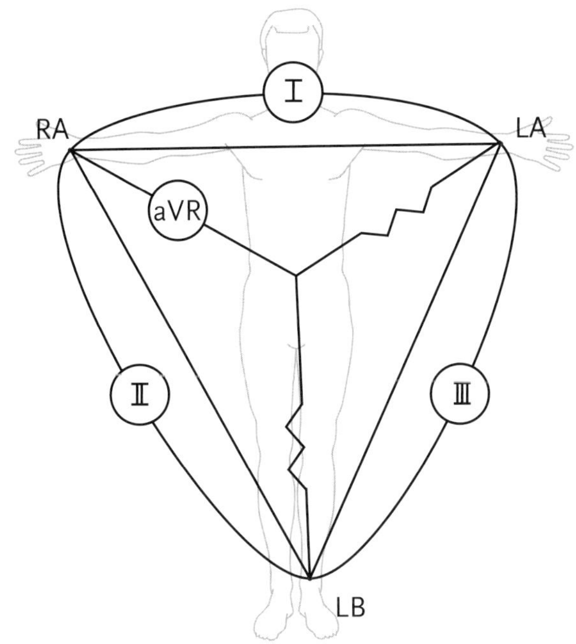

Figuur 10-11 Plaatsing van elektroden volgens Einthoven. Afleiding I: linkerarm – rechterarm, II: linkerbeen – rechterarm, III: linkerbeen - linkerarm. Unipolaire afleiding aVR: rechterarm – (LA+LB) via weerstanden.

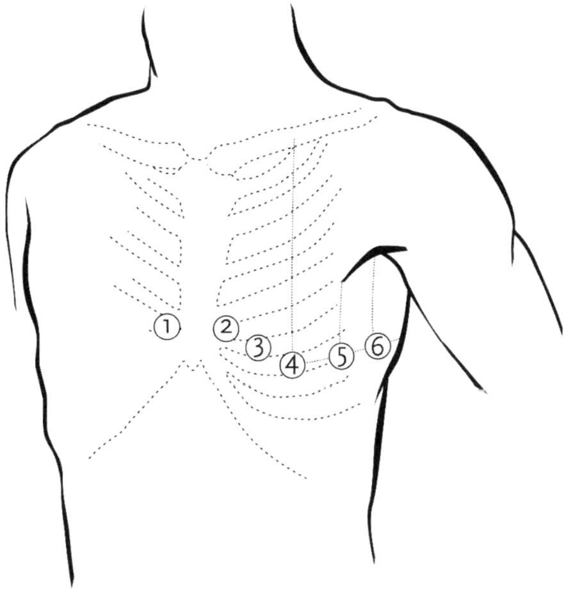

Figuur 10-12 Plaatsing van de precordiale (borstwand)elektroden. V_1 en V_2 bevinden zich in de vierde intercostale ruimte rechts en links van het sternum, V_3 halverwege V_2-V_4, V_4 in de vijfde intercostale ruimte in de medioclaviculaire lijn, V_5 in het horizontale vlak door V_4 in de voorste axillaire lijn en V_6 in hetzelfde horizontale vlak in de middelste axillaire lijn.

uitslag in de V_6-afleiding (Q) oplevert. Daarna wordt de veel grotere spiermassa van de rest van de linkerventrikel gedepolariseerd, waarbij de gemiddelde vector wijst in de richting van de V_6-elektrode, waar een positieve uitslag (hoge R-top) wordt geregistreerd, terwijl in de V_1-afleiding een negatieve uitslag (diepe S) wordt geregistreerd.

Aangezien contracties van skeletspieren ook door een depolarisatie worden voorafgegaan, veroorzaken deze aan het lichaamsoppervlak waarneembare potentiaalveranderingen. Tijdens het opnemen van het ECG vormen skeletspiercontracties daardoor een storingsbron. Vandaar dat het ECG doorgaans wordt geschreven bij een liggende persoon in rust.

Tijdens inspanningsonderzoek wordt altijd een ECG geregistreerd. Hierbij worden borstwandafleidingen gebruikt; deze geven relatief de minste storing. De ECG-registratie bij inspanningsonderzoek wordt om twee redenen gedaan. In de eerste plaats omdat de hartfrequentie dan gemakkelijk kan worden gemeten, eventueel met behulp van een automaat (cardiotachometer; Grieks: *tachus* = snel). In de tweede plaats omdat er onverwacht afwijkingen in de hartfunctie kunnen optreden. Bij hartpatiënten wordt inspanningsonderzoek gedaan ter bepaling van de ernst van de hartafwijking, door na te gaan bij welke belasting pathologische veranderingen in het ECG optreden.

Intermezzo 10.1
Aritmieën

Het normale hartritme is regelmatig (regulair). Bij een duidelijk wisselende frequentie spreekt men van aritmie. Een respiratoire aritmie of sinusaritmie is een normaal verschijnsel dat vooral bij jonge mensen voorkomt. Deze aritmie houdt in dat bij inademing een verhoging van de frequentie optreedt. Men kan dit gemakkelijk bij zichzelf waarnemen, zeker bij diepe inspiratie. Er zijn verschillende verklaringen voor het ontstaan van respiratoire aritmie. Eén verklaring is gebaseerd op de baroreceptorreflex (10.4.4). Inademing is het gevolg van een daling van de intrathoracale druk. Hierbij daalt ook de transmurale arteriële druk in de sinus caroticus; via de baroreceptorreflex heeft deze bloeddrukdaling een verhoging van de hartfrequentie tot gevolg.

◀ respiratoire aritmie

Bij andere vormen van aritmie ontstaat de prikkel niet in de sinusknoop, maar op een andere plaats in het geleidingssysteem. Een dergelijke ectopische prikkel kan alleen een depolarisatie en een contractie tot gevolg hebben wanneer de prikkel ontstaat buiten de refractaire periode van

◀ ectopische prikkel

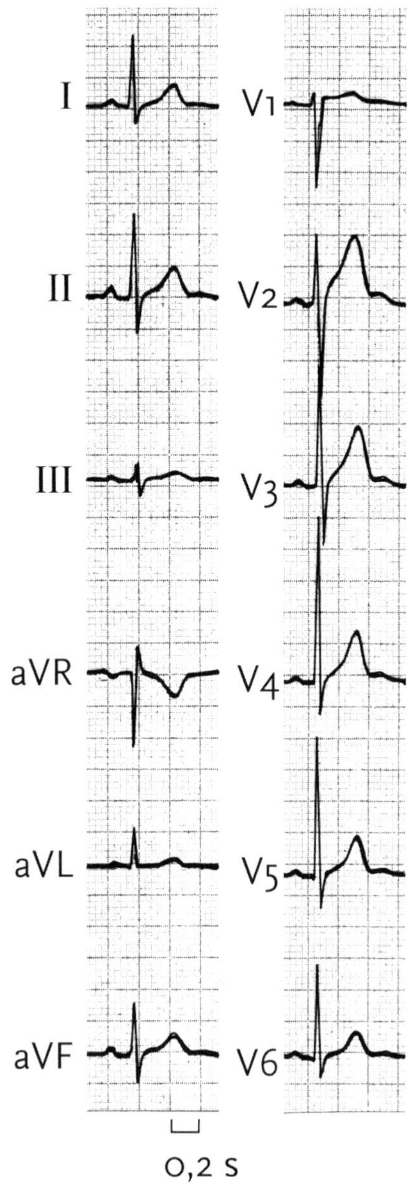

Figuur 10-13 Elektrocardiogram van een gezonde volwassene in rust.

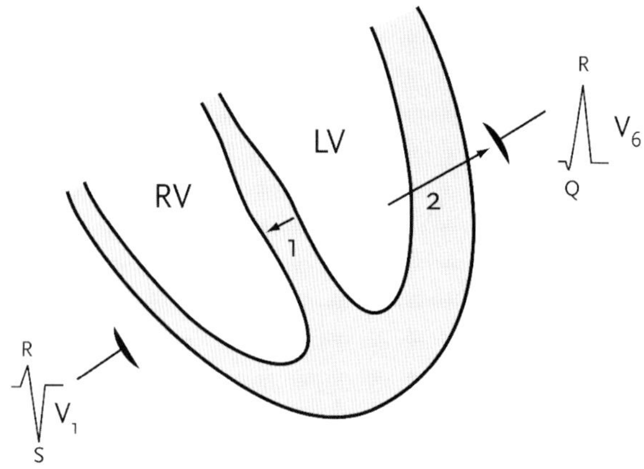

Figuur 10-14 Schema van het hart met de normale activering van rechter- (RV) en linkerventrikel (LV). De depolarisatie van de ventrikels begint bij het septum en de rechterventrikel, met als resultante vector 1, die gericht is naar de V_1-elektrode: kleine R in V_1 en een Q in V_6. Als laatste wordt de grote massa van de linkerventrikel gedepolariseerd, met als resultante vector 2, die van de elektrode V_1 af is gericht: diepe S in V_1 en een hoge R in V_6.

extrasystole ▶
boezemfibrilleren ▶▶

het myocard. Een contractie die het gevolg is van een ectopische prikkel, wordt extrasystole genoemd (Engels: *premature contraction*). Wanneer de prikkel in de ventrikel is ontstaan, spreekt men van een ventriculaire extrasystole. Als gevolg van de ectopische prikkel wordt ook de sinusknoop gedepolariseerd. Hierdoor kan de eigen depolarisatie van de gangmakercellen van de sinusknoop worden uitgesteld. Het is ook mogelijk dat de in de sinusknoop ontstane prikkel het myocard bereikt op een moment dat dit door de extrasystole nog refractair is. In beide gevallen is de pauze na de extrasystole langer dan de pauze tussen twee normale hartslagen (figuur 10-15). Wanneer de extrasystole in het atrium ontstaat, spreekt men van een supraventriculaire extrasystole: het atrium ligt boven de ventrikel en wordt eerder geactiveerd.

paroxismale tachycardie ▶▶

Een af en toe optredende extrasystole is ongevaarlijk. Dat is echter niet het geval wanneer de extrasystole vanuit verschillende plaatsen in de ventrikels ontstaat. Wanneer de extrasystolen aanvalsgewijs in lange reeksen optreden, wordt dit paroxismale tachycardie genoemd. Het HMV is hierbij afgenomen, vooral doordat bij de vaak zeer hoge frequentie, tot boven 200/min, er te weinig tijd is voor voldoende vulling van de ventrikels. De meeste paroxismale tachycardieën zijn supraventriculair en ontstaan dus in het atrium.

ventrikelfibrilleren ▶▶

Een ventriculaire tachycardie kan overgaan in ventrikelfibrilleren. Dit is een toestand waarbij de afzonderlijke hartspiervezels ongecoördineerd contraheren, waardoor de pompwerking verloren gaat en het hart functioneel stilstaat. Zonder effectieve therapie (hartmassage en defribilleren) leidt deze toestand in enkele minuten tot de dood. Hartstilstand als gevolg van een myocardinfarct wordt vrijwel altijd veroorzaakt door ventrikelfibrilleren.

Bij sommige ziekten komt boezemfibrilleren voor. Dit is in het algemeen geen levensbedreigende toestand, doordat in rust de atriumcontractie geen belangrijke bijdrage levert aan de vulling van de ventrikel. Bij lichamelijke inspanning echter, is de vulling van de ventrikels in toenemende mate afhankelijk van de atriumfunctie. Het inspanningsvermogen is daardoor aanzienlijk afgenomen. De achterliggende hartafwijking is bepalend voor de ernst van de toestand. Bij atriumfibrilleren komen op onregelmatige momenten prik-

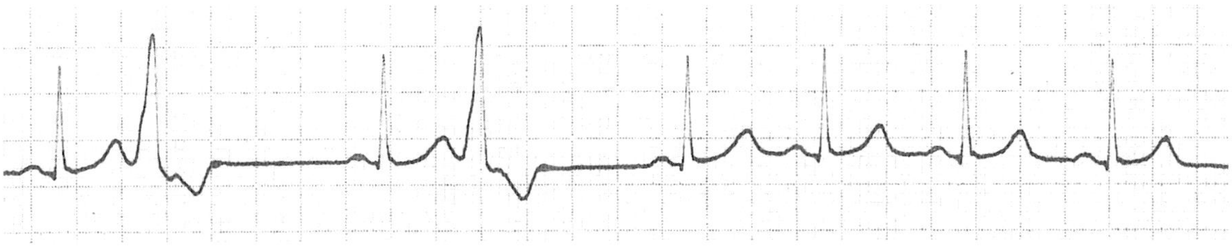

Figuur 10-15 Het elektrocardiogram van een gezonde twintigjarige vrouw met ventriculaire extrasystolen.

kels door naar de AV-knoop. Kenmerkend hiervoor is het zeer onregelmatig optreden van ventrikelcontracties en de daarbijbehorende sterk irregulaire pols.

De hier beschreven aritmieën zijn een gevolg van storingen in de prikkelvorming. Storingen in de prikkelgeleiding komen ook voor. Hierbij is de hartfrequentie meestal wel regelmatig. Bij storingen in de prikkelgeleiding tussen atrium en ventrikel spreekt men van een AV-blok. Bij een totaal blok bereikt geen enkele prikkel van de sinusknoop de ventrikels. Atria en ventrikels depolariseren dan onafhankelijk van elkaar. De atria depolariseren in de frequentie van de sinusknoop, de ventrikels in de lagere frequentie (40/min of lager) van de AV-knoop, bundel van His of Purkinje-vezels.

10.3.4 De hartcyclus

Het hart voert repeterende bewegingen uit. Daardoor kan de werking van het hart aan de hand van één cyclus worden beschreven. De duur van een cyclus kan het best worden vastgesteld door meting van een RR-interval. Dit is de tijd die verloopt tussen twee R-toppen in het ECG. De beschrijving van de werking van het hart wordt geïllustreerd in figuur 10-16. Na de P-top in het ECG (depolarisatie van de atria) contraheren de atria. Dit veroorzaakt een drukverhoging (a-top in de atriumdrukcurve), waardoor bloed uit de atria naar de ventrikels wordt verplaatst. Na het QRS-complex contraheren de ventrikels. Vlak na de atriumcontractie zijn de ventrikels geheel met bloed gevuld. De AV-kleppen, die tijdens de vulling van de ventrikels open waren, worden bij het begin van de contractie van de ventrikels gesloten. De sluiting vindt plaats op het moment dat de door de contractie stijgende ventrikeldruk groter wordt dan de atriumdruk en het bloed in de richting van het atrium wordt gedreven. Op het moment dat de ventrikeldruk groter wordt dan de op dat moment heersende druk in de aorta en de a. pulmonalis, gaan de aorta- en pulmonaliskleppen open. Dan volgt de ejectie van bloed uit de ventrikels. Figuur 10-16C toont de stroomsterkte gemeten in de aorta vlak achter de klep en de daarbij behorende afname van het volume van de linkerventrikel. Tegen het eind van de ejectie neemt de ventrikeldruk af en worden de aorta- en pulmonaliskleppen gesloten door de dan hogere druk in de aorta en de a. pulmonalis. Wanneer de druk in de ventrikels lager is geworden dan de druk in de atria, gaan de AV-kleppen open en stroomt het bloed uit de atria in de zich ontspannende ventrikels. Dit verloopt eerst snel en daarna langzaam. Ten slotte sluit de atriumcontractie de vulling van de ventrikels af. Hiermee begint de volgende hartcyclus.

◀◀ AV-blok
◀ harttonen

Sluiting van de kleppen gaat gepaard met geluid (harttonen) dat waarschijnlijk wordt veroorzaakt door het aanspannen van bindweefsel, bij de eerste toon vooral van de chordae tendineae. De harttonen zijn met een stethoscoop makkelijk te horen en met behulp van een microfoon te registreren. De registratie van het geluid van het kloppende hart wordt fonocardiogram genoemd. Normaal worden minstens twee harttonen waargenomen, de eerste en de tweede harttoon (figuur 10-16E). Het sluiten van de AV-kleppen veroorzaakt de eerste harttoon, het sluiten van de aorta- en de pulmonaliskleppen de tweede toon. Het blijkt dat de aortaklep iets eerder sluit dan de pulmonalisklep. Dit is aan de tweede toon waar te nemen; hij bestaat uit twee componenten, A en P. Men spreekt van splijting van de tweede toon.

◀ fonocardiogram
◀ eerste harttoon
◀◀ RR-interval
◀ tweede harttoon

De eerste en tweede harttoon geven precies de duur aan van de contractie van de ventrikels (systole) en van de relaxatie (diastole). De systole duurt van het begin van de eerste toon tot het begin van de tweede, de diastole van de tweede toon tot de eerste toon. Bij een normale hartfrequentie van ongeveer 70 per minuut, die overeenkomt met een cyclusduur van ongeveer 850 ms, duurt de systole ongeveer 300 ms en de diastole 550 ms.

◀ systole

Bij het begin van de systole sluiten de AV-kleppen. De aortaklep en de pulmonalisklep zijn op dat moment nog gesloten en gaan in rust na ongeveer 50 ms open. In de tijd dat alle kleppen gesloten zijn, verandert het volume niet, terwijl de druk verder stijgt: isovolumetrische contractie. De diastole begint met het sluiten van de aorta- en de pulmonalisklep. De AV-kleppen gaan na ongeveer 50 ms open: isovolumetrische relaxatie. De systole bestaat dus uit de

◀ isovolumetrische contractie
◀◀ ejectie
◀ isovolumetrische relaxatie

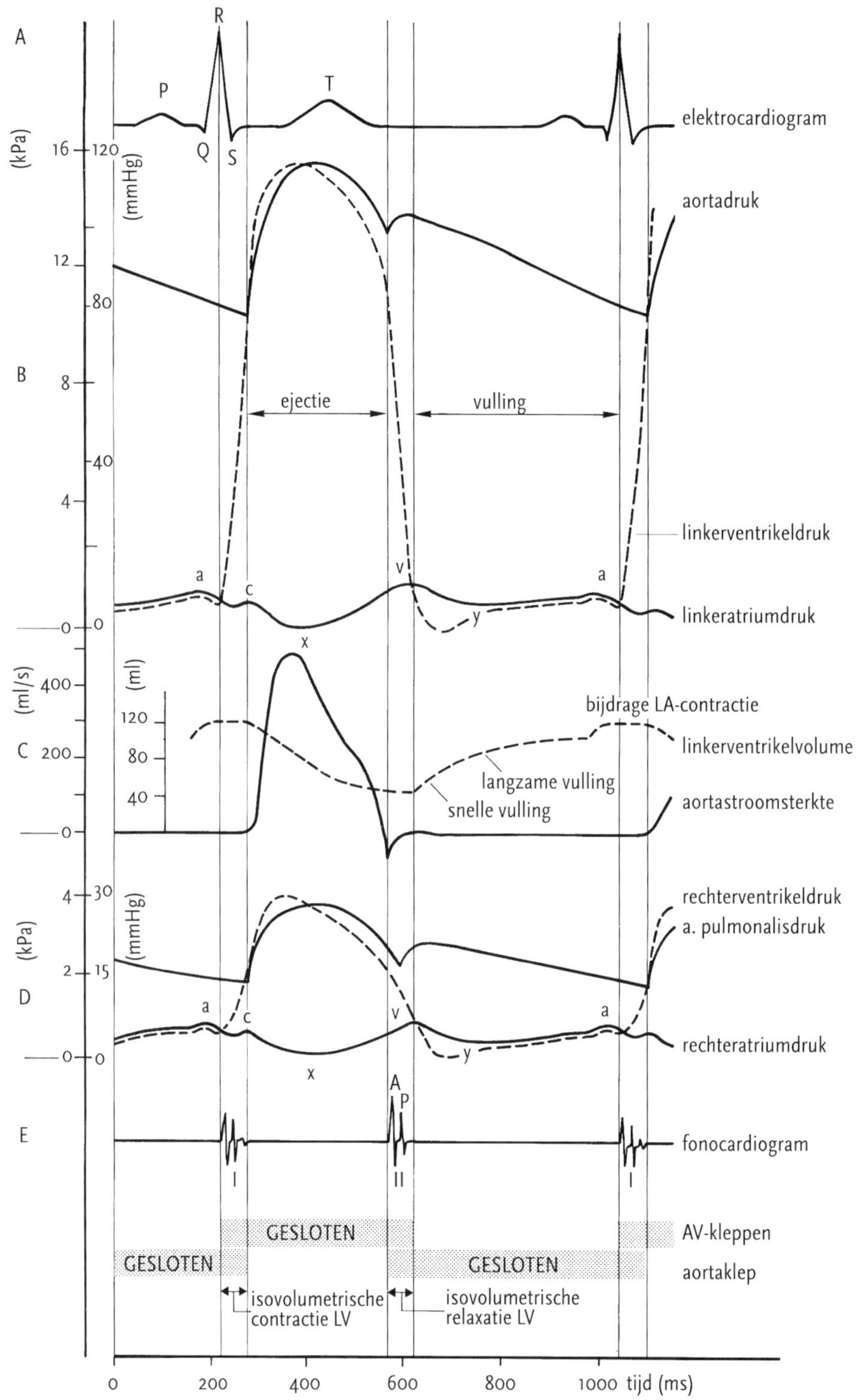

Figuur 10-16 Tijdens de hartcyclus optredende drukvariaties in linkerhart (B) en rechterhart (D) met de stroomsterktecurve in de aorta en het volume van de linkerventrikel (C), het ECG (A) en het fonocardiogram (E). Tevens is aangegeven wanneer de AV-kleppen en de aortaklep zijn gesloten. De dunne verticale lijnen geven begin en eind van de isovolumetrische fases aan. De pulmonale klep sluit even later dan de aortaklep; daarbij hoort de tweede component (P) van de tweede harttoon (II).

isovolumetrische contractie en de ejectie. De diastole bestaat uit de isovolumetrische relaxatie en de vulling van de ventrikels. In rust vindt de vulling van de ventrikels voornamelijk passief plaats, eerst snel dan langzaam. De atriumcontractie daarna zorgt voor slechts ongeveer 15% van de vulling van de ventrikels. De drie vullingsfases van de linkerventrikel worden geïllustreerd door de linkerventrikelvolumecurve (figuur 10-16C).

Het begin van de snelle vulling van de ventrikels veroorzaakt soms geluid. Dit is de derde harttoon. Indien de derde harttoon aanwezig is, komt hij vlak na de tweede. Een vierde harttoon wordt veroorzaakt door een versterkte atriumcontractie en komt dus vlak voor de eerste toon. Het voorkomen van een vierde harttoon is meestal pathologisch. Bij een klepstenose (vernauwing van een klep) of bij een klepinsufficiëntie (de klep is lek) zijn geruisen te horen. Deze kunnen ook in het fonocardiogram worden waargenomen. Een stenotische en een lekke klep maken uiteraard alleen lawaai in de tijd dat er bloed door stroomt. Een aortastenose (meestal een klepstenose) geeft dan ook een systolisch geruis, een aorta(klep)insufficiëntie een diastolisch geruis. Voor de mitralisklep is het juist andersom. Bij een mitralisstenose is een diastolisch geruis te horen, bij een mitralisinsufficiëntie een systolisch geruis.

De werking van het atrium kan worden beschreven aan de hand van een atriumdrukcurve (figuur 10-16). Figuur 10-17 laat een polscurve van de v. jugularis (halsader) zien. Een polscurve is een registratie van de voelbare of zichtbare pulsaties van een bloedvat. De polscurve van de v. jugularis lijkt op de drukcurve van het rechteratrium, maar is geen drukcurve en er kan dus ook geen druk aan worden gemeten. De curve van figuur 10-17 is geregistreerd met een grotere amplitude dan de drukcurve van figuur 10-16D. De toppen en dalen komen beter uit en de polscurve leent zich daardoor beter voor de beschrijving van wat er tijdens de hartactie in het atrium gebeurt. Deze begint bij de a-top, die het gevolg is van de atriumcontractie en dus even na de P-top in het ECG komt. De atriumcontractie wordt gevolgd door de ventrikelcontractie die door het QRS-complex wordt voorafgegaan. Tijdens de ejectie van bloed uit de ventrikels wordt het klepvlak en daarmee de basis van de atria naar beneden getrokken. Deze basis-apexbeweging veroorzaakt een sterke en snelle daling in de atriumdrukcurve tot aan het x-dal. De drukdaling wordt echter onmiddellijk voorafgegaan door de c-top, die geacht wordt te worden veroorzaakt door het opbollen in het atrium van de AV-klep vlak

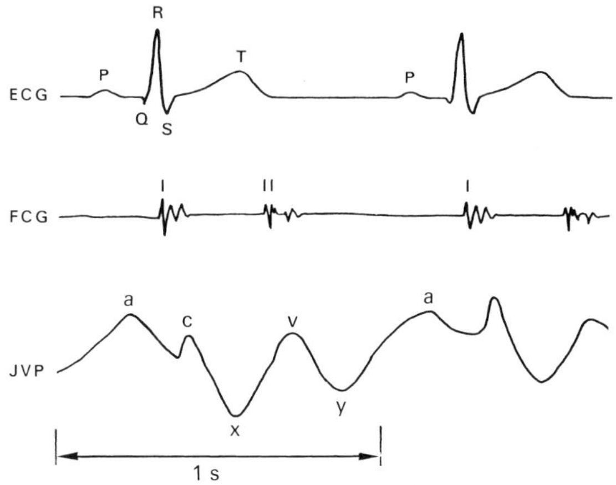

Figuur 10-17 Registratie van de pulsaties (polscurve) van de v. jugularis (JVP) met ECG en fonocardiogram (FCG).

◀◀ derde harttoon

◀◀ vierde harttoon

◀◀ klepstenose

nadat deze is gesloten, dus vlak na de eerste harttoon. Tijdens de ejectiefase van de ventrikel stijgt de druk in het atrium weer door het binnenstromende bloed, totdat de AV-klep zich kort na de tweede harttoon opent, waarna de druk daalt tijdens de snelle vulling van de relaxerende ventrikel: hierdoor ontstaan de v-top en het y-dal. Tijdens de langzame vullingsfase van de ventrikel loopt ook de druk in het atrium weer op. Atrium en ventrikel vormen in die periode één geheel, tot en met de atriumcontractie. Het y-dal is minder diep dan het x-dal.

Figuur 10-16 geeft enkele kwantitatieve gegevens. De maximale druk in de linkerventrikel is 16 kPa (120 mmHg), de maximale druk in de aorta is even groot. Bij het begin van de ejectie is de linkerventrikeldruk hoger dan de aortadruk. Daardoor wordt de bloedstroom versneld en vindt de ejectie plaats. In het tweede deel van de ejectiefase is de aortadruk hoger, waardoor de stroom wordt afgeremd. Dit wordt weerspiegeld in de stroomsterktecurve van de aorta. De maximale druk in de rechterventrikel en in de a. pulmonalis is lager dan in de linkerventrikel en in de aorta, normaal niet hoger dan 4 kPa (30 mmHg). De longcirculatie is een lagedruksysteem (10.2.2 en 11.4.3).

Volgens de volumecurve van de linkerventrikel (figuur 10-16C) is het volume van de ventrikel na de atriumcontractie (het einddiastolische volume) 120 ml. Het volume na de ejectie (het eindsystolische volume) bedraagt 40 ml. Het slagvolume is het verschil tussen deze twee volumes en bedraagt 80 ml. Bij een rustfrequentie van 70 per min is het HMV 5,6 L/min. De ejectiefractie, het slagvolume als fractie of percentage van het einddiastolische volume,

◀ einddiastolisch volume

◀◀ basis-apexbeweging

◀ slagvolume

◀ ejectiefractie

bedraagt 80/120 = 0,67 of 67%. De ejectiefractie is een belangrijke grootheid die iets zegt over de functietoestand van de linkerventrikel. Bij een slechte hartfunctie, bijvoorbeeld bij een myocardbeschadiging door coronairlijden, is de ejectiefractie lager. Bij een slechte hartspierfunctie dilateert het hart, waardoor het einddiastolische volume groter wordt en de ejectiefractie afneemt, zelfs wanneer het slagvolume niet verandert.

10.3.5 **Regeling van de hartactie**

Bij de regeling van de hartactie gaat het om de regeling van het hartminuutvolume, zodat de verschillende organen steeds van voldoende bloed worden voorzien. Aangezien het HMV het product is van frequentie en slagvolume, hangt de regeling af van de regeling van die twee grootheden.

De frequentie wordt geregeld door het autonome zenuwstelsel. Het hart wordt autonoom geïnnerveerd door zowel de parasympathicus (n. vagus) als door de sympathicus (8.4.1). Vezels van beide systemen eindigen bij de sinusknoop en de AV-knoop. Beide systemen oefenen tegelijkertijd hun invloed uit, waarbij er een evenwicht bestaat tussen de twee. Wanneer de parasympathicus overheerst, is de frequentie laag. Wanneer de sympathicus overheerst, is de frequentie hoog. Wanneer beide systemen zijn uitgeschakeld door bijvoorbeeld een farmacologische blokkade, heeft het hart een eigen (intrinsieke) frequentie van ongeveer 110 per minuut. In rust is de frequentie bij de meeste mensen lager, tussen 50 en 80 per minuut. In rust overheerst dan ook de parasympathicus.

parasympathicus ▶
sympathicus ▶
heterometrische autoregulatie ▶▶
Frank-Starling-effect ▶▶
ventrikelfunctiecurve ▶▶
intrinsieke frequentie ▶

De parasympathicus en sympathicus beïnvloeden de frequentie door middel van de transmitters acetylcholine en noradrenaline, die de diastolische depolarisatie in de sinusknoop vertragen of versnellen. Hierdoor wordt de drempelwaarde voor het ontstaan van de actiepotentiaal minder snel of sneller bereikt (figuur 10-18). Prikkeling van de n. vagus en acetylcholine leiden tot een verlaging van de hartfrequentie (bradycardie), sympathicusprikkeling en noradrenaline leiden tot een verhoging van de hartfrequentie (tachycardie). Men noemt dit (negatieve en positieve) chronotrope effecten.

acetylcholine ▶
noradrenaline ▶
bradycardie ▶
tachycardie ▶
positieve inotropie ▶▶
chronotrope effecten ▶

Het slagvolume hangt af van de kracht waarmee de spiercellen contraheren; een krachtiger contractie geeft een groter slagvolume. De contractiekracht hangt in de eerste plaats af van de spiervezellengte aan het begin van de contractie. Dit is een autoregulatie van het myocard, die erop neerkomt dat een grotere vulling van de ventrikel onmiddellijk resulteert in een groter slagvolume. Bij een grotere vulling en dus

autoregulatie ▶

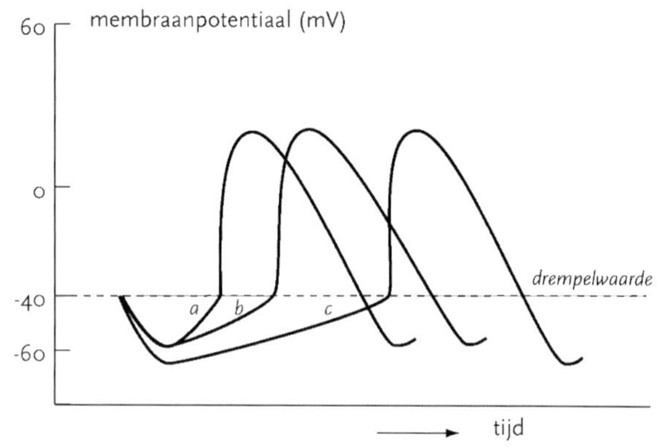

Figuur 10-18 Effect van stimulering van sympathicus (a) en parasympathicus (c) op de gangmakerpotentiaal van een sinusknoopcel. De diastolische depolarisatie verloopt sneller, respectievelijk langzamer dan in rust (b), waardoor de drempelwaarde eerder, respectievelijk later wordt bereikt. Stimulering van de parasympathicus verlaagt bovendien de membraanpotentiaal (deze wordt meer negatief).

een groter einddiastolisch volume zijn de spiervezels van het myocard meer gerekt; vandaar de term 'heterometrische autoregulatie'. Het wordt meestal Frank-Starling-effect genoemd, naar de Duitse fysioloog Otto Frank (1865-1944) en de Engelse fysioloog Ernest Starling (1866-1927). Het effect wordt weergegeven door de ventrikelfunctiecurve. Starling formuleerde een *law of the heart*, waarin hij stelt dat het volume van de ventrikels bij het begin van de contractie bepaalt hoeveel energie bij de contractie vrijkomt. De ventrikelfunctiecurve is de grafiek waarin de arbeid per slag* wordt uitgezet tegen het einddiastolische (= beginsystolische) volume van de ventrikel (figuur 10-19B, curve a). De arbeid per slag wordt bepaald door het product van slagvolume en gemiddelde ventrikeldruk tijdens de ejectie. De ventrikelfunctiecurve laat zien dat bij een grotere vulling van de ventrikel de arbeid per slag groter is en daarmee het slagvolume. Bij curve b in figuur 10-19B is de contractiliteit verhoogd; bij hetzelfde einddiastolische volume is de arbeid per slag toegenomen. Verhoging van de contractiliteit wordt ook wel positieve inotropie genoemd.

Een belangrijk kenmerk van het Frank-Starling-effect is, dat het op slag optreedt. Dit mechanisme is daardoor van wezenlijke betekenis voor het balanceren van de minuutvolumes van rechter- en linkerventrikel. Tijdens de inademing wordt meer bloed aangezogen naar het rechteratrium (10.4.2) en daarmee naar de rechterventrikel. Deze pompt daarop meer bloed in de a. pulmonalis. Deze grotere hoeveelheid bereikt even later de linkerventrikel, die

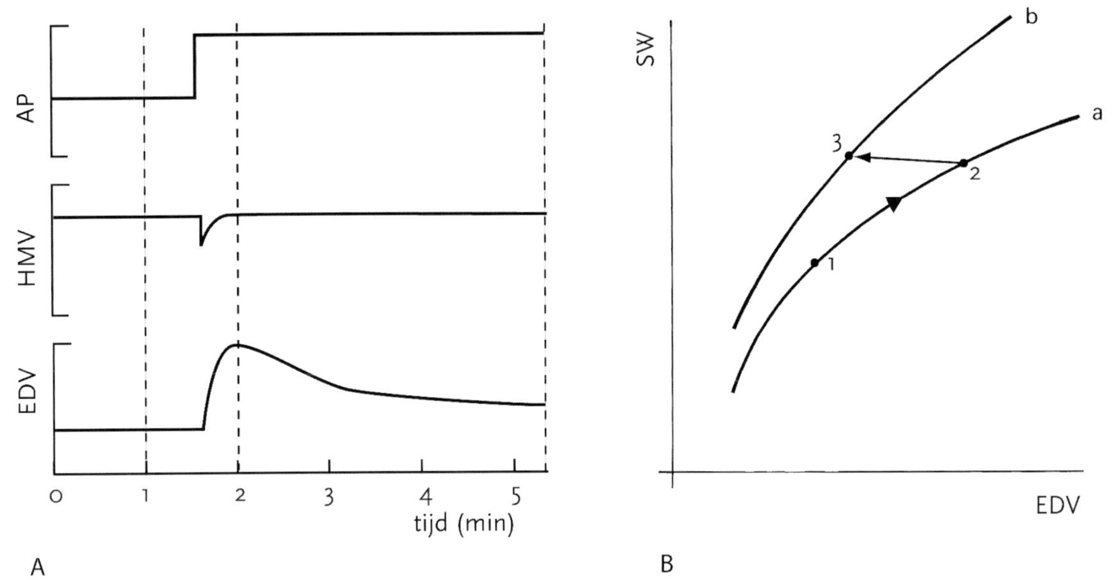

Figuur 10-19 Schematische voorstelling van veranderingen na een plotselinge verhoging van de aortadruk. Links: veranderingen in de aortadruk (AP), HMV en einddiastolisch volume (EDV). Rechts: ventrikelfunctiecurven: arbeid per slag (SW) uitgezet tegen het EDV; curve a: normaal, curve b: verhoogde contractiliteit. Door de verhoging van de aortadruk neemt het slagvolume van de linkerventrikel eerst even af en daarmee het HMV. Het EDV neemt daardoor eerst toe en door het Frank-Starling-effect wordt de afname van het slagvolume tenietgedaan (punten 1→2). Door toename van de contractiliteit kan het EDV vrijwel naar de begintoestand terugkeren (punten 2→3); bij de hogere aortadruk kunnen hetzelfde slagvolume en HMV worden opgebracht.

het verhoogde aanbod krijgt te verwerken als de toevloed naar de rechterventrikel al weer is afgenomen. Op elk moment zijn de ventrikels dus in staat het aangeboden volume onafhankelijk van uitwendige invloeden en onafhankelijk van elkaar te verwerken. Bij toepassing van een kunsthart blijkt dit een belangrijk probleem te zijn.

Bij experimenten waarbij de druk in de aorta van een proefdier plotseling wordt verhoogd, is gebleken dat het myocard nog over een tweede vorm van autoregulatie beschikt. Figuur 10-19 laat zien hoe in dit geval de linkerventrikel, al na enkele hartslagen, in staat is met een toegenomen einddiastolisch volume via het Frank-Starling-effect hetzelfde slagvolume uit te werpen tegen een hogere druk. Er treedt dan echter vrijwel meteen een tweede effect op, waardoor het einddiastolische volume naar de uitgangstoestand terugkeert. De contractiliteit neemt toe, zodat nu zonder toename van het einddiastolische volume hetzelfde slagvolume bij hogere druk kan worden opgebracht. Deze tweede vorm wordt daarom homeometrische autoregulatie genoemd en naar de ontdekker Anrep-effect.

Verhoging van de hartfrequentie gaat eveneens gepaard met een toename van de contractiliteit. Deels is ook dit een eigenschap van het myocard, dus een derde vorm van autoregulatie, maar de frequentietoename is doorgaans vooral het gevolg van een hogere (ortho)sympathische activiteit (8.4.1), die eveneens de contractiliteit doet stijgen.

Het grote HMV dat bij inspanning optreedt, gaat altijd gepaard met een toename van de contractiliteit. Het Frank-Starling-effect speelt bij de toename van het slagvolume nauwelijks een rol. Het grotere slagvolume komt doordat de ventrikels verder worden geleegd: de ejectiefractie neemt toe door afname van het eindsystolische volume, terwijl het einddiastolische volume weinig verandert.

◀ Frank-Starling-effect

Bij falen van het hart (Intermezzo 10.3) is er wel een toegenomen einddiastolisch volume; het Frank-Starling-effect houdt, althans aanvankelijk, het HMV nog op een voldoende hoog niveau. Hierbij wordt het myocard wel zwaarder belast, doordat het grotere volume de spanning in de ventrikelwand doet toenemen. Er moet immers een normale bloeddruk worden onderhouden, wat, volgens de wet van Laplace (10.2.2), bij een groter ventrikelvolume een hogere wandspanning vereist.

◀◀ homeometrische autoregulatie

◀◀ Anrep-effect

10.4 CIRCULATIE

Bij de beschrijving van de functies van het vaatstelsel kan van de anatomische onderverdeling in

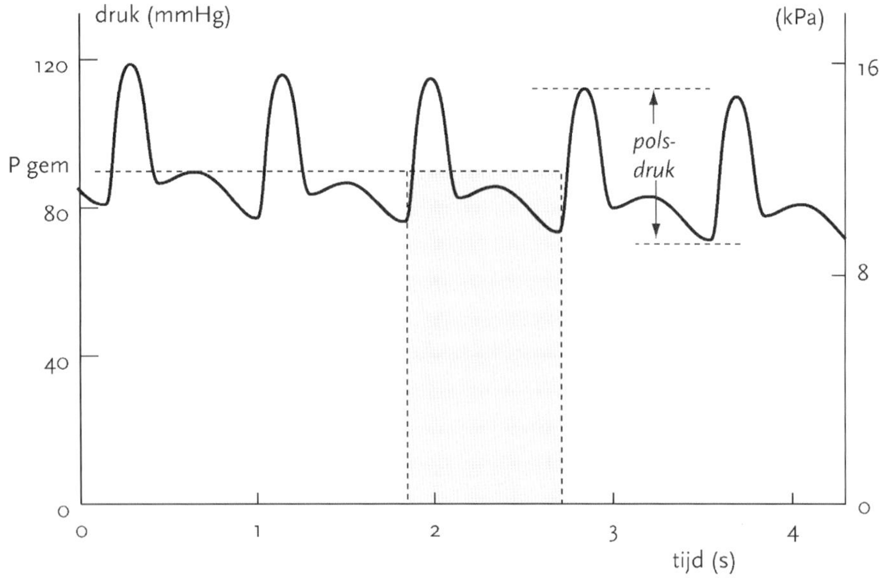

Figuur 10-20 Arteriële drukcurve. Voor één cyclus is de gemiddelde druk p_{gem} bepaald door het oppervlak onder de curve te delen door de cyclusduur. De polsgolf is het verschil tussen de systolische (maximale) en diastolische (minimale) druk.

systolische bloeddruk ▸▸
rekbaarheid van de aorta ▸▸
diastolische druk ▸▸
polsdruk ▸▸
windketelfunctie ▸▸
hypertensie ▸▸
depotfunctie ▸
gemiddelde druk ▸▸

arteriën, capillairen en venen worden uitgegaan. Het arteriële systeem heeft een distribuerende functie. Door veranderingen in de contractietoestand van het gladde spierweefsel van kleine arteriën en arteriolen wordt de regionale doorstroming beheerst, die op deze wijze kan worden aangepast aan de behoefte. Dit gebeurt deels perifeer door lokale factoren, deels centraal op geleide van behoeften elders, waarbij prioriteiten worden gesteld. De capillairen zijn de uitwisselingsvaten. Door de doorlaatbare wand van de capillairen vindt uitwisseling plaats met het interstitium. De processen die hierbij een rol spelen, worden bij de microcirculatie besproken (10.4.5). De venen vormen het drainagesysteem voor het capillaire bed en voeren het bloed terug naar de rechter harthelft. Het veneuze systeem heeft door de grote variabele capaciteit een depotfunctie.

10.4.1 Druk en stroomsterkte

Druk houdt de bloedstroom in stand. De verschillende organen zijn niet altijd even actief en hebben afhankelijk van die activiteit meer of minder van het totale HMV nodig. Hiertoe wordt een hoge bloeddruk in stand gehouden, met in rust een hoge weerstand van de distribuerende vaten, zodat verlaging van de weerstand door dilatatie van deze vaten de bloedstroomsterkte doet toenemen. Tegelijkertijd moet het hart de bijbehorende grotere stroomsterkte leveren.

De arteriële druk pulseert synchroon met contracties van het hart (figuur 10-20). Bij iedere contractie van de linkerventrikel wordt het slagvolume in de aorta gedreven, waarbij de druk oploopt tot een maximum (systolische bloeddruk). Door de grote rekbaarheid van de aorta en de grote arteriën kan tijdens de systole een groot deel van het slagvolume worden opgevangen. Tijdens de diastole, nadat de aortaklep gesloten is, veert de aortawand terug. De druk daalt doordat bloed wegstroomt naar de periferie, totdat de volgende ventrikelcontractie de druk opnieuw doet stijgen. De minimale druk wordt diastolische druk genoemd. Het verschil tussen systolische en diastolische druk is de polsdruk. Door de rekbaarheid van de aorta worden de drukvariaties afgevlakt (windketelfunctie). Normaal zijn de systolische en diastolische druk 16 en 11 kPa (120 en 80 mmHg, figuur 10-16). De normale variatie in systolische druk in rust bij jonge volwassenen is 110-130 mmHg, diastolisch 65-85 mmHg. De bloeddruk is te hoog (hypertensie), wanneer bij herhaling in rust de systolische druk hoger is dan 140 mmHg en/of de diastolische druk hoger is dan 90 mmHg. (In het kader van het hypertensieonderzoek wordt de bloeddruk nog steeds gemeten in mmHg.) Uit een continue registratie wordt de gemiddelde druk verkregen door over de duur van één hartcyclus het oppervlak onder de drukcurve te meten en dit door de duur van de cyclus te delen (figuur 10-20). Voor de aorta geldt dat de gemiddelde druk ongeveer overeenkomt met het gemiddelde van systolische en diastolische druk. Bij een perifere drukcurve, zoals in figuur 10-20, is de gemiddelde druk lager dan het gemiddelde tussen systolische en diastolische druk.

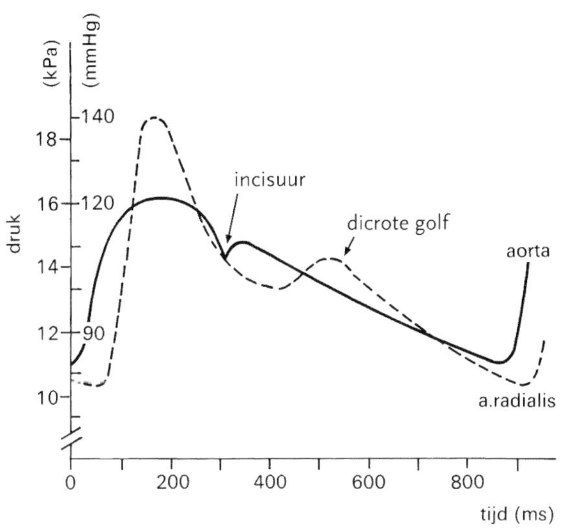

Figuur 10-21 Drukcurven van aorta en a. radialis. De systolische (maximale) druk is perifeer hoger, de diastolische (minimale) druk is lager dan centraal. De gemiddelde druk is perifeer iets lager. De aortadrukcurve heeft een incisuur, de perifere drukcurve een dicrote golf.

De systolische druk hangt af van het slagvolume, van de snelheid waarmee het slagvolume wordt uitgedreven en van de rekbaarheid van de aorta. Wanneer, zoals op oudere leeftijd voorkomt, de aortawand minder rekbaar is, neemt de systolische druk toe en daarmee de polsdruk. Tijdens de diastole daalt de druk; wanneer de diastole langer duurt, wordt de diastolische druk lager. De snelheid van de drukdaling hangt af van de perifere weerstand. De diastolische druk wordt dus bepaald door de perifere weerstand, door de duur van de diastole en door de systolische druk.

De drukvariaties in de aorta en de daarmee samenhangende uitzetting van de wand worden voortgeleid over het arteriële systeem. De voortplanting van de drukgolf over de vaatwand verloopt sneller dan de bloedstroom, zoals over het oppervlak van stromend water golven kunnen lopen met een voortplantingssnelheid die de stroomsnelheid van het water overtreft. De polsgolfsnelheid, die normaal 5 m/s bedraagt, hangt af van de structuur van de vaatwand: hoe stugger de vaatwand, hoe hoger de snelheid van de polsgolf.

Naar de periferie toe verandert de vorm van de arteriële drukcurve. De incisuur in de aortadrukcurve, de insnijding die ontstaat bij het sluiten van de klep en dus samenvalt met het begin van de tweede harttoon (figuren 10-16 en 10-21), verdwijnt en maakt plaats voor een dicrote golf. Deze dicrotie wordt, mogelijk naast andere factoren, verklaard door interferentie van de lopende drukgolf met reflecties ervan in het gebied van de arteriolen. Door de vormverandering van de perifere drukcurve komt de gemiddelde druk niet meer overeen met het gemiddelde van systolische en diastolische druk, zoals bij de aortadruk, maar is lager.

De gemiddelde druk bepaalt de voortstuwing van het bloed. Over de lengte van het vaatstelsel neemt, afhankelijk van de weerstand, de gemiddelde druk af van 13,3 kPa (100 mmHg) in de aorta tot 0,3 kPa (2 mmHg) in het rechteratrium. Het drukverval over het arteriële systeem tot aan de kleine arteriën is gering, circa 0,4 kPa (3 mmHg). De kleine arteriën en arteriolen hebben de grootste weerstand: over dit deel van het vaatbed daalt de druk van circa 13 tot circa 5 kPa (97 tot 35 mmHg) aan het begin van de capillairen. Aan het einde van de capillairen is de druk 2,0 kPa (15 mmHg), zodat voor de veneuze terugstroom naar het rechteratrium nog een drukverschil van ruim 1,5 kPa (10 mmHg) over is.

De stroomsterkte van het bloed is op de verschillende niveaus van het vaatstelsel gelijk: per tijdseenheid stroomt door het stroombed van de gezamenlijke capillairen evenveel bloed als door de aorta en als door de beide vv. cavae. Door het verschil in doorsnede van het vaatbed is de stroomsnelheid niet overal gelijk. Van de aorta naar de capillairen neemt de doorsnede aanzienlijk toe, waardoor de stroomsnelheid evenredig afneemt van gemiddeld 40 cm/s in de aorta tot 0,07 cm/s in de capillairen.

Van het totale bloedvolume bevindt zich ruim 60% in het veneuze systeem, voornamelijk in het splanchnicusgebied (het gebied van de buikorganen) en in de longen. De verdeling over beide reservoirs is afhankelijk van de stand van het lichaam. Wanneer men ligt, bevindt zich veel bloed in de longen, dat bij staan ten dele wordt verplaatst naar het splanchnicusgebied en naar de benen.

De relatie tussen de druk en de stroomsterkte van het bloed in een bloedvat kan worden weergegeven door:

$$q = (p_1 - p_2) / R$$

waarin q de stroomsterkte voorstelt, $p_1 - p_2$ het drukverschil over de lengte van het bloedvat en R de vaatweerstand. Deze vergelijking is analoog aan de wet van Ohm* voor elektrische stroomsterkte, potentiaalverschil en weerstand. De weerstand van een bloedvat is recht evenredig met de lengte l van het bloedvat en de viscositeit η van het bloed en omgekeerd evenredig met de vierde macht van de inwendige straal r van het bloedvat:

◀ stroomsterkte
◀ stroomsnelheid
◀◀ perifere weerstand
◀◀ polsgolfsnelheid
◀◀ incisuur
◀◀ dicrotie

$$R = 8\eta l / \pi r^4$$

Uit deze twee vergelijkingen volgt:

$$q = \pi r^4 (p_1 - p_2) / 8\eta l$$

vergelijking van Poiseuille ▶

Dit is de vergelijking van Poiseuille. De belangrijkste consequentie van deze vergelijking is dat bij een bepaald drukverschil de doorstroming wordt bepaald door de straal van het bloedvat. Halvering van de inwendige diameter van een bloedvat verhoogt de weerstand met een factor 16. Kleine veranderingen in de mate van vasoconstrictie en vasodilatatie hebben daardoor een groot effect. De viscositeit wordt alleen belangrijk wanneer deze sterk verhoogd is. Dit is bijvoorbeeld het geval bij chronische hypoxie; hierbij is de erytrocytenconcentratie van het bloed toegenomen (Intermezzo 11.6).

perifere vaatweerstand ▶

longvaatweerstand ▶

Met de eerste vergelijking kan de perifere vaatweerstand R worden berekend wanneer de gemiddelde druk in de aorta (p_1), de gemiddelde rechteratriumdruk (p_2) en het HMV (q) bekend zijn. Uitgaande van normale drukwaarden ($p_1 - p_2 = 13$ kPa) en van een HMV van 6 L/min is de perifere vaatweerstand 2,2 kPa per L/min. De longvaatweerstand is veel kleiner. Het gemiddelde drukverschil over het longvaatbed is ongeveer 1 kPa. Bij hetzelfde HMV van 6 L/min is de longvaatweerstand dus 0,2 kPa per L/min. Bij inspanning nemen beide vaatweerstanden af: terwijl het minuutvolume bij inspanning tot vijfmaal zo groot kan worden, neemt het drukverschil maar weinig toe.

hydrostatische component ▶

In lager gelegen delen van het vaatstelsel is de bloeddruk hoger doordat er een hydrostatische component bij komt als gevolg van de zwaartekracht. Evenzo is de bloeddruk in hoger gelegen delen lager. In eerste instantie heeft dit geen consequenties voor de doorstroming van hoger gelegen organen, zoals de hersenen. Aan de veneuze zijde is op dezelfde hoogte de druk evenveel afgenomen als aan de arteriële zijde. Het arterioveneuze drukverschil is daardoor onafhankelijk van de hoogte (heveleffect, sifoneffect).

sifoneffect ▶
Korotkoff-tonen ▶▶
bloeddrukmeting ▶

Bij de bloeddrukmeting moet men rekening houden met de hydrostatische drukverschillen. Aangezien bij veranderingen van de stand van het lichaam de druk ter hoogte van het hart niet verandert, geldt het niveau van het hart als referentieniveau ten opzichte waarvan de druk wordt gemeten. Bij meting van de arteriële bloeddruk met behulp van een manchet om de bovenarm (Intermezzo 10.2) wordt aan deze voorwaarde voldaan.

silent gap ▶▶
transmurale druk ▶

Belangrijk is het hoogteverschil voor de transmurale druk van het vaatsysteem. Onder transmurale druk verstaat men het verschil tussen de druk binnen en buiten het bloedvat. Beneden het niveau van het hart is de transmurale druk van de bloedvaten altijd positief. In boven het hart gelegen venen kan de transmurale druk nul of lager worden, waardoor de vaten samenvallen. De druk in het rechteratrium is normaal ongeveer 0,3 kPa = 3 cm H_2O. Dit betekent dat in de venen op het niveau van 3 cm boven het rechteratrium de hydrostatische druk nul is. Daarboven is de transmurale druk negatief en zijn de venen samengevallen, onder dit niveau zijn de venen gevuld. Wanneer men schuin achteroverligt, is de overgang gevuld/niet gevuld in de v. jugularis goed waarneembaar.

Doordat de transmurale druk de diameter van een bloedvat bepaalt, vooral als dit een dunne wand heeft, beïnvloedt de transmurale druk de weerstand van het vat en daarmee de doorstroming. In de longcirculatie is hierdoor bij rechtop staan en zitten de bloedstroomsterkte door de longtoppen kleiner dan door de longbases (11.4.3). In de beneden het niveau van het hart gelegen venen van de lichaamscirculatie wordt de vulling bepaald door de transmurale druk en de rekbaarheid van de wand, die afhangt van de contractietoestand van het gladde spierweefsel. Een te grote rekbaarheid kan problemen geven bij de veneuze terugstroom naar het rechteratrium.

Intermezzo 10.2
Meting van de bloeddruk

De indirecte meting van de arteriële bloeddruk kan aan een arm of een been worden uitgevoerd. Met behulp van een opblaasbare manchet, die verbonden is met een drukmeter, worden de slagaders samengedrukt, zodat er geen bloed meer stroomt. Vervolgens wordt de druk in de manchet geleidelijk verminderd. De druk waarbij weer enige bloedstroom door de arteriën optreedt, is de systolische druk. De druk waarbij de bloedstroom weer geheel is hersteld, is de diastolische druk. De signalen waarvan meestal gebruik wordt gemaakt, zijn de vaatgeruisen (Korotkoff-tonen) die hoorbaar zijn met de stethoscoop op de onderarm (figuur 10-22). Bij het optreden van de Korotkoff-tonen zijn vijf fases te onderscheiden, alleen de fasen I, IV en V zijn voor de bloeddrukmeting van belang. Fase I is het begin van een reeks opeenvolgende tonen. Fase II bestaat uit langer wordende tikken die overgaan in geruis. Tijdens fase III keren de tonen terug en worden ze harder en luider. In fase IV wordt het tikkende geluid gedempt (Engels: *muffling*) en tijdens fase V verdwijnt het geluid geheel. Het is mogelijk dat in fase II niets wordt gehoord. Dit wordt *silent gap* genoemd. Wanneer de druk aanvankelijk niet hoog genoeg wordt opgevoerd, kan als gevolg van de

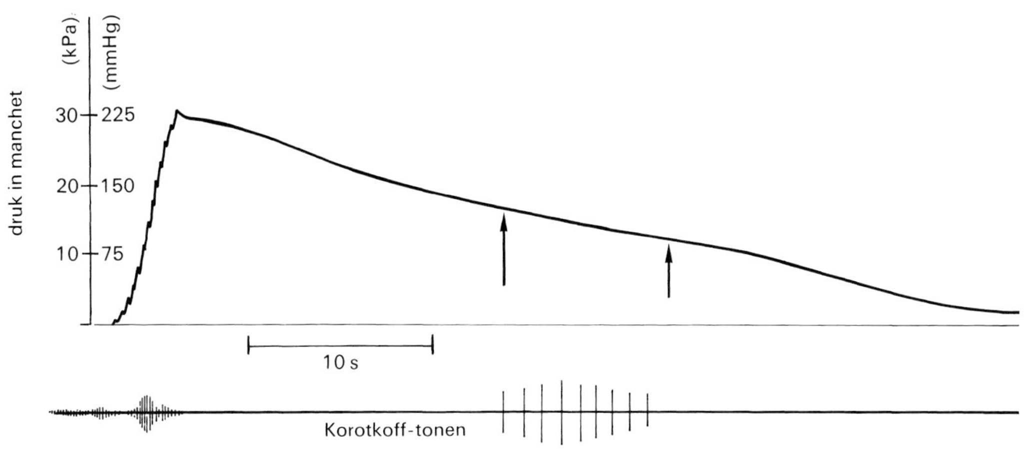

Figuur 10-22 Registratie van de druk in de manchet van een bloeddrukmeter en van de vaatgeruisen (Korotkoff-tonen) opgenomen met een microfoon. De pijltjes geven de momenten aan waarop de systolische en diastolische druk worden afgelezen. De hier geregistreerde vaatgeruisen volgen niet de in de tekst vermelde beschrijving.

silent gap een te lage systolische druk worden geregistreerd. Dit wordt voorkomen door vooraf aan de eigenlijke meting de pols te voelen en te kijken bij welke druk deze niet meer wordt gevoeld. De druk die wordt afgelezen bij fase I, komt redelijk goed overeen met de werkelijke systolische druk. De diastolische druk wordt gemeten tijdens fase IV of V. Het verschil tussen deze fases bedraagt 0-1,3 kPa (0-10 mmHg). Meestal wordt fase V gebruikt. Soms kan men echter tot een zeer lage druk nog steeds Korotkoff-tonen waarnemen; in dat geval meet men in fase IV. Wanneer voor de diastolische druk een bepaalde waarde wordt opgegeven, mag men aannemen dat deze overeenkomt met de druk van fase V. Wanneer twee waarden worden vermeld, komen deze overeen met fase IV en V, waarbij de tweede waarde 0 kan zijn.

Het resultaat van de meting wordt beïnvloed door de breedte van de manchet in verhouding tot de omtrek van de arm. Het is echter gebleken dat ondanks een grote variatie in de omtrek van de arm toch met dezelfde manchet van 13 cm mag worden gemeten. Bij kinderen worden smallere manchetten gebruikt; bij het resultaat van de meting wordt dan de afmeting van de gebruikte manchet genoteerd.

10.4.2 **Veneuze terugstroom**

In het veneuze systeem wordt de bloedstroom bepaald door verscheidene factoren. De eerste factor is de druk in de venulen die in rust 2 kPa (15 mmHg) bedraagt. Het is de druk die over is van de arteriële bloeddruk (Latijn: *vis a tergo*, van achteren werkende kracht). Bij dynamische inspanning, zoals lopen en fietsen, neemt de perifere weerstand af, stijgt de bloeddruk in de venulen en neemt de bloedstroom naar het hart toe. De tweede factor is de zuigende werking die het gevolg is van de verlaging van de intrathoracale druk tijdens de inademing. Tijdens de inademing worden de venen in de buik gecomprimeerd doordat het contraherende en daarbij naar beneden bewegende diafragma de druk in de buik verhoogt. In combinatie met de zuigende werking vanuit de thorax spreekt men van thoraco-abdominale pomp. De derde factor die de bloedstroom door de venen beïnvloedt, is de zuigende werking van de ventrikelcontractie wanneer het klepvlak naar beneden wordt bewogen (10.3.4). Bij deze twee factoren zijn er van voren werkende krachten (Latijn: *vis a fronte*).

◀ thoraco-abdominale pomp

◀ vis a fronte

De veneuze bloedstroom wordt door de zwaartekracht beïnvloed als gevolg van de grote rekbaarheid van de venenwand. Dit komt tot uiting bij de overgang van liggen naar staan. Wanneer men ligt, is de veneuze bloeddruk laag en zijn de venen niet geheel gevuld. Wanneer men gaat staan, dilateren de venen in buik en benen door de verhoging van de transmurale druk. De vulling neemt toe, waardoor de terugstroom naar het rechteratrium tijdelijk afneemt. Het effect wordt ten dele gecompenseerd door de afname van de rekbaarheid van vooral de buikvaten door sympathische stimulering van het gladde vaatspierweefsel (10.5.5).

Een tweede compensatiemechanisme wordt gevormd door de skeletspiercontracties die venen comprimeren. Door de aanwezigheid van kleppen in de venen kan het bloed in deze vaten bij compressie alleen in de richting van het hart stromen. Hier spreekt men van *vis a latere*, de van de zijkant werkende kracht. De spierpomp is zeer effectief.

◀ kleppen in de venen

◀ vis a latere

◀ spierpomp

De aanwezigheid van kleppen in de oppervlakkige venen van onderarm of handrug kan eenvoudig

◀◀ vis a tergo

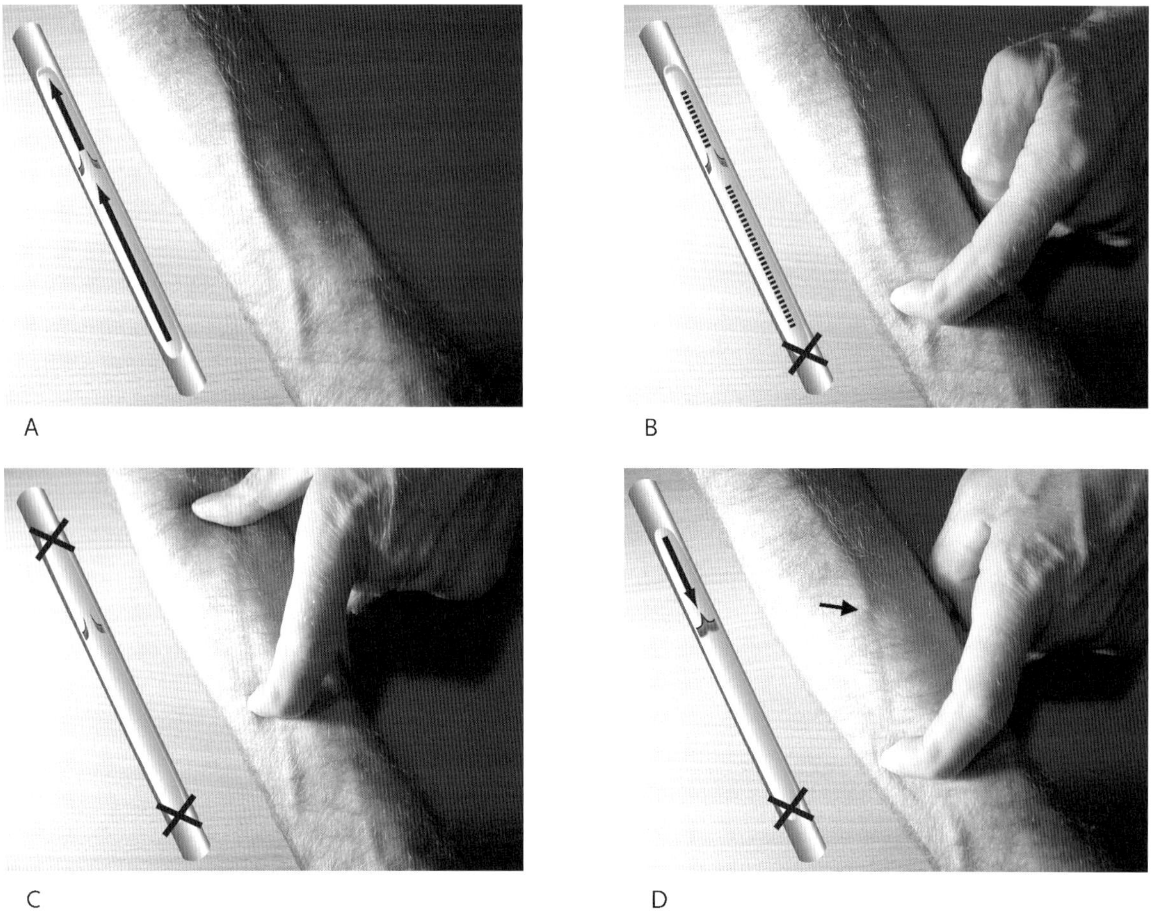

Figuur 10-23 Foto's van onderarmvene met klep. ***A*** *Onderarm met oppervlakkige vene.* ***B*** *Aan de zijde van de pols wordt de vene afgesloten, en* ***C*** *met de duim naar centraal leeg gestreken.* ***D*** *Bij loslaten van de duim stroomt het bloed terug tot het door een klep wordt tegengehouden. (Proefpersoon GAM.)*

worden aangetoond. Een band om de bovenarm wordt zover aangetrokken dat de venen opzwellen. Daarna plaatst men een vinger op een vene waardoor deze wordt afgesloten. Vanaf deze plaats wordt met een andere vinger de vene in de richting van het hart leeg gestreken. Wanneer de tweede vinger wordt losgelaten, vult de vene zich retrograad (tegen de stroomrichting in) tot de plaats waar zich een klep bevindt (figuur 10-23).

Samenvattend zijn er vier factoren die de veneuze stroom naar het rechteratrium bevorderen: 1 *vis a tergo*, 2 en 3 *vis a fronte*, bestaande uit de ademppomp en de aanzuigende werking van het hart tijdens de ventrikelcontractie, en 4 *vis a latere*, de spierpomp.

10.4.3 Interactie tussen hart en vaatstelsel

Het hartvaatstelsel is een gesloten circuit. Gemiddeld zijn het HMV en de veneuze terugstroom aan elkaar gelijk. Het eenvoudigste model van hart en circulatie bestaat uit een hart-longgedeelte en de systeemcirculatie. De ingang van het 'hart' is het rechteratrium, de uitgang is de aorta. Op grond van het Frank-Starling-effect (10.3.5, figuur 10-19B) geldt voor dit model dat het HMV afhangt van de rechteratriumdruk (RA-druk). Grafisch wordt dit voorgesteld door de hartfunctiecurve (figuur 10-24). De ligging van deze curve wordt vooral bepaald door de contractiliteit van het hart.

hartfunctiecurve ▶▶

Wanneer in het beschreven model het hart wordt vervangen door een pomp waarmee de veneuze terugstroom kan worden geregeld, kan men zien hoe de RA-druk afhangt van de veneuze terugstroom (veneuze terugstroomcurve, figuur 10-25). Wanneer de pomp stilstaat, bereikt de druk onder normale omstandigheden een waarde van ongeveer 1 kPa. Deze druk, die dan overal in het vaatstelsel heerst, wordt gemiddelde vullingsdruk of gemiddelde systeemdruk

veneuze terugstroomcurve ▶▶

gemiddelde systeemdruk ▶▶

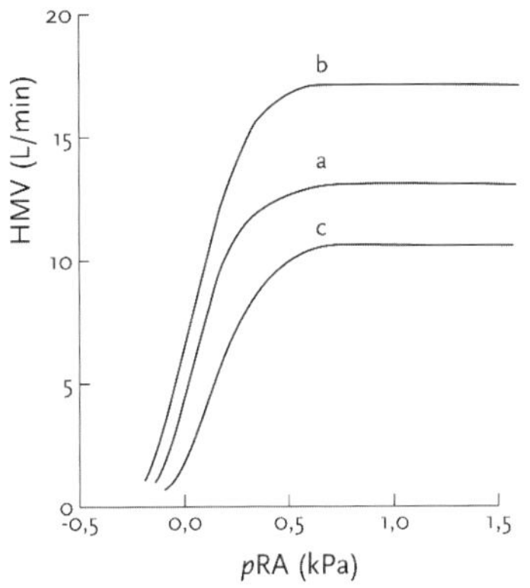

Figuur 10-24 Hartfunctiecurven. De curven geven weer hoe het HMV verandert als functie van de rechteratriumdruk bij normale (a), verhoogde (b) en verlaagde (c) contractiliteit van het myocard.

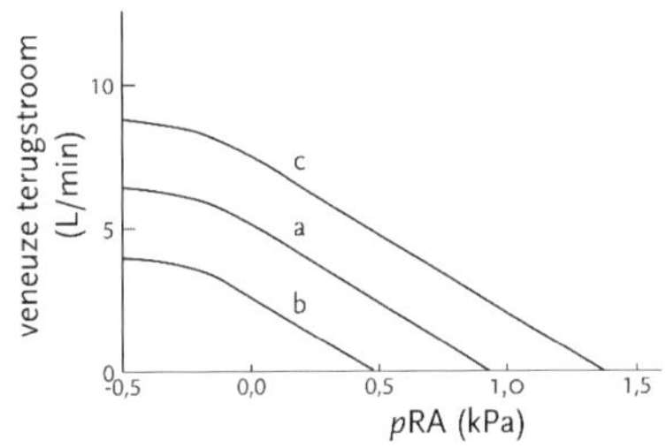

*Figuur 10-25 Veneuze terugstroomcurven. De curven geven weer hoe de veneuze terugstroom verandert als functie van de rechteratriumdruk. **a** Normaal, **b** afname van het bloedvolume en/of toename van de veneuze compliantie, **c** toename van het bloedvolume en/of afname van de veneuze compliantie. De druk in de snijpunten met de x-as (veneuze terugstroom = 0) komt overeen met de gemiddelde systeemdruk: de druk die wordt gemeten nadat de pomp (het hart) is stilgezet en overal in het vaatstelsel dezelfde druk heerst.*

genoemd. Deze hangt af van de vulling en de compliantie van het vaatstelsel, in wezen van het veneuze systeem, omdat zich hier het meeste bloed bevindt. Onder de compliantie (rekbaarheid) wordt verstaan de verhouding van verandering van volume en druk (dV/dp). Bij verhoging van de vaattonus daalt de compliantie doordat bij hetzelfde volume de druk groter is. De gemiddelde systeemdruk hangt enerzijds dus af van het bloedvolume, anderzijds van de veneuze vaattonus. Wanneer de pomp weer wordt aangezet, daalt de RA-druk.

In het intacte systeem geldt maar één toestand. Deze wordt gevonden uit het snijpunt (werkpunt) van de hartfunctiecurve en de veneuze terugstroomcurve (figuur 10-26). Veranderingen van conditie, normaal en pathologisch, bijvoorbeeld lichamelijke inspan-

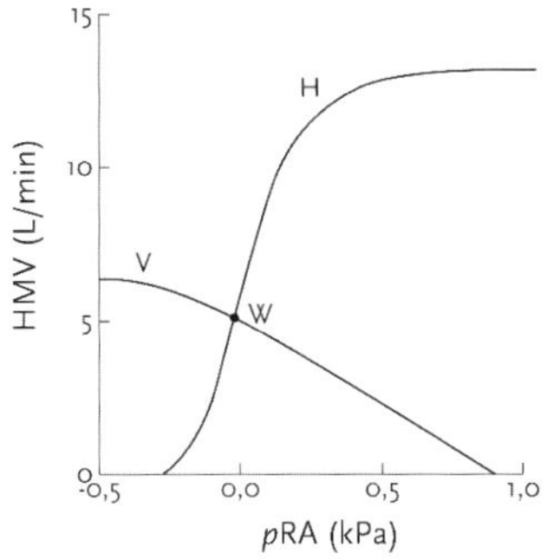

Figuur 10-26 Combinatie van een normale hartfunctiecurve (H) en een normale veneuze terugstroomcurve (V) geeft een snijpunt, het werkpunt (W).

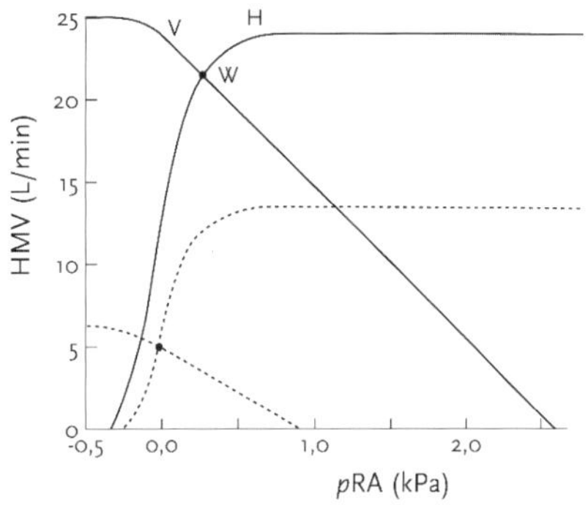

Figuur 10-27 Hartfunctiecurve en veneuze terugstroomcurve bij zware lichamelijke inspanning. De onderbroken lijnen horen bij de rusttoestand.

ning en hartfalen, kunnen aan de hand van deze grafische analyse worden beschreven. Bij inspanning (figuur 10-27) verschuift de hartfunctiecurve door sympathische stimulering naar links. De veneuze terugstroomcurve wordt naar rechts verplaatst doordat de gemiddelde systeemdruk toeneemt door sympathische venoconstrictie. Door de twee effecten komt het werkpunt bij een hoger HMV te liggen.

◀ hartfalen

Intermezzo 10.3
Hartfalen

Hartfalen kan worden gedefinieerd als een toestand waarin het hart, ondanks een normale of verhoogde vullingsdruk, onvoldoende bloed naar de weefsels kan pompen. Het falende hart is niet in staat het veneuze aanbod te verwerken (Engels: *backward failure*) en/of voldoende bloed in het arteriële systeem te pompen (Engels: *forward failure*). De problemen bij hartfalen zijn echter complexer. De patiënten reageren niet allen op dezelfde manier op de primair verminderde pompfunctie. Een mogelijk betere definitie spreekt van een complex

◀ backward failure
◀ forward failure
◀◀ werkpunt

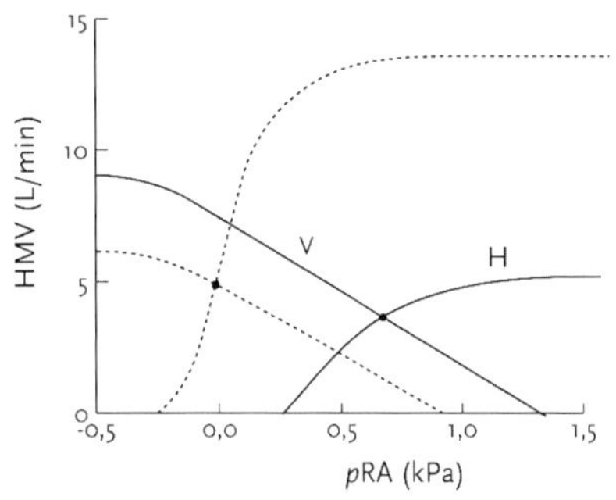

Figuur 10-28 Hartfunctiecurve en veneuze terugstroomcurve bij hartfalen. De onderbroken lijnen gelden voor een gezonde toestand in rust.

klinisch syndroom, veroorzaakt door een slechte hartfunctie met een geactiveerde neurohumorale regulatie, waardoor het lichamelijk inspanningsvermogen is verminderd, water en zout worden vastgehouden en de levensverwachting als regel beperkt is. Met 'geactiveerde neurohumorale regulatie' wordt verwezen naar reacties als gevolg van het verlaagde HMV. Het renine-angiotensine-aldosteronsysteem wordt geactiveerd met retentie van water en zout, waardoor de toestand alleen maar verslechtert (10.4.4, figuur 10-31). Door activering van het sympathische systeem lijkt het of het lichaam zich continu inspant. Op den duur is dit schadelijk. Men kan hartfalen daarom ook omschrijven als een klinisch syndroom waarbij door een ziek hart het HMV is afgenomen, de veneuze druk is toegenomen en dat samengaat met biochemische afwijkingen die een progressieve verslechtering van het falende hart en voortijdige dood van cellen van het myocard veroorzaken.

cardiomyopathie ▶▶
myocarditis ▶▶

Figuur 10-28 laat zien wat er bij hartfalen met de hartfunctie- en veneuze terugstroomcurven gebeurt. De contractiliteit is afgenomen. Door veneuze stuwing en/of door toename van het bloedvolume door de retentie van water is de veneuze terugstroomcurve naar rechts verplaatst. Het werkpunt ligt bij een laag HMV.

Hartfalen kan ontstaan door verhoogde belasting, door een belemmering van de instroom, door een hartspierafwijking of door een hartritmestoring. Een verhoogde belasting van het myocard komt voor bij hypertensie en aortastenose, of bij een vernauwing van de uitstroombaan. Bij langdurig verhoogde belasting ontwikkelt zich in eerste instantie hypertrofie, verdikking van de hartspiervezels. Een instroombelemmering komt voor bij een mitralisstenose, een afwijking die niet meer zo vaak voorkomt. Dit in tegenstelling tot het myocardinfarct, het resultaat van een afsluiting van een coronaire arterie, als voorbeeld van een verslechterde hartspierfunctie. Sterke verlittekening van het myocard na het doormaken van een of meer hartinfarcten is de meest voorkomende oorzaak van hartfalen. Er komen ook intrin-

aortastenose ▶

hartinfarct ▶

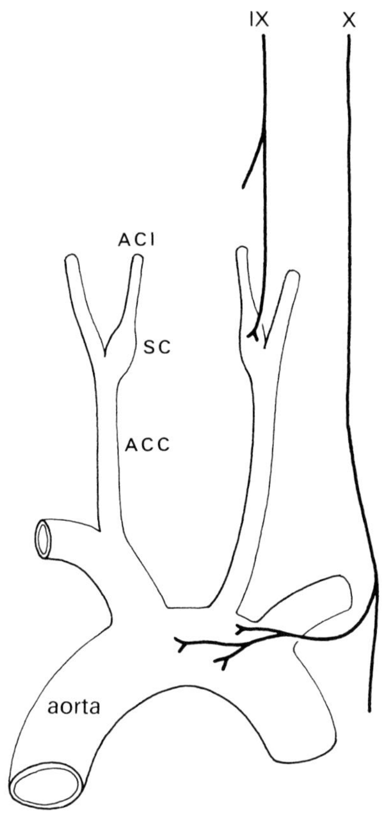

Figuur 10-29 Baroreceptoren (pressosensoren) in sinus caroticus (SC) en aorta. ACC = a. carotis communis, ACI = a. carotis interna, IX = n. glossopharyngeus, X = n. vagus.

sieke hartspierziekten voor, zoals cardiomyopathie en myocarditis (ontsteking van het myocard). Ten slotte kan ook bij lang bestaande aritmieën beschadiging van de hartspier optreden.

10.4.4 Regeling van de bloeddruk

De circulatie van het bloed door de verschillende organen wordt onder alle omstandigheden afgestemd op de behoefte. De behoefte hangt af van de functie van het orgaan en van de activiteit, die weer bepaald wordt door de toestand waarin het lichaam zich bevindt. Bovendien zijn er uitwendige factoren die op de doorstroming van organen of op de gehele bloedsomloop van invloed zijn. Zo is na de maaltijd de doorstroming van het maag-darmkanaal groter dan op momenten dat de darmen leeg zijn. Tijdens inspanning neemt de bloedstroom naar de werkende spieren toe en die naar het maag-darmkanaal af. De huidcirculatie neemt toe of af wanneer in verband met de temperatuurregeling respectievelijk meer of minder warmte moet worden afgegeven. Een andere

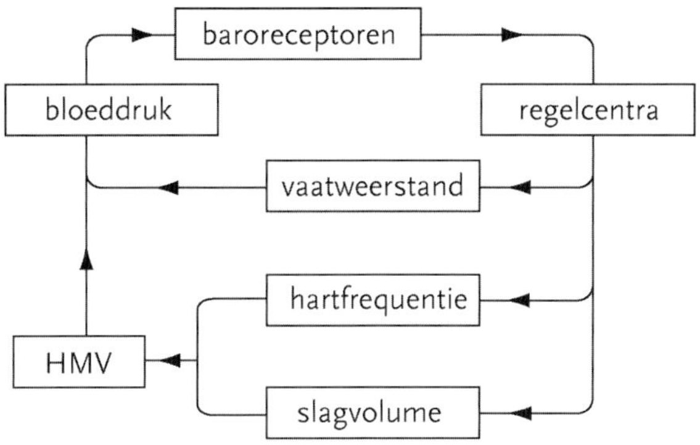

Figuur 10-30 Baroreceptorreflex. Signalen uit de baroreceptoren beïnvloeden via regelcentra in de hersenstam en het sympathische en parasympathische systeem de vaatweerstand (vasoconstrictie en -dilatatie), de hartfrequentie en de contractiliteit van de linkerventrikel en daarmee het slagvolume. De bloeddruk hangt af van de vaatweerstand en het HMV, het product van hartfrequentie en slagvolume.

uitwendige factor die de circulatie beïnvloedt, is de overgang van liggen naar staan.

Bij de instandhouding van de bloeddruk zijn verschillende regelsystemen betrokken, die in twee groepen kunnen worden ingedeeld: kortetermijn- en langetermijnsystemen. De kortetermijnsystemen zijn voornamelijk nerveus en er is sprake van negatieve terugkoppeling. Hierbij spelen centra in de medulla een rol, met name de nucleus tractus solitarius. Vanuit deze centra lopen efferente banen via het sympathische systeem en via de n. vagus. Het effect van sympathicusprikkeling is naast verhoging van de hartfrequentie en van de contractiekracht van het hart, constrictie van de kleine arteriën, arteriolen en venen. Prikkeling van de parasympathicus verlaagt de frequentie van het hart. De medullaire centra ontvangen impulsen van de baroreceptoren (pressosensoren). Dit zijn rekgevoelige zintuigen, gelegen in de sinus caroticus en in de aortaboog (figuur 10-29). De frequentie van de signalen die van de baroreceptoren uit naar centraal gaan, hangt af van de bloeddrukverhoging bij iedere hartslag en van de gemiddelde bloeddruk. Bij een gemiddelde bloeddruk < 8 kPa (60 mmHg) is de signaalfrequentie nul; bij een bloeddruk > 21 kPa (160 mmHg) is de frequentie maximaal.

Toename van de signaalfrequentie van de baroreceptoren verhoogt de activiteit van de n. vagus en verlaagt die van de sympathicus (baroreceptorreflex). Uitgaande van de normale gemiddelde bloeddruk wordt een bloeddrukverhoging door de baroreceptorreflex gecorrigeerd (figuur 10-30). De functie van deze

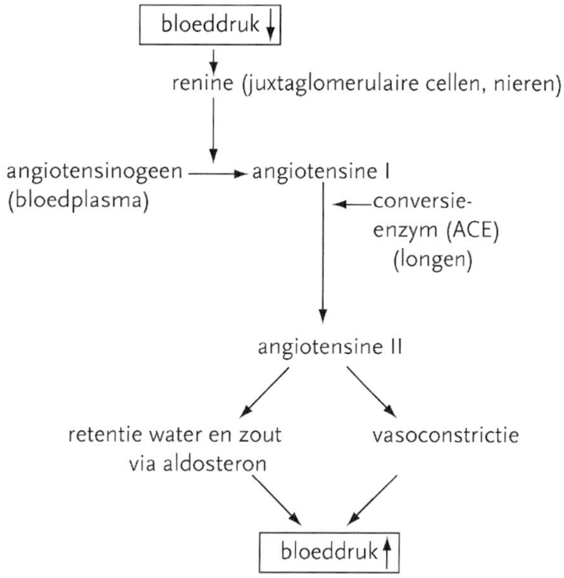

Figuur 10-31 Regeling van de bloeddruk door het renine-angiotensine-aldosteronsysteem.

kortetermijnregeling is dat bloeddrukveranderingen, die bijvoorbeeld worden veroorzaakt door houdingsveranderingen, direct worden opgevangen. Wanneer er bij de overgang van liggen naar staan een verschuiving van de bloedverdeling optreedt waarbij de terugstroom naar het rechteratrium afneemt, wordt het effect hiervan door de baroreceptorreflex opgevangen. Hierdoor is de bloeddrukdaling die het gevolg is van de verminderde toevloed slechts van korte duur. Een tweede tegenkoppeling treedt op bij een zeer lage bloeddruk, waardoor de bij de circulatieregeling betrokken medullaire centra ischemisch worden. De hierbij optredende stijging van de CO_2-spanning veroorzaakt een sterke activering van het sympathische systeem met vooral vasoconstrictie als gevolg.

◀◀ kortetermijnsystemen

Een snelwerkend, niet-nerveus mechanisme is de vloeistofverplaatsing die optreedt bij capillaire drukverhoging. Zoals in 10.4.5 is beschreven, wordt de waterverplaatsing over de capillairwand door verschillende factoren bepaald. Eén ervan is de bloeddruk in de capillairen. Bij verhoging van de arteriële bloeddruk zal ook de capillaire bloeddruk toenemen, waardoor water door de capillairwand wordt verplaatst naar het interstitium. De vermindering van het bloedvolume die hiervan het gevolg is, leidt tot een lagere gemiddelde bloeddruk.

◀◀ baroreceptoren
◀◀ pressosensoren

Ten slotte is er nog een kortetermijnsysteem dat via de nieren werkt, het renine-angiotensine-aldosteronsysteem. Bij verlaging van de druk in het vas afferens, de arteriole vóór de capillairkluwen (glome-

◀◀ baroreceptorreflex
◀ renine-angiotensine-aldosteronsysteem

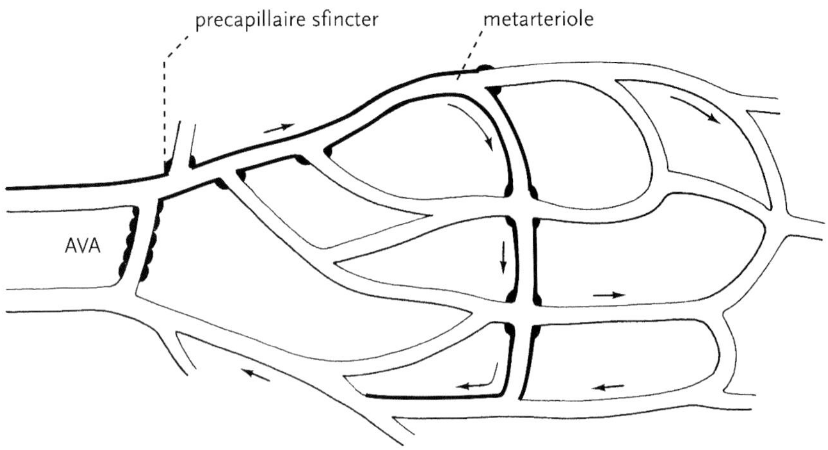

Figuur 10-32 Schema van een microcirculatie-eenheid. AVA = arterioveneuze anastomose. De precapillaire sfincters zijn kringspiertjes van glad spierweefsel die de ingang van een capillair kunnen afsluiten.

arteriolen ▶▶
metarteriolen ▶▶
capillairen ▶▶
voorkeursbaan ▶▶
precapillaire sfincters ▶▶
venulen ▶▶

arterioveneuze anastomosen ▶▶

endotheel ▶▶
basale membraan ▶▶

langtermijnregeling ▶

rulus), waar de filtratie van bloed in de nier plaatsvindt, wordt in de juxtaglomerulaire cellen (13.3) het hormoon renine vrijgemaakt. Dit zet in het plasma aanwezig, uit de lever afkomstig angiotensinogeen om in angiotensine I, dat op zijn beurt bij passage door de longen door een aldaar aanwezig enzym (Engels: *angiotensin-converting enzyme*, ACE) wordt omgezet in angiotensine II. Dit hormoon werkt bloeddrukverhogend, in de eerste plaats rechtstreeks door vaatvernauwing en in de tweede plaats door stimulering van het sympathische systeem. Tevens stimuleert angiotensine II de secretie van het bijnierschorshormoon aldosteron. Dit hormoon bevordert de terugresorptie van natrium in de nier, waardoor water wordt vastgehouden. Ook dit werkt bloeddrukverhogend (figuur 10-31).

Op een blijvende bloeddrukverhoging hebben de genoemde regelingen weinig of geen invloed. Vooral de baroreceptorreflex blijkt te worden aangepast aan een blijvend verhoogde gemiddelde bloeddruk. De langetermijnregeling komt tot stand door (bij)regeling van het bloedvolume via vochtuitscheiding door de nieren. Wanneer de gemiddelde bloeddruk stijgt, neemt de water- en zoutuitscheiding door de nieren toe, met als gevolg dat het bloedvolume en daarmee de gemiddelde bloeddruk afneemt.

10.4.5 **Microcirculatie**

De microcirculatie is de bloedstroom door de capillairen, inclusief de aanvoerende arteriolen en de afvoerende venulen. Het capillairbed vormt het uitwisselingsgebied tussen bloed en interstitium. Het transport van stoffen over de capillaire membraan is van verschillende factoren afhankelijk, zoals de bloedstroomsnelheid, de concentratie aan weerszijden van het capillaire endotheel en de permeabiliteit van de wand voor de verschillende stoffen.

De anatomie van het capillairbed is in de verschillende organen niet dezelfde, wel is er een bepaald grondpatroon (figuur 10-32). Uit de arteriolen ontspringen metarteriolen die zich vertakken tot capillairen, waarbij de metarteriole als voorkeursbaan herkenbaar blijft en pas bij het eindpunt het gladde spierweefsel verliest. Aan het begin van de capillairen bevinden zich precapillaire sfincters. De capillairen komen weer samen en monden uit in venulen die een groter volume hebben dan de arteriolen en daardoor meer bloed bevatten. Arterioveneuze anastomosen vormen directe verbindingen tussen arteriolen en venulen. Het zijn dikwandige verbindingen die vrijwel geheel kunnen worden afgesloten.

De wand van een capillair bestaat uit endotheel dat wordt omgeven door een basale membraan. De diameter van capillairen varieert van 5 tot 10 μm. Erytrocyten die een diameter hebben van ongeveer 7 μm worden bij passage door de kleinste capillairen vervormd. De kleinere vaatjes laten relatief meer plasma toe. Hierdoor treedt enige ontmenging op, die plasma-*skimming* wordt genoemd. De gemiddelde hematocriet (relatieve celvolume) van het capillaire bloed is hierdoor kleiner dan de gemiddelde hematocriet van arterieel en veneus bloed.

Het aantal open capillairen in een orgaan, de effectieve capillairendichtheid, wordt bepaald door de contractietoestand van de precapillaire sfincters. Deze wisselt voortdurend, mede onder invloed van de activiteit van het weefsel en de zuurstofbehoefte.

De belangrijkste mechanismen die verantwoordelijk zijn voor het transport over de capillaire membraan zijn diffusie en filtratie. Kwantitatief is diffusie veruit het belangrijkst. In vet oplosbare stoffen, zoals O_2 en CO_2, kunnen door de endotheelcellen diffunderen. Er zijn drie wegen waarlangs water en opgeloste stoffen de wand van de capillairen kunnen passeren (figuur 10-33). Water en in water opgeloste stoffen kunnen passeren door poriën tussen de endotheelcellen. De poriën hebben een diameter van ongeveer 5 nm en laten stoffen door met een relatieve molecuulmassa tot 10.000. Grotere moleculen kunnen passeren door fenestrae. Dit zijn ongeveer 0,1 μm wijde openingen in de endotheelcellen op plaatsen waar deze dun zijn. Daarbij is de basale membraan al dan niet onderbroken. Gefenestreerde capillairen worden gevonden in de darm en in de glomeruli van de nier. In het beenmerg, de lever en de milt komen capillairen voor met grote intercellulaire openingen waar zelfs bloedcellen doorheen kunnen. Ten slotte kan water met opgeloste stoffen het endotheel passeren in pinocytotische blaasjes: endocytose aan de kant van het lumen, transport van het blaasje door het cytoplasma en exocytose aan de buitenkant van de capillairen (2.3.2.3). De bijdrage van pinocytose aan het vloeistoftransport is niet groot; voor sommige grootmoleculaire stoffen kan het echter de enige weg zijn.

◀◀ diffusie
◀◀ filtratie
◀◀ poriën
◀◀ fenestrae
◀◀ endocytose
◀◀ pinocytose

Voor transport via diffusie wordt het beschikbare oppervlak voor water en voor de opgeloste stoffen vooral gevormd door de poriën tussen de endotheelcellen. Dit oppervlak is daarvoor ruim voldoende. Men heeft berekend dat het plasmawater meer dan honderd maal per minuut wordt uitgewisseld met het interstitiële water dat de capillairen omgeeft. Voor opgeloste stoffen, zoals NaCl, ureum en glucose, is de uitwisseling kleiner, maar ruim voldoende om de verschillen in concentratie tussen bloed en interstitiële vloeistof, die zijn ontstaan door verbruik of productie van deze stoffen door de cellen, snel te nivelleren. Zolang de bloedstroom voldoende groot is, wordt aldus een ononderbroken aan- en afvoer van stoffen naar en van de cellen in stand gehouden. De bloedstroomsterkte is dus de enige beperkende factor voor de uitwisseling.Voor de diffusie van O_2 en CO_2 is het gehele oppervlak van de capillairwand beschikbaar. Voor de bloedgassen komt daardoor zeer snel een diffusie-evenwicht tot stand.

De hoeveelheid water die naast het transport door diffusie per tijdseenheid door de wand van een capillair gaat (J) is evenredig met de effectieve filtratiedruk (p_e) en het voor filtratie beschikbare oppervlak (A):

$$J = L \cdot A \cdot p_e$$

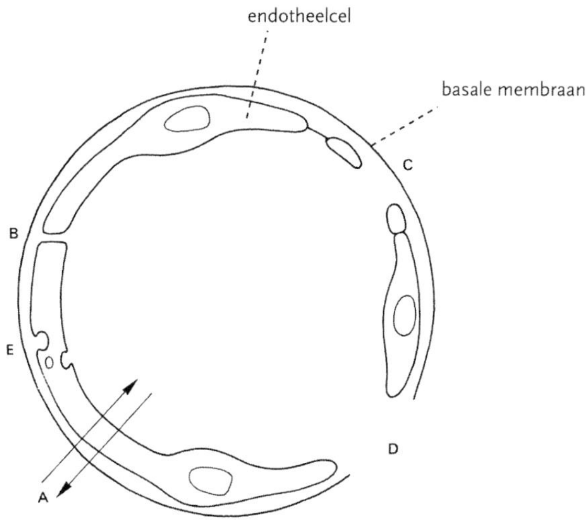

Figuur 10-33 Wegen waarlangs het transcapillaire transport kan plaatsvinden. A De passage van in vet oplosbare stoffen, zoals O_2 en CO_2. B Intercellulaire spleten (poriën). C Openingen in een endotheelcel (fenestrae). D Intercellulaire openingen. E Pinocytose. Niet in alle capillairen zijn alle wegen beschikbaar.

waarin L de hoeveelheid water is die per tijdseenheid, per eenheid van oppervlak en per eenheid van drukverschil over de capillairwand gaat. De effectieve filtratiedruk wordt in de eerste plaats bepaald door het verschil in hydrostatische bloeddruk in de capillairen (p_c) en in het interstitium nabij de capillairwand (p_i), en in de tweede plaats door het verschil in colloïd-osmotische druk van de plasma-eiwitten (Π_p) en van de eiwitten in het interstitium (Π_i). Invulling in bovenstaande vergelijking geeft:

◀ effectieve filtratiedruk
◀ hydrostatische bloeddruk
◀ colloïd-osmotische druk

$$J = L \cdot A \cdot [(p_c - p_i) - (\Pi_p - \Pi_i)]$$

De colloïd-osmotische druk van het plasma is ongeveer 3,3 kPa, in het interstitium 1,0 kPa. In het interstitium bevindt zich een niet-verwaarloosbare hoeveelheid eiwit, die door de capillairwand is gelekt. Het verschil ($\Pi_p - \Pi_i$) is dus ongeveer 2,3 kPa. Aan het begin van de capillairen is de hydrostatische druk in de capillairen hoger dan aan het eind: ($p_c - p_i$) is aan het begin ongeveer 4,5 kPa, aan het eind ongeveer 1,9 kPa. Aan het begin van de capillairen is de effectieve filtratiedruk 4,5 – 2,3 = 2,2 kPa en aan het einde 1,9 – 2,3 = –0,4 kPa (figuur 10-34).

Aan het begin van de capillairen vindt dus filtratie plaats en aan het eind wordt water uit het interstitium geresorbeerd, echter bij een veel lager drukverschil. De gefiltreerde hoeveelheid kan toch vrijwel geheel worden geresorbeerd, aangezien aan

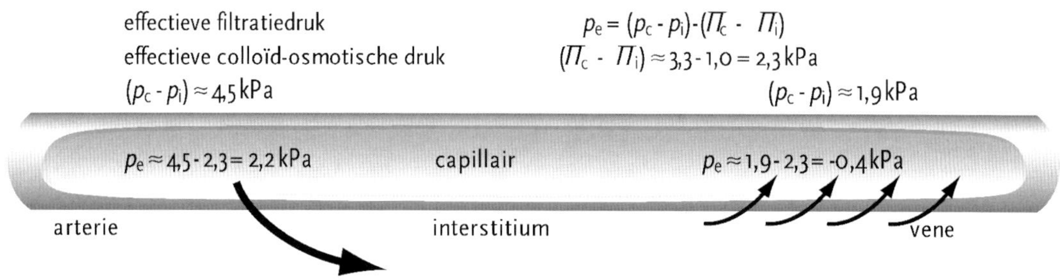

Figuur 10-34 Effectieve filtratiedruk in een capillair. Aan de arteriële zijde is deze positief, aan de veneuze zijde negatief, echter minder negatief dan hij aan de arteriële zijde positief is. Zelfde symbolen als in de tekst.

de veneuze zijde van de capillairen een groter oppervlak met een grotere doorlaatbaarheid beschikbaar is.

Niet alle water wordt teruggeresorbeerd. Het water dat niet opnieuw in het bloed wordt opgenomen, wordt afgevoerd via het lymfesysteem. Het lymfesysteem kan worden gezien als een extra drainagesysteem van de weefsels. Het bestaat uit lymfevaten die in de weefsels beginnen als blind eindigende capillairen (figuur 10-35). Deze lymfecapillairen komen samen en vormen steeds grotere lymfevaten, die veel op venen lijken en eveneens kleppen bevatten. De lymfevaten komen uit in twee vaten: de ductus thoracicus en de rechter ductus lymphaticus, die uitmonden in respectievelijk de linker en de rechter v. subclavia. De rechter ductus lymphaticus draineert het rechterdeel van het hoofd en de hals, de rechterarm en het rechterdeel van de thorax. De lymfe uit de rest van het lichaam komt terecht in de ductus thoracicus. De totale lymfestroom bedraagt ongeveer drie liter per dag. In het verloop van de lymfevaten zijn lymfeklieren opgenomen. De lymfe wordt hier als het ware gefilterd. De lymfeklieren behoren tot het immuunsysteem (hoofdstuk 14).

lymfesysteem ▶
lymfecapillairen ▶
lymfevaten ▶
oedeem ▶▶
ductus thoracicus ▶
rechter ductus lymphaticus ▶
trombose ▶▶
lymfeklieren ▶

De lymfevaten zijn vooral van belang voor de afvoer van eiwit uit het interstitium. Dit eiwit, voornamelijk albumine, is gelekt uit de capillairen, die ten dele doorgankelijk zijn voor eiwit. Het eiwit in het interstitium wordt praktisch uitsluitend door het lymfesysteem teruggevoerd naar het bloed. Lymfe bevat ongeveer 20-30 g/L eiwit. Dat is minder dan in het plasma, dat ongeveer 70 g/L eiwit bevat. De eiwitstroom door het interstitium heeft ook een functionele betekenis. Plasma-eiwitten kunnen een eiwitbron vormen voor de lichaamscellen. Bovendien kunnen sommige stoffen alleen gebonden aan plasma-eiwitten worden vervoerd.

filariasis ▶▶

Het transport van water door filtratie en terugresorptie door de capillairen en door afvoer via de lymfe is ook van belang voor de instandhouding van de vochtbalans tussen bloed en interstitium. In het kader van de regeling van de bloeddruk is dit al genoemd (10.4.4). Een plotselinge daling van het bloedvolume die met een bloeddrukdaling gepaard gaat, kan (ten dele) worden goedgemaakt door aanvulling vanuit het interstitium. Normaal bestaat er een evenwicht tussen de hydrostatische en osmotische drukken, zodat er een evenwicht bestaat voor het watertransport over de capillaire membraan. Ongeveer 10% van het gefiltreerde water wordt met de lymfe afgevoerd. Door verschillende oorzaken kan er een onbalans ontstaan, met als gevolg ophoping van vocht in de weefsels. Deze toestand wordt oedeem genoemd. Er zijn vier oorzaken voor het ontstaan van oedeem:

- verhoogde capillaire druk door veneuze stuwing, lokaal zoals bij trombose, of centraal, zoals voorkomt bij hartziekten met een verminderde pompfunctie;
- verlaging van de effectieve colloïd-osmotische druk door een te lage plasma-eiwitconcentratie. Dit komt voor bij nierziekten met eiwitverlies via de urine of als gevolg van deficiënte voeding;
- verhoogde capillaire doorlaatbaarheid, zoals bij ontstekingen;
- belemmerde lymfeafvoer, zoals kan voorkomen na operatieve verwijdering van lymfeklieren in verband met tumormetastasering of door infectie met een in de tropen voorkomende parasiet (filariasis).

Voordat oedeem optreedt, moeten een of meer van de genoemde oorzaken in aanzienlijke mate werkzaam zijn. Er zijn namelijk drie factoren, waardoor de vorming van oedeem in eerste instantie wordt voorkomen:

- wanneer het interstitiële volume toeneemt, neemt de weefseldruk toe en dit werkt verdere filtratie tegen;
- de lymfestroom kan aanzienlijk toenemen;

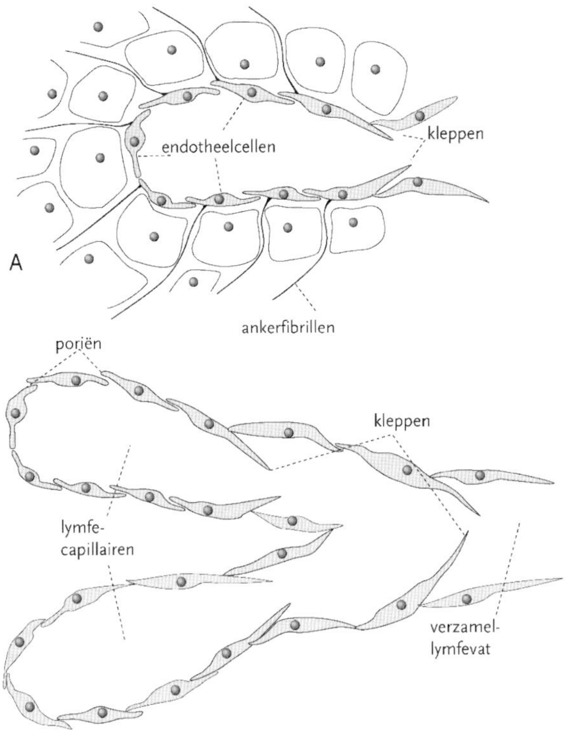

Figuur 10-35 ***A*** *Begin van een lymfecapillair. Er is een geringe overlap van endotheelcellen. Door een soort klepmechanisme kunnen grootmoleculaire stoffen worden doorgelaten. Ankerfibrillen kunnen het capillair bij verhoogde weefseldruk openhouden.* ***B*** *Lymfecapillairen die samenkomen in een groter vat met kleppen.*

- door de toegenomen vloeistofstroom door het interstitium en de toegenomen lymfestroom wordt eiwit uit het interstitium gespoeld, met als gevolg een verlaging van de colloïd-osmotische druk in het interstitium.

10.4.6 Regeling van de regionale doorstroming

In paragraaf 10.4.1 is beschreven dat de weerstand van de bloedvaten omgekeerd evenredig is met de vierde macht van de inwendige straal. Gegeven een constante gemiddelde bloeddruk wordt de doorstroming van een orgaan of weefsel dus bepaald door de contractietoestand (vaattonus) van het vasculaire gladde spierweefsel van kleine arteriën, arteriolen en precapillaire sfincters. Dit staat onder invloed van lokale en centrale factoren. De lokale invloeden zijn het belangrijkst en overspelen vaak de centrale beïnvloeding.

10.4.6.1 *Lokale regelmechanismen*

De lokale factoren zijn ten dele fysisch van aard. De lokale temperatuur in de huid is een belangrijke factor. Een hoge temperatuur dilateert arteriolen en venen in de huid en omgekeerd treedt bij een verlaging van de huidtemperatuur tot 10-15 °C vasoconstrictie op. Door uitwendige druk kunnen vaten worden dichtgedrukt en kan de bloedstroom ernstig worden belemmerd. Ook dit komt vooral voor in de huid. Het geeft bij immobiele, bedlegerige patiënten aanleiding tot decubitus (doorliggen).

◀ temperatuur

◀ decubitus

Bij inwendige drukverhoging, dus bij verhoging van de bloeddruk in het vat, treedt een myogene reactie op, die bestaat uit contractie van het door de drukverhoging gerekte vasculaire gladde spierweefsel (Bayliss-effect). Dit effect speelt een rol bij de autoregulatie van de doorstroming van een orgaan.

◀ myogene reactie

◀ Bayliss-effect

Sommige stofwisselingsproducten veroorzaken lokaal vaatverwijding (metabole vasodilatatie). Hiertoe behoren de verlaging van de pH door verhoging van de CO_2-productie en toegenomen glycolyse (12.4.1), afbraakproducten van ATP, zoals ADP, AMP, adenosine en fosfaat, en K^+-ionen die worden losgelaten door contraherende spieren en actieve neuronen. Ook hypoxie wordt tot de metabole factoren gerekend. Niet bij alle organen spelen alle genoemde factoren een rol. Zo is de hersencirculatie vooral gevoelig voor de pH en K^+-ionen (10.5.2), en de coronaire circulatie voor hypoxie en adenosine (10.5.1). In de grote arteriën en in de longcirculatie leidt hypoxie echter tot vasoconstrictie. Ten slotte zijn er weefselhormonen (autocoïden) die lokaal kunnen vrijkomen uit bepaalde cellen en lokaal hun werking uitoefenen. Voorbeelden van autocoïden zijn histamine, bradykinine, serotonine en prostaglandinen. Histamine is een sterke vaatverwijder die vrijkomt bij ontstekingen. Bradykinine leidt ook tot vaatverwijding en komt vrij in relatie met de stimulering van bijvoorbeeld speekselklieren en zweetklieren. Serotonine (5-hydroxytryptamine, 5HT) komt onder meer in de hersenen en in bloedplaatjes voor. Bij bloedingen komt serotonine uit de trombocyten vrij en dit leidt tot vasoconstrictie en helpt bij de bloedstelping (14.2). Prostaglandinen zijn vasoactieve stoffen die ontstaan uit arachidonzuur, een viervoudig onverzadigd vetzuur met 20 C-atomen. Ze hebben verschillende werkingen; sommige werken vasodilatatoir, andere vasoconstrictoir.

◀ metabole vasodilatatie

◀ autocoïden

◀ histamine

◀ serotonine

◀ prostaglandinen

◀◀ vaattonus

Een belangrijk vaatverwijdend effect wordt teweeggebracht door stikstofmonoxide (NO) dat uit het vaatendotheel wordt vrijgemaakt. NO relaxeert het onder het endotheel liggende vasculaire gladde

◀ stikstofmonoxide

reactieve hyperemie ▸▸
prostacycline ▸
endotheline ▸
noradrenaline ▸▸
α-receptoren ▸▸

spierweefsel. De belangrijkste prikkel voor toename van de productie van NO is de schuifspanning* van het stromende bloed aan de vaatwand. Deze is afhankelijk van de snelheid van de bloedstroom. Toename van de bloedstroomsnelheid veroorzaakt vasodilatatie, waardoor de toegenomen bloedstroomsterkte wordt onderhouden. De stroomsnelheid neemt hierbij echter weer af en daarmee de schuifspanning, waardoor de productie van NO weer afneemt. In werkende spieren is dit een belangrijk mechanisme. In het endotheel kan prostacycline vrijkomen, dat ook vasodilatatie veroorzaakt. Endotheline, een sterke vasoconstrictor, wordt evenals NO continu door het endotheel geproduceerd. De basale vasomotorische tonus wordt door een evenwicht van endotheline en NO in stand gehouden. Bij beschadiging van het endotheel komt endotheline vrij. Dit speelt een rol bij het tot staan brengen van een bloeding.

autoregulatie ▸
β_2-receptoren ▸▸

Bij de lokale regeling van de orgaandoorstroming zijn drie fenomenen te onderscheiden: autoregulatie, metabole regulatie en reactieve hyperemie. Autoregulatie van de doorstroming van een orgaan houdt in dat over een bepaald bloeddruktraject de doorstroming van een orgaan vrijwel onafhankelijk is van de bloeddruk. Wanneer de arteriële bloeddruk van het normale gemiddelde niveau van 13,3 kPa (100 mmHg) toe- of afneemt, neemt de doorstroming ook eerst toe of af, maar na 20-30 s is de doorstroming vrijwel terug op haar oorspronkelijke waarde. Autoregulatie bestaat bij de meeste organen. Daarbij zijn twee mechanismen werkzaam. In de eerste plaats het Bayliss-effect, waarbij drukverhoging leidt tot contractie van het vasculaire gladde spierweefsel en daarmee tot een toename van de vaatweerstand en een afname van de in eerste instantie toegenomen doorstroming. Het tweede mechanisme bestaat uit het wegspoelen van vaatverwijdende stoffen. Bij drukverhoging neemt de bloedstroom eerst toe, met als gevolg een verlaging van de concentratie vaatverwijdende stoffen. Bij drukverlaging gebeurt het omgekeerde.

metabole regulatie ▸

Metabole regulatie is de toegenomen bloeddoorstroming door de grotere concentratie stofwisselingsproducten als gevolg van een grotere activiteit. De doorstroming van de skeletspieren, van het myocard en van de secernerende exocriene klieren verandert vrijwel lineair met de stofwisseling. Aangezien de perfusiedruk (het arterioveneuze verschil in bloeddruk van een orgaan) onder normale omstandigheden nauwelijks verandert, moet de toegenomen doorstroming worden verklaard door afname van de vaatweerstand onder invloed van metabolieten.

Reactieve hyperemie is de toegenomen doorstroming van een lichaamsdeel waarvan de bloedtoevoer enige tijd afgesloten is geweest. Hierbij bestaat een duidelijk verband tussen de duur van de afsluiting en de toename van de doorstroming. Dit wordt verklaard door een afname van de vaatweerstand onder invloed van metabolieten en dilaterende autocoïden die tijdens de afsluiting zijn ontstaan.

10.4.6.2 *Centrale regelmechanismen*

Centrale beïnvloeding van de regionale doorstroming komt tot stand vanuit het autonome zenuwstelsel en het endocriene systeem. De invloed van het autonome zenuwstelsel bestaat voornamelijk uit vasoconstrictie, teweeggebracht door sympathische vezels. De belangrijkste transmitter hierbij is noradrenaline. Deze grijpt aan op de α-receptoren van het vasculaire gladde spierweefsel. Ook de bloedvaten in skeletspieren zijn rijk geïnnerveerd met sympathische constrictoire vezels. Deze vervullen in rust een belangrijke functie. De bloedvaten van skeletspieren bevatten echter ook β_2-adrenerge receptoren, waardoor bij lichamelijke inspanning adrenaline en noradrenaline vasodilatatie veroorzaken.

Parasympathische vasodilatatoire vezels gaan via de n. vagus naar het maag-darmkanaal en naar spijsverteringsklieren, zoals speekselklieren en de exocriene pancreas. De transmitter is meestal acetylcholine, die een relaxerende werking heeft op het vasculaire gladde spierweefsel via NO. Er zijn ook andere transmitters aangetoond die adrenerg noch cholinerg zijn, zoals vasoactief intestinaal polypeptide (VIP) dat eveneens vasodilatatoir werkt.

Het endocriene systeem oefent zijn invloed uit via adrenaline en noradrenaline (8.3). Deze catecholaminen veroorzaken in veel organen vasoconstrictie via aangrijpen op α-receptoren. In skeletspieren, myocard en lever kunnen ze bovendien via β_2-receptoren vasodilatatie veroorzaken. Bij inspanning wordt het sympathische systeem gestimuleerd, waarbij adrenaline vrijkomt uit het bijniermerg en noradrenaline uit noradrenerge zenuweinden.

10.5 ORGAANDOORSTROMINGEN

De speciale eigenschappen van de circulatie door een bepaald orgaan hangen samen met de specifieke functie van het orgaan. De lokale doorstroming moet voorzien in de behoeften van de stofwisseling van het orgaan en is gerelateerd aan de functie van het orgaan. Soms overheerst het tweede, zoals in de huid en de nieren. De huidcirculatie staat in dienst van de temperatuurregulatie en wordt voornamelijk beheerst door de lichaamstemperatuur. De circulatie door de nieren staat in dienst van de productie van urine. De coronaire en de cerebrale doorstroming daarentegen zijn uitsluitend afhankelijk van de stofwisseling van respectievelijk het hart en de hersenen.

10.5.1 Coronaire circulatie

De hartspier wordt van bloed voorzien door de linker en rechter a. coronaria. Deze ontspringen uit de aorta, direct achter de aortaklep. De linker a. coronaria voorziet voornamelijk het myocard van de linkerventrikel en het septum van bloed, de rechter a. coronaria de rechterventrikel. Het grootste deel van het veneuze bloed verzamelt zich in de sinus coronarius, die uitmondt in het rechteratrium.

Het zuurstofverbruik van het myocard is in rust bij een basaal HMV relatief hoog: ongeveer 10% van het totale zuurstofverbruik van het lichaam. Evenals van de werkende skeletspieren is de zuurstofextractie van het myocard hoog, namelijk ongeveer 70%. Dat wil zeggen, dat het myocard ongeveer 70% van de in het arteriële bloed aanwezige zuurstof verbruikt. Bij een arteriële zuurstofverzadiging van bijna 100% is de zuurstofverzadiging van het veneuze bloed in de sinus coronarius dus ongeveer 30%. Doordat de zuurstofextractie nauwelijks groter kan worden, kan het zuurstofverbruik van het myocard alleen toenemen wanneer de coronaire stroomsterkte toeneemt. Bij een toename van het HMV neemt het zuurstofverbruik van het myocard toe en stijgt de coronaire doorstroming ongeveer lineair met het zuurstofverbruik, een toename van ongeveer 250 tot maximaal 1000 mL/min.

Het mechanisme waardoor de coronaire doorstroming toeneemt, is de metabole regulatie. Factoren die hierbij een belangrijke rol spelen, zijn de O_2-spanning in het interstitium en de adenosine die bij de stofwisseling in het myocard vrijkomt. Autoregulatie speelt bij het myocard eveneens een belangrijke rol. Bij daling van de bloeddruk blijft de doorstroming tot een druk van ongeveer 7 kPa (50 mmHg) vrijwel onveranderd. Tijdens de contractie van het myocard worden de coronaire bloedvaten dichtgeknepen, waardoor de doorstroming afneemt. De doorstroming van het myocard, vooral die van de linkerventrikel, vindt dan ook voornamelijk plaats tijdens de diastole en hangt dus vooral af van de diastolische bloeddruk in de aorta.

Intermezzo 10.4
Hartkatheterisatie

Hartkatheterisatie is het grote hartonderzoek dat door de cardioloog wordt verricht om de precieze aard en ernst van een hartafwijking vast te stellen. Het is een invasief onderzoek, wat betekent dat intravasculaire en intracardiale metingen worden verricht. Dit in tegenstelling tot niet-invasief onderzoek, zoals elektrocardiografie en echografie, waarbij alleen contact wordt gemaakt met de huid van de patiënt. Hartkatheterisatie wordt onder steriele condities uitgevoerd. Men maakt gebruik van hartkatheters van diverse soorten en afmetingen: 75-150 cm lang, 1-3 mm dik. Doorgaans wordt de katheter met behulp van een speciale punctietechniek percutaan in een vene of arterie van arm of been geschoven.

In de wand van de katheters is materiaal verwerkt dat röntgenstraling absorbeert, zodat ze onder röntgendoorlichting kunnen worden gevolgd. Een veneus ingebrachte katheter wordt opgeschoven via de v. cava inferior of superior (afhankelijk van inbrenging in het been of de arm) naar het rechteratrium, de rechterventrikel en de a. pulmonalis, tot in een tak van de a. pulmonalis links of rechts. Een arterieel ingebrachte katheter wordt tegen de stroomrichting in opgeschoven naar de aortawortel of tot in de linkerventrikel. Via deze weg kan het linkeratrium niet worden bereikt. De katheter wordt via een serie driewegkranen aangesloten op een drukmeetsysteem en op een infuussysteem, zodat de katheter kan worden doorgespoeld.

Bij sommige hartafwijkingen is hartkatheterisatie van doorslaggevend belang voor diagnostiek en operatieve behandeling. In verreweg de meeste gevallen gaat het om coronaire vaatafwijkingen. Via de arterieel ingebrachte katheter wordt röntgencontrastvloeistof in de coronaire vaten gespoten, terwijl het doorlichtingsbeeld digitaal wordt vastgelegd (coronaire angiografie). Op deze wijze worden vernauwingen en afsluitingen in coronaire vaten zichtbaar gemaakt. Aan de hand van de beelden besluiten cardioloog en hartchirurg welke omleidingen (*bypasses*) gelegd moeten worden. Ook kan men tijdens hartkatheterisatie besluiten met behulp van een ballonkatheter een vernauwing op te rekken: percutane transluminale coronaire angioplastiek (PTCA, dottermethode). In veel gevallen wordt een stent, een kokervormige prothese, ingebracht, die voor een blijvende doorgankelijkheid moet zorgen (percutane coronaire interventie, PCI; figuur 10-36).

◀ invasief onderzoek
◀ niet-invasief onderzoek
◀◀ a. coronaria
◀◀ sinus coronarius
◀◀ zuurstofextractie
◀ coronaire angiografie
◀ PTCA
◀ dottermethode
◀ stent

10.5.2 Hersencirculatie

De hersenen hebben een continu hoge stofwisseling. Als gevolg hiervan is het zuurstofverbruik hoog en is de doorstroming groot. Wanneer men uitgaat van een hersenmassa van 1,4 kg en een lichaamsmassa van 75 kg, bedraagt de hersenmassa 2% van de

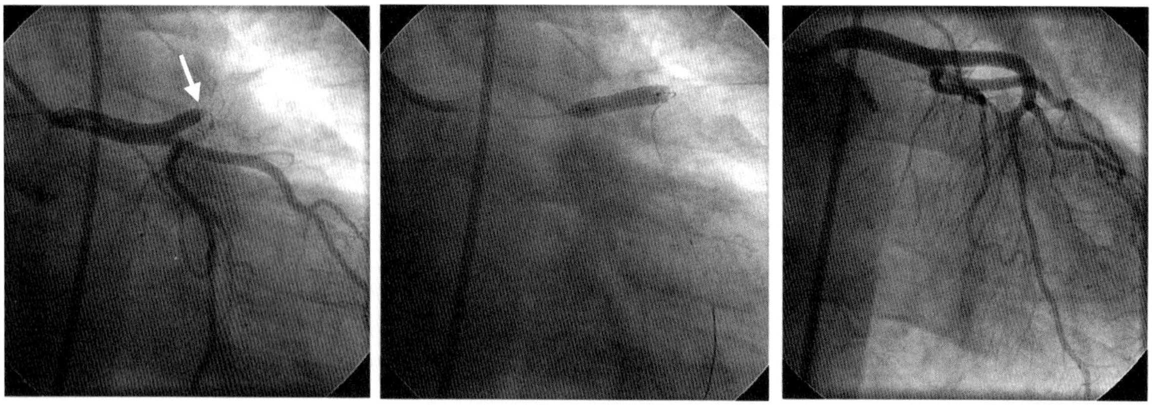

A B C

Figuur 10-36 Coronaire angiogrammen bij een 58-jarige vrouw met een acute afsluiting (pijl) van de ramus descendens anterior (A). Door balloninflatie en plaatsing van een stent (B) werd het vat weer geopend (C). Een stent is op een röntgenfoto niet zichtbaar. De behandeling vond 's nachts plaats, twee uur na de eerste symptomen: drukkend gevoel op de borst en benauwdheid. (Met dank aan prof.dr. F. Zijlstra, thoraxcentrum UMC Groningen.)

lichaamsmassa. De bloedstroomsterkte is circa 570 mL/min; dat is 16% van het HMV in rust (5 L/min). Het O_2-verbruik is circa 20% van het verbruik van het lichaam in rust. Per 100 g weefsel is de hersendoorstroming echter niet zo groot als de maximale bloedstroomsterkte door skeletspieren. Het bijzondere van de hersencirculatie is dat deze volstrekt continu is; na een paar seconden circulatiestilstand treedt bewusteloosheid op, na een paar minuten ontstaan er al irreversibele beschadigingen. Voor de hersenschors is dat al na 3-8 minuten het geval, voor de hersenstam na 7-10 minuten. Wanneer de temperatuur lager is dan normaal, zal het wat langer duren voor er irreversibele beschadigingen ontstaan. De overlevingsduur van andere weefsels bij een circulatiestilstand is veel langer; het hart en de nieren kunnen een circulatiestilstand van respectievelijk 1,5 en 2,5 uur doorstaan.

bloed-hersenbarrière ▶▶
hersenoedeem ▶▶

In de hersenen is de autoregulatie van de doorstroming goed ontwikkeld. Wanneer de gemiddelde arteriële bloeddruk varieert tussen 8 en 20 kPa (60 en 150 mmHg) blijft de stroomsterkte constant (figuur 10-37). Metabole factoren hebben een grote invloed op de doorstroming. Vooral CO_2 heeft een sterk effect. Een hoge koolzuurspanning (hypercapnie) vergroot de hersendoorstroming, een lage koolzuurspanning (hypocapnie) verlaagt de doorstroming. Verandering in de CO_2-spanning werkt via de verandering van de perivasculaire pH die daarvan het gevolg is. Hypoxie verhoogt de doorstroming, evenals een hoge perivasculaire K^+-concentratie. Dit laatste zou de lokaal toegenomen doorstroming bij verhoogde lokale activiteit in de hersenen kunnen verklaren, omdat bij depolarisatie van zenuwcellen K^+ uittreedt.

cerebrovasculair accident ▶▶

De hersenvaten, voornamelijk de grotere arteriën, zijn voorzien van sympathische vasoconstrictoire zenuwvezels. Wanneer in de rest van het lichaam vasoconstrictie optreedt als gevolg van een bloeddrukdaling, geeft dit in deze vaten ook enige constrictie. De kleinere vaten echter dilateren, waardoor de totale weerstand van het vaatbed toch wordt verlaagd. Vasoconstrictie met verhoging van de vaatweerstand treedt op bij plotselinge bloeddrukverhoging. Het lijkt erop dat de bloed-hersenbarrière tegen een te hoge bloeddruk moet worden beschermd.

Bij schedeltraumata kan hersenoedeem ontstaan. De hersenen liggen opgesloten binnen de benige schedel, waardoor het ontstaan van oedeem een verhoging van de intracraniale druk tot gevolg heeft. Wanneer deze druk zo hoog oploopt dat de hersencirculatie daardoor afneemt, treedt een reflex op die bestaat uit een algemene bloeddrukverhoging. In grote vaatgebieden treedt vasoconstrictie op, behalve in de coronaire circulatie en uiteraard in de hersenen zelf. Mogelijk heeft deze reflex een functie bij het in stand houden van de hersendoorstroming tijdens de geboorte wanneer de schedel door het geboortekanaal wordt geperst.

Intermezzo 10.5
Cerebrovasculair accident

Een cerebrovasculair accident (CVA; beroerte, apoplexie) wordt veroorzaakt door een plotselinge afsluiting van een bloedvat in de hersenen of door een bloeding uit een beschadigd bloedvat. Een massale bloeding is meestal dodelijk. In gevallen waarbij een vat is afgesloten, is de mortaliteit lager.

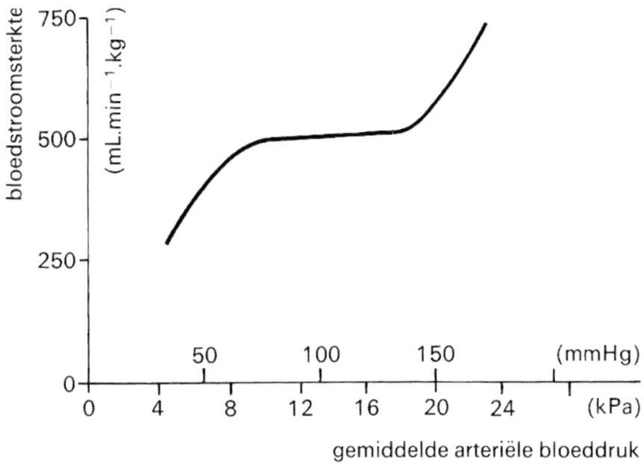

Figuur 10-37 Autoregulatie van de hersendoorstroming. Over een groot traject van de gemiddelde arteriële bloeddruk is de doorstroming constant. De bloedstroomsterkte is opgegeven in mL·min⁻¹ per kg hersenweefsel.

Bij afsluiting van een bloedvat is het achterliggende weefsel verstoken van bloedvoorziening (ischemisch). Typische gevolgen van een CVA waarbij de patiënt overleeft, zijn eenzijdige verlammingen en uitval van gevoelskwaliteiten. Bij beschadiging van het spraakcentrum treden spraakstoornissen op, al of niet met andere stoornissen in expressie, zoals schrijven, en het begrijpen ervan (afasie). De ernst en de aard van de neurologische afwijkingen hangen uiteraard samen met de grootte en de lokalisatie van het getroffen gebied. In de regel treedt zeer langzaam herstel op. Fysiotherapie in een vroeg stadium van herstel kan voorkomen dat in de verlamde spieren contracturen ontstaan (9.5.6.2).

Bij een lichte vorm van CVA met korte voorbijgaande symptomen spreekt men van een *transient ischaemic attack* (TIA). TIA's duren van enkele minuten tot een uur en worden gekenmerkt door een tijdelijke storing in het bewustzijn, verlammingen en een bemoeilijkte spraak.

De afsluiting van een bloedvat in de hersenen kan worden veroorzaakt door trombose elders, zoals bij sommige hartafwijkingen, en door atherosclerose van vaten in de hals en aan de basis van de hersenen. Neuronen die diep in het ischemische gebied liggen, sterven af. Neuronen in het grensgebied blijken echter te gronde te gaan ten gevolge van overmatige stimulering van glutamaatreceptoren. Glutamaat is een transmitter waarvan de concentratie in de extracellulaire ruimte wordt gereguleerd door Na-afhankelijke opname door neuronen en glia. Bij gebrek aan energie vindt ophoping van glutamaat plaats met overstimulatie van receptoren, hetgeen leidt tot celdood. Het inzicht in deze en andere biochemische veranderingen heeft geleid tot de toepassing van geneesmiddelen die deze processen remmen. Daarnaast wordt getracht de bloedvoorziening van het getroffen gebied te verbeteren, zo mogelijk chirurgisch, maar ook medicamenteus met anticoagulantia (antistollingsmiddelen). Plaatjesremmers (trombocytenremmers), zoals acetosal (Aspirine®), spelen hierbij een belangrijke rol.

10.5.3 Circulatie door de skeletspieren

De doorbloeding van skeletspieren is sterk afhankelijk van de activiteit. In rust is de doorstroming laag, circa 4 mL/min per 100 g weefsel. Bij maximale dynamische arbeid (regelmatige afwisseling van contractie en relaxatie) bedraagt de stroomsterkte meer dan 60 mL/min per 100 g weefsel. Dat is een toename van vijftienmaal of meer. Wanneer 40% van de lichaamsmassa uit skeletspierweefsel bestaat, heeft een persoon van 75 kg een spiermassa van 30 kg en in rust een totale spierdoorbloeding van 1,2 L/min. Hoeveel dit bij lichamelijke inspanning zal zijn, hangt uiteraard af van de spiermassa die bij de inspanning wordt gebruikt. De zuurstofextractie van een spier in rust is ongeveer 20%; bij dynamische arbeid kan dit toenemen tot 80-90%.

◀◀ ischemisch

De spierdoorbloeding staat onder invloed van metabole factoren die de vaatweerstand in de spieren bepalen. Wanneer de concentratie van metabolieten als K^+, adenosine, ATP, ADP en H^+ in de arteriële bloedtoevoer naar een spier in rust wordt vergroot, is vasodilatatie het gevolg. Vergroting van de concentratie osmotisch actieve deeltjes leidt ook tot vaatverwijding. Bij aanvang van lichamelijke inspanning kan de doorstroming van de spieren snel toenemen door centrale sympathische stimulatie (β-adrenerge vasodilatatie). In de contraherende spieren wordt de verhoogde doorstroming onderhouden door lokale factoren: verlaging van de O_2-spanning van het weefsel, verhoging van de CO_2-spanning of de daarmee samenhangende verlaging van de pH, verhoging van de concentratie van lactaat en K^+ en van andere metabolieten.

◀◀ afasie

◀ β-adrenerge vasodilatatie

◀◀ transient ischemic attack

Evenals bij het hart wordt de circulatie door de skeletspieren door de contracties mechanisch beïnvloed. Ten eerste wordt de veneuze afvloed door de contracties bevorderd; de spierpomp is ook in het geheel van de circulatie van betekenis voor de veneuze terugstroming naar het hart (10.4.2). Ten tweede worden bij de contractie intramusculaire vaten afgeknepen. Bij ritmische contracties ontstaat hierdoor een pulserende bloedstroom. Wanneer de contractie wordt vastgehouden, hangt de bloedstroomsterkte door de spier af van de contractiekracht. Tot een contractiekracht van 30% van maximaal neemt de bloedstroom toe, bij verder toenemende contractiekracht tot 70% van maximaal neemt de doorstroming af, terwijl daarboven de bloedstroom nul is. Het zal duidelijk zijn dat hierdoor snel vermoeidheid optreedt

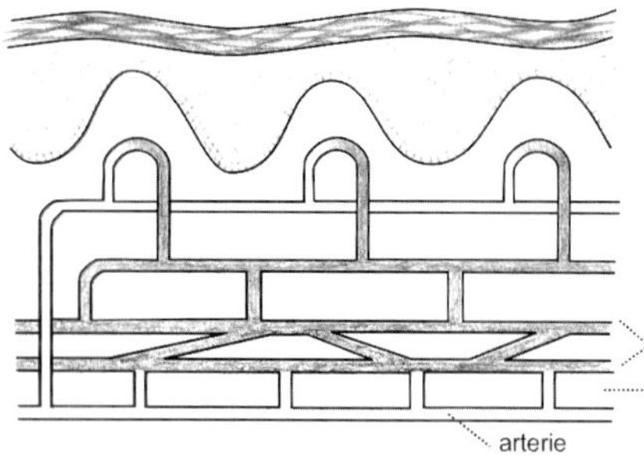

Figuur 10-38 Schema van de huidcirculatie.

en een gewichtheffer die een maximale prestatie levert, zal dit dus niet lang kunnen volhouden.

10.5.4 Huidcirculatie

De huid vervult twee belangrijke functies: bescherming en de afgifte van warmte. De beschermingsfunctie is tweeledig. De huid beschermt tegen invloeden van buiten en tegen het verlies van water, waardoor uitdroging wordt voorkomen.

temperatuurregulatie ▶

De circulatie van bloed door de huid staat grotendeels in dienst van de temperatuurregulatie. De bloedstroomsterkte die nodig is om de door het lichaam geproduceerde warmte aan de omgeving af te geven, is meestal groter dan die nodig is voor de metabole behoefte van de huid. Afhankelijk van de omstandigheden kan de totale huiddoorbloeding variëren van 50 mL/min tot 8 L/min. In een thermoneutrale omgeving bedraagt de huiddoorstroming in rust ongeveer 5% van het HMV, dus ongeveer 250 mL/min. Bij een hoge omgevingstemperatuur of bij een vergrote warmteproductie door lichamelijke inspanning bevordert de toegenomen huiddoorbloeding de warmteafgifte. Bij een lage omgevingstemperatuur wordt door een verminderde doorbloeding de warmteafgifte geremd. Daarnaast kunnen veranderingen in de huidcirculatie optreden die samenhangen met de regulatie van de totale lichaamscirculatie. Dit komt voor bij shock als gevolg van een te klein circulerend bloedvolume, waarbij vasoconstrictie optreedt in de huid, evenals in andere vaatgebieden. Op een toegenomen huiddoorbloeding vanwege de thermoregulatie heeft de centrale regulatie van de circulatie echter vrijwel geen invloed. Dit betekent dat wanneer een patiënt in shock wordt opgewarmd, hij dieper in shock kan raken.

arterioveneuze anastomosen ▶

Een groot deel van het bloed stroomt door de in de huid talrijk aanwezige arterioveneuze anastomosen (figuur 10-38). De contractietoestand van de arteriolen en arterioveneuze anastomosen in de huid staat hoofdzakelijk onder sympathische invloed, waarbij de affiniteit van de α-adrenerge receptoren voor de vrijkomende noradrenaline afhankelijk is van de perifere temperatuur, en waarbij de sympathicusactiviteit onder invloed staat van het temperatuurregulatiecentrum in de hypothalamus.

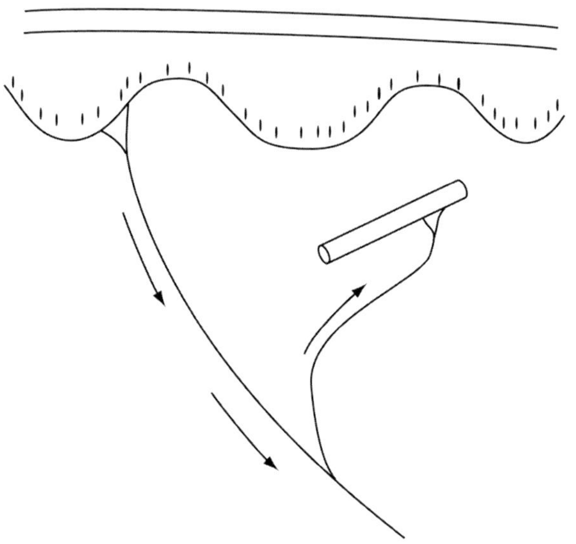

Figuur 10-39 Schema van de axonreflex. De axon is een ongemyeliniseerde sensorische zenuwvezel. Wanneer de vrije uiteinden in het epitheel worden gestimuleerd, loopt de prikkel niet alleen naar centraal, maar ook via een aftakking direct naar een nabijgelegen bloedvat.

triple respons van Lewis ▶▶

axonreflex ▶▶

Bij mechanische prikkeling van de huid kan een drieledige reactie optreden, die de *triple response* van Lewis wordt genoemd. Wanneer men de huid krachtig bestrijkt met een stomp voorwerp, verschijnt ter plaatse binnen 15 s een rode lijn ten gevolge van dilatatie van capillairen. Bij een gevoelige huid treedt kort daarna een meer diffuse rode verkleuring op in een enkele centimeters breed, onregelmatig begrensd gebied naast de rode lijn. Dit zou berusten op een axonreflex (figuur 10-39). In sommige gevallen treedt een derde reactie op: de ontwikkeling van een striem in de vorm van een lichte verhevenheid ter plaatse van de rode lijn. Dit berust op transsudatie van vloeistof als gevolg van verhoogde capillaire doorlaatbaarheid waardoor de rode lijn enigszins verbleekt. De drieledige reactie kan door intracutane injectie van een kleine hoeveelheid histamine worden nagebootst.

kleur van de huid ▶▶

De kleur van de huid is afhankelijk van de hoeveelheid weefselpigment, van de hoeveelheid en de verdeling van het bloed in de huidvaten en van de zuurstofverzadiging van het bloed. Een in de huidvaten aanwezige grote hoeveelheid bloed behoeft niet noodzakelijk samen te gaan met een sterke doorstroming. Toch kan de mate van doorstroming van de huid wel aan de kleur en de temperatuur ervan worden beoordeeld. Een warme, rode huid wijst op het openstaan van zowel arteriolen en arterioveneuze anastomosen als capillairen. Bij een warme, bleke huid staan de capillairen in veel minder sterke mate open dan de arterioveneuze anastomosen. Een koude huid kan bleek, rood of cyanotisch (Intermezzo 10.6) zijn. In die gevallen is de huiddoorstroming door de constrictie van de arterioveneuze anastomosen en de arteriolen afgenomen, waarbij de capillairen vernauwd (bleke huid) maar ook verwijd kunnen zijn. In het laatste geval is de kleur afhankelijk van de zuurstofverzadiging en de hemoglobineconcentratie van het stagnerende bloed. Een rode kleur komt in dat geval alleen voor bij een temperatuur lager dan 10 °C; dit houdt verband met het verminderde zuurstofverbruik en de bij deze temperatuur sterk naar links verschoven zuurstofdissociatiecurve (11.4.4.2).

Maximale doorstroming van de huid bestaat bij een hoge huidtemperatuur (43 °C is maximaal verdraagbaar). Onder die omstandigheden kan capillair bloed, verkregen door bijvoorbeeld een vingerprik, worden gebruikt voor de bepaling van de arteriële zuurstofverzadiging. De doorstroming is dan zo groot, dat de zuurstofconsumptie van de huid de zuurstofverzadiging van het capillaire bloed nauwelijks verlaagt.

Intermezzo 10.6
Cyanose

Cyanose is een blauwe verkleuring van de weefsels en is het best waar te nemen aan de huid, vooral op plaatsen waar deze dun is, zoals aan de vingers, het nagelbed en de lippen. Cyanose treedt op wanneer het perifere bloed in de capillairen meer dan 50 g/L gedesoxygeneerde hemoglobine bevat. Hemoglobine zonder zuurstof heeft een zeer donkerrode kleur, terwijl oxyhemoglobine helderrood is. De blauwe kleur wordt verklaard door verstrooiing van het licht. Doordat het optreden van cyanose wordt bepaald door de concentratie gedesoxygeneerde hemoglobine die zich in de perifere bloedvaten bevindt, is het verschijnsel niet alleen afhankelijk van de zuurstofverzadiging van het perifere bloed, maar ook van de hemoglobineconcentratie. Hoe hoger de hemoglobineconcentratie hoe eerder bij dalende zuurstofverzadiging cyanose optreedt. Bij anemie treedt pas bij een veel lagere zuurstofverzadiging cyanose op. Bij een normale totale hemoglobineconcentratie en een normale huiddoorbloeding wordt men duidelijk cyanotisch wanneer de arteriële zuurstofverzadiging lager is dan 70%.

Men maakt onderscheid tussen centrale en perifere cyanose. Bij centrale cyanose heeft men te maken met een centrale oorzaak voor de hypoxemie. Er is een te lage zuurstofverzadiging van het arteriële bloed. De oorzaak kan een longfunctiestoring zijn of een hartafwijking met rechts-linksshunt, bijvoorbeeld een niet-gesloten foramen ovale en een hogere druk in het rechter- dan in het linkeratrium (16.2.1). Bij chronische hypoxemie gaat het lichaam meer hemoglobine aanmaken en wordt de hemoglobineconcentratie hoger. Cyanose bij chronische afwijkingen treedt vaak al op bij een zuurstofverzadiging van meer dan 70%. ◀ centrale cyanose

Perifere cyanose ontstaat als gevolg van een slechte huiddoorbloeding. De lage zuurstofverzadiging van het capillaire bloed ontstaat doordat het weefsel zuurstof onttrekt aan het zeer langzaam stromende, mogelijk zelfs stilstaande bloed. De lage huiddoorstroming kan het gevolg zijn van een lage omgevingstemperatuur. Bij een huidtemperatuur lager dan 10 °C treedt echter geen cyanose op, doordat bij deze temperatuur de zuurstofdissociatiecurve (11.4.4.2) zo ver naar links is verschoven, dat het bloed maar weinig zuurstof loslaat en doordat de huid bij deze temperatuur maar weinig zuurstof verbruikt. ◀ perifere cyanose

10.5.5 Splanchnicuscirculatie

De bloedstroom door de buikorganen, het splanchnicusgebied, dient behalve voor de stofwisseling van de buikorganen ook voor de opname van voedingsstoffen. Het veneuze bloed van maag, dunne darm, dikke darm, milt en pancreas komt samen in de poortader, de v. portae, die naar de lever gaat. Dit bloed, dat de capillairen van het darmkanaal is gepasseerd, passeert in de lever nogmaals een capillairgebied. De levercapillairen krijgen via de a. hepatica arterieel bloed toegevoerd. De poortader draagt voor driekwart bij aan de leverdoorstroming, de a. hepatica voor een kwart. Al het bloed dat door het splanchnicusgebied stroomt, gaat dus door de lever. In rust is de leverdoorstroming ongeveer 1500 mL/min. Dit is de som van de stroomsterkten door de v. portae en de a. hepatica.

◀ splanchnicusgebied
◀ v. portae
◀ a. hepatica
◀◀ cyanose
◀ leverdoorstroming

De circulatie door het maag-darmkanaal is het grootst tijdens vertering en resorptie van voedsel. De toename van de doorstroming komt voor rekening van metabole regulatie. Mogelijk spelen hierbij enkele gastro-intestinale hormonen een rol. Gastrointestinale hormonen vervullen voornamelijk een functie bij de regulatie van darmbewegingen en de secretie van spijsverteringssappen (12.2).

De bloedvaten van het maag-darmkanaal worden geïnnerveerd door sympathische vezels die bij stimulatie via α-receptoren constrictie veroorzaken. Tijdens lichamelijke inspanning treedt vasoconstrictie op, waardoor de bloedstroom wel tot de helft kan afnemen. Het veneuze deel van het splanchnicusgebied vervult een depotfunctie. Tijdens inspanning vindt ook hier vasoconstrictie plaats, waardoor het veneuze volume afneemt ten gunste van het bloedvolume in de actieve skeletspieren.

depotfunctie ▶

10.5.6 **Renale circulatie**

De bloedstroom door de nieren is hoog, circa 1100 mL/min. De nierdoorstroming is per 100 g weefsel ongeveer zevenmaal groter dan de hersendoorstroming. De zuurstofextractie is daardoor laag, minder dan 10%, dat wil zeggen dat minder dan 10% van de in het arteriële bloed aanwezige zuurstof wordt verbruikt. De zuurstofverzadiging van het niervenenbloed is ongeveer 90%.

glomerulaire filtratie ▶

De grote doorstroming is nodig voor de glomerulaire filtratie (13.3.1). Naast een grote doorstroming vereist het filtratieproces dat de effectieve filtratiedruk over de volle lengte van de capillairen positief is. Aan het begin van de capillairen is de bloeddruk hoger dan in normale lichaamscapillairen doordat de weerstand van het arteriële systeem van de nier klein is. In de nier bestaat autoregulatie van de doorstroming vooral in de richting van een stijging van de arteriële bloeddruk. Wanneer, binnen bepaalde grenzen, de bloeddruk toeneemt, neemt de nierdoorstroming niet toe, evenmin als de hoeveelheid plasma die wordt gefiltreerd (de glomerulaire filtratiesnelheid). De autoregulatie is deels myogeen (13.2; Bayliss-effect). Wanneer, zoals bij inspanning, elders tijdelijk een grotere doorstroming nodig is, kan door sympathische vasoconstrictie de bloedstroom door de nieren aanzienlijk afnemen. Wanneer dit tijdelijk is, levert dat geen problemen op. Vasoconstrictie van langere duur, bijvoorbeeld bij shock, kan wel tot nierbeschadiging leiden, hoewel de bloeddruk dan zeer sterk moet zijn gedaald.

11 Ademhaling

Kijk voor verdere verdieping op www.studiecloud.nl

11.1 INLEIDING

De lichaamscellen hebben energie nodig, die ze betrekken uit glucose, vet en eventueel uit eiwitten. Om deze stoffen te verbranden is O_2 nodig, waarbij als afvalproduct CO_2 vrijkomt. Ademhaling en circulatie zorgen samen voor een aanhoudende aan- en afvoer van deze gassen. Onder ademhaling wordt fysiologisch een complex van processen begrepen. Het begint bij de opname van O_2 en verloopt via de oxidatieve omzetting van voedingsstoffen in de cellen tot de afgifte van CO_2 aan de omgeving.

Zuurstof verplaatst zich vanuit de long door middel van diffusie door de dunne membraan van de alveolaire wand, via het interstitium en het endotheel van de capillairen naar de hemoglobine in de erytrocyten. Het traject tussen longen en weefsels wordt overbrugd met behulp van de stroming van het bloed. Het transport in het weefsel over de capillairwanden en door het interstitium de cel in vindt weer plaats met behulp van diffusie. Diffusie en transport van CO_2 verloopt op dezelfde wijze, maar dan in tegengestelde richting.

◀ diffusie

De weefsels functioneren optimaal als de extracellulaire lichaamsvloeistof een pH van 7,40 heeft (3.3.1). Kooldioxide (CO_2), dat bij de verbrandingsprocessen in de cellen vrijkomt, verlaagt de pH, doordat het met water koolzuur vormt wanneer het in het bloed naar de longen wordt vervoerd. Koolzuur (H_2CO_3) is grotendeels gesplitst in H^+- en waterstofcarbonaat(bicarbonaat)-ionen (HCO_3^-). De pH-daling bedreigt de homeostase van het organisme. Niet alleen een teveel aan CO_2 en daardoor te veel H^+ (lage pH), maar ook een CO_2-tekort en dus te weinig H^+ (hoge pH) kan een levensbedreigende situatie geven.

◀ pH

De hoofdfunctie van de ademhaling is het steeds opnieuw ongedaan maken van de veranderingen in de O_2- en CO_2-concentraties van het bloed die bij de doorstroming van de weefsels zijn ontstaan. De regeling van de ademhaling gaat voornamelijk op geleide van de pH van het hersenvocht en niet, zoals men

◀ O_2-concentratie
◀ CO_2-concentratie

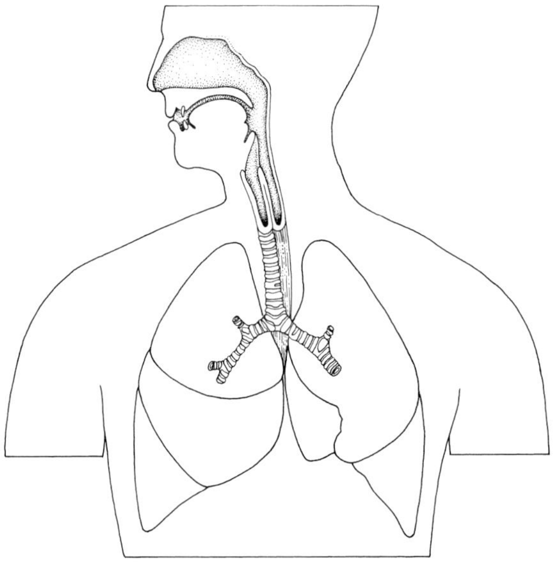

Figuur 11-1 Bij de mens liggen de longen diep in de borstkas.

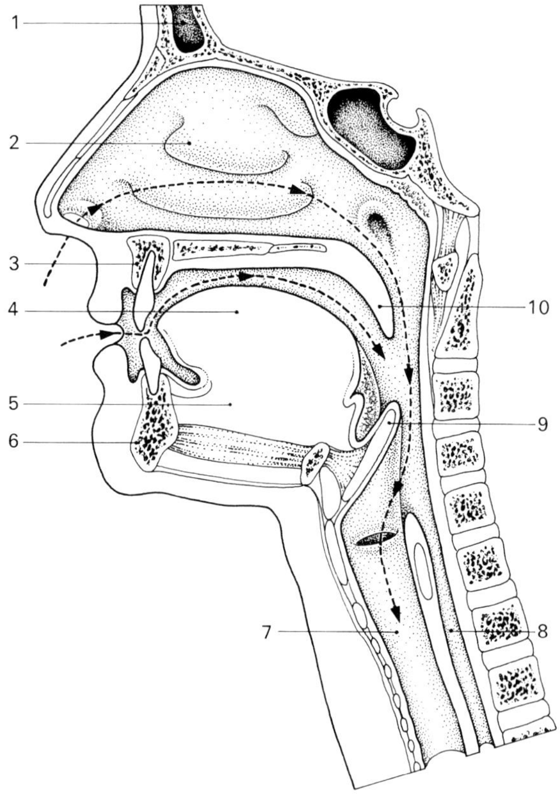

Figuur 11-2 Sagittale doorsnede door het gebied van neus, mond en keel. In de neusholte bevinden zich de conchae. De keelholte gaat over in trachea en slokdarm. ***1*** *Voorhoofdsholte,* ***2*** *concha (neusschelp) in neusholte,* ***3*** *bovenkaak,* ***4*** *tong,* ***5*** *tongbasis,* ***6*** *onderkaak,* ***7*** *trachea,* ***8*** *slokdarm,* ***9*** *strotklepje,* ***10*** *huig.*

wellicht zou verwachten, op geleide van de zuurstofspanning in het bloed.

De longen van de op het land levende organismen liggen goed beschermd, diep in de thorax. Vissen laten het water met de opgeloste zuurstof langs hun oppervlakkig gelegen kieuwstelsel stromen en amfibieën kunnen ten dele door hun huid ademen. In water is uitdroging niet aan de orde, maar longweefsel van landdieren verliest bij elke uitademing waterdamp aan de omringende lucht, waardoor verdroging dreigt. Oppervlakkig gelegen weefsel kan al snel membraanbeschadiging oplopen.

reuk ▸▸

Het bezit van diepgelegen longen lijkt bij de mens op het eerste gezicht te leiden tot een inefficiënte ventilatie, omdat bij elke inademing eerst weer uitademingslucht wordt ingeademd die nog van de vorige uitademing in de trachea en de bronchiale boom aanwezig was (figuur 11-1). Dit blijkt echter een efficiënte ventilatie niet in de weg te staan. Inademen van 0,5 L lucht op een in rust in de longen aanwezig volume van 2-3 L is ruim voldoende. Het blijkt zelfs zo te zijn dat we binnen korte tijd onwel worden wanneer we het gas in de longen sneller verversen door zeer diep en snel te ademen.

ventilatie ▸

luchtwegen ▸▸

zuur-base-evenwicht ▸
conditionering ▸▸
communicatie ▸

De ventilatie voorziet in een goede uitwisseling van de ademgassen en kan tegelijkertijd een directe invloed uitoefenen op het zuur-base-evenwicht van het interne milieu. Naast deze processen is de ademhaling van belang voor de menselijke communicatie. Spreken is afhankelijk van de luchtstroom langs de stembanden; ook de expressie via zang en het bespelen van blaasinstrumenten is afhankelijk van de ventilatie en de beheersing daarvan. Verder is de ademhaling betrokken bij de reuk en enigszins bij de afgifte van overtollige warmte naar de omgeving bij inspanning. De verdamping van water in de longen heeft een energieonttrekkend effect. Hijgen om af te koelen, zoals honden dat zeer effectief kunnen via het grote verdampingsoppervlak van hun tong, heeft bij de mens geen betekenis.

11.2 DE LUCHTWEG VAN NEUS TOT LONGBLAASJES

De luchtwegen hebben verscheidene functies. Ze zijn niet uitsluitend een buizensysteem voor de ademgassen op weg naar de longen, maar leveren tevens een bijdrage aan de conditionering van de lucht voordat de longblaasjes worden bereikt. De buitenlucht heeft meestal een lage vochtigheid en moet door bevochtiging met behulp van de slijmvliezen volledig met waterdamp worden verzadigd.

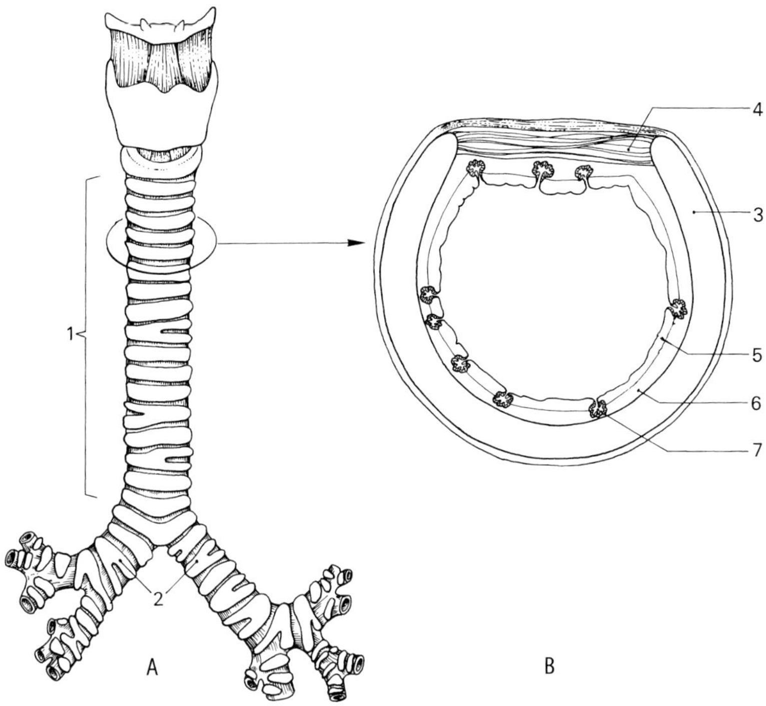

Figuur 11-3 ***A*** *De wand van* **1** *trachea en* **2** *bronchiën bevat kraakbeenstructuren die het lumen openhouden.* ***B*** *Doorsnede door de trachea ter hoogte van* **3** *een kraakbenige versteviging.* **4** *Het gladde spierweefsel kan de diameter van de trachea beïnvloeden.* **5** *Trilhaarepitheel,* **6** *bindweefsel, en* **7** *slijmkliertje.*

Bovendien wordt de ademlucht in de luchtweg verwarmd. Ten slotte heeft de luchtweg een filterfunctie. Stofdeeltjes en bacteriën in de ademlucht worden grotendeels verwijderd alvorens de ademlucht de longblaasjes bereikt.

11.2.1 **Neus-, mond- en keelholte**

De weg die moet worden afgelegd om de ademgassen naar de longblaasjes te transporteren, begint bij de neusholte. In deze ruime holte zijn schotten aanwezig, de neusschelpen (conchae nasales), die de lucht tot turbulentie aanzetten en vergroting van het oppervlak geven (figuur 11-2). De stofdeeltjes vliegen uit de bocht, komen met de wanden van de holte in aanraking en blijven daaraan kleven. Met uitzondering van het voorste deel bestaat het neusslijmvlies uit trilhaarepitheel en kliercellen. De kliercellen in het slijmvlies scheiden een slijmlaag af waarop de ingeademde stofdeeltjes worden gevangen. De trilhaarepitheelcellen hebben aan hun oppervlak een groot aantal trilharen die door zweepachtige bewegingen de slijmlaag naar de keelholte transporteren.

Het sterk doorbloede neusslijmvlies zorgt voor een groot deel voor verwarming en bevochtiging van de ingeademde buitenlucht. Zelfs wanneer de buitenlucht een temperatuur heeft van enkele graden onder het vriespunt, komt de lucht in de keelholte met een temperatuur van boven de 30 °C. Boven in de neusholte bevinden zich reukepitheelcellen die de inademingslucht beoordelen. Ze kunnen waarschuwen voor schadelijke gassen of rottend voedsel of ze laten ons genieten van bloemengeur en van een maaltijd. De 'smaak' van het voedsel wordt namelijk voor het overgrote deel door de geur bepaald, wat tijdens een verkoudheid duidelijk kan worden geconstateerd (7.1.1.5).

◂ verwarming
◂ bevochtiging
◂ reukepitheelcellen

Bij inademing door de mond treden de bovengenoemde processen niet op, zodat ademhaling door de mond eigenlijk ongewenst is. Toch is ademhaling door de mondholte soms onontkoombaar. Spreken zonder gebruik van de ademroute via de mond is niet mogelijk. Bij inspanning wordt eveneens door de mond geademd. De weerstand die de lucht in de neusholte ondervindt, vormt een belemmering voor de intensieve ventilatie die bij grote inspanning nodig is. Bij een zware neusverkoudheid is de mond de enig overblijvende route voor het transport van de ademgassen.

◂◂ neusholte
◂◂ neusschelpen

In de keelholte (pharynx) lopen de routes van de ademhaling en de spijsvertering over een kort traject samen (figuur 11-2). Bij de ingang van het strottenhoofd (larynx) scheiden de twee systemen zich in de

◂ pharynx
◂ larynx

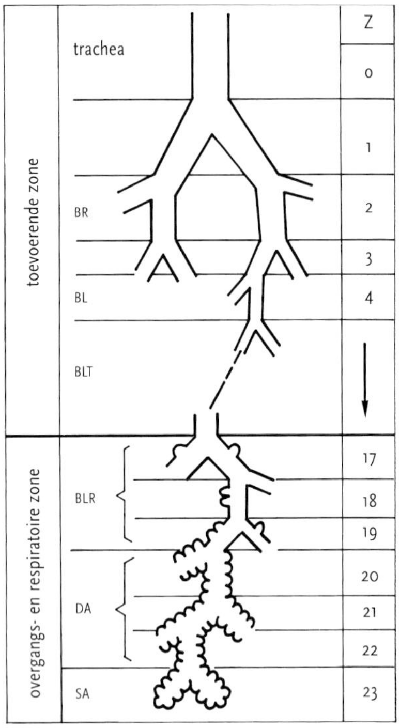

Figuur 11-4 Schema van de vertakking van de luchtwegen. BR = bronchiën, BL = bronchioli, BLT = bronchiolus terminalis, BLR = bronchiolus respiratorius, DA = ductulus alveolaris, SA = sacculus alveolaris. Z is de orde van vertakking.

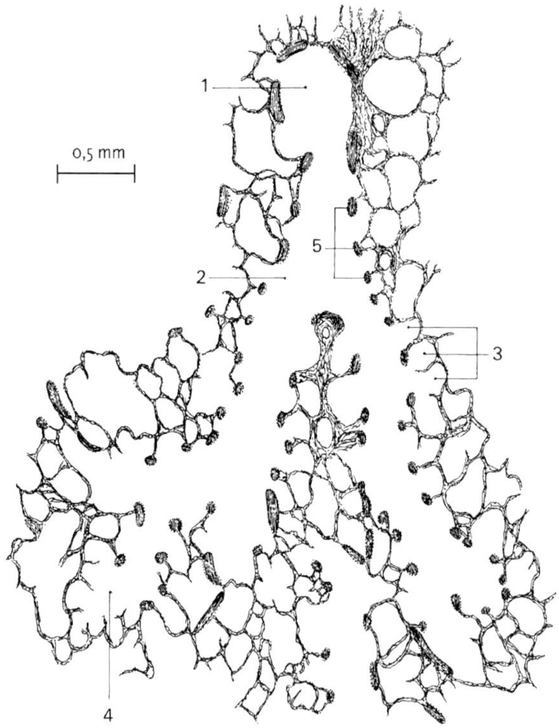

Figuur 11-5 Schematische weergave van een terminaal deel van de bronchiale boom. De buisachtige structuur van **1** *de bronchiolus respiratorius verwijdt zich tot* **2** *de ductulus alveolaris en* **3** *de alveoli.* **4** *Sacculus alveolaris,* **5** *gladde spiervezels.*

trachea voor de ademlucht en de slokdarm (oesophagus) voor het voedsel. Doordat tijdens het slikken de ademhaling wordt gestopt, de stemspleet (glottis) wordt gesloten en het strotklepje (epiglottis) het voedsel in de richting van de oesophagus helpt stuwen, wordt bij het inslikken van voedsel of drank voorkomen dat dit in de luchtpijp terechtkomt.

glottis ▸

In het strottenhoofd zijn de stembanden bevestigd. Door contractie van spiertjes kan de stemspleet geopend en gesloten worden en kunnen de stembanden meer of minder gespannen worden. De luchtstroom brengt de stembanden in trilling en de spanningsvariaties in de stembanden bepalen de toonhoogte en een deel van de klankkleur van de stem.

hoofdbronchiën ▸▸

bronchiën ▸▸

11.2.2 Trachea en bronchiale boom

Vanuit de larynx stroomt de inademingslucht naar de luchtpijp (trachea, figuur 11-3). Dit is een holle buis, waarvan de wand is verstevigd met 15-20 kraakbeenringen. Hoewel men van ringen spreekt, hebben ze de vorm van een C of een hoefijzer. Door deze kraakbeenringen wordt de trachea opengehouden wanneer bij inademing onderdruk ontstaat. Het kraakbeen voorkomt tevens dat de trachea wordt dichtgedrukt als er van buitenaf krachten op inwerken. De hoefijzervormige kraakbeentjes zijn aan de dorsale zijde open en de uiteinden zijn verbonden door glad spierweefsel (figuur 11-3). Door de mate van contractie van het gladde spierweefsel kan de diameter van de trachea worden beheerst. In rust en bij koude is de tracheaholte vernauwd en tijdens arbeid en sport wordt ze wijder door ontspanning van de gladde spiervezels.

trachea ▸
longkwabben ▸▸
bronchiale boom ▸▸
kraakbeenringen ▸

De trachea vertakt zich in twee hoofdbronchiën naar de rechter- en de linkerlong (figuur 11-3). De hoofdbronchiën vertakken zich dan vervolgens in drie, respectievelijk twee bronchiën naar de drie rechter- en de twee linkerlongkwabben. De bronchiën en hun eerste vertakkingen bezitten kleine kraakbeenplaatjes die het lumen openhouden, net zoals bij de trachea. In de longkwabben vertakken de bronchiën zich steeds verder zodat het beeld van een omgekeerde boom ontstaat (bronchiale boom, figuur 11-4). De vertakking kan wel tot 23 keer achtereen optreden, waarbij het lumen van de opvolgende takjes steeds kleiner en hun gezamenlijk oppervlak

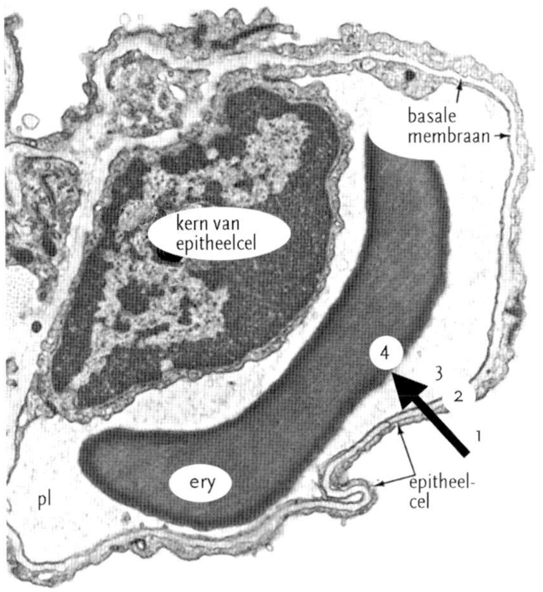

Figuur 11-6 Elektronenmicroscopische opname van de alveolaire wand. De foto toont een capillair met een erytrocyt (ery) en plasma (pl). De dunne alveolocapillaire membraan laat een vrijwel ongehinderde gasdiffusie van alveole naar erytrocyten toe. De dikke pijl geeft het diffusietraject aan van zuurstof van de alveolaire ruimte (1) door de alveolocapillaire membraan (2), bloedplasma (3) en erytrocyt (4).

steeds groter wordt. Aan het eind van de bronchiale boom bevinden zich de alveoli (longblaasjes) waar de gaswisseling plaatsvindt. Na ongeveer acht vertakkingen van de bronchiën in de longkwabben hebben de buisjes een diameter kleiner dan 1 mm. Ze heten dan bronchioli. Bronchioli bezitten geen kraakbeen. In de borstholte tussen de longvliezen heerst een onderdruk (11.3.3). De hogere atmosferische druk in de bronchioli en de alveoli houdt de long open. De wanden van de gehele bronchiale boom zijn voorzien van glad spierweefsel dat circulair om de wanden is aangelegd. Hierdoor kan de diameter van de bronchiën en de bronchioli worden geregeld.

Tot de zestiende vertakking van de bronchiale boom is er bij elke ademhaling een aanzienlijke luchtstroom in de bronchioli, maar hierna is niet zozeer luchtstroming (convectie) als wel diffusie verantwoordelijk voor het transport van zuurstof naar de alveoli aan het eind van de vertakkingen. Na de vertakkingen van de zestiende orde worden de wanden van de bronchioli zo dun, dat al enige gaswisseling met het bloed optreedt. De verdere vertakkingen noemt men bronchioli respiratorii. Deze monden via de ductulus en sacculus alveolaris uit in de alveoli (figuur 11-4 en 11-5). De gezamenlijke vertakkingen van de bronchioli respiratorii en het totaal van de alveoli in de longen heet de respiratoire zone of het diffusiecompartiment.

Verwarming en bevochtiging van de inademingslucht wordt in de bronchiale boom gecompleteerd. De trachea en de bronchiale boom (tot de bronchioli respiratorii) bezitten evenals de neusholte trilhaarepitheel en slijmproducerende kliercellen waardoor ongerechtigheden niet verder kunnen doordringen. De kliercellen produceren slijm, dat als een dunne laag de binnenzijde van de luchtwegen bedekt. De trilhaarcellen transporteren het slijm met het eraan klevende stof in de richting van de keelholte, waar het wordt doorgeslikt. Men kan zich dit transport voorstellen als een roltrap van slijm. Het stof dat diep in de bronchioli doordringt, komt meestal tot rust voor de bronchioli respiratorii, doordat er in de laatste vertakkingen vrijwel geen gasstroming is. Dit voorkomt dat ingeademde stofdeeltjes in de alveoli terechtkomen. Door stoffen als zwaveldioxide en sigarettenrook raken de trilharen verlamd en stagneert het transport van stof en bacteriën naar de keelholte. De kans op bronchitis wordt daardoor vergroot.

◀ trilhaarepitheel

11.2.3 De alveoli als grensvlak tussen lucht en bloed

Een bronchiolus respiratorius gaat over in een ductulus alveolaris. Er is nog wel sprake van een buisstructuur, maar er zijn al alveoli aan de wand van de buis waarneembaar. De ductuli eindigen in een sacculus alveolaris en deze eindigt in de alveoli. De alveoli zijn kleine blaasvormige verwijdingen die als druiventrosjes aan de bronchiale boom zijn bevestigd. Ze zijn verantwoordelijk voor het sponsachtige aspect van de longen (figuur 11-5). Hun aantal in de longen is geschat op 300 miljoen. De diameter van een alveolus is ongeveer 0,2 mm. Het alveolaire weefsel wordt ondersteund door de aanwezigheid van elastische en collagene vezels in het interstitium. Tussen de verschillende alveoli bevinden zich kleine openingen (poriën van Kohn) die de verplaatsing van gas tussen alveoli mogelijk maken (collaterale ventilatie). Door de wanden van de alveoli vindt tussen het alveolaire gas en het bloed de uitwisseling van O_2 en CO_2 plaats. Dit gebeurt door middel van diffusie.

Diffusie van gassen door een wand is onder meer afhankelijk van het oppervlak van de wand. De gezamenlijke alveoli van de longen hebben bij een gezonde volwassene een totaal oppervlak van 70 m^2. In de interstitiële ruimte tussen de alveoli liggen

◀◀ alveoli

◀◀ bronchioli

◀ collaterale ventilatie

◀◀ bronchioli respiratorii

◀◀ ductulus alveolaris

◀◀ sacculus alveolaris

grote aantallen bloedcapillairen. Deze hebben een gezamenlijke inhoud van 60-150 mL en een met de alveoli vergelijkbaar oppervlak en zorgen ervoor dat het bloed zeer intensief contact heeft met de alveolaire wand, waardoor de diffusie van ademgassen snel kan verlopen.

Alveolaire wanden zijn zeer geschikt voor diffusie van gassen. De alveoli bezitten een zeer dunne epitheellaag waardoor de diffusieafstand kort is. Elektronenmicroscopische opnames hebben duidelijk gemaakt, dat de gezamenlijke dikte van de epitheelcel, het vrijwel ontbrekende interstitium en de endotheelcel van het bloedcapillair slechts 0,5 µm bedraagt (figuur 11-6).

macrofagen ▶

Bacteriën en stofdeeltjes die het trilhaarepitheel zijn gepasseerd en toch nog in de alveolaire ruimte zijn terechtgekomen, worden verwijderd door grote cellen van het aspecifieke immuunsysteem, de macrofagen (14.4.2). Deze cellen zijn in staat deeltjes uit de alveolaire ruimte in zich op te nemen. Bij dit proces wordt een bacterie of stofdeeltje door de macrofaag omstulpt (fagocytose; 2.3.2.3) en in het inwendige van de cel door enzymen verteerd.

11.2.4 Surfactans

oppervlaktespanning ▶
surfactans ▶
hyalienemembranenziekte ▶▶
IRDS ▶▶
compliantie ▶
hypoxie ▶▶
hypercapnie ▶▶
acidose ▶▶
stabiliteit ▶

De alveoli van de longen zijn aan de binnenzijde met een zeer dunne vloeistoffilm bekleed. Watermoleculen oefenen cohesiekrachten op elkaar uit en elk vloeistoffilmpje heeft de neiging zich tot een druppel te verkleinen. Bij elke inademing moet deze oppervlaktespanning* overwonnen worden om de longinhoud te kunnen vergroten. In de alveoluswand liggen type-2-pneumocyten die surfactans afscheiden. Surfactans is een mengsel van fosfolipiden en eiwit. Deze stoffen zijn goed in water oplosbaar en kunnen de oppervlaktespanning van de vloeistoffilm, afhankelijk van de concentratie, met een factor 10 verlagen. Er is daardoor een lagere druk nodig om de alveoli open te houden, en voor een bepaalde volumeverandering ΔV is een kleinere drukverandering Δp nodig. De verhouding $\Delta V/\Delta p$, die dus veel groter is dan zonder surfactans, wordt compliantie (rekbaarheid) genoemd (11.3.3). Door de aanwezigheid van het surfactans is ook minder spierkracht voor de inademing nodig. Bovendien bevordert surfactans de stabiliteit van het longweefsel.

Intermezzo 11.1
Ademhalingsproblemen bij te vroeg geboren baby's

De geboorte dwingt de pasgeborene om van de placentaire gaswisseling over te gaan op de ademhaling via de longen.

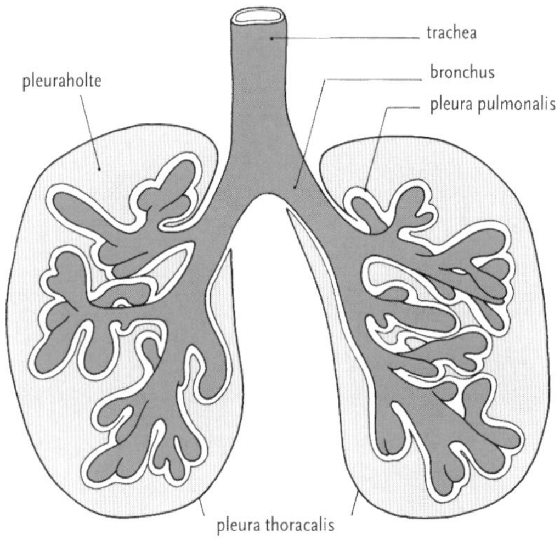

Figuur 11-7 Schets van het ingroeien van de longen in de thoraxholte.

Met een diepe inspiratie en een eerste schreeuw worden de tot dan toe met vloeistof gevulde alveoli gevuld met lucht. Voor de pasgeborene is de adembeweging geen volledig nieuw fenomeen, aangezien adembewegingen reeds in de uterus plaatsvinden. De foetus ademt dan vruchtwater.

Bij continue longademhaling is voldoende ontplooiing en voldoende surfactans van groot belang. Metingen aan vruchtwater hebben uitgewezen, dat de surfactansproductie bij de foetus omstreeks de 24e week van de zwangerschap begint. Baby's die veel te vroeg geboren worden, hebben vanaf het moment dat ze gaan ademen bij gebrek aan voldoende surfactans veel kracht nodig om de ademhaling op gang te houden. Daarbij komt dat bij de geboorte de long nog volop in ontwikkeling is. Pas aan het einde van een normale zwangerschap ontstaan uit de voorstadia echte alveoli. Veel vroeggeborenen lijden aan wat men de hyalienemembranenziekte (Engels: *idiopathic respiratory distress syndrome*, IRDS) noemt. Hierbij ziet men intrekkingen van de borst, neusvleugelen, cyanose en een hoge ademfrequentie (> 60 min^{-1}). Deze baby's moeten in de couveuse van extra O_2 worden voorzien en soms kunstmatig worden beademd. Hypoxie, hypercapnie, acidose en bloeddrukschommelingen kunnen aanleiding geven tot hersenbloedingen en beschadiging van het nog onvolgroeide centrale zenuwstelsel.

11.3 ADEMBEWEGINGEN, MECHANICA VAN DE ADEMHALING

De adembewegingen, die ervoor zorgen dat het alveolaire gas met elke ademhaling voor een deel wordt vervangen, komen tot stand met behulp van spieren van de thorax, het diafragma en de buikwand. Regelcentra in de hersenstam zorgen automa-

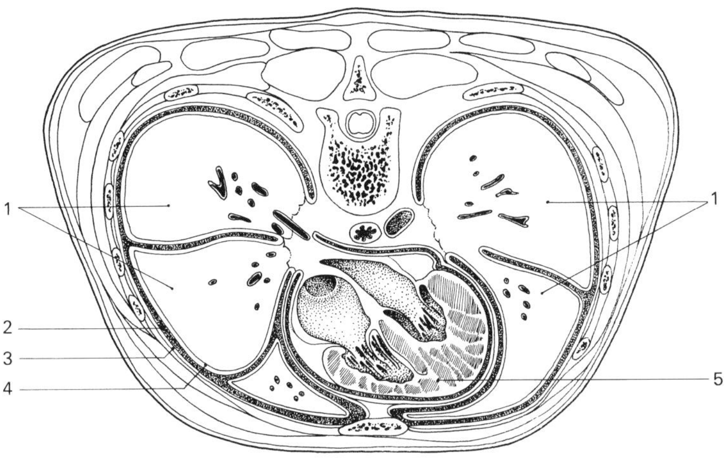

Figuur 11-8 Dwarsdoorsnede door de thorax die de positie van de longen met de pleurale vliezen en de pleuraholte toont. **1** *Longen,* **2** *pleurale holte,* **3** *pleura thoracalis,* **4** *pleura pulmonalis,* **5** *hart.*

tisch voor de afwisselende in- en uitademing. Wanneer we spreken, de adem inhouden of moedwillig hyperventileren, beïnvloeden we dit proces bewust. De gasspanningen in de longen en in het bloed zullen dan sterker afwijken van de gemiddelde waarden die bij automatische regeling voorkomen.

Het afwisselend vergroten en verkleinen van de thoraxholte maakt dat lucht aangezogen en weer uitgedreven wordt. Volgens de wet van Boyle* zal de gasdruk afnemen in een afgesloten ruimte die wordt vergroot ($p \times V = C$, gasdruk maal volume is constant). Wanneer het longvolume bij een inademing tweemaal zo groot wordt, zal de druk in principe tot de helft dalen. De longen zijn echter geen gesloten systeem, aangezien ze via de luchtwegen in contact staan met de buitenlucht. Daardoor zal bij inademing lucht de longen binnenstromen, totdat de gasdruk in de alveoli weer gelijk is aan de atmosferische druk. Door de inademing wordt het in de longen aanwezige gas aangevuld met verse O_2-rijke, vrijwel CO_2-vrije lucht. Op het moment dat de inademingslucht de ductuli alveolares bereikt, is er door bevochtiging en bijmenging met het reeds in de longen aanwezige ademgas een aanzienlijk andere samenstelling ontstaan dan er in de buitenlucht heerst. Als de uitademing begint, is er CO_2 uit het bloed aan het alveolaire gas afgegeven en is er O_2 aan onttrokken. Een deel van dit gasmengsel verlaat de longen bij de uitademing.

11.3.1 Thoraxholte, ademhalingsspieren en adembewegingen

De longen zijn in de embryonale fase ingegroeid in de borstholte (figuur 11-7). De longen liggen buiten de bekledende vliezen (pleura) van de borstholte, waardoor het pleurale vlies de long bij ingroeien in de borstholte aan de buitenzijde omgeeft. Dit deel van het vlies heet pleura pulmonalis. Tegelijk is de pleura ook de binnenlaag van de thoraxholte; dit deel van het vlies wordt pleura thoracalis genoemd. Het vlies bekleedt ook het middenrif. Tussen de beide bladen van de pleura ligt de pleuraholte, die is gevuld met een dun laagje vloeistof (figuur 11-8). Slechts ter hoogte van de hylus, waar de bronchiën, de bloedvaten, de lymfevaten en de zenuwen de long binnengaan, is het longweefsel direct met het omringende weefsel verbonden. De naar elkaar toegekeerde zijden van de pleuravliezen zijn zeer glad en schuiven mede dankzij het laagje vloeistof tijdens de adembewegingen vrijwel wrijvingsloos langs elkaar.

◂ borstholte
◂ pleura
◂ pleura pulmonalis
◂ pleura thoracalis
◂ hylus
◂◂ wet van Boyle

Bij rustige ademhaling verloopt de inspiratie vooral met behulp van het middenrif (diafragma). Deze spier is als een koepel uitgespannen tussen de borst- en buikholte (figuur 11-9). Vanuit een centrale peesplaat (centrum tendineum) waaieren de spiervezels uit naar de wervelkolom, de ribben en de onderste punt van het sternum. Tijdens de contractie plat het middenrif af, het centrum tendineum wordt als een zuiger naar beneden getrokken en de borstholte wordt vergroot. De longen volgen de expansie van de borstholte, omdat er anders tussen de vliezen een vacuüm zou ontstaan, en de lucht wordt in de longen gezogen. Het afplatten van het diafragma veroorzaakt druk op de buikorganen, waardoor de buikwand iets uitzet. Afhankelijk van de wijze waarop buikinhoud en buikwand meegeven, worden bij de contractie van

◂ diafragma
◂ centrum tendineum

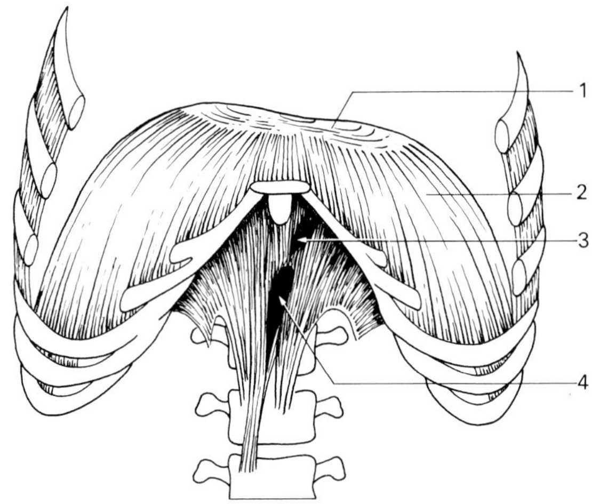

Figuur 11-9 Het diafragma is als een koepel tussen de thoraxholte en de buikholte gespannen. De spiervezels zijn aangehecht aan de onderste ribben en aan de wervelkolom. **1** *Centrum tendineum,* **2** *diafragmaspiervezels,* **3** *opening voor de aorta,* **4** *opening voor de oesophagus.*

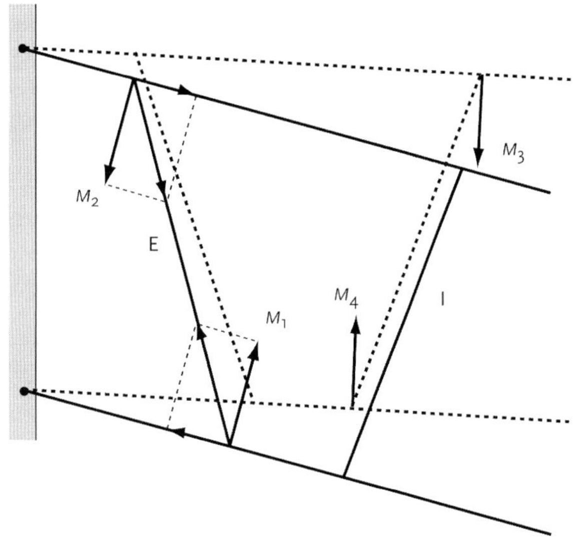

Figuur 11-10 Schema dat de werking van de tussenribsspieren illustreert. De getrokken lijnen geven de expiratiestand van de ribben weer, de streeplijnen een inspiratiestand. Door het schuine verloop zal contractie van de externe (E) spieren 'netto' een gering krachtmoment naar boven geven: $M_1 > M_2$. Hetzelfde geldt voor de interne tussenribsspieren (I), maar dan naar beneden gericht: $M_3 > M_4$.*

het diafragma de ribben omhoog bewogen. Dit is gezien het spiervezelverloop en de aanhechting aan de binnenkant van ribben en sternum (figuur 11-9) goed te begrijpen. Doordat de ribben in de ruststand van de ademhaling naar beneden wijzen en zij hun scharnierpunt hebben aan wervelkolom en sternum, neemt de omvang van de borstkas bij inspiratie toe. Expiratie in rust is het gevolg van het ontspannen van het diafragma. De veerkracht van longen, buikwand en ribkraakbeen brengt de longen weer in hun oorspronkelijke positie. Het uitademen in rust is dus een passief proces; er zijn geen spieren bij betrokken. Wanneer bij de ademhaling de buikwand beweegt, spreekt men van buikademhaling. Beweegt bij de ademhaling de thorax, dan wordt dat borstademhaling genoemd.

inspiratie ▸
expiratie ▸
hulpademhalingsspieren ▸▸
buikademhaling ▸
borstademhaling ▸

Bij het intensiveren van de ademhaling neemt vooral de borstademhaling toe. Daarbij zijn voor de inademing de mm. scaleni van belang, omdat zij de bovenste ribben heffen. Tussen de ribben onderling bevinden zich tussenribsspieren die vooral bij een toegenomen ademhaling actief zijn. Hun functie is niet zozeer het ondersteunen van inspiratie (mm. intercostales externi) of expiratie (mm. intercostales interni) door het omhoog of omlaag bewegen van de ribben, als wel het stabiliseren van de thorax. Contractie van de tussenribsspieren zorgt voor voldoende stevigheid, zodat bij een grote negatieve (= subatmosferische) of positieve intrathoracale druk de ruimte tussen de ribben niet in- of uitstulpt. Door het schuine vezelverloop van de tussenribsspieren worden in- en uitademing in ieder geval niet tegengewerkt (figuur 11-10).

mm. intercostales interni ▸

Bij zware inspanning wordt de inademing ook door andere spieren ondersteund, zoals de mm. sternocleidomastoidei en mm. serrati. Voor een snelle en krachtige expiratie fungeren de rechte en schuine buikspieren als hulpademhalingsspieren: zij trekken ribben en sternum naar beneden en drukken het diafragma via de buikinhoud omhoog. Men kan een indruk krijgen van de werking van de hulpademhalingsspieren door atleten van middellange loopnummers na de finish aandachtig te bekijken. Dan valt ook op dat zelfs de spieren van de schouders, de armen en de wervelkolom als hulpademhalingsspieren worden gebruikt.

11.3.2 Longvolumes

spirometer ▸▸
spirogram ▸▸
vier volumes ▸▸
vier longcapaciteiten ▸▸

De longvolumes kunnen worden bepaald met een spirometer (figuur 11-11). De verdeling van de maximale longinhoud over verschillende volumes wordt weergegeven in een spirogram (figuur 11-12). De maximale inhoud van de longen, na maximale inspiratie, wordt onderverdeeld in vier volumes, die elkaar niet overlappen. Twee of meer volumes samen vormen een capaciteit. Zo worden vier longcapaciteiten onderscheiden.

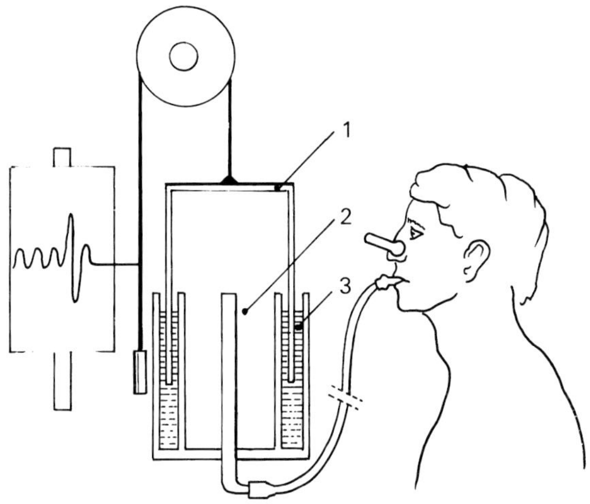

Figuur 11-11 Met een spirometer is een spirogram te vervaardigen, dat de verandering van het longvolume tijdens de ademhaling weergeeft. De proefpersoon ademt in **1** *een trommel, die wrijvingsloos is opgehangen in* **3** *water.* **2** *is de met lucht gevulde ruimte in de spirometer. De trommel gaat omhoog bij uitademing en daalt bij inademing. Met behulp van een overbrenging naar een schrijfstift wordt de uitwijking van de spirometer geregistreerd en worden de longvolumes bepaald.*

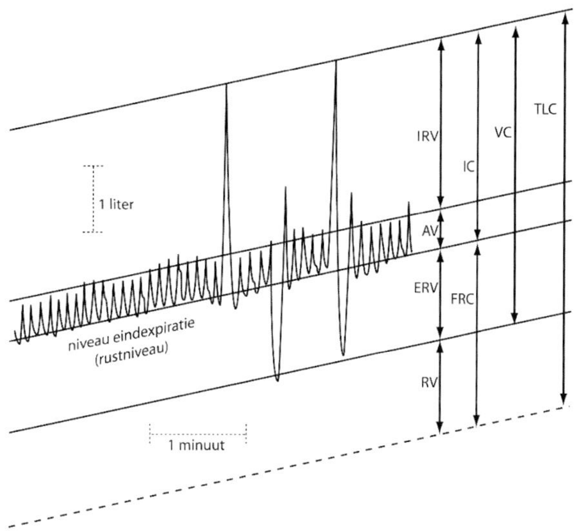

Figuur 11-12 Spirogram waarin longvolumes en capaciteiten zijn af te lezen. AV = ademvolume, IRV = inspiratoir reservevolume, ERV = expiratoir reservevolume, RV = residuaal volume, FRC = functionele residuale capaciteit, VC = vitale capaciteit, IC = inspiratoire capaciteit, TLC = totale longcapaciteit. Het spirogram loopt langzaam omhoog doordat uit het gesloten longspirometersysteem O_2 wordt opgenomen, terwijl de afgegeven CO_2 wordt geabsorbeerd.

Vanuit de ruststand van het ademsysteem, de stand waarbij de ademhalingsspieren zijn ontspannen, vindt, zoals reeds beschreven, actief inspiratie plaats. Het volume dat wordt ingeademd en daarna weer wordt uitgeademd, wordt ademvolume genoemd (V_T; Engels: *tidal volume*). In rust is het ademvolume ongeveer 500 mL. Na een normale inademing kan nog een extra volume worden ingeademd tot maximaal; dit is het inspiratoire reservevolume (IRV; 3100 mL). Vanuit het niveau van de eindexpiratie kan een extra volume maximaal worden uitgeademd: het expiratoire reservevolume (ERV; 1200 mL). Na een maximale expiratie blijft nog een hoeveelheid gas achter; dit is het residuale volume (RV; 1200 mL). De getallen geven aan hoe groot de volumes ongeveer zijn bij een jonge volwassen man. Deze zijn gemakkelijk te onthouden, maar verschillen per persoon, afhankelijk van lichaamsgrootte en -bouw. De totale longcapaciteit (TLC) is de som van de vier volumes (6000 mL). De inhoud van de longen in de ruststand, de som van expiratoir reservevolume en residuaal volume, wordt functionele residuale capaciteit, FRC genoemd (2400 mL). De som van ademvolume en inspiratoir reservevolume is de inspiratoire capaciteit (IC, 3600 mL). Het maximaal verplaatsbare volume is de vitale capaciteit, VC, de hoeveelheid gas die na een maximale inspiratie maximaal kan worden uitgeademd, VC_E (4800 mL). Voor een gezonde proefpersoon is dat gelijk aan de inspiratoire vitale capaciteit, VC_I, de hoeveelheid die maximaal kan worden ingeademd na een maximale expiratie.

Het zal duidelijk zijn dat het residuale volume niet met een spirometer kan worden gemeten. De functionele residuale capaciteit kan met behulp van een indicatorverdunningsmethode worden bepaald. De gesloten methode met helium als indicator wordt het meest gebruikt. De proefpersoon wordt verbonden met een spirometer gevuld met een bekend volume van een mengsel van zuurstof en kamerlucht, met circa 10% helium. De proefpersoon wordt na een normale uitademing, zodat de longinhoud gelijk is aan de functionele residuale capaciteit, op de spirometer aangesloten en ademt vervolgens in de spirometer heen en weer. Aan de hand van de verandering van de He-concentratie kan de totale inhoud van longen en spirometer worden berekend, en na aftrek van het volume in de spirometer ook de FRC. Het residuale volume wordt verkregen door het aftrekken van het expiratoire reservevolume. Tegenwoordig wordt voor de bepaling van de FRC doorgaans een lichaamsplethysmograaf gebruikt (figuur 11-13).

◀◀ ademvolume

◀◀ inspiratoir reservevolume

◀ helium

◀◀ expiratoir reservevolume

◀◀ residuaal volume

◀◀ totale longcapaciteit

◀◀ functionele residuale capaciteit

◀◀ inspiratoire capaciteit

◀◀ vitale capaciteit

◀ lichaamsplethysmograaf

longcollaps ▶▶

retractiekracht ▶▶

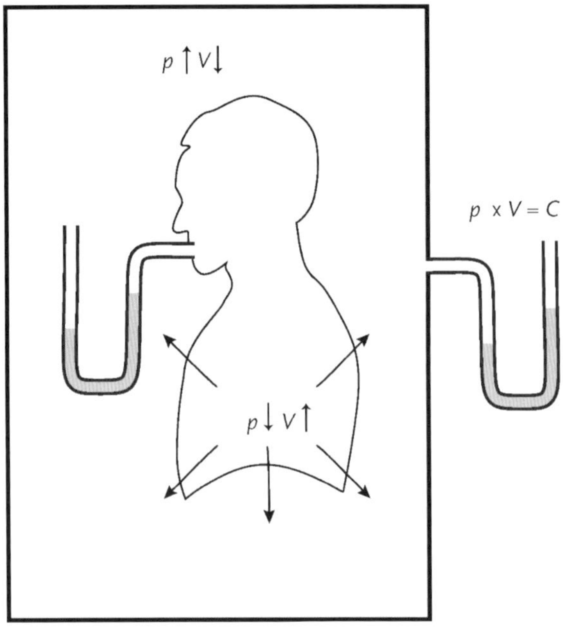

Figuur 11-13 *Principe van de bepaling van het longvolume met de lichaamsplethysmograaf. De patiënt zit in de plethysmograaf. Hij tracht bij een afgesloten luchtweg in te ademen. De drukverandering in de plethysmograaf, die het gevolg is van de volumeverandering van de thorax, wordt gemeten, evenals de drukverandering in de longen. Uit deze gegevens kan door toepassing van de wet van Boyle (p × V = C) het longvolume worden berekend.*

intrapleurale druk ▶▶

pneumothorax ▶▶

elastische eigenschappen ▶▶

alveolaire druk ▶

compliantie ▶▶

transpulmonale druk ▶▶

intrapleurale druk ▶▶

11.3.3 Relatie tussen druk en volume; compliantie

De adembewegingen veroorzaken drukvariaties in de longen en in de thoraxholte. Bij rustige inademing wordt de druk* in de longen (de alveolaire druk) lager dan die van de omringende atmosfeer. Deze drukdaling is slechts 0,1 kPa (1 cm H_2O) doordat de weerstand van de luchtweg de instromende lucht vrijwel niet hindert. Tijdens expiratie bereikt de lichte overdruk dezelfde waarde. Bij een geopende stemspleet is bij ademstilstand de alveolaire druk uiteraard gelijk aan de atmosferische druk. Hoge waarden van wel 13 kPa (100 mmHg) kunnen expiratoir worden bereikt door te persen met gesloten stemspleet.

Een eerste indruk van de elastische eigenschappen van longen en borstwand kan men verkrijgen door bij een proefdier beiderzijds de thorax te openen. Wanneer op deze wijze de pleuraholte (de spleet tussen de beide pleurabladen) in open verbinding komt te staan met de buitenlucht, treden twee verschijnselen op: *1* de longen vallen samen, ze collaberen (longcollaps), waarbij de inhoud van de gecollabeerde long kleiner is dan het residuale volume, *2* de borstwand wijkt iets naar buiten. De veerkracht die de longen doet samenvallen, wordt retractiekracht genoemd. Onder normale omstandigheden is de pleuraholte tussen longen en borstwand luchtvrij, waardoor de long niet kan collaberen. Hierdoor ontstaat een onderdruk. Dit heeft tot gevolg dat de thoraxwand naar binnen wordt getrokken. Het rustvolume van de thorax zonder longen is groter dan dat van het intacte systeem in rust.

In de pleuraholte, de spleet tussen longen en borstwand, heerst dus een onderdruk ten opzichte van de atmosferische druk. Deze intrapleurale druk is in rustpositie –0,5 kPa (–5 cm H_2O) (figuur 11-14A). Bij inademen wordt de intrapleurale druk negatiever; bij het grotere longvolume hoort een grotere retractiekracht. Bij uitademing keert deze druk terug naar de uitgangswaarde.

Wanneer door een wond de pleuraholte in open verbinding komt te staan met de buitenlucht, zal de long collaberen, waarbij lucht de pleurale holte binnenstroomt (pneumothorax, figuur 11-14B). Niet alleen door geweld van buitenaf kan er lucht in de pleuraholte komen. Een longinfectie kan van binnenuit het longweefsel en de pleura pulmonalis beschadigen en aldus een pneumothorax veroorzaken. De ingeklapte long neemt niet meer deel aan de ventilatie. Deze situatie moet zo snel mogelijk worden verholpen, niet alleen vanwege de ongeveer gehalveerde longfunctie, maar ook omdat een samengevallen long na enige dagen gaat verkleven.

De elastische eigenschappen van de longen zijn te bestuderen en te kwantificeren door gelijktijdige meting van druk en volume. De verhouding tussen de volumeverandering van de longen en de drukverandering die voor de volumeverandering nodig is, is de compliantie (rekbaarheid, Engels: *compliance*). Een gemakkelijk rekbare structuur heeft een hoge compliantie. Dit kan men demonstreren met het opblazen van een ballon. Met elke opblaasactie (drukverhoging) neemt het volume van de ballon toe. Wanneer de wand slap is, is een kleine drukverhoging goed voor een grote volumetoename (hoge compliantie). Wanneer de wand stijf is, zal een forse drukverhoging slechts een kleine volumevergroting bewerkstelligen. In dat geval is de compliantie laag.

Figuur 11-15 toont de te meten drukken. Voor alleen de long gaat het om de transpulmonale druk (p_L), het verschil tussen de alveolaire druk (p_{alv}) en de intrapleurale druk (p_{pl}). Voor het totale ademsysteem, longen en borstwand tezamen, gaat het om de trans-

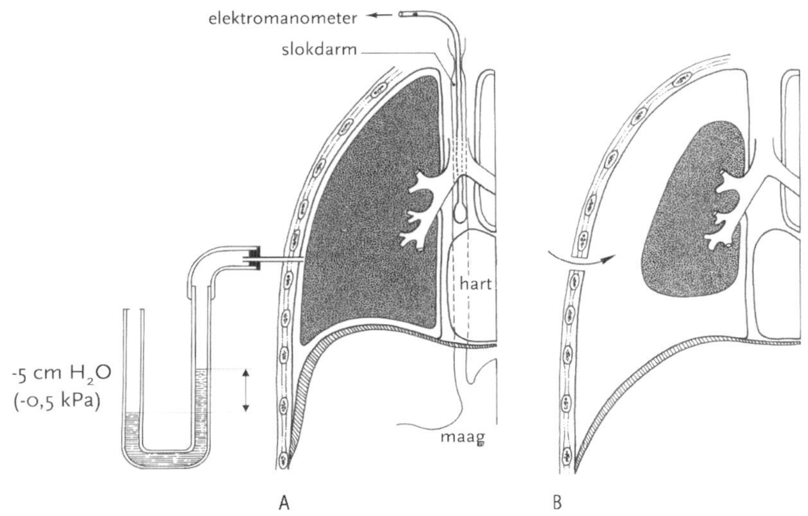

Figuur 11-14 ***A*** *Meting van de negatieve (subatmosferische) druk in de pleuraholte door punctie en met behulp van een ballon in de slokdarm.* ***B*** *Komt de pleuraholte in open contact met de buitenlucht, dan zal de long collaberen, waarbij lucht naar binnen wordt gezogen (pneumothorax) en de thorax uitzet.*

thoracale druk (p_{RS}), het verschil tussen de alveolaire druk en de druk aan het lichaamsoppervlak (p_b), die in principe gelijk is aan de barometerdruk. De intrapleurale druk is niet niet-invasief meetbaar. De met een ballonnetje in de oesophagus te meten oesophagusdruk (p_{oes}) komt echter goed overeen met de intrapleurale druk. Veranderingen van het longvolume worden gemeten met behulp van een spirometer.

oesophagusdruk

De rekkingscurve, druk-volumecurve, van de longen (figuur 11-16, curve L) is de curve die het verband aangeeft tussen de transpulmonale druk en het longvolume. Het nulpunt van de druk van deze curve ligt bij het eigen volume van de (gecollabeerde) longen. Dit volume, aangeduid met V_{min}, is kleiner dan het residuale volume. De helling van de curve (dV/dp) is de compliantie van de longen. Voor de in figuur 11-16 getekende curve is de compliantie ongeveer 3 L/kPa (0,3 L/cm H_2O). Normaal is de compliantie 2-3 L/kPa (0,2-0,3 L/cm H_2O). Bij een hogere compliantie leidt eenzelfde drukverandering tot een grotere volumeverandering. De curve is in dat geval steiler.

rekkingscurve

druk-volumecurve

De rekkingscurve van het totale ademsysteem, longen en borstwand tezamen, wordt relaxatiecurve genoemd; voor het opnemen van deze curve moeten de ademspieren ontspannen zijn. Eén punt ervan is bekend: per definitie is bij het ademsysteem in rust het volume = FRC en de bijbehorende druk $p_{alv} - p_b = 0$. Hierbij zijn de krachten die de longen willen doen collaberen en die de borstwand willen doen uitzetten, aan elkaar gelijk.

relaxatiecurve

Rekkingscurven zijn per definitie statische curven.

statische curve

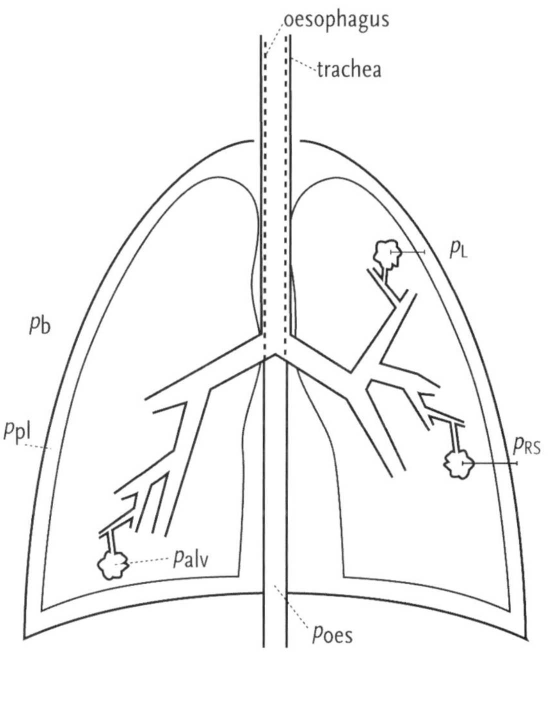

Figuur 11-15 Schema van de longen met luchtwegen, alveoli, pleuraholte en oesophagus ter verklaring van de drukmetingen in de longmechanica. p_{alv} *= druk in de alveoli,* p_{pl} *= intrapleurale druk,* p_b *= druk aan het lichaamsoppervlak (in het algemeen gelijk aan de barometerdruk),* p_{oes} *= oesophagusdruk (=* p_{pl}*). De transpulmonale druk* $p_L = p_{alv} - p_{pl}$*. De transthoracale druk* $p_{RS} = p_{alv} - p_b$*.*

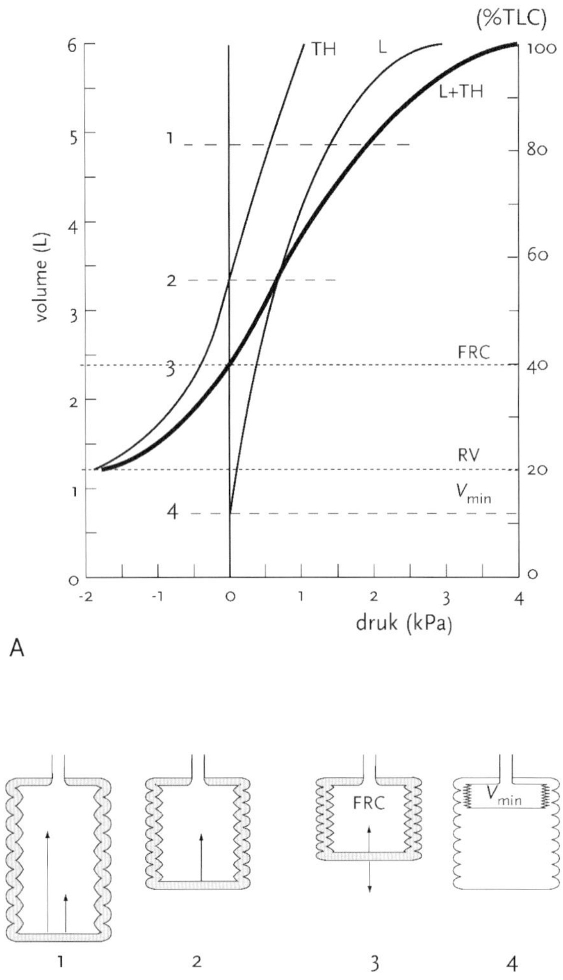

Figuur 11-16 ***A*** *Statische druk-volumecurven (rekkingscurven) van de longen (L), borstwand (TH) en van longen en borstwand tezamen (L + TH). Voor de rekkingscurve van de longen is de transpulmonale druk, het verschil tussen de alveolaire druk en de intrapleurale druk ($p_{alv} - p_{pl}$) uitgezet tegen het volume, links in liter, rechts in % van de totale longcapaciteit (TLC). Voor de rekkingscurve van het totale ademsysteem (L + TH) is het verschil tussen alveolaire druk en buitendruk (barometerdruk) ($p_{alv} - p_b$), gemeten bij afgesloten luchtweg en ontspannen ademspieren, uitgezet tegen het longvolume. Dit is de relaxatiecurve.* ***B*** *Onderlinge verhouding en richting van de retractiekrachten van longen en borstwand bij verschillende volumes. Bij alle volumes is de retractiekracht van de longen naar binnen gericht. Bij 2 is de retractiekracht van de borstwand nul. Bij 1, een groter volume, is deze naar binnen, bij een kleiner volume naar buiten gericht. Bij 3 zijn de retractiekrachten gelijk, maar tegengesteld. Bij 4, een open pneumothorax, is de retractiekracht van longen en borstwand nul en het longvolume minimaal.*

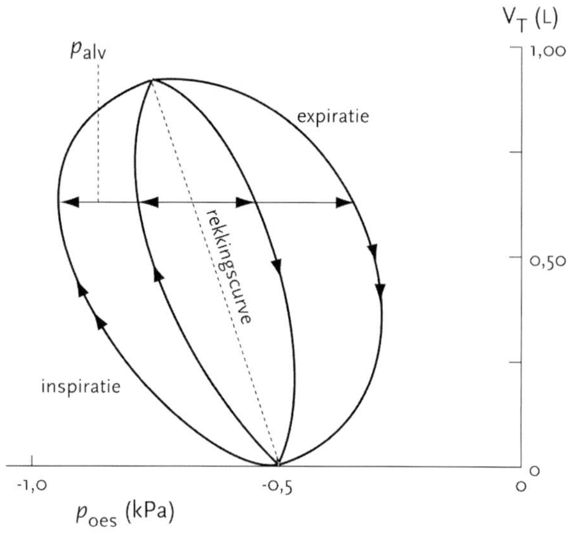

Figuur 11-17 Dynamische druk-volumecurven van de longen, verkregen door gelijktijdige registratie van oesophagusdruk p_{oes} (= intrapleurale druk) en ademvolume V_T. De lus met dubbele pijlen is verkregen bij een hogere ademfrequentie dan de lus met enkele pijlen. Tijdens de overgangen van inspiratie naar expiratie en van expiratie naar inspiratie staat de gasstroom even stil. Voor deze punten geldt dat de alveolaire druk p_{alv} = 0 (= barometerdruk); deze punten liggen op de rekkingscurve van de longen (stippellijn). Tijdens inademen is de intrapleurale druk lager (meer negatief) dan volgens de rekkingscurve, doordat de alveolaire druk dan ook negatief is. Tijdens uitademen is het tegengestelde het geval. Bij sneller ademen is het verschil tussen alveolaire druk en buitendruk groter en de drukvolumelus breder. Voor ieder punt van de lus is de horizontale afstand tot de rekkingscurve gelijk aan de alveolaire druk, bij inspiratie negatief, bij expiratie positief.

dynamische druk-volumecurve ▶▶

Tijdens ademen vertoont de gelijktijdige registratie van de oesophagusdruk (= intrapleurale druk) en het ademvolume een lus (dynamische druk-volumecurve; figuur 11-17). Tijdens inademen is de alveolaire druk lager dan de buitendruk; de intrapleurale druk is dan evenveel lager dan de rekkingscurve aangeeft. Tijdens uitademen is de alveolaire druk hoger dan de buitendruk en de intrapleurale druk is dan evenveel hoger dan de rekkingscurve aangeeft. Bij sneller ademen zorgt een groter verschil tussen alveolaire druk en buitendruk voor een grotere gasstroomsterkte. De lus is dan breder. De lus wordt ook breder bij patiënten met een obstructie van de luchtwegen. Om de grotere luchtwegweerstand te overwinnen zijn dan grotere drukverschillen tussen de alveoli en de buitenwereld nodig.

Bij patiënten kunnen quasi-statische druk-volu-

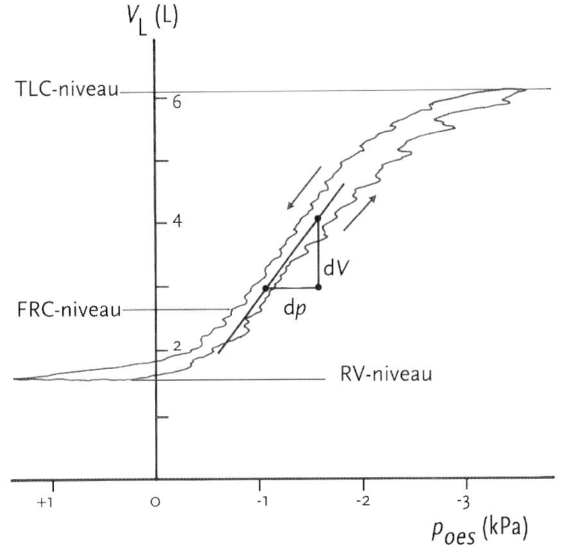

Figuur 11-18 Druk-volumediagram gemaakt door oesophagusdruk (p_{oes}) en longvolume (V_L) gelijktijdig te registreren tijdens zeer langzaam inademen tot maximaal (TLC-niveau) en daarna tijdens maximaal uitademen tot RV-niveau. De negatieve oesophagusdruk is naar rechts uitgezet. Deze wordt meer negatief bij een groter longvolume. Bij maximale uitademing wordt de p_{oes} positief. De compliantie van de long is de verhouding dV/dp in het rechte deel van de curve boven de functionele residuale capaciteit (FRC), in dit geval 2,2 L/kPa (0,22 L/cm H_2O). In de drukregistratie zijn pulsaties te zien die afkomstig zijn van de hartactie; de oesophagus loopt vlak achter het hart langs.

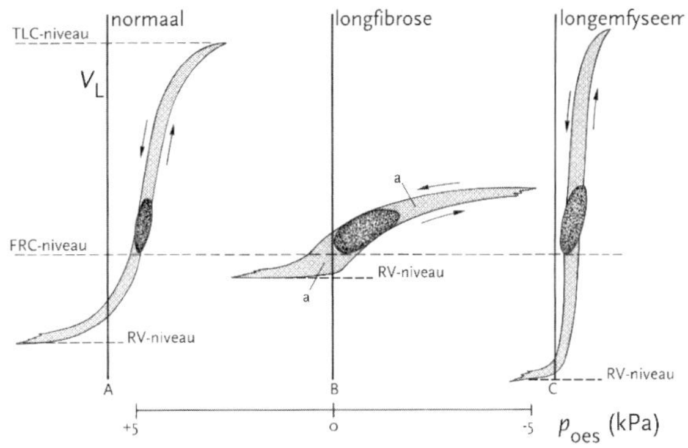

Figuur 11-19 Druk-volumediagrammen verkregen door gelijktijdige registratie van oesophagusdruk (p_{oes}) en longvolume (V_L) van een gezonde persoon (A), een longfibrosepatiënt (B) en een patiënt met longemfyseem (C); vergelijk figuur 11-18. De kleine lusjes zijn metingen bij rustademhaling, terwijl de volledige curve de totale vitale capaciteit omspant. De compliantie van A is 2,0 L/kPa, van B 0,26 L/kPa en van C 8,2 L/kPa. De maat voor de grootte van de negatieve oesophagusdruk staat alleen onder de middelste curve aangegeven. De verticale lijn van elke curve is steeds de nulwaarde van de druk.

mecurven worden geregistreerd. Tijdens zeer langzaam in- en uitademen over de vitale capaciteit worden oesophagusdruk en longvolume geregistreerd (figuur 11-18). Hoewel de uitademingscurve niet samenvalt met de inademingscurve, is de verkregen curve vergelijkbaar met de rekkingscurve van de longen en kan de compliantie van de longen d*V*/d*p* goed worden bepaald, in dit geval 2,2 L/kPa (0,22 L/cm H_2O). Figuur 11-19 geeft verschillende complianties bij twee typen patiënten.

11.3.4 Ademarbeid

Uit de druk-volumediagrammen kan men berekenen hoeveel arbeid er door de ademhalingsspieren moet worden geleverd. Druk × volume = arbeid; immers, druk = kracht/oppervlak en volume = lengte × oppervlak, dus druk × volume = kracht × lengte = arbeid. In het druk-volumediagram is dat dus een oppervlak. De ademarbeid bestaat uit twee componenten, de elastische en de viskeuze ademarbeid. De eerste wordt verricht bij het overwinnen van de elastische krachten van longen en borstwand, de tweede bij het overwinnen van de luchtwegweerstand en de viskeuze weerstand van het longweefsel; dit is de weerstand tegen de vervorming van het longweefsel. De elastische arbeid die wordt verricht tijdens een normale inademing, is gelijk aan het oppervlak van de driehoek die wordt begrensd door de relaxatiecurve (L+TH) en de y-as waarop het volume is uitgezet (figuur 11-20); de grootte van de gearceerde driehoek is de elastische arbeid. De arbeid om alleen de long te rekken is groter; dit komt doordat de borstwand in de geschetste situatie ontspant. Bij een grotere compliantie van de longen is de elastische arbeid kleiner. De viskeuze ademarbeid is te bepalen uit de oppervlakte van de lus in de dynamische druk-volumecurve (figuur 11-17). De druk-volumecurven in figuur 11-19 laten verschillen in compliantie bij patiënten zien. Bij longfibrose is daardoor de elastische arbeid groter, bij emfyseem kleiner. Er zijn ook verschillen te zien in de viskeuze ademarbeid, het oppervlak van de lus bij de rustademhaling. Bij emfyseem is de lus breder, doordat daarbij meestal ook luchtwegobstructies voorkomen.

◀ elastische ademarbeid
◀ viskeuze ademarbeid
◀ luchtwegweerstand

De hoeveelheid lucht die per minuut wordt verplaatst (ventilatie, ademminuutvolume, AMV,

◀ ventilatie
◀ ademminuutvolume

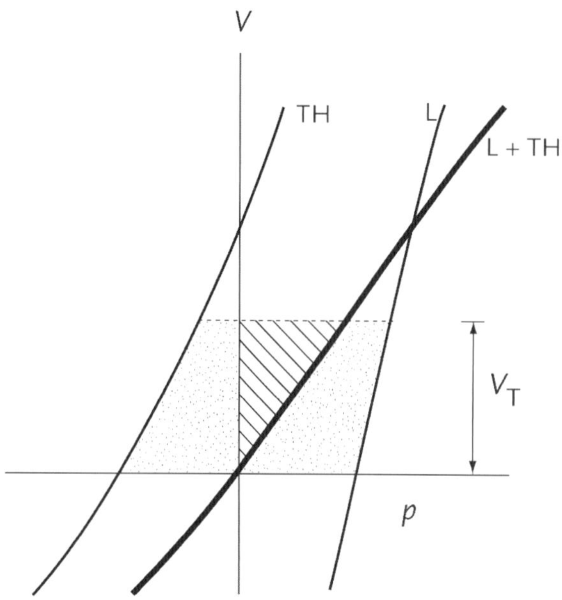

Figuur 11-20 Rekkingscurven van longen en borstwand; detail van figuur 11-16. Het gearceerde oppervlak komt overeen met de elastische arbeid die wordt verricht tijdens inspiratie met ademvolume (V_T). Het gestippelde oppervlak rechts komt overeen met de arbeid die meer moet worden verricht om alleen de long te rekken. Deze arbeid wordt geleverd door in de borstwand opgeslagen energie, het gestippelde oppervlak links. De borstwand wordt bij deze volumeverandering ontspannen.

$\dot{V}_E$) is het product van het ademvolume (V_T) en de ademfrequentie (*f*). Bij gezonde volwassenen is het AMV in rust 0,5 × 12 = 6 L/min. Een bepaald AMV kan in principe met elke combinatie van *f* en V_T worden bereikt. Bij een ademvolume van 2 L zou men maar driemaal per minuut hoeven te ademen voor hetzelfde AMV van 6 L/min. Bij een grotere V_T wordt de ademarbeid die nodig is om de elasticiteit van de long te overwinnen, groter. Bij ademen met een klein ademvolume en een hoge frequentie is de stromingsarbeid (viskeuze ademarbeid) groot.

maximale vrijwillige ventilatie ▸▸

In rust is het O_2-verbruik van de ademspieren minder dan 1% van het totale O_2-verbruik van het lichaam. Bij vergroting van de ventilatie neemt de ademarbeid sterk toe. Het aandeel in het O_2-verbruik van de ademspieren neemt dan eveneens toe. Bij een sterke toename van de ventilatie tijdens inspanning met toenemende belasting zou een punt kunnen worden bereikt waarbij alle extra opgenomen O_2 door de ademspieren wordt gebruikt. Verdere vergroting van de ventilatie is dan niet meer zinvol. Voor normale gezonde personen wordt dit punt echter zelfs bij de zwaarste inspanning niet bereikt. Patiënten met een ernstige luchtwegobstructie of een andere afwijking, bij wie in rust de ademarbeid al groot is, kunnen dit punt echter wel bereiken. Daardoor zijn deze patiënten wat betreft lichamelijke inspanning meer of minder ernstig gehandicapt.

11.3.5 Dynamische longvolumes

éénsecondewaarde ▸▸

Voor het verkrijgen van inzicht in de ventilatiemogelijkheden van een proefpersoon of patiënt zijn de statische volumes niet voldoende. Bij een grotere ventilatie wordt het alveolaire gas sneller ververst. Vernauwingen van de luchtwegen vormen dan een belemmering. Over de ernst daarvan wordt een indruk verkregen door bepaling van het maximale expiratoire secondevolume (de expiratoire éénsecondewaarde, Engels: *forced expiratory volume*, FEV_1). Dit is het maximale volume gas dat na maximale inademing in 1 s kan worden uitgeademd. Uit het spirogram in figuur 11-21A blijkt dat de curve in het begin steil verloopt, overeenkomend met een grote stroomsterkte van het uitademingsgas. De FEV_1 wordt meestal uitgedrukt als percentage van de vitale capaciteit. Gezonde volwassenen kunnen in 1 s ongeveer 80% van de VC uitademen. Bij patiënten met een chronische obstructieve longaandoening verloopt de uitademing aanzienlijk moeilijker, doordat de weerstand van de vernauwde luchtwegen de uitstroom hindert. Deze patiënten hebben een lage FEV_1.

De éénsecondewaarde kan worden gebruikt als maat voor de luchtwegobstructie, hoewel de uitkomst kan worden beïnvloed door pijn en door spierzwakte, waardoor het geen maat voor alleen de luchtwegobstructie is. Naast de FEV_1 kan ook een inspiratoire éénsecondewaarde (FIV_1) worden bepaald (figuur 11-21B). Deze waarde wordt gebruikt bij patiënten met een belemmering in de trachea en in de hoofdbronchiën (bronchospasme), die naast de uitademing ook de inademing negatief beïnvloedt. Bij longemfyseem, een afwijking die wordt gekenmerkt door verlies van longweefsel, is de inademing meestal niet belemmerd, maar de uitademing wel.

Een tweede longfunctieproef is de maximale vrijwillige ventilatie (MVV_{30}, figuur 11-22). Dit is het maximale gasvolume dat per minuut kan worden verademd. Er wordt een ademfrequentie van 30/min aangehouden en een zo groot mogelijk ademvolume; vanwege de hyperventilatie (11.4.5) is de duur van de proef niet langer dan ongeveer 10 s. Het is mogelijk gedurende korte tijd een ventilatie te bereiken van wel 140 L/min. Een meer reële waarde tijdens zware inspanning is 100-120 L/min.

Naast de bepaling van de FEV_1 is de bepaling van

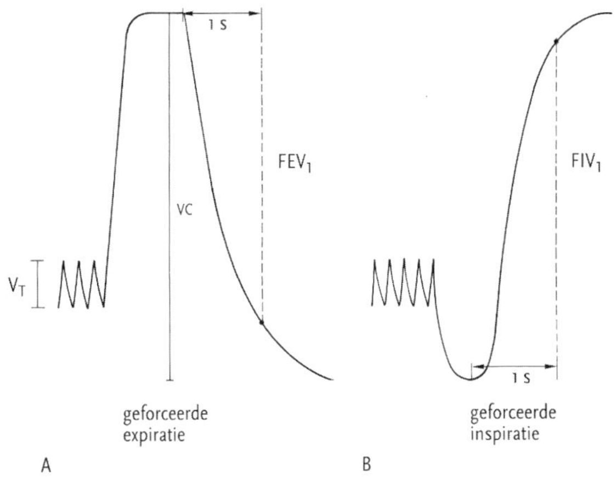

Figuur 11-21 ***A*** *De expiratoire éénsecondewaarde (FEV$_1$) is de volumeverandering in de eerste seconde bij een zo krachtig mogelijke expiratie. De registratie toont dat de uitademing het snelst gaat nabij het punt van maximale inademing. Naarmate verder wordt uitgeademd, neemt de snelheid van de uitstroming af.* ***B*** *De inspiratoire éénsecondewaarde (FIV$_1$) is de volumeverandering in de eerste seconde bij een zo krachtig mogelijke inspiratie vanuit de stand van maximale uitademing.*

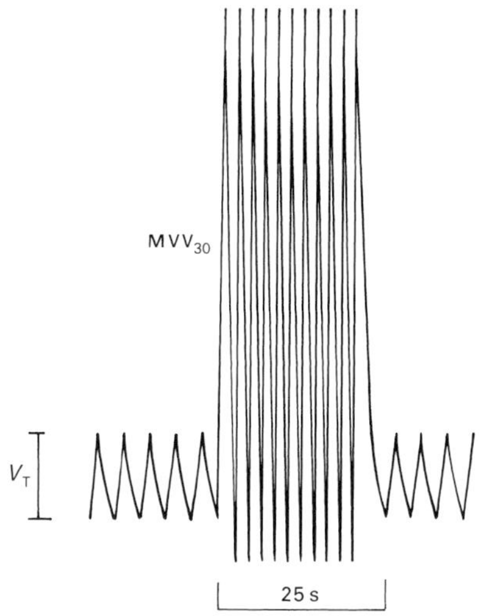

Figuur 11-22 Registratie van de maximale vrijwillige ventilatie (MVV$_{30}$); de ademfrequentie is 30 per minuut.

de maximale gasstroomsterkte tijdens krachtige uitademing (Engels: *maximum expiratory flow*, MEF) belangrijk. Bij een maximale uitademing na maximale inademing wordt met behulp van een pneumotachograaf de stroomsterkte van het uitstromende gas geregistreerd. De stroomsterkte wordt uitgezet tegen het longvolume: maximale expiratoire stroomsterkte-volumecurve (MEFV-curve; figuur 11-23). De hoogste stroomsterkte MEF_{max}, die kort na het begin van de MEFV-curve wordt bereikt, wordt ook wel piekstroom genoemd. De vorm van de curve wordt bepaald door veel factoren, zoals uitademingskracht, longvolume, longelasticiteit, doorgankelijkheid van de bronchiale boom en bronchuselasticiteit. Bij het begin van de expiratie zijn de longen en de luchtwegen maximaal verwijd en de gasstroomsterkte bereikt snel haar hoogste waarde. Op dit punt kan de stroomsterkte 10 L/s bedragen. Tijdens verder uitademen wordt de elastische trekkracht van het longweefsel op de bronchioli minder en worden de bronchioli door de persdruk van de thorax via het omringende longweefsel enigermate gecomprimeerd. Deze uitstroombeperking vormt een steeds grotere belemmering voor de gasstroom. Tevens wordt de werking van de expiratiemusculatuur steeds minder effectief.

Wanneer men snel een indicatie wil krijgen van de hoogte van de expiratoire piekstroom zonder de stroom-volumecurve te bepalen, volstaat een eenvoudige piekstroommeter (Engels: *peakflow meter*). De krachtige stroom die door een buis wordt uitgeademd, verplaatst een zuigertje met een wijzertje langs een schaalverdeling waarop de expiratoire piekstroom wordt afgelezen. Deze waarde kan ook worden berekend uit de FEV$_1$-curve (figuur 11-23A).

◂◂ pneumotachograaf

Intermezzo 11.2
Expiratoire stroomsterkte bij longpatiënten

◂ astma
◂ longemfyseem

◂◂ piekstroom

Bij astma- en longemfyseempatiënten is de uitademing vaak beperkt. Bij een astma-aanval is dit het gevolg van vernauwde luchtwegen, waardoor de weerstand toeneemt. Longemfyseem wordt gekenmerkt door verlies van longweefsel. De compliantie is verhoogd (figuur 11-19). De alveolaire ruimte is vergroot en het diffusieoppervlak is afgenomen. De beperkte uitademing is een gevolg van het feit dat de bronchioli minder goed worden opengehouden door het omringende longweefsel. De expiratiedruk veroorzaakt zelfs compressie en afsluiting van bronchioli (figuur 11-26; Intermezzo 11.3). Ergens in het verloop van de bronchiën is een punt waar de intrapleurale druk en de druk in de bronchiën (p_{br}) even groot zijn. Deze plaats is het *equal-pressure point* (EPP). Tot dat punt wordt de bronchus door de hogere p_{br} opengehouden. Stroomafwaarts, naar de mond toe, zal de intrapleurale druk de bronchuswand enigszins samendrukken doordat de pleurale druk lokaal de druk in de bronchus overwint. Harder persen leidt tot een grotere vertraging van de uitstroom. Een emfyseempatiënt kan slechts bij langzame uitademing zijn uitademingsgas kwijt; hij kan makkelijker uitademen als hij uitademt door getuite lippen. De druk in de luchtwegen geeft tegendruk in de bronchioli, zodat ze minder gecomprimeerd worden.

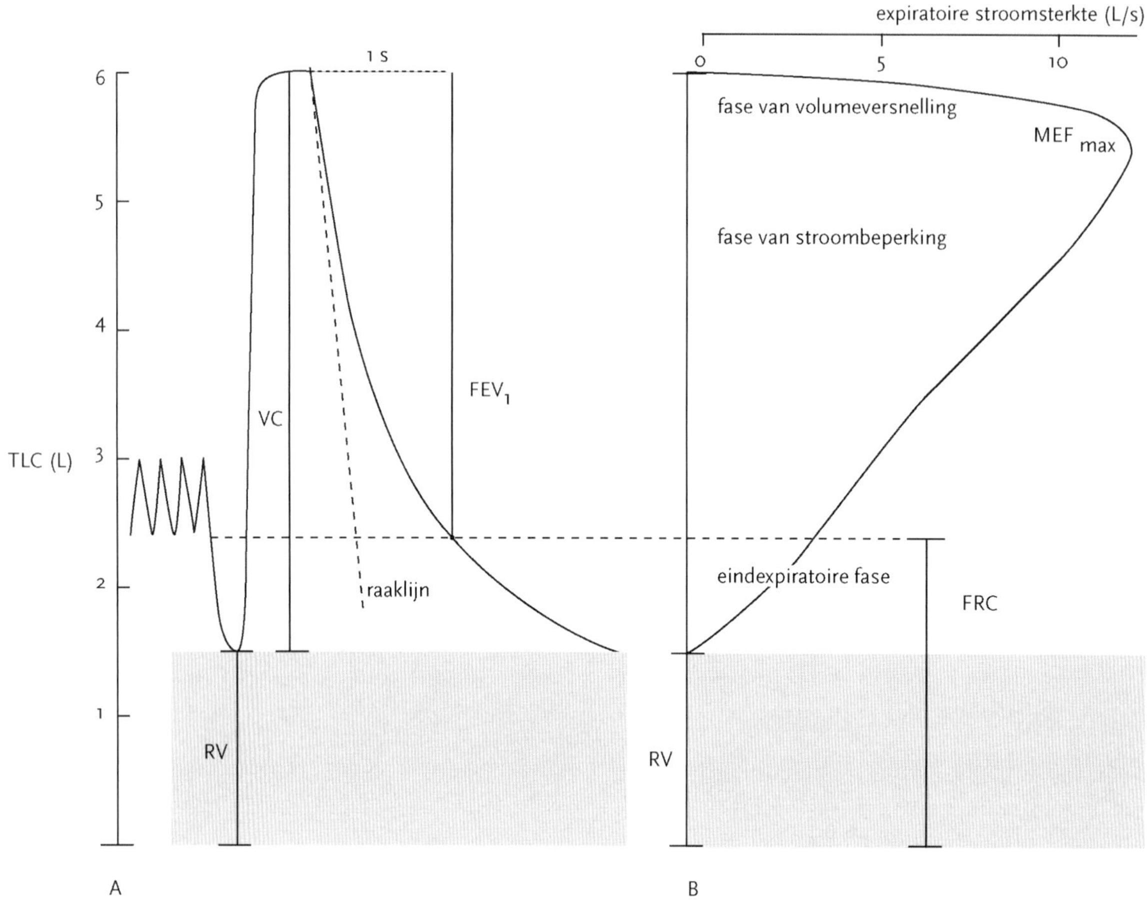

Figuur 11-23 ***A*** *Spirogram met* FEV_1 *en vitale capaciteit. Uit de helling van de raaklijn aan het steilste deel van de curve kan de* MEF_{max} *worden berekend.* ***B*** *Maximale expiratoire stroomsterkte-volumecurve tijdens een maximaal krachtige uitademing. Hieruit kan direct de hoogste stroomsterkte* MEF_{max} *(piekstroom), die kort na het begin van de expiratie wordt bereikt, worden afgelezen.*

De vorm van de stroom-volumecurve verandert bij longpatiënten aanzienlijk en de piekstroomsnelheid is veel lager (figuur 11-24). De moeite die longpatiënten met uitademen hebben, beperkt de maximale vrijwillige ventilatie en het prestatievermogen in hoge mate.

ademgassen ▶▶

11.4 GASWISSELING EN GASTRANSPORT

De gaswisseling, O_2-opname en CO_2-afgifte, vindt plaats in de alveoli. Uit de alveolaire ruimte

edelgassen ▶▶

diffundeert O_2 naar het bloed in de capillairen in de wand van de alveoli. Omgekeerd diffundeert CO_2 uit het bloed naar de alveolaire ruimte. De ventilatie

waterdamp-spanning ▶▶

zorgt voor de verversing van het alveolaire gas, zodanig dat de samenstelling hiervan vrijwel constant is. De atmosferische lucht* bevat voornamelijk N_2 (78%) en O_2 (21%), terwijl CO_2 (0,04%) en edelgassen (1%) slechts in lage concentraties aanwezig zijn. Bij de inademing wordt de lucht gemengd met het reeds in de longen aanwezige gas, zodat een gasmengsel ontstaat met een andere samenstelling dan de atmosferische lucht. Er komt waterdamp bij die een deel van de gasdruk levert; de concentratie CO_2 in de longen is hoger dan in de atmosfeer. Doordat de O_2-spanning in de alveoli hoger is dan in het door de long stromende bloed, is er voortdurend diffusie van O_2 van het alveolaire gas naar het bloed. Tevens is er voortdurend diffusie van CO_2 uit het bloed naar de alveoli.

Figuur 11-25 toont de normale samenstelling van de verschillende ademgassen. In deze figuur zijn zowel de concentraties gegeven van O_2, CO_2 en N_2 in de ademgassen, als de partiële gasdrukken. De edelgassen, evenals N_2 fysiologisch inerte gassen, zijn aan de N_2-fractie toegevoegd. Inademingslucht, alveolair gas en uitademingsgas zijn verzadigd met waterdamp. De verzadigde waterdampspanning bij 37 °C bedraagt 6,276 kPa. Bij de kwantitatieve beschrijving van de ventilatie gebruikt men voor de

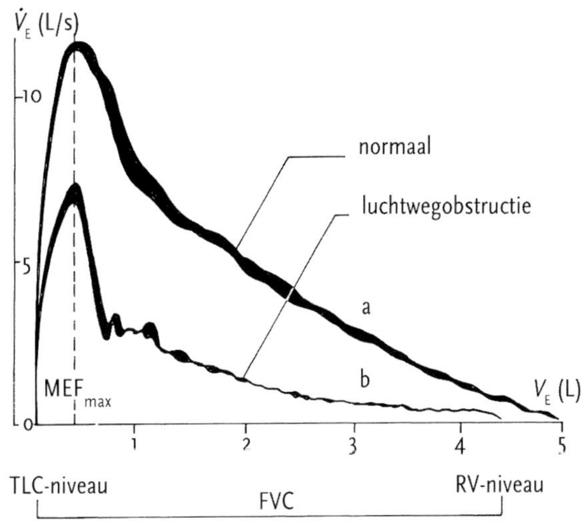

Figuur 11-24 Twee stroomsterkte-volumecurven, waarbij de hoge piek afkomstig is van een gezonde proefpersoon (a) en de lage van een patiënt met luchtwegobstructie (b). De initiële stroomsterkte is bij b ook nog snel doordat bij maximale inspiratie de luchtwegen gerekt zijn. Bij verdergaande expiratie treedt de belemmering steeds duidelijker op.

concentratie van de gassen de volumefractie (F) in het droge gasmengsel. De gasspanningen zijn bepalend voor de diffusiesnelheid. Bij de diffusie in de long hebben we te maken met een gasfase (alveolair gas) en een vloeistoffase (capillair bloed); in de diffusievergelijking (11.4.2) komt een verschil in gasspanning voor. De spanning* van een gas in een vloeistof is gelijk aan de spanning van het gas in het gasmengsel waarmee de vloeistof in evenwicht is. Wanneer de alveolaire O_2-concentratie 14% bedraagt (F_AO_2 = 0,14), is de alveolaire O_2-spanning p_AO_2 = 13,3 kPa (0,14 maal de atmosferische druk (standaard = 101,325 kPa = 760 mmHg) verminderd met de verzadigde waterdampspanning).

Bij de gaswisseling kan men onderscheid maken tussen drie processen: de verversing van het alveolaire gas (alveolaire ventilatie), de diffusie van gassen tussen bloed en alveolaire ruimte, en de bloedstroom door de longcapillairen (longcirculatie). In de volgende paragrafen komen deze processen aan de orde. Daarnaast wordt het O_2- en CO_2-transport door het bloed behandeld.

Intermezzo 11.3
Geforceerde expiratietechniek (huffen)

De fysiotherapeutische behandeling van patiënten met ademproblemen door sputumophoping in de longen kan bestaan uit tapotage (kloppen) en houdingsdrainage. Bij deze therapie is de patiënt afhankelijk van een therapeut en bovendien is de behandeling tijdrovend. De *forced-expiration technique* (FET, huffen) is een techniek waarbij de patiënt onafhankelijk is van de therapeut, want na instructie is hij in staat de behandeling op elk moment van de dag zelf toe te passen. De werking van de FET berust op een eenvoudig principe van krachtig zuchten. De trilling van de wand en de turbulente luchtstroom in de vernauwde delen van de bronchiale boom maken het sputum los. Het transport van het sputum vindt plaats door de expiratoire luchtstroom.

◀ forced-expiration technique

De geforceerde adembeweging begint met een diepe inademing, zonder de longen vol te zuigen. Vervolgens wordt met open mond en open strottenhoofd uitgeademd door het krachtig aanspannen van de buikspieren. De uitademing moet zo ver mogelijk worden doorgezet. In figuur 11-26 zijn de krachten weergegeven die bij de geforceerde expiratie betrokken zijn. Wanneer de longen tijdens de geforceerde uitademing vanuit de inademingsstand worden samengedrukt (F) door de ademspieren, levert de (nu positieve) intrapleurale druk (p_{pl}) een hoge alveolaire druk op (p_{alv}). In de bronchiale boom daalt deze druk, van perifeer tot aan de trachea, doordat het ademgas tegen een weerstand naar buiten stroomt.

In figuur 11-26 is het verschil tussen de bronchiale druk en de pleurale druk (de transmurale druk) over het verloop van de bronchiën uitgezet. Bij te krachtig uitademen sluiten bronchustakjes zich zelfs. Hoe meer de geforceerde uitademing vordert, hoe kleiner de diameter van de bronchioli en hoe lager de druk in de bronchioli wordt. Het EPP verplaatst zich stroomopwaarts tot de vijfde generatie van de bronchiën, en de stroomsnelheid daalt. Ten opzichte van het explosieve hoesten, werkt huffen per uitademing langer en is de expiratoire luchtstroom effectiever bij de afvoer van sputum.

◀◀ alveolair gas

11.4.1 Alveolaire ventilatie, dode ruimte

Bij elke ademhaling in rust wordt ongeveer 500 mL lucht (ademvolume, V_T) ingeademd. Dit betekent echter niet, dat er bij elke ademhaling ook 500 mL lucht in de alveoli wordt ververst. Tijdens een inspiratie wordt de luchtkolom die reeds in de neus, de trachea en de bronchiale boom staat, naar de alveoli verplaatst. De ruimte van de niet aan de gaswisseling deelnemende luchtwegen heet de anatomische dode ruimte (V_D). Het daarin aanwezige gasvolume bedraagt bij volwassenen ongeveer 150 mL. Het is alveolair gas dat de alveoli verlaat op weg naar buiten, maar dat bij de volgende inademing weer in de richting van de alveoli gaat. Bij een ademvolume van 500 mL is dus ruwweg tweederde deel van het gas dat de alveoli bereikt verse lucht. Het gedeelte verse lucht

◀ anatomische dode ruimte

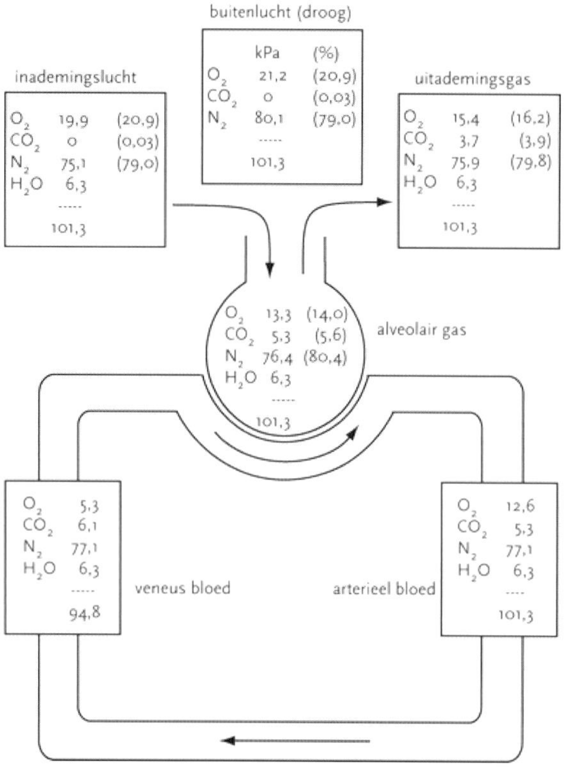

Figuur 11-25 Partiële gasdrukken in buitenlucht (droog), inademingslucht, alveolair gas, uitademingsgas, arterieel en veneus bloed bij de standaard barometerdruk, 101,3 kPa (760 mmHg). De gegeven getallen zijn rustwaarden. Van de buitenlucht en de ademgassen zijn tevens de fractionele concentraties in % gegeven.

alveolaire ventilatie ▸

(350 mL) dat bijdraagt aan de werkelijke verversing van het alveolaire gas, is de alveolaire ventilatie ($V_A = (V_T - V_D) \cdot f$). Bij een ventilatie van 6 L/min (0,5 L × 12) is 4,2 L/min (0,35 L × 12) alveolaire ventilatie en 1,8 L/min ventilatie van de dode ruimte.

Een oppervlakkige ademhaling met een klein ademvolume en een hoge frequentie is wat betreft de verversing van de alveolaire gassen inefficiënt doordat de bijdrage van de ventilatie van de dode ruimte dan hoog is. Voor patiënten met ademhalingsproblemen is een halfzittende houding in bed in stapels kussens een belemmering voor hun ventilatie. De buikorganen belemmeren het diafragma, waardoor geen diepe ademhaling kan optreden.

fysiologische dode ruimte ▸

Naast de anatomische dode ruimte zijn er ook longdelen die wel worden geventileerd, maar niet worden doorbloed. Dit kan ook worden opgevat als dode ruimte. De totale ruimte in de longen waar geen gaswisseling met het bloed optreedt, heet de fysiologische dode ruimte. Bij een pathologisch pro-

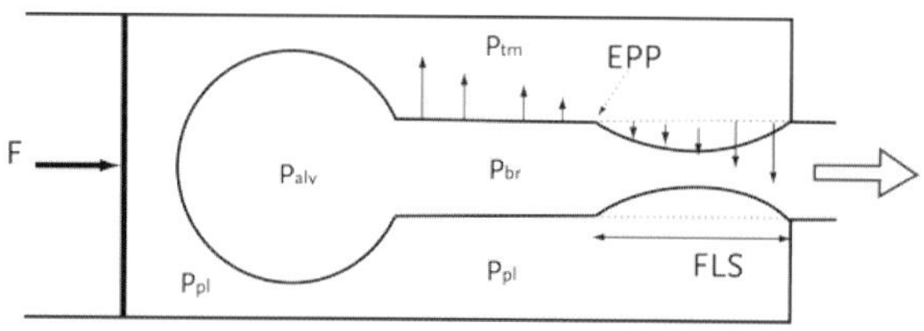

Figuur 11-26 Tijdens expiratie is er een drukverval over de lengte van de luchtweg. De transmurale druk over de luchtweg (p_{tm}) is het verschil tussen de druk in de luchtweg (p_{br}) en die daarbuiten, die gelijkgesteld kan worden aan de intrapleurale druk (p_{pl}). Zolang $p_{br} > p_{pl}$ is p_{tm} positief, aangegeven door de pijltjes, en wordt de luchtweg opengehouden. Voorbij het punt waar $p_{br} = p_{pl}$, het equal-pressure point (EPP), is p_{tm} negatief. Hierdoor wordt de wand van de bronchioli en bronchiën vervormd. Deze vervorming wordt sterker bij grotere intrapleurale druk, zoals bij een geforceerde expiratie. Het EPP verschuift stroomopwaarts, des te meer wanneer er door een hoge compliantie, zoals bij emfyseem, een kleiner verschil bestaat tussen p_{alv} en p_{pl}. Het vernauwde gebied wordt stroomlimiterend segment genoemd (Engels: flow-limiting segment, FLS).

longembolie ▸▸

ces als longembolie, waarbij een grote longarterietak door een bloedprop wordt afgesloten, neemt de fysiologische dode ruimte sterk toe.

longtop ▸▸
longbasis ▸▸

In een volgende paragraaf wordt uitgelegd dat de gaswisseling het best verloopt als in alle alveoli dezelfde verhouding tussen ventilatie en perfusie (doorbloeding) bestaat. Bij de rechtopstaande mens zijn echter verschillen in ventilatie tussen longtop en longbasis aanwezig. Deze verschillen kunnen worden verklaard door de invloed van de zwaartekracht op de longen. Men kan zich de longen voorstellen als een slappe veer die aan de bovenkant wordt vastgehouden. De bovenste windingen van de veer liggen verder uiteen dan de onderste, doordat aan de bovenkant een groter gewicht hangt. De longtop is sterker gerekt dan de longbasis. Dit komt ook tot uiting in de intrapleurale druk, die boven in de thorax lager is dan bij het diafragma. De longtop beweegt zich daardoor op een hoger en vlakker gedeelte van de rekkingscurve (figuur 11-16). Bij dezelfde drukverandering is de volumeverandering in de longtop dus kleiner dan in de longbasis. Bij de rechtopstaande mens worden de longtoppen minder goed geventileerd dan de longbases.

11.4.2 **Diffusie**

Aangezien het transport van O_2 van de alveoli naar de bloedstroom en van de bloedstroom naar de weefselcellen plaatsvindt door diffusie, is het zinvol de factoren die diffusieprocessen beïnvloeden nader te bezien. Dezelfde wetmatigheden gelden natuurlijk voor CO_2. De diffusiewet van Fick geeft aan dat de hoeveelheid gas die per tijdseenheid wordt verplaatst $\dot{V}$, afhankelijk is van het concentratieverschil $(c_1 - c_2)$, in de longen van het drukverschil $(p_1 - p_2)$, van de diffusieafstand d, van het diffusieoppervlak A en van een constante, de diffusiecoëfficiënt D. Voor de diffusie van O_2 geldt dus:

◀◀ diffusiewet van Fick

◀◀ diffusieoppervlak

◀◀ diffusiecoëfficiënt

$$\dot{V}O_2 = \frac{DO_2 \cdot A}{d}(p_1 - p_2)$$

waarin DO_2 de diffusiecoëfficiënt voor O_2, p_1 de alveolaire pO_2 en p_2 de gemiddelde capillaire pO_2 is. Het diffusieoppervlak A is uiteraard niet meetbaar, maar wordt geschat op 70 m^2 (11.2.3). De diffusieweg bestaat uit de zeer dunne alveolocapillaire membraan van 0,5 µm en een langere weg door het bloedplasma en de erytrocyt. Door de biconcave vorm is de gemiddelde diffusieweg voor O_2 in de erytrocyt naar de hemoglobine kleiner dan wanneer de erytrocyt bolvormig zou zijn (figuur 11-6).

◀◀ alveolocapillaire membraan

Een maat voor de diffusie is de pulmonale diffusiecapaciteit, die wordt gemeten in mL·min^{-1}·kPa^{-1}. De pulmonale diffusiecapaciteit voor O_2 (D_LO_2) kan worden bepaald door de O_2-opname $\dot{V}O_2$ te delen door het gemiddelde alveolocapillaire verschil in pO_2 en is dus gelijk aan $DO_2 \cdot A/d$. De diffusiecapaciteit voor O_2 is in rust ongeveer 200 mL·min^{-1}·kPa^{-1} en kan bij zware inspanning ongeveer driemaal zo groot worden. Dit kan alleen door vergroting van het diffusieoppervlak. Deze vergroting komt tot stand doordat bij inspanning meer capillairen aan de diffusie deelnemen (Engels: *recruitment*) dan in rust. Bij inspanning vindt een lichte verhoging van de bloeddruk in de longarteriën plaats, waardoor verwijding van de capillairen optreedt. De verwijding wordt ondersteund door de lagere alveolaire druk bij de diepere inspiratie tijdens inspanning.

◀◀ pulmonale diffusiecapaciteit

◀◀ recruitment

Het spanningsverschil van gassen in alveoli en bloed kan worden beïnvloed door de alveolaire ventilatie. Vergroting van de alveolaire ventilatie leidt tot verhoging van de O_2-spanning in de alveoli en tot verlaging van de CO_2-spanning. Aangezien er steeds een diffusie-evenwicht optreedt, verlaat het bloed de alveoli met dezelfde verhoogde pO_2 en verlaagde pCO_2 als in de alveoli.

In figuur 11-27 is weergegeven hoe lang het veneuze bloed bij de mens in rust in de longcapillairen verblijft, circa 0,75 s, en hoe snel de gaswisseling van O_2 en CO_2 plaatsvindt. Hieruit blijkt dat bij inspanning de stroomsnelheid van het bloed kan toenemen zonder de diffusie te hinderen. De figuur maakt ook duidelijk dat het bloed de alveoli verlaat met dezelfde gasspanningen als in de alveoli heersen.

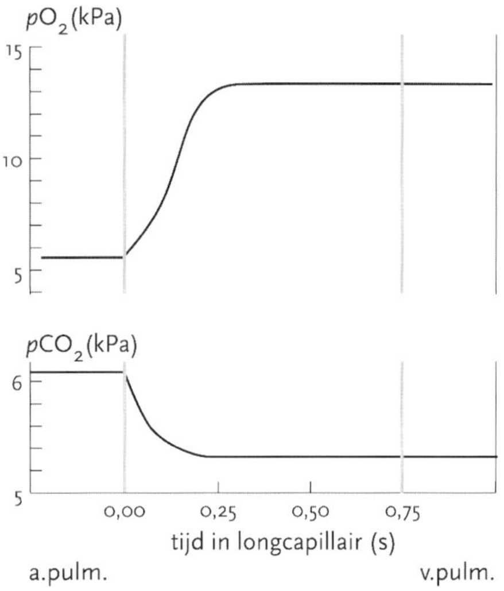

Figuur 11-27 De contacttijd van het bloed met het alveolaire gas in de longcapillairen is in rust ruim voldoende voor verzadiging van de hemoglobine met O_2 en uitwassen van CO_2.

Intermezzo 11.4
Storingen in de diffusie

Bij stoflongen, zoals mijnwerkerslongen en asbestlongen, is de activiteit van de reinigende macrofagen en het trilhaarepitheel niet opgewassen tegen de hoeveelheid stofdeeltjes. De deeltjes zijn zo klein dat ze sedimenteren in de respiratoire en terminale bronchioli. Als reactie vertoont het weefsel fibrosering, waardoor de deeltjes worden ingekapseld. Fibrosering veroorzaakt een ernstige diffusiebarrière, met als gevolg een slechte gaswisseling. Asbest is tevens een risicofactor voor het ontstaan van longkanker. Bij stoflongen heeft de fibrosering een verlaagde compliantie tot gevolg. Bij longemfyseem is er verlies van longweefsel. Oorzakelijke factoren van longbeschadiging, zoals roken of inademen van agressieve oplosmiddelen (werkers met parketlijm, schilders), leiden ertoe dat de alveolaire wanden progressief worden verwoest (figuur 11-28). Het verminderde diffusieoppervlak veroorzaakt een beperking van de O_2-opname. Een patiënt met ernstig longemfyseem is dan ook gehandicapt. Bij sommige patiënten is het O_2-gebrek zichtbaar doordat bloed met een lage O_2-verzadiging donkerder rood is en de huid blauwachtig verkleurt (cyanose, 10.5.4, Intermezzo 10.6). Dit is het eerst merkbaar aan blauwe lippen en blauwe vingertoppen.

◀ stoflongen

◀ asbestlongen

◀ fibrosering

◀ cyanose

11.4.3 Longcirculatie

De longcirculatie begint in de rechterventrikel en eindigt in de linkerventrikel. Longcirculatie en lichaamscirculatie zijn in serie geschakeld; de bloedstroomsterkte door de longen is dus gelijk aan het HMV. De vertakkingen van de a. pulmonalis lopen mee met de vertakkingen van de bronchiaalboom en zijn kort. De terminale arteriolen splitsen op in een dicht netwerk van longcapillairen. De arteriolen in de longen tonen weinig overeenkomst met de arteriolen in de rest van het lichaam. Ze zijn dunwandig; een dikke spierlaag ontbreekt. De longvaatweerstand is daardoor veel kleiner dan de systeemvaatweerstand. De gemiddelde druk in de a. pulmonalis is ongeveer 3 kPa (4 kPa systolisch, 2 kPa diastolisch; 30 en 15 mmHg), terwijl de gemiddelde aortadruk normaal ongeveer 13 kPa (100 mmHg) bedraagt. De longcirculatie is een lagedruksysteem. Er is geen centraal-nerveuze regulatie van de longdoorstroming. De longen functioneren het best als alle delen gelijkmatig worden doorstroomd (11.4.5.1). Een lokaal regelmechanisme helpt daarbij door aanpassing van de doorstroming in delen die minder goed worden geventileerd. De hierbij lage alveolaire pO_2 leidt tot vasoconstrictie. Op grote hoogte geeft dit problemen in de vorm van een algehele vasoconstrictie van de longarteriolen, met als gevolg pulmonale hypertensie (te hoge bloeddruk in de a. pulmonalis).

longvaatweerstand ▶

lagedruksysteem ▶

pulmonale hypertensie ▶

Het relatief drooghouden van het pulmonale interstitium is noodzakelijk voor een onbelemmerde diffusie van O_2 en CO_2 over de alveolocapillaire membraan. Door de subatmosferische interstitiële druk (circa 1 kPa negatief) is ondanks de lage druk in de longcapillairen de effectieve filtratiedruk positief (10.4.5). De doorlaatbaarheid van de membraan is echter gering en de beperkte hoeveelheid filtraat wordt door effectieve lymfedrainage afgevoerd. Bovendien is dankzij de sterke weefselmatrix de compliantie van de nauwe interstitiële ruimte laag, zodat bij een toename van de filtratie de hoeveelheid water in het interstitium nauwelijks toeneemt en de interstitiele druk stijgt, waardoor de filtratie weer afneemt. De lage compliantie is een belangrijke veiligheidsfactor tegen de ontwikkeling van longoedeem. Klinisch manifest longoedeem gaat meestal gepaard met aantasting van de weefselmatrix, waardoor de compliantie van het interstitium toeneemt, en met een toename van de capillaire doorlaatbaarheid.

De zwaartekracht heeft niet alleen invloed op de ventilatie van longtop en longbasis (11.4.1), maar ook op de doorstroming (perfusie) van longtop en longbasis. Dit wordt verklaard door hydrostatische drukverschillen. Als de bloedvaten in de long starre buizen waren, zou de doorstroming van longtop en longbasis niet verschillen; op elke hoogte is het arterioveneuze drukverschil hetzelfde en de doorstroming dus ook. De bloedvaten zijn echter dun en de wijdte is afhankelijk van de transmurale druk, het verschil tussen de druk binnen en buiten het vat. Als we ons voorstellen dat de a. pulmonalis halverwege de ongeveer 30 cm

hydrostatische drukverschillen ▶

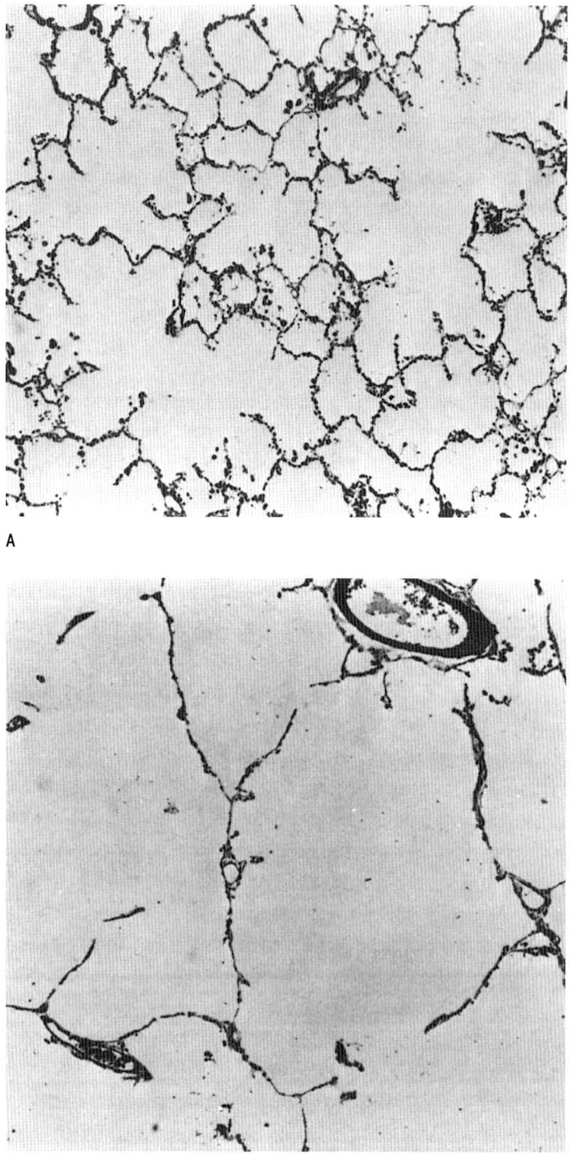

A

B

Figuur 11-28 Het longweefsel van een patiënt met longemfyseem vertoont een groot verlies aan diffusieoppervlak. ***A*** *Microscopische opname van een doorsnede van een gezonde long.* ***B*** *Microscopische opname van een emfysemateuze long. Vergroting A en B 90×.*

hoge longen binnenkomt, zal in staande positie ten gevolge van het verschil in hoogte van de bloedkolom de druk in de capillairen van de longtop 15 cm H_2O (2 kPa) lager en in de capillairen van de longbasis evenveel hoger zijn dan in de a. pulmonalis. De verlaging, respectievelijk verhoging van de transmurale druk die hiervan het gevolg is, maakt dat in de longtop de bloedvaten zijn vernauwd en in de longbasis verwijd. Door de hogere vaatweerstand in de longtop is de perfusie daar kleiner dan in de longbasis, waar de vaatweerstand lager is en de perfusie groter.

11.4.4 Gastransport

Een belangrijke voorwaarde voor diffusie naar en transport via het bloed is dat de gassen in voldoende mate in water oplosbaar zijn. Bij een gasmengsel lost elk gas afzonderlijk op onder invloed van zijn aandeel in de totale gasdruk van het mengsel (zijn partiële druk), terwijl de gassen elkaars oplossen niet hinderen. Voor de vrij opgeloste O_2 en CO_2 geldt de wet van Henry:

$$c_X = \alpha_X \cdot p_X$$

waarin c_X de concentratie, α_X de oplosbaarheidscoëfficiënt en p_X de partiële spanning van het gas X (O_2 of CO_2), in de vloeistof voorstelt. In normaal mensenbloed is bij 37 °C αO_2 = 0,010 en αCO_2 = 0,230 $mmol \cdot L^{-1} \cdot kPa^{-1}$. Bij een alveolaire pO_2 van 13,3 kPa lost 0,010 × 13,3 × 22,4 ≈ 3 mL O_2 op in 1 L bloed. Aangezien een normale volwassene in rust ongeveer 250 mL O_2 per minuut verbruikt, is de vrij opgeloste hoeveelheid totaal onvoldoende om voor het transport te zorgen. Hoewel de oplosbaarheid van CO_2 ruim twintigmaal zo groot is als die van O_2, is ook voor CO_2 de hoeveelheid die vrij kan worden opgelost, onvoldoende om de in de weefsels in rust geproduceerde hoeveelheid, ongeveer 200 $mL \cdot min^{-1}$, naar de longen te vervoeren.

Intermezzo 11.5
Decompressieziekte

Duikers begeven zich tijdens hun tochten onder water tot op grote diepte. Snorkelaars kunnen nog door een korte adembuis buitenlucht ademen, maar op grotere diepte is een adembuis geen oplossing omdat de dode ruimte van dit verlengstuk van de trachea geen verversing van alveolair gas toelaat. Daarbij komt dat de waterdruk op enige diepte al te groot is om adembewegingen mogelijk te maken. Duikers gebruiken dan ook gasflessen, van waaruit lucht onder verhoogde druk de longen instroomt. De duiker ademt niet in, maar wordt beademd. Van de gassen O_2 en N_2 lost door de hogere druk veel meer in het bloed op. Dit is tijdens de afdaling en het verblijf op diepte geen probleem. Pas wanneer de duiker weer naar de oppervlakte gaat, kunnen er problemen ontstaan. Wanneer een duiker snel stijgt, neemt de compressie van het lichaam snel af en verschijnen er stikstofbellen en in mindere mate zuurstofbellen in het bloed en de weefsels (decompressieziekte, caissonziekte). De gasbellen verstoppen de arteriolen en capillairen in de weefsels (gasembolie). Dit heeft vaak ernstige gevolgen en kan zelfs tot de dood leiden.

Om decompressieziekte te voorkomen, is een strikt schema van opstijgen en een tijdelijk verblijf op bepaalde diepten noodzakelijk. Bij het duiken tot grotere diepten moet altijd rekening worden gehouden met het deel van de O_2-voorraad dat nodig is voor de duur van het opstijgen.

In noodgevallen kan een slachtoffer van decompressieziekte in een compressietank worden geplaatst, waarbij onder de hoge druk de gasbellen weer oplossen. De patiënt moet deze behandeling uiteraard zeer spoedig ondergaan. Door geleidelijke decompressie kan het gas dan via de ademhaling ontsnappen.

◀ decompressieziekte
◀ caissonziekte
◀ compressietank
◀◀ partiële druk
◀◀ wet van Henry

11.4.4.1 *Zuurstoftransport door het bloed*

Om de ontoereikende hoeveelheid vrij opgeloste O_2 (3 mL/L) aan te vullen, bevat het bloed een speciale O_2-transporteur in de vorm van hemoglobine (Hb). Deze stof bevindt zich in de rode bloedcellen (erytrocyten). Hemoglobine is in een zodanig hoge concentratie in het bloed aanwezig, dat het essentieel is dat dit eiwit in erytrocyten is verpakt. Zou hemoglobine opgelost zijn in het plasma, dan zou de colloïd-osmotische druk van het bloed veel te hoge waarden bereiken. Daarnaast is de verblijfstijd van vrij hemoglobine in het bloed gemiddeld slechts ongeveer 40 min, terwijl de levensduur van erytrocyten honderd dagen bedraagt.

Hemoglobine bestaat uit vier eiwitketens, die elk een haemgroep bevatten (2.2.1; figuur 2-3 en 11-29). Het haemmolecuul bestaat uit een protoporfyrinering met een ijzeratoom in het centrum. Elk van de vier ijzeratomen in hemoglobine is in staat een molecuul O_2 te binden. Dit is een reversibele binding, die men oxygenatie noemt. Hemoglobine verandert in oxyhemoglobine. In de formule wordt de notatie van zuurstof in hemoglobine op een andere dan de gebruikelijke wijze geschreven, omdat het om oxygenatie en niet om een oxide gaat zoals in H_2O. Bij een partiële O_2-spanning van 13,3 kPa neemt hemoglobine in de longcapillairen heel gemakkelijk O_2 op en wordt voor 98% verzadigd:

$$Hb_4 + 4O_2 \rightleftharpoons (O_2)_4Hb_4$$

◀ hemoglobine
◀ levensduur erytrocyten
◀ haemgroep
◀ ijzeratoom
◀ oxygenatie
◀◀ duikers
◀ oxyhemoglobine

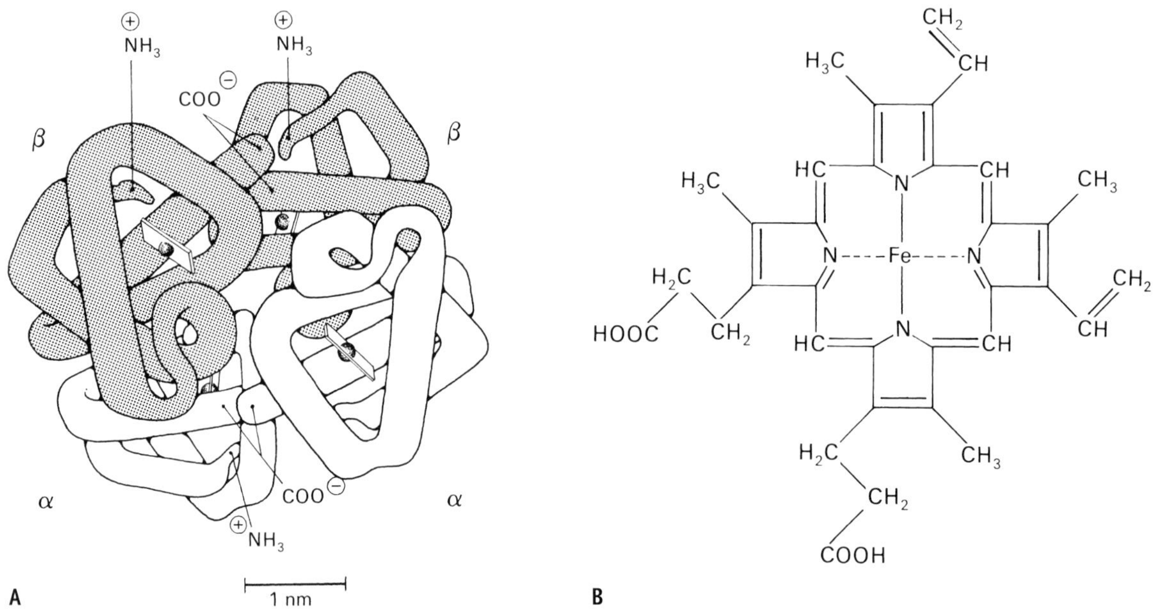

Figuur 11-29 ***A*** *Het hemoglobine-eiwit bevat vier haemgroepen.* ***B*** *Haem is een ijzerhoudende protoporfyrine die zuurstof kan binden.*

biconcave vorm ▶▶

Dat de bijdrage van hemoglobine effectief is voor het O_2-transport via het bloed blijkt uit het volgende. Bloed bevat circa 150 g hemoglobine per liter (mannen 160 g/L, vrouwen 140 g/L). Per gram hemoglobine kan 1,39 mL O_2 worden getransporteerd. Per liter bloed wordt dus ongeveer 200 mL O_2 gebonden. Dit betekent dat bij een longdoorbloeding van 5 L/min 1000 mL O_2 naar de weefsels wordt vervoerd. Het O_2-verbruik komt overeen met het verschil tussen de concentraties van O_2 (mL O_2/L bloed) in het arteriële en in het (gemengd) veneuze bloed in de a. pulmonalis (arterioveneus O_2-verschil; $(a - v)O_2$), vermenigvuldigd met de bloedstroomsterkte. Het rustmetabolisme van het lichaam verbruikt circa 250 mL O_2/min. In rust is er dus een aanzienlijk overschot aan transportcapaciteit, want driekwart van de in de long gebonden O_2 keert via de veneuze bloedstroom naar de longen terug. Tijdens inspanning wordt meer O_2 door de actieve weefsels aan het bloed onttrokken.

erytropoëtine ▶▶

Intermezzo 11.6
Vorming en afbraak van erytrocyten

milt ▶▶
erytropoëse ▶
ijzer ▶▶

De rode bloedcellen worden gevormd in het rode beenmerg (erytropoëse). Rood beenmerg bevindt zich tot ongeveer het twintigste jaar in alle holle beenderen, daarna vrijwel alleen nog in wervels, bekken, ribben en borstbeen. Gedurende de rijping van stamcel tot erytrocyt wordt een grote hoeveelheid hemoglobine en koolzuuranhydrase (11.4.4.3) gesynthetiseerd. Wanneer de cel volgroeid is, worden de mitochondriën, de kern en andere organellen uitgestoten, zodat een voor O_2- en CO_2-transport gespecialiseerd schijfje overblijft. Door de karakteristieke biconcave vorm (figuur 11-30) bezitten de erytrocyten een groot membraanoppervlak voor diffusie in vergelijking met hun volume en de gemiddelde diffusieafstand naar de hemoglobine is kleiner dan bij een bolvorm. In nauwe capillairen kunnen de erytrocyten worden vervormd. Door het grote diffusieoppervlak en de korte diffusieafstand wordt hemoglobine in de erytrocyten binnen korte tijd met O_2 verzadigd. Voor de instandhouding van hun vorm verbruiken de erytrocyten energie, die uit glycolyse wordt verkregen.

De vorming van erytrocyten staat onder invloed van het hormoon erytropoëtine. De nier zorgt voor 85% van de productie hiervan en de lever voor de resterende 15%. Het hormoon stimuleert de stamcellen in het rode beenmerg tot vorming van erytrocyten. De reactie van het beenmerg duurt wel een paar dagen, want de rijping van erytrocyten is een traag proces. Bij patiënten met chronische luchtwegaandoeningen, bij patiënten met sommige hartziekten en bij personen die in het hooggebergte verblijven, treedt chronische hypoxie op, waarbij de vorming van rode bloedcellen aanzienlijk toeneemt.

Erytrocyten doen meer dan honderd dagen dienst in de bloedbaan. Omdat ze geen kern en ribosomen bezitten, is reparatie onmogelijk; de versleten celresten worden opgeruimd door fagocyterende cellen in de lever of de milt. Per dag gaan er meer dan 200 miljard te gronde (0,8%), die door het beenmerg worden aangevuld.

Hemoglobine wordt afgebroken tot ijzerionen, protoporfirine en aminozuren. IJzer wordt gebonden aan het eiwit

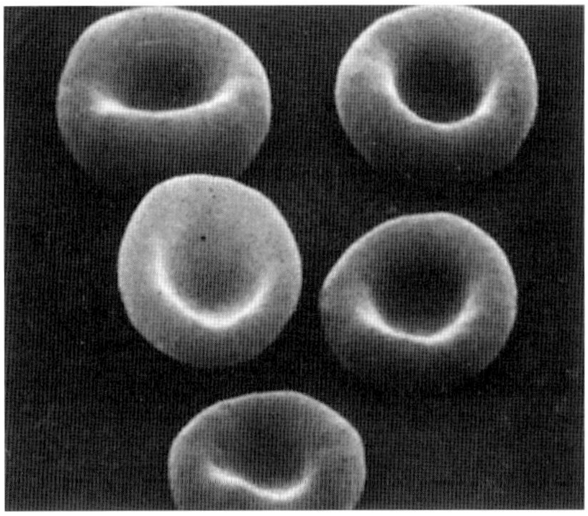

Figuur 11-30 Erytrocyten zijn kernloze cellen met een sterk afgeplatte biconcave vorm.

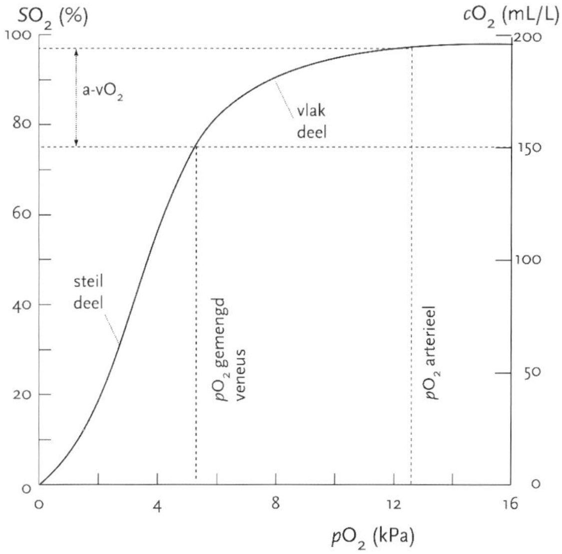

Figuur 11-31 De zuurstofdissociatiecurve (ODC) geeft het verband aan tussen de partiële zuurstofspanning (pO_2) en de zuurstofverzadiging (SO_2). Het vlakke deel wordt bereikt bij de pO_2 in de longcapillairen, het steile deel bij de pO_2 in het weefsel. Het arterioveneuze O_2-verschil ($a - vO_2$) is de gemiddelde daling van SO_2 bij doorgang van het bloed door het weefsel.

ferritine, zodat het niet in de urine verloren gaat en opnieuw voor hemoglobine kan worden gebruikt. De conservering is circa 97%, zodat een volwassen man maar weinig ijzer in zijn voeding nodig heeft. De porfyrinering kan door het lichaam niet worden hergebruikt en wordt in de vorm van galkleurstoffen via de feces uit het lichaam verwijderd.

◀◀ ferritine

◀◀ galkleurstoffen

11.4.4.2 *De zuurstofdissociatiecurve*

De binding van O_2 aan hemoglobine is een evenwichtsreactie, dus een reversibel proces. De mate van binding is afhankelijk van de heersende O_2-spanning. Bij een hoge pO_2 (in de longen) bindt zuurstof gemakkelijk aan Hb, en bij een lage pO_2 laten de haemgroepen de O_2 weer los. Dit is uitstekend toegesneden op de situatie in het lichaam. In de weefsels heerst, door het continue verbruik van O_2 in het celmetabolisme, een lage pO_2. Zuurstof diffundeert daar van de haemgroepen naar het interstitium en de cellen. Hemoglobine heeft dus, afhankelijk van de lokaal heersende pO_2, een O_2-bindende of een O_2-leverende functie in het lichaam.

De O_2-binding aan hemoglobine wordt weergegeven in de zuurstofdissociatiecurve (ODC, figuur 11-31), die het verband tussen de O_2-spanning en de zuurstofverzadiging (SO_2) van hemoglobine toont.

$$SO_2 = \frac{[O_2Hb]}{[O_2Hb] + [HHb]} \times 100\%$$

Hierin is $[O_2Hb]$ de concentratie van oxyhemoglobine en [HHb] de concentratie van (desoxy-)hemoglobine. De S-vormige curve geeft de fysiologische eigenschappen van hemoglobine weer. De binding van het eerste O_2-molecuul bij lage pO_2 aan een van de haemgroepen gaat het moeilijkst. Wanneer de eerste O_2 gebonden is, verandert de ruimtelijke vorm van hemoglobine. Hierdoor neemt de O_2-affiniteit aanzienlijk toe, waardoor voor de overige drie de O_2-binding gemakkelijker plaatsvindt. Bij de heersende pO_2 in de alveoli (13,3 kPa) wordt de hemoglobine tijdens de passage van de longcapillairen voor 98% geoxygeneerd tot oxyhemoglobine. De ODC heeft bij deze gasspanning een vrijwel horizontaal verloop, waardoor bij de altijd enigszins wisselende O_2-spanningen de hemoglobine toch vrijwel verzadigd de longen verlaat. Ook op matige hoogten in de bergen is de SO_2 niet veel verlaagd.

Het steile deel van de ODC toont dat hemoglobine bij lage pO_2 de O_2 gemakkelijk loslaat. In tegenstelling tot de kleine verandering in SO_2 in het horizontale deel van de curve, wordt in het steile deel bij een lichte daling van de pO_2 al veel zuurstof afgegeven. Bij een spanningsdaling van 5 naar 3 kPa wordt ongeveer 30% van de gebonden O_2 afgegeven, meer dan bij een daling van 13 naar 5 kPa. In de weefsels heerst een aanzienlijk lagere pO_2 dan in de longen, vanwege het verbruik in de cellen. Bij een pO_2 van 5,3 kPa (40 mmHg) is SO_2 75%. Een pO_2 van circa 5,3 kPa geldt voor gemengd veneus bloed, een mengsel van bloed uit de beide venae cavae, afkom-

◀◀ zuurstof-dissociatiecurve
◀◀ zuurstofverzadiging

◀◀ (desoxy)-hemoglobine
◀◀ S-vormige curve

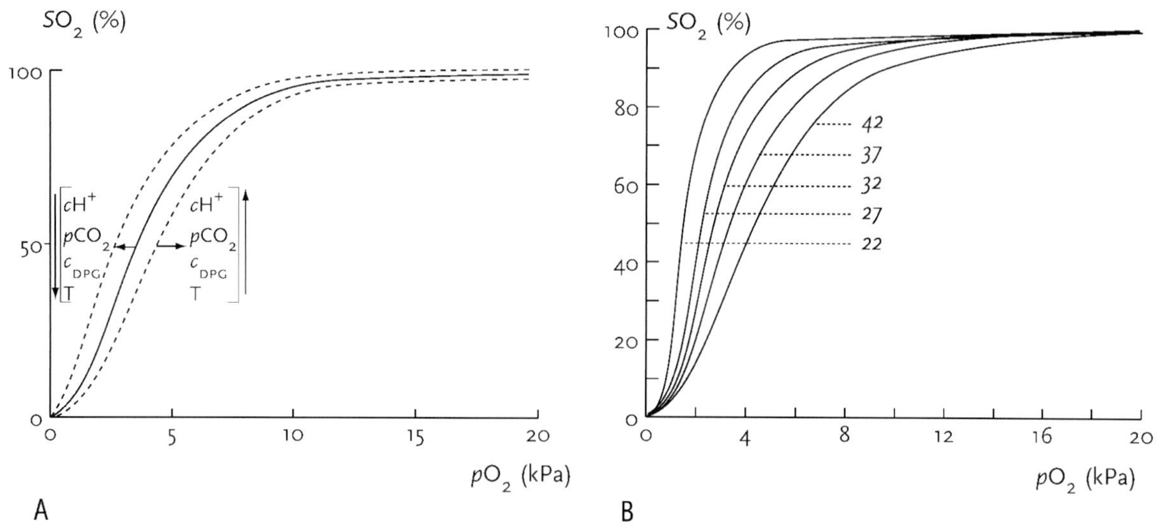

Figuur 11-32 ***A*** *Factoren die vorm en ligging van de zuurstofdissociatiecurve beïnvloeden. Er treedt een verschuiving naar rechts op onder invloed van een stijging van de H^+-ionenconcentratie (cH^+), de pCO_2, de 2,3-DPG-concentratie in de erytrocyten (c_{DPG}) en de temperatuur T. Bij een bepaalde pO_2 is de zuurstofverzadiging dan lager.* ***B*** *Effect van de temperatuur (°C) op de ODC bij pH = 7,40.*

DPG ▶▶

stig uit meer en minder actieve weefsels, nadat het in het rechter hartdeel volledig is gemengd.

O_2-affiniteit hemoglobine ▶

Er zijn verscheidene factoren die de O_2-affiniteit van hemoglobine beïnvloeden en de ODC naar rechts of links verschuiven. Verschuiving naar rechts betekent, dat bij dezelfde pO_2 meer O_2 wordt afgegeven, verschuiving naar links, dat bij dezelfde pO_2 meer O_2 wordt gebonden. Factoren die een verschuiving naar rechts veroorzaken zijn: daling van de pH, stijging van de pCO_2, stijging van de temperatuur (figuur 11-32). Dit zijn factoren die optreden in weefsels met een hoge metabole activiteit, zoals in spieren tijdens inspanning.

CO_2-transport ▶▶

Bohr-effect ▶

De O_2-binding aan hemoglobine is afhankelijk van de pH en de pCO_2. Dit noemt men het Bohr-effect. Stijging van de H^+-concentratie en van de pCO_2 in de actieve weefsels bevordert de afgifte van O_2 door hemoglobine, wat het metabolisme in het weefsel ten goede komt. Een daling van de H^+-concentratie en van de pCO_2 in de longen daarentegen leidt tot een sterkere binding van O_2. In experimentele omstandigheden zijn de curven van de O_2-binding bij diverse pCO_2's, pH-waarden en temperaturen afzonderlijk te bepalen. In actief weefsel, zoals in spieren tijdens inspanning, spelen deze factoren samen een rol en treedt summatie van de afzonderlijke effecten op, met een aanzienlijke verschuiving naar rechts als gevolg.

Een factor die eveneens een verschuiving van de ODC naar rechts bewerkstelligt, is de 2,3-difosfoglyceraatconcentratie (DPG) in de erytrocyten. DPG is een nevenproduct van de glycolyse in de erytrocyt. Het stabiliseert de ruimtelijke structuur van Hb in de gedesoxygeneerde vorm door zich aan de eiwitketens te hechten. Verwijdering van alle DPG uit de erytrocyten leidt tot een sterke verschuiving naar links van de ODC. Door acuut of chronisch O_2-gebrek wordt in de erytrocyt DPG aangemaakt. Dit wordt wel gezien als een aanpassing aan leven op grotere hoogte. In dit geval wordt de hemoglobine in de longen bij de lagere atmosferische druk weliswaar van minder O_2 voorzien, maar de afgifte aan de weefsels wordt aanzienlijk bevorderd.

11.4.4.3 *Kooldioxidetransport door het bloed*

Het CO_2-transport begint in de mitochondriën van de weefselcellen, waar CO_2 ontstaat door decarboxylering in de citroenzuurcyclus (12.4.3). De afvoer is afhankelijk van diffusie. CO_2 lost in water twintigmaal zo goed op als O_2 en kan de cel snel verlaten. De circulatie voert CO_2 snel af; de diffusiegradiënt tussen de weefselcellen en het bloed wordt hierdoor in stand gehouden en een continue afvoer is gewaarborgd.

Bij het CO_2-transport door het bloed spelen de erytrocyten een wezenlijke rol. CO_2 is een zuurvormend oxide, dat samen met water koolzuur vormt, dat als tamelijk sterk zuur vrijwel volledig splitst in waterstof- en waterstofcarbonaationen (bicarbonaationen):

$$CO_2 + H_2O \rightleftharpoons H_2CO_3 \rightleftharpoons H^+ + HCO_3^-$$

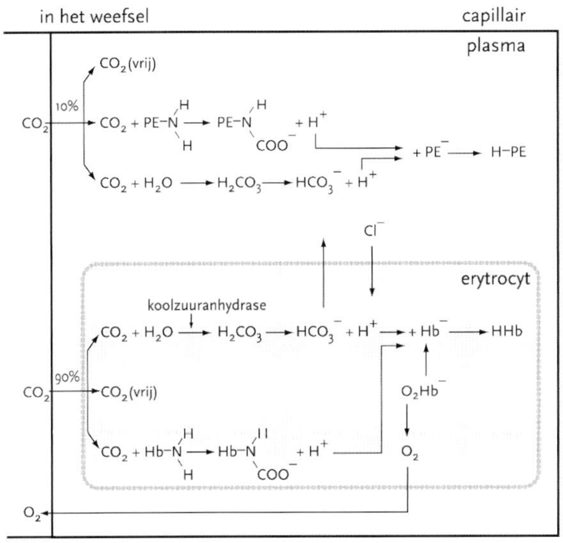

Figuur 11-33 Opname en binding van CO_2 door het bloed in een weefselcapillair. De omzetting van CO_2 via koolzuur tot waterstofcarbonaationen en H^+ verhoogt de CO_2-transportcapaciteit van het bloed. Nadat de oxyhemoglobine O_2 heeft losgelaten, is de affiniteit voor H^+-ionen toegenomen en bindt de Hb de vrijgekomen H^+-ionen, waardoor de reactie naar rechts verloopt. Ongeveer 20% van de CO_2 bindt aan hemoglobine (carbaminoverbinding). PE = plasma-eiwit.

De reactie tussen CO_2 en H_2O wordt door koolzuuranhydrase versneld, terwijl door de buffering van de H^+-ionen de reactie naar rechts verloopt. De transportcapaciteit van CO_2 in het bloed wordt door deze omzetting sterk verhoogd. Als vrij opgeloste CO_2 wordt 10% in het bloed afgevoerd, tegen 70% als waterstofcarbonaation. In figuur 11-33 is een erytrocyt weergegeven op het moment dat deze zich in een weefselcapillair bevindt en er waterstofcarbonaat wordt gevormd. Naast de verwijdering van CO_2 in opgeloste vorm en als waterstofcarbonaation is er nog een derde mogelijkheid: 20% van het CO_2 gaat met eiwitten een carbaminoverbinding aan. Het bindt zich met eindstandige NH_2-groepen in de eiwitketens van hemoglobine en de plasma-eiwitten. Plasma-eiwitten zijn echter in dit opzicht van marginaal belang.

Bij de afgifte van O_2 door oxyhemoglobine ontstaat desoxyhemoglobine, dat een zwakker zuur is dan oxyhemoglobine en daardoor meer H^+-ionen kan binden. Bij de afgifte van 1 mmol O_2 kan circa 0,5 mmol H^+, afkomstig van de hydratatie van 0,5 mmol CO_2, worden gebonden. Door het lossen van 1 mmol O_2 kan dus circa 0,5 mmol CO_2 worden getransporteerd zonder pH-verandering. De binding van H^+ en CO_2 aan hemoglobine heeft invloed op de ruimtelijke structuur van het molecuul. De binding van O_2 wordt zwakker en bij een bepaalde pO_2 zal O_2 eerder van de haemgroepen loslaten. Dit is het reeds genoemde Bohr-effect.

De verplaatsing van negatief geladen HCO_3^--ionen uit de erytrocyten naar het plasma veroorzaakt een verandering van het potentiaalverschil over de erytrocytenmembraan. Het tekort aan negatieve lading in de erytrocyten ten gevolge van de uitstroom van HCO_3^- wordt echter door de instroom van negatief geladen chloride-ionen uit het bloedplasma gecompenseerd (chlorideverschuiving van Hamburger).

◀ chlorideverschuiving

Figuur 11-33 toont de omzetting van CO_2 tot waterstofcarbonaat en de binding van de H^+-ionen door HHb na afgifte van O_2. Doordat HHb meer NH_2-groepen bevat – die met CO_2 carbaminaat kunnen vormen – en doordat HHb als zwakker zuur meer H^+ – die bij de hydratatie van CO_2 ontstaat – kan binden dan O_2Hb, bevat veneus bloed bij een bepaalde pCO_2 meer CO_2 dan arterieel bloed. Dit komt tot uiting in de CO_2-dissociatiecurven van arterieel en veneus bloed (figuur 11-34). De invloed van de zuurstofverzadiging op de ligging van de CO_2-dissociatiecurve wordt Haldane-effect genoemd.

◀ CO_2-dissociatiecurve

◀ Haldane-effect

Op het moment dat het veneuze bloed het vaatbed van de longen binnenstroomt, verlaat CO_2 het bloed om via de longen uitgeademd te worden. De pCO_2 in het veneuze bloed (p_vCO_2) bedraagt circa 6,1 kPa en de ademhaling houdt de p_aCO_2 op 5,3 kPa. CO_2 kan dus door diffusie de circulatie verlaten. Het grootste deel van CO_2 bevindt zich echter in waterstofcarbonaatvorm en moet binnen de passagetijd van het bloed door de longcapillairen worden teruggevormd tot CO_2. De driekwart seconde (11.4.2) die hiervoor staat, blijkt ruim voldoende. Door de diffusie van CO_2 naar de alveoli en de diffusie van O_2 naar het bloed verlopen alle reacties uit figuur 11-33 de andere kant op. De omzetting tot CO_2 en H_2O wordt gekatalyseerd door koolzuuranhydrase. De afgifte van CO_2 wordt ondersteund door het Haldane-effect, de opname van O_2 door het Bohr-effect.

◀◀ koolzuuranhydrase

◀◀ vrij opgelost CO_2

◀◀ carbaminoverbinding

11.4.5 Hypoventilatie en hyperventilatie

De alveolaire ventilatie ($\dot{V}_A$) wordt onder normale omstandigheden aan de metabole behoefte van het lichaam aangepast. Op zeeniveau is deze aanpassing optimaal wanneer de arteriële O_2-spanning (p_aO_2) op 13 kPa en de p_aCO_2 op 5,3 kPa wordt gehouden. Aangezien het bloed in de longcapillairen in evenwicht komt met het alveolaire gas, zal de alveolaire ventilatie zodanig moeten zijn, dat in de alveolaire ruimte dezelfde gasspanningen heersen. Zodra de

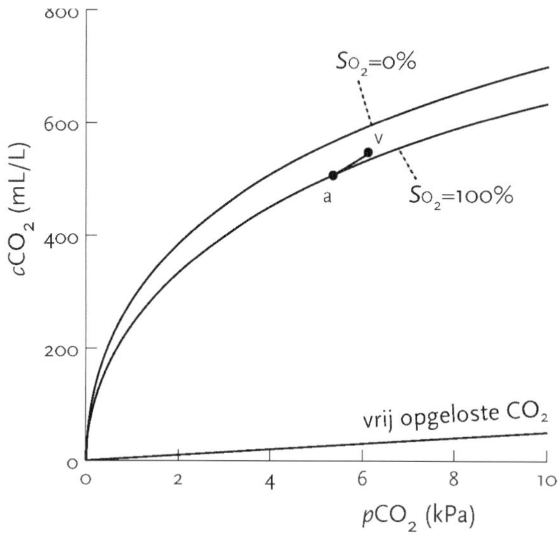

Figuur 11-34 CO_2-dissociatiecurven van geoxygeneerd bloed (SO_2 = 100%) en gedesoxygeneerd bloed (SO_2 = 0%). De onderste lijn geeft het verband tussen de CO_2-spanning en de vrij opgeloste CO_2-concentratie. De punten a en v geven de normale rustwaarden voor arterieel en veneus bloed aan.

alveolaire ventilatie kleiner wordt, wordt minder O_2 aangevoerd en minder CO_2 afgevoerd dan door het bloed in de longcapillairen wordt opgenomen respectievelijk afgestaan. Hierdoor daalt de alveolaire O_2-spanning (p_AO_2) en stijgt de alveolaire CO_2-spanning (p_ACO_2). Er stelt zich een nieuw evenwicht in, waarbij de O_2-opname en CO_2-afgifte weer gelijk zijn aan het O_2-verbruik en de CO_2-productie in de weefsels, maar waarbij de arteriële gasspanningen zijn veranderd. Deze te kleine alveolaire ventilatie noemt men hypoventilatie. Wanneer daarentegen de alveolaire ventilatie is toegenomen, treden tegengestelde veranderingen in de gasspanningen op en spreekt men van hyperventilatie. Deze definitie van hypo- en hyperventilatie impliceert dat de alveolaire ventilatie is veranderd zonder dat hiertoe aanleiding bestond op grond van O_2-behoefte en CO_2-productie in de weefsels. Is dit laatste wel het geval, zoals bij het verrichten van lichamelijke inspanning, dan neemt de alveolaire ventilatie toe om de arteriële gasspanningen op peil te houden. In dit geval spreekt men niet van hyperventilatie, maar van toegenomen ventilatie. Hypo- en hyperventilatie kunnen door velerlei oorzaken ontstaan.

hypoventilatie ▶

hyperventilatie ▶

lichamelijke inspanning ▶

toegenomen ventilatie ▶

De gevolgen van hypo- en hyperventilatie worden in figuur 11-35 getoond. Bij een O_2-opname van 250 mL/min, een CO_2-afgifte van 200 mL/min en een alveolaire ventilatie van 4,2 L/min (aangegeven door de pijl) horen alveolaire O_2- en CO_2-spanningen van

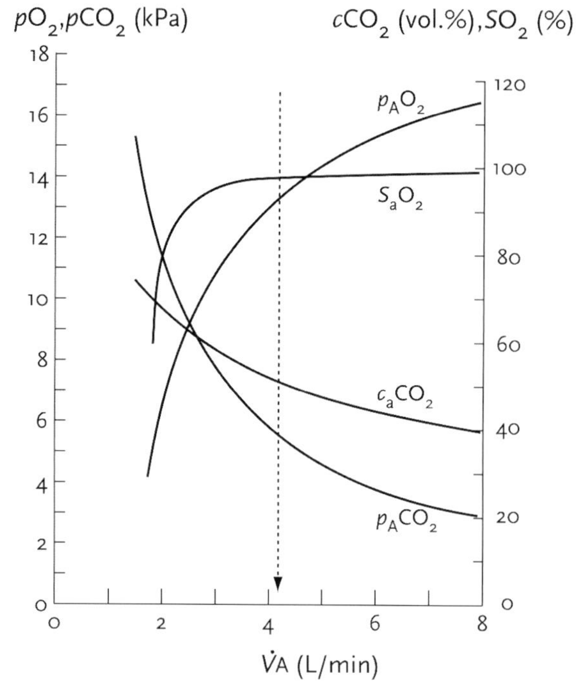

Figuur 11-35 Invloed van hypo- en hyperventilatie op de alveolaire gasspanningen p_AO_2 en p_ACO_2 en op de arteriële zuurstofverzadiging S_aO_2 en de arteriële CO_2-concentratie c_aCO_2. De pijl geeft de normale alveolaire ventilatie aan.

13,3 respectievelijk 5,3 kPa. Bij hypoventilatie daalt de pO_2 en stijgt de pCO_2, bij hyperventilatie stijgt de pO_2 en daalt de pCO_2. De CO_2-concentratie van het bloed stijgt en daalt met de pCO_2. Bij hyperventilatie echter neemt de zuurstofverzadiging, en daarmee de O_2-concentratie van het bloed, niet toe. Dat wordt verklaard door de vorm van de ODC (11.4.4.2); bij de normale alveolaire ventilatie is het bloed al bijna volledig verzadigd en dit neemt bij hyperventilatie nauwelijks toe.

Wanneer men wil weten of een patiënt hypo- of hyperventileert, zal de alveolaire of de arteriële pCO_2 moeten worden bepaald. In de kliniek worden vrij ruime grenzen voor de normale arteriële pCO_2 gehanteerd: 4,7-6,0 kPa; bij een lagere waarde bestaat dus hyperventilatie, bij een hogere waarde hypoventilatie. In dit verband kan men hyper- en hypoventilatie ook definiëren als een alveolaire ventilatie die groter respectievelijk kleiner is dan nodig om de alveolaire of arteriële pCO_2 op de normale waarde te houden.

11.4.5.1 *Ventilatie-perfusieverhouding*

Wanneer bij gelijkblijvende ventilatie de perfusie van de long verandert, heeft dat dezelfde gevolgen voor de gasspanningen als een verandering van de ventilatie, in die zin dat verlaging van de perfusie

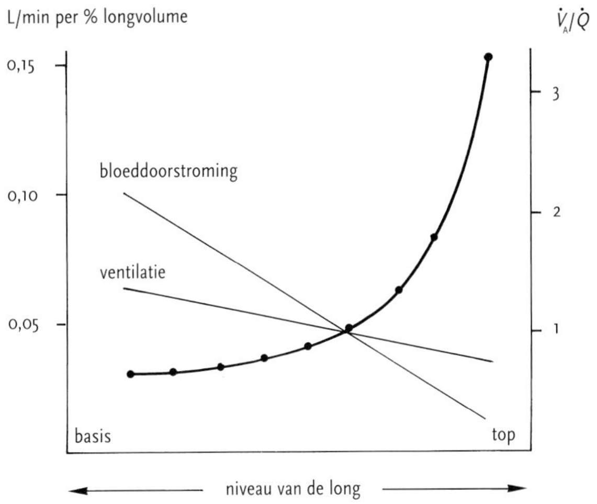

Figuur 11-36 Verdeling van de ventilatie en de perfusie van boven naar beneden in de long bij een staande persoon. De $\dot{V}_A/\dot{Q}$ is in de longtop > 0,8 en in de longbasis < 0,8.

vergelijkbaar is met hyperventilatie en verhoging van de perfusie met hypoventilatie. Het is daarom beter te kijken naar de verhouding van alveolaire ventilatie en perfusie. Bij een ventilatie-perfusieverhouding ($\dot{V}_A/\dot{Q}$) van 0,8 ($\dot{V}_A$ = 4 L/min, en $\dot{Q}$ = 5 L/min) horen de normale alveolaire gasspanningen, p_AO_2 = 13,3 en p_ACO_2 = 5,3 kPa. Een $\dot{V}_A/\dot{Q}$ > 0,8 heeft hetzelfde effect als hyperventilatie en een $\dot{V}_A/\dot{Q}$ < 0,8 heeft hetzelfde effect als hypoventilatie.

Zoals reeds beschreven, worden in een normaal functionerende long niet alle longsegmenten even sterk geventileerd. Bij een rechtopstaande of zittende persoon vertoont de longbasis bij het diafragma in rust grotere excursies dan de longtoppen. Ook de perfusie van de longvaten vertoont regionale verschillen. Doordat de verschillen in ventilatie en perfusie niet even groot zijn, is er een ongelijkmatige verdeling van $\dot{V}_A/\dot{Q}$. De verschillen in perfusie zijn groter dan de verschillen in ventilatie. Voor de longen als geheel is $\dot{V}_A/\dot{Q}$ = 0,8. Dit betekent dat er bij een ongelijkmatige verdeling delen zijn met een $\dot{V}_A/\dot{Q}$ < 0,8 en andere met een $\dot{V}_A/\dot{Q}$ > 0,8. Doordat de longbases beter worden doorbloed dan geventileerd, is in de longbasis $\dot{V}_A/\dot{Q}$ < 0,8 en door de grotere ventilatie is de $\dot{V}_A/\dot{Q}$ in de longtop > 0,8 (figuur 11-36).

In het bovenste deel van figuur 11-37 is te zien hoe de alveolaire gasspanningen veranderen afhankelijk van de ventilatie-perfusieverhouding. In de uiterste gevallen, $\dot{V}_A/\dot{Q}$ = 0 en $\dot{V}_A/\dot{Q}$ = ∞, zijn de alveolaire pO_2 en pCO_2 gelijk aan de gemengd veneuze, respectievelijk de inspiratoire waarden. In het eerste geval heeft men te maken met alveoli die niet worden

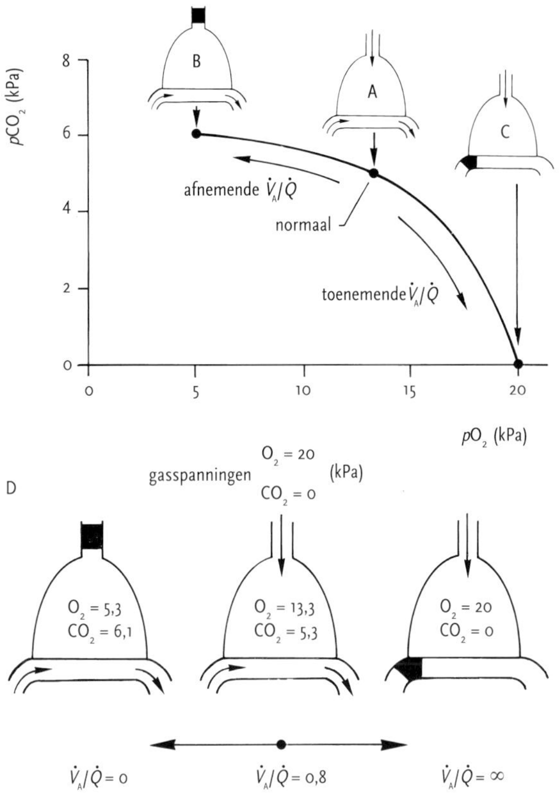

◀◀ ventilatie-perfusie-verhouding

Figuur 11-37 Verandering in de gasspanningen van O_2 en CO_2 in de alveoli door veranderingen in ventilatie en perfusie. ***A*** *Gasspanningen bij $\dot{V}_A/\dot{Q}$ = 0,8 (normaal).* ***B*** *Geblokkeerde ventilatie bij normale perfusie: $\dot{V}_A/\dot{Q}$ = 0; de gaswaarden in de alveoli zijn gelijk aan die van gemengd veneus bloed.* ***C*** *Geblokkeerde perfusie bij normale ventilatie: $\dot{V}_A/\dot{Q}$ = ∞; de gaswaarden zijn gelijk aan die van de buitenlucht. De lijn die de punten van A, B en C verbindt, toont de tussenliggende waarden van pO_2 en pCO_2 door veranderingen in de ventilatie-perfusieverhouding. Bij* ***D*** *worden de gasspanningen in de situaties A, B en C weergegeven.*

◀◀ ongelijkmatige verdeling van $\dot{V}_A/\dot{Q}$

geventileerd. Het alveolaire gas aldaar is in diffusie-evenwicht met het gemengd veneuze bloed, dat dus onveranderd doorstroomt naar het linkerhart. Men spreekt hier wel van het bestaan van een rechts-links-shunt, of kortweg van een shunt. In het tweede geval, $\dot{V}_A/\dot{Q}$ = ∞, zijn er alveoli die geen perfusie hebben, maar die wel worden geventileerd. In dat geval is de dode ruimte vergroot.

◀ rechts-links-shunt

Het bestaan van een ongelijkmatige verdeling van $\dot{V}_A/\dot{Q}$, ook wel $\dot{V}_A/\dot{Q}$-wanverhouding genoemd, heeft altijd tot gevolg dat de arteriële pO_2 lager is dan de alveolaire. In het geval van een $\dot{V}_A/\dot{Q}$-wanverhouding zijn er immers longdelen waar de $\dot{V}_A/\dot{Q}$ > 0,8, die dus relatief gehyperventileerd worden, en

◀ $\dot{V}_A/\dot{Q}$-wanverhouding

longdelen waar de $\dot{V}_A/\dot{Q} < 0{,}8$, die dus relatief gehypoventileerd worden. In de gehyperventileerde alveoli is de pO_2 hoger en de pCO_2 lager dan normaal. In de gehypoventileerde alveoli is het juist andersom. De gemiddelde alveolaire pO_2 en pCO_2 zullen nauwelijks van de normale waarde afwijken. Doordat bij een hogere pCO_2 meer CO_2 door het bloed wordt vastgehouden en bij een lagere pCO_2 meer CO_2 wordt afgegeven (figuur 11-35), zal de pCO_2 van het gemengde bloed afkomstig van de gehyperventileerde en gehypoventileerde alveoli nauwelijks van de normale waarde afwijken. Aangezien de ventilatie in eerste instantie zodanig wordt geregeld, dat de arteriële pCO_2 constant op de normale waarde wordt gehouden (11.5.2), hoeft het bestaan van een $\dot{V}_A/\dot{Q}$-wanverhouding geen verandering van de ventilatie tot gevolg te hebben. Voor O_2 ligt de zaak anders. Zoals duidelijk is in figuur 11-35, is in de gehyperventileerde alveoli de O_2-opname nauwelijks toegenomen; bij de normale $\dot{V}_A/\dot{Q}$ is het bloed immers al vrijwel volledig verzadigd. In de gehypoventileerde alveoli wordt echter wel minder O_2 opgenomen. De zuurstofverzadiging van het gemengde bloed afkomstig van de gehyperventileerde en gehypoventileerde alveoli zal daardoor lager zijn dan normaal, evenals de bijbehorende pO_2 (figuur 11-31), en dat bij een normale alveolaire pO_2.

De bij de normale rechtopstaande mens voorkomende $\dot{V}_A/\dot{Q}$-verschillen tussen longtop en longbasis leiden slechts tot een gering verschil tussen de alveolaire en arteriële pO_2. Samen met een geringe shunt vanwege drainage van veneus bloed van de bronchiale circulatie in de longvenen en van een kleine hoeveelheid coronair veneus bloed in de linkerventrikel, is dat verschil kleiner dan 1 kPa (figuur 11-25). De arteriële zuurstofverzadiging is dus ook iets lager, 97%, tegen 98% in de vv. pulmonales. Bij longziekten kunnen aanzienlijke $\dot{V}_A/\dot{Q}$-wanverhoudingen voorkomen. Deze worden niet zozeer door de zwaartekracht veroorzaakt, als wel door luchtwegobstructies en verschillen in compliantie. De arteriële zuurstofverzadiging kan hierbij duidelijk verlaagd zijn (hypoxemie), terwijl de pCO_2 normaal is.

hypoxemie ▶

11.5 REGELING VAN DE ADEMHALING

11.5.1 Onderdelen van het regelsysteem

centrale chemosensoren ▶▶

Voor een optimale gaswisseling worden frequentie en diepte (volume) van de adembewegingen geregeld door het centrale zenuwstelsel met behulp van twee componenten. Enerzijds is er een chemische regeling met behulp van chemosensoren, waarbij de pCO_2, de pH en de pO_2 de grootte van het AMV en van de alveolaire ventilatie bepalen. Anderzijds bepaalt de nerveuze regeling met mechanosensoren hoe de gaswisseling met zo min mogelijk ademarbeid tot stand wordt gebracht. De onderdelen van het regelsysteem voor de ventilatie zijn schematisch weergegeven in figuur 11-38.

perifere chemosensoren ▶▶

chemische regeling ▶

glomus caroticum ▶▶

nerveuze regeling ▶▶

Het regelend systeem bestaat uit verscheidene onderdelen. Het medullaire deel van de hersenstam bevat, verspreid in de formatio reticularis, neuronen die de in- en uitademingsmusculatuur bedienen. Men noemt deze groep cellen het ademcentrum. Dit centrum is in staat een ademhalingsritme te genereren. In het ademcentrum bevinden zich een inspiratiecentrum, dat zenuwcellen bevat die de inademingsmusculatuur activeren, en een expiratiecentrum dat de expiratie op gang brengt. De inspiratoire en expiratoire neuronen van het ademcentrum beïnvloeden elkaar reciprook. Inspiratoire neuronen activeren de inademing en remmen tegelijkertijd het expiratiecentrum. Na een paar seconden worden de expiratoire neuronen actief en zet de uitademing in, terwijl de inspiratoire neuronen worden geremd. Tot het geregelde systeem behoren de ademhalingsspieren. Vanuit het inspiratiecentrum worden het diafragma en externe intercostale spieren bediend. Uitademing kan door het expiratiecentrum worden ondersteund door aanspannen van buikspieren en interne intercostale spieren.

ademcentrum ▶▶

inspiratiecentrum ▶▶

expiratiecentrum ▶▶

Impulsen vanuit het ademcentrum leiden weliswaar tot een ademhalingsritme, maar er is geen sprake van afstemming op de adembehoefte. De ademhaling die alleen vanuit dit centrum wordt gestuurd, is oppervlakkig en onregelmatig. Hogere regelcentra zijn op het ademcentrum gesuperponeerd. Zij zijn gelegen in het ponsgedeelte van de hersenstam. Het inspiratiecentrum wordt geactiveerd door impulsen van het apneustisch centrum in de pons. Activering van het apneustisch centrum door de chemosensoren doet het ademvolume toenemen door langduriger stimulering van de inspiratoire neuronen. Het ook in de pons gelegen pneumotactisch centrum beperkt de ademdiepte.

De bij de ademregulatie betrokken chemosensoren zijn op verschillende plaatsen gelokaliseerd. Een belangrijke groep, de centrale chemosensoren, bevindt zich aan de voorzijde van de hersenstam, die grenst aan de liquor cerebrospinalis die het zenuwstelsel omspoelt. Daarnaast zijn er perifere chemosensoren die de gaswaarden meten in het arteriële bloed. In de vorkvormige vertakking van de beide halsslagaders ligt het glomus caroticum (carotisli-

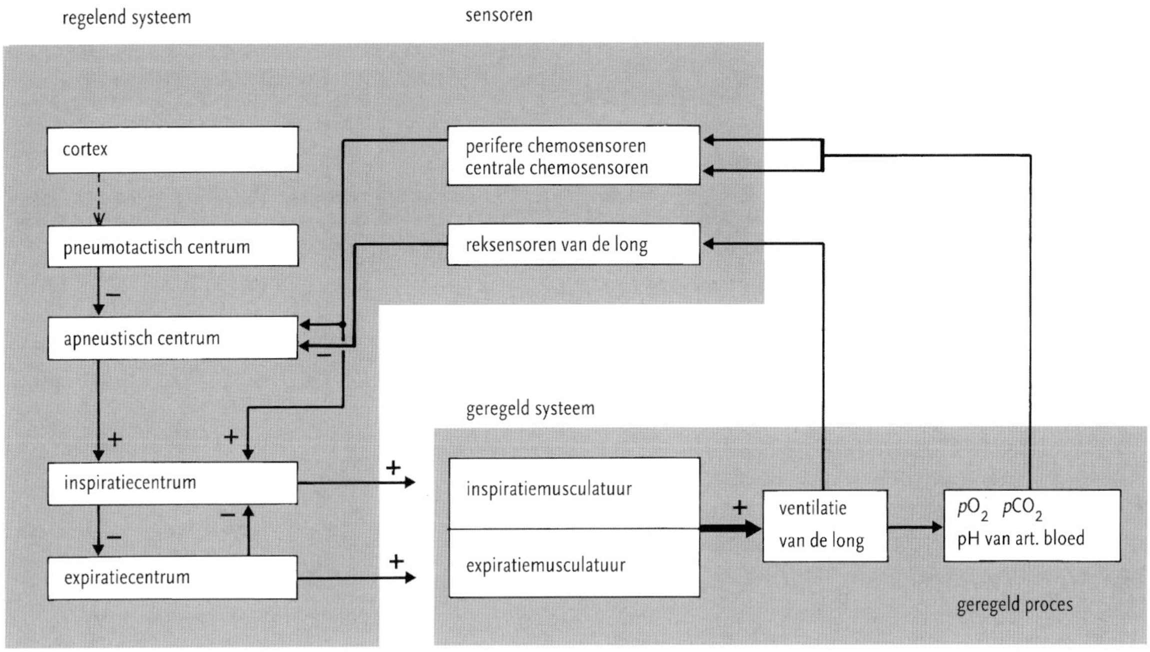

Figuur 11-38 Het regelsysteem van de ventilatie.

chaampje; Engels: *carotic body*). Tegen de wand van de aortaboog liggen de glomera aortica (figuur 11-39). De invloed van het glomus caroticum op de ventilatie is veel sterker dan die van de aortalichaampjes, die voornamelijk bij de regeling van hartfunctie en bloedsomloop betrokken zijn. Informatie vanuit de perifere chemosensoren wordt via de n. glossopharyngeus en de n. vagus naar het regelcentrum geleid.

In het longweefsel zijn mechanosensoren aanwezig die gevoelig zijn voor rek. Wanneer de longen bij de inspiratie door een ademvolume van meer dan 1 L worden gerekt, treedt (geleid via de n. vagus) de reflex van Hering en Breuer op en wordt de expiratie ingezet. Bij een normale ademhaling in rust spelen deze reflexen geen grote rol. In de long zijn bovendien mechanosensoren en chemosensoren aanwezig, die reageren op mechanisch of chemisch irriterende prikkeling. Zij veroorzaken de hoestreflex.

De nerveuze regeling zorgt ervoor dat de gaswisseling zo weinig mogelijk energie kost. Een bepaalde alveolaire ventilatie kan tot stand komen met verschillende frequenties en ademvolumes (11.4.1). Bij een groot ademvolume en lage ademfrequentie is het aandeel van de elastische ademarbeid groot en dat van de viskeuze arbeid klein (11.3.4). Bij toenemende frequentie neemt het aandeel van de elastische arbeid af, terwijl de viskeuze arbeid sterk toeneemt. Voor een bepaalde alveolaire ventilatie is er een bepaalde frequentie waarbij de totale ademarbeid minimaal is. Bij proefpersonen is gebleken dat deze optimale ademfrequentie steeds spontaan wordt gekozen. Het is waarschijnlijk dat deze regulatie niet uitsluitend via de reflex van Hering en Breuer tot stand komt. Het ligt voor de hand aan te nemen dat sensoren in de ademspieren, die de arbeid voor de ventilatie leveren, hierbij eveneens een rol spelen.

◀ optimale ademfrequentie

Tijdens spreken of zingen wordt de ventilatie benut voor het in trilling brengen van de stembanden. Dan worden ademvolume en frequentie ontkoppeld van het ademcentrum en de hersenschors neemt de controle over. Tijdens de vocale pauzes regelen de ademcentra echter de ademhaling bij waardoor hyperventilatie of hypoventilatie wordt voorkomen.

◀◀ mechanosensoren

◀◀ reflex van Hering en Breuer

11.5.2 Werking van de chemosensoren

De centrale en perifere chemosensoren reageren beide op veranderingen in de arteriële pCO_2. Bij het inhouden van de adem loopt de pCO_2 in arterieel bloed en hersenweefsel op en is een duidelijke ademprikkel voelbaar. Bij experimentele inademing van steeds hogere concentraties CO_2, waardoor de alveolaire, en daarmee de arteriële pCO_2 stijgt, neemt de ventilatie toe (figuur 11-40). De gevoeligheid voor CO_2 hangt af van de pO_2; bij een lagere pO_2 is de CO_2-responscurve steiler. De sensoren reageren niet op de pCO_2 zelf, maar op de daarmee samenhangende verandering in de pH. In de liquor is de pH sterk afhankelijk van de stijging van de pCO_2, want er is in de hersenvloeistof weinig eiwit aanwezig om H^+-ionen te bufferen.

◀◀ ademvolume
◀◀ ademfrequentie
◀ CO_2-responscurve

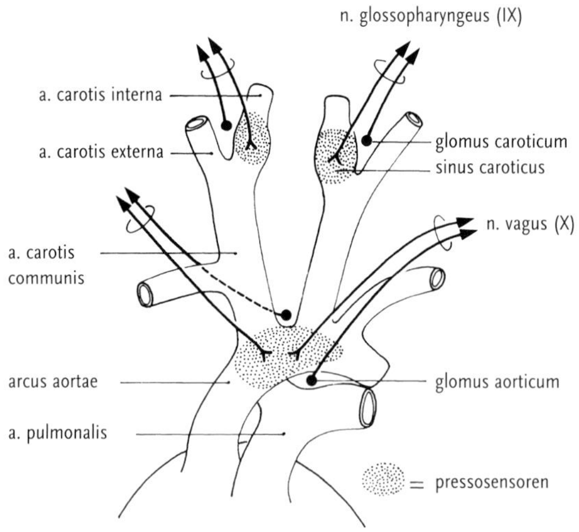

Figuur 11-39 Lokalisatie van glomera carotica en aortica.

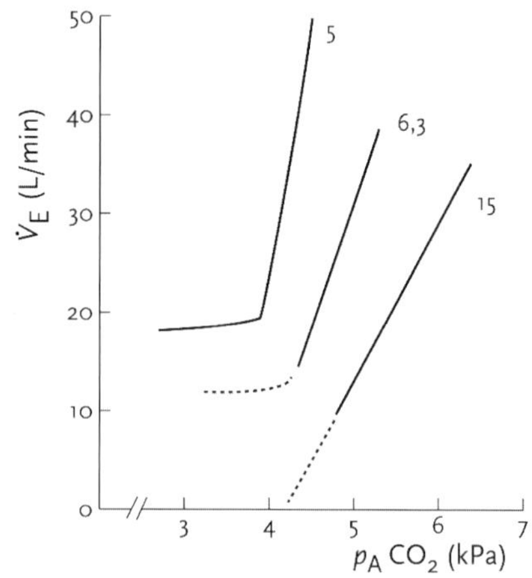

Figuur 11-40 Ventilatie (ademminuutvolume, $\dot{V}_E$) als functie van de alveolaire CO_2-spanning (CO_2-responscurven), bij pO_2's van 5, 6,3 en 15 kPa. Bij een lage pO_2 neemt de ventilatie met toenemende pCO_2 sterker toe.

Daling van de pH activeert de chemosensoren en doet de ventilatie toenemen. Een stijging van de pH verlaagt de vuurfrequentie van de sensoren en vermindert de ventilatie. De centrale chemosensoren kunnen niet direct worden beïnvloed door H^+-ionen in het bloed, want de hersencellen en de liquor zijn door de bloed-liquorbarrière afgeschermd van deze pH-veranderingen. CO_2 passeert de barrière daarentegen moeiteloos.

bloed-liquorbarrière ▶
waterstofcarbonaatbuffer ▶▶

De perifere chemosensoren reageren op een stijging van de arteriële pCO_2 en een daling van de pH. Hun invloed op de ademregulatie is minder sterk dan die van de centrale sensoren, maar zij detecteren een verandering in de pCO_2 en een pH-daling wel eerder dan de centrale sensoren. De grote betekenis van de perifere chemosensoren ligt in het feit dat ze gevoelig zijn voor verandering van de pO_2, al is die gevoeligheid niet groot. Wanneer de alveolaire pCO_2 op een normaal niveau wordt gehouden, neemt de ventilatie toe bij een daling van de pO_2 beneden 8 kPa. Een sterke toename van de ventilatie treedt pas op wanneer de arteriële pO_2 lager wordt dan 5 kPa. Fysiologisch is dit mechanisme toch zeer belangrijk, aangezien dit de enige bescherming vormt tegen hypoxie.

Henderson-Hasselbalch-vergelijking ▶▶

bescherming tegen hypoxie ▶

Door de pH-gevoeligheid spelen de perifere chemosensoren een belangrijke rol bij de handhaving van de homeostase met betrekking tot het zuur-base-evenwicht.

11.5.3 Regeling van de pH van het bloed door de ventilatie

In het bloed en in de andere lichaamsvloeistoffen bevinden zich buffersystemen die de pH stabiliseren (3.3.1). Buffers zijn stoffen of combinaties van stoffen die door de opname of afgifte van H^+-ionen de pH van een oplossing vrijwel constant kunnen houden met behulp van evenwichtsreacties. De twee belangrijkste buffers zijn de waterstofcarbonaatbuffer en de eiwitbuffer. De voornaamste eiwitbuffer is hemoglobine (11.4.4.3); de plasma-eiwitten spelen een ondergeschikte rol. Het evenwicht tussen koolzuur en waterstofcarbonaat, en daardoor de pH, kan enerzijds worden beïnvloed door de ventilatie, anderzijds door productie en uitscheiding van waterstofcarbonaat door de nieren.

De waterstofcarbonaatbuffer is weergegeven in de evenwichtsreactie:

$$H^+ + HCO_3^- \rightleftharpoons H_2CO_3 \rightleftharpoons CO_2 + H_2O$$

De relatie tussen de pH en de concentraties van HCO_3^- en CO_2 wordt weergegeven in de Henderson-Hasselbalch-vergelijking (3.3.1):

$$pH = pK + \log \frac{[HCO_3^-]}{[CO_2]}$$

of

$$pH = pK + \log \frac{[HCO_3^-]}{\alpha \cdot pCO_2}$$

De pH van de lichaamsvloeistof is afhankelijk van de waterstofcarbonaatconcentratie en de pCO_2, aangezien pK en α constanten zijn; α is de oplosbaarheidscoëfficiënt van CO_2 (0,230 mmol·L^{-1}·kPa^{-1}). De pK van het systeem is 6,1 in plasma van 37 °C. De waterstofcarbonaatconcentratie in bloedplasma is normaal 24 mmol/L, dus twintigmaal zo hoog als die van de opgeloste CO_2 (0,230 × 5,3 = 1,2 mmol/L). Log 20 = 1,3, zodat de pH van het bloed uitkomt op 7,4. Uit de vergelijking blijkt ook dat, mits de verhouding tussen $[HCO_3^-]$ en $[CO_2]$ gelijk blijft, een veel lagere $[HCO_3^-]$ en $[CO_2]$ (10 t.o.v. 0,5 mmol/L) samengaat met eenzelfde pH.

De ventilatie kan de pH beïnvloeden. Door hyperventilatie zal de CO_2-concentratie in de lichaamsvloeistoffen dalen en het evenwicht naar rechts verschuiven. Tijdens hypoventilatie gebeurt het omgekeerde. Het ademcentrum houdt in rust de arteriële pCO_2 op een waarde van 5,3 kPa, waardoor de pH op 7,4 blijft. Waterstofcarbonaat kan door de tubuluscellen van de nier worden geproduceerd en aan het bloed worden afgegeven, waardoor tekorten kunnen worden aangevuld. Een teveel aan waterstofcarbonaat kan door de nier worden uitgescheiden.

Wanneer tijdens inspanning zuur in het interne milieu verschijnt, daalt de waterstofcarbonaatconcentratie en daarmee de pH. Deze daling is doorgaans beperkt en van korte duur. Een sterke daling van de pH komt onder andere voor bij niet goed geregelde diabetes mellitus en bij verlies van waterstofcarbonaat door de nieren. Men spreekt dan van een metabole acidose. Compensatie kan optreden doordat de lage pH de ademhaling stimuleert. Daardoor daalt ook de pCO_2, waardoor de pH weer gaat stijgen, hoewel niet tot de normale waarde. Metabole alkalose treedt op bij overmatig verlies van H^+, zoals voorkomt bij langdurig braken.

Wanneer de pH van het bloed door hyperventilatie stijgt boven de norm van 7,4, spreekt men van een respiratoire alkalose; door hypoventilatie kan een respiratoire acidose ontstaan. Respiratoire storingen in het zuur-base-evenwicht kunnen door productie of uitscheiding van waterstofcarbonaat door de nier vergaand worden gecompenseerd.

Intermezzo 11.7
Storingen in de ventilatie; het hyperventilatiesyndroom

Aangezien de alveolaire ventilatie directe invloed uitoefent op de arteriële pCO_2, kan al dan niet bewuste beïnvloeding van ademdiepte en ademfrequentie zonder fysiologische noodzaak de pH van de lichaamsvloeistof veranderen. Door hypoventilatie stijgt de arteriële pCO_2 (hypercapnie). Hypoventilatie komt voor bij longziekten met luchtwegobstructies, bij bewegingsbeperking van de thorax door misvormingen, en bij depressie van het ademcentrum door farmaca als morfine. Hyperventilatie komt voor bij neurologische aandoeningen zoals meningitis (hersenvliesontsteking),door farmaca en bij psychische storingen.

◀ hypercapnie

Wanneer men in rust langdurig hyperventileert, wordt zoveel CO_2 uitgeademd dat de arteriële pCO_2 tot een lage waarde daalt (hypocapnie), en ook de HCO_3^--concentratie in het bloed aanzienlijk daalt. De reactie

◀ hypocapnie

$$H^+ + HCO_3^- \rightleftharpoons H_2CO_3 \rightleftharpoons CO_2 + H_2O$$

verloopt naar rechts en de H^+-ionenconcentratie daalt (de pH stijgt). Deze respiratoire alkalose heeft waarneembare gevolgen. Afname van de hersencirculatie door de lage pCO_2 (10.5.2) kan tot duizeligheid en flauwvallen leiden. Door de adem in te houden, kan de pCO_2 zich herstellen. Dit kost niet veel moeite want de ademprikkel is toch al sterk verlaagd.

Afgezien van doelbewust hyperventileren kan iemand ongewild hyperventileren ten gevolge van psychische belasting en angst (hyperventilatiesyndroom). De resulterende respiratoire alkalose versterkt de angstgevoelens en draagt bij aan een reeks verontrustende verschijnselen als een gevoel van ademnood, duizeligheid, tintelende vingers, pijn op de borst, hartkloppingen en misselijkheid. Psychische begeleiding is vaak nodig om de dieper gelegen oorzaak op te sporen. De patiënt moet zijn gevoelens ventileren in plaats van zijn CO_2. Het is wel mogelijk de lichamelijke klachten direct te verminderen. Geruststelling is als eerste van belang. Tegelijkertijd moet de arteriële pCO_2 worden genormaliseerd. Dat kan door enige tijd rustig in en uit te ademen in een plastic zak, waarbij het eigen CO_2-rijke uitademingsgas weer wordt ingeademd. Het gas in de zak moet periodiek worden ververst om een O_2-tekort te voorkomen. Voor diegenen die ademen in een zak als bedreigend ervaren, is ademen door een plastic buis een bruikbaar alternatief. Deze buis dient dan als anatomische doderuimtevergroter, waardoor het alveolaire gas minder wordt ververst.

◀ hyperventilatiesyndroom

◀◀ metabole acidose

◀◀ respiratoire alkalose

◀◀ respiratoire acidose

12 *Stofwisseling*

Kijk voor verdere verdieping op www.studiecloud.nl

12.1 INLEIDING

stofwisseling ▶▶ metabolisme ▶▶

Onder stofwisseling (metabolisme) verstaat men alle chemische processen die in het lichaam plaatsvinden. Deze processen betreffen opbouw en afbraak van materiaal waaruit het lichaam bestaat, en het vrijmaken van energie. Behalve voor opbouw en afbraak is energie nodig voor transport tussen de organen, voor transport over membranen, voor prikkelgeleiding en voor spiercontracties. De grondstoffen voor de opbouw van het lichaamsmateriaal worden uit de voeding gehaald; een deel van de bij de afbraak vrijkomende stoffen wordt hergebruikt.

energie ▶▶ voeding ▶▶ fotosynthese ▶▶ energiewisseling ▶▶

De energie die noodzakelijk is voor het in stand houden van levende wezens, is afkomstig van de zon en bereikt in de vorm van straling de aarde. Met behulp van chlorofyl wordt een deel van deze energie door de groene planten gebruikt voor de synthese van organische stoffen uit kooldioxide, water en anorganische stikstofverbindingen, waarbij zuurstof vrijkomt. Dit proces staat bekend als fotosynthese. De door de groene planten gesynthetiseerde organische stoffen dienen, hetzij direct, hetzij na dierpassage, als voedingsstoffen voor de mens. Met behulp van zuurstof wordt de energie van de voedingsstoffen in een voor het lichaam bruikbare vorm gebracht. Deze energieomzetting (energiewisseling) vindt plaats bij de oxidatie van voedingsstoffen. Hierbij wordt de energie trapsgewijs vrijgemaakt en opgeslagen in energierijke verbindingen, zoals ATP, waarvan de erin aanwezige chemische energie direct door de cellen van het lichaam kan worden benut. Het afbraakproces wordt katabolisme genoemd. Onder anabolisme worden synthetische processen samengevat waarbij ook energie wordt vastgelegd.

macronutriënten ▶▶ micronutriënten ▶▶

Voeding bestaat uit dezelfde soort stoffen als waaruit het lichaam is opgebouwd (2.2). Koolhydraten, vetten en eiwitten worden macronutriënten genoemd. Tot de micronutriënten behoren zouten en mineralen, vitamines en spoorelementen, zoals seleen en zink. De voedingsstoffen worden via het maag-darmkanaal in het bloed opgenomen.

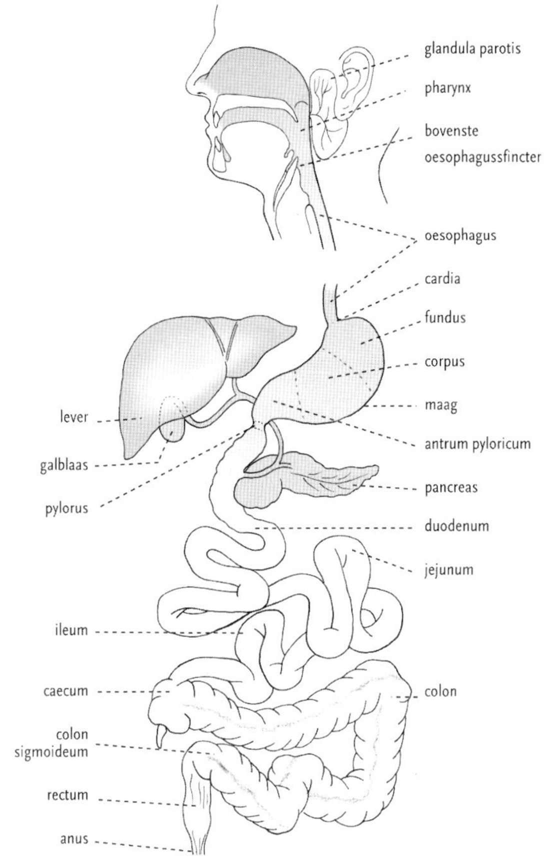

Figuur 12-1 Overzicht van het maag-darmkanaal .

Bij de fysiologie van het maag-darmkanaal worden verschillende aspecten onderscheiden. De motoriek zorgt voor een effectieve menging van de voedingsstoffen en hun afbraakproducten, en voor het transport ervan. Niet-geresorbeerde stoffen worden door het laatste deel van de darm uit het lichaam verwijderd. Een groot aantal in de wand van het maag-darmkanaal gelegen klieren zorgt samen met de speekselklieren, de pancreas en de lever voor de productie en secretie van de spijsverteringssappen. Deze bevatten enzymen die de voedingsstoffen afbreken tot kleinmoleculaire stoffen. Onder vertering wordt verstaan de splitsing van voedingsstoffen met behulp van enzymen. Aangezien deze splitsing altijd plaatsvindt onder verbruik van water, spreekt men van hydrolytische splitsing of hydrolyse. Bij de resorptie van de splitsingsproducten spelen verscheidene transportprocessen een rol. De circulatie zorgt voor het transport van de opgenomen stoffen, eerst naar de lever, daarna naar de rest van het lichaam. De lever vervult vele functies, waaronder het opnemen van giftige stoffen uit het bloed en het omzetten ervan in minder schadelijke stoffen. Ook fungeert de lever als depot, bijvoorbeeld voor koolhydraten; in de darm geresorbeerde glucose wordt in de lever opgeslagen als glycogeen. Al deze functies worden zorgvuldig gereguleerd, waarbij het autonome zenuwstelsel een belangrijke rol vervult, net als verscheidene gastro-intestinale hormonen. De regulatie is dus ook een belangrijk aspect van de fysiologie van het maag-darmkanaal.

◀ regulatie

12.2 SPIJSVERTERING

12.2.1 Inleiding

Figuur 12-1 geeft een overzicht van de anatomie van het maag-darmkanaal. Het maag-darmkanaal kan worden opgevat als een lange buis die begint bij de mond en eindigt bij de anus. Het voedsel wordt opgenomen in de mond en wordt gekauwd, waarbij speeksel wordt toegevoegd. Daarna wordt het doorgeslikt en via de oesophagus (slokdarm) naar de maag (gaster, ventriculus) vervoerd. Hier wordt maagsap toegevoegd. Vanaf dit punt wordt de spijsbrij chymus genoemd. Vanuit de maag wordt de chymus in kleine hoeveelheden toegelaten in het duodenum (twaalfvingerige darm; 12 duim = 30 cm lang). Dit is het begin van de dunne darm, die verder uit het jejunum en het ileum bestaat. De dunne darm is door het mesenterium met de achterste buikwand verbonden. In het mesenterium lopen bloedvaten, lymfevaten en zenuwen. Het ileum mondt uit in het colon (dikke darm), dat begint met het caecum (blindedarm) en verder bestaat uit een opstijgend, een dwars verlopend en een neerdalend deel, respectievelijk het colon ascendens, het colon transversum en het colon descendens. Het colon loopt via een S-vormig deel, het colon sigmoideum, over in het rectum (endeldarm).

◀ speeksel
◀ oesophagus
◀ gaster
◀ chymus
◀ duodenum
◀ jejunum
◀ ileum
◀ mesenterium
◀ colon
◀ blindedarm
◀◀ motoriek
◀ colon sigmoideum
◀ rectum

Figuur 12-2 toont de algemene opbouw van de darmwand. Deze bestaat uit vier lagen: mucosa, submucosa, een spierlaag en de serosa (peritoneum en onderliggend bindweefsel). De binnenbekleding bestaat uit een slijmvlieslaag (tunica mucosa), die bestaat uit eenlagig epitheel met slijmbekercellen. Het door deze cellen afgescheiden slijm biedt bescherming tegen de verterende werking van de enzymen in de spijsverteringssappen. De darmepitheelcellen worden ook wel enterocyten genoemd (*enteron* = darm). Het slijmvlies van de dunne darm is geplooid en bezet met darmvlokken (villi, figuur 12-3), terwijl de enterocyten weer microvilli bezitten. Door de plooien, villi en microvilli wordt het oppervlak voor resorptie aanzienlijk vergroot (figuur 12-4).

◀◀ secretie
◀ tunica mucosa
◀◀ vertering
◀ enterocyten
◀◀ resorptie
◀ villi
◀◀ circulatie

Onder de (tunica) mucosa ligt de (tunica)

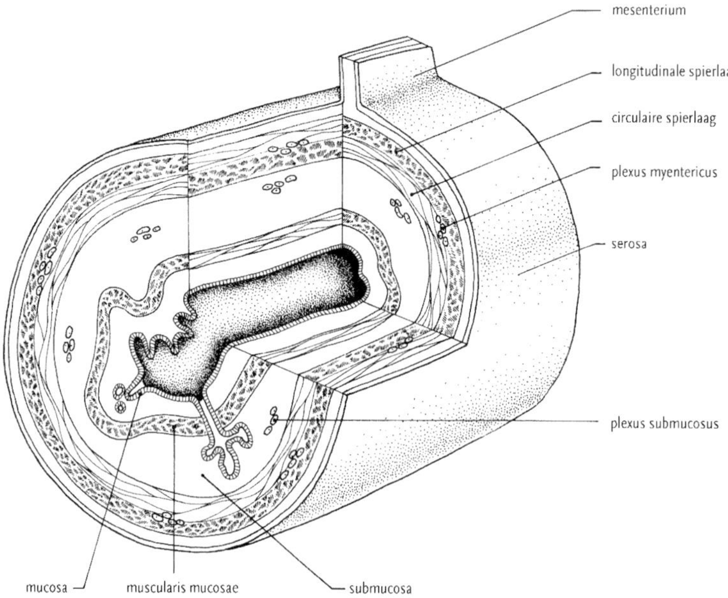

plexus myentericus ▶▶
plexus submucosus ▶▶

Figuur 12-2 Schema van de opbouw van de wand van het maag-darmkanaal.

submucosa ▶
darmzenuwstelsel ▶▶
parasympathische innervatie ▶▶
circulaire spierlaag ▶
sympathische vezels ▶▶
longitudinale spierlaag ▶
peristaltiek ▶
sfincters ▶
spijsverteringssappen ▶▶
maagsap ▶▶
darmsap ▶▶
speeksel ▶▶

submucosa, waarin zich kliertjes bevinden en ook een spierlaagje, de muscularis mucosae. De muscularis mucosae speelt een rol bij de bewegingen van de villi. Verder bevat de darmwand twee lagen glad spierweefsel. De binnenste heeft circulair verlopende spiervezels en de buitenste bestaat uit longitudinaal verlopende vezels. Wanneer de circulaire spierlaag contraheert veroorzaakt dit een vernauwing van het darmlumen. Contractie van de longitudinale spierlaag leidt tot verkorting van de darm. De circulaire spierlaag speelt de belangrijkste rol bij de peristaltiek. Peristaltiek is een darmbeweging waarbij een contractie van de circulaire spierlaag, voorafgegaan door een verslapping, langzaam over de darm loopt in de richting van de anus. Hierdoor verplaatst een vernauwing van het lumen zich langzaam in de richting van de anus, daarbij de darminhoud voor zich uit schuivend. Op verschillende plaatsen in het maagdarmkanaal bevinden zich sfincters (kringspieren), die soms door de verdikte circulaire spierlaag worden gevormd, zoals de pylorus aan de uitgang van de maag. De sfincters zijn normaliter gecontraheerd en vormen dus een afsluiting die alleen op gezette tijden opengaat om darminhoud te laten passeren.

Het maag-darmkanaal beschikt over een eigen, intrinsiek zenuwstelsel dat in staat is zelfstandig te functioneren. Tussen de twee spierlagen en tussen de circulaire spierlaag en de submucosa liggen zenuwcellen in vlechtwerken (plexus) bijeen. Dit zijn de plexus myentericus en de plexus submucosus. Darmbewegingen, zoals de peristaltiek, worden door dit zenuwstelsel gecoördineerd, evenals de secretie van klieren en de circulatie. Het darmzenuwstelsel (Engels: *enteric nervous system*) staat onder invloed van het autonome zenuwstelsel. De efferente parasympathische innervatie eindigt in de plexus myentericus en loopt tot het einde van het colon transversum over de n. vagus en in de rest van de darm over de nn. pelvici. Preganglionaire sympathische vezels eindigen in verschillende zenuwnetwerken in de buikholte: de plexus coeliacus, de plexus mesentericus en de plexus hypogastricus. Postganglionaire vezels innerveren glad spierweefsel van de bloedvaten, de spierlagen van het maag-darmkanaal en de klieren. Parasympathische prikkeling stimuleert motoriek en secretie. Prikkeling van de sympathicus veroorzaakt in de eerste plaats vasoconstrictie, daarnaast remming van motoriek en secretie. Het darmzenuwstelsel bevat ook sensorische zenuwvezels, die signalen vervoeren uit chemosensoren in de mucosa, en uit voor rekking gevoelige mechanosensoren in mucosa en spierlagen. Motoriek en secretie kunnen hierdoor via lokale reflexen worden geregeld. Er gaan echter ook afferente vezels naar centraal, zowel met de n. vagus als met sympathische banen.

Van de klieren die spijsverteringssappen maken, bestaan de maagsapklieren en de darmsapklieren uit talloze in de wand opgenomen, meestal buisvormige, kliertjes die alle een afvoergang hebben. Drie paar speekselklieren produceren speeksel. Dit zijn de oorspeekselklieren (enkelvoud: glandula parotidea), de

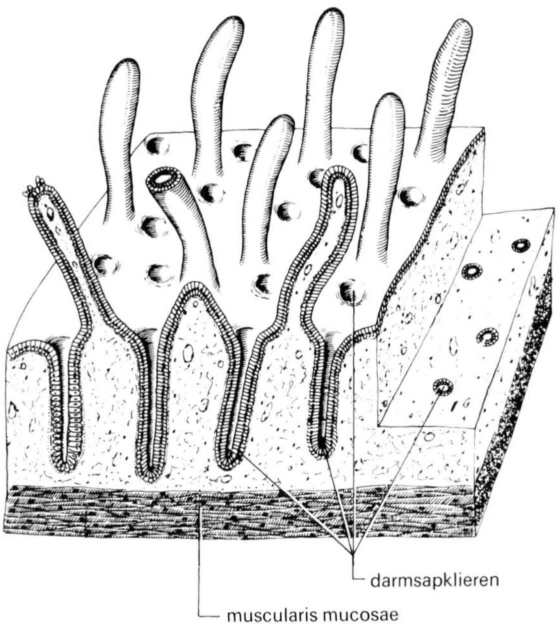

Figuur 12-3 Wand van de dunne darm bij zwakke vergroting.

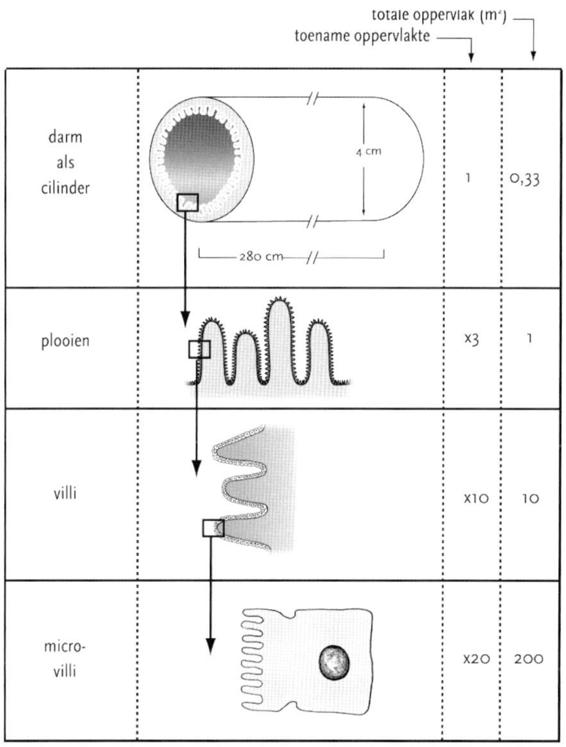

Figuur 12-4 Vergroting van de oppervlakte van het darmslijmvlies door plooien, villi en microvilli.

ondertong- en de onderkaakspeekselklieren. De pancreas, ook wel buikspeekselklier genoemd, ligt achter onder de maag met de kop in de bocht van het duodenum en de staart naar links wijzend in de richting van de milt. De afvoerbuis van de pancreas mondt uit in de binnenbocht van het duodenum, samen met de afvoerbuis van de gal (figuur 12-5). De pancreas bevat naast het exocriene klierweefsel ook endocriene kliercellen. Temidden van het exocriene klierweefsel liggen de eilandjes van Langerhans, die bestaan uit een verzameling van verschillende endocriene cellen. Door de A- en de B-cellen worden respectievelijk de hormonen glucagon en insuline gemaakt (tabel 3-2).

◀◀ pancreas

De lever (hepar) ligt rechtsboven in de buik, vlak onder het diafragma. Figuur 12-5 toont de anatomie van de galwegen. De ductus hepaticus (leverbuis) is de afvoerbuis van de gal uit de lever. De galblaas ontvangt via een aftakking de levergal. Door contractie van de galblaas wordt de inhoud via de ductus choledochus (spreek uit: cholédochus) naar het duodenum gedreven. De ductus choledochus loopt achter het duodenum om door de kop van de pancreas en mondt samen met de pancreasbuis in het duodenum uit. Normaal is de opening naar het duodenum door een sfincter gesloten.

◀◀ lever

◀◀ galwegen

◀◀ galblaas

◀◀ ductus choledochus

12.2.2 Mond en slokdarm

In de mond wordt het voedsel voorbereid op de verwerking in het maag-darmkanaal . Het voedsel wordt gekauwd en gemengd met speeksel. Speeksel bestaat uit water, slijm, elektrolyten en speekselamylase. Door de toevoeging van speeksel kan ook droog voedsel worden verwerkt. Door het slijm wordt de spijsbrok gladgemaakt, zodat hij gemakkelijk kan worden doorgeslikt. In het water lossen de smaakstoffen op. Daardoor wordt de maaltijd smakelijker, hetgeen voor de spijsvertering belangrijk is. De secretie van maagsap blijkt namelijk sterker te worden gestimuleerd naarmate de maaltijd smakelijker is. Speeksel bevat HCO_3^- in hoge concentratie, waardoor de pH van het speeksel hoog is, maximaal 7,8. In de mond wordt door de amylase een begin gemaakt met de vertering van koolhydraten. Amylase is een enzym dat zetmeel (amylum) splitst. Het werkt optimaal bij een hoge pH, zoals die van speeksel. Wanneer amylase in de maag in aanraking komt met het daar aanwezige zuur, wordt het onwerkzaam. Naast de genoemde functies heeft het speeksel een belangrijke functie bij het schoonhouden van de mond. Amylase speelt hierbij een rol doordat het achtergebleven, uit zetmeel bestaande voedselresten kan oplossen. Ten slotte vergemakkelijkt speeksel het spreken; voldoende speekselsecretie maakt een glaasje water overbodig.

◀ amylase

De speekselsecretie wordt nerveus beheerst

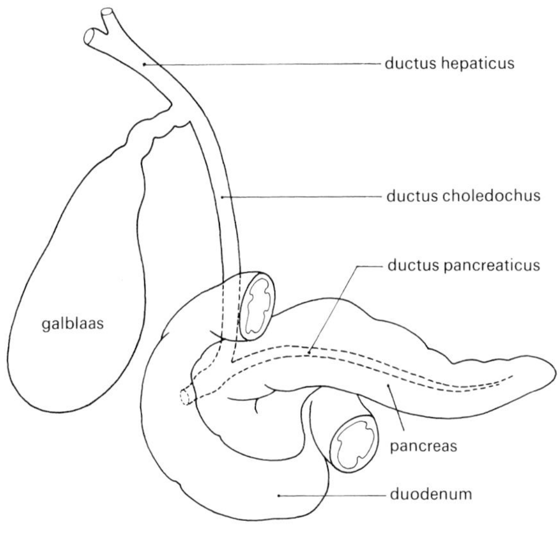

Figuur 12-5 Anatomie van de galwegen.

chymus ▶▶
cardia ▶▶
fundus ▶▶
geconditioneerde reflex ▶
corpus ▶▶
antrum ▶▶
pylorus ▶▶
slikreflex ▶
glottis ▶
bovenste oesophagussfincter ▶
epiglotis ▶
maagsap ▶▶
slijm ▶▶
onderste oesophagussfincter ▶
zoutzuur ▶▶

vanuit een centrum in het verlengde merg. Afferente prikkels bereiken dit centrum uit het slijmvlies van de mond, de pharynx en de neus. Buiten maaltijden vindt een geringe basale secretie plaats. Bij zien en ruiken van voedsel komt mede door geconditioneerde reflexen (7.3.2.2) secretie van speeksel op gang. De speekselklieren worden parasympathisch en sympathisch geïnnerveerd. Parasympathische prikkeling veroorzaakt een sterke secretie, terwijl die door de sympathicus wordt geremd. Hierdoor kan onder psychische spanning het spreken worden bemoeilijkt door de droge mond, zoals kan voorkomen bij een student die een presentatie moet houden.

Slikken is een ingewikkelde beweging, die willekeurig begint en vervolgens reflectoir verloopt. Met gesloten mond wordt het voedsel met de tong naar achteren geduwd, naar de keelholte (pharynx), waar sensoren gelokaliseerd zijn die de slikreflex op gang brengen. De reflex wordt bestuurd vanuit een centrum in het verlengde merg. De ademhaling wordt kort onderbroken, de larynx (strottenhoofd) gaat omhoog, de glottis (stemspleet) wordt gesloten en de bovenste oesophagussfincter ontspant zich. De epiglottis (strotklepje) geleidt de spijsbrok in de richting van de openstaande oesophagus.

De slikreflex is tevens het begin van de peristaltische golf die de spijsbrok in de oesophagus voortstuwt naar de maag. Voordat de peristaltische golf de onderste oesophagussfincter bereikt, ontspant deze zich al en laat de spijsbrok ongehinderd passeren. Wanneer met de spijsbrok ook lucht is ingeslikt, bereikt die meestal niet de maag. De lucht ontsnapt met enig geluid (boer, ructus) via de bovenste oesophagussfincter uit de slokdarm.

12.2.3 Maag

In de maag wordt het voedsel enige tijd opgeslagen en ondergaat het een verdere bewerking. Er wordt maagsap toegevoegd en de bewegingen van de maag zorgen ervoor dat dit goed met het voedsel wordt gemengd. De vloeibare halfverteerde massa die hierbij ontstaat (chymus), wordt in kleine porties tot het duodenum toegelaten.

In de maag worden functioneel de volgende onderdelen onderscheiden: fundus, corpus en antrum pyloricum (figuur 12-1); functioneel, omdat er geen anatomisch herkenbare grenzen zijn, maar wel duidelijke verschillen in functie. De overgang van slokdarm naar maag is de cardia. Hoewel mede door de schuine inmonding van de oesophagus er mogelijk sprake is van een klepmechanisme waardoor reflux van maaginhoud naar de oesophagus wordt voorkomen, vormt de onderste oesophagussfincter de belangrijkste barrière tegen reflux. De fundus bezit de eigenschap dat vulling kan optreden zonder dat de druk in de maag noemenswaardig wordt verhoogd. De wand wordt gerekt zonder toename van de wandspanning, doordat het gladde spierweefsel ontspant. De motoriek van de maag bestaat uit regelmatige peristaltische contracties die in het corpus beginnen, langzaam in de richting van de pylorus lopen en daarbij krachtiger worden. In het antrum vindt daardoor de sterkste menging plaats, vooral bij een gesloten pylorus. De door de peristaltiek voortgestuwde chymus spuit dan terug. De frequentie van de contracties is laag, ongeveer drie per minuut.

Afhankelijk van de samenstelling van de inhoud van het duodenum gaat de pylorus al dan niet open bij nadering van een peristaltische golf. Wanneer de inhoud van het duodenum zuur is, gaan er signalen naar de pylorus waardoor deze gesloten blijft. Ook de motoriek van de maag wordt dan geremd. Deze signalen gaan langs nerveuze en langs humorale (hormonale) weg. Wanneer de duodenuminhoud door pancreassap is geneutraliseerd, valt de rem op de lediging van de maag weg en wordt er weer (zure) chymus toegelaten.

Het maagsap van de talloze in de wand gelegen kliertjes bestaat uit water, slijm, zoutzuur, *intrinsic factor* en pepsine. Slijm heeft een belangrijke beschermende functie. Zoutzuur heeft een bacteriedodende werking en activeert pepsine. Figuur 12-6 illustreert de vorming van zoutzuur (HCl) door de wandcellen van de maagsapkliertjes. Voor elk H^+-ion

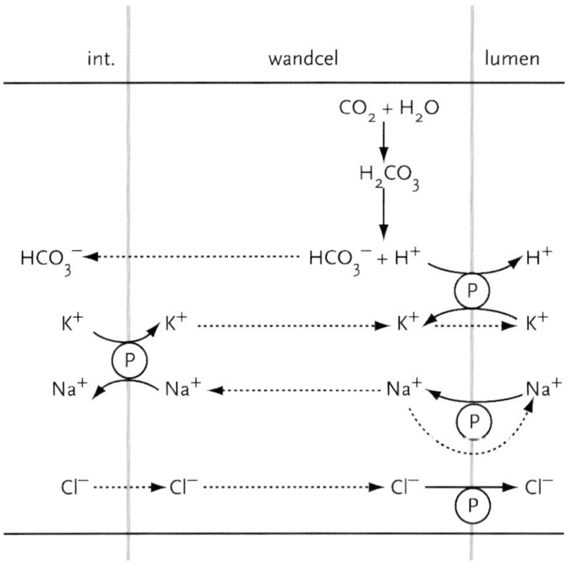

Figuur 12-6 Schema van het mechanisme van de HCl-secretie door de wandcellen van de maagsapklieren. De P's geven actief transport aan; de stippellijnen geven diffusie aan. int. = interstitium.

dat in het maagsap wordt afgescheiden, komt een HCO_3^--ion in het bloed terecht. Als gevolg hiervan treedt na het nuttigen van een maaltijd een tijdelijke stijging van de pH van het bloedplasma op (Engels: *alkaline tide*).

De maagsapsecretie wordt met zowel nerveuze als hormonale signalen gestuurd. Tot de laatste groep behoort gastrine, dat bij rekking van de wand van het antrum uit het slijmvlies vrijkomt en via de bloedbaan de kliertjes in de wand van het corpus stimuleert. Daalt de pH in het antrum tot < 2,5 dan wordt de gastrinesecretie in het antrumslijmvlies geremd.

Pepsine wordt door de kliercellen gesynthetiseerd in de vorm van het onwerkzame pepsinogeen. Dit wordt bij een lage pH omgezet in pepsine. Pepsine is een eiwitsplitsend enzym dat in de maag een begin maakt met de eiwitvertering. *Intrinsic factor* wordt door dezelfde kliercellen geproduceerd als het zoutzuur. Het is noodzakelijk voor de opname in de darm van vitamine B_{12}. Dit is een vitamine dat een rol speelt bij de aanmaak van erytrocyten. Bij gebrek aan *intrinsic factor* wordt te weinig vitamine B_{12} opgenomen, waardoor een ernstige bloedarmoede (pernicieuze anemie) ontstaat.

12.2.4 Dunne darm

Wanneer de zure chymus uit de maag in het duodenum is aangekomen, worden pancreassap en gal toegevoegd. Pancreassap bestaat uit water, elektrolyten en enzymen. Van de elektrolyten komt HCO_3^- in hoge concentratie voor en dit neutraliseert het zuur. Pancreassap bevat enzymen voor de drie macronutriënten: eiwitten, vetten en koolhydraten. Trypsine is een eiwitsplitsend enzym, dat wordt gesecerneerd in de vorm van het inactieve trypsinogeen. De omzetting tot trypsine wordt versneld door enterokinase, dat wordt afgescheiden door enterocyten in het duodenum en het eerste deel van het jejunum. Trypsine hydrolyseert peptidebindingen in eiwitmoleculen. Lipase is een vetsplitsend enzym dat triacylglycerolen splitst in vetzuren, glycerol en mono- en diacylglycerolen. Ten slotte bevat pancreassap amylase dat, evenals het speekselamylase, zetmeel splitst in eenvoudige suikers, zoals de disacharide maltose (moutsuiker) dat uit twee glucose-eenheden bestaat.

De pancreassecretie komt tot stand onder invloed van het hormoon secretine, dat door het slijmvlies van het duodenum en het jejunum wordt geproduceerd wanneer de pH in het lumen van de darm daalt tot < 4. Door de tegengestelde werking van de pH van de chymus op de productie van gastrine en secretine worden het zure milieu in de maag en het alkalische milieu in de darm op efficiënte wijze naast elkaar in stand gehouden. Een derde spijsverteringshormoon is cholecystokinine (CCK), dat door het duodenumslijmvlies wordt geproduceerd zodra zure chymus, vet of splitsingsproducten van eiwit hiermee in aanraking komen. Cholecystokinine heeft vele functies (12.5.6), waaronder contractie van de galblaas en de gelijktijdige relaxatie van de sfincters in de galwegen.

Gal bevat water, cholesterol, fosfolipiden, galzure zouten (galzouten, cholaten) en bilirubine (12.3). De galzouten vervullen een belangrijke functie bij de vertering en resorptie van vetten en van de splitsingsproducten van vetten. Galzouten hebben een emulgerende werking: het in water slecht oplosbare vet wordt fijn verdeeld in kleine vetbolletjes (emulsie). Hierdoor kan de lipase sneller haar werk doen. Galzouten vormen micellen. Dit zijn aggregaten van moleculen met de polaire, hydrofiele (2.2) uiteinden naar buiten gericht, en de apolaire, hydrofobe uiteinden naar binnen gericht. De micellen kunnen lipiden, zoals cholesterol en fosfolipiden, en de door de lipase vrijgemaakte vetsplitsingsproducten bevatten. De enterocyten kunnen de lipiden, inclusief de vetsplitsingsproducten, van de micellen overnemen. De galzouten zelf worden hierbij niet geresorbeerd, maar gespaard om opnieuw vetsplitsingsproducten op te nemen. De micellen pendelen als het ware

◀ HCO_3^-
◀ trypsinogeen
◀ trypsine
◀ enterokinase
◀ lipase
◀ amylase
◀ secretine
◀ cholecystokinine
◀◀ alkaline tide
◀◀ gastrine
◀ gal
◀◀ pepsinogeen
◀◀ pepsine
◀ emulgerende werking
◀◀ intrinsic factor
◀ micellen
◀◀ vitamine B_{12}
◀ cholesterol
◀ fosfolipiden
◀◀ pernicieuze anemie
◀◀ pancreassap

Tabel 12-1 Overzicht van de samenstelling van spijsverteringssappen en hun functie

	bestanddeel	functie
speeksel	water	oplossen van smaakstoffen
	slijm	gladmaken spijsbrok
	amylase	koolhydraatsplitsend enzym
maagsap	slijm	bescherming van de maagwand
	zoutzuur	werkt bacteriedodend, activeert pepsine
	pepsine	eiwitsplitsend enzym
	intrinsic factor	nodig voor de resorptie van vitamine B_{12}
pancreassap	HCO_3^-	neutraliseert de zure chymus
	trypsine	eiwitsplitsend enzym
	lipase	vetsplitsend enzym
	amylase	koolhydraatsplitsend enzym
darmsap	enterokinase	activeert trypsine
	peptidasen	peptidesplitsende enzymen
	sucrase	splitst sucrose
	lactase	splitst lactose
	maltase	splitst maltose

tussen vetdruppel en enterocyt, waarbij ze vetzuren, mono- en diacylglycerolen vervoeren. Pas in het ileum worden de galzouten geresorbeerd, althans een groot deel ervan. Een klein deel gaat met de feces verloren.

darmsap ▶ De dunne darm produceert darmsap. Dit bevat enzymen die de laatste hand leggen aan de vertering van eiwitten en koolhydraten. Peptidasen splitsen peptiden uiteindelijk tot aminozuren. Disachariden worden gesplitst tot monosachariden, de enkelvoudige suikers. Sucrase splitst sucrose (sacharose, biet- of rietsuiker) in glucose en fructose, lactase splitst lactose (melksuiker) in glucose en galactose, en maltase splitst maltose in glucose.

aminozuren ▶ monosachariden ▶ haustra ▶▶ resorptie ▶

De resorptie van de voedingsbestanddelen vindt plaats in de dunne darm, voor het grootste deel al in het duodenum en het jejunum. De resorptie verloopt ten dele passief (door diffusie) en ten dele actief (2.3.2). De resorptie van glucose en galactose gebeurt actief, gekoppeld aan het transport van Na^+-ionen. Cl^--ionen volgen passief volgens de elektrische gradiënt die is ontstaan door de Na^+-resorptie. Aminozuren kunnen passief en actief worden geresorbeerd. Voor verscheidene stoffen bestaan aparte transportsystemen, zoals voor ijzer en calcium. Door het transport van al deze stoffen daalt de osmolariteit van de chymus. Hierdoor wordt water door osmose geresorbeerd. De hoeveelheid water die moet worden geresorbeerd is groot. Naast de hoeveelheid water die met drank en voedsel wordt opgenomen (circa 2 L per dag), komt er ook met de spijsverteringssappen water in de darm: per dag 1 L speeksel, 2 L maagsap, 2 L pancreassap, 1 L gal en 1 L darmsap; totaal dus ongeveer 7 L. Resorptie van water vindt voornamelijk plaats in de dunne darm. Ongeveer 1,5 L water gaat door naar het colon. Tabel 12-1 geeft een overzicht van de samenstelling van de spijsverteringssappen en hun functie.

12.2.5 Colon

feces ▶▶ vitamine K ▶▶ ileocaecale klep ▶▶

De functies van het colon bestaan uit resorptie van water en zouten, opslag van de niet-verteerde en niet-geresorbeerde overblijfselen van de chymus (feces) en verwijdering daarvan (defecatie). Het colon bevat veel bacteriën die nuttige functies vervullen, maar die onder bepaalde omstandigheden voor de rest van het lichaam een bedreiging kunnen vormen. De nuttige functie van de bacteriën bestaat uit de productie van vitamine K en vitamines van de B-groep. Vitamine K is nodig voor de synthese van de stollingsfactor protrombine (14.2.2) in de lever.

Dagelijks passeert 1,5 L chymus de ileocaecale klep. Doorgaans is deze klep als gevolg van overdruk in het colon gesloten. Aansluitend op een peristaltische golf in het ileum gaat de klep open, waarbij een portie chymus in het colon stroomt. De motoriek van het colon is karakteristiek voor de functies van het orgaan. De bewegingen van de dikke darm zijn traag en zijn er voor een deel op gericht de darminhoud met het slijmvlies in contact te brengen, zodat resorptie van water zo goed mogelijk kan plaatsvinden. Deze bewegingen worden veroorzaakt door contracties van de circulaire musculatuur, waardoor insnoeringen ontstaan. Deze insnoeringen worden haustra genoemd en kunnen worden aangevuld met een contractie van de longitudinale spieren, waardoor bewegingen als van een harmonica ontstaan. De inhoud van het colon wordt door deze motoriek niet voortbewogen. Dit gebeurt door massale contracties die twee- tot driemaal per dag plaatsvinden. Hierbij contraheert een groot deel van de circulaire spierlaag, waarbij inhoud naar een volgend deel wordt getransporteerd.

De resorptie van water en zout in het colon gebeurt op dezelfde wijze als in de dunne darm. De resorptie van water volgt osmotisch de actieve resorptie van het zout. Hoewel er in het colon geen villi zijn, is er voldoende oppervlak beschikbaar voor de resorptie. Hiervan wordt gebruikgemaakt bij de toediening van geneesmiddelen per rectum in de vorm van een zetpil (suppositorium).

Wanneer het rectum, dat normaal leeg is, door vulling wordt gerekt, ontstaat de aandrang tot defecatie. De interne anale sfincter ontspant en de defecatie kan worden tegengehouden door willekeurige contractie van de externe anale sfincter. Bij patiënten met een dwarslaesie bij wie de willekeurige beïnvloeding is weggevallen, blijkt bij een bepaalde druk in het rectum ook de externe sfincter te ontspannen. Deze patiënten zijn dan niet meer in staat de ontlasting op te houden en zijn incontinent voor feces.

12.3 LEVERFUNCTIES

De lever vervult een groot aantal metabole functies. Wat betreft de koolhydraatstofwisseling staat de lever centraal bij de regeling van de glucoseconcentratie van het bloed. Ook bij de lipidenstofwisseling vervult hij belangrijke functies. In de lever wordt cholesterol gesynthetiseerd. Deze cholesterol, en de cholesterol die afkomstig is uit de voeding, is de grondstof voor steroïde hormonen en galzouten. Ook is cholesterol een belangrijk bestanddeel van de celmembraan. De cholesterol wordt in de lever verpakt in lipoproteïnecomplexen en aan het bloed afgegeven.

Lipoproteïnecomplexen worden onderscheiden op grond van hun samenstelling. De dichtheid van de complexen en dus de snelheid waarmee ze neerslaan in de ultracentrifuge, neemt af met een toenemend lipidengehalte. Zo is het lipidengehalte van chylomicronen het hoogst en dat van *very-low-density lipoproteins* (VLDL), *low-density lipoproteins* (LDL) en *high-density lipoproteins* (HDL) steeds lager, terwijl het eiwitgehalte van HDL het hoogst is en dat van de andere complexen in omgekeerde volgorde steeds lager. Chylomicronen worden gevormd in het dunnedarmepitheel tijdens de resorptie van de producten van de vertering van vetten. De overige lipoproteïnen worden zowel in de darm als in de lever gevormd. Doordat de darm een belangrijk aandeel heeft in de vorming van lipidencomplexen tijdens de resorptie is de lipidenconcentratie van het plasma sterk afhankelijk van de aard van de voeding (vetrijk of vetarm) en het tijdstip van de dag ten opzichte van de maaltijd.

In het kader van de eiwitstofwisseling vinden verscheidene processen in de lever plaats. De lever synthetiseert de plasma-eiwitten albumine, fibrinogeen en een deel van de globulinen. Voor de bloedstolling wordt protrombine gemaakt. Aminozuren worden getransamineerd en gedesamineerd. Deze processen spelen een rol bij de synthese van aminozuren en bij de afbraak ervan. Uit de bij de desaminering vrijgekomen NH_2-(amino)groepen wordt ureum gevormd, dat door de nier wordt uitgescheiden. Hierdoor wordt vorming van het giftige NH_3 (ammoniak) voorkomen.

De lever produceert per dag ongeveer 1 L gal. Ook in de gal vormen de galzouten micellen waarin het slecht oplosbare cholesterol wordt opgenomen. De lever produceert continu gal, die in de galblaas wordt opgeslagen. Tijdens een maaltijd vinden enkele galblaascontracties plaats, waardoor gal in het duodenum terechtkomt. In de galblaas wordt de gal ingedikt doordat elektrolyten en water worden geresorbeerd. Indien bij de indikking van de galvloeistof de cholesterolconcentratie te hoog wordt en er tevens te weinig galzouten zijn, kan cholesterol neerslaan en galstenen vormen. Galstenen kunnen verschillende afmetingen hebben, van gruis tot de grootte van een duivenei. Kleinere stenen kunnen in de ductus choledochus terechtkomen en daar aanleiding geven tot aanvallen van heftige pijn (galsteenkolieken). Ook kunnen ze een afsluiting veroorzaken.

De galzouten worden in het ileum geresorbeerd en via de poortader weer naar de lever vervoerd. Door de levercellen worden ze opnieuw in de gal afgescheiden. Er vindt dus een circulatie van galzouten plaats: van de lever naar de gal, via de galwegen naar de dunne darm en na resorptie weer terug naar de lever (enterohepatische circulatie). Het grootste deel van de galzouten blijft op deze wijze beschikbaar voor hergebruik. Per dag gaat ongeveer 10% van de voorraad verloren. Deze hoeveelheid moet dus dagelijks worden bijgemaakt.

Alle in de darm in het bloed opgenomen stoffen gaan via de poortader (v. portae) eerst naar de lever. De lever neemt een sleutelpositie in bij de toelating van stoffen in het lichaam en bij de opslag van voedingsstoffen, zoals koolhydraten. De darm neemt in principe alle opgeloste en daardoor meestal ook resorbeerbare stoffen op, ook al zijn ze schadelijk voor het lichaam. Een van de belangrijkste functies van de

◀ eiwitstofwisseling
◀◀ resorptie van water
◀ desaminering
◀ ureum
◀◀ defecatie
◀ galblaascontracties
◀ galstenen
◀◀ lipoproteïne-complexen
◀ enterohepatische circulatie
◀◀ VLDL
◀◀ LDL
◀◀ HDL
◀◀ chylomicronen

ontgifting ▶
glucuronzuur ▶
bilirubine ▶
gluconeogenese ▶▶
galpigment ▶
urobilinogeen ▶
icterus ▶
glucoseconcentratie ▶
hemolytische icterus ▶▶
glycogenese ▶
glycogenolyse ▶
insuline ▶
glucagon ▶
eilandjes van Langerhans ▶

lever is ontgifting. Het mechanisme hiervan bestaat uit de koppeling (conjugatie) van de stof met glucuronzuur, waardoor een niet-schadelijk oplosbaar glucuronide ontstaat. Dit wordt dan met het bloed meegegeven en met de urine of de gal uitgescheiden. Dit gebeurt ook met bilirubine. Bilirubine is afkomstig van hemoglobine uit afgebroken erytrocyten. Het wordt gevormd in het reticulo-endotheliale systeem, onder andere in de milt, waar ook een belangrijk deel van de erytrocyten wordt afgebroken. Bilirubine wordt gebonden aan albumine in het bloed vervoerd. In de lever wordt het geconjugeerd met glucuronzuur, waardoor het goed oplosbaar wordt en wordt uitgescheiden met de gal. Evenals hemoglobine is bilirubine een kleurstof (geel); hieraan ontleent gal zijn kleur. Vandaar dat bilirubine ook galpigment wordt genoemd. In de darm wordt bilirubine omgezet, onder andere in urobilinogeen. Het grootste deel van deze galpigmenten, geel tot bruin van kleur, verlaat het lichaam met de feces. Een klein deel van het urobilinogeen wordt geresorbeerd, komt via de poortader terug in de lever en wordt opnieuw uitgescheiden: enterohepatische circulatie van galpigment. Een klein deel ontsnapt aan de heruitscheiding, komt in de algemene circulatie terecht en wordt uitgescheiden in de urine. Wanneer, door welke oorzaak dan ook, te veel bilirubine in het bloed aanwezig is, worden de weefsels geelgekleurd. Dit is zichtbaar aan de huid en vooral aan de sclerae, het 'wit' van de ogen: icterus (Intermezzo 12.1).

De glucoseconcentratie van het bloed wordt binnen nauwe grenzen constant gehouden op circa 5 mmol/L. Tijdens en vlak na de maaltijd is de concentratie wat hoger, circa 6 mmol/L. Na een koolhydraatrijke maaltijd is het mogelijk dat de concentratie tijdelijk hoger wordt dan de drempelwaarde (10 mmol/L) waarboven glucose in de urine verschijnt (13.3.2.1). De nuchtere waarde ligt op circa 4,5 mmol/L. Het belang van het op peil houden van de glucoseconcentratie is gelegen in het feit dat sommige weefsels en cellen (hersenen, erytrocyten, sommige cellen in de nier) voor hun energievoorziening geheel afhankelijk zijn van de bloedglucose.

In de periode dat glucose in de darm wordt opgenomen, wordt in de lever glucose omgezet in glycogeen (glycogenese). In de periode tussen de maaltijden en tijdens vasten vindt het tegengestelde plaats, glycogenolyse, en wordt glucose afgegeven aan het bloed. Glycogenese en glycogenolyse staan onder invloed van de hormonen insuline en glucagon. Beide hormonen worden geproduceerd door de eilandjes van Langerhans in de pancreas; glucagon door de A-cellen, insuline door de B-cellen. De secretie van insuline wordt gestimuleerd door een hoge glucoseconcentratie van het bloed, die van glucagon door een lage glucoseconcentratie (figuur 12-7). Insuline stimuleert de glycogenese in de lever, alsmede de opname van glucose door de cellen. In de meeste weefsels is het transport van glucose over de celmembraan namelijk afhankelijk van insuline. Insuline heeft daardoor een verlagend effect op de glucoseconcentratie. Glucagon stimuleert de glycogenolyse in de lever. Daarnaast stimuleert glucagon de gluconeogenese, vooral wanneer de voorraad leverglycogeen uitgeput is, een voorraad die onder normale omstandigheden genoeg is voor één nacht. Gluconeogenese is de nieuwvorming van glucose uit lactaat (12.4.4), aminozuren en glycerol. Glucagon verhoogt daardoor de glucoseconcentratie van het bloed.

Er zijn nog andere hormonen die een rol spelen bij de regeling van de glucoseconcentratie van het bloed. Deze hebben alle een verhogende werking op de bloedsuiker. Hiertoe behoren adrenaline en cortisol (tabel 3-2). De werking van cortisol in verband met de koolhydraatstofwisseling bestaat uit een glucosesparend effect op de celstofwisseling en stimulering van de gluconeogenese.

Intermezzo 12.1
Icterus

Icterus is een gele verkleuring van de weefsels als gevolg van een te hoge concentratie bilirubine in het bloed. De verkleuring is zichtbaar aan de huid en de sclerae. Icterus is een symptoom van een meestal ernstige ziekte, die verschillende oorzaken kan hebben.

In de eerste plaats kan de oorzaak voor de lever (prehepatisch) gelokaliseerd zijn ten gevolge van een te grote productie van bilirubine. Dit komt voor bij een verhoogde afbraak van erytrocyten: hemolytische icterus. De daarbij behorende anemie wordt hemolytische anemie genoemd. De lever is niet in staat het grote aanbod van bilirubine te verwerken, waardoor die zich in het bloed ophoopt. Aangezien de bilirubine de levercellen nog niet is gepasseerd, is deze nog vrije bilirubine wel gebonden aan albumine, maar niet geconjugeerd met glucuronzuur. Hemolyse kan aangeboren zijn, zoals bij afwijkingen in de hemoglobinesynthese of bij afwijkingen in de celmembraan: congenitale sferocytose (sferocyten zijn bolvormige erytrocyten). Voorts komt hemolyse voor bij immuunziekten, bij infecties (zoals malaria), bij vergiftigingen (bijvoorbeeld door lood of slangengif), door beschadiging van erytrocyten (bijvoorbeeld door hartklepprothesen of verbrandingen) en bij marshemoglobinurie. Marshemoglobinurie wordt verklaard door mechanische

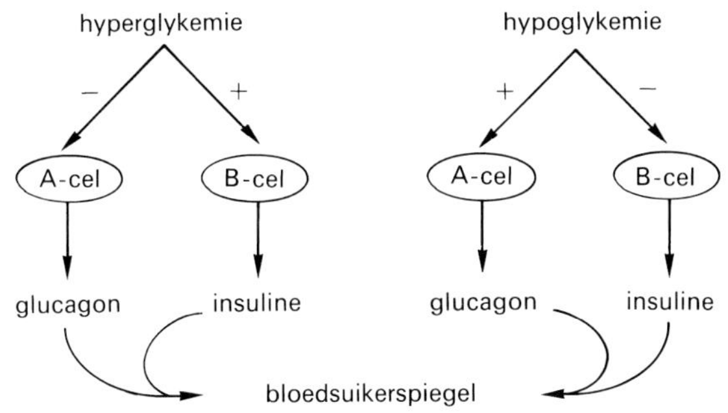

Figuur 12-7 Regeling van de glucoseconcentratie van het bloed door insuline en glucagon. + en – betekenen respectievelijk stimulering en remming.

beschadiging van erytrocyten in de voetzolen van langeafstandlopers.

In de tweede plaats kan de oorzaak hepatisch zijn, dus in de lever gelokaliseerd. Hierbij is de opname van bilirubine door de levercellen gestoord of is de activiteit van het enzym dat de conjugatie met glucuronzuur katalyseert onvoldoende. Vanwege de gestoorde opname of conjugatie is dus ook in deze situatie de concentratie ongeconjugeerde bilirubine toegenomen.

In de derde plaats kan de oorzaak posthepatisch zijn. In dat geval heeft men te maken met galstuwing door afsluiting van galwegen door een galsteen of door een tumor. Zo kan een tumor in de kop van de pancreas de ductus choledochus dichtdrukken. Bij deze afsluitingsicterus is de concentratie geconjugeerde bilirubine verhoogd. Bovendien is in zo'n geval de feces ontkleurd, doordat er geen bilirubine met de gal in de darm terechtkomt.

In de vierde plaats komen er mengvormen voor, waarbij zowel de leverfunctie als de galafvloed gestoord is. Dit komt voor bij leverontsteking (hepatitis), bij leverafwijkingen als gevolg van geneesmiddelen, bij levercirrose en bij carcinoommetastasen in de lever. Bij hepatitis is de galafvloed belemmerd, doordat levercellen zijn opgezwollen en in de lever galgangetjes worden afgesloten.

12.4 VRIJMAKEN VAN ENERGIE

Van de vele vormen van energie is de mechanische het gemakkelijkst te definiëren, namelijk als de arbeid* die wordt verricht wanneer een lichaam tegen een kracht* in over een bepaalde afstand wordt verplaatst. Bij een kracht van 1 newton (N) en een afstand van 1 m, is de verrichte arbeid 1 N·m = 1 joule (J). Deze arbeid is ten koste gegaan van het systeem dat de kracht heeft uitgeoefend; de energie-inhoud van dit systeem is met 1 J afgenomen. De energie* kan in het systeem aanwezig zijn geweest in de vorm van een gespannen veer, maar ook in een niet-

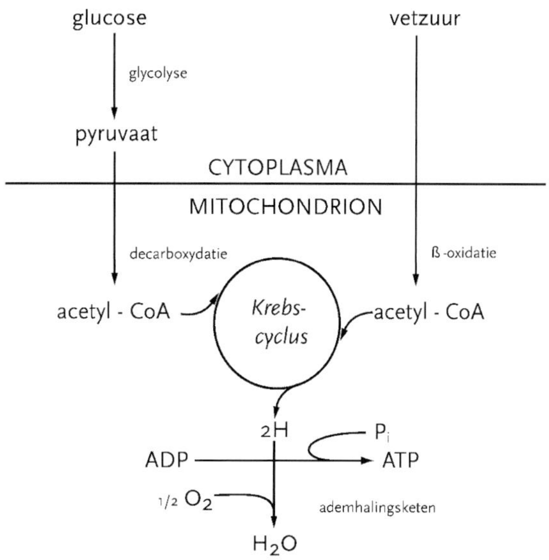

Figuur 12-8 Vereenvoudigd overzicht van de productie van energie in de vorm van ATP uit glucose en vetzuren.

mechanische vorm, bijvoorbeeld als chemische of elektrische energie. Dan was er wel een voorziening nodig om deze energie eerst in een zodanige vorm te brengen, dat deze bij het verrichten van mechanische arbeid kon worden benut.

◀ chemische energie
◀ elektrische energie

In de fysiologie verstaat men onder vrijmaken van energie de processen waarmee de chemische energie van de uit het voedsel verkregen energiesubstraten in een vorm wordt gebracht die geschikt is voor onmiddellijk gebruik voor de lichaamsfuncties. Bij veel functies is de snelheid waarmee de energie in bruikbare vorm kan worden geleverd, essentieel. Dan gaat het om energie per eenheid van tijd, om vermogen*, dat in watt (W) wordt uitgedrukt: 1 W = 1 J/s. Het maximale (mechanische) vermogen dat een mens kan opbrengen, hangt onder meer af van de snelheid waarmee in de spieren energie kan worden vrijgemaakt.

◀ energiesubstraten
◀◀ afsluitingsicterus
◀ vermogen

De universeel in de levende natuur voorkomende, onmiddellijk bruikbare vorm van chemische energie is opgeslagen in de binding tussen de fosfaatgroepen van ATP (2.2.4.1). ATP is de rechtstreekse energieleverancier voor de fysiologische functies. Wanneer ATP onder invloed van het enzym ATP-ase een fosfaatgroep loslaat, komt de bindingsenergie vrij; hierbij ontstaan ADP en anorganisch fosfaat (P_i, Engels: *inorganic phosphate*).

◀ ATP
◀◀ mechanische energie
◀ ATP-ase
◀ ADP
◀ anorganisch fosfaat

Alle cellen bevatten een kleine voorraad ATP. Voor een krachtige spiercontractie is er genoeg voor enkele seconden. De cellen bevatten een iets grotere voorraad van een andere energierijke fosfaatverbinding, creatinefosfaat (CP), die met ATP in evenwicht

◀ creatinefosfaat

ademhalingsketen ▶▶

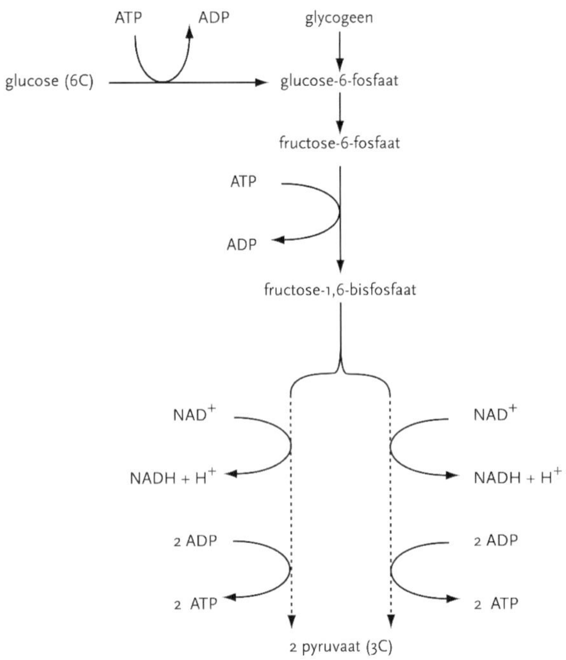

ATP-vorming op substraatniveau ▶▶
anaëroob ▶▶

Figuur 12-9 Vereenvoudigd schema van de glycolyse.

creatinekinase ▶
glycolyse ▶▶
fosfaatbatterij ▶

is. Bij verbruik van ATP gaat er dus CP over in ATP; de reactie wordt versneld door het enzym creatinekinase. Er is ongeveer driemaal zoveel CP als ATP. De voorraden ATP en CP tezamen worden wel de fosfaatbatterij genoemd.

energiesubstraten ▶
glucose ▶
vetzuren ▶
glucose-6-fosfaat ▶▶
nicotinamide-adenine-dinucleotide ▶
flavine-adenine-dinucleotide ▶
oxidatieve fosforylering ▶
elektronentransportketen ▶
glycogeen ▶▶

Omdat de cellulaire functies van continue energielevering afhankelijk zijn en de capaciteit van de fosfaatbatterij klein is in verhouding tot het verbruik, is voortdurende resynthese van ATP uit ADP en P_i noodzakelijk. De energie hiervoor wordt grotendeels geleverd door de binding van aan de energiesubstraten onttrokken waterstof aan zuurstof, waarbij H_2O wordt gevormd. In het menselijk lichaam zijn de belangrijkste energiesubstraten glucose en vetzuren, hoewel ook aminozuren als zodanig dienst kunnen doen. Bij de enzymatische afbraak hiervan nemen de co-enzymen NAD^+ (nicotinamide-adenine-dinucleotide) en FAD (flavine-adenine-dinucleotide) de afgesplitste waterstof op en geven deze door aan een keten van enzymen (cytochromen), waarin de oxidatie van waterstof en de fosforylering van ADP vast aan elkaar zijn gekoppeld; de eindproducten zijn ATP en H_2O (oxidatieve fosforylering). Deze keten van enzymen heet elektronentransportketen, omdat oxidatie gepaard gaat met het afgeven van elektronen die worden overgedragen aan een acceptor, die wordt gereduceerd; hier gaan de elektronen dus van de waterstof naar de zuurstof. Omdat het opnemen van zuurstof en het afgeven van oxidatieproducten door de weefsels traditioneel weefselademhaling wordt genoemd, is een andere veelgebruikte term ademhalingsketen (Engels: *respiratory chain*). Tot voor kort werd aangenomen, dat in de elektronentransportketen in elk van de drie stappen een molecuul ATP wordt geproduceerd, zodat door NADH, dat aan het begin van de keten intreedt, drie moleculen ATP ontstaan en door $FADH_2$, dat bij de tweede stap binnenkomt, twee moleculen ATP. Recent onderzoek heeft echter aangetoond, dat 2,5 mol ATP per mol NADH en 1,5 mol per mol $FADH_2$ een betere benadering is. Figuur 12-8 is een overzicht van de productie van energie in de vorm van ATP uit glucose en vetzuren.

Hoewel het overgrote deel van de ATP door oxidatieve fosforylering wordt geproduceerd, komt het bij de stapsgewijze afbraak van de energiesubstraten voor, dat in een stap voldoende energie vrijkomt voor de vorming van een energierijke fosfaatverbinding en er meteen ook ATP wordt geproduceerd. De omvang van deze ATP-vorming op substraatniveau is gering, maar de betekenis ervan is groot, doordat ze zonder verbruik van zuurstof (anaëroob) kan verlopen (12.4.4).

12.4.1 Glycolyse

De eerste stap in de afbraak van glucose is de glycolyse. Deze vindt plaats in het cytoplasma van de cellen. De glycolyse is een keten van reacties waarbij pyrodruivenzuur (pyruvaat) wordt gevormd uit glycogeen of glucose. Glucose bevat zes C-atomen, pyruvaat drie. Per molecuul glucose ontstaan dus twee moleculen pyruvaat. In de biochemie verstaat men onder pyruvaat (en lactaat) elk mengsel van het zuur (pyrodruivenzuur, melkzuur) en de geïoniseerde vorm ervan, zonder dat de bijbehorende kationen worden gespecificeerd. Dit geldt voor alle carbonzuren.

Wanneer glucose de cel binnenkomt, volgt meteen een fosforylering tot glucose-6-fosfaat ten koste van één mol ATP per mol glucose. Glucose-6-fosfaat neemt in het glucosemetabolisme een sleutelpositie in: *1* het kan door afsplitsen van fosfaat weer overgaan in glucose, *2* het staat aan het begin van de glycogeensynthese (12.3) en *3* het kan worden afgebroken tot pyruvaat. Opslag van glucose als glycogeen komt vooral voor in lever en spieren. Als de glycolyse uitgaat van glycogeen, wordt hieruit glucose losgemaakt en opnieuw gefosforyleerd.

Bij de afbraak van glucose-6-fosfaat naar pyruvaat wordt nog een keer een molecuul ATP verbruikt en er worden op substraatniveau vier moleculen ATP

$$\text{glucose} + 2\ P_i + 2\ ADP + 2\ NAD^+ \longrightarrow 2\ \text{pyruvaat} + 2\ ATP + 2\ NADH + 2\ H^+ + 2H_2O$$

$$\text{palmitoyl-CoA} + 7\ FAD + 7\ NAD^+ + 7\ CoA + 7\ H_2O \longrightarrow 8\ \text{acetyl-CoA} + 7\ FADH_2 + 7\ NADH + 7\ H^+$$

Figuur 12-10 Overzichtsvergelijkingen van de glycolyse en de β-oxidatie van palmitaat.

gevormd, zodat de opbrengst van de glycolyse 2 mol ATP per mol glucose is (figuur 12-9). Bovendien ontstaat er 2 mol NADH, goed voor de productie van 5 mol ATP in de oxidatieve fosforylering. Figuur 12-10 toont de overzichtsvergelijking van de glycolyse.

12.4.2 Afbraak van vetzuren

De afbraak van vetzuren vindt plaats in de mitochondriën. Het begint met de binding van co-enzym A (CoA), waarbij de energie van twee energierijke fosfaatbindingen wordt verbruikt. Dit geeft een activering, die bij de vetzuren met een lange keten (meer dan 10 C-atomen) ook al nodig is voor het transport over de mitochondriële membraan. Vervolgens wordt het geactiveerde vetzuur (acyl-CoA) onderworpen aan een zich herhalende cyclus van reacties, waarin zowel NAD^+ als FAD als coenzym optreden, en die resulteert in het losmaken van een twee C-atomen lang deel van de vetzuurketen in de vorm van acetyl-CoA. Bij palmitinezuur, een verzadigd vetzuur met 16 C-atomen, is er dus een reeks van 7 cycli. Iedere cyclus levert een molecuul $FADH_2$ en een molecuul NADH (figuur 12-10). Het proces wordt β-oxidatie genoemd, omdat het aan de kant van de carboxylgroep, bij het β-C-atoom, begint.

Bij onverzadigde vetzuren, die tussen één of meer C-atomen een dubbele binding hebben, verloopt de β-oxidatie iets ingewikkelder, maar het resultaat is hetzelfde. Bij vetzuren met een oneven aantal C-atomen ontstaat in de laatste cyclus propionyl-CoA, dat drie C-atomen bevat.

12.4.3 Citroenzuurcyclus

De citroenzuurcyclus (tricarbonzuurcyclus, Krebs-cyclus) met de aansluitende ademhalingsketen, die ook in de mitochondriën plaatsvindt, is de gemeenschappelijke weg waarlangs de afbraak van glucose en vetzuren wordt voltooid door volledige omzetting van acetyl-CoA tot CO_2 en H_2O. De β-oxidatie van vetzuren levert direct acetyl-CoA, maar het van de glycolyse afkomstige pyruvaat moet hierin nog worden omgezet. Pyruvaat passeert de mitochondriële membraan door diffusie op grond van zijn concentratiegradiënt, waarna in een complexe reactie per mol pyruvaat één mol acetyl-CoA, CO_2, NADH en H^+ ontstaan.

De citroenzuurcyclus begint met de irreversibele binding van acetyl-CoA aan oxaalacetaat, waarbij citraat ontstaat, een tricarbonzuur met zes C-atomen. Van hieruit begint de cyclus van reacties, die ten slotte weer bij oxaalazijnzuur uitkomt en waarbij tweemaal CO_2, driemaal NADH + H^+ en eenmaal $FADH_2$ wordt gevormd (figuur 12-11). Bovendien ontstaat eenmaal op substraatniveau een molecuul GTP (guanidinotrifosfaat), dat in ATP kan worden omgezet. Hieraan ligt de vorming van een energierijke binding van CoA met een tussenproduct (succinyl-CoA) ten grondslag, dat bij splitsing in succinaat en CoA voldoende energie oplevert voor de fosforylering van GDP (guanidinodifosfaat).

◀ oxaalacetaat
◀ citraat
◀ guanidinotrifosfaat
◀◀ co-enzym A

Bij de oxidatie van de vrijgekomen NADH en $FADH_2$ in de ademhalingsketen wordt 9 mol ATP geproduceerd (12.4), wat tezamen met de op substraatniveau gevormde GTP overeenkomt met 10 mol ATP per omwenteling. In combinatie met de opbrengst van de glycolyse en de omzetting van pyruvaat naar acetyl-CoA geeft de omzetting van 1 mol glucose 32 mol ATP. Uit de overzichtsvergelijking van de β-oxidatie van palmitaat volgt de productie van 108 mol ATP, maar aangezien er bij de activering van palmitaat het equivalent van 2 mol ATP is verbruikt, levert 1 mol palmitaat 106 mol ATP op.

◀◀ acetyl-CoA
◀◀ β-oxidatie

Oxaalacetaat neemt als begin en eindpunt van de citroenzuurcyclus een sleutelpositie in. Om de cyclus op gang te houden, moet het kwantitatief worden geregenereerd. Dit is echter zelden het geval, omdat de citroenzuurcyclus ook nodig is voor het leveren van producten voor de intermediaire stofwisseling, zoals de synthese van aminozuren, nucleotiden en de haemgroep van hemoglobine. Hoewel er ook tussenproducten worden opgenomen, die kunnen meedraaien tot het einde van de omwenteling, is voortdurende nieuwvorming van oxaalacetaat noodzakelijk. Hiertoe wordt pyruvaat onder opname van CO_2 in oxaalacetaat omgezet. Er is dus steeds pyruvaat nodig om de cyclus op gang te houden. Het dieet moet daarom altijd koolhydraten bevatten.

◀◀ citroenzuurcyclus
◀◀ Krebs-cyclus

Bij honger en bij storingen in de koolhydraatstofwisseling, wanneer de energievoorziening aangewezen is op vetzuurafbraak, gaat zich acetyl-CoA ophopen. Dit kan niet voor de gluconeogenese worden benut en wordt voor een groot deel omgezet in stoffen die ketonlichamen worden genoemd: β-hydroxybutyraat, acetoacetaat (= β-ketobutyraat)

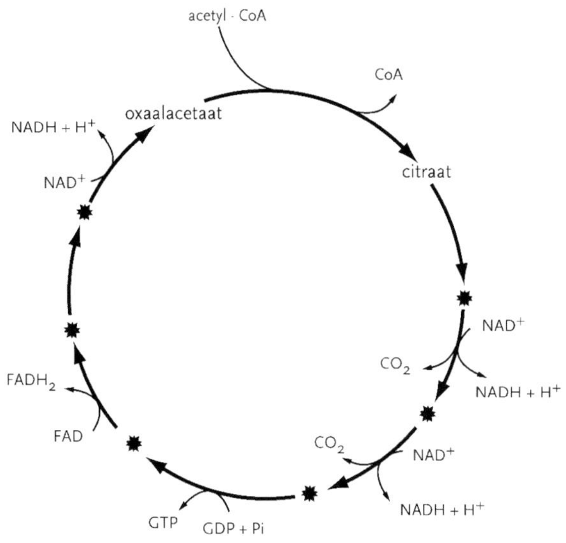

Figuur 12-11 Vereenvoudigd schema van de citroenzuurcyclus.

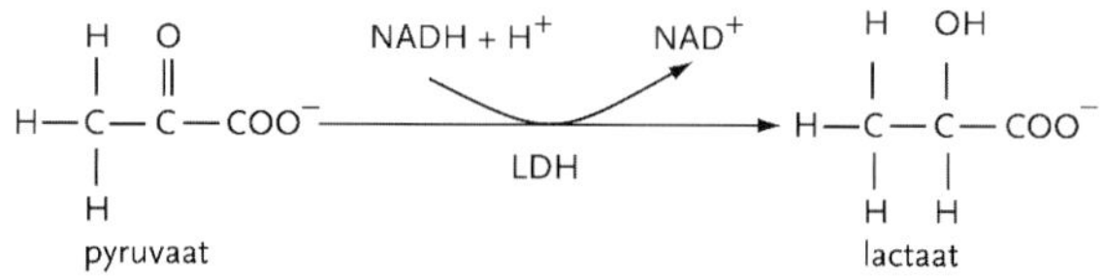

Figuur 12-12 Vorming van lactaat uit pyruvaat. De H's worden geleverd door NADH en H⁺, afkomstig van de glycolyse. De reactie wordt gekatalyseerd door lactodehydrogenase (LDH).

en aceton, dat door decarboxylatie uit acetoacetaat voortkomt. Hierdoor ruiken de urine en de adem van onbehandelde patiënten met diabetes mellitus soms naar aceton. De vorming van ketonlichamen is niet alleen restverwerking; sommige organen kunnen onder sommige omstandigheden ketonlichamen als energiesubstraat benutten.

lactaat ▶▶

De snelheid van de verwerking van acetyl-CoA door de citroenzuurcyclus hangt af van de snelheid waarmee de ademhalingsketen NAD⁺ en FAD regenereert, en deze weer beschikbaar zijn als H-acceptor. De ademhalingsketen hangt af van de beschikbaarheid van ADP, dus van de splitsing van ATP. Zo bepaalt het energieverbruik de energieproductie. Ook zijn er in het hele proces van de vrijmaking van energie nog talrijke terugkoppelingen, waardoor, via tijdelijke remming van enzymen, een verdere fijnregeling tot stand komt.

witte spiervezels ▶▶

Wordt bij een ruim dieet door een groot verbruik van glucose als energiesubstraat een overmaat acetyl-CoA geproduceerd, dan kan dit in vetzuren worden omgezet. Deze vetzuren worden in het vetweefsel, onder verbruik van glucose voor de productie van glycerol, als triacylglycerolen opgeslagen. Het menselijk lichaam kan uit koolhydraten vetten maken, maar uit vetten geen koolhydraten.

gluconeogenese ▶▶

glucose-6-fosfatase ▶▶

Cori-cyclus ▶▶

12.4.4 Anaërobe vorming van ATP

Wanneer er voldoende zuurstof aanwezig is, verloopt de vrijmaking van energie, zoals in het voorgaande beschreven, in wezen door middel van de oxidatie van waterstof met moleculaire zuurstof; dit is een aëroob proces. Zuurstof is echter niet overal in het lichaam in voldoende hoge concentratie aanwezig. Bovendien zijn er cellen die een geringe oxidatieve capaciteit hebben, terwijl ze tijdelijk over een groot vermogen moeten kunnen beschikken, groter zelfs dan de oxidatieve fosforylering hoe dan ook zou kunnen leveren (witte spiervezels; 4.7.1.2). Ook zijn er cellen die de machinerie voor oxidatieve fosforylering door gebrek aan mitochondriën geheel missen (erytrocyten; Intermezzo 11.6).

In al deze gevallen wordt gebruikgemaakt van de ATP-vorming op substraatniveau die tijdens de glycolyse plaatsvindt. Hierbij moet worden voorkomen dat de glycolyse wordt afgeremd door ophoping van pyruvaat, dat bij afwezigheid van zuurstof niet in de citroenzuurcyclus wordt verwerkt, en door gebrek aan NAD⁺, dat niet in de ademhalingsketen door oxidatie van NADH wordt teruggevormd. De omzetting van pyruvaat in lactaat lost beide problemen op (figuur 12-12). Door de glycolyse te koppelen aan de vorming van lactaat kan zonder moleculaire zuurstof, dus anaëroob, ATP worden gemaakt.

Voor de witte spiervezels is karakteristiek dat snel een beperkte hoeveelheid ATP kan worden geproduceerd, waardoor gedurende korte tijd een groot mechanisch vermogen kan worden ontwikkeld. De limiterende factoren zijn de ophoping van lactaat en de beperkte omvang van het glycogeendepot. Lactaat kan in periodes van rust door de spiervezel als energiesubstraat worden gebruikt, of na afgifte aan het bloed dienen als energiesubstraat voor andere spieren en het hart. Daarnaast bestaat de mogelijkheid van lactaattransport naar de lever, waar het na omzetting tot pyruvaat kan ingaan in de gluconeogenese, waarbij glucose-6-fosfaat wordt gevormd. Hiervan kan zowel glycogeen worden gemaakt, als, door het in de lever aanwezige enzym glucose-6-fosfatase, glucose. Deze glucosekringloop wordt Cori-cyclus genoemd.

Voor de erytrocyten, die wel over veel zuurstof beschikken, maar niet over de enzymen om deze voor energieproductie te benutten, is glycolyse met

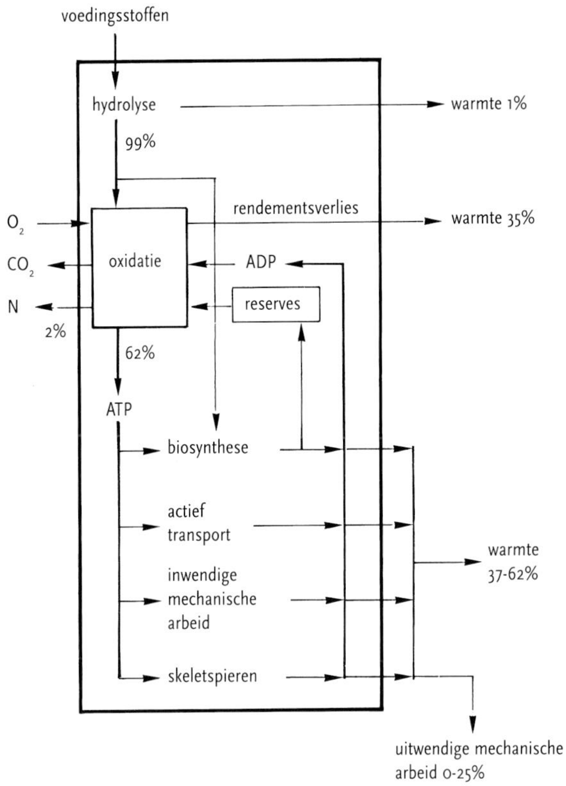

Figuur 12-13 Energieomzettingen in het lichaam. Met N zijn niet-geoxideerde stikstofhoudende verbindingen (ureum) aangeduid.

aansluitende lactaatvorming de enige manier om ATP te maken. Hier gaat het niet om een groot vermogen, maar om een continue energieproductie voor het in stand houden van de biconcave vorm en de elektrochemische gradiënten over de celmembraan. De erytrocyten nemen hiervoor glucose op uit het bloedplasma en geven er lactaat aan af.

In rust is de lactaatconcentratie van het bloed ongeveer 1 mmol/L. Deze concentratie is zo laag doordat het snel door de lever wordt opgenomen en verwerkt, in zoverre het niet als energiesubstraat, bijvoorbeeld door het hart, wordt benut. Op de betekenis van de anaërobe vorming van ATP aan het begin van lichamelijke inspanning en van de lactaatverwerking bij het volhouden van zware arbeid wordt in 15.2.1 ingegaan.

In sommige gevallen is de lactaatconcentratie van het bloed klinisch van betekenis. Bij kinderen kan een verhoogde concentratie wijzen op een aangeboren stofwisselingsstoonis; bij ernstig zieken duidt een verhoogde lactaatconcentratie meestal op het tekortschieten van de zuurstoftoevoer naar de weefsels. Dit kan het gevolg zijn van een te laag hartminuutvolume met vasoconstrictie in organen waarvan een verminderde functie niet meteen levensbedreigend is. Een verhoogde lactaatconcentratie moet dan worden opgevat als een waarschuwing voor een dreigende decompensatie van het cardiorespiratoire systeem.

Intermezzo 12.2
Melkzuur is rechtsdraaiend

Aan het middelste C-atoom van melkzuur zijn een H-atoom, een OH-groep, een CH_3-groep en een COOH-groep gebonden (figuur 12-12). Van een dergelijk molecuul, waarin aan een C-atoom vier verschillende atomen of atoomgroepen zijn gebonden, bestaat een spiegelbeeld. De spiegelbeelden zijn stereo-isomeren. Melkzuur is de eenvoudigste verbinding waarvoor stereo-isomerie bestaat. Het is optisch actief, dat wil zeggen: een oplossing waarin één isomeer aanwezig is, kan gepolariseerd licht draaien. Het in het lichaam gevormde melkzuur bestaat uit één vorm, die rechtsdraaiend is.

12.5 ENERGIEWISSELING

In figuur 12-13 is schematisch weergegeven welke energieomzettingen in het lichaam plaatsvinden en voor welke vormen van arbeid de toegevoerde energie wordt gebruikt. Bij de spijsvertering komt een geringe hoeveelheid energie als warmte vrij. De splitsingsproducten worden na resorptie voor een deel door oxidatie afgebroken en voor een deel gebruikt voor synthese. De bij de oxidatie vrijkomende energie wordt benut om ATP te vormen. Het rendement van deze energieoverdracht bedraagt ruim 60%. De rest van de energie gaat als warmte verloren. De in ATP opgeslagen energie wordt onder andere gebruikt voor inwendige en uitwendige mechanische arbeid. Inwendige mechanische arbeid wordt bijvoorbeeld verricht bij de ademhaling door de ademhalingsspieren, bij de circulatie door het hart en bij de spijsvertering door het gladde spierweefsel van het maag-darmkanaal. De hoeveelheid uitwendige mechanische arbeid bedraagt maximaal 25% van de totale energieomzet. Op de uitwendig verrichte arbeid na, wordt alle aan het lichaam toegevoerde energie uiteindelijk via de huid als warmte aan de omgeving afgestaan.

◀ rendement

◀ uitwendige mechanische arbeid

◀ inwendige mechanische arbeid

◀ warmte

12.5.1 Meting van de totale energieomzet

In principe kan de energiewisseling bij de mens op drie verschillende manieren worden bepaald:

- men kan de energietoevoer bepalen;
- men kan de energieafgifte meten;
- men kan uit de per tijdseenheid opgenomen

Tabel 12-2 Energievrijmaking, zuurstofverbruik en kooldioxideproductie bij verbranding van voedingsstoffen

	koolhydraat	vet	eiwit	ethanol	eenheid
verbrandingswaarde	17	38	17	29	kJ/g
energieproductie bij verbruik 1 L O_2	21,1	19,6	18,7	20,3	kJ
zuurstofverbruik	0,81	1,96	0,94	1,46	L/g
kooldioxideproductie	0,81	1,39	0,75	0,98	L/g
respiratoir quotiënt	1,00	0,70	0,80	0,67	

zuurstof en geproduceerde kooldioxide en de per tijdseenheid uitgescheiden stikstof berekenen hoeveel van elke voedingsstof (koolhydraten, vetten en eiwitten) per tijdseenheid wordt verbruikt.

Bij de bepaling van de energiewisseling door meting van de energietoevoer wordt gedurende enige tijd nagegaan hoeveel van elke voedingsstof wordt opgenomen. Nadat correcties zijn aangebracht voor verliezen via feces en urine, kan de totale energietoevoer per tijdseenheid worden berekend met de in de eerste regel van tabel 12-2 gegeven energetische waarden. Indien gedurende de meetperiode de samenstelling van het lichaam niet is veranderd, is de energietoevoer gemiddeld gelijk geweest aan de energieafvoer en is de berekende energietoevoer gelijk aan de energiewisseling. Voor een enigszins betrouwbaar resultaat moet de meetperiode minstens dertig dagen bedragen. Deze methode is de meest fundamentele, zij is uiteraard zeer tijdrovend en wordt nauwelijks meer toegepast. Zij is vooral gebruikt om de andere methoden te toetsen.

indirecte calorimetrie ▶▶

Aangezien alle door het lichaam opgenomen chemische energie uiteindelijk in warmte wordt omgezet en aan de omgeving wordt afgegeven, kan de energiewisseling worden bepaald door directe meting van de warmteproductie: directe calorimetrie. Een calorimeter bestaat uit een thermisch geïsoleerde kamer waarin de proefpersoon plaatsneemt. De eerste calorimeters hadden een waterkoeling. De warmteproductie werd bepaald aan de hand van het temperatuurverschil tussen het in- en uitstromende water en de stroomsterkte ervan. De later ontwikkelde gradiëntcalorimeter bestaat uit een kamer met een dunne wand van isolerend materiaal dat gelijkmatig van dikte en warmtegeleidingsvermogen is. Het temperatuurverschil tussen binnen- en buitenzijde van de wand wordt op verschillende plaatsen met thermo-elementen continu gemeten. IJking van het systeem gebeurt met behulp van een bekende warmtebron. Een dergelijke calorimeter heeft een korte aanwijstijd, waardoor ook veranderingen in de warmteproductie goed kunnen worden gevolgd. De warmte die door verdamping is afgegeven via longen en huid, wordt bepaald uit de grootte, de samenstelling en de temperatuur van de in- en uitgaande gasstroom. Ondanks de verbeteringen door de invoering van de gradiëntcalorimeter is directe calorimetrie toch te moeilijk en te duur voor algemene toepassing.

warmteproductie ▶
directe calorimetrie ▶

De bepaling van de energiewisseling door meting van de per tijdseenheid opgenomen zuurstof, geproduceerde kooldioxide en uitgescheiden stikstof wordt indirecte calorimetrie genoemd. De meting van O_2-opname en CO_2-afgifte geschiedt door meting van de per tijdseenheid uitgeademde hoeveelheid gas en de analyse daarvan. Aangezien bekend is hoeveel energie vrijkomt bij verbruik van 1 liter O_2 (tabel 12-2), kan met behulp van deze gegevens de energieomzet worden berekend. Hierbij wordt aan de hand van de met de urine uitgescheiden stikstof eerst bepaald hoeveel eiwit is verbrand. Vrijwel alle bij de afbraak van eiwit vrijkomende stikstof wordt met de urine uitgescheiden; gemiddeld 16% van het eiwit bestaat uit stikstof. De berekening wordt echter veel eenvoudiger wanneer de eiwitverbranding wordt verwaarloosd. Men maakt dan gebruik van het gegeven, dat de verhouding van de per tijdseenheid geproduceerde CO_2 en verbruikte O_2, het respiratoire quotiënt (RQ), bij verbranding van koolhydraten en vetten verschillend is. Bij koolhydraatverbranding is het RQ 1,0 en bij vetverbranding is het RQ 0,7. Uit het bij de proefpersoon gemeten RQ kan worden berekend welk deel van de opgenomen zuurstof voor verbranding van koolhydraten en welk deel voor verbranding van vetten is gebruikt. Aangezien de energetische waarde van O_2 bij verbranding van koolhydraten 21,1 kJ/L bedraagt en bij verbranding van vetten 19,6 kJ/L (tabel 12-2), kan de totale energiewisseling worden berekend (15.2.1).

Onder het RQ wordt verstaan het quotiënt van de bij de stofwisseling per tijdseenheid geproduceerde CO_2 en verbruikte O_2. In de *steady state*, de fysiologische evenwichtstoestand, is deze gelijk aan het quotiënt van de door de longen afgegeven CO_2 en opgenomen O_2, dat ook wel *respiratory exchange ratio* (RER) wordt genoemd. Bij hyper- of hypoventilatie (11.4.5) is de RER (tijdelijk) niet gelijk aan het RQ. Sommigen preferen de term RER, omdat dit de grootheid is die wordt gemeten.

12.5.2 Basaalmetabolisme en totale energiewisseling

De totale energiewisseling wordt door vele factoren beïnvloed, zodat het moeilijk is een normale waarde vast te stellen. Voor één individu is de energiewisseling bij normale lichaamstemperatuur afhankelijk van: *1* het dag- en nachtritme, *2* de lichamelijke en geestelijke arbeid, *3* de samenstelling van het voedsel en de tijd die is verlopen sinds de laatste maaltijd, en *4* de omgevingstemperatuur. De energiewisseling neemt 's ochtends toe en 's nachts af. Geestelijke arbeid verhoogt de stofwisseling door de hierbij optredende hogere spiertonus. Vooral eiwitvoeding verhoogt de energiewisseling vanwege de verwerking van aminozuren door de lever. Dit wordt *diet-induced thermogenesis* (DIT) genoemd, vroeger specifiek dynamische werking. Na een eiwitrijke maaltijd kan de verhoogde warmteproductie tot twaalf uur na de maaltijd worden waargenomen. Bij een lage omgevingstemperatuur neemt in het kader van de temperatuurregeling de warmteproductie toe als gevolg van het grotere warmteverlies; bij hoge omgevingstemperatuur kan de energiewisseling toenemen in verband met de toegenomen zweetsecretie (12.6.2). Tussen hoog en laag bevindt zich een thermoneutrale zone, die een temperatuurgebied van de omgeving omvat waarbinnen de energiewisseling minimaal is en de temperatuurregeling alleen plaatsvindt door fysische processen, zonder verdamping van zweet.

Om de energiewisseling van verschillende mensen met elkaar te kunnen vergelijken, is het begrip basaalmetabolisme (grondstofwisseling) ingevoerd. Hieronder verstaat men de energiewisseling bij een normale lichaamstemperatuur, gemeten onder standaardcondities: *1* de meting vindt 's morgens vroeg plaats, *2* bij een liggende proefpersoon in rust, *3* minstens twaalf uur na de laatstgenoten maaltijd en *4* bij een neutrale omgevingstemperatuur, die voor een geklede proefpersoon circa 22 °C bedraagt. Wanneer de proefpersoon niet nuchter is, noemt men de gemeten energiewisseling ruststofwisseling.

Het basale metabolisme is afhankelijk van leeftijd, geslacht en lichaamsgrootte. Als maat voor de lichaamsgrootte gebruikt men al sinds de negentiende eeuw het lichaamsoppervlak. Het lichaamsoppervlak A (m^2) kan worden berekend volgens DuBois en DuBois (1916):

$$A = 0{,}2025\ m^{0{,}425} \cdot L^{0{,}725}$$

waarin m = lichaamsmassa in kg en L = lengte in m. De ratio achter het meten van de energiewisseling per m^2 lichaamsoppervlak is, dat alle geproduceerde warmte via de huid moet worden afgegeven. Wanneer men echter van zeer kleine tot grote zoogdieren de relatie tussen energiewisseling en lichaamsmassa (m) nagaat, blijkt dat de energiewisseling evenredig is met $m^{0{,}76}$ of ongeveer $m^{3/4}$ in plaats van $m^{2/3}$. Dit laatste zou zijn gevonden indien de energiewisseling evenredig was met het lichaamsoppervlak. Binnen de voor de volwassen mens geldende gewichtsgrenzen is het verschil tussen standaardisatie op lichaamsoppervlak en lichaamsmassa$^{0{,}75}$ echter niet groot.

Uit metingen van de basale stofwisseling bij mannen en vrouwen blijkt dat mannen per m^2 lichaamsoppervlak een hogere stofwisseling hebben dan vrouwen. Ook wanneer de ruststofwisseling voor mannen en vrouwen tegen de lichaamsmassa wordt uitgezet, blijkt dat mannen een hogere stofwisseling hebben. Het verschil in geslacht valt echter weg indien de ruststofwisseling wordt betrokken op de magere (vetvrije) lichaamsmassa (*lean body mass*, 12.5.4). Voor mannen en vrouwen kan de ruststofwisseling P in MJ per dag worden berekend volgens

$$P = 0{,}10\ m_{lb} + 0{,}66$$

waarin m_{lb} de magere lichaamsmassa (kg) voorstelt.

De totale energiewisseling hangt verder vooral af van de verrichte uitwendige arbeid. Het ligt voor de hand dat deze sterk varieert met de aard van de werkzaamheden. De boven de ruststofwisseling benodigde energie per dag kan worden verdeeld in klassen van licht, < 2 MJ/d, tot zeer zwaar, > 8 MJ/d.

12.5.3 Vetweefsel

De continuïteit van het energieverbruik vereist naast een ononderbroken toevoer van zuurstof de voortdurende beschikbaarheid van energiesubstraten. Aangezien slechts intermitterend voedsel wordt opgenomen en onder sommige omstandigheden aanzienlijke perioden zonder voeding moeten kunnen worden overbrugd, is opslag van energiesubstraten noodzakelijk. De glycogeenvoorraad in lever

◀ lichaamsoppervlak

◀◀ diet-induced thermogenesis

◀ magere lichaamsmassa

◀ lean body mass

◀◀ thermoneutrale zone

◀◀ basaalmetabolisme

◀◀ standaardcondities

◀◀ ruststofwisseling

lipoproteïnelipase ▸▸ witte vetweefsel ▸

en spieren is weliswaar onmisbaar, maar schiet kwantitatief tekort. Voor het opslaan van veel energie in een klein volume zijn vetzuren door hun hoge energiegehalte het meest geschikt. De opslag hiervan vindt plaats in de vorm van triacylglycerolen in het witte vetweefsel. De functie van het bruine vetweefsel maakt deel uit van de temperatuurregeling (12.6.2).

vetdepots ▸ lipolyse ▸▸

Tot voor kort werden de vetdepots gezien als passieve opslagplaatsen, waarin in tijden van overvloed vet werd gedeponeerd, dat bij schaarste er naar behoefte aan werd onttrokken. Door recent onderzoek is echter ontdekt dat de opslag van vetzuren plaatsvindt in een actief weefsel met unieke intrinsieke eigenschappen, dat via het autonome zenuwstelsel en talrijke signaalstoffen selectief wordt aangestuurd. Bovendien produceert het vetweefsel verscheidene signaalstoffen, met zowel paracriene als endocriene werking, waardoor het in de regelkringen die de voedselopname beheersen, is opgenomen.

adipocyten ▸ positieve energiebalans ▸

Het witte vetweefsel bestaat uit adipocyten (vetcellen) in nauw contact met een dicht capillairnetwerk. Meer dan andere weefsels kan het vetweefsel sterk in volume en samenstelling variëren. Bij een positieve energiebalans (energieopname > energieverbruik) groeit het vetweefsel zowel door de vorming van nieuwe adipocyten uit voorlopercellen (preadipocyten), als door de opslag van meer vet in de al bestaande adipocyten. Hyperplasie en hypertrofie (15.5.1) komen dus naast elkaar voor, waarbij de hyperplasie steeds gepaard gaat met de vorming van nieuwe capillairen in nauw contact met de nieuwe adipocyten. Bij een (langdurig) negatieve energiebalans laten sommige adipocyten vrijwel al hun vet los, in de vorm van vetzuren en glycerol, en zijn dan niet meer van preadipocyten te onderscheiden.

vrije vetzuren ▸ binding aan plasma-albumine ▸ vetpercentage ▸▸ obesitas ▸▸

Opdat de vetzuurconcentratie van het bloedplasma snel aan de behoefte kan worden aangepast (15.2.1), zijn een grote doorstroming en een groot uitwisselingsoppervlak nodig. Het vetweefsel doet in dit opzicht dan ook niet onder voor skeletspierweefsel. De vrije (= niet-veresterde) vetzuren die door de adipocyten worden afgegeven, kunnen evenwel niet als zodanig door het bloedplasma worden vervoerd. Pas door binding aan plasma-albumine ontstaat een complex dat voldoende in water oplosbaar is om in het plasma te worden getransporteerd. De hoeveelheid vetzuur die door de adipocyten kan worden afgegeven, wordt dus mede bepaald door de aangevoerde hoeveelheid albumine. Is er relatief te veel vetzuur, dan treedt vasoconstrictie op en wordt de overmaat vetzuur opnieuw als triacylglycerol opgeslagen.

Ook voor de opname van vetzuren in de adipocyten is het dichte capillairnetwerk noodzakelijk. De lipoproteïnelipase, die de vetzuren uit de in het plasma circulerende lipoproteïnecomplexen (12.3) vrijmaakt, wordt in de adipocyten gevormd en vervolgens verplaatst naar het capillairendotheel. Hier beheerst de lipoproteïnelipase de toevoer van vetzuren van de circulerende triacylglycerolen naar de adipocyten.

Ondanks de krachtige lipolyse (de vrijmaking van vetzuren uit adipocyten) die door catecholaminen kan worden opgewekt en ondanks het door insuline aanzetten van de opname van vetzuren en glucose in vetweefsel, worden zowel de opslag van vet als de lipolyse vooral door de autonome innervatie geregeld. Stimulering van de hoofdzakelijk over de n. vagus verlopende parasympathische zenuwen bevordert de door insuline gedreven opname van vetzuren en glucose, en remt de lipolyse. Orthosympathische stimulering bevordert de lipolyse, vooral via β_3-adrenerge receptoren. Neuronen van de biologische klok in de nucleus suprachiasmaticus maken deel uit van de orthosympathische innervatie en zijn hierdoor waarschijnlijk betrokken bij het ontstaan van de dagelijkse toppen en dalen in de lipolyse.

Het vetweefsel produceert verscheidene signaalstoffen, waaronder leptine, dat zowel paracrien een rol speelt in de cel-celcommunicatie binnen het vetweefsel, als endocrien bij de regeling van de voedselopname (12.5.6). Hoewel bij leptinedeficiëntie vetzucht ontstaat, is het voorkómen van vetzucht niet de eigenlijke hormonale functie ervan. Bij voedselschaarste daalt de leptineconcentratie sneller dan de omvang van de vetdepots afneemt. De lage leptineconcentratie vermindert de productie van thyroxine, luteïniserend hormoon (LH) en testosteron, zodat door verlaging van het energiemetabolisme en remming van voortplantingsfuncties een zo zuinig mogelijk gebruik van de energievoorraad wordt gemaakt.

Zowel bij de ortho- als de parasympathische innervatie van het vetweefsel bestaat een vorm van somatotopie (7.2.3), zodat de verschillende vetdepots selectief kunnen worden aangestuurd. Dit wijst op verschillen in functie, afhankelijk van de plaats in het lichaam. Zo heeft het subcutane vet, meer dan vetweefsel op andere plaatsen, een beschermende en isolerende functie.

12.5.4 Bepaling van het vetpercentage van het lichaam

De magere lichaamsmassa kan worden berekend uit het vetpercentage. Dit is de grootheid die doorgaans wordt bepaald in verband met de diagnose overgewicht (obesitas, adipositas). Het vetpercentage

Tabel 12-3 Vetpercentages bepaald uit de som van vier huidplooidikten (biceps, triceps, subscapulair en supra-iliacaal) bij mannen en vrouwen van verschillende leeftijden

	mannen				vrouwen			
huidplooien (mm)	**17-29 (jaren)**	**30-39**	**40-49**	**50+**	**16-29 (Jaren)**	**30-39**	**40-49**	**50+**
20	8,1	12,2	12,2	12,6	14,1	17,0	19,8	21,4
30	12,9	16,2	17,7	18,6	19,5	21,8	24,5	26,6
40	16,4	19,2	21,4	22,9	23,4	25,5	28,2	30,3
50	19,0	21,5	24,6	26,5	26,5	28,2	31,0	33,4
60	21,2	23,5	27,1	29,2	29,1	30,6	33,2	35,7
70	23,1	25,1	29,3	31,6	31,2	32,5	35,0	37,7
80	24,8	26,6	31,2	33,8	33,1	34,3	36,7	39,6
90	26,2	27,8	33,0	35,8	34,8	35,8	38,3	41,2
100	27,6	29,0	34,4	37,4	36,4	37,2	39,7	42,6
110	28,8	30,1	35,8	39,0	37,8	38,6	41,0	43,9
120	30,0	31,1	37,0	40,4	39,0	39,6	42,0	45,1
130	31,0	31,9	38,2	41,8	40,2	40,6	43,0	46,2
140	32,0	32,7	39,2	43,0	41,3	41,6	44,0	47,2
150	32,9	33,5	40,2	44,1	42,3	42,6	45,0	48,2
160	33,7	34,3	41,2	45,1	43,3	43,6	45,8	49,2
170	34,5	34,8	42,0	46,1	44,1	44,4	46,6	50,0
180	35,3	-	-	-	-	45,2	47,4	50,8
190	35,9	-	-	-	-	45,9	48,2	51,6
200	-	-	-	-	-	46,6	48,8	52,4
210	-	-	-	-	-	-	49,4	53,0

kan op verschillende manieren worden bepaald. In de eerste plaats uit het grote verschil in watergehalte tussen vetweefsel (15%) en niet-vetweefsel (70%). Zo kan het vetpercentage worden berekend na meting van het watergehalte van het lichaam (3.2.1). Bij watergehaltes van 63 en 53% van de lichaamsmassa, de gemiddelde waarden voor respectievelijk mannen en vrouwen, bedragen de vetpercentages 11 en 30%.

Bij de tweede methode maakt men gebruik van het verschil in dichtheid tussen vetweefsel (900 kg/m³) en niet-vetweefsel (1100 kg/m³). Hoewel deze methode minder nauwkeurig is, omdat het verschil in dichtheden van vetmassa en niet-vetmassa minder groot is dan het verschil in watergehalte, wordt deze veel toegepast. Voor de meting van de dichtheid van het lichaam moet het volume van het lichaam worden bepaald. Dit wordt gedaan door weging onder water.

Een eenvoudige methode om het vetpercentage te schatten, is de meting van de dikte van huidplooien. Deze methode is zuiver empirisch, dat wil zeggen dat er een relatie is gelegd tussen huidplooidikte en vetmassa, bepaald door meting van watergehalte of dichtheid. Het meest gebruikt is de methode waarbij vier huidplooien worden gemeten: *1* aan de bovenarm ter hoogte van het midden van de m. biceps, bij de naar beneden hangende arm, *2* idem, ter hoogte van de m. triceps in het midden tussen acromion en olecranon, *3* subscapulair, net onder de onderste hoek van de scapula, en *4* supra-iliacaal, vlak boven de crista iliaca in de midaxillaire lijn. In tabel 12-3 kan uit de som van de vier huidplooidikten het vetpercentage worden afgelezen, afhankelijk van leeftijd en geslacht.

◀ dikte van huidplooien

◀◀ watergehalte

◀◀ dichtheid

12.5.5 Voeding en energiebalans

◀◀ weging onder water

◀ voeding

Een eerste vereiste waaraan voeding moet voldoen, is dat de voedingsstoffen in voldoende mate aanwezig zijn om de energiebehoefte van het lichaam te dekken. Hoewel deze behoefte sterk varieert, is de gemiddelde grootte ervan bij benadering te berekenen door ervan uit te gaan dat de totale energiebehoefte van het lichaam is samengesteld uit de ruststofwisseling (de som van het basale metabolisme en de energie vanwege de *diet induced thermogenesis*) en de energie voor het verrichten van uitwendige arbeid. Met de vergelijking in 12.5.2 kan een waarde voor de ruststofwisseling worden gevonden. Hiervoor is echter een schatting van het vetpercentage nodig.

Wanneer de energieopname met het voedsel groter is dan het energieverbruik, wordt het teveel als reserve opgeslagen en neemt de lichaamsmassa toe (12.5.3). Omgekeerd zal de lichaamsmassa afnemen wanneer het energieverbruik groter is dan de energieopname met het voedsel. Wanneer iemand te zwaar is, zal alleen door energiebeperking in de voeding en/of door een hoger energieverbruik door meer lichaamsbeweging de lichaamsmassa kunnen afnemen. Naast de bepaling van het vetpercentage is er een eenvoudiger manier om te bepalen of iemand overgewicht heeft. Dat is de berekening van de Quetelet-index (Engels: *body mass index*, BMI): BMI = m/L^2, waarin m = lichaamsmassa in kg en L = lichaamslengte in m. Een BMI tussen 19 en 25 kg/m^2 geldt als normaal. Overgewicht geldt als risico-indicator voor hart- en vaatziekten. Wanneer de BMI tussen 25 en 30 kg/m^2 ligt, behoeft dit medische behandeling wanneer ook andere risicofactoren, zoals te hoge bloeddruk, aanwezig zijn. Een BMI groter dan 30 kg/m^2 is op zichzelf een risico-indicator en een BMI groter dan 40 is pathologisch.

Quetelet-index ▸
body mass index ▸

Intermezzo 12.3
Obesitas

Obesitas (vetzucht) wordt thans gezien als een chronische aandoening, waarvoor geen genezing bestaat, meestal alleen palliatie (verlichting van symptomen). Per definitie heeft iemand obesitas wanneer de *body mass index* (BMI) ≥ 30 kg/m^2.

Opslag van energie in de vorm van vet in tijden van overvloed was voor de oermens essentieel om te overleven. Voor een moderne mens die voortdurend in overvloed leeft, is dat niet meer nodig. Obesitas ontstaat wanneer over een lange periode meer energie wordt opgenomen dan er wordt verbruikt. Deze disbalans kan het gevolg zijn van het falen van het regelsysteem voor het constant houden van de lichaamsmassa (12.5.6). Dit gaat echter vaak samen met bewuste of onbewuste overconsumptie.

insuline ▸▸
leptine ▸▸

Obesitas is een probleem vanwege de complicaties. Obesitas gaat vaak gepaard met atherosclerose en coronaire vaatafwijkingen, hypertensie en diabetes mellitus. Het verband met type-2-diabetes is opvallend. Bij het toenemen van de lichaamsmassa neemt de insulinegevoeligheid af (12.5.6). Er is geen primair gebrek aan insuline, maar er is meer nodig voor eenzelfde werking. Ten slotte kunnen de insulineproducerende cellen niet meer aan de stijgende behoefte voldoen en worden de symptomen van diabetes manifest. Deze vorm van diabetes wordt ook wel niet-insulineafhankelijke diabetes (Engels: *non insulin dependent diabetes mellitus*, NIDDM) genoemd in tegenstelling tot de diabetes type 1, die wel primair insulineafhankelijk is (IDDM). Bij type-1-diabetes zijn de B-cellen van de eilandjes van Langerhans beschadigd en produceren daardoor minder of geen insuline.

Obesitas is vrijwel onbehandelbaar. Wanneer het echter lukt door strikte dieetmaatregelen en bewegingsprogramma's 10-15% gewichtsverlies te verkrijgen, blijkt dit al een duidelijke verbetering te geven wat betreft de complicaties. Zo kan in geval van hypertensie de bloeddruk met 10 mmHg systolisch en 20 mmHg diastolisch dalen. Bij diabetes wordt een daling gezien van de bloedglucoseconcentratie en een vermindering van de insulineresistentie.

In ernstige gevallen tracht men de dieetmaatregelen medicamenteus te ondersteunen. Een selecte groep patiënten komt in aanmerking voor chirurgische ingrepen die de voedselopname helpen te beperken.

12.5.6 Regeling van de voedselopname

Gerekend over een lange tijd is de lichaamsmassa van een gezonde volwassene binnen vrij nauwe grenzen constant. Wanneer proefdieren door gedwongen voeding overgewicht hebben gekregen en daarna vrij zijn in hun voedselopname, neemt hun spontane voedselgebruik af tot ze weer op hun oorspronkelijke gewicht zijn gekomen. Omgekeerd neemt na een hongerperiode met gewichtsafname het spontane voedselgebruik toe tot het gewichtsverlies is goedgemaakt.

Recent experimenteel werk heeft waarschijnlijk gemaakt, dat aan deze waarnemingen een actieve regeling van de energiewisseling met gelijkblijvende energievoorraad in de vorm van vet ten grondslag ligt. Deze regeling behoeft signalen die informatie over de grootte van de vetdepots kunnen overdragen. Zowel insuline als leptine kunnen deze functie vervullen; beide hormonen circuleren in een concentratie die gerelateerd is aan de totale hoeveelheid vet in het lichaam en beide passeren de bloed-hersenbarrière in verhouding tot de concentratie in het plasma. Insuline- en leptinereceptoren komen tot expressie in hersengebieden die betrokken zijn bij de regeling van de voedselopname. Intracerebrale toediening van beide hormonen remt de voedselopname, een tekort eraan zorgt voor het tegendeel.

De relatie van de insulineconcentratie in het plasma en de hoeveelheid vet in de depots komt tot stand doordat toename van de vetmassa gepaard gaat met een afname van de insulinegevoeligheid. Hierdoor is meer insuline nodig voor de glucosehomeostase. De leptinesecretie, die afhangt van het aantal adipocyten, wordt mede bepaald door het door insuline aangezette glucoseverbruik van de adipocyten. Het snelle dalen van de leptineconcentratie bij voedselgebrek is het gevolg van het dan vrijwel tot stilstand komen van de opname van glucose in de adipocyten (12.5.3).

De signaalfunctie van insuline en leptine komt tot stand doordat beide in de hypothalamus de efferente anabole impulsen onderdrukken die de voedselopname bevorderen en het energieverbruik remmen; tegelijkertijd activeren ze de katabole routes die een tegengesteld effect hebben (8.2.2). Valt deze invloed van insuline en leptine weg, dan neemt de anabole activiteit toe en de katabole activiteit af.

Hoewel in de regeling van de energiehomeostase leptine en insuline soortgelijke, parallel lopende functies vervullen, overheerst toch de invloed van leptine. Leptinedeficiëntie leidt tot hyperfagie (vraatzucht) en ernstige vetzucht, terwijl dan, ten gevolge van de grote hoeveelheid voedsel die wordt opgenomen, de insulineconcentratie hoog is. Insulinedeficiëntie geeft wel toename van de eetlust, maar dit gaat niet gepaard met het ontstaan van vetzucht. Dit komt doordat insuline nodig is voor het opnemen van vetzuren en glucose in het vetweefsel. Bij gebrek aan insuline, zoals bij (onbehandelde) diabetes mellitus (type 1), is de eetlust toegenomen, maar de vetmassa neemt niet toe en de leptineconcentratie is laag. Glucose hoopt op in het bloed en de interstitiële vloeistof en wordt in aanzienlijke hoeveelheden met de urine uitgescheiden. Dierexperimenteel is aangetoond dat de diabetische hyperfagie door toediening van leptine kan worden onderdrukt.

In de nucleus arcuatus van de hypothalamus liggen de neuronen die de variatie in de lokale insuline- en leptineconcentratie vertalen in elektrische signalen, waardoor de effecten op de voedselopname en het energieverbruik tot stand komen. Twee verschillende groepen neuronen in de nucleus arcuatus hebben zowel insuline- als leptinereceptoren en bevatten twee verschillende, maar parallel werkende neurotransmitters. Deze neuronen vormen een veelsporige baan naar de 2e-ordeneuronen, die de signalen verder doorgeven.

Reeds lang is bekend dat met doorsnijdingsproeven en met elektrische prikkeling in de hypothalamus zones te lokaliseren zijn van waaruit de energiehomeostase kan worden beïnvloed. Elektrische stimulering van de nucleus paraventricularis (PVN) doet de voedselopname afnemen, terwijl meer lateraal in de hypothalamus een gebied (laterale hypothalamus, LHA) te vinden is waarvoor het tegendeel geldt. Door laesies in dit gebied, eerder wel hongercentrum genoemd, ontstaat afagie, met gewichtsverlies als gevolg. Het zijn vooral deze gebieden waar de axonen van de door insuline en leptine aangestuurde neuronen heengaan.

◀ nucleus paraventricularis
◀ laterale hypothalamus
◀ hongercentrum

De PVN is het deel van de hypothalamus waar neuropeptiden worden geproduceerd, die in de hypofyse de afgifte van hormonen aanzetten (hypofyseotrope hormonen; 3.5). Van deze neuropeptiden hebben CRH en TRH, en ook oxytocine uit de neurohypofyse, naast de in 3.5 genoemde functies, een remmende werking op de voedselopname. Er zijn nog verscheidene andere anorexogene (eetlustremmende) signaalstoffen aangetoond, naast, in de LHA, signaalstoffen met orexogene (eetluststimulerende) werking. Dit is waarschijnlijk nog maar een beperkt deel van de efferente component van de energiehomeostase. Er is vrijwel zeker ook signaaloverdracht via het autonome zenuwstelsel; zo is al gevonden dat CRH sympathische zenuwen activeert.

◀◀ hypothalamus
◀◀ hyperfagie

De totale hoeveelheid opgenomen voedsel wordt door het aantal en de grootte van de maaltijden bepaald. Aangezien het begin van een maaltijd in aanzienlijke mate door uitwendige factoren (beschikbaarheid van voedsel en de smakelijkheid ervan, tijd van de dag, een rustige plaats om te eten) wordt bepaald, hangt de hoeveelheid die wordt gegeten, vooral af van de grootte van de maaltijd. Het beëindigen van de maaltijd is een geregeld proces. Met leptine behandelde proefdieren eten even vaak, maar minder. Een maaltijd eindigt wanneer een gevoel van verzadiging optreedt. Dit is een van neurohumorale stimuli afhankelijke ervaring, die zich tijdens het eten ontwikkelt en die ertoe leidt dat men stopt. Het is waarschijnlijk dat hieraan een integratie ten grondslag ligt van verzadigingssignalen, die hoofdzakelijk uit het maag-darmkanaal afkomstig zijn, met signalen betrokken bij de energiehomeostase.

◀ uitwendige factoren
◀◀ nucleus arcuatus
◀ verzadigingssignalen

De verzadigingssignalen komen voort uit mechanische en chemische stimulering van maag en dunne darm tijdens het eten en uit veranderingen in het energiemetabolisme in de lever door opgenomen voedingsstoffen. De nerveuze signalen gaan over afferente zenuwvezels die met de n. vagus of via het rug-

cholecystokinine ▶
eiwittoevoer ▶▶
nucleus tractus solitarius ▶
krachtsporten ▶▶
sport ▶
eetlust ▶▶
trainingsarbeid ▶
soortelijke warmte ▶▶
en% ▶

genmerg naar centraal lopen. De humorale signalen, waaronder cholecystokinine (CCK; 12.2.4), ontstaan in neuro-endocriene cellen in de wand van de dunne darm en worden vervoerd door de bloedstroom. Alle informatie komt samen in de nucleus tractus solitarius (NTS) in de medulla oblongata, samen met andere signalen van de buikorganen en de smaak. Van hieruit kan een maaltijd worden beëindigd, zelfs wanneer de medulla oblongata van de rest van de hersenen is gescheiden. Toch oefenen afdalende hypothalamische signalen, die informatie bevatten over de grootte van de vetdepots, een modulerende werking uit op het effect van de verzadigingssignalen. Dit blijkt uit het versterkende effect van leptine en insuline op de verzadigende werking van CCK.

12.5.7 Voeding en sport

In principe behoeven aan de voeding van mensen die sport beoefenen, geen bijzondere eisen te worden gesteld. De voeding moet voldoende energie bevatten en wat samenstelling betreft voldoen aan de eisen die aan normale voeding worden gesteld. Pas bij zware en langdurige belastingen waarbij veel trainingsarbeid wordt verricht, moet aan enkele aspecten nader aandacht worden besteed.

Allereerst moet de energie-inhoud van de voeding het energieverbruik dekken. Het normale energieverbruik van een mens met een lichaamsmassa van 70 kg met bezigheden die geen bijzonder grote lichamelijke inspanning vergen, bedraagt ongeveer 10 MJ/d. Langeafstandslopers verbruiken 15-25 MJ/d en wielrenners in de Tour de France 25 MJ/d of meer. Wanneer op achtereenvolgende dagen zeer intensief wordt getraind, zonder rustdagen, kan de voeding een probleem worden. De glycogeenvoorraden van de spieren moeten worden aangevuld, aangezien de spierfunctie hiervan rechtstreeks afhankelijk is. Het moment dat iemand tijdens een duurprestatie 'stuk', 'vast' of 'kapot' zit, komt overeen met een te laag glycogeengehalte in de spieren.

De samenstelling van de voeding voor sportbeoefenaars, wat betreft de verdeling van koolhydraten, vetten en eiwitten, kan dezelfde zijn als voor anderen. Algemeen gelden de volgende richtlijnen: eiwit 10-15 en%, vetten 30-35 en% en koolhydraten 55 en%. Een en% is het percentage van de totale energietoevoer dat door het betreffende voedingsbestanddeel wordt gedekt. Bij een totale energietoevoer van 10 MJ/d zou dus 1,0-1,5 MJ van eiwit afkomstig moeten zijn, hetgeen overeenkomt met 59-88 g eiwit (tabel 12-2) of, bij een lichaamsmassa van 70 kg, 0,84-1,26 g/kg. Indien in verband met intensieve sportbeoefening een grotere energietoevoer noodzakelijk is, kan voor een relatief grotere koolhydraatconsumptie worden gekozen, 60 en% of meer.

In het verleden nam men aan dat bij intensieve sportbeoefening geen extra eiwittoevoer nodig was. Tegenwoordig wordt, vanwege de vastgestelde grotere ureumproductie, wel een grotere eiwitconsumptie aanbevolen. De adviezen variëren van 1,5-3,0 g/kg lichaamsmassa. In het algemeen zal daaraan worden voldaan wanneer men 10-15 en% aanhoudt. De verhoogde ureumproductie hangt waarschijnlijk samen met een verhoogde eiwitafbraak in de intensief werkende spieren. Voorts ligt het voor de hand dat een grotere eiwittoevoer dan 1 g/kg lichaamsmassa nodig is in de trainingsperiode bij krachtsporten waarbij de spiermassa toeneemt.

Bij intensieve sportbeoefening, en vooral bij intensieve training, kan de voeding nog andere problemen opleveren. In tegenstelling tot matige lichamelijke inspanning, werkt zware lichamelijke inspanning vaak remmend op de eetlust. Vanwege de tegenzin in eten en de noodzaak van adequate energietoevoer, wordt dan vaak eerst zo smakelijk mogelijk vloeibaar voedsel gebruikt en later op de dag een normale maaltijd. Ook de psychische belasting van een komende belangrijke wedstrijd kan eetlustremmend werken.

Hoe meer uren per dag wordt getraind, hoe meer de tijd voor voldoende voeding en de vertering daarvan in het gedrang komt. Het kan 3-4 uur duren voordat de maag na een normale maaltijd leeg is. Onder psychische belasting duurt dit nog langer. In het algemeen wordt aanbevolen 3-5 uur voor een zware lichamelijke inspanning niet meer te eten. Wel kan men tot korter ervoor kleine hoeveelheden licht verteerbaar voedsel gebruiken.

12.6 TEMPERATUURREGELING

De lichaamstemperatuur van de mens wordt constant gehouden op circa 37 °C, terwijl er toch een grote variatie bestaat in omgevingstemperatuur en in activiteit. De temperatuur wordt bepaald door de warmte-inhoud en de soortelijke warmte van het lichaam. De soortelijke warmte van het menselijk lichaam is vrijwel gelijk aan die van water: 4,19 J/°C per g lichaamsmassa (1 cal/°C per g). Bij iemand met een lichaamsgewicht van 70 kg en met een warmteproductie van 80 W zal de lichaamstemperatuur in 1 uur circa 1 °C stijgen, zolang de warmte niet aan de omgeving wordt afgestaan. Wanneer de warmte-inhoud van het lichaam niet verandert, verandert ook de lichaamstemperatuur niet: enerzijds produ-

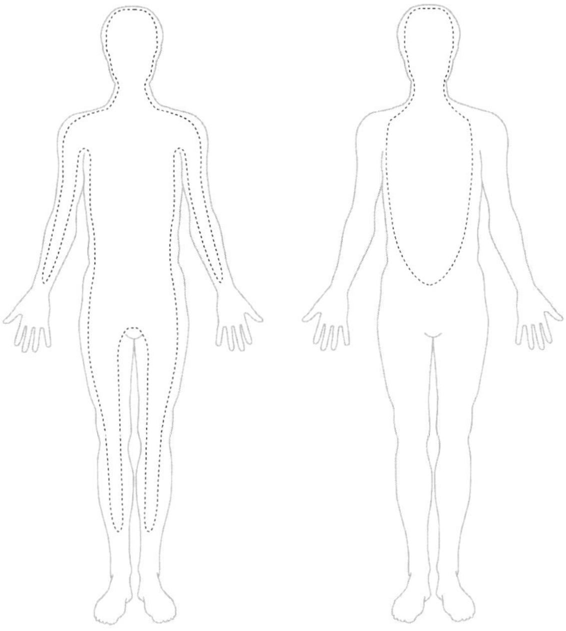

A B

Figuur 12-14 Kern en schil van het lichaam. ***A*** *Bij maximale perifere vasodilatatie behoort vrijwel het gehele lichaam tot de kern.* ***B*** *Bij perifere vasoconstrictie treedt een sterke verkleining van de kern op.*

ceert het lichaam voortdurend warmte en neemt het warmte uit de omgeving op, anderzijds geeft het warmte af aan de omgeving. Is de warmteafgifte gelijk aan de som van de warmteproductie en warmteopname, dan is de warmtebalans in evenwicht en verandert de lichaamstemperatuur niet.

In het kader van de temperatuurregeling ziet men het lichaam alsof het is opgebouwd uit een kern en een schil (figuur 12-14). De temperatuur van de kern is de temperatuur die constant wordt gehouden. De schil is de isolerende laag, waartoe in elk geval de huid behoort. Het bloed zorgt voor het transport van de warmte van de kern naar de schil, waar die aan de omgeving wordt afgegeven. De gemiddelde temperatuur van de kern wordt centrale lichaamstemperatuur genoemd. Deze temperatuur wordt meestal rectaal gemeten en bedraagt bij gezonde volwassenen in rust, overdag gemeten, 37,2 ± 0,5 °C. De centrale lichaamstemperatuur vertoont een dag- en nachtritme: 's morgens vroeg is hij het laagst en 's middags laat het hoogst. Tijdens inspanning kan de lichaamstemperatuur met wel 3 °C toenemen. Bij vrouwen komt bovendien een maandelijkse variatie voor; ten tijde van de ovulatie stijgt de lichaamstemperatuur met ongeveer 0,5 °C.

◂◂ kern
◂ sauna
◂◂ schil
◂◂ centrale lichaamstemperatuur

12.6.1 Uitwisseling van warmte met de omgeving

◂ straling
◂ geleiding
◂ stroming
◂ verdamping

De uitwisseling van warmte met de omgeving heeft plaats door straling (radiatie), geleiding (conductie), stroming (convectie) en verdamping (evaporatie). De uitwisseling door verdamping is ook afhankelijk van convectie. Het lichaam geeft warmte af door infrarode straling en kan warmte opnemen zowel door infrarode straling als door straling met een kortere golflengte. Indien de huid warmer is dan de voorwerpen in de omgeving, zal de afgifte van warmte door straling groter zijn dan de opname. De warmte-uitwisseling door geleiding vindt plaats door contact van de huid met een koude of warme omgeving (lucht, water, voorwerpen) en door het nuttigen van koud of warm voedsel en koude of warme dranken. De uitwisseling met lucht en water wordt versneld door convectie, bijvoorbeeld wanneer het waait of wanneer het bad- of zwemwater beweegt. Warmteafgifte door verdamping vindt plaats in de luchtwegen, waar de ingeademde lucht wordt verzadigd met waterdamp, en aan de huid, waarvan de hoornlaag een geringe hoeveelheid water doorlaat. Dit waterverlies door verdamping via luchtwegen en huid wordt *perspiratio insensibilis* (onmerkbaar vochtverlies) genoemd. Daarnaast kan verdamping van zweet (*perspiratio sensibilis*) plaatsvinden, wat bij lichamelijke inspanning en bij een hoge omgevingstemperatuur in aanzienlijke mate voorkomt. Maximaal kan wel 1,5 liter zweet per uur worden geproduceerd, zoals door weging kan worden aangetoond. Hoeveel hiervan werkelijk verdampt, is moeilijker na te gaan. Verdamping is afhankelijk van de vochtigheid van de lucht. Wanneer de lucht reeds verzadigd is met waterdamp, heeft geen verdamping plaats. Wanneer deze lucht dan ook nog een hogere temperatuur heeft dan de huid, vindt zelfs condensatie van waterdamp op de huid plaats, met toename van de warmte-inhoud van het lichaam. Dit laatste gebeurt bijvoorbeeld in een vochtige sauna.

◂ perspiratio insensibilis
◂ verdamping van zweet

Wanneer de zweetproductie gering is, kan men het warmteverlies door verdamping gemakkelijk schatten. Bij iemand met een lichaamsmassa van 70 kg bedraagt in rust de *perspiratio insensibilis* per dag circa 800 ml. Aangezien verdamping van 1 liter water ongeveer 2400 kJ kost, bedraagt de warmteafgifte door verdamping ongeveer 1900 kJ per dag ≈ 20 W. In rust is dit een kwart van de warmteproductie. De rest komt onder normale omstandigheden voornamelijk op rekening van straling.

12.6.2 Regeling van de lichaamstemperatuur

De regeling van de centrale lichaamstemperatuur vindt plaats door aanpassing van de warmteaf-

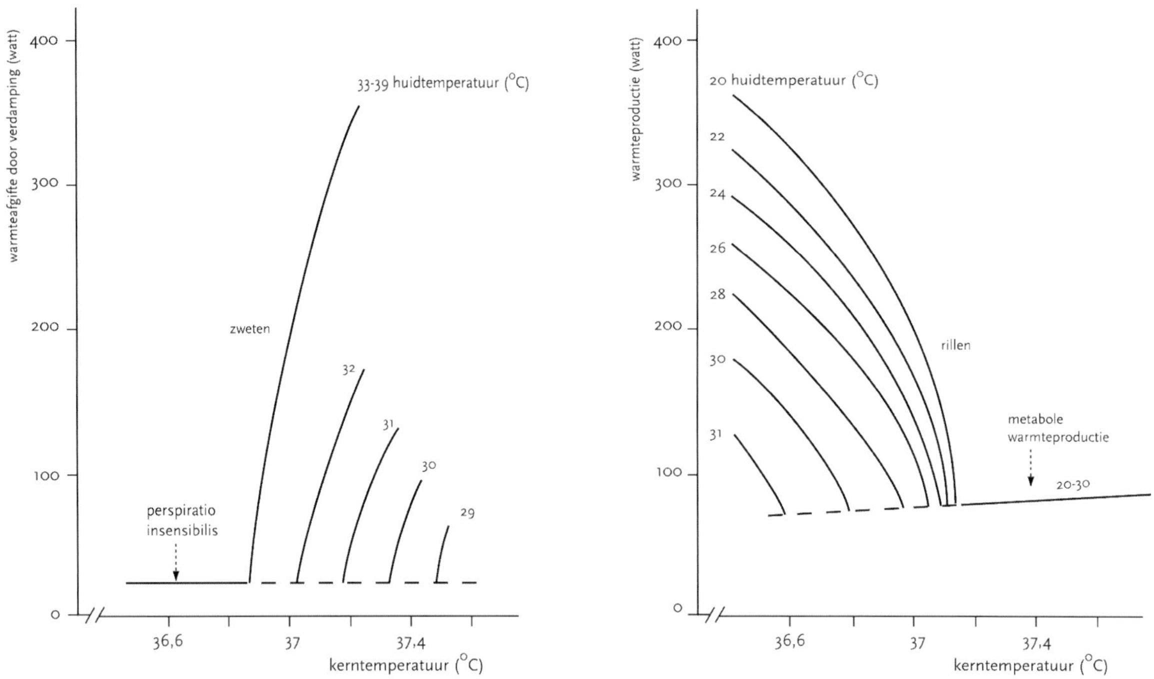

Figuur 12-15 ***A*** *Relatie tussen de warmteafgifte door verdamping van zweet en de kerntemperatuur in afhankelijkheid van de huidtemperatuur bij een proefpersoon. Bij een huidtemperatuur van 33 °C en hoger en een lage kerntemperatuur is er geen zweetproductie en is er alleen verdamping van water via huid en longen (perspiratio insensibilis).* ***B*** *Relatie tussen de warmteproductie door rillen en de kerntemperatuur in afhankelijkheid van de huidtemperatuur bij een proefpersoon. Bij huidtemperaturen tussen 20 en 30 °C en een hoge kerntemperatuur wordt de warmteproductie alleen bepaald door de stofwisseling, die toeneemt met de lichaamstemperatuur.*

pilo-erectie ▸▸
kippenvel ▸▸
huidtemperatuur ▸

gifte aan de warmteproductie en door verhoging van de warmteproductie indien de warmteafgifte door een lage omgevingstemperatuur toeneemt. De warmteafgifte aan de omgeving kan worden geregeld door de huidtemperatuur te variëren en door zweetsecretie. De temperatuur van de huid is gewoonlijk enkele graden lager dan die van de kern. De huid en de onderhuidse vetlaag fungeren als een isolator, waardoor de uitwisseling van warmte met de omgeving wordt vertraagd. De dikte van deze isolerende laag hangt af van de bloeddoorstroming, die sterk kan variëren (10.5.4). Bij een lage huiddoorstroming is de huidtemperatuur laag en is de schil als isolerende laag dikker. Bij maximale doorstroming kan de huidtemperatuur vrijwel gelijk worden aan die van de kern.

De bloedstroom door de huid hangt af van de mate van constrictie van de precapillaire sfincters van het vaatbed direct onder de opperhuid en van de contractietoestand van de arterioveneuze anastomosen (figuur 10-38). Het gladde spierweefsel van de sfincters en de AV-anastomosen staat zowel onder centrale als onder lokale invloed. Lokale verwarming van de huid leidt via een reflex tot dilatatie en toename van de doorstroming. Lokale koeling geeft een tegengestelde reactie, dus vasoconstrictie en afname van de doorstroming. De huid bevat sensoren voor koude en warmte die deze reflexen uitlokken (thermosensoren, 7.1.1.2). De reacties op warmte en koude zijn goed waar te nemen door een hand in warm of koud water te steken.

Effecten van veranderingen van de centrale lichaamstemperatuur verlopen via temperatuurgevoelige cellen en regelcentra in de hypothalamus. Bij een lage temperatuur worden via sympathische zenuwen de bloedvaten vernauwd, bij een hoge temperatuur valt de sympathische stimulering weg, waardoor vasodilatatie optreedt. Vasoconstrictie van de bloedvaten in de huid gaat gepaard met pilo-erectie: rechtop staan van de haren (kippenvel). Ook de warmteafgifte door verdamping van zweet wordt beheerst vanuit de regelcentra in de hypothalamus. De zweetklieren worden geïnnerveerd door sympathische cholinerge zenuwvezels (tabel 8-1). Het blijkt dat, afhankelijk van de temperatuur van de huid, de zweetsecretie bij een bepaalde temperatuur op gang komt. In figuur 12-15A is voor een proefpersoon de

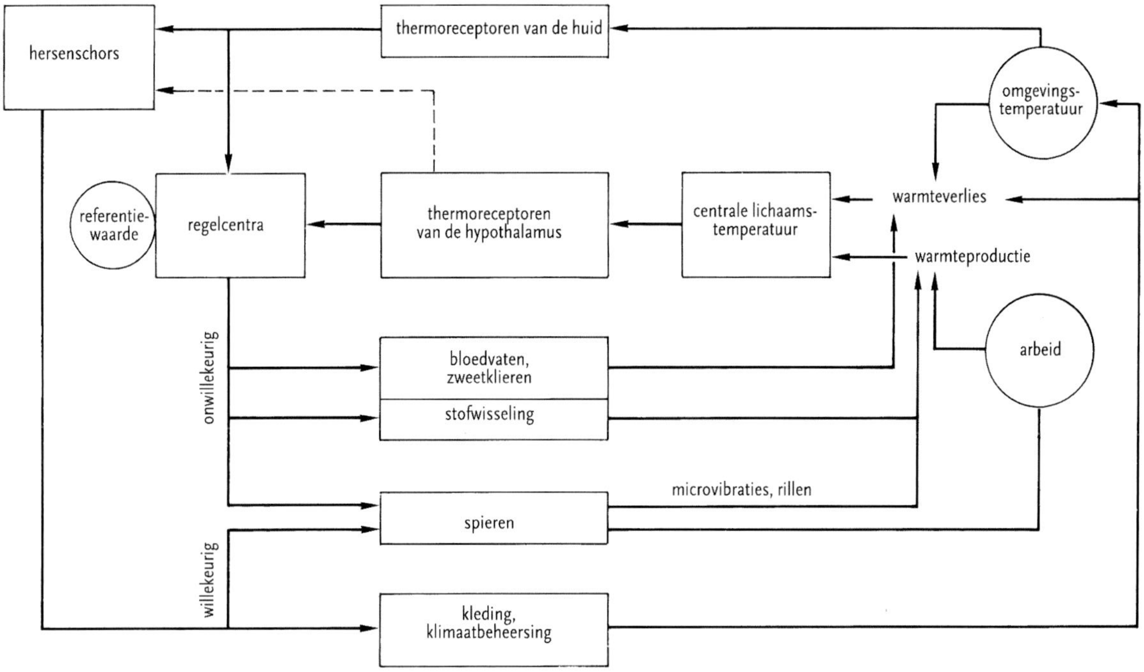

Figuur 12-16 Schema van de temperatuurregeling.

relatie tussen de warmteafgifte door verdamping van zweet en de kerntemperatuur in afhankelijkheid van de huidtemperatuur weergegeven. Bij een huidtemperatuur van 33 °C en hoger begint de toename van de zweetsecretie bij een kerntemperatuur van iets hoger dan 36,8 °C. Bij een lagere kerntemperatuur wordt de warmteafgifte door verdamping bepaald door de verdamping van vochtverlies via de ademhaling en de huid. Bij huidtemperaturen lager dan 33 °C begint de zweetsecretie pas bij een steeds hogere kerntemperatuur.

Bij een dalende centrale lichaamstemperatuur treedt naast vasoconstrictie van huidvaten ook een toename van de warmteproductie op door actief bewegen en door rillen (Engels: *shivering thermogenesis*). In figuur 12-15B is voor een proefpersoon de relatie tussen de warmteproductie door rillen en de kerntemperatuur in afhankelijkheid van de huidtemperatuur weergegeven. Bij een kerntemperatuur hoger dan 37,1 °C wordt de warmteafgifte bepaald door de normale stofwisseling, die toeneemt met de kerntemperatuur, onafhankelijk van huidtemperaturen tussen 20 en 30 °C. Bij een kerntemperatuur lager dan 37,2 °C en een huidtemperatuur van 20 °C neemt de warmteproductie toe bij een verder dalende kerntemperatuur. Bij hogere huidtemperatuur neemt de warmteproductie pas bij een lagere kerntemperatuur toe.

De warmteproductie is ook afhankelijk van enkele hormonen, voornamelijk catecholaminen, die de stofwisseling stimuleren (Engels: *non-shivering thermogenesis, chemical thermogenesis*). Dit is echter vooral van belang bij dieren met veel bruin vetweefsel, dat rijk is aan mitochondriën. Bij de mens komt bruin vetweefsel alleen voor bij zuigelingen, bij wie de chemische thermogenese de warmteproductie maximaal met 10-15% kan verhogen. Het schildklierhormoon thyroxine verhoogt de stofwisseling (tabel 3-2). Dit speelt echter alleen een rol op lange termijn, zoals bij aanpassing aan een langdurig verblijf in een koude omgeving.

◀ non-shivering thermogenesis
◀ bruin vetweefsel

Figuur 12-16 geeft een overzicht van het temperatuurregulatiesysteem. Zoals vrijwel alle regelsystemen in het lichaam is het een systeem met negatieve terugkoppeling. De centrale lichaamstemperatuur (kerntemperatuur) is de geregelde grootheid. Thermoreceptoren zijn sensoren die gevoelig zijn voor temperatuur. Ze bevinden zich in de hypothalamus en zenden signalen naar de eveneens in de hypothalamus gelegen regelcentra. Hier vindt vergelijking plaats met een referentiewaarde (instelpunt, Engels: *setpoint*, 3.4.1). Wanneer de bloedtemperatuur boven de referentiewaarde komt, treedt via de regelcentra vasodilatatie in de huid op en wordt de zweetsecretie aangezet. Hierdoor wordt de warmteafgifte aan de omgeving bevorderd en daalt de centrale lichaamstemperatuur. Bij een huidtemperatuur lager dan 33 °C worden koudereceptoren geprikkeld en treedt

◀◀ rillen
◀◀ shivering thermogenesis
◀ referentiewaarde
◀ setpoint

via de hypothalamische regelcentra vasoconstrictie in de huid op, waardoor de warmteafgifte wordt verminderd. Ook wordt door verhoging van de stofwisseling en rillen (spieren) de warmteproductie opgevoerd. Naast de autonome temperatuurregeling (onwillekeurig) spelen bij de mens willekeurig tot stand gebrachte correcties een rol. Bij een lage omgevingstemperatuur gaan de prikkels uit de koudereceptoren van de huid behalve naar het hypothalamische regelcentrum ook naar de hersenschors, waardoor een koudegewaarwording ontstaat die aanleiding is tot het nemen van willekeurige maatregelen. Met behulp van kleding, verwarming en het maken van bewegingen worden correcties aangebracht. Bij een hoge omgevingstemperatuur is het waarschijnlijk de centrale lichaamstemperatuur die aanleiding is tot een willekeurige correctie.

hitteberoerte ▶▶
heat stroke ▶▶
onwillekeurig ▶
willekeurig ▶
hitte-uitputting ▶▶
koorts ▶▶

12.6.3 Hyperthermie en koorts

pyrogenen ▶▶
hyperthermie ▶
koude rillingen ▶▶

Wanneer de lichaamstemperatuur hoger is dan normaal, terwijl de referentiewaarde niet is veranderd, spreekt men van hyperthermie. Hyperthermie komt normaal voor bij lichamelijke inspanning en kan worden verklaard doordat de extra warmte die bij de inspanning wordt geproduceerd, niet meteen volledig wordt afgegeven. De processen die de warmteafgifte moeten vergroten, hebben enige tijd nodig om volledig te kunnen functioneren. Afhankelijk van het inspanningsniveau kan de centrale lichaamstemperatuur met 2-3 °C toenemen en zolang de inspanning duurt op het hoge niveau gehandhaafd blijven. Als de warmteafgifte onvoldoende toeneemt, blijft de temperatuur stijgen. Wanneer deze een waarde bereikt tussen 40 en 41,5 °C, functioneren de regelcentra niet meer naar behoren en spreekt men van een hitteberoerte (Engels: *heat stroke*). Dit is een levensbedreigende situatie die vooral voorkomt bij langdurige inspanning in een warme en vochtige omgeving, waarin door de hoge luchtvochtigheid te weinig zweet verdampt. De toestand wordt gecompliceerd indien ook dehydratie optreedt, met of zonder zouttekort, doordat men tijdens de inspanning te weinig heeft gedronken. Wanneer primair dehydratie en zouttekort optreden door overmatig zweten, spreekt men van hitte-uitputting (Engels: *heat exhaustion*). Hierbij is de lichaamstemperatuur aanvankelijk niet te hoog.

Koorts is een toestand waarbij de centrale lichaamstemperatuur is verhoogd doordat de referentie hoger is ingesteld. Dit komt bijvoorbeeld voor bij infecties, waarbij stoffen kunnen vrijkomen die de referentiewaarde verhogen (pyrogenen = koortsverwekkers). De lichaamstemperatuur ligt aanvankelijk beneden de waarde van de verhoogde referentie en er treedt een reactie op alsof men het te koud heeft, met vasoconstrictie van de huidvaten en rillingen. Een typische koortsperiode begint met koude rillingen. Het einde van de koorts kondigt zich aan doordat de patiënt gaat zweten. De referentiewaarde is weer gedaald naar normaal, terwijl op dat moment de lichaamstemperatuur nog te hoog is.

13 Uitscheiding

Kijk voor verdere verdieping op www.studiecloud.nl

13.1 INLEIDING

Uitscheiding (excretie) door vorming van urine is een van de functies van de nieren. Langs deze weg wordt het interne milieu gezuiverd van metabole afvalproducten en lichaamsvreemde stoffen. In het algemeen is de uitscheiding van deze stoffen afhankelijk van de concentratie in het plasma. Bij een eiwitrijk dieet is de ureumconcentratie van het bloed hoger dan bij een eiwitarm dieet. Bij een grotere productie van ureum wordt daardoor ook meer uitgescheiden. ◀ excretie

Minstens zo belangrijk als de excretiefunctie is de functie van de nieren bij de regeling van de samenstelling van het interne milieu. Dit betreft het binnen nauwe grenzen constant houden van de osmolariteit, de ionaire samenstelling en het volume van de extracellulaire vloeistof (3.2.2). De nier vervult deze functie door de hoeveelheid en de samenstelling van de urine te variëren. Zo zal na het drinken van water, dat de osmolariteit van de extracellulaire vloeistof verlaagt, de nier het teveel aan water uitscheiden. De nieren bevatten ieder ruim een miljoen nefronen, die de functionele eenheden van de nieren vormen. Elk nefron produceert een deel van de totale hoeveelheid urine.

De nieren beschikken over een grote reservecapaciteit, waardoor één nier kan worden weggenomen zonder merkbare gevolgen voor de samenstelling van het interne milieu. Pas wanneer het aantal goed functionerende nefronen tot minder dan 15% is gereduceerd, is de nierfunctie ernstig gestoord.

13.2 BOUW VAN DE NIEREN

De nieren zijn boonvormige organen die aan weerszijden van de wervelkolom ter hoogte van Th11 tot L3 tegen de achterste buikwand gelegen zijn. De bovenste helft van de nieren wordt beschermd door de borstkas. Figuur 13-1 geeft een overzicht van de opbouw van de nier. Aan de mediale zijde van de nier bevindt zich de hilus. Hier gaan de a. renalis en de zenuwen naar binnen en verlaten de v. renalis en de ureter (urineleider) de nier. De ureter is de afvoerbuis van het pyelum (nierbekken). Om het pyelum

◀ a. renalis
◀ ureter
◀ pyelum

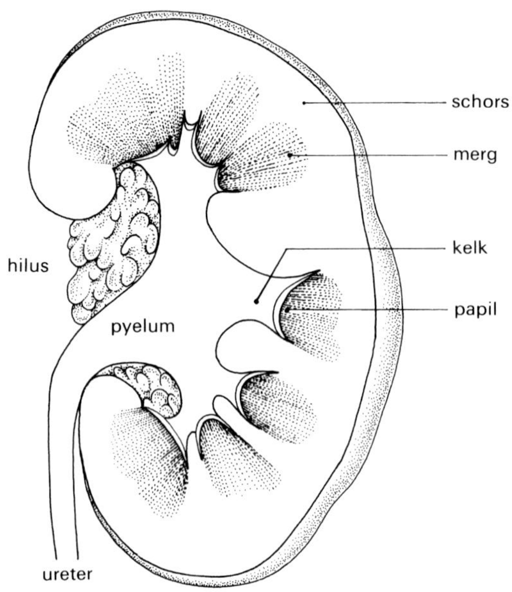

Figuur 13-1 Schematische tekening van een nier.

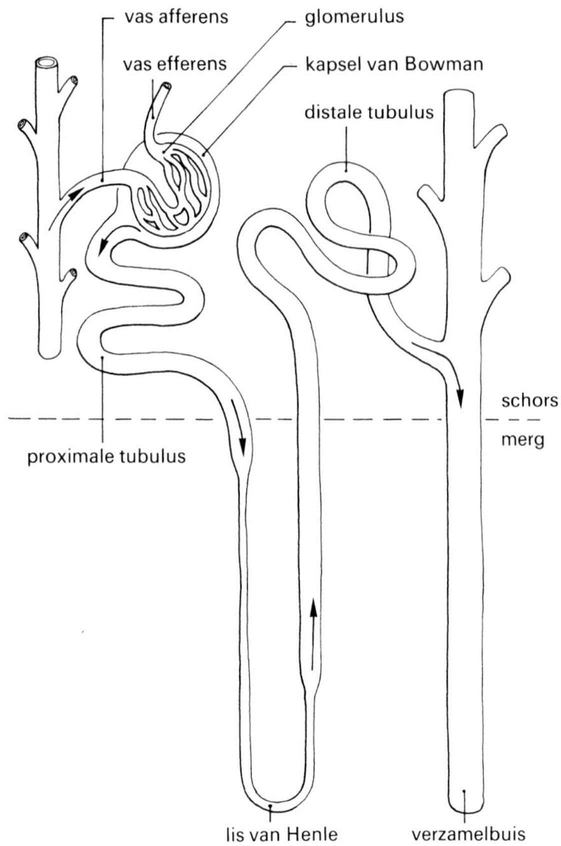

Figuur 13-2 Schematische tekening van een nefron.

niermerg ▶
nierschors ▶

heen ligt het niermerg. De papillen van het merg steken iets in het pyelum uit. Hierdoor worden in het pyelum de kelken gevormd. Om het merg heen ligt de nierschors. De ureters van beide nieren lopen naar beneden en monden achter onder uit in de urineblaas (vesica urinaria). De urineblaas ligt in het kleine bekken, vlak achter de symphysis pubica. De uitvoergang van de blaas is de urethra.

urethra ▶
nefron ▶
lis van Henle ▶▶
nierlichaampje ▶
distale tubulus ▶▶
glomerulus ▶
kapsel van Bowman ▶
podocyten ▶
vas afferens ▶
vas efferens ▶
verzamelbuisje ▶▶

Figuur 13-2 toont een nefron. Dit bestaat uit een nierlichaampje (lichaampje van Malpighi) en een tubulus. Het nierlichaampje (figuur 13-3) bestaat uit de glomerulus, een kluwen van capillairen die wordt omgeven door het kapsel van Bowman. Dit is een ingestulpt blaasje, waarvan het binnenblad bestaat uit epitheelcellen met spleten (podocyten, cellen met pootjes; figuur 13-4) en het buitenblad uit dunne epitheelcellen die overgaan in de tubuluscellen. Het binnenblad van het kapsel bedekt het endotheel van de glomeruluscapillairen zodanig dat water met opgeloste stoffen die door het endotheel worden doorgelaten, ook de spleten van de podocyten passeren. De glomeruluscapillairen ontstaan uit een arteriole, het vas afferens, en komen weer samen in het vas efferens, dat ook de structuur van een arteriole heeft. Het vas efferens splitst in capillairen die de tubulus omgeven.

proximale tubulus ▶

Aan de tubulus, die begint bij het kapsel van Bowman, zijn drie onderdelen te onderscheiden:

- de proximale tubulus (tubulus contortus I, contortus = gekronkeld);
- de lis van Henle;
- de distale tubulus (tubulus contortus II).

De distale tubulus mondt uit in een verzamelbuisje, dat met de verzamelbuisjes van andere nefronen uitkomt in een grotere verzamelbuis, die uitloopt in het pyelum.

Het grootste deel van de nefronen ligt in de nierschors. Met het blote oog zijn de glomeruli daarin als puntjes te onderscheiden. Het proximale en het distale deel van de tubulus liggen ook in de schors. Alleen de lis van Henle daalt af in het merg, waarbij het opstijgende been terugkeert naar de 'eigen' glomerulus en tussen het vas efferens en het vas afferens (de vaatpool van de glomerulus) doorloopt, waarna de distale tubulus verder kronkelt in de richting van het verzamelbuisje. Alleen de nefronen waarvan de glomeruli dicht bij de grens tussen schors en merg liggen, hebben lange lissen van Henle die ver in het merg afdalen. Ook de verzamelbuizen lopen door het merg naar het pyelum.

De cellen van de distale tubulus hebben ter plaatse van de vaatpool van de glomerulus een an-

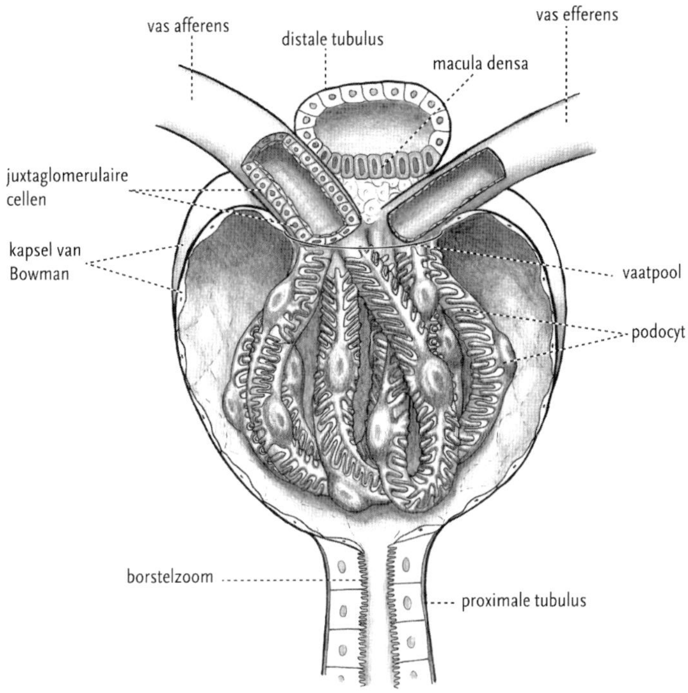

Figuur 13-3 Nierlichaampje.

dere structuur; deze vormen de macula densa (figuur 13-3). De macula densa staat in contact met gespecialiseerde gladde spiercellen in de wand van het vas afferens, de juxtaglomerulaire cellen (figuur 13-3). Macula densa en juxtaglomerulaire cellen vormen samen het juxtaglomerulaire apparaat, dat, naast de myogene autoregulatie (10.4.6.1), een rol speelt bij de autoregulatie van de bloedstroomsterkte door de glomerulus. Afhankelijk van de Na^+ en/of Cl^--concentratie van de inhoud van de distale tubulus wordt de vaatweerstand van het vas afferens beïnvloed. De juxtaglomerulaire cellen produceren renine, dat als onderdeel van het renine-angiotensine-aldosteronsysteem een functie heeft bij de regeling van de arteriële bloeddruk (10.4.4).

13.3 VORMING VAN URINE

Bij het continue proces van de vorming van urine (diurese) kan men drie opeenvolgende fases onderscheiden. De eerste fase is de vorming van een grote hoeveelheid glomerulusfiltraat. In de tweede fase wordt het grootste deel van dit filtraat, dat voor het lichaam nuttige stoffen bevat, teruggeresorbeerd. De concentratie van de stoffen die zullen worden uitgescheiden, neemt hierbij toe. In de laatste fase wordt de samenstelling van de urine veranderd, afhankelijk van de correcties die het interne milieu moet ondergaan in verband met de homeostase. De eerste fase vindt plaats in de glomeruli, de tweede in de proximale tubulus en de laatste in de rest van het nefron: de lis van Henle, de distale tubulus en de verzamelbuizen.

13.3.1 Glomerulaire filtratie

In de glomerulus vindt filtratie van bloed plaats. Aan het begin van de glomeruluscapillairen is de bloeddruk hoger dan in andere lichaamscapillairen doordat de weerstand van het arteriële systeem van de nier klein is (10.5.6). Daardoor is de effectieve filtratiedruk (10.4.5) over de volle lengte van de capillairen positief. De glomeruluscapillairen zijn van het gefenestreerde type (figuur 13-4). De fenestrae hebben een diameter van circa 70 nm en kunnen de plasma-eiwitten gemakkelijk doorlaten. De voetjes van de podocyten zijn verzonken in de buitenlaag van de basale membraan van het endotheel. Tussen de voetjes bevindt zich een membraan, die samen met de basale membraan het eigenlijke filter vormt dat de doorlaatbaarheid bepaalt. Voor grote moleculen met een relatieve molecuulmassa van 10.000-70.000 is niet alleen de wijdte van de poriën in de filtercomponenten bepalend, maar ook de aanwezigheid van elektrische ladingen in de wand.

Stoffen met een molecuulmassa tot 5000 passeren de membraan ongehinderd (tabel 13-1). Voor ongeladen deeltjes is de concentratie in het filtraat

◀◀ macula densa

◀◀ juxtaglomerulaire cellen

◀ filtratie

◀◀ juxtaglomerulaire apparaat

◀◀ renine

◀ fenestrae

◀◀ diurese

◀◀ glomerulusfiltraat

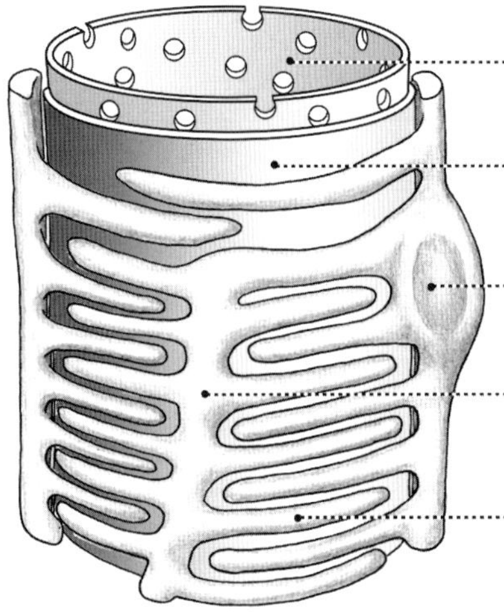

Figuur 13-4 Deel van een glomeruluscapillair.

Tabel 13-1 Relatie tussen de grootte van het molecuul en de glomerulaire filtreerbaarheid van een aantal stoffen

stof	relatieve molecuulmassa	filtreerbaarheid
water	18	1,0
natriumion	23	1,0
ureum	60	1,0
glucose	180	1,0
sucrose	342	1,0
inuline	5.500	0,98
myoglobine	16.000	0,75
hemoglobine	64.500	0,03
albumine	69.000	< 0,01

De filtreerbaarheid is uitgedrukt als het quotiënt van de concentratie van de stof in het glomerulusfiltraat en in het plasmawater.

gelijk aan die in het plasmawater. Door de aanwezigheid van een aanzienlijke hoeveelheid eiwit in het bloedplasma bestaat het plasma maar voor 94% uit water. Derhalve komt een glucoseconcentratie van 5 mmol/L in het plasma overeen met een concentratie van 5,3 mmol/L in het plasmawater. Voor geladen deeltjes wordt de situatie verder gecompliceerd door de elektrische lading van de plasma-eiwitten, die de verdeling van de ionen over plasma en filtraat mede beïnvloedt (3.2.2). De invloed van deze effecten op de glomerulaire filtratie is echter klein genoeg om de samenstelling van het filtraat bij benadering te kunnen gelijkstellen aan die van plasma zonder eiwit. Uiteraard is het filtraat normaal ook vrij van bloedcellen.

filtratiefractie ▶▶

De hoeveelheid plasma die per tijdseenheid wordt gefiltreerd, wordt glomerulaire filtratiesnelheid (Engels: *glomerular filtration rate*, GFR) genoemd. De GFR kan worden bepaald met behulp van een stof die het glomerulaire filter ongehinderd passeert en die in de tubulus niet wordt uitgewisseld en dus niet wordt teruggeresorbeerd of gesecerneerd. Inuline is een stof die vrijwel geheel aan deze voorwaarden voldoet (tabel 13-1; figuur 13-5). De inuline wordt per infuus met een constante snelheid toegediend, waarbij een constante plasmaconcentratie c ontstaat. Hierna wordt gedurende een bepaalde periode de geproduceerde urine verzameld en wordt de hoeveelheid inuline m hierin bepaald. Deze hoeveelheid is afkomstig uit een volume plasma V dat in dezelfde tijd is gefiltreerd. Volgens hetzelfde principe als bij de indicatorverdunningsmethode ter bepaling van de vloeistofcompartimenten (3.2.1) is $V = m/c$. De GFR wordt gevonden door V te delen door de periode waarin de urine is verzameld. Voor een gezonde volwassene bedraagt de GFR ongeveer 130 mL/min. Bedraagt de bloedstroomsterkte door de nieren ruim 1100 mL/min en de plasmastroomsterkte dus ruim 600 mL/min (hematocriet, het relatieve celvolume, 40-45%), dan wordt ongeveer een vijfde deel van de plasmastroom door de nieren gefiltreerd. Dit wordt de filtratiefractie van het plasma genoemd.

glomerulaire filtratiesnelheid ▶

terugresorptie ▶▶

inuline ▶

borstelzoom ▶▶

13.3.2 Terugresorptie en secretie

13.3.2.1 *Proximale tubulus*

Bij een glomerulaire filtratiesnelheid van 130 mL/min wordt in ruim twintig minuten het gehele plasmavolume gefiltreerd. Dit volume moet vrijwel in zijn geheel door terugresorptie terugkeren naar de bloedbaan. Van de ongeveer 180 L filtraat die per dag wordt gevormd, blijft maar 1-2 L urine over.

Het grootste deel van de terugresorptie vindt plaats in de proximale tubuli. Enorme hoeveelheden stof (per dag 110 L water en 300 g zout) kunnen worden doorgelaten doordat de binnenwand van de proximale tubuli uitgerust is met een borstelzoom (figuur 13-3) die bestaat uit vingervormige uitstulpingen van de celmembraan. Hierdoor wordt het oppervlak met een factor 30-60 vergroot; bij een lengte van circa 10 mm, komt dit voor beide nieren samen neer op een luminaal membraanoppervlak van 40-80 m^2. Aan de andere kant van de proximale tubuluscellen

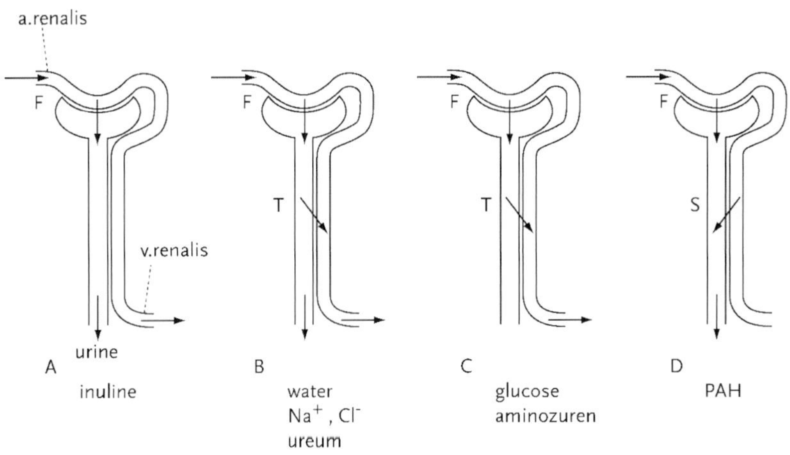

Figuur 13-5 Schematische voorstelling van de nier en de behandeling van vier verschillende (groepen van) stoffen. In alle gevallen wordt het bloed van de a. renalis in de glomeruli gefilterd (F). Het glomerulusfiltraat stroomt door de tubuli, waar terugresorptie (T) naar het bloed plaatsvindt en/of secretie (S) vanuit het bloed naar de urine. ***A*** *Inuline wordt alleen gefiltreerd en al het gefiltreerde komt in de urine terecht.* ***B*** *Water, Na^+ en Cl^- worden voor bijna 99% teruggeresorbeerd, ureum voor ongeveer de helft.* ***C*** *Glucose en aminozuren worden normaal geheel teruggeresorbeerd en komen dan niet in de urine terecht.* ***D*** *Paraminohippuurzuur (PAH) wordt na de filtratie vrijwel in zijn geheel gesecerneerd, zodat het niervenebloed (v. renalis) vrijwel geen PAH meer bevat.*

is het oppervlak vergroot door diepe plooien in de basolaterale membraan (figuur 13-6).

De terugresorptie vindt transcellulair plaats, voor een groot deel via de intercellulaire ruimte (figuur 13-6A). Een deel gaat paracellulair via de *tight junction*, waarlangs ook lekkage terug kan plaatsvinden. Het primaire actieve proces bij de proximale terugresorptie omvat de opbouw en het onderhouden van een grote elektrochemische gradiënt (= concentratiegradiënt + elektrische gradiënt; 5.3) voor Na^+ tussen tubuluslumen en tubuluscellen door de Na^+/K^+-pomp in de basolaterale membraan, onder verbruik van ATP (figuur 5-9 en 13-6). Dit proces is verantwoordelijk voor het grootste deel van het zuurstofverbruik van de nieren. Het zuurstofverbruik van de nieren, gerekend per kg nierweefsel, is hoog: 60 $mL \cdot min^{-1} \cdot kg^{-1}$. Ter vergelijking: de hersenen verbruiken 37, het hart (een continu werkende spier!) 100 en een skeletspier in rust 2,5 $mL \cdot min^{-1} \cdot kg^{-1}$. Er bestaat een lineaire relatie tussen de terugresorptie van Na^+ en het zuurstofverbruik van de nieren. Als gevolg hiervan neemt het zuurstofverbruik van de nieren evenredig toe met de bloeddoorstroming. Met de bloedstroomsterkte neemt de GFR toe, en dus de tubulaire belasting met Na^+ (de hoeveelheid die bij de filtratie per tijdseenheid in de tubuli terechtkomt) en de Na^+-terugresorptie. Daardoor wordt in de nier het zuurstofverbruik bepaald door de doorstroming, terwijl dit in de meeste andere organen juist andersom is.

De grote, celinwaarts gerichte elektrochemische gradiënt voor Na^+ drijft niet alleen Na^+ uit het tubuluslumen de proximale tubuluscellen in. De terugresorptie van vele andere stoffen, waaronder glucose, aminozuren, fosfaat en lactaat, is aan het transport van Na^+ gebonden via het gebruik van gemeenschappelijke transportmoleculen (Engels: *Na^+-symport-carrier*; figuur 13-6C). Dit is een vorm van secundair actief transport; de stoffen worden immers tegen een concentratiegradiënt in getransporteerd, gedreven door een elektrochemische gradiënt voor een andere stof.

Een aanzienlijk deel van de Na^+ gaat de tubuluscellen in via een transportsysteem waarbij voor ieder opgenomen Na^+-ion een H^+-ion wordt gesecerneerd (Engels: *Na^+/H^+-antiport-carrier*; figuur 13-6C). Deze elektroneutrale Na^+/H^+-uitwisseling is een andere vorm van secundair actief transport.

De H^+-ionen komen in de tubuluscellen vrij bij de dissociatie van H_2CO_3, dat onder invloed van koolzuuranhydrase wordt gevormd uit CO_2 en H_2O (figuur 13-7A). Ongeveer 98% van alle H^+-ionen die door secretie in de tubulusvloeistof terechtkomen, binden met de daarin aanwezige HCO_3^- en vormen H_2CO_3 dat splitst in CO_2 en H_2O onder invloed van de in het oppervlak van de tubuluscellen aanwezige koolzuuranhydrase (figuur 13-7B). De overige gesecerneerde H^+-ionen reageren of met andere bufferionen, zoals HPO_4^{2-} of organische zuurresten (figuur 13-7C), of met NH_3 die in de tubuluscellen uit aminozuren wordt gevormd (figuur 13-7D).

Uit de reacties in figuur 13-7 wordt duidelijk dat

◀◀ basolaterale membraan

◀◀ transcellulair

◀◀ paracellulair

◀ Na^+-symport-carriers

◀ secundair actief transport

◀◀ elektrochemische gradiënt

◀◀ Na^+/K^+-pomp

◀ Na^+/H^+-antiport-carrier

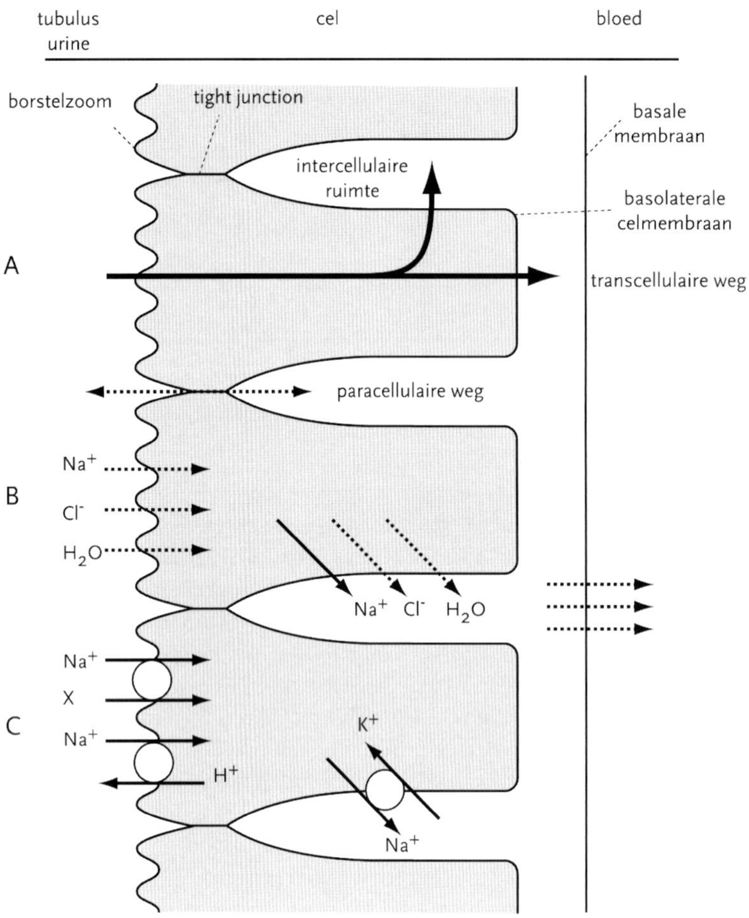

Figuur 13-6 Terugresorptie in de proximale tubulus. Deze vindt transcellulair plaats en voor een deel paracellulair via de tight junctions, die dus niet echt tight (= dicht, waterdicht) zijn. Langs deze weg kan ook diffusie terug plaatsvinden (A). De terugresorptie van Na^+, Cl^- en H_2O wordt gedreven door het actieve transport van Na^+ over de basolaterale celmembraan (getrokken pijl); de rest volgt passief (onderbroken pijlen; B). Het actieve transport van Na^+ vindt plaats door de Na^+/K^+-pomp (C). De Na^+-gradiënt drijft het secundair actieve transport, via de Na^+-symport-carrier (X staat voor glucose of aminozuur) en de Na^+/H^+-antiport-carrier.

de secretie van ieder H^+-ion gepaard gaat met de productie van een HCO_3^--ion. Daardoor lijkt het alsof de gefiltreerde HCO_3^- wordt teruggeresorbeerd; in werkelijkheid wordt er HCO_3^- teruggewonnen. Door de reacties van H^+ met HPO_4^{2-} en NH_3 wordt er wat meer HCO_3^- geproduceerd dan de gefiltreerde hoeveelheid. Deze productie van HCO_3^- kan een belangrijk compensatoir mechanisme vormen in geval van acidose, maar is normaal ook nodig ter aanvulling van de voorraad waaruit voortdurend wordt gebruikt voor de buffering van de bij de eiwitstofwisseling vrijkomende sterke zuren (vooral zwavelzuur en fosforzuur).

Doordat een groot deel van het secundair actieve transport niet elektroneutraal is, maar er, bijvoorbeeld bij het co-transport van Na^+ en glucose, voortdurend positieve lading celinwaarts wordt getransporteerd, ontstaat over een aanzienlijk deel van de proximale tubuli een transepitheliaal potentiaalverschil, waarbij het lumen 1-2 mV negatief is. Dit potentiaalverschil drijft een groot deel van de gefiltreerde Cl^--ionen paracellulair het lumen uit.

Een van de nettoresultaten van al deze aan de activiteit van de Na^+/K^+-pomp in de basolaterale membraan gekoppelde processen is een vrijwel elektroneutrale terugresorptie van de kwantitatief belangrijkste elektrolyten. Daarbij is de geresorbeerde hoeveelheid Na^+ gelijk aan de som van de geresorbeerde hoeveelheid Cl^- en de gesecerneerde hoeveelheid H^+ waarmee de hoeveelheid teruggewonnen HCO_3^- overeenkomt.

De terugresorptie van al deze stoffen drijft osmo-

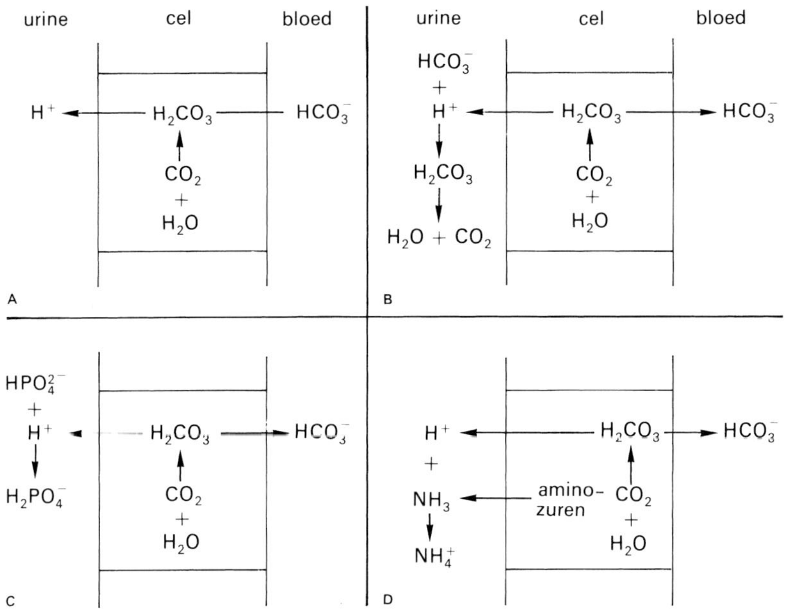

Figuur 13-7 Secretie van H^+ en productie van HCO_3^- in de nier. ***A*** *De gesecerneerde H^+-ionen blijven vrij. Dit veroorzaakt een daling van de pH, in de proximale tubuli minder dan 0,3 pH.* ***B*** *De gesecerneerde H^+-ionen reageren met HCO_3^- in de tubulusvloeistof.* ***C*** *De gesecerneerde H^+-ionen reageren met andere bufferionen.* ***D*** *De gesecerneerde H^+-ionen reageren met ammoniak, die geproduceerd wordt door de tubuluscellen.*

tisch een grote waterstroom door het voor water goed doorgankelijke epitheel van de proximale tubuli. De osmotische gradiënt die hierbij optreedt, is beperkt. Een kenmerk van de proximale tubuli is dat grote hoeveelheden stof worden teruggeresorbeerd zonder dat er aanzienlijke concentratieverschillen ontstaan.

Met de grote waterstroom worden vele hierin opgeloste stoffen meegevoerd. Dit is een vorm van convectief transport (Engels: *solvent drag*), die een niet te verwaarlozen bijdrage levert aan de terugresorptie van sommige stoffen (K^+, Ca^{2+}, Mg^{2+}, glucose, aminozuren).

Actief transport heeft een maximum. Daardoor bestaat er een drempelwaarde voor sommige stoffen, die meestal volledig worden teruggeresorbeerd. Een drempelwaarde is een concentratie in het bloed waarboven de stof in de urine verschijnt. Wanneer de glucoseconcentratie in het bloed, die normaal ongeveer 5 mmol/L bedraagt, stijgt tot boven 10 mmol/L, wordt er per tijdseenheid zoveel glucose gefiltreerd dat de tubulaire belasting met glucose de terugresorptiecapaciteit overschrijdt. Er treedt dan glucosurie op. In de resorptiefase van een koolhydraatrijke maaltijd kan de glucoseconcentratie van het bloed korte tijd boven de drempelwaarde komen, zodat er glucose in de urine komt (alimentaire glucosurie). De plasmaconcentratie van aminozuren ligt ver beneden de drempelwaarde, zodat aminoacidurie onder normale omstandigheden zelden voorkomt.

Door de grote terugresorptie van water in de proximale tubuli neemt de concentratie van ureum in de tubulusvloeistof toe. Ureum is in vet oplosbaar en bestaat uit ongeladen deeltjes, waardoor het gemakkelijk door celmembranen diffundeert. Men zou daarom een aanzienlijke passieve terugresorptie van ureum mogen verwachten. Het tubulusepitheel is echter maar beperkt doorgankelijk voor ureum. Toch wordt nog veel ureum teruggeresorbeerd en meer bij een lagere stroomsterkte van de tubulusvloeistof.

Het epitheel van de proximale tubuli bevat transportsystemen voor de actieve secretie van verscheidene organische stoffen, zoals para-aminohippuurzuur (PAH) en diodrast. De secretie van deze stoffen verloopt zo snel dat, in combinatie met de glomerulaire filtratie, de excretie vrijwel volledig is. Het bloed in de niervene is bijna helemaal van deze stoffen gezuiverd. Wanneer in de proefopzet die gebruikt is voor de bepaling van de GFR (13.3.1), inuline wordt vervangen door PAH, kan men de hoeveelheid plasma bepalen die per tijdseenheid gezuiverd is van PAH. Deze hoeveelheid is vrijwel gelijk aan de plasmastroomsterkte door de nier.

Diodrast is een röntgencontraststof. Van de snelle uitscheiding hiervan door de nier wordt ge-

◀◀ convectief transport
◀◀ solvent drag
◀◀ drempelwaarde
◀ para-aminohippuurzuur
◀ diodrast
◀◀ alimentaire glucosurie

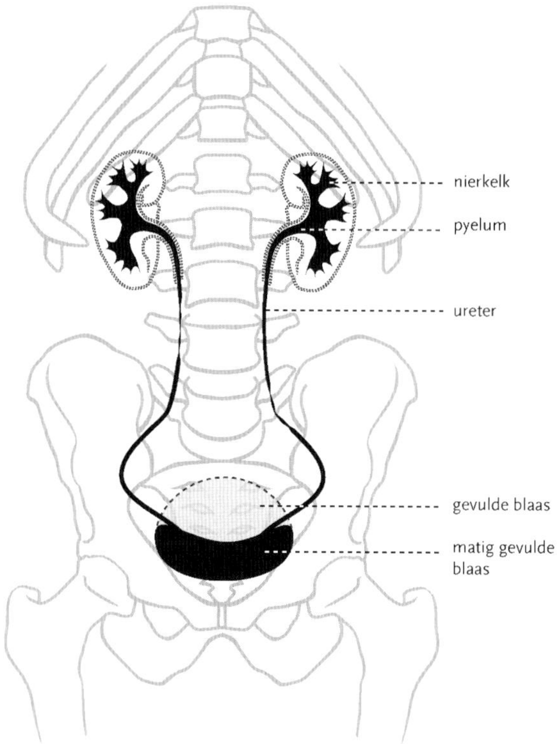

Figuur 13-8 Vereenvoudigd röntgenbeeld van nieren en blaas na intraveneuze injectie van een röntgencontrastmiddel. In beide ureters is een peristaltische golf te zien.

osmotische gradiënt ▶▶

tegenstroom-systeem ▶▶

intraveneuze pyelografie ▶

bruikgemaakt bij intraveneuze pyelografie (IVP). Na intraveneuze toediening verschijnt het diodrast snel en in hoge concentratie in het pyelum, waardoor op de röntgenfoto een duidelijk beeld van beide nieren wordt verkregen (figuur 13-8).

Samengevat is aan het eind van de proximale tubulus ruim 60% van het glomerulusfiltraat teruggeresorbeerd, waarbij de osmolariteit en de Na^+- en K^+-concentraties van de tubulusvloeistof nauwelijks zijn veranderd, de HCO_3^--concentratie laag is en er NH_4^+ is toegevoegd. Glucose en aminozuren zijn volledig teruggeresorbeerd en de concentratie van ureum en andere afvalproducten is sterk toegenomen.

lis van Henle ▶

13.3.2.2 *Lis van Henle*

De lis van Henle vormt niet alleen morfologisch de verbinding van de proximale tubulus met het distale nefron, maar neemt ook functioneel een tussenpositie in. Enerzijds wordt de conserverende functie van de proximale tubulus door de verdere terugresorptie van waardevolle stoffen voltooid, anderzijds wordt de regulerende functie van de distale tubuli en de verzamelbuisjes voorbereid.

geconcentreerde urine ▶▶

ADH ▶▶

De primaire drijvende kracht voor de processen in de lis is de Na^+/K^+-pomp in de basolaterale membraan van de epitheelcellen in de wand van het dikke opstijgende deel. De resulterende celinwaarts gerichte elektrochemische gradiënt voor Na^+ drijft een *symport-carrier*, die gelijktijdig de resorptie van 1 Na^+, 1 K^+ en 2 Cl^- tot stand brengt, waarbij NH_4^+ de plaats van K^+ kan innemen. Van de grote hoeveelheid K^+ die van twee kanten celinwaarts wordt getransporteerd, diffundeert een klein deel terug naar het lumen, waardoor een transepitheliaal potentiaalverschil ontstaat, waarbij het lumen positief is. Dit vormt de drijvende kracht voor de terugresorptie van Ca^{2+} en Mg^{2+}.

Een essentiële functie van de lis van Henle is het opbouwen en onderhouden van een osmotische gradiënt in het interstitium van het merg, met de hoogste osmolariteit in de papil. Dit wordt bereikt doordat de lis werkt als een tegenstroomsysteem, waarbij het opstijgende been niet permeabel is voor water, terwijl er door de terugresorptie wel veel Na^+ en Cl^- in het interstitium terechtkomt. Hierdoor wordt er osmotisch water onttrokken uit het afdalende been, waarvan de wand gemakkelijk water doorlaat. Er ontstaat aldus in het merg tussen het opstijgende en afdalende been een ophoping van recirculerende ionen, waardoor de osmolariteit stijgt (figuur 13-9).

Aan het eind van de lis van Henle is van het gefiltreerde water nog ongeveer 14% over, van het gefiltreerde Na^+ nog maar 8%. De concentratie van Na^+, K^+ en Cl^- is laag, terwijl die van de afvalproducten verder is toegenomen. De osmolariteit van de tubulusvloeistof, die aan het eind van de proximale tubuli nog op het niveau van het bloedplasma was (circa 290 mmol/L), is gedaald tot een waarde tussen 70 en 150 mmol/L.

13.3.2.3 *Het distale nefron*

Een van de belangrijkste functies die het distale nefron, de combinatie van distale tubulus en verzamelbuis, bij het handhaven van de homeostase verricht, is het bewaken van de water- en elektrolytenhuishouding. Daartoe kunnen water en zouten zowel snel worden uitgescheiden als meteen worden gespaard wanneer de omstandigheden dat vereisen. Doordat de tubulusvloeistof het distale nefron binnenkomt met lage elektrolytenconcentraties en lage osmolariteit, en deze snel kunnen worden verhoogd, is uitscheiding of retentie door vorming van veel of weinig verdunde of geconcentreerde urine mogelijk.

De osmolariteit van de urine wordt in sterke mate bepaald door de aanwezigheid van ADH

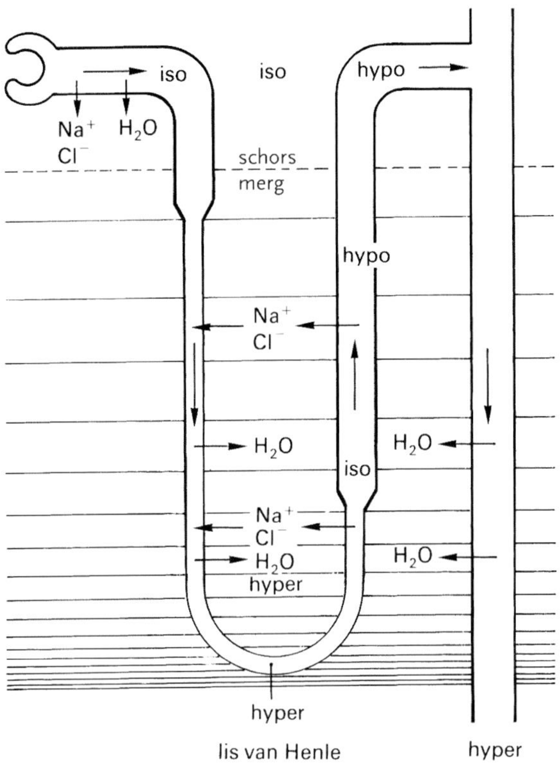

Figuur 13-9 Schema van een nefron ter illustratie van de processen die in de lis van Henle plaatsvinden. Door de terugresorptie van ionen in het opstijgende been van de lis van Henle, waarbij geen water kan volgen, stijgt de osmolariteit van het interstitium en daalt die van de tubulusvloeistof. In het afdalende been volgt de tubulusvloeistof door het uittreden van water de osmotische gradiënt in het interstitium. De tubulusvloeistof gaat dus hypertoon het opstijgende been in en komt er hypotoon uit. Deze hypotonie blijft bij weinig ADH bestaan. Bij een hoge ADH-concentratie, waardoor de waterdoorlaatbaarheid van de verzamelbuisjes hoog is, volgt de vloeistof echter de osmotische gradiënt en wordt hypertone urine geproduceerd.

(antidiuretisch hormoon; 3.4.1). Onder invloed van ADH worden in de wand van de verzamelbuisjes waterkanalen gemobiliseerd, waardoorheen water osmotisch aan het lumen wordt onttrokken. Dit gebeurt in het traject van de verzamelbuisjes dat door het merggebied loopt, waar de interstitiële osmolariteit hoog is. Bij aanwezigheid van veel ADH wordt sterk geconcentreerde urine gevormd. Is er geen ADH, dan behoudt de urine de lage osmolariteit van de tubulusvloeistof aan het eind van de lis van Henle. De secretie van ADH staat onder invloed van de osmolariteit van het bloedplasma. Indien de osmolariteit hoger of lager is dan normaal, wordt de secretie van ADH gestimuleerd, respectievelijk geremd. De verhoogde diurese die optreedt na consumptie van alcoholhoudende drank, wordt veroorzaakt door de remmende werking van alcohol op de secretie van ADH.

In de wand van de distale tubulus zijn verscheidene mechanismen aanwezig voor de resorptie van Na^+, zoals een Na^+/Cl^--symport-carrier, en de resorptie en secretie van K^+. De uitscheiding van Na^+ en K^+ wordt gestuurd door aldosteron, dat de resorptie van Na^+ en de secretie van K^+ bevordert, en door atriopeptine, een in het rechteratrium van het hart onder invloed van de bloeddruk gevormd hormoon, dat in de verzamelbuis de resorptie van Na^+ remt. Ook bij het instellen van de elektrolytenconcentraties in de urine is er een ruim regelbereik. Zo kan de fractie van de gefiltreerde hoeveelheid K^+ die wordt uitgescheiden, variëren van 1-200%. Dit geldt eveneens voor de secretie van H^+-ionen, die distaal grotendeels primair actief door middel van een H^+/K^+-pomp tot stand komt. De pH van de urine kan dalen tot 4,5.

Intermezzo 13.1
Diuretica

◀ diuretica

Diuretica worden gebruikt bij de behandeling van hypertensie, oedeem en hartfalen (Intermezzo 10.3) met de bedoeling het extracellulaire volume te verminderen. Een eenvoudige manier om de dagelijks geproduceerde hoeveelheid urine (de diurese) te vergroten, is het toedienen van een stof die niet wordt gemetaboliseerd, in de nieren wel wordt gefiltreerd, maar niet wordt teruggeresorbeerd. Zo'n stof is mannitol. De osmotische druk van de tubulusvloeistof wordt hierdoor verhoogd en de terugresorptie van water wordt geremd.

De meeste diuretica grijpen echter aan op de terugresorptie van Na^+. Stoffen als etacrynezuur en furosemide remmen de terugresorptie van NaCl in het opstijgende been van de lis van Henle (lisdiuretica). Het effect is sterk en kortdurend. Een nadeel is dat de Na^+-resorptie in de distale tubulus door het hoge aanbod wordt vergroot, wat gepaard gaat met een toegenomen secretie en uitscheiding van K^+, met bij langdurig gebruik K^+-depletie als ongewenst gevolg.

◀ lisdiuretica
◀◀ antidiuretisch hormoon

Thiazidediuretica remmen een Na^+/Cl^--symport-carrier in het eerste deel van de distale tubulus. Dit gaat niet gepaard met een toegenomen K^+-uitscheiding. Diuretica, zoals amiloride, werken op het aldosterongevoelige systeem, waarbij de Na^+-terugresorptie aan de K^+-secretie is gekoppeld. Remming hiervan vermindert dus de Na^+-terugresorptie en tegelijkertijd de secretie van K^+. Door zo'n K^+-sparend diureticum te combineren met een (krachtiger werkend) lisdiureticum, kan vaak de gewenste toename van de diurese worden bereikt zonder dat noemenswaardig K^+-verlies optreedt. Een soortgelijk effect kan worden bereikt met aldosteronantagonisten, zoals spironolacton.

13.3.3 *Onderzoek van de nierfunctie*

klaring ▶ clearance ▶ klaring van PAH ▶ reksensoren ▶▶ creatinineklaring ▶

Bij het onderzoek van de nierfunctie neemt de bepaling van de klaring (Engels: *clearance*) van door de nier uitgescheiden stoffen een belangrijke plaats in. Zonder het begrip te noemen, is het principe van de bepaling ervan al aan de orde geweest bij de bepaling van de glomerulaire filtratiesnelheid en van de renale plasmastroomsterkte. Onder de klaring van een stof wordt verstaan het volume plasma dat per tijdseenheid van die stof wordt gezuiverd. Dit volume wordt bepaald door de per tijdseenheid met de urine uitgescheiden hoeveelheid van de stof te delen door de plasmaconcentratie van de stof. De glomerulaire filtratiesnelheid is gelijk aan de klaring van inuline, en de renale plasmastroomsterkte is gelijk aan de klaring van PAH. De klaring van een stof kan niet groter zijn dan die van PAH. Indien de klaring van een stof groter is dan die van inuline, wordt die stof niet alleen gefiltreerd, maar vindt er ook secretie van die stof in de tubulus plaats. Indien de klaring van een stof kleiner is dan die van inuline, vindt er na de filtratie van de stof terugresorptie plaats in de tubulus. Zo bedraagt de ureumklaring iets minder dan de helft van die van inuline; er wordt dus iets meer dan de helft van het ureum teruggeresorbeerd. Van stoffen die volledig worden teruggeresorbeerd, zoals glucose en aminozuren, is de klaring nul.

Bij het klinisch nierfunctieonderzoek wordt voor de bepaling van de GFR de klaring van creatinine gebruikt in plaats van de klaring van inuline. Creatinine ontstaat uit creatine, dat een bestanddeel is van creatinefosfaat (12.4). Creatinine is onbruikbaar voor het lichaam en wordt uitgescheiden. De creatinineklaring is ongeveer gelijk aan die van inuline. Aangezien creatinine echter normaal in een constante concentratie in het plasma voorkomt, biedt de creatinineklaring een groot voordeel ten opzichte van andere stoffen, die intraveneus moeten worden toegediend.

13.4 MICTIE

mictie ▶ m. detrusor ▶▶ inwendige sfincter ▶▶ uitwendige sfincter ▶▶

Mictie is de lozing van urine; dit is een functie van de blaas. In de nier wordt de urine uit de papillen in de nierkelken opgevangen. Door peristaltische contracties van glad spierweefsel in de wanden van de nierkelken, het pyelum en de ureters (figuur 13-8) wordt de urine in de richting van de blaas gestuwd. De schuine inmonding van de ureters in de blaas werkt als een klep, die bij de aankomst van een peristaltische golf wordt open gedrukt om urine door te laten. Drukverhoging in de blaas drukt de openingen echter dicht, waardoor reflux van urine wordt voorkomen. De capaciteit van de blaas is ongeveer 500 mL.

In de blaaswand bevindt zich de m. detrusor. Dit is een netwerk van glad spierweefsel dat tijdens de vulling van de blaas ontspannen is, maar waarin bij toenemende vulling contracties ontstaan die in sterkte toenemen. Tijdens de lozing van urine contraheert deze spier. De urethra wordt direct bij het verlaten van de blaas afgesloten door een inwendige sfincter van glad spierweefsel. Even verder loopt de urethra door het urogenitale diafragma met de uitwendige sfincter van skeletspierweefsel (figuur 13-10).

De innervatie van blaas en sfincters is drieledig (figuur 13-10). Parasympathische vezels uit het sacrale merg (S2-S4) lopen via de nn. splanchnici pelvici naar de m. detrusor en de interne urethrasfincter. Stimulering van deze vezels leidt tot contractie van de m. detrusor en relaxatie van de interne sfincter. Sympathische vezels met als oorsprong de segmenten L1-L2 lopen via het ganglion mesentericum inferius en de n. hypogastricus naar de blaas. Stimulering van deze vezels remt de parasympathische invloed en leidt daarnaast rechtstreeks tot relaxatie van de m. detrusor en contractie van de interne urethrasfincter. De externe urethrasfincter wordt geïnnerveerd door motoneuronen in het sacrale ruggenmerg. De axonen hiervan verlopen in de n. pudendus. Afferente signalen van reksensoren in de blaaswand lopen zowel met de parasympathische als met de sympathische vezels mee naar het ruggenmerg. Deze bereiken ook een zich in de hersenstam bevindend centrum van waaruit de mictie wordt geregeld (pontien mictiecentrum).

Wanneer de blaas zich vult, neemt de druk in de blaas eerst maar weinig toe. De rekreceptoren worden gerekt en zenden signalen naar het ruggenmerg, zowel naar de sacrale, parasympathische kernen als naar de thoracolumbale, sympathische centra. Bij geringe vulling wordt de hierdoor uitgelokte parasympathische stimulering tenietgedaan door de sympathische invloed. Als gevolg daarvan blijft de m. detrusor ontspannen en de inwendige sfincter gesloten. Wanneer de vulling echter naar haar maximum loopt, worden supraspinale neuronen in het pontiene mictiecentrum geactiveerd, die zowel de sympathische als de sacrale motoneuronen inhiberen, zodat de sympathische rem op de parasympathische activiteit wegvalt. Beide sfincters ontspannen en de contractie van de blaaswand brengt de mictie op gang. Dit kan willekeurig door contractie van de uitwen-

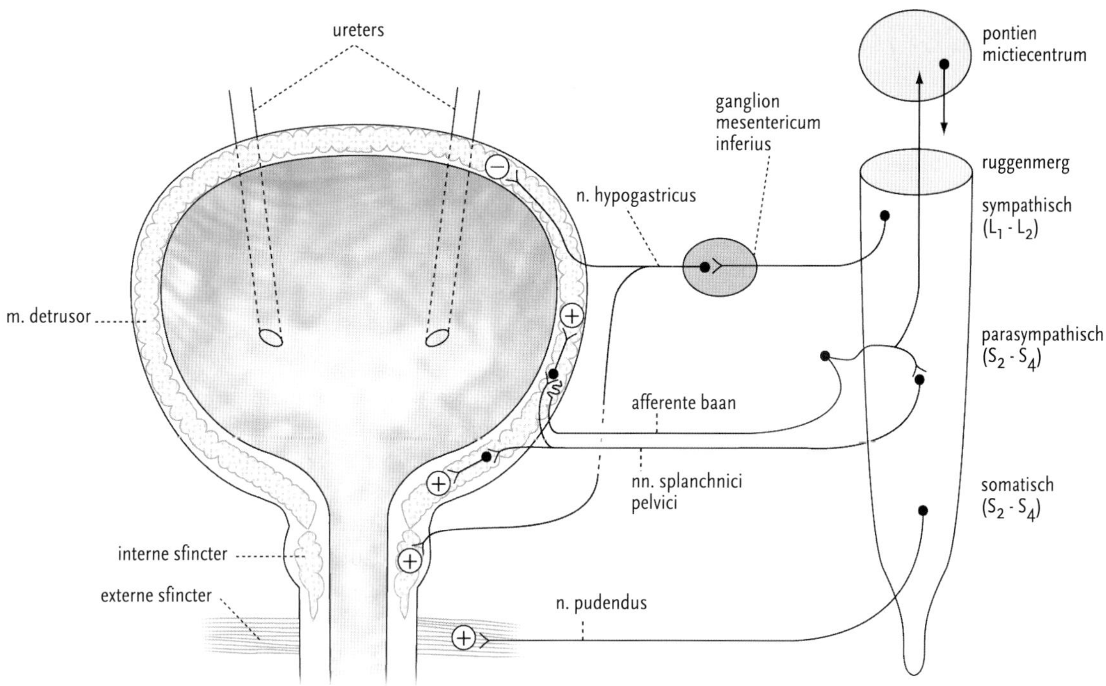

Figuur 13-10 Schema van blaas en urethra met innervatie; – = remming, + = stimulering.

dige sfincter nog worden tegengehouden. Normaal wordt deze echter gelijktijdig ontspannen. In de vrij ingewikkelde regelkringen die de mictie beheersen, treedt bij het inzetten van de mictie positieve terugkoppeling (3.4.2) op, waardoor de mictie explosief op gang komt.

Intermezzo 13.2
Incontinentie

Incontinentie wordt gedefinieerd als ongewild urineverlies dat tot sociale en hygiënische problemen leidt. Het wordt meestal veroorzaakt door een anatomische of functionele afwijking. Het komt vooral voor bij vrouwen na de menopauze en na de bevalling. Er kunnen drie vormen worden onderscheiden: *1* stressincontinentie, *2* aandrangincontinentie en *3* overloopincontinentie.

Bij stressincontinentie is het afsluitingsmechanisme van de blaas en het begin van de urethra gestoord, waardoor bij verhoogde buikdruk, zoals bij hoesten en persen, urine wordt verloren. Hierbij treedt geen blaascontractie op. Het afsluitingsmechanisme wordt gevormd door de inwendige en de uitwendige sfincter (figuur 13-10). De inwendige sfincter bestaat uit glad spierweefsel en is onwillekeurig. De uitwendige sfincter bestaat uit skeletspierweefsel en is willekeurig; normaal kan deze bij gevulde blaas de urethra nog afsluiten. De uitwendige sfincter maakt deel uit van de musculatuur van de bekkenbodem. Het afsluitmechanisme is daardoor mede afhankelijk van een normaal krachtige bekkenbodemmusculatuur. Wanneer deze is verslapt, kan incontinentie ontstaan. Fysiotherapie ter versterking van de bekkenbodem kan dus deel uitmaken van de behandeling. Dat geldt zeker voor de stressincontinentie die kan optreden na de bevalling.

Bij aandrangincontinentie (Engels: *urge incontinence*) wordt urine verloren door een ongewenste blaascontractie. Voor deze onwillekeurige blaascontractie is vaak geen oorzaak aan te wijzen. Men spreekt dan van een instabiele blaas. De oorzaak kan neurogeen zijn, ten gevolge van een laesie. Direct na het ontstaan van een dwarslaesie in het ruggenmerg onder de pons, maar boven het sacrale niveau, ziet men geen reflexmatige lediging van de blaas. Wanneer echter na 1-5 weken een chronisch stadium is bereikt, begint de mictiereflex te werken (reflexblaas). Deze reflex is een ruggenmergreflex. Doordat centrale inhibitie ontbreekt, treedt bij geringe vulling van de blaas al urineverlies op. Behandeling kan bestaan uit toediening van anticholinergica, die een verslappend effect hebben op het gladde spierweefsel in de wand van de blaas.

Overloopincontinentie treedt op bij een overvulde blaas. Dit kan het gevolg zijn van een hypocontractiele blaas of ten gevolge van een obstructie in de blaas of door prostaathypertrofie. Indien zwakte van de m. detrusor de oorzaak is, kan zelfkatheterisatie of een permanente verblijfskatheter de enige oplossing zijn om de blaas te ledigen.

◀ urge incontinence

◀◀ incontinentie

◀ reflexblaas

◀◀ stressincontinentie

◀ overloopincontinentie

14 Afweerfuncties

Kijk voor verdere verdieping op www.studiecloud.nl

14.1 INLEIDING

Het lichaam is voortdurend een prooi voor micro-organismen die, als ze de kans krijgen, in weefsels een goede voedingsbodem vinden om zich te vermenigvuldigen. Een beschadiging van het lichaamsoppervlak en infectie van de inwendige weefsels is een bedreiging voor de homeostase. De intacte huid en de slijmvliezen vormen een eerste fysische barrière tegen besmetting. Deze barrière bestaat uit bacteriedodende stoffen in zweet, talg, speeksel en traanvocht, alsmede uit de zure inhoud van de maag. Lysozym is een enzym dat bacteriën doodt in het slijm van slijmvliezen van ogen, neus, keel en longen. Ook het trilhaarepitheel van de luchtwegen en de micro-organismen in de darmflora kunnen tot de eerste barrière worden gerekend die beschermt tegen kolonisatie door pathogene micro-organismen.

eerste barrière ▶▶

lysozym ▶▶

Een huidverwonding van enige omvang gaat gepaard met het verlies van bloed en het binnendringen van lichaamsvreemd materiaal, zoals bacteriën, schimmels en virussen. Al deze micro-organismen, maar ook lichaamsvreemde eiwitten, worden antigenen genoemd.

Door de huidbeschadiging is de eerste belemmering voor binnendringende antigene stoffen vervallen. Een tweede barrière moet verhinderen dat micro-organismen zich in het lichaam ongebreideld vermeerderen. Deze verdedigingslinie bestaat uit cellulaire en humorale componenten. Cellen die behoren tot het aspecifieke immuunsysteem, kunnen direct beginnen met het vernietigen van bacteriën en schimmels. Opgeloste stoffen, onder meer geproduceerd door darmendotheel en lever, vormen tijdens een besmetting complexen die de lichaamsvreemde cellen kunnen doden. Deze stoffen worden samengevat met de term complementsysteem. Tevens worden door de aspecifieke immuuncellen cytokinen gevormd, alarmstoffen die meer cellen van het aspecifieke immuunsysteem en tevens componenten van de derde barrière activeren.

antigene stoffen ▶▶
tweede barrière ▶▶

aspecifiek immuunsysteem ▶▶

De derde barrière bestaat uit cellen en stoffen

derde barrière ▶▶

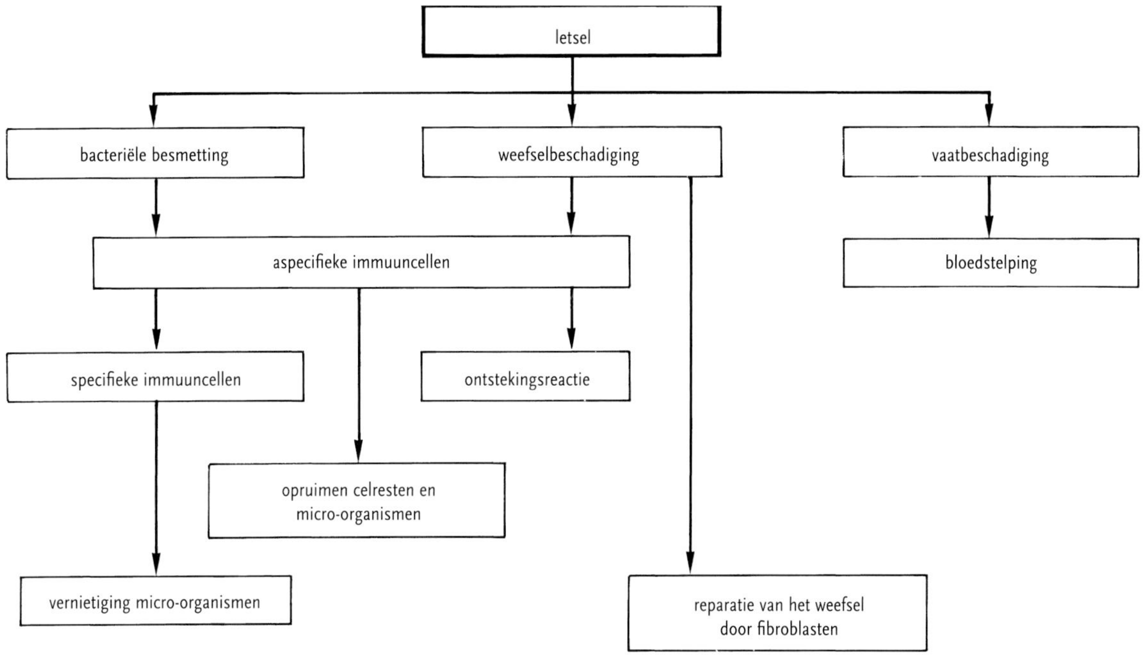

Figuur 14-1 Na een weefselbeschadiging treden vele processen in werking die leiden tot herstel.

van het specifieke immuunsysteem. Deze hebben meer tijd nodig om hun activiteit te ontplooien. De componenten van de drie barrières beïnvloeden elkaars werking en effectiviteit.

Naast de bloedstelping en de bestrijding van een besmetting of een actieve infectie door het immuunsysteem, zal reparatie van het defect moeten optreden om de oorspronkelijke situatie zoveel mogelijk te herstellen.

De afweer tegen beschadigingen verloopt in fases, die alle hun eigen aanvangstijdstip en tijdsduur hebben (figuur 14-1). Het stelpen van de bloeding (hemostase) is een voorwaarde voor de homeostase en neemt, al naargelang de omstandigheden, 2-30 min in beslag. Naast de bloedstelping vindt een ontstekingsreactie plaats, die wordt geïnitieerd door ontstekingsbevorderende stoffen (ontstekingsmediatoren) uit cellen in het beschadigde weefsel. De ontstekingsreactie, die een paar dagen in beslag neemt, is een fysiologisch proces, waarbij immuuncellen, bindweefselvormende cellen, weefselfactoren en hormonen samen bewerkstelligen dat infectiebestrijding, wondgenezing en littekenvorming functioneel verlopen. Het gevolg van deze reactie is tweeërlei. Ten eerste worden witte bloedcellen uit de bloedbaan aangetrokken om weefselresten en bacteriën op te ruimen. Ten tweede worden bindweefselcellen aangezet tot de vorming van littekenweefsel voor het weefselherstel.

Diverse typen aspecifieke immuuncellen van de tweede barrière en de door deze cellen gevormde stoffen zorgen, in nauwkeurige onderlinge afstemming, voor de vernietiging van lichaamsvreemde stoffen. Een populatie cellen die tot het mononucleaire fagocytensysteem behoort (14.4.1), maakt het lichaam in een vroeg stadium attent op indringers. Deze cellen kunnen lichaamsvreemd materiaal in zich opnemen. Zij presenteren membraanresten van de binnendringers aan andere cellen van het afweersysteem en geven ontstekingsmediatoren af, waardoor een diversiteit aan witte bloedcellen uit de bloedbaan naar de infectiehaard wordt getrokken om de bestrijding van de infectie te ondersteunen. Het aspecifieke systeem is niet zo effectief dat een binnengedrongen organisme niet de kans krijgt zich uit te breiden en ziekteverschijnselen, zoals koorts, te veroorzaken. De aspecifieke afweer is echter van groot belang, omdat dit systeem reeds vanaf de plaats van verwonding direct werkzaam wordt en het specifieke immuunsysteem kan activeren.

Naast aspecifieke cellen die elke binnendringer trachten te elimineren, zijn er, op vele plaatsen verspreid in het lichaam, specifieke immuuncellen die met antigenen van bepaalde bacteriën en virussen kunnen reageren, het micro-organisme uitschakelen en er een immunologisch geheugen voor kunnen opbouwen. Cellen van de specifieke afweer zijn ech-

◀◀ specifiek immuunsysteem
◀ fagocytensysteem
◀◀ ontstekingsreactie
◀ aspecifieke afweer
◀ specifieke afweer

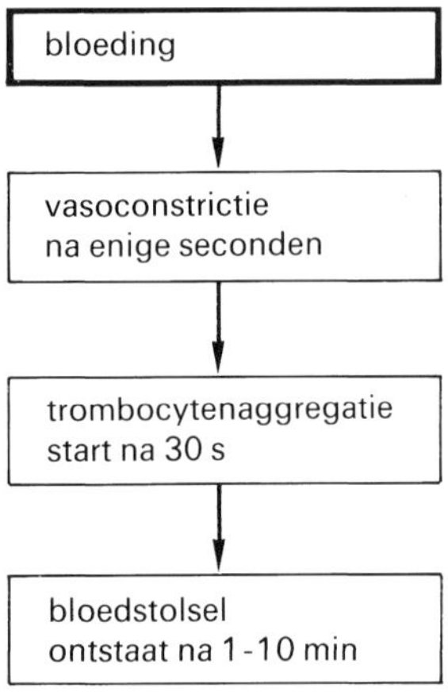

Figuur 14-2 Fases van de bloedstelping.

trombocyten ▶▶

ter pas na een eenmaal doorgemaakt ziekteproces voldoende geactiveerd om een herhaalde infectie van hetzelfde micro-organisme in de kiem te smoren. Het lichaam wordt bij een tweede blootstelling minder of in het geheel niet ziek: men is immuun geworden voor de ziekte.

trombocyten aggregatie ▶▶

De bestrijding van een infectie is uiteraard maar een deel van het herstelproces. Daarnaast moet ook reparatie optreden. De eerste dagen na de verwonding hebben fibroblasten, die het bindweefsel vormen, zich sterk gedeeld en zijn vanuit het omringende weefsel in het wondgebied binnengedrongen. Ongeveer vier dagen na het ontstaan van een verwonding komt de collageensynthese op gang, waardoor reparatiebindweefsel wordt gevormd. Na een week is de littekenvorming zeer actief, maar de treksterkte van het nieuwgevormde weefsel is nog laag. Door aanhoudende collageenproductie en versterking van de moleculaire bindingen in het collageen neemt de treksterkte in de loop van enkele weken toe. De opperhuid heeft zich inmiddels hersteld en de eerste barrière is weer functioneel.

littekenvorming ▶

14.2 HEMOSTASE

Wanneer vaatwanden beschadigd zijn, dringt het bloed in de omringende weefsels of stroomt het over het huidoppervlak. Om te voorkomen dat al het bloed wegvloeit, zal de vaatwand moeten worden afgesloten door vorming van een bloedstolsel, maar dit neemt enige tijd in beslag (figuur 14-2). De bloedstelping (hemostase) bestaat uit drie processen: trombocytenaggregatie, vasoconstrictie en bloedstolling. De eerste seconden na het trauma is de bloeding nog gering, doordat een primaire vasoconstrictie optreedt die tot stand wordt gebracht door stoffen uit bloedplaatjes (trombocyten) en door een axonreflex (10.5.4), die uitgaat van nocisensoren. Hierna begint de bloeding die, als uitsluitend kleine arteriën en venen beschadigd zijn, na enige minuten vrijwel tot staan komt. Deze primaire bloedstelping komt tot stand door aggregatie van bloedplaatjes en vasoconstrictie.

hemostase ▶

primaire vasoconstrictie ▶

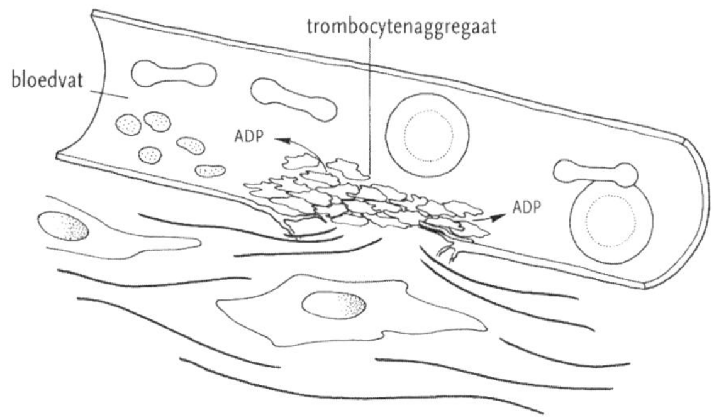

Figuur 14-3 Na een vaatwandbeschadiging hechten trombocyten uit de bloedstroom zich aan de beschadigde vaatwand en vormen een trombocytenaggregaat.

14.2.1 Trombocytenaggregatie

Intacte bloedvaten beschermen zich tegen stolling doordat de endotheelwanden prostacycline en NO produceren. Op plaatsen waar het endotheel van de vaatwand beschadigd is en de collagene fibrillen uit het omringende bindweefsel in aanraking komen met het bloed, worden trombocyten geactiveerd. Trombocyten zijn celfragmenten die in het beenmerg van speciale stamcellen (megakaryocyten) worden afgesnoerd. Door aanraking met een ruwe wand worden ze kleverig en hechten ze zich aan elkaar (figuur 14-3). Tegelijk scheiden ze ADP af, dat andere trombocyten tot aggregatie aanzet. Een klein vaatletsel kan door zo'n trombocytenaggregaat worden gedicht.

Bij de processen die tot aggregatie leiden, geven de trombocyten vasoconstrictoire stoffen af zoals serotonine en tromboxaan, die lokale vasoconstrictie bewerkstelligen.

Aggregatie en vasoconstrictie brengen de primaire bloedstelping tot stand. Deze moet wel spoedig door het stollingsproces worden gevolgd, waarbij het losse aggregaat van bloedplaatjes door de vorming van fibrine wordt omgezet in een stevig stolsel. Dit proces wordt ingeleid doordat de trombocyten reeds tijdens de aggregatie stoffen (fosfolipiden, plaatjesfactor) afgeven die een belangrijke activeringstaak hebben bij het stollingsproces. Gebrek aan bloedplaatjes gaat gepaard met een versterkte bloedingsneiging.

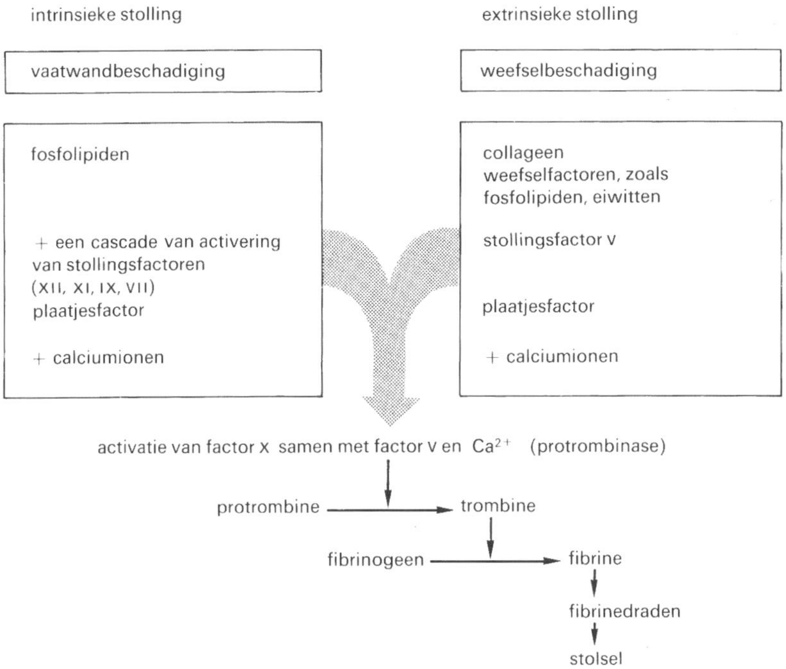

Figuur 14-4 Intrinsieke en extrinsieke route van de bloedstolling.

14.2.2 Bloedstolling

Voor de bloedstolling zijn in het bloed stollingsfactoren aanwezig, die ter plaatse van een beschadiging direct in werking kunnen treden. Het risico dat hierin besloten ligt, is dat het bloed ook in een intact bloedvat kan stollen. Een waarborg daartegen is dat het stollingsproces wordt beheerst door een groot stelsel van bevorderende en remmende factoren, die met elkaar in een dynamisch evenwicht zijn; in een intact vaatstelsel wordt dit systeem slechts geactiveerd door met een bloeding samenhangende factoren. Dit leidt ten slotte tot de vorming van onoplosbare fibrinedraden, die het defect in de vaatwand afsluiten. De kans dat deze factoren in normaal stromend bloed zo reageren dat stolling optreedt, is gering, maar bij circulatiebelemmeringen is het risico van stolling reëel. Zo kan bij bedlegerige patiënten in de postoperatieve periode trombose optreden, waarbij een stolsel (thrombus) in de bloedvaten van bijvoorbeeld de benen ontstaat. Daarnaast kan door het ontbreken van een stollingsfactor ten gevolge van een erfelijk defect bloedstolling uitblijven, zoals bij de bloederziekte (hemofilie) het geval is.

Het stollingsproces van bloed kan op twee manieren op gang worden gebracht: activering door trombocyten noemt men intrinsieke stolling, activering door weefselcomponenten heet extrinsieke stolling. In figuur 14-4 zijn beide stollingsroutes bijeengebracht.

Beide systemen leiden tot activering van de stollingsfactor X waarna in enkele stappen het enzymcomplex protrombinase (tromboplastine; trombokinase) ontstaat. Dit enzym katalyseert een essentiële stap in de stolling, want de twee reacties hierna vormen een zichzelf versnellend proces. Protrombinase zet stollingsfactor II (protrombine) om in het actieve enzym trombine. Trombine zet de inactieve stollingsfactor fibrinogeen om in fibrinemonomeren. Dit zijn korte eiwitketens, die polymeriseren tot een netwerk van lange fibrinedraden (figuur 14-5). Deze sluiten de vaatwand effectief af en na een half uur treedt onder invloed van trombocyten een samentrekking van de fibrinedraden op, waardoor de afsluiting wordt verstevigd.

◀◀ fibrinedraden
◀ samentrekking

Bij verscheidene stollingsreacties zijn calciumionen onontbeerlijk. Om te voorkomen dat voor transfusie bestemd bloed van een donor stolt, wordt natriumcitraat toegevoegd dat calciumionen wegvangt. In het lichaam zijn ook antistollingsfactoren zoals antitrombine aanwezig, die de stolling remmen en voorkomen dat de kettingreactie van de stolling zich door het vaatstelsel voortzet. Daarnaast kan een stolsel weer worden opgelost (fibrinolyse) door het enzym plasmine, dat als inactief plasminogeen in het bloed aanwezig is. Ook de plasminogeenactivering komt via een gecompliceerd stelsel van factoren tot stand. Een stolsel in het bindweefsel verdwijnt op den duur door afbraak van de bloedproducten.

◀ calciumionen
◀ antistollingsfactoren
◀◀ hemofilie
◀ fibrinolyse
◀◀ intrinsieke stolling
◀◀ extrinsieke stolling

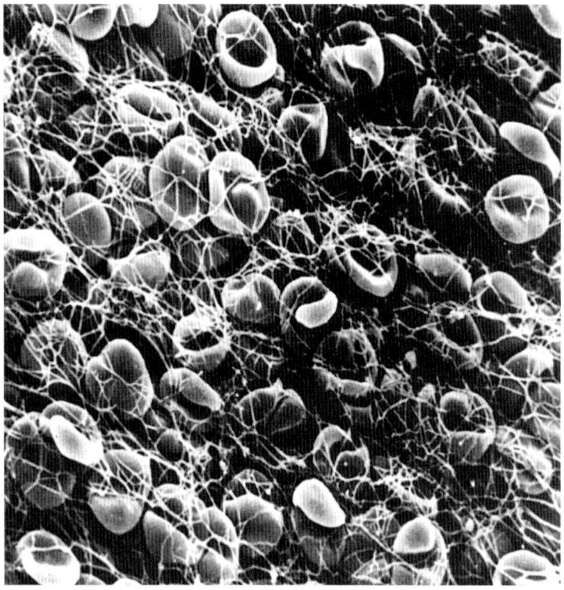

Figuur 14-5 *In stollend bloed vormen de fibrinemonomeren lange fibrinedraden. Door een fibrinestabiliserende factor trekken deze draden zich samen tot een ondoorlaatbare prop, waarin erytrocyten gevangen zitten.*

De roodblauwe kleur van een onderhuidse bloeding vervaagt via een blauwe en een groengele verkleuring uiteindelijk geheel.

14.3 DE ONTSTEKINGSREACTIE

De kenmerken van een ontstekingsreactie zijn het rood en warm worden van de beschadigde plek, zwelling van het weefsel en uitbreiding van de zwelling naar de omgeving. Tevens treedt pijn op en een verstoring van de functie van het betrokken weefsel. Deze sequentie heet traditioneel in het Latijn: *rubor, calor, tumor, dolor* en *functio laesa*. Door de weefselbeschadiging komen uit beschadigde cellen en uit cellen van het afweersysteem ontstekingsmediatoren vrij. Hiertoe behoren de prostaglandinen en bradykinine (figuur 14-6). Uit fosfolipiden van de membraanfragmenten van beschadigde cellen komt arachidonzuur vrij, dat wordt omgezet in prostaglandinen. Door de weefselbeschadiging wordt tevens het in het bloed aanwezige bradykinine geactiveerd. De prostaglandinen verlagen de prikkeldrempel van vrije nocisensorische zenuwuiteinden, waardoor eerder pijn wordt gevoeld, terwijl prostaglandine en bradykinine vasodilatatie bewerkstelligen.

Mestcellen geven door mechanische prikkeling histamine aan de omgeving af, wat de vasodilatatie versterkt. Dit leidt tot een sterkere bloeddoorstroming, roodheid en het warm aanvoelen van de huid. De verhoogde doorstroming voert extra O_2 aan en voert schadelijke stoffen af. Tevens veroorzaakt de vaatverwijding het uitlekken van vocht en plasma-eiwitten, waardoor weefselzwelling (oedeem) optreedt. Met het uittredende vocht kunnen specifieke antilichamen tegen lichaamsvreemde organismen het interstitium binnenstromen. Verder geeft de zwelling meer ruimte voor het binnentreden van leukocyten en het verplaatsen van fibroblasten in het wondgebied. De zwelling kan door spanning in het weefsel en rekking van vrije zenuwuiteinden pijn veroorzaken. De pijn kan leiden tot het ontzien van lichaamsdelen of gewrichten, waardoor bijkomend letsel wordt voorkomen en het herstelproces wordt bevorderd. De neuromodulator *substance P* uit de nocisensorische uiteinden speelt bij het opwekken van pijn en bij de ontstekingsreactie eveneens een rol (9.3.2).

In het weefsel worden door de beschadiging ook lokaal aanwezige cellen van het aspecifieke afweersysteem gealarmeerd. Deze macrofagen vervullen diverse functies (14.4). Voor de ontstekingsreactie geven zij cytokinen af zoals interleukine-1, waardoor diverse typen immuuncellen naar de plaats van beschadiging worden aangetrokken. De endotheelcellen van de capillairwanden worden door de alarmstoffen van de ontstekingsreactie geactiveerd en maken op hun celmembraan signaalmoleculen aan (selectine), die door langsstromende witte bloedcellen worden herkend en waaraan deze zich kunnen hechten. Op deze wijze kunnen leukocyten zich uit de bloedbaan naar de infectiehaard verplaatsen (14.4.2).

Uit bindweefselcellen en immuuncellen komt interferon vrij, dat macrofagen activeert om indringers te verwijderen. Daarnaast remt interferon lichaamscellen in hun delings- en syntheseactiviteit, zodat virussen zich minder snel in lichaamscellen kunnen vermenigvuldigen.

14.4 IMMUNOLOGISCHE AFWEER

14.4.1 Structuur van het immuunsysteem

De oorsprong van de cellen van het immuunsysteem ligt in het rode beenmerg. Daar bevinden zich al in een vroeg foetaal stadium stamcellen, die in immuuncellen kunnen differentiëren. De verzamelnaam voor deze cellen is leukocyten. Ze worden ook wel witte (bloed)cellen genoemd, hoewel het grootste deel niet in het bloed voorkomt. Figuur 14-7 geeft van deze celtypen een overzicht.

Enerzijds behoren tot de leukocyten diverse typen aspecifieke immuuncellen, zoals de granulocyten, die zich voornamelijk in het bloed ophouden,

oedeem ▶▶
cytokine ▶▶
selectine ▶▶
rubor, calor, tumor, dolor, functio laesa ▶
ontstekingsmediatoren ▶
rood beenmerg ▶▶
mestcellen ▶
histamine ▶
aspecifieke immuuncellen ▶▶

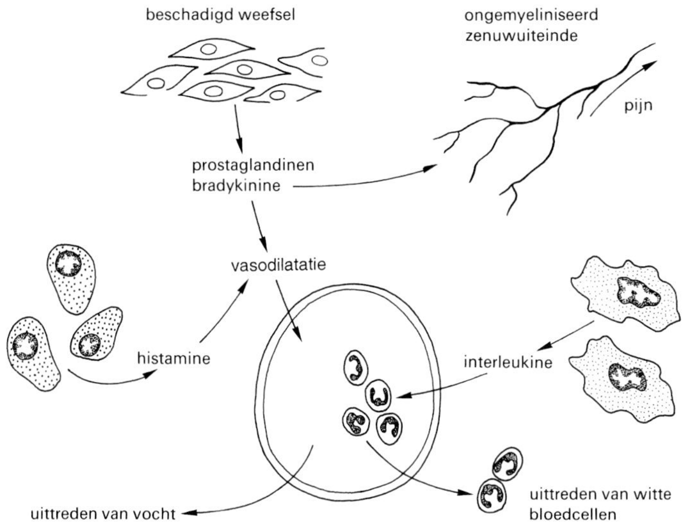

Figuur 14-6 Factoren die bijdragen aan de ontwikkeling van het ontstekingsproces.

en de macrofagen, die in meerderheid in de weefsels zijn te vinden. De macrofagen behoren tot een groep afweercellen, die wordt aangeduid met de term mononucleair fagocytensysteem (Engels: *mononuclear phagocyte system*, MPS). De term fagocyt (eetcel) duidt op de eigenschap dat deze cellen weefselresten en lichaamsvreemde organismen en stoffen kunnen opnemen en verteren (2.3.2.3).

Naast de aspecifieke cellen zijn er leukocyten die de specifieke immuniteit vertegenwoordigen. Dit zijn de lymfocyten, die een infectie bestrijden door gerichte vernietiging van de binnengedrongen micro-organismen. Ook ontwikkelen ze een immunologisch geheugen voor de indringers. Ze zijn voornamelijk te vinden in de lymfoïde organen. Hieronder worden zowel de vele lymfeklieren in het lymfevaatstelsel verstaan, als de verspreid liggende lymfoïde weefsels, zoals de thymus, de tonsillen, de platen van Peyer in de darmwand en de appendix, terwijl ook het beenmerg een deel van deze cellen bevat.

14.4.2 Aspecifieke immuunreacties

Cellen van het aspecifieke immuunsysteem zijn aanwezig in bloed en weefsels, waar ze zijn betrokken bij de bestrijding van de gevolgen van weefselbeschadiging en infecties. Dit doen ze op verschillende manieren. Enerzijds zenden ze alarmstoffen uit, waaronder diverse cytokinen voor het signaleren van beschadigingen en infecties. De cellen van Langerhans, ook wel dendritische cellen genoemd, spelen in de opperhuid op het scheidingsvlak van extern en intern milieu een belangrijke rol bij herkenning en alarmering. Anderzijds kunnen aspecifieke immuuncellen weefselresten, bacteriën, virusdeeltjes en overig lichaamsvreemd materiaal opruimen. Er worden twee groepen onderscheiden: de macrofagen en de granulocyten (14.4.1).

Macrofagen zijn de fagocyterende cellen van het MPS. Ze worden als kleine monocyten in het beenmerg gevormd en na enkele dagen in de bloedbaan vestigen ze zich in de weefsels, waar ze maanden tot jaren kunnen bestaan (figuur 14-8). Granulocyten daarentegen blijven na afgifte uit het beenmerg in de bloedbaan circuleren, tenzij er een infectie optreedt. Zij hebben maar een levensduur van enkele dagen.

Macrofagen bevinden zich onder andere op de grenzen met het externe milieu. Zo zijn er macrofagen aanwezig in het bindweefsel van de huid, zijn er alveolaire macrofagen in de longblaasjes en bevinden er zich macrofagen in de darmwand. In lever en milt zijn ze actief bij de verwijdering van celresten uit de bloedbaan, terwijl in het zenuwstelsel microgliacellen een macrofaagfunctie vervullen. De osteoclasten, die botweefsel afbreken, behoren ook tot deze groep.

Bij een besmetting wordt het pathogene micro-organisme door monocyten en macrofagen als zodanig herkend door middel van receptoren die gevoelig zijn voor bepaalde structuren, die alleen bij micro-organismen voorkomen (intermezzo 14.1). Door de binding van het microbiële structuurelement aan de receptor worden de macrofagen geactiveerd en aangezet tot het produceren en afgeven van ontstekingsbevorderende cytokinen, die het aspecifieke afweersysteem op gang brengen.

◀◀ mononucleair fagocytensysteem
◀ macrofagen
◀◀ fagocyt
◀ monocyten
◀◀ specifieke immuniteit
◀◀ lymfocyten
◀◀ lymfoïde organen
◀ microgliacellen
◀ osteoclasten
◀◀ aspecifieke immuunreacties
◀◀ cellen van Langerhans

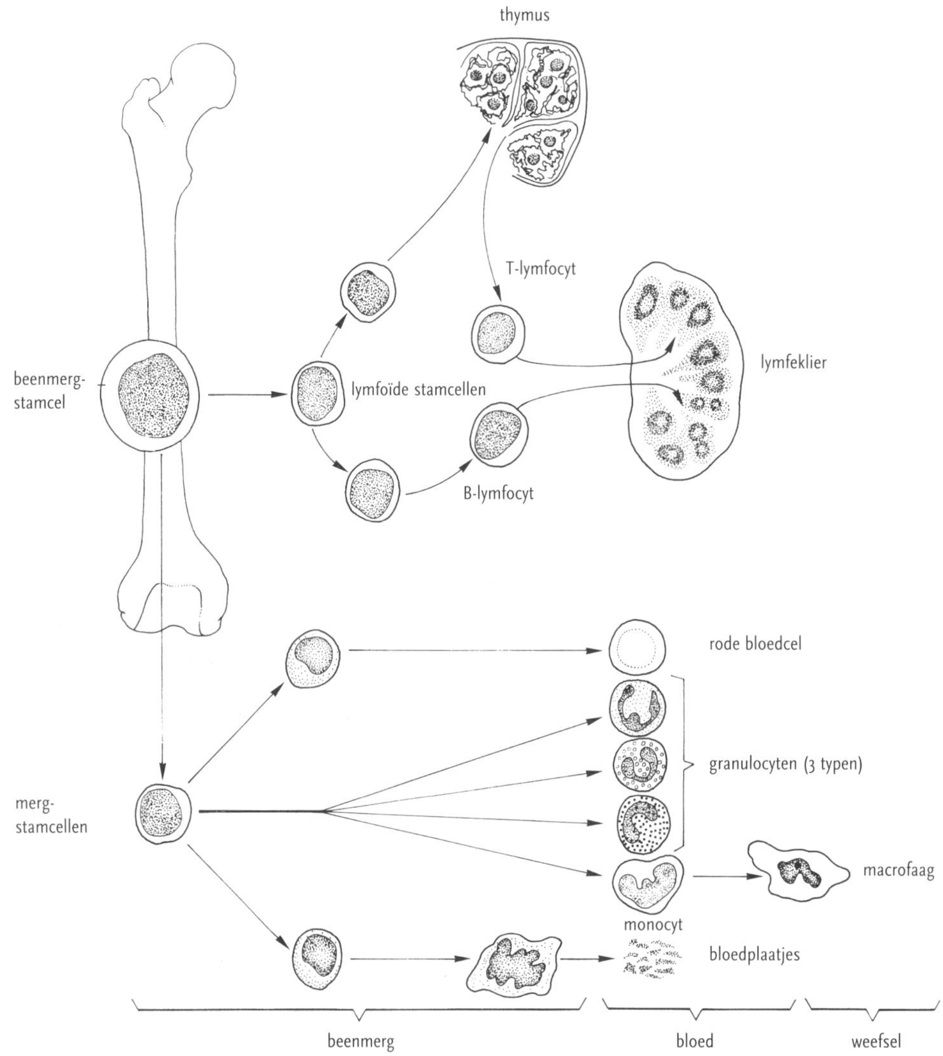

Figuur 14-7 Differentiatie en rijping van de diverse bloedcellen uit stamcellen in het beenmerg.

zuurstofradicalen ▶

hydroxylradicalen ▶

cytokine ▶▶

chemotaxis ▶▶

fagocytose ▶

Ter bestrijding van de micro-organismen produceren granulocyten en macrofagen hoogreactieve zuurstofradicalen (Engels: *free radicals*) en stikstofoxide. De zuurstofradicalen worden gevormd door de omzetting van moleculaire O_2 in het giftige superoxideradicaal $O_2^{-\bullet}$ en waterstofperoxide (H_2O_2). Waterstofperoxide kan uiteenvallen in twee krachtig oxiderende hydroxylradicalen volgens de reactie $H_2O_2 \rightarrow 2OH^\bullet$. Deze radicalen reageren met membranen en celorganellen van micro-organismen en doden ze. Bij chronische ontstekingen kunnen ook lichaamscellen het slachtoffer worden van deze radicalen, waardoor weefselbeschadiging bij langdurige ontstekingsprocessen verklaarbaar is.

Macrofagen kunnen vervolgens door fagocytose bacteriën en weefselfragmenten in zich opnemen en met behulp van lytische enzymen verteren (figuur 14-9). Deze splitsende enzymen liggen normaliter opgeslagen in lysosomen in het celplasma. Membraanfragmenten van afgebroken bacteriën worden vervolgens aan de buitenzijde van de celmembraan gekoppeld en herkenbaar gemaakt voor immuuncellen. De macrofagen bereiken via het lymfevaatstelsel de cellen van het specifieke immuunsysteem, waaraan ze het antigeen presenteren, waardoor deze cellen geactiveerd worden.

Daarnaast scheiden macrofagen cytokinen af die granulocyten en monocyten uit de circulatie aanlokken (chemotaxis). Interleukine-1 en interleukine-6 zijn voorbeelden van cytokinen met een chemotactische werking. Interleukinen uit macrofagen spelen ook een rol bij het opwekken van de ontstekingsreactie in weefsel (14.3). Tevens zijn ze bij het opwekken

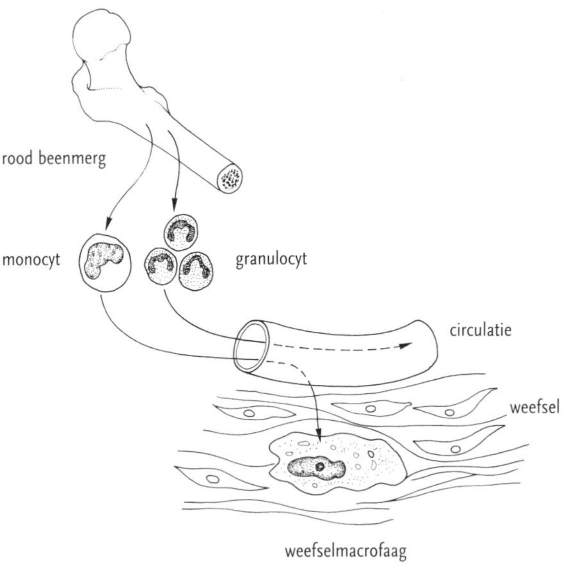

Figuur 14-8 Cellen van het aspecifieke immuunsysteem worden aangemaakt in het rode beenmerg. De granulocyten circuleren met een levensduur van hooguit een paar dagen in het bloed; de macrofagen vestigen zich in het weefsel, waar ze langdurig aanwezig blijven.

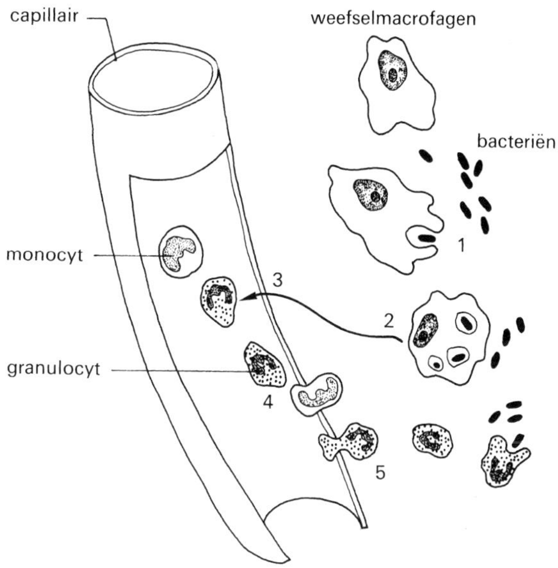

Figuur 14-9 Weefselmacrofagen (1) nemen binnengedrongen bacteriën op door fagocytose. De bacteriën worden door lysosomale enzymen vernietigd (2). De afgifte van interleukinen (3) zorgt dat granulocyten en monocyten uit de bloedbaan chemotactisch worden aangetrokken (4) om de infectie mede te bestrijden. De doorgang van leukocyten door de vaatwand (5) wordt diapedese genoemd.

van koorts betrokken en bij het gevoel van ziek zijn (vermoeidheid, apathie) bij een infectie. Koorts door interleukine opgewekt, bewerkstelligt dat lymfocyten van het specifieke immuunsysteem zich sneller delen en hun syntheseprocessen sneller verlopen. Bij 39 °C en in aanwezigheid van interleukine-1 delen T-lymfocyten zich twintigmaal sneller, terwijl bij die temperatuur virussen zich juist aanzienlijk moeizamer in de cellen kunnen vermenigvuldigen.

De granulocyten worden in het beenmerg gevormd en zijn in drie typen te onderscheiden (figuur 14-7). Dit gebeurt op grond van in het celplasma aanwezige korrels met enzymen of alarmstoffen (granula = korrels). De naamgeving is gebaseerd op de kleurstoffen die bij histologische kleuring worden gebonden.

Neutrofiele granulocyten fagocyteren net als macrofagen lichaamsvreemde deeltjes, vooral micro-organismen. Basofiele granulocyten gaan vanuit het beenmerg via het bloed naar de weefsels, waar ze zich omvormen tot mestcellen (Intermezzo 14.3). Zij bevatten onder meer histamine en de stollingsremmende stof heparine en alarmeren bij besmetting andere delen van het immuunsysteem. Eosinofiele granulocyten houden zich vooral op in organen die in contact staan met de buitenwereld, zoals de longen, het darmkanaal en het urogenitaalstelsel. Ze zijn betrokken bij de afweer tegen indringers die te groot zijn om te worden gefagocyteerd, zoals sommige parasieten, en spelen een rol bij allergische reacties.

De door het bloed getransporteerde granulocyten kunnen door de vaatwand heen het weefsel binnendringen. De bij de ontstekingsreactie gevormde selectinemoleculen op de endotheelcellen activeren de neutrofiele granulocyten die zich aan de bloedvaatwand hechten (marginatie), waarna deze al koppelend en ontkoppelend via hechtmoleculen (Engels: *intercellular adhesion molecules*, ICAMS) over het endotheeloppervlak rollen. Vervolgens kruipen ze tussen de endotheelcellen door naar het interstitium (diapedese) en ondersteunen de fagocytoseactiviteit van de macrofagen. De opruimcapaciteit van de neutrofiele granulocyten is beperkt, maar ze zijn met vele. Neutrofiele granulocyten worden ook wel aangeduid als microfagen.

Wanneer de opnamecapaciteit van een macrofaag of een granulocyt bereikt is, lekken lytische enzymen het cytoplasma in, waardoor de cellen uiteenvallen tot pus. Tot de infectie is bestreden, moet er een continue aanvoer van granulocyten en monocyten vanuit de bloedbaan plaatsvinden.

Naast deze cellulaire reacties wordt ook het

◀◀ koorts

◀◀ granulocyten
◀ marginatie

◀ intercellular adhesion molecules

◀ diapedese
◀◀ neutrofiele granulocyten
◀◀ basofiele granulocyten

◀◀ heparine
◀ pus
◀◀ eosinofiele granulocyten

complementsysteem ▶

membrane attack complex ▶

opsonisatie ▶

immuuncompetente lymfocyten ▶▶

kloon ▶▶

kinderziekte ▶▶

incubatietijd ▶▶

complementsysteem van in het bloed circulerende, inactieve eiwitten tot de aspecifieke immuniteit gerekend. Componenten van het complementsysteem binden zich door enzymatische reacties aan suikerketens op de bacteriemembraan of aan aangehechte antilichamen van het specifieke immuunsysteem. Tijdens dit proces ontstaat een complex molecuul (Engels: *membrane attack complex*, MAC). Dit voegt zich in de membraan van de bacterie en maakt deze lek. Het complex is vervolgens een signaalvlag voor macrofagen (opsonisatie). Afgesplitste eiwitfragmenten activeren de ontstekingsreacties, doordat ze granulocyten aantrekken en mestcellen histamine laten produceren.

Intermezzo 14.1
Receptoren die pathogene micro-organismen herkennen

Deze receptoren, die pas aan het eind van de twintigste eeuw zijn ontdekt, zijn gevoelig voor (membraan)structuren die bij hogere organismen (eukaryoten*) niet voorkomen, maar wel bij grote groepen micro-organismen. Het betreft een receptorfamilie die lijkt op de Toll-receptor bij de fruitvlieg (Drosophila). De Toll-receptor heeft bij deze vliegen een functie bij het vormen van het patroon van de lichaamsbouw en bij de immuunrespons tegen schimmels. Het is een transmembraan eiwit, met een extracellulair deel dat bepaalde structuren bindt en een intracellulair deel dat via een signaalcascade bepaalde genen tot expressie brengt. Vanwege de structurele overeenkomst spreekt men van *Toll-like* receptoren (TLRs).

Bij de mens zijn al meer dan 10 TLRs geïdentificeerd, die elk een grote groep micro-organismen aan een bepaalde gemeenschappelijke structuur herkennen. Een voorbeeld is TLR4, dat een binding aangaat met lipopolysacharide (LPS), een structuurelement van de buitenmembraan van Gram-negatieve bacteriën*. Sommige bacteriën hebben verscheidene structuurelementen, die aan een TRL kunnen binden. Zo kan de darmbacterie Escherichia coli door vier TRLs worden herkend.

Mogelijk zijn er nog andere, complementaire wegen waarlangs een immuunrespons kan worden opgewekt. Niettemin is door de ontdekking van de TRLs gebleken, dat de aspecifieke afweer minder ongericht is dan lange tijd is verondersteld. Het onderscheiden van de exclusief op één antigeen gerichte specifieke afweer blijft echter zinvol.

14.4.3 Specifieke immuunreacties

In tegenstelling tot macrofagen en granulocyten hebben lymfocyten van het specifieke immuunsysteem de mogelijkheid zich te leren richten op een bepaald antigeen, en ze kunnen hiervoor een geheugen opbouwen. De lymfocyten dienen echter op die herkenning te worden voorbereid, want ze zijn niet vanaf de geboorte in geactiveerde staat in het beenmerg en de lymfeklieren aanwezig. De mens is daardoor na zijn geboorte vatbaar voor een groot aantal ziekteverwekkers, zal regelmatig ziek worden en gaandeweg steeds meer immuniteit opbouwen.

Gedurende het gehele leven ontstaan uit hemopoëtische stamcellen in het beenmerg voorstadia van lymfocyten, die zich in de thymus of in het beenmerg verder ontwikkelen (figuur 14-7). Hier rijpen ze tot immuuncompetente lymfocyten, wat betekent dat ze willekeurig, en allemaal verschillend, een stukje DNA tot expressie brengen dat codeert voor een receptoreiwit voor de toekomstige herkenning van één lichaamsvreemde stof. Dit receptoreiwit wordt vervolgens op de buitenzijde van de lymfocytmembraan geplaatst om later een antigene stof te kunnen herkennen en binden. Deze cellen delen zich; een groep identieke lymfocyten met één zo'n specifiek kenmerk, noemt men een kloon.

Hierna verspreiden de lymfocyten zich over een groot aantal lymfoïde organen en weefsels (figuur 14-10). Door de willekeurige vorming van de receptoreiwitten kunnen er natuurlijk ook klonen lymfocyten ontstaan die in staat zijn lichaamseigen grootmoleculaire stoffen te herkennen. Deze lymfocyten en hun producten vormen een rechtstreeks gevaar voor het lichaam. Ze krijgen geen kans zich te ontwikkelen en worden in een vroeg stadium in de thymus en het beenmerg vernietigd.

Voor de geboorte vangt het immuunsysteem van de moeder vrijwel elke infectie op, zodat de foetus beschermd is. Er zijn wel uitzonderingen, zoals het rodehondvirus dat ernstige foetale beschadigingen kan veroorzaken. Na de geboorte geeft de moeder via de moedermelk nog antistoffen mee, die de zuigeling beschermen. Na enige maanden zal het jonge kind echter met behulp van de eigen immuunsystemen infecties moeten afslaan. Dan ontstaan de kinderziekten en de vele luchtweginfecties.

Een kinderziekte treedt op bij het eerste contact met de verwekkers van bijvoorbeeld mazelen, kinkhoest, rodehond of bof. Bij een eerste besmetting wordt een infectie voornamelijk bestreden door macrofagen en granulocyten. Dit proces schiet meestal tekort, waardoor de ziekteverwekker de kans krijgt zich te vermenigvuldigen en zich tijdens de incubatietijd ongemerkt door het lichaam te verspreiden. Tijdens de incubatietijd treedt nog geen koorts op. De aspecifieke immuuncellen bestrijden de indringers zoveel mogelijk door fagocytose en de membraanresten, met hun antigene werking, worden door

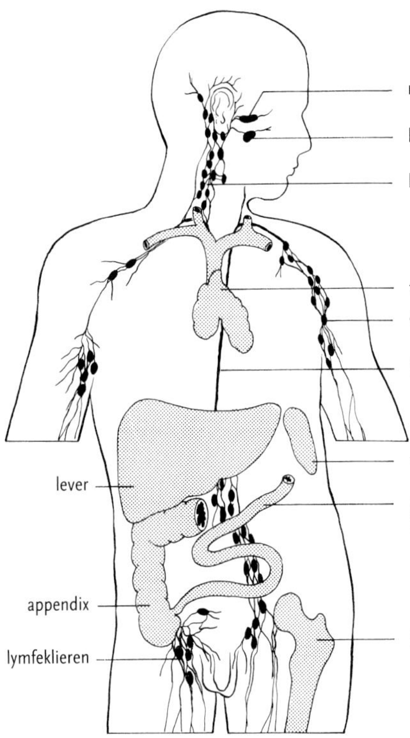

Figuur 14-10 Functionele anatomie van het specifieke immuunsysteem. Het beenmerg en de thymus zijn de primaire lymfoïde weefsels. In de overige aangegeven organen en weefsels vestigen lymfocyten zich, nadat ze immuuncompetent zijn geworden.

de macrofagen vervolgens in contact gebracht met lymfocyten in lymfeklieren, thymus en beenmerg. Macrofagen behoren tot de antigeenpresenterende cellen (APC) en vormen zo een brug tussen het aspecifieke en specifieke immuunsysteem.

Daarnaast geven de macrofagen interleukinen af, die de lymfocyten activeren en naar het geïnfecteerde weefsel lokken. Deze processen zijn een wezenlijke stap in de afweer, omdat nu specialistische cellen bij de bestrijding van de infectie worden betrokken. Bij een eerste infectie zijn de lymfocyten voornamelijk bezig met de vorming van geheugencellen tegen de indringer (primaire immuunrespons) en zijn ze slechts weinig werkzaam bij de directe bestrijding van micro-organismen. Bij volgende infecties met dezelfde verwekker volgt een snelle actie ter vernietiging van het antigeen (secundaire immuunrespons). Hierdoor treedt er meestal geen grote reactie meer op door die verwekker en blijft de koorts uit.

Er worden twee soorten specifieke immuuncellen onderscheiden: de T-lymfocyten en de B-lymfocyten, elk met hun eigen reactie op een infectie. De T-lymfocyten hebben deels regulerende taken voor het optimaal laten verlopen van de immuunreacties. Andere T-lymfocyten gaan bij een infectie actief op zoek naar de indringers; dit zijn de specifieke killercellen. T-lymfocyten verzorgen de cellulaire immuniteit.

◀ T-lymfocyten
◀ cellulaire immuniteit

De B-lymfocyten verzorgen de humorale immuniteit (humoraal = opgelost in lichaamsvocht). Deze cellen vertonen weinig mobiliteit. Ze zijn gerijpt in het beenmerg en verplaatsen zich na de geboorte naar de lymfoïde organen. Als reactie op een infectie scheiden ze speciale eiwitten af (immunoglobulinen, antilichamen), die in de bloedbaan een reactie aangaan met de indringers en ze onschadelijk maken.

◀ B-lymfocyten
◀ humorale immuniteit

14.4.3.1 *Lymfeklieren en milt*

Wanneer een infectie in het weefsel door macrofagen en granulocyten wordt gesignaleerd, zullen deze cellen na verloop van tijd met antigene fragmenten van de indringers via de lymfestroom in lymfeklieren terechtkomen. In de lymfeklieren zelf zijn ook macrofagen aanwezig, die bacteriën fagocyteren die met de lymfestroom meekomen.

◀ lymfeklier

Een lymfeklier is een filterstation vol met T- en B-lymfocyten, die door losmazig bindweefsel worden vastgehouden (figuur 14-11). De lymfocyten zijn voornamelijk na de geboorte in de lymfeklieren terechtgekomen, waar ze als immuuncompetente cellen rusten.

◀ filterstation

In een lymfeklier bevinden zich een schorsgedeelte en een merggedeelte. In de schors liggen bolvormige lymfefollikels, die voornamelijk uit B-cellen bestaan. Rond de follikels bevinden zich veel T-geheugen- en T-helpercellen. De lymfe stroomt door de schors, waardoor intensief contact met B- en T-cellen optreedt. De T-helpercellen stimuleren de B-cellen. Bij een infectie zwelt een lymfeklier op door de vele celdelingen van de lymfocyten. De cellen die zich omvormen in geheugencellen, blijven in de schors, terwijl de geactiveerde killercellen en de B-cellen, die immunoglobulinen produceren, zich naar de mergzone begeven. Vanuit de mergzone ontspringen de efferente lymfevaten, die de T-lymfocyten en de immunoglobulinen naar de bloedcirculatie voeren.

◀ lymfefollikel
◀◀ antigeen-presenterende cel

De milt neemt in de lymfoïde organen een aparte plaats in, omdat door dit filterorgaan bloed stroomt. In tegenstelling tot in de lymfeklieren, nemen de lymfocyten in de milt een besmetting in de bloedbaan waar. Tegelijk worden verouderde en beschadigde rode bloedcellen door macrofagen in de milt weggevangen en verteerd.

◀ milt

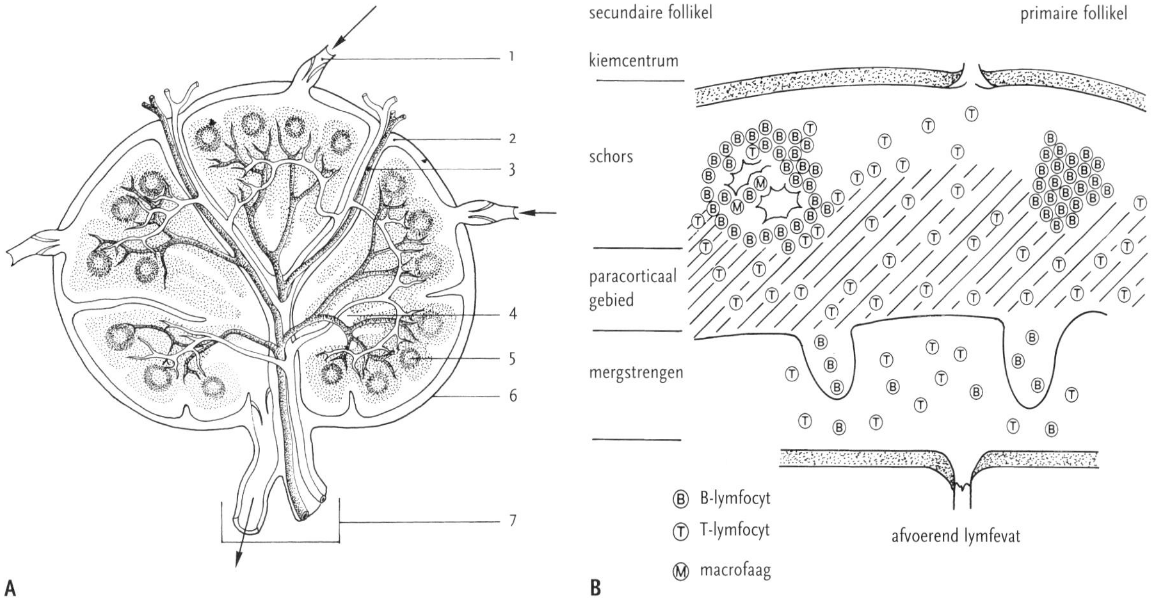

Figuur 14-11 ***A*** *Structuur van een lymfeklier: aanvoerend lymfevat (1), randsinus (2), tussenschot met bloedvaten (3), mergsinus (4), lymfefollikel (5), kapsel (6), hilus met arterie, vene en afvoerend lymfevat (7).* ***B*** *Lokalisatie in de schors van B-lymfocyten in follikels en T-lymfocyten in het gebied rond de follikels (paracorticaal gebied). In de mergsinussen vindt de afvoer van actieve lymfocyten en immunoglobulinen plaats.*

14.4.3.2 *Specifieke cellulaire immuniteit*

klonale expansie ▶▶

geheugen-T-cellen ▶▶

In tegenstelling tot de B-lymfocyten met hun antistoffen (14.4.3.3) zijn T-lymfocyten alleen in staat voorbewerkte stukjes antigeeneiwit op de buitenzijde van lichaamscellen te herkennen. T-cellen zijn door middel van cel-celcontact gericht op door virussen of bacteriën besmette lichaamscellen, op intracellulaire parasieten zoals de malariaparasiet, op abnormale cellen zoals kankercellen en op getransplanteerde lichaamsvreemde weefsels.

regulatorcellen ▶
effectorcellen ▶
T-helpercellen ▶
T-suppressorcellen ▶
cytotoxische T-lymfocyten ▶▶
killercellen ▶▶

De T-cellen zijn op te delen in verschillende populaties (figuur 14-12). Er wordt onderscheid gemaakt tussen regulator- en effectorcellen. De regulatorcellen regelen de intensiteit van de immuunrespons in de vorm van T-helpercellen (Th) en T-suppressorcellen (Ts). De helpercellen zijn de eerste cellen van de T-celpopulatie die bij een besmetting contact krijgen met antigeen materiaal, dat wordt aangeboden door antigeenpresenterende macrofagen. Th-cellen zijn gevoelig voor interleukine-1 uit de macrofagen, waardoor ze actiever worden.

De bacteriefragmenten worden door één specifieke groep Th-cellen uit het totale bestand van T-lymfocyten met hun receptor herkend en als lichaamsvreemd ervaren. Door hun genetische eigenschappen zijn zij in staat te reageren op dat ene antigene product. Bij een besmetting met een ander micro-organisme wordt een andere groep Th-cellen geactiveerd; er zijn vermoedelijk 10^6-10^9 genetisch verschillende lymfocyten. Onder afgifte van interleukine-2 activeren de Th-cellen zichzelf (positieve terugkoppeling) en andere T-cellen, en gaan ze zich sterk delen (klonale expansie).

Een deel van de geactiveerde Th-cellen worden geheugen-T-cellen tegen de ziekteverwekker. Die geheugen-T-celpopulatie deelt zich sterk en zwermt tijdens en na de infectie uit naar de lymfoïde weefsels, waar ze worden opgeslagen. Ze hebben alle de specifieke receptor tegen de bewuste ziekteverwekker op hun membraan. Een ander deel van de Th-cellen activeert met interleukinen en interferon een groep T-effectorcellen. Deze T-effectorcellen kunnen zich bij een infectie ontwikkelen tot mobiele cytotoxische T-lymfocyten (Tcyt): killercellen. Zij vernietigen lichaamsvreemde organismen en met virussen of bacteriën besmette lichaamscellen door direct cel-celcontact. Van wezenlijk belang is dat geactiveerde T-helpercellen ook B-lymfocyten stimuleren, die specifieke antistoffen tegen het micro-organisme gaan produceren (14.4.3.3).

Virussen en bepaalde bacteriën, zoals de tuberkelbacil, dringen tijdens de besmetting de lichaamscellen binnen. Hierdoor zijn ze voor antistoffen van B-lymfocyten onvindbaar.

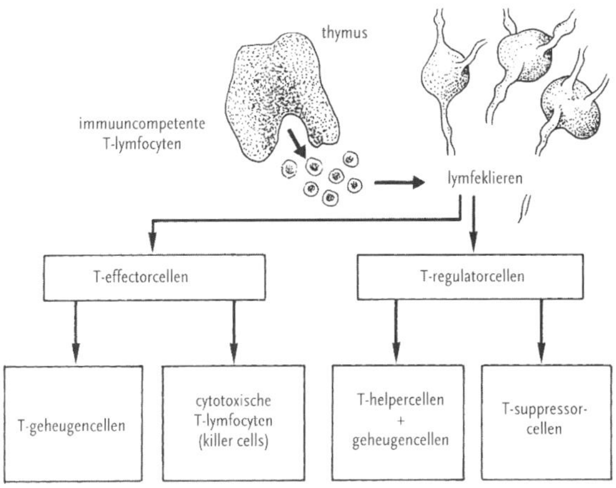

Figuur 14-12 T-lymfocyten zijn onder te verdelen in effector- en regulatorcellen. De cytotoxische T-lymfocyten kunnen een antigeen onschadelijk maken, terwijl de regulatorcellen de intensiteit van de immuunrespons regelen. Na een infectie vormen zich T-geheugencellen tegen het antigene materiaal.

Lichaamscellen die besmet zijn met een virus of een intracellulaire parasiet, maken dit kenbaar door op de buitenzijde van hun celmembraan complexen te plaatsen van een celmembraancomponent en een stukje van het lichaamsvreemde organisme. Die complexen, de MHC-complexen (Intermezzo 14.2) worden direct door Tcyt-lymfocyten herkend, zodat zij de cel kunnen vernietigen.

Zonder Tcyt-cellen zou de besmetting ongezien voortwoekeren. Tcyt-cellen deponeren het eiwit perforine op de celmembraan van de besmette cel of indringer. De membraan van een met een virus besmette cel wordt lek, waarna de cel sterft. In de dode cel kan het virus zich niet meer vermenigvuldigen, omdat het afhankelijk is van de ribosomen en van het metabolisme van de lichaamscellen. T-helpercellen worden op hun beurt na verloop van tijd door speciale T-suppressorcellen afgeremd waardoor een te heftige reactie van het immuunsysteem wordt voorkomen.

Na de primaire immuunrespons zijn er dus verspreid in het lichaam geheugen-T-lymfocyten aanwezig die over informatie op hun membraan beschikken die specifiek betrekking heeft op één micro-organisme. Bij een volgende infectie met hetzelfde antigeen treedt de secundaire immuunrespons op, waarbij de geheugencellen zich bij hernieuwd contact met het reeds bekende antigeen razendsnel delen en zich omvormen in mobiele Th- en Tcyt-cellen. Zij circuleren in de bloed- en lymfebaan en koppelen zich met hun membraanreceptoren aan de bacterie of aan fragmenten ervan. De Th-cellen presenteren de membraanfragmenten aan de B-cellen en aan cytotoxische T-cellen, die perforine en lytische enzymen afscheiden, die de indringer vernietigen door de membraan op te lossen. Deze lymfocyten gaan zelf ook te gronde, want het bacterie-lymfocytcomplex wordt door macrofagen herkend, opgenomen en verteerd.

◀ perforine
◀ lytische enzymen

Als een infectie overwonnen is, sterft een groot deel van de T-lymfocyten af, hoewel er voldoende Th- en Tcyt-geheugencellen tegen de overwonnen ziekte in de lymfeklieren overblijven. Ook bij het verhinderen van kwaadaardige celgroei spelen cytotoxische T-lymfocyten een grote rol. Door hun continue surveillance door de weefsels zijn zij de eersten die tumorcellen in een vroeg stadium herkennen aan hun veranderde membraaneigenschappen. Door een alerte cellulaire immuniteit worden veel potentieel maligne tumoren vroegtijdig vernietigd.

◀ kwaadaardige celgroei

Een groep aspecifieke NK-cellen (*natural killer cells*) circuleert steeds in het lichaam. Zij worden eerder dan de T- en B-cellen bij een virusinfectie actief en worden vervolgens ook gestimuleerd door interleukinen uit Tcyt-cellen. Zij ruimen met een virus besmette cellen en tumorcellen op. Zij geven tevens α- en β-interferon af die de infectie van gezonde cellen remmen. Tegelijk kunnen ze een door een virus geïnfecteerde cel dwingen om zichzelf te vernietigen (apoptose; 16.5.1.2), waardoor de virusdeeltjes de mogelijkheid wordt ontnomen zich te vermenigvuldigen. Een derde type interferon, γ-interferon, lokt macrofagen aan.

◀ natural killer cells
◀ α-interferon
◀ β-interferon
◀ γ-interferon

Intermezzo 14.2
Weefseltypering

De membraancomponent die dienst doet bij de herkenning van een besmette cel, het MHC-eiwit (Engels: *major histocompatibility complex*) was reeds lang bekend om een andere kwaliteit. Elk weefseltype van een individu wordt getypeerd door weefselfactoren, waarvan de bloedgroepen de bekendste zijn. De MHC-eiwitten worden in een andere classificatie het HLA-systeem genoemd (humaan leukocytair antigeensysteem).

◀ MHC-eiwit

Membraaneiwitten van het MHC-systeem maken elke cel en elk weefsel uniek. Voor weefseltransplantaties zal men moeten kiezen voor een weefsel dat zoveel mogelijk overeenkomst vertoont met weefsel van de ontvanger van het orgaan of weefsel. Te weinig overeenkomst leidt onherroepelijk tot vernietiging van het donororgaan door T-lymfocyten, tenzij men het afweersysteem van de ontvanger medicamenteus sterk remt.

◀ weefseltransplantatie
◀◀ secundaire immuunrespons

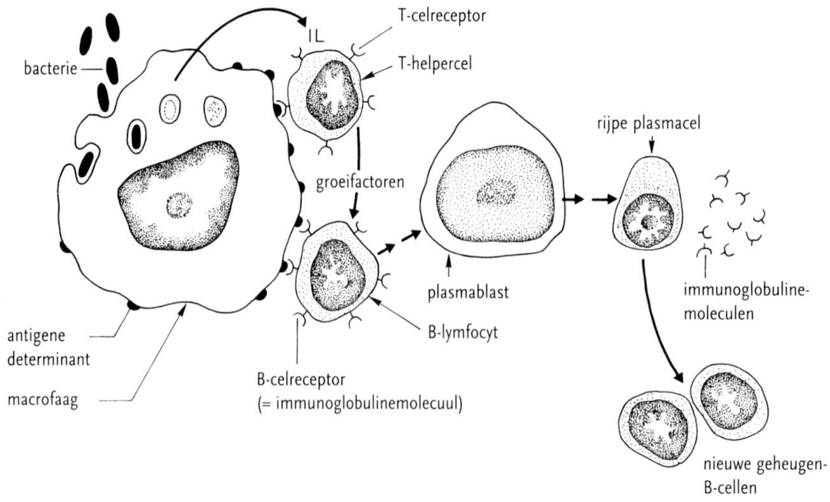

Figuur 14-13 Cel-celcontacten die leiden tot vorming van immunoglobuline door de B-lymfocyten. De macrofaag biedt op zijn membraan antigeen aan de B-cel aan, ondersteund door T-helpercellen. De B-cel vormt zich vervolgens via het tussenstadium van plasmablast om in een plasmacel, die actief immunoglobuline produceert. Na de infectie vormen zich tevens B-geheugencellen.

14.4.3.3 ***Specifieke humorale immuniteit***

B-lymfocyten ▶

De B-lymfocyten ontwikkelen zich na de embryonale fase in het beenmerg tot immuuncompetente cellen. Daarna zwermen ze uit naar de lymfeklieren, de milt, de darmwand en de tonsillen. Ze worden B-lymfocyten genoemd naar hun plaats van rijping bij vogels, de bursa van Fabricius. Dit is een orgaan dat bij de mens niet aanwezig is, zodat de B van bursa tegenwoordig ook geassocieerd wordt met de B van beenmerg. Bij een eerste infectie worden immuuncompetente B-lymfocyten in de lymfeklieren door antigeenpresenterende cellen en T-helpercellen in contact gebracht met antigeen materiaal (figuur 14-13). De Th-cellen activeren de B-lymfocyten; de B-celpopulatie reageert zonder T-cellen te weinig agressief op antigeen. B-lymfocyten vormen zich tijdens de primaire immuunrespons op bacteriën en virussen om in plasmacellen, die na een paar dagen een verhoogde eiwitsynthese vertonen.

plasmacellen ▶

immunoglobulinen ▶

antilichamen ▶

Plasmacellen maken grote eiwitketens, die immunoglobulinen (Ig) worden genoemd en die aan de lichaamsvloeistof worden afgegeven. Een andere term voor de groep immunoglobulinen is antilichamen (Engels: *antibodies*). Deze eiwitten binden zich specifiek tot antigeen/antilichaamcomplexen aan de membranen van bacteriën en virussen, waardoor die eenvoudig door macrofagen worden getraceerd en vernietigd. B-cellen vernietigen dus zelf geen micro-organismen, maar bewerken met hun immunoglobulinen het antigeen zodanig, dat macrofagen en T-lymfocyten ze kunnen aanpakken.

Een immunoglobulinemolecuul bestaat uit twee identieke lichte ketens en twee identieke zware ketens (figuur 14-14). De ketens zijn door disulfidebruggen* gekoppeld. De twee armen van het Y-vormige molecuul hebben ieder een antigeenbindingsplaats. Dit deel wordt Fab genoemd (Engels: *Fragment antigen binding*). De aminozuursamenstelling hiervan is variabel.

De stam van het molecuul wordt Fc genoemd (Engels: *Fragment cristallizable*; kristalliseerbaar); het is vrijwel constant van samenstelling. Dit deel bevat de effectorplaatsen voor het vernietigen van het gebonden antigeen. Het wordt door macrofagen herkend en zet die aan tot fagocytose en het induceert een complementreactie.

Er zijn vijf klassen immunoglobulinen, die naar gelang van hun taak verschillen van samenstelling (IgA, IgD, IgE, IgG, IgM). Het belangrijkste antilichaam is immunoglobuline G (IgG), dat 70-75% van het totaal uitmaakt en actief is bij de secundaire immuunrespons. Het kan de placenta passeren. IgM vormt ongeveer 10% van de immunoglobulinen. Het is het eerste immunoglobuline dat gevormd wordt bij een primaire immuunrespons en het is vooral betrokken bij het activeren van complement en fagocytose. IgA, 15-20%, is werkzaam in de slijmvliezen die in contact staan met de buitenwereld, zoals mond, keel, luchtwegen, darm en geslachtsorganen. Het wordt ook gesecerneerd in speeksel, tranen, darmsap en melk. IgD vormt maar 1% van de immunoglobuli-

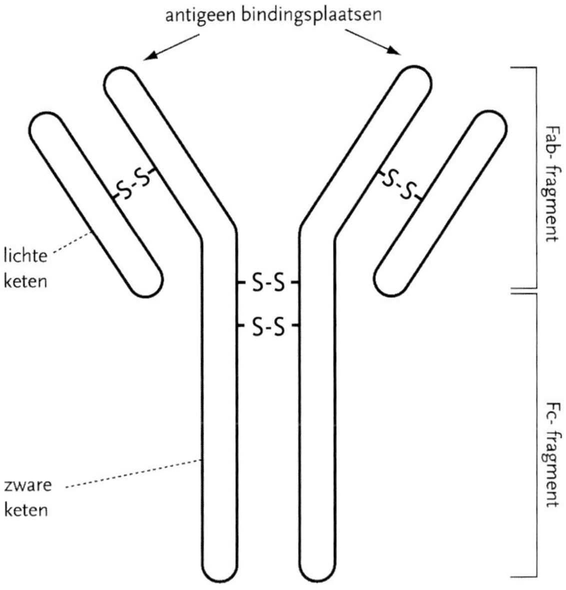

Figuur 14-14 De immunoglobulinen hebben een basisstructuur van twee zware en twee lichte eiwitketens. Door disulfidebruggen wordt de ruimtelijke eiwitstructuur bepaald, waarbij het constante Fc-deel herkenbaar is voor macrofagen en de Fab-delen de bindingsplaatsen vormen voor het antigeen.

nen; over de functie is weinig bekend. IgE is slechts in geringe hoeveelheden aanwezig; het bindt zich aan mestcellen en veroorzaakt de afgifte van histamine en andere vasoactieve stoffen.

Na een eerste infectie vormen plasmacellen zich, na productie van immunoglobuline, om tot geheugen-B-cellen. Het immunoglobuline hecht zich ook als receptor aan hun celmembraan, zodat zij een herhaalde infectie met hetzelfde antigeen herkennen. De immunoglobulinen die aan het bloed zijn afgegeven, blijven maanden tot jaren in de circulatie aanwezig. Figuur 14-15 is een schematische weergave van de complexe interactie tussen antigeen, aspecifieke immuuncellen, T-lymfocyten en B-lymfocyten tijdens de primaire immuunrespons.

Bij een herhaalde infectie wordt een binnendringende bacterie of virus veel sneller door de geheugen-T-cellen in contact gebracht met de geheugen-B-cellen. Deze vormen zich snel om in plasmacellen en hervatten de productie van het specifieke immunoglobuline. Via de bloedstroom verspreidt het immunoglobuline zich door het lichaam, hecht zich aan de antigene membraan en vormt zo een duidelijke markering voor de macrofagen. Ook kunnen de immunoglobulinen bijdragen aan het klonteren en neerslaan van antigene stoffen, waardoor deze geïmmobiliseerd worden (precipitatie). Een andere groep immunoglobulinen kan in het bloed aanwezige delen van het complementsysteem activeren, die celmembranen van het antigeen lek maken. De membraan laat dan vrijelijk Na- en K-ionen door, waardoor de cel wordt vernietigd (lysis).

◀ precipitatie

◀ complementsysteem

◀ lysis

Reactiviteit van B-cellen tegen lichaamseigen moleculen wordt afgezwakt door T-suppressorcellen, die aanvallen tegen de eigen weefsels verhinderen. Dit voorkomt ontsporingen waarbij lichaamseigen weefsel door immunoglobulinen wordt aangetast. Door ontregeling van de T-suppressorcellen kunnen auto-immuunziekten ontstaan. Dit zijn ziekten waarbij weefsel door de eigen immuuncellen wordt vernietigd. Er zijn vele vormen, waarvan reuma en diabetes mellitus type 1 tot de bekendste behoren.

14.4.3.4 *Immunisatie*

◀ immunisatie

Veel infectieziekten kunnen worden voorkomen door preventieve activering van het immuunsysteem door toediening van entstoffen (vaccins). De termen vaccin en vaccinatie (inenting) komen van vaccina, dat koepokken (Latijn: *vacca* = koe) betekent. Aan het eind van de achttiende eeuw viel het de Engelse plattelandsdokter Jenner op dat boerenmeisjes die bij het melken in aanraking kwamen met koepokken, bij een pokkenepidemie doorgaans aan de verminkende en vaak dodelijke ziekte ontsnapten. Hij paste inenting toe met een paar druppels vocht uit een koepok, wat immuniteit tegen de mensenpokken tot gevolg had. Pokkenepidemieën bleken door inenting met gezuiverd koepokvirus zo efficiënt te bestrijden, dat pokken momenteel door de Wereldgezondheidsorganisatie (WHO) als uitgeroeid worden beschouwd.

◀◀ geheugen-B-cellen

Bij vaccinatie is er sprake van actieve immunisatie. Er wordt een kleine hoeveelheid antigeen van een pathogeen micro-organisme ingebracht, dat een primaire immuunreactie veroorzaakt, waarbij er geheugencellen tegen dit antigeen ontstaan. Hierdoor komt er bij een reële infectie met dit micro-organisme een secundaire immuunrespons op gang en wordt de ziekte voorkomen. Actieve immunisatie treedt eveneens op bij natuurlijk opgelopen besmettingen. Deze immuniteit blijft vaak levenslang bestaan. Bof en mazelen krijgt men bijvoorbeeld maar eenmaal.

◀ actieve immunisatie

Dankzij het Rijksvaccinatieprogramma, dat erin voorziet dat kinderen systematisch tegen de belangrijkste kinderziekten worden ingeënt, komen deze ziekten in Nederland nu vrijwel niet meer voor. Het programma omvat vaccinatie tegen difterie, tetanus,

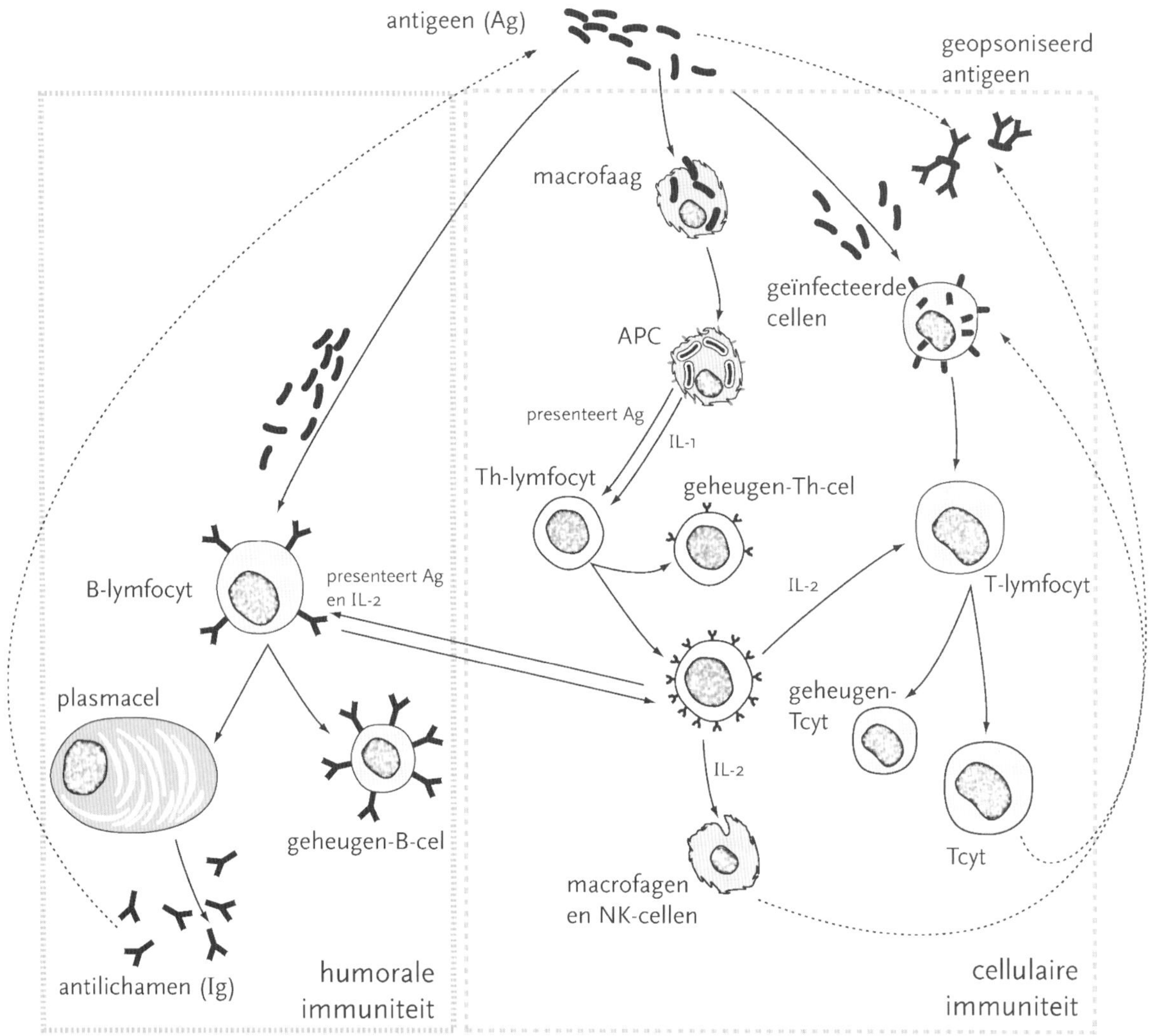

Figuur 14-15 Schematische tekening van de interacties tijdens de primaire immuunrespons. Het antigeen wordt door APC's aangeboden aan Th-cellen. Deze activeren vervolgens de cellulaire respons met Tcyt-cellen en de humorale respons met B-cellen. Diverse cytokinen zijn behulpzaam bij deze activering. Macrofagen en NK-cellen ruimen antigeen materiaal op.

mazelen, bof, poliomyelitis, kinkhoest en rodehond. Zo nodig wordt vaccinatie tegen nieuwe ziekten toegevoegd.

Actieve immunisatie tegen en bij behandeling van sommige ziekten wordt ook toegepast voor reizen naar landen waar andere ernstige infectieziekten voorkomen. Niet voor alle ziekten houdt de immuniteit levenslang aan. Vaak is voor eenzelfde reis enkele jaren later opnieuw inenten gewenst.

passieve immunisatie ▶

Passieve immunisatie is het toedienen van immunoglobuline gericht tegen een bepaalde ziekteverwekker. Een voordeel is dat er meteen een zekere mate van immuniteit wordt verkregen. Een nadeel is dat er geen geheugencellen worden aangemaakt en de immuniteit maar van korte duur is. Toepassing vindt bijvoorbeeld plaats wanneer iemand is gebeten door een dier dat mogelijk hondsdolheid (rabiës) heeft. De toegediende antistoffen voorkomen dat zich ziekteverschijnselen ontwikkelen.

serumtherapie ▶▶

Vroeger gebruikte men voor passieve immunisatie tegen en bij behandeling van sommige ziekten gezuiverd bloedserum van dieren (serumtherapie). Een nadeel hiervan was dat het lichaam antistoffen opbouwt tegen het immunoglobuline en andere lichaamsvreemde eiwitten in het serum. Een tweede injectie één of meerdere jaren later tegen dezelfde ziekte met serum van dezelfde diersoort kan leiden tot een ernstige soms dodelijke reactie (serumziekte). Daarom worden nu zoveel mogelijk uit mensenplasma gewonnen immunoglobulinen gebruikt. Een

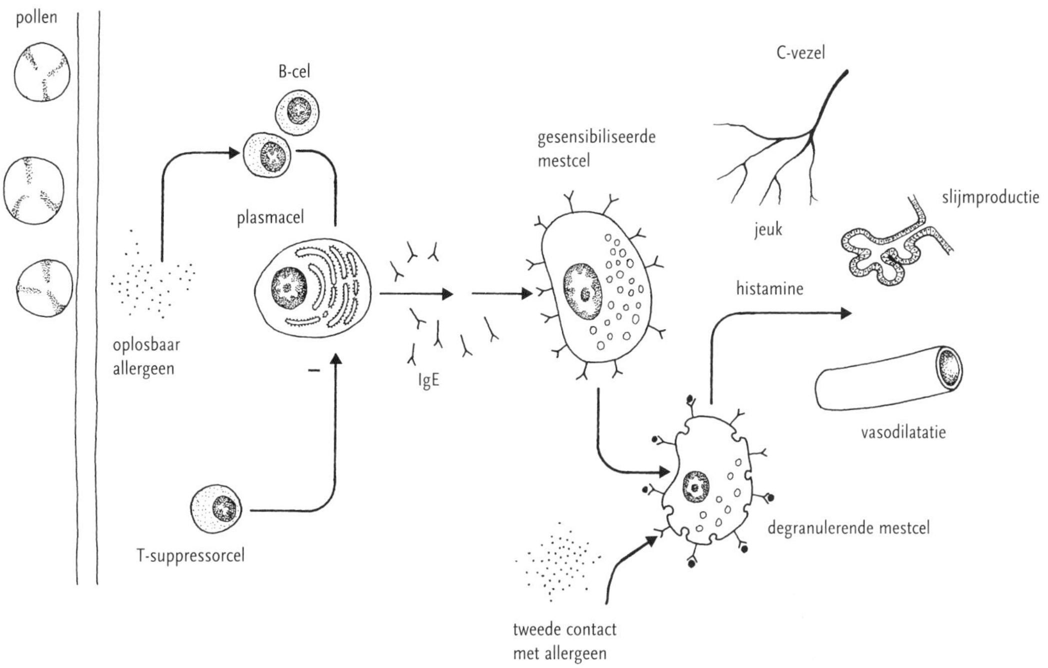

Figuur 14-16 Hooikoorts treedt op na contact met oplosbare allergene stoffen van pollenkorrels. Bij de primaire respons wordt door plasmacellen IgE gemaakt, dat bindt aan mestcelmembranen. Bij een herhaald contact geven mestcellen producten af wanneer het allergeen zich aan hun membraan bindt. Dit heeft allergische verschijnselen tot gevolg.

voorbeeld hiervan is antitetanusimmunoglobuline, dat wordt toegediend aan ernstig gewonden, van wie de vaccinatietoestand onvoldoende of onbekend is.

Intermezzo 14.3
Allergische reacties

Sommige personen reageren met hun immuunsysteem op stoffen uit de omgeving, die normaal niet tot een reactie aanleiding geven. Een bekend verschijnsel is hooikoorts, waarbij gezwollen slijmvliezen, tranende ogen en benauwdheid als reactie op stuifmeelkorrels kunnen optreden. Bij astma kan sprake zijn van een overgevoeligheid voor dierenharen, schimmelsporen en huisstofmijt. Allergische reacties zijn in principe bij veel grootmoleculaire organische moleculen mogelijk. Die stoffen gedragen zich bij overgevoelige personen als antigenen en worden allergenen genoemd. Contacteczeem is een vorm van allergie voor chemicaliën die een binding aangaan met lichaamseigen eiwitten.

De verschijnselen die bij allergie optreden, zijn het gevolg van een te sterke productie van immunoglobuline (IgE) in de slijmvliezen. De productie van IgE is verhoogd, doordat onder meer de T-suppressorcellen falen in hun remmende werking op de B-lymfocyten. IgE koppelt zich aan de membranen van mestcellen, die daardoor gesensibiliseerd worden (figuur 14-16). Iedere keer dat het allergeen in aanraking komt met de slijmvliezen koppelt het aan IgE op de mestcelmembraan, waarna de mestcellen histamine en leukotriënen afgeven (figuur 14-17). Dit veroorzaakt vasodilatatie en lokale zwelling van de slijmvliezen.

Men is bij de geboorte niet allergisch voor bepaalde stoffen, maar door herhaald contact met allergenen wordt het immuunsysteem steeds meer gesensibiliseerd. Om de allergische reactie te voorkomen, is het vermijden van contact met de allergenen de aangewezen methode. Omdat dit niet altijd mogelijk is, is bij ernstige allergische reacties soms medicatie nodig.

◀◀ allergische reacties

◀◀ hooikoorts

◀◀ astma

Intermezzo 14.4
Hiv en aids

Het humane immunodeficiëntievirus (hiv) is enige decennia geleden opgedoken. Besmetting wordt veroorzaakt door seksueel contact met besmette personen en door contact met besmet bloed. Er bestaat nog geen afdoende medicijn tegen het virus, maar met een combinatie van antivirale middelen zijn de ziekteverschijnselen geruime tijd effectief te bestrijden. Met campagnes die vooral gericht zijn op risicogroepen, streeft men naar gedragsverandering om besmetting zoveel mogelijk te voorkomen. In Afrika echter sterven miljoenen mensen aan aids door gebrek aan voorlichting, het negeren ervan en het ontbreken van betaalbare medicijnen.

◀◀ allergenen

◀◀ contacteczeem

◀◀ gesensibiliseerd

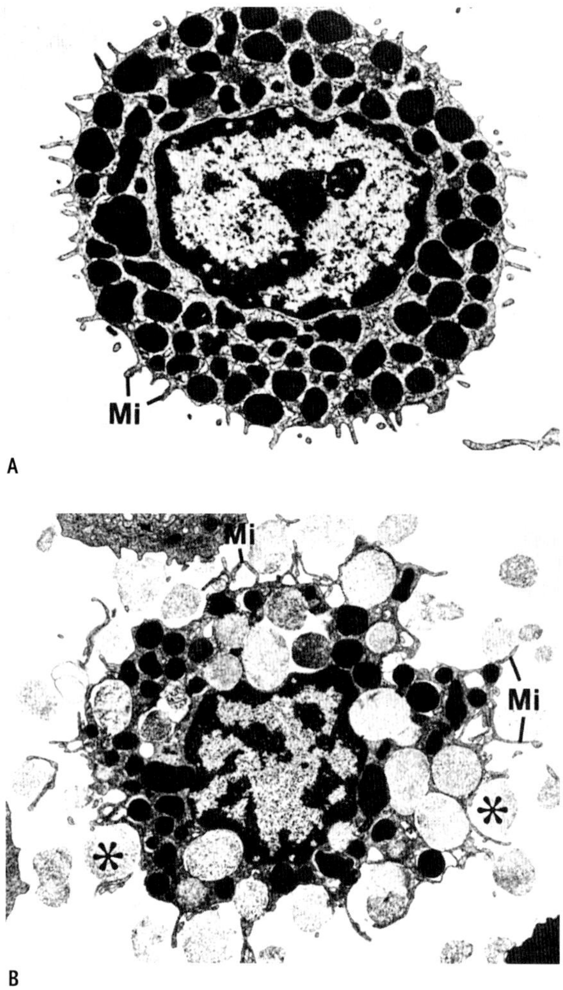

Figuur 14-17 Elektronenmicroscopische opnamen van mestcellen. ***A*** *De cel is in rust en de korrels met ontstekingsmediatoren zijn duidelijk zichtbaar.* ***B*** *De mestcel deponeert de producten in de weefselvloeistof waardoor de korrels oplossen. Mi = microvilli. De met * gemerkte structuren zijn korrels, die in oplossing gaan.*

Het hiv is een RNA-virus dat zijn RNA in gastheercellen met behulp van het enzym *reverse transcriptase* vertaalt naar DNA, dat vervolgens in het gastheer-DNA als provirus wordt ingebouwd. De cellen die slachtoffer worden van het hiv zijn monocyten en macrofagen, maar vooral een speciale groep T-lymfocyten. Hiv koppelt aan T-helpercellen op de CD4-receptor en dringt deze cellen binnen. Normaal gebruiken de T-helpercellen deze receptor om gestoorde celfuncties en door met virus besmette cellen (kenbaar aan veranderde membraaneigenschappen) in het lichaam op te sporen, waarna ze interleukinen produceren en B-cellen activeren. Door hiv worden deze functies uitgeschakeld.

De incubatietijd is lang en er is een grote spreiding in het eerste optreden van ziekteverschijnselen. Na de primaire infectie, waartegen na enige weken tot maanden immunoglobulinen in het bloed verschijnen, wordt de drager seropositief. De antilichamen tegen hiv zijn dan met een serologische test aantoonbaar. De virusdeeltjes zijn verborgen in de T-cellen aanwezig, waardoor ze niet kunnen worden bestreden. Als hiv-deeltjes uitzwermen, worden andere Th-cellen besmet. De slordige RNA-transcriptie door het *reverse transcriptase* levert veel hiv-mutanten op, waardoor het immuunsysteem steeds weer voor verrassingen komt te staan. Als de Th-cellen zijn vernietigd, wordt de functie van B-cellen onvoldoende. Het immuunsysteem is niet meer in staat de normaal op en in het lichaam voorkomende schimmels, bacteriën of virussen (commensalen) te bestrijden (immunodeficiëntie). Er ontstaan opportunistische infecties. De hiv-drager ontwikkelt aids (Engels: *acquired immunodeficiency syndrome*) dat een complex ziektebeeld heeft. Schimmelinfecties teisteren mond, keel, bronchiën en darmholte, bacteriën veroorzaken longontsteking, hersenvliesontsteking en langdurige diarree, en tumorcellen worden door de ontbrekende immuunsurveillance niet meer vernietigd. Na het ontstaan van aids is de levensverwachting in westerse landen, door behandeling met medicijnen, veel langer dan de 1-2 jaar in ontwikkelingslanden. Men kan in het westen bij hiv door effectieve medicatie al spreken van een chronisch ziekteproces.

15 Inspanning

Kijk voor verdere verdieping op www.studiecloud.nl

15.1 INLEIDING

De inspanningsfysiologie beschrijft de processen en veranderingen die optreden bij lichamelijke inspanning. Centraal hierbij staan de spieren die de bewegingen moeten uitvoeren, en daarvoor energie verbruiken. Circulatie, ventilatie, voedselopname en spierstofwisseling moeten worden aangepast, opdat de spieren optimaal kunnen functioneren. Een belangrijk aspect van de inspanningsfysiologie is het meten van de geleverde prestatie (ergometrie) en van het effect van training op de prestatie. Inspanningsfysiologie is een geïntegreerd onderdeel van de fysiologie. Bij verscheidene van de in dit boek behandelde functies zijn effecten van lichamelijke inspanning dan ook al ter sprake gekomen. Waar nodig wordt hiernaar verwezen.

◀ inspanningsfysiologie

15.2 AANPASSINGEN BIJ INSPANNING

15.2.1 Energielevering

Bij het begin van inspanning wordt de energie eerst geleverd door de fosfaatbatterij (12.4). De glycolyse komt na ongeveer een halve minuut op gang, de citroenzuurcyclus pas na 1-1,5 min (figuur 15-1). De duur van een sportieve prestatie bepaalt welk systeem de meeste energie zal leveren. Bij de 100 m sprint is dat de fosfaatbatterij, bij de marathon het aërobe systeem. Bij prestaties die 1-2 min duren, zoals 800 m lopen en 1500 m schaatsen, is men voor een belangrijk, zo niet het belangrijkste deel aangewezen op de glycolyse, tenminste als men die afstand in de kortst mogelijke tijd wil afleggen. Hierbij wordt gebruikgemaakt van het grote vermogen dat door de fosfaatbatterij en de glycolyse kan worden geleverd en van de omstandigheid dat deze processen anaëroob, dus zonder verbruik van moleculaire zuurstof, kunnen verlopen (12.4.4). Bij langduriger inspanning is het lichaam aangewezen op de continue aanvulling van de hoeveelheid energierijke fosfaten via de oxidatieve fosforylering. Dan hangt de hoeveelheid energie die per tijdseenheid kan worden vrijgemaakt, af van de

◀ fosfaatbatterij

◀ glycolyse

◀ oxidatieve fosforylering

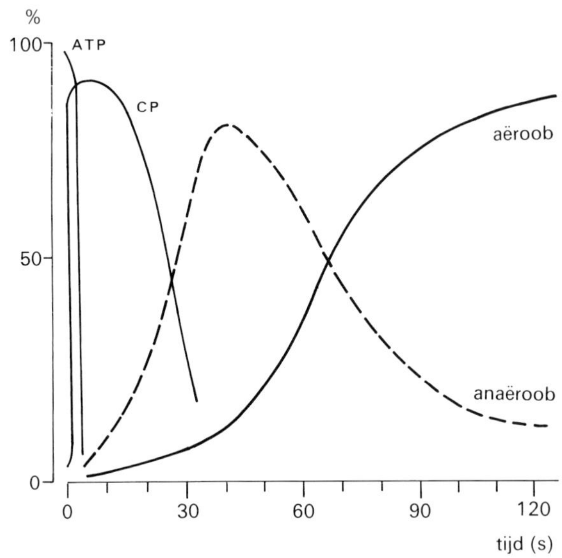

Figuur 15-1 Aandeel van de aanwezige ATP en creatinefosfaat (CP), de (anaërobe) glycolyse en de aërobe ATP-synthese in de energielevering in de spieren bij het begin van lichte inspanning.

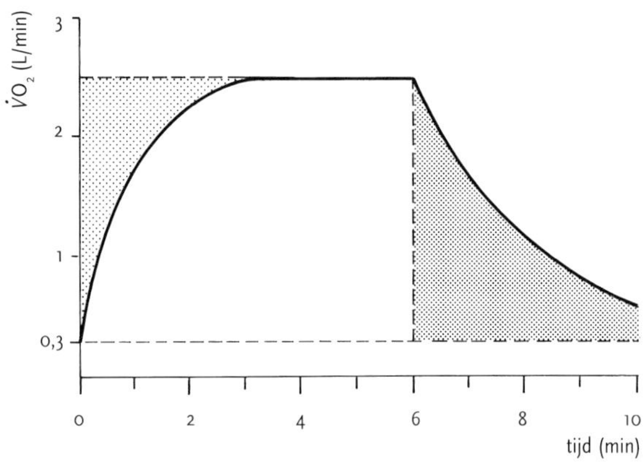

Figuur 15-2 Verloop van O_2-opneming ($\dot{V}O_2$) bij de overgang van rust naar arbeid en weer naar rust. Het licht gespikkelde deel links = O_2-tekort, het donker gespikkelde deel rechts = extra O_2-opname na inspanning (O_2-schuld).

EPOC ▶▶
lactaatproductie ▶▶
lactaatverwerking ▶▶
zuurstoftekort ▶
lactaatconcentratie ▶▶
H^+-ionen-concentratie ▶▶
zuurstofschuld ▶
energiesubstraten ▶▶
vrije-vetzuur-concentratie ▶▶
glucoseconcentratie ▶▶
extra zuurstofverbruik na inspanning ▶

snelheid van het zuurstoftransport en de snelheid van de aërobe afbraak van koolhydraten en vet.

Bij de overgang van rust naar inspanning duurt het even voordat de zuurstofopname het niveau heeft bereikt dat overeenkomt met de belasting (figuur 15-2). In de overgangsperiode wordt energie geleverd door de voorradige energierijke fosfaten en de glycolyse. Gedurende deze periode is er een zuurstoftekort. Bij de overgang naar rust neemt de zuurstofopname weer langzaam af en blijft nog enige tijd boven het rustniveau. De zuurstof die in deze periode extra wordt opgenomen, wordt zuurstofschuld genoemd. Hiermee wordt het tekort ingelost. De term 'zuurstofschuld' kan echter verkeerd worden uitgelegd; er is geen zuurstof 'geleend' uit een voorraad, want die is er nauwelijks. Bovendien is de extra zuurstofopname na inspanning groter dan het bij het begin van de inspanning ontstane tekort. De herstelprocessen verbruiken meer zuurstof dan nodig is voor het weer op peil brengen van de hoeveelheden ATP en creatinefosfaat en voor de verwerking van het gevormde lactaat. Een bijkomende factor, die maakt dat het zuurstofverbruik na de inspanning nog enige tijd verhoogd is, is de hogere lichaamstemperatuur die tijdens de inspanning is ontstaan (12.6.3). De lichaamstemperatuur zal langzaam dalen, maar zolang deze hoger is dan normaal, is de stofwisseling hoger dan in rust. In plaats van zuurstofschuld spreekt men daarom van extra zuurstofverbruik na inspanning (Engels: *excess postexercise oxygen consumption*, EPOC).

Tijdens zeer zware arbeid en bij het begin van inspanning is de lactaatproductie groter dan de lactaatverwerking (12.4.4), waardoor de lactaatconcentratie in de producerende spieren en in het bloed toeneemt (figuur 15-3). Naast een ophoping van lactaat is er een ophoping van zuur. De H^+-ionen komen vrij bij de hydrolyse (splitsing) van ATP. Voor de aërobe resynthese van ATP zijn evenveel H^+-ionen nodig als er bij de hydrolyse van ATP zijn vrijgekomen. Dit is niet het geval bij de anaërobe resynthese van ATP. Het lactaat kan de cel via een eigen transportsysteem verlaten. Dat gebeurt in co-transport met H^+-ionen, waardoor in het perifere bloed naast de lactaatconcentratie ook de H^+-ionenconcentratie stijgt en de zuurgraad, de pH daalt.

De belangrijkste energiesubstraten voor de aërobe ATP-synthese zijn koolhydraten en vetzuren. De toevoer hiervan aan de spieren dient dus gelijke tred te houden met die van zuurstof. De vetzuur- en de glucoseconcentratie in het bloed beginnen dan ook vrijwel onmiddellijk na het begin van de arbeid te stijgen (figuur 15-3). De krachtige orthosympathische activiteit veroorzaakt, vooral via β_3-adrenerge receptoren, een ruime lipolyse in het vetweefsel, met een toenemende stijging van de vrije-vetzuurconcentratie in het bloedplasma. De glucoseconcentratie neemt toe door α-adrenerge stimulering van de glycogenolyse in de lever, die niet door een stijgende insulinespiegel wordt afgeremd, doordat het vrijkomen van insuline is geblokkeerd door α-adrenerge remming van de B-cellen in de eilandjes van Langerhans. Na

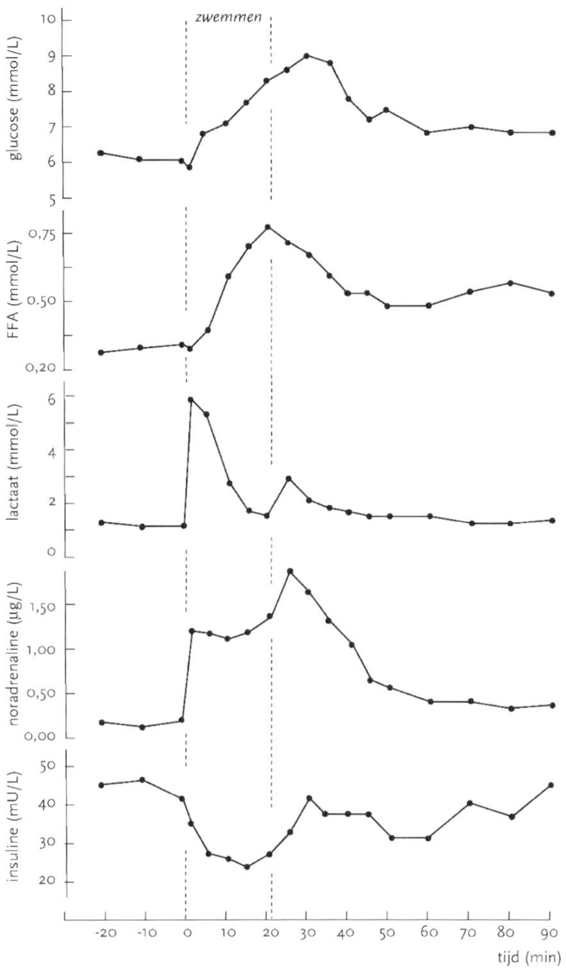

Figuur 15-3 Concentraties van glucose, vrije vetzuren (FFA), lactaat, noradrenaline en insuline in het bloed van ratten voor, tijdens en na 20 min zwemmen, tegen een waterstroom in. De vroege lactaatpiek toont de anaërobe ATP-productie in de eerste minuten van de inspanning. Door α-adrenerge remming daalt de insulineconcentratie, ondanks het stijgen van de glucoseconcentratie. Het einde van het zwemmen is nog niet het einde van de inspanning. Na het zwemmen zitten de ratten zich een poos actief te poetsen; pas ongeveer 15 min na het zwemmen begint het zuurstofverbruik af te nemen. De na de inspanning dalende noradrenalineconcentratie toont de wegebbende orthosympathische activering. (Naar gegevens van L. Benthem, proefschrift, Groningen, 1993.)

de inspanning dalen de concentraties van de energiesubstraten, maar ze blijven nog wel enige tijd boven het uitgangsniveau.

De verhouding koolhydraat-/vetverbranding tijdens langer durende, aërobe inspanning in *steady state* (dynamische evenwichtstoestand) kan worden bepaald aan de hand van het respiratoire quotiënt (RQ, 12.5.1). In een *steady state* is er evenwicht tussen de O_2-opname en de CO_2-afgifte in de longen en het O_2-verbruik en de CO_2-productie in de weefsels. Wanneer een proefpersoon zich inspant van rust naar maximaal, in stappen van bijvoorbeeld 3 min, voldoende om in elke belastingstap evenwicht te bereiken, neemt het RQ toe van een rustwaarde van circa 0,8 tot maximaal 1,0 (tabel 15-1). In rust overweegt de vetzuurverbranding en bij toenemende belasting neemt het aandeel van de koolhydraatverbranding toe tot er alleen nog koolhydraat wordt verbruikt. Wanneer een proefpersoon zich gedurende langere tijd, bijvoorbeeld gedurende twee uur, matig inspant, neemt het RQ langzaam af. De vetverbranding neemt dan dus toe en de koolhydraatverbranding neemt af.

Indien de verbranding van eiwit wordt verwaarloosd, kan de totale energieomzet worden berekend uit het O_2-verbruik en het respiratoire quotiënt, $R = \dot{V}CO_2/\dot{V}O_2$. Uit R kan worden berekend welk deel van de $\dot{V}O_2$ voor de verbranding van vet is gebruikt en welk deel voor de verbranding van koolhydraat. De fractie van $\dot{V}O_2$ voor koolhydraatverbranding bedraagt $(R - 0{,}7)/0{,}3$; de fractie die wordt gebruikt voor vetverbranding bedraagt $(1{,}0 - R)/0{,}3$ (dit kan grafisch worden afgeleid). Indien $R = 1{,}0$, wordt alle O_2 gebruikt voor koolhydraat, indien $R = 0{,}7$ wordt de O_2 gebruikt voor vet. Aangezien de energetische waarde van O_2 bij koolhydraatverbranding 21,1 kJ/L (= 21,1 J/mL, tabel 12-2) bedraagt, en bij vetverbranding 19,6 kJ/L, wordt de totale energiewisseling P verkregen uit

◀ totale energiewisseling

$$P = \left(\frac{R - 0{,}7}{0{,}3}\,21{,}1 + \frac{1{,}0 - R}{0{,}3}\,19{,}6\right)\dot{V}O_2 = (5R + 16{,}1)\,\dot{V}O_2$$

Indien $\dot{V}O_2$ wordt ingevuld in mL/s, wordt P verkregen in J/s = W. Bij een fietsergometerproef waarbij $\dot{V}O_2$ en $\dot{V}CO_2$ worden gemeten, kan op deze wijze de totale energieomzet worden berekend (tabel 15-1).

15.2.2 **Bloedsomloop**

Met inspanning wordt, indien niet nader gespecificeerd, meestal dynamische inspanning bedoeld. Dit is inspanning met behulp van spieren die regelmatig contraheren en relaxeren, zoals bij lopen en fietsen. Bij statische belasting wordt een contractie langer aangehouden, zoals bij gewichtheffen. Voor de spierdoorstroming heeft dit belangrijke consequenties (10.5.3).

◀ dynamische inspanning

◀◀ respiratoir quotiënt

Tijdens dynamische inspanning is de spierdoorstroming enorm toegenomen, vijftienmaal of hartfrequentie ▶

meer. Daarbij neemt het HMV toe tot 25 L/min en soms zelfs meer. Aangezien het HMV gelijk is aan het product van hartfrequentie en slagvolume, kan de toename tot stand komen door vergroting van de beide grootheden (10.3.5). In rust is de hartfrequentie afhankelijk van de balans tussen sympathicus en parasympathicus (n. vagus). Bij inspanning met toenemende belasting neemt de frequentie toe, in eerste instantie tot een frequentie van ongeveer 100 min^{-1} door afname van de vagusprikkeling. Bij toenemende belasting neemt de hartfrequentie verder toe onder invloed van sympathische stimulering en van de catecholaminen die door stimulering van het bijniermerg vrijkomen. De maximale hartfrequentie tijdens inspanning is afhankelijk van de leeftijd; bij het ouder worden neemt ze af. De maximale hartfrequentie (min^{-1}) komt ongeveer overeen met 220 – leeftijd in jaren (16.5.2.2). Dit is een schatting; de werkelijke waarde kan 20 min^{-1} hoger of lager zijn. Voor een zestigjarige ligt de maximale hartfrequentie dus tussen 140 en 180 min^{-1}.

maximale hartfrequentie ▶

slagvolume ▶
toegenomen contractiliteit ▶

Het slagvolume neemt toe door een toegenomen contractiliteit. Het hart kan echter niet meer bloed uitpompen dan het ontvangt. De mechanismen die ervoor zorgen dat de veneuze terugstroom naar het rechteratrium toeneemt, spelen daarom een belangrijke rol. Hierbij zijn drie factoren belangrijk: venoconstrictie, de spierpomp en de adempomp (thoracoabdominale pomp, 10.4.2). Figuur 10-27 laat zien dat bij zware lichamelijke inspanning de hartfunctiecurve door de verhoogde contractiliteit naar links draait, terwijl de veneuze terugstroomcurve naar rechts wordt verplaatst, doordat door venoconstrictie de gemiddelde systeemdruk toeneemt.

redistributie van het HMV ▶▶

coronaire doorstroming ▶▶
perifere weerstand ▶
arteriële bloeddruk ▶

Tijdens dynamische inspanning neemt de perifere weerstand (10.4.1) af. Hierdoor neemt de gemiddelde arteriële bloeddruk maar weinig toe, ondanks de sterke toename van de totale stroomsterkte. Figuur 15-4 illustreert de toename van de systolische en de gemiddelde bloeddruk tijdens inspanning met toenemende belasting. In rust is de perifeer gemeten systolische druk al hoger dan de druk in de aorta (figuur 10-21). Dit verschil neemt bij inspanning toe. Wanneer men tijdens inspanning, bijvoorbeeld op een fietsergometer, aan de arm de bloeddruk meet, moet hiermee rekening worden gehouden. De linkerventrikel heeft uiteraard alleen te maken met de druk in de aorta. De belasting van de linkerventrikel is lager dan wat overeenkomt met de perifeer gemeten druk.

statische belasting ▶
ventilatie ▶▶
ademfrequentie ▶▶
ademvolume ▶▶

Bij statische belasting neemt de arteriële bloeddruk meer toe. Deze toename is afhankelijk van zowel de spiermassa die bij de belasting is betrokken,

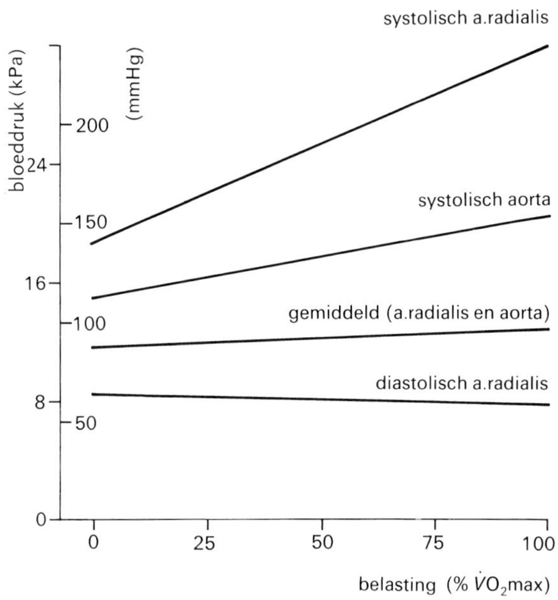

Figuur 15-4 Systolische, diastolische en gemiddelde arteriële bloeddruk, gelijktijdig gemeten in aorta en a. radialis in rust en bij inspanning tot maximaal. De systolische druk is perifeer veel hoger dan centraal. Gemiddeld is er geen verschil.

als van de ontwikkelde kracht. Bij revalidatie van patiënten met hart- en vaatziekten moet men hiermee rekening houden, evenals met andere activiteiten waardoor de bloeddruk sterk stijgt, zoals onderdompeling in koud water na een sauna.

Tijdens dynamische inspanning treedt er redistributie op van het HMV (figuur 15-5). De bloedstroom door de skeletspieren neemt toe van ongeveer 1 L/min in rust tot meer dan 20 L/min bij maximale inspanning. De coronaire doorstroming neemt evenredig toe met de hartarbeid, die weer evenredig toeneemt met het HMV. De O_2-extractie van het myocard is vrijwel maximaal, zoals in alle werkende spieren. De coronaire doorstroming is recht evenredig met het O_2-verbruik van het myocard (10.5.1). De hersendoorstroming blijft onveranderd of neemt iets toe. De doorstroming van het splanchnicusgebied en van de nieren neemt af. Bij het begin van inspanning kan in de huidvaten nog vasoconstrictie optreden, maar bij een stijging van de lichaamstemperatuur treedt vasodilatatie op en neemt de huidcirculatie toe ten behoeve van de warmteafgifte. Bij maximale inspanning neemt de huidcirculatie soms echter weer af.

15.2.3 Ademhaling

De toename van de ventilatie komt tot stand door toename van de ademfrequentie en het ademvolume.

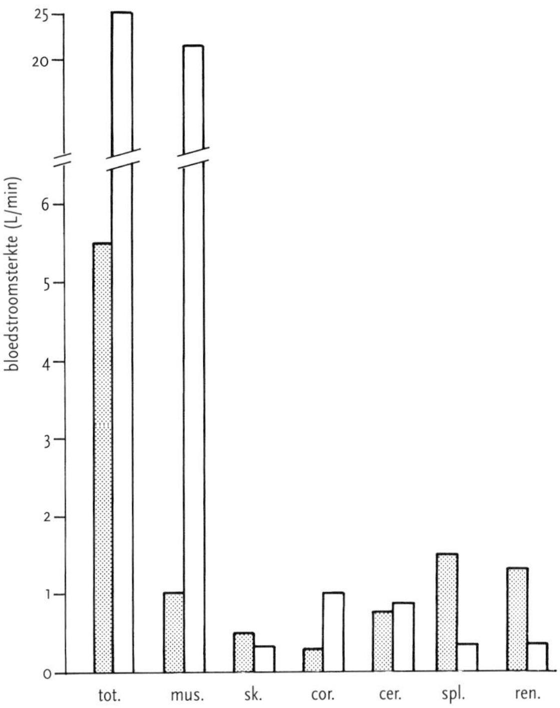

Figuur 15-5 Verdeling van het hartminuutvolume (tot.) over spieren (mus.), huid (sk.), myocard (cor.), hersenen (cer.), splanchnicusgebied (spl.) en nieren (ren.) in rust (grijze balken) en bij maximale inspanning (witte balken).

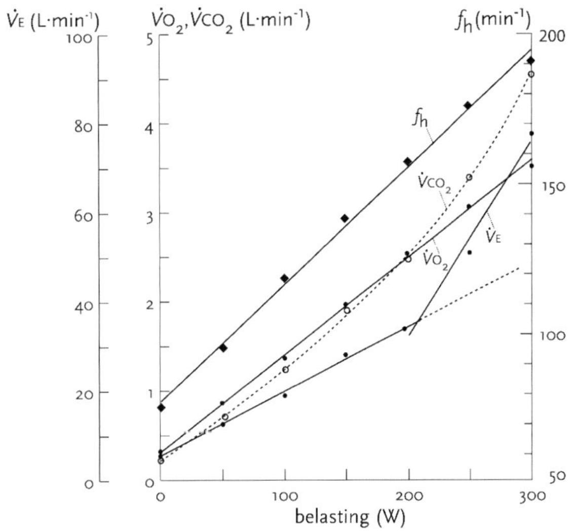

Figuur 15-6 Veranderingen in ventilatie (V̇E), zuurstofopname (V̇O_2), CO_2-afgifte (V̇CO_2), en hartfrequentie van de proefpersoon uit tabel 15-1 bij toenemende belasting op een fietsergometer.

Bij inspanning met toenemende belasting neemt doorgaans het ademvolume eerst toe en de frequentie pas bij grotere belasting (tabel 15-1). De ademarbeid bij een lage belasting is kleiner bij een groot ademvolume dan bij een hoge frequentie. Bij een grote belasting is het ademvolume maximaal geworden, ongeveer de helft van de vitale capaciteit. De ventilatie kan dan alleen nog maar toenemen door verhoging van de frequentie.

Welke factoren verantwoordelijk zijn voor de toename van de ventilatie tijdens inspanning is niet duidelijk. Het ademcentrum ontvangt vele signalen. Stimulering vanuit de chemoreceptoren is niet waarschijnlijk, omdat de belangrijkste grootheid hiervoor, de arteriële pCO_2, tijdens inspanning nauwelijks verandert of zelfs iets afneemt. Er moeten dus andere factoren zijn die de ademhaling bij inspanning stimuleren. Het ligt voor de hand te veronderstellen, dat tegelijk met de signalen uit de hersenschors naar de werkende spieren ook signalen naar het ademcentrum en naar de ademhalingsspieren gaan, waardoor de ventilatie toeneemt (3.4.3). Dit wordt gesteund door het feit, dat direct bij het begin van de inspanning de ventilatie toeneemt. Men spreekt van *central command*: de ventilatie wordt direct vanuit centraal gestimuleerd. De CO_2-afgifte neemt hierdoor onmiddellijk toe, waardoor de arteriële pCO_2 niet verandert. Naast de centrale invloed is er mogelijk een perifere beïnvloeding vanuit sensoren in gewrichten, pezen of spieren. Experimenten met passieve beweging van ledematen steunen de veronderstelling dat dergelijke mechanosensoren bestaan, hoewel ze niet zijn aangetoond. Al met al kan niet worden verklaard waardoor in steady state de ventilatie zo nauwkeurig is aangepast aan de toegenomen CO_2-productie en het toegenomen O_2-verbruik, dat de arteriële gasspanningen niet zijn veranderd.

◀ central command

Bij zware inspanning daalt de pH van het bloed, waardoor via de perifere chemosensoren de ventilatie wordt gestimuleerd. Dit is een extra stimulering, waardoor de arteriële pCO_2 daalt. Figuur 15-6 laat zien hoe de ventilatie verandert bij inspanning met toenemende belasting. In eerste instantie neemt de ventilatie lineair toe met de belasting, totdat bij een bepaalde belasting de ventilatie sterker gaat toenemen. De O_2-opname neemt evenredig toe met de belasting, tot het maximum is bereikt. De toename van de CO_2-afgifte verloopt niet evenredig met de O_2-opname, waardoor het gemeten RQ verandert. Zoals uiteengezet, neemt het RQ bij inspanning met toenemende belasting toe van de rustwaarde van circa 0,8 tot 1,0. Zolang er een *steady state* bestaat, is het quotiënt van de CO_2-afgifte en de O_2-opname in de lon-

respiratory exchange ratio ▶
zweetdrempel ▶▶
rildrempel ▶▶

gen (*respiratory exchange ratio*, RER; 12.5.1) gelijk aan het RQ van de stofwisseling. Bij ergometrie wordt de RER gemeten; deze wordt bij hyperventilatie (11.4.5, 11.5.3) groter dan het RQ van de stofwisseling, doordat er meer CO_2 wordt uitgeademd dan er wordt geproduceerd. Als het RQ door uitsluitend koolhydraatverbranding bij zware inspanning 1,0 is geworden, kan de RER groter worden dan 1,0. Dat zien we dan ook gebeuren (tabel 15-1). Bij zware inspanning is het aandeel van de glycolyse in de energielevering toegenomen en wordt H^+ geproduceerd. De H^+ wordt gebufferd door HCO_3^-, waardoor koolzuur (H_2CO_3) wordt gevormd, alsmede CO_2, dat wordt uitgeademd. Daarnaast leidt de daling van de pH via de perifere chemosensoren tot extra stimulering van de ademhaling en wordt extra CO_2 uitgeademd. Dat de ventilatie bij een grotere belasting sterker toeneemt, wordt verklaard door deze extra stimulering van de ventilatie door de lage pH. Aangezien de arteriële pCO_2 hierbij daalt, kunnen we dan spreken van hyperventilatie (11.4.5).

hyperventilatie ▶

lichaamstemperatuur ▶

15.2.4 Lichaamstemperatuur

In hoofdstuk 12 is al vermeld dat de lichaamstemperatuur toeneemt tijdens inspanning. De processen die de warmteafgifte vergroten, hebben enige tijd nodig om op gang te komen. De lichaamstemperatuur blijft daarna gedurende de inspanning op een verhoogd niveau gehandhaafd. Deze temperatuur is hoger naarmate het niveau van de inspanning groter is. De warmteafgifte neemt vooral toe door de verdamping van zweet. Hierbij moet aan twee voorwaarden worden voldaan. Ten eerste moet de vochtigheid van de lucht voldoende verdamping toelaten en ten tweede moet het lichaam over voldoende water beschikken. De eerste voorwaarde wordt bepaald door de weersomstandigheden, de tweede door de balans tussen waterverlies en de hoeveelheid water die wordt gedronken. Bij matige inspanning in een koele omgeving bereikt de lichaamstemperatuur een constant niveau, in tegenstelling tot wanneer dezelfde inspanning in een warme, vochtige omgeving plaatsvindt. De lichaamstemperatuur blijft dan stijgen.

uitwendige belasting ▶▶
fysiologische belasting ▶▶
verdamping van zweet ▶
waterverlies ▶
belastbaarheid ▶▶

De figuren 12-15A en B tonen hoe de warmteafgifte door verdamping van zweet en de warmteproductie door rillen afhankelijk zijn van kern- en huidtemperatuur. De informatie in deze figuren kan ook in één figuur worden weergegeven (figuur 15-7). Hierin is de kerntemperatuur uitgezet tegen de gemiddelde huidtemperatuur. De lijn die de combinaties van kern- en huidtemperatuur weergeeft waarboven de warmteafgifte door zweten wordt vergroot, wordt zweetdrempel genoemd. Evenzo is de rildrempel de lijn die de combinaties van kern- en huidtemperatuur weergeeft waaronder de warmteproductie door rillen wordt vergroot. Bij uitwendige koeling daalt eerst de huidtemperatuur (pijl 1). Bij opwarmen (pijl 2) stijgt eerst de huidtemperatuur en pas later komt de kerntemperatuur op het uitgangspunt terug. In een warme omgeving stijgt voornamelijk de huidtemperatuur (pijl 3). Bij spierarbeid stijgt eerst de kerntemperatuur (pijl 4), waarna door verdamping van zweet de huidtemperatuur daalt. Afhankelijk van de inspanning kan de kerntemperatuur nog verder stijgen.

warmteproductie door rillen ▶
belastingsgraad ▶▶

Wanneer men zich regelmatig inspant in een warme omgeving, treden adaptaties op waardoor de homeostase minder wordt belast. Deze adaptaties bestaan uit een lagere zweetdrempel (het zweten begint bij een lagere temperatuur), een grotere zweetsecretie, minder zoutverlies met het zweet en een kleinere toename van de huiddoorbloeding. Deze aanpassingen treden in 7-12 dagen op. Door de verlaagde zweetdrempel begint men eerder te zweten na het begin van de inspanning. De zweetproductie kan met wel een factor drie toenemen. Het verminderde zoutverlies is het gevolg van een grotere aldosteronsecretie (13.3.2.3). Aldosteron werkt niet alleen in de nier voor het behoud van Na^+, maar ook elders in het lichaam.

15.3 BELASTING EN BELASTBAARHEID

Er wordt onderscheid gemaakt tussen uitwendige belasting, uitgedrukt in arbeid of vermogen, en de functionele of fysiologische belasting. De fysiologische belasting wordt in verschillende grootheden uitgedrukt: O_2-verbruik, HMV, ventilatie, hartfrequentie. Men kan de belasting die bepaalde activiteiten met zich meebrengen, meten door één van de genoemde grootheden te meten. Het verband met de uitwendige belasting kan worden gevonden door een proef op een fietsergometer, waarbij de relatie tussen het op de fiets ingestelde vermogen en de grootheden van de fysiologische belasting kan worden vastgelegd. Tevens kan dan de belastbaarheid worden bepaald. Hieronder wordt verstaan het hoogste vermogen dat gedurende een bepaalde periode kan worden geleverd of het maximale O_2-verbruik ($\dot{V}O_2$max). De verhouding tussen belasting en belastbaarheid wordt belastingsgraad genoemd.

Het maximale O_2-verbruik hangt af van de functie van longen, hart en circulatie en van de stofwisseling in de spieren. Op zeeniveau is de circulatie de beperkende factor; hoe groter het maximale HMV, hoe groter het maximale O_2-verbruik.

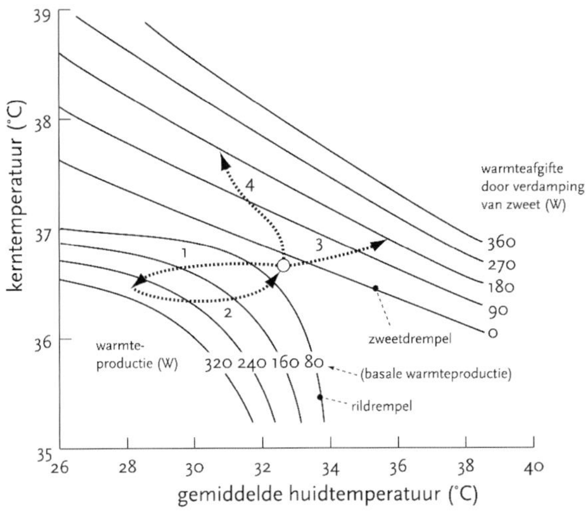

Figuur 15-7 De warmteafgifte door verdamping van zweet en de warmteproductie door rillen zijn afhankelijk van de kerntemperatuur en de gemiddelde huidtemperatuur. De pijlen geven mogelijke veranderingen van de temperatuur weer: **1** *In een koude omgeving daalt eerst de huidtemperatuur. Doordat men al gauw gaat rillen, wordt daling van de kerntemperatuur tegengehouden.* **2** *Bij opwarming neemt de huidtemperatuur weer toe.* **3** *In een warme omgeving stijgt de huidtemperatuur en wordt door verdamping van zweet stijging van de kerntemperatuur tegengehouden.* **4** *Bij lichamelijke inspanning stijgt eerst de kerntemperatuur. Door verdamping van zweet daalt de huidtemperatuur.*

De belasting komt overeen met een bepaalde $\dot{V}O_2$. In de Amerikaanse literatuur wordt de belasting van bepaalde activiteiten uitgedrukt in het aantal malen dat het O_2-verbruik groter is dan het verbruik in rust. Voor de $\dot{V}O_2$ in rust wordt 3,5 mL/min per kg lichaamsmassa genomen. Dit wordt als eenheid de *metabolic equivalent* (MET) genoemd en komt overeen met 1,17 W/kg (volgens de vergelijking uit 15.2.1, als men aanneemt dat in rust $R = 0,8$). Wanneer iemand van 75 kg tijdens fietsen 1400 mL O_2/min verbruikt, komt zijn belasting overeen met ruim 5 MET: (1400/75)/3,5 = 5,3.

15.3.1 Ergometrie

Onder ergometrie verstaan we het meten van arbeid of vermogen. Het lichaam verricht mechanische (uitwendige) arbeid, wanneer het zichzelf of een andere massa tegen een kracht in verplaatst. Wanneer iemand van 70 kg een trap van 3 m beklimt, verricht hij een arbeid van 70 × 9,81 × 3 = 2060 N·m = 2060 J. Indien de persoon in 10 s boven is, is het gepresteerde vermogen 2060/10 J/s = 206 W. Wanneer men door meting van het O_2-verbruik en de CO_2-productie de totale energiewisseling meet (12.5.1; 15.2.1), kan het rendement (nuttig effect) van de inspanning worden berekend. Hierbij kan onderscheid worden gemaakt tussen bruto- en nettorendement. Het brutorendement is het quotiënt van de uitwendige belasting en de totale energiewisseling. Het nettorendement is het quotiënt van de uitwendige belasting en het verschil van de totale energiewisseling en de ruststofwisseling. In tabel 15-1 is het brutorendement berekend.

◀ brutorendement

Het instrument waarmee in het laboratorium vermogen wordt gemeten, is de ergometer. In Nederland wordt de fietsergometer het meest gebruikt. Met de fietsergometer is het mogelijk iemand vrij nauwkeurig een bepaald uitwendig vermogen uit te laten voeren. De vooral in de Verenigde Staten bij het inspanningsonderzoek veelgebruikte loopband (tredmolen) is eigenlijk geen ergometer, omdat hiermee geen arbeid wordt gemeten. Alleen wanneer een bepaalde helling wordt ingesteld (vergelijk met traplopen), kan uit loopsnelheid (bandsnelheid), helling en lichaamsmassa de uitwendige belasting worden berekend. Desondanks kan men met de loopband toch inspanningsonderzoek uitvoeren, want door het instellen van bandsnelheid en helling is de belasting goed te doseren. Het maximale uitwendige vermogen kan men op die manier niet meten, wel het maximale O_2-verbruik door tijdens de maximale belasting het uitademingsgas op te vangen en te analyseren.

◀ fietsergometer

◀ loopband

Bij het inspanningsonderzoek met de fietsergometer gaat het veelal om de bepaling van drie grootheden: het maximale uitwendige vermogen, het maximale O_2-verbruik en de maximale duurprestatie (lactaatdrempel). Met de eerste twee grootheden wordt de belastbaarheid (15.3) gemeten, met de laatste de maximale belasting die langdurig kan worden volgehouden. Met gasanalyseapparatuur kan het maximale zuurstofverbruik rechtstreeks worden gemeten. Heeft men dergelijke apparatuur niet, dan gebruikt men indirecte methoden. Bij elk inspanningsonderzoek wordt ter bewaking van de proefpersoon tegelijkertijd een elektrocardiogram (10.3.3) geregistreerd.

◀◀ metabolic equivalent

Inspanningsonderzoek begint met de meting van rustwaarden. Dan volgt een warming-up (Engels: *warm-up*), 3-5 min fietsen bij een lage belasting van bijvoorbeeld 50 W. Daarna volgt het eigenlijke protocol. De inhoud hiervan hangt af van wat men wil meten. Verschillende centra hanteren bovendien verschillende protocollen voor de bepaling van dezelfde grootheid. Aangezien het resultaat vaak afhangt van

◀◀ ergometrie

Tabel 15-1 Resultaat van een fietsergometerproef bij een 19-jarige man, lengte 1,80 m, gewicht 75 kg. De belasting werd elke drie minuten met 50 W verhoogd. De metingen werden in de derde minuut verricht. Ventilatie, O_2-opname, CO_2-afgifte zijn bepaald volgens de Douglas-Haldane-methode

belasting (W)	0	50	100	150	200	250	300
hartfrequentie (min^{-1})	75	95	118	138	157	176	191
ventilatie ($L·min^{-1}$)	5,8	13,0	19,5	28,5	34,5	51,0	77,6
O_2-opname ($L·min^{-1}$)	0,33	0,88	1,40	1,99	2,54	3,06	3,53
CO_2-afgifte ($L·min^{-1}$)	0,25	0,72	1,25	1,91	2,49	3,40	4,55
RER	0,77	0,82	0,90	0,96	0,98	1,11	1,29
RQ	0,77	0,82	0,90	0,96	0,98	1,00	1,00
ademfrequentie (min^{-1})	12	10	10	13	17	25	36
ademvolume (L)	0,48	1,30	1,95	2,19	2,03	2,04	2,16
energieomzet (W)	110	296	481	693	889	1076	1241
rendement (%)	0	17	21	22	22	23	24

Gegevens practicum fysiologie RU Groningen, 1996.

het gebruikte protocol, zijn de resultaten van inspanningsonderzoek van verschillende centra niet altijd vergelijkbaar.

In tabel 15-1 is het resultaat van een fietsergometerproef bij een 19-jarige man weergegeven. Elke 3 min werd de belasting met 50 W verhoogd tot maximaal. In de derde minuut van elke stap werden metingen verricht. Begonnen werd met metingen in rust. Ventilatie, O_2-opname ($\dot{V}O_2$) en CO_2-afgifte ($\dot{V}CO_2$) zijn bepaald volgens de Douglas-Haldane-methode. Hierbij wordt gedurende 1 min uitademingsgas opgevangen in een Douglas-zak. Nadat de fractionele concentratie van O_2 en CO_2 van een monster uit de zak is gemeten, wordt het volume gemeten met een gasmeter. Uit deze gegevens en op basis van de bekende samenstelling van de inademingslucht zijn ventilatie, $\dot{V}O_2$ en $\dot{V}CO_2$ te berekenen. Het ademvolume is berekend door de ventilatie te delen door de gemeten ademfrequentie. De totale energieomzet is berekend met de vergelijking uit 15.2.1 en het rendement door de belasting te delen door de totale energieomzet. In figuur 15-6 zijn ventilatie, $\dot{V}O_2$, $\dot{V}CO_2$ en hartfrequentie uitgezet tegen de belasting. Hartfrequentie en $\dot{V}O_2$ nemen lineair toe met de belasting. Zoals reeds besproken, nemen de ventilatie en de $\dot{V}CO_2$ niet-lineair toe met de belasting.

drieminutenprotocol ▶▶

15.3.2 Maximaal vermogen

maximaal uitwendige vermogen ▶

Uit tabel 15-1 kan voor de proefpersoon de maximale belasting, het maximale uitwendige vermogen, worden afgelezen. Het maximale vermogen is het vermogen van de hoogste belastingstap die volledig is afgemaakt. Het bereikte maximum is afhankelijk van de tijd waarin het maximum wordt bereikt: hoe korter de duur van de proef, hoe groter het maximum in het algemeen zal zijn. De bevindingen zijn, zoals gezegd, afhankelijk van het gebruikte protocol. Aangezien het maximum ook afhankelijk is van de spiermassa van de proefpersoon, kan men kiezen voor een protocol waarbij de toename van de belasting per stap afhankelijk is van de lichaamsmassa, bijvoorbeeld 2/3 W/kg per 3 min. Voor de proefpersoon van tabel 15-1 komt dat precies uit op 50 W per 3 min. Personen met een grotere lichaamsmassa kunnen met grotere belastingstappen in ongeveer dezelfde tijd hun maximum bereiken. De resultaten van verschillende personen worden dan beter vergelijkbaar.

Wanneer men naast de belasting de relatie met andere grootheden, zoals de hartfrequentie, wil vastleggen, zal men voor een drieminutenprotocol moeten kiezen, omdat na verhoging van de belasting het 2-3 min duurt voor het nieuwe, hogere niveau van de andere grootheid is bereikt.

15.3.3 Maximaal zuurstofverbruik

maximale O_2-opname ▶▶

$\dot{V}O_2$max ▶▶

Onder het maximale O_2-verbruik (maximale O_2-opname, $\dot{V}O_2$max) wordt verstaan het grootste volume O_2 per tijdseenheid dat tijdens inspanning wordt opgenomen. Het transport van zuurstof van longen naar weefsels (skeletspieren) wordt beschreven met de vergelijking van Fick:

$$\dot{V}O_2 = q\,(c_aO_2 - c_vO_2)$$

waarin q het hartminuutvolume en ($c_aO_2 - c_vO_2$) het arterioveneuze verschil in O_2-concentratie voorstelt. Bij de overgang van rust naar inspanning nemen zowel q als het AV-verschil in O_2-concentratie toe. De toename van $\dot{V}O_2$ berust bij gezonde mensen vooral op de vergroting van q; c_aO_2 verandert bij inspanning nauwelijks. Het AV-verschil neemt toe door daling van c_vO_2, vooral door toename van de effectieve capillairendichtheid in de spieren. $\dot{V}O_2$ hangt af van de mate waarin bij inspanning q en AV-verschil kunnen toenemen. Er zijn grote verschillen in $\dot{V}O_2$max gevonden, die voornamelijk berusten op verschillen in aanleg en op verschillen in leeftijd, geslacht en trainingstoestand. Met het ouder worden neemt $\dot{V}O_2$max af (16.5.2.3). De grote interindividuele variatie in $\dot{V}O_2$max berust vooral op variatie in $q$max.

◀◀ vergelijking van Fick

◀◀ aanleg

◀◀ leeftijd

◀◀ trainingstoestand

$\dot{V}O_2$max wordt op verschillende manieren bepaald. Het meest voor de hand ligt de directe meting met behulp van gasanalyseapparatuur, waarbij men, evenals bij de bepaling van het maximale vermogen, gebruikmaakt van een protocol met oplopende belasting tot maximaal (tabel 15-1). De hoogst gemeten O_2-opname is dan $\dot{V}O_2$max.

Wanneer men niet beschikt over gasanalyseapparatuur, kan men gebruikmaken van de waarneming dat er een verband bestaat tussen het maximale vermogen en $\dot{V}O_2$max. Voor enkele protocollen ter bepaling van het maximale vermogen is deze relatie bepaald. Voor het protocol dat is gebruikt bij de proef van tabel 15-1, is $\dot{V}O_2\text{max} = 0{,}0123\ P\text{max}$, waarin Pmax de hoogst gehaalde belasting is. Deze vergelijking is het resultaat van metingen bij een groot aantal jonge proefpersonen, die allen volgens hetzelfde protocol tot maximaal zijn belast. Voor 300 W is $\dot{V}O_2$max = 3,69 L/min. In dit geval komt dat goed overeen met de gemeten waarde van 3,53 L/min.

Een veelgebruikte (empirische) methode om $\dot{V}O_2$max te schatten, is de methode volgens Åstrand. Hierbij wordt gedurende 6 min een bepaalde constante, submaximale belasting op de fietsergometer aangehouden. De belasting wordt zo gekozen dat de hartfrequentie tussen 130 en 170 min^{-1} ligt. Uit een nomogram wordt uit de belasting en de bijbehorende hartfrequentie een waarde voor $\dot{V}O_2$max gevonden. De methode berust op het lineaire verband dat bestaat tussen de O_2-opname, die afhankelijk is van de belasting, en de hartfrequentie. De hartfrequentie bereikt tijdens maximale inspanning een maximum waarvan wordt aangenomen dat het alleen leeftijdsafhankelijk is. De submaximale belasting waarvoor de hartfrequentie is bepaald, wordt geëxtrapoleerd naar de maximale hartfrequentie. De Åstrand-proef is een submaximale proef, waarmee wordt bedoeld dat de belasting daarbij lager is dan de belasting die overeenkomt met $\dot{V}O_2$max. Deze methode kan grote afwijkingen vertonen, maar is wel goed reproduceerbaar en daardoor bruikbaar bij trainingsbegeleiding. Het is al voldoende om na te gaan of na training de hartfrequentie bij dezelfde belasting lager is geworden. De methode is ook bruikbaar om groepsgemiddelden te vergelijken.

◀◀ methode volgens Åstrand

◀◀ submaximale belasting

◀ trainingsbegeleiding

Inspanningsonderzoek waarbij een maximale prestatie wordt gevraagd, moet formeel onder toezicht van een arts plaatsvinden. Dat geldt dus niet voor de Åstrand-proef. Wanneer men de beschikking heeft over gasanalyseapparatuur, kan $\dot{V}O_2$max ook met een submaximale proef worden bepaald. Bij drie tot vijf belastingen worden hartfrequentie en $\dot{V}O_2$ gemeten. Uit de lineaire relatie kan $\dot{V}O_2$max worden gevonden door extrapolatie naar de met de leeftijd overeenkomende maximale hartfrequentie.

Ten slotte kan de bepaling van $\dot{V}O_2$max bij getrainde sporters worden uitgevoerd tijdens een kortdurende supramaximale belasting. Dit is een belasting die groter is dan de belasting die overeenkomt met $\dot{V}O_2$max. Hierbij wordt eerst een submaximale belasting aangehouden en wordt volgens Åstrand $\dot{V}O_2$max geschat met de bijbehorende belasting. Daarna wordt de belasting opgevoerd tot bijvoorbeeld 130%. Een goedgetrainde persoon kan deze supramaximale belasting lang genoeg volhouden voor de bepaling van de O_2-opname (met behulp van gasanalyse), die dan maximaal is.

◀ supramaximale belasting

Omdat $\dot{V}O_2$max afhankelijk is van de spiermassa, wordt deze vaak uitgedrukt in mL/min per kg lichaamsmassa. Ongetrainde mannen en vrouwen hebben waarden tussen 35 en 45, respectievelijk 30 en 38 mL O_2/min per kg, waarbij voor jonge volwassenen de hogere waarden gelden en voor 50-60-jarigen de lagere waarden. De proefpersoon uit tabel 15-1 heeft een waarde van 47 mL/min per kg. Goedgetrainde duursporters kunnen een $\dot{V}O_2$max van 70-80 mL/min per kg hebben.

15.3.4 Maximale duurprestatie

◀ maximale duurprestatie

Inspanning op het niveau van $\dot{V}O_2$max kan maar kort worden volgehouden (3-10 min) en is afhankelijk van de trainingstoestand. Hiervoor kunnen verschillende factoren verantwoordelijk zijn. Bij een toenemende belasting van rust naar maximaal neemt de

constantebelastingsmethode ▶▶

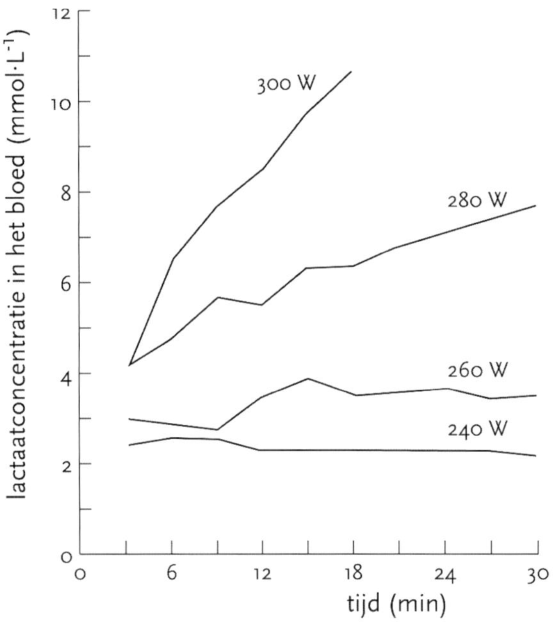

Figuur 15-8 Bepaling van de lactaatdrempel volgens de constantebelastingsmethode. Bij continue belasting van 240 en 260 W is er geen blijvende stijging van de lactaatconcentratie, bij 280 en 300 W wel. 300 W wordt bovendien maar achttien minuten volgehouden. De lactaatdrempel ligt tussen 260 en 280 W.

ventilatiedrempel ▶▶

4 mmol/L-lactaatdrempel ▶▶

zuur- en lactaatproductie toe. Dit is in de eerste plaats een gevolg van de sterke toename van de koolhydraatverbranding, ook relatief, waardoor bij de eerste stap, de glycolyse, meer pyruvaat wordt gevormd en als neveneffect ook meer lactaat. Ten tweede worden bij toenemende belasting meer witte, melkzuurproducerende spiervezels (4.7.1.2) ingeschakeld en zullen steeds meer rode spiervezels een relatief zuurstofgebrek krijgen en de extra benodigde energie anaëroob putten uit glycolyse met lactaat als eindproduct. Bij matige inspanning zijn lactaatproductie en lactaatverbruik met elkaar in evenwicht. Bij verhoging van de belastingsintensiteit wordt een niveau bereikt waarop de verwijdering van lactaat de productie niet meer kan bijhouden. Dit belastingsniveau wordt lactaatdrempel genoemd. De lactaatdrempel is de hoogste belasting die langdurig kan worden volgehouden zonder verdergaande stijging van de lactaatconcentratie van het bloed.

lactaatproductie ▶
lactaatverbruik ▶

lactaatdrempel ▶
onset of blood lactate accumulation ▶▶
anaërobe drempel ▶▶

Voor de meting van de lactaatconcentratie is arterieel bloed nodig. Hiervoor kan capillair bloed worden genomen van een plaats die goed wordt doorstroomd. Een goed verwarmde oorlel is hiervoor het meest geschikt. De oorlel is niet erg gevoelig en men kan er ook tijdens fietsen op de ergometer gemakkelijk bij. Een vingerprik is dan veel lastiger uit te voeren.

lactaat-steady state ▶▶

De lactaatdrempel kan worden bepaald met een constantebelastingsmethode (figuur 15-8). Hierbij wordt op een fietsergometer of een loopband de maximale belasting gezocht die langer dan dertig minuten kan worden volgehouden zonder blijvende stijging van de lactaatconcentratie. Voor de proefpersoon uit figuur 15-8 ligt de lactaatdrempel tussen 260 en 280 W. Deze methode is nauwkeurig, maar bewerkelijk: er zijn drie tot vier proeven voor nodig, die op verschillende dagen moeten worden uitgevoerd. Het is echter wel de beste methode, waarmee andere methoden zouden moeten worden vergeleken. Doorgaans worden proeven met toenemende belasting gebruikt. Van de belasting-lactaatconcentratiecurve wordt de belasting afgelezen, waarbij de lactaatconcentratie gaat stijgen. Uit de lactaatcurve kan de lactaatdrempel worden bepaald door te trachten twee rechte lijnen door de meetpunten te trekken, zoals in figuur 15-9A is gedaan. De belasting die overeenkomt met het snijpunt van de twee rechte lijnen, is de lactaatdrempel. Ter vergelijking is ook een berekening gemaakt van het knikpunt in de curve die voor dezelfde proefpersoon de relatie tussen ventilatie en belasting aangeeft (figuur 15-9B). Het blijkt dat de belasting die hiermee overeenkomt, de ventilatiedrempel, goed overeenkomt met de lactaatdrempel.

Omdat het vaak moeilijk is een knikpunt in de curve te construeren, bepaalt men soms de belasting waarbij de lactaatcurve de 4 mmol/L-lijn snijdt. Dit is de 4 mmol/L-lactaatdrempel. Wanneer men de lactaatdrempel gebruikt als controle op het effect van training, is het voldoende na te gaan of de lactaatcurve na de training naar rechts, naar een hogere belasting, is verschoven. Figuur 15-10 laat het verschil zien tussen lactaatcurven van een getrainde en een ongetrainde proefpersoon.

De lactaatdrempel wordt weergegeven in watt, maar ook wel als $\dot{V}O_2$ of als percentage van $\dot{V}O_2max$. Bij de lactaatdrempel hoort ook een hartfrequentie. Wanneer een atleet de hartfrequentie die bij zijn lactaatdrempel hoort kent, kan hij daarvan gebruikmaken bij de training. In plaats van lactaatdrempel worden ook andere termen gebruikt, zoals OBLA (Engels: *onset of blood lactate accumulation*) en anaërobe drempel. De laatste term slaat op het feit dat boven de drempel extra energie anaëroob wordt geput uit glycolyse met vorming van lactaat. Tegenwoordig spreekt men ook van (maximale) lactaat-*steady state*, een term die uiteraard verband houdt met het feit dat de lactaatdrempel de maximale belasting is die lang kan worden volgehouden, doordat het lichaam daarbij in *steady state* verkeert.

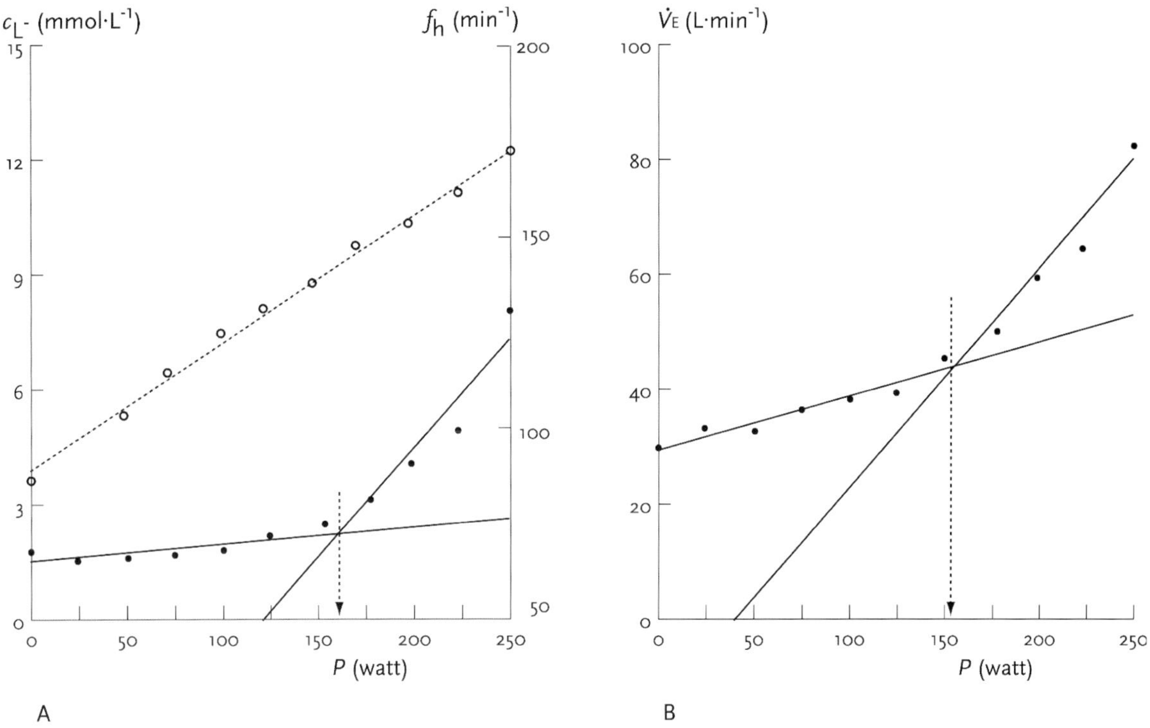

Figuur 15-9 ***A*** *Lactaat- en* ***B*** *ventilatiecurve, verkregen bij een 20-jarige man tijdens inspanning op een fietsergometer. Elke 3 minuten werd de belasting P met 25 W verhoogd. In de derde minuut van elke belastingstap zijn de lactaatconcentratie (cL^-) van capillair bloed uit de oorlel, de hartfrequentie (fh, open rondjes) en de ventilatie (ademminuutvolume, $\dot{V}E$) bepaald. Voor zowel de lactaatconcentratie als de ventilatie zijn voor de metingen bij P = 0-150 W en voor de metingen bij P = 150-250 W de best passende rechten berekend met hun snijpunten. Op deze wijze is de lactaatdrempel bepaald op 156 W (fh = 143/min) en de ventilatiedrempel op 154 W (fh = 142/min). (Gegevens practicum fysiologie RU Groningen, 1997.)*

Intermezzo 15.1
Enkele misvattingen

Voordat de lactaatdrempel in beeld kwam, was het maximale O_2-verbruik ($\dot{V}O_2$max) de grootheid waarmee in het laboratorium een voorspelling over de te leveren prestatie werd gedaan. Voor $\dot{V}O_2$max werden en worden verschillende termen gebruikt: aëroob vermogen, maximaal aëroob vermogen, aërobe capaciteit, maximaal aëroob uithoudingsvermogen. Op elk van deze termen kan men kritiek hebben. Aëroob vermogen is een vermogen waarvoor de energie aëroob wordt geleverd, en dat kunnen dus alle waarden tot maximaal zijn. Maximaal aëroob vermogen en aërobe capaciteit (de term 'capaciteit' suggereert een maximum, wat het niet is) is volgens de letter het maximale vermogen dat aëroob wordt geleverd, dus zonder ophoping van lactaat. Dit is echter precies de definitie van de lactaatdrempel. Bij maximaal aëroob uithoudingsvermogen is de suggestie dat dit vermogen lang kan worden volgehouden nog sterker. De belasting die overeenkomt met $\dot{V}O_2$max kan nu juist niet lang worden volgehouden. Bovengenoemde termen zijn daarom alle onjuist. Maximaal O_2-verbruik of maximale O_2-opname zijn de enige juiste termen.

De lactaatdrempel is de belasting die lang kan worden volgehouden; deze is lager dan de belasting die overeenkomt met $\dot{V}O_2$max en kan worden uitgedrukt in % van $\dot{V}O_2$max. Hoe hoger $\dot{V}O_2$max, hoe hoger de lactaatdrempel; vandaar dat er een goede correlatie kan bestaan tussen $\dot{V}O_2$max en de kortste tijd die een atleet nodig heeft om een bepaalde (lange) afstand af te leggen. Hoewel de lactaatdrempel eigenlijk een betere indicatie geeft van waartoe een atleet wat betreft duursport in staat is, heeft bepaling van $\dot{V}O_2$max wel degelijk zin.

De lactaatdrempel wordt ook anaërobe drempel genoemd. Deze term heeft tot verwarring geleid. Met anaëroob wordt aangegeven, dat boven de drempel extra energie wordt geleverd door de glycolyse, die immers anaëroob verloopt (12.4.4).

◀ anaërobe drempel

Sporters spreken vaak van omslagpunt en dit wordt dan uitgelegd als het punt (bedoeld wordt: de belasting) waarbij de vrijmaking van energie in de spieren overgaat van aëroob naar anaëroob, of, zoals iemand eens schreef:

◀ omslagpunt

training ▶▶
overbelasting ▶▶
specifiek ▶▶
reversibel ▶▶

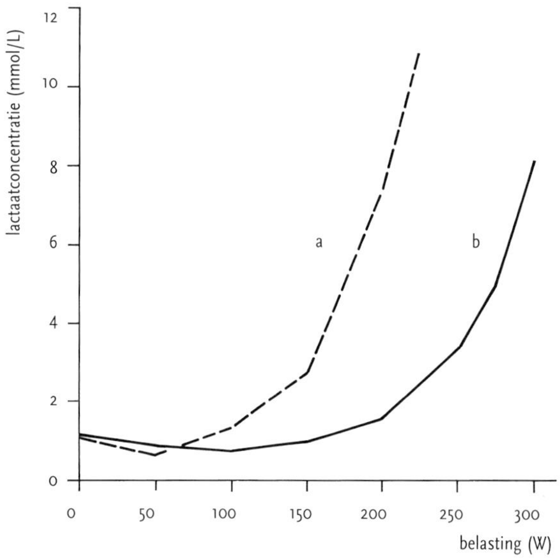

Figuur 15-10 Lactaat-belasting-curven van een ongetrainde (a) en een getrainde persoon (b).

'... de overgang tussen het moment waarop het lichaam nog wel zuurstof opneemt en het moment waarop dat niet meer gebeurt'.

15.4 VERMOEIDHEID

spiervermoeidheid ▶

Spiervermoeidheid kan worden gedefinieerd als een voorbijgaande vermindering van het vermogen arbeid te verrichten ten gevolge van voorafgaande activiteit. Sommigen definiëren vermoeidheid als het onvermogen een vereiste kracht of belasting vol te houden. Bij het onderzoek naar de oorzaken van vermoeidheid wordt onderscheid gemaakt tussen centrale en perifere vermoeidheid. Er zijn echter geen duidelijke aanwijzingen dat vermoeidheid een rol speelt in de prikkeloverdracht van centraal naar de spier, tot en met het ontstaan van een actiepotentiaal in de spier. Motivatie is mogelijk de enige factor die van invloed zou kunnen zijn op centrale vermoeidheid. Verder wijst alles erop dat vermoeidheid een perifeer verschijnsel is, dat gekoppeld is aan de beschikbaarheid van ATP en aan de processen die ervoor moeten zorgen dat er voldoende ATP aanwezig is (15.2.1).

motivatie ▶

beschikbaarheid van ATP ▶

Bij langdurige inspanning beneden de lactaatdrempel treedt vermoeidheid op, wanneer de glycogeenvoorraad in de spier is uitgeput (12.5.7). Dit kan worden uitgesteld door tijdens de activiteit koolhydraten toe te dienen. Bij belastingen boven de lactaatdrempel treedt vermoeidheid op door verlaging van de pH, waardoor de glycolyse wordt geremd.

glycogeenvoorraad ▶

verlaging van de pH ▶

15.5 EFFECTEN VAN TRAINING

Voor training gelden drie principes: overbelasting, specificiteit en reversibiliteit. Om verbetering van de prestatie te verkrijgen, moet er geoefend worden met voldoende intensiteit, dat wil zeggen: met een hogere belasting dan die overeenkomt met de nagestreefde prestatie. Bovendien moet training specifiek zijn: die spieren moeten worden geoefend die verantwoordelijk zijn voor de prestatie, en op dezelfde wijze als nodig bij het leveren van de prestatie. Het effect van training is reversibel, wat betekent dat de door training bereikte verbetering van de prestatie snel verloren gaat, wanneer de periodieke trainingsbelasting wegvalt.

$\dot{V}O_2$max is goed te trainen. Afhankelijk van de trainingstoestand bij het begin van de training en afhankelijk van leeftijd en geslacht kan $\dot{V}O_2$max met 10 tot 30% toenemen. Het effect neemt af, naarmate men beter getraind is. De mogelijkheid tot verbetering van de prestatie neemt af met de leeftijd; de normale afname van $\dot{V}O_2$max met de leeftijd kan door training echter wel worden vertraagd. De toename van $\dot{V}O_2$max berust voornamelijk op vergroting van het maximale HMV, waardoor de aanvoer van zuurstof naar de weefsels toeneemt. De vergroting van het HMV berust op een vergroting van het maximale slagvolume. De maximale hartfrequentie wordt door training niet hoger; bij goedgetrainde duursporters is de maximale hartfrequentie eerder wat lager. De rustfrequentie is dan ook laag, soms lager dan 50 min^{-1}. Bij zeer intensieve training kan ook de maximale zuurstofextractie in de spieren toenemen door vergroting van de capillarisatie.

Ook de lactaatdrempel kan door training worden verhoogd. Bij ongetrainden ligt de lactaatdrempel ongeveer op een niveau van 50-60% van $\dot{V}O_2$max. Door training kan dit toenemen tot maximaal circa 90%. De lactaatdrempel neemt nog toe nadat $\dot{V}O_2$max het maximum al heeft bereikt (figuur 15-11). Het trainingseffect op de lactaatdrempel berust waarschijnlijk op aanpassingen in de spieren: het aantal mitochondriën neemt toe, evenals het myoglobinegehalte en het aantal capillairen. Daarnaast worden het lactaattransport en de lactaatverwerking bevorderd. Wat de stofwisseling betreft, wordt het aandeel van de vetzuurverbranding bij submaximale belasting vergroot en hierbij worden meer rode, langzame spiervezels ingeschakeld in plaats van witte, snelle spiervezels.

15.5.1 Trainingsmethoden

Training is gericht op verbetering van de prestatie. Voor verschillende takken van sport gelden

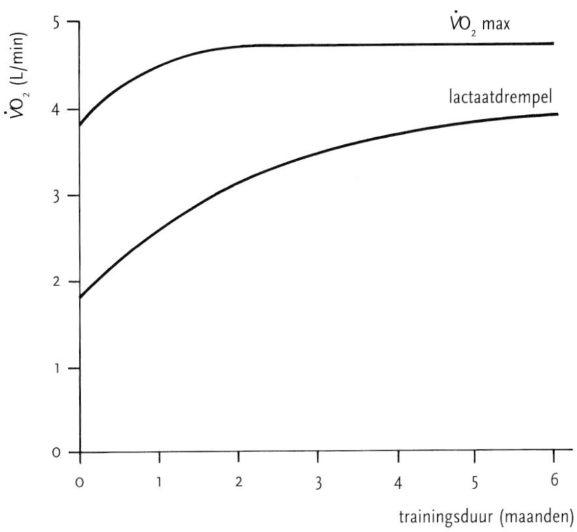

Figuur 15-11 Het effect van training op de maximale O_2-opname ($\dot{V}O_2max$) en op de lactaatdrempel, weergegeven als $\dot{V}O_2$.

uiteraard verschillende trainingsmethoden. Voor duursport moet vooral het cardiorespiratoire systeem worden getraind. Spieren kunnen worden getraind op kracht, maar krachttraining geeft geen verbetering van het cardiorespiratoire systeem. Het effect van duurtraining kan in het laboratorium worden vastgesteld door het bepalen van $\dot{V}O_2$max en/of de lactaatdrempel. De eenvoudigste test om toename van $\dot{V}O_2$max vast te stellen is de Åstrand-proef (15.3.3). Bij een toename van de $\dot{V}O_2$max gaat het om vergroting van het maximale HMV en de maximale O_2-extractie in de spieren.

Er zijn in principe drie duurtrainingsmethoden: *1* intervaltraining, *2* training van lange duur met lage intensiteit en *3* training met hoge intensiteit. Bij intervaltraining gaat het om afwisseling van perioden van zware inspanning met perioden van 'rust'. Bij een looptraining, bijvoorbeeld, wordt in de rustperiode gewandeld. De duur van de rustperiode is in het algemeen even lang of langer dan de periode van inspanning. De verhouding van de perioden van inspanning en rust kan dus 1:1 zijn, maar wanneer pas met de training is begonnen, kan ook worden gekozen voor een verhouding van 1:2 of 1:3. De periode van inspanning bedraagt één minuut, of iets langer, en de intensiteit is hoog, bij een hartfrequentie van meer dan 85% van maximaal. Een intervaltraining bestaat uit een of meer sets van een aantal herhalingen. Een set kan bijvoorbeeld bestaan uit acht herhalingen van een 300 m loop van 75 s.

Trainingen van lange duur met een lage intensiteit duren langer dan voor de eigenlijke wedstrijd nodig is. De intensiteit is zodanig dat de hartfrequentie ongeveer 70% van maximaal is. Of deze manier van trainen het gewenste effect heeft, is niet duidelijk. Het lijkt niet zo te zijn dat hoe langer men traint, des te groter het effect is. Een training van 3 uur per dag hoeft geen beter resultaat te geven dan een training van 1,5 uur per dag.

Een training met een hoge intensiteit betekent dat de belasting overeenkomt met 80-90% van $\dot{V}O_2$max. Dit komt bij reeds goedgetrainde sporters overeen met de lactaatdrempel of iets daarboven. Wanneer de lactaatdrempel is bepaald, kent men de hartfrequentie die daarmee overeenkomt (15.3.4). Daarvan wordt bij de training dan gebruikgemaakt. De duur van dit type training is 25-50 min. In het begin duurt de training korter en heeft zij een lagere intensiteit dan later, wanneer de training duidelijk effect heeft gehad.

◀ hoge intensiteit

Prestaties die korter dan 60 s duren, zijn afhankelijk van de anaërobe energievrijmaking. Dat geldt niet alleen voor sprinters, maar ook voor gewichtheffers en voetballers. Voor dergelijke prestaties bestaat de training uit een speciaal soort intervaltraining. Gedurende 5-10 s worden met een hoge intensiteit dezelfde bewegingen uitgevoerd als die bij de tak van sport horen. De rustperiode kan 30-60 s bedragen.

◀ anaërobe energievrijmaking
◀◀ cardiorespiratoire systeem

Bij krachttraining gaat het om de toename van de maximale spierkracht van de spieren die bij de sportieve activiteit worden gebruikt. Hierbij kunnen drie soorten oefeningen worden onderscheiden: *1* isometrisch (statisch), *2* isotoon (dynamisch) en *3* isokinetisch. Bij een isometrische spiercontractie is er geen beweging in de gewrichten, in tegenstelling tot bij een isotone spiercontractie. Hoewel statische belasting verbetering van spierkracht geeft, geven isotone en isokinetische training betere resultaten, omdat de spierkracht over de gehele beweging wordt vergroot. Isokinetisch betekent dat de beweging met constante snelheid wordt uitgevoerd. Bij dergelijke trainingen worden (dure) instrumenten als hulpmiddel gebruikt.

◀ krachttraining
◀ maximale spierkracht
◀ isometrische spiercontractie
◀ isotone spiercontractie
◀◀ intervaltraining
◀ isotone training
◀ isokinetische training

15.6 IMMOBILISATIE

Bij langdurige bedrust treden enkele veranderingen op, waarvan de voornaamste zijn: spieratrofie (het slinken van spieren; 4.9), verlies van beenweefsel (osteoporose), vermindering van $\dot{V}O_2$max en een verhoogde neiging tot orthostatische collaps. De mate van spieratrofie is groter wanneer de inactiviteit het gevolg is van beschadiging van perifere zenuwen, waardoor de spieren niet meer geprikkeld

◀ bedrust
◀ spieratrofie
◀◀ trainingen van lange duur
◀◀ lage intensiteit

kunnen worden, dan wanneer de spieren bij een intacte innervatie niet worden gebruikt, bijvoorbeeld bij immobilisatie in verband met de genezing van een fractuur. Een intacte innervatie is nodig voor het in stand houden van de spiervezels. Spieratrofie gaat gepaard met een negatieve stikstofbalans als gevolg van afbraak van spiereiwit; deze houdt tot ongeveer zes weken na het begin van de bedrust aan. Onder een negatieve stikstofbalans wordt verstaan: de toestand waarbij meer stikstof wordt uitgescheiden dan er wordt opgenomen. Stikstof wordt uitgescheiden in de vorm van ureum, dat afkomstig is van de desaminering van aminozuren (12.3). Stikstof wordt opgenomen met de eiwitten in de voeding. Ondanks de atrofie verandert de lichaamsmassa niet of neemt zelfs iets toe. Dit is het gevolg van een toename van de vetmassa.

negatieve stikstofbalans ▶

baroreceptorreflex ▶▶

orthostatische collaps ▶▶

osteoporose ▶

Osteoporose bij bedrust is het gevolg van de veranderde invloed van de zwaartekracht en van de immobiliteit. Voor de instandhouding van het skelet moet de activiteit van osteoblasten, die beenweefsel aanmaken, in evenwicht zijn met die van osteoclasten, de cellen die beenweefsel afbreken. Onder normale omstandigheden zijn op de volwassen leeftijd opbouw en afbraak van het skelet met elkaar in evenwicht. De jaarlijkse omzet bedraagt ongeveer 5%; per jaar wordt dus 5% van het skelet vervangen door nieuw beenweefsel. Lichamelijke activiteit bevordert de ontwikkeling van beenweefsel. Inactiviteit heeft het tegengestelde effect.

De vermindering van $\dot{V}O_2max$ bij immobilisatie kan zich snel voltrekken en kan aanzienlijk zijn. Een bedrust van 20 d kan leiden tot een vermindering van $\dot{V}O_2max$ met 15 tot 45%. Deze vermindering is afhankelijk van de trainingstoestand en van de leeftijd van de patiënt. Bij mensen in een goede trainingstoestand neemt $\dot{V}O_2max$ sterker af dan bij mensen in een minder goede trainingstoestand. De afname van $\dot{V}O_2max$ is het gevolg van een vermindering van het maximale HMV. Aangezien de maximale hartfrequentie niet verandert, is het maximale slagvolume afgenomen.

De bloeddruk verandert niet door inactiviteit. De arteriële bloeddrukregeling via de baroreceptorreflex (10.4.4) is echter vertraagd. Door bedrust wordt de neiging tot orthostatische collaps groter. Een orthostatische collaps is de plotselinge bewusteloosheid die kan ontstaan bij rechtop staan als gevolg van onvoldoende compressie op de venen of onvoldoende venoconstrictie, vooral in de benen, waardoor de veneuze toevloed naar het rechteratrium afneemt en het HMV te laag wordt (10.4.2).

Langdurige bedrust en inactiviteit brengen vele veranderingen met zich mee, die de gezondheid meer of minder ernstig bedreigen. Dit geldt vooral voor oudere mensen. In schrille tegenstelling hiermee staat het gemak waarmee, althans vroeger, bedrust werd voorgeschreven. Inactiviteit geldt momenteel tevens als een risicofactor voor hart- en vaatziekten.

16 Groei en veroudering

Kijk voor verdere verdieping op www.studiecloud.nl

16.1 Inleiding

De ontwikkeling van de mens is een proces dat een leven lang duurt. In de groei naar volwassenheid ontwikkelt het lichaam zich somatisch. Van de geboorte tot de dood verwerven we kennis en inzicht in ons handelen. Hoewel groei en ontwikkeling een groot aantal facetten hebben, komen in dit hoofdstuk slechts enkele ervan aan de orde en ligt de nadruk op de somatische ontwikkeling en veroudering. Het is echter van belang zich te realiseren dat somatische en psychische groei vanaf de conceptie onlosmakelijk met elkaar verbonden zijn. Naast de groei en aanpassing van het lichaam ontwikkelt de pasgeborene zich van een reflexmatig reagerend wezen tot een bewust denkende en handelende persoonlijkheid.

16.2 Aanpassingen bij de pasgeborene

◀ foetus

Voor de geboorte maakt de foetus een dynamische ontwikkeling door om hem voor te bereiden op het leven buiten het beschermende en voedende moederlichaam. In de uterus heerst een gelijkmatige temperatuur, de foetus drijft in het vruchtwater dat bescherming biedt tegen mechanische beschadiging en via placenta en navelstreng wordt zijn interne milieu ververst en wordt groei mogelijk gemaakt. Tot het moment van de geboorte maakt de foetus gebruik van de orgaansystemen van de moeder (figuur 16-1). Na gemiddeld 38 weken (40 weken na de laatste menstruatie van de moeder) is een foetus voldragen. Hij meet dan ongeveer 50 cm en weegt ongeveer 3,5 kg.

◀ geboorte

Tijdens de geboorte heeft het jonge lichaam veel te verduren. Door de ontsluitings- en uitdrijvingsweeën neemt de placentacirculatie af en wordt de zuurstofvoorziening beperkt. De foetus is hiertegen redelijk goed bestand en korte periodes van hypoxie kunnen door anaërobe energievrijmaking worden opgevangen. De foetale hartfrequentie neemt tijdens de weeënactiviteit af van ongeveer 140 tot ongeveer 125 slagen per minuut; bij persweeën is de daling sterker. Gelukkig voor moeder en kind worden de weeën steeds onderbroken door een periode van rust.

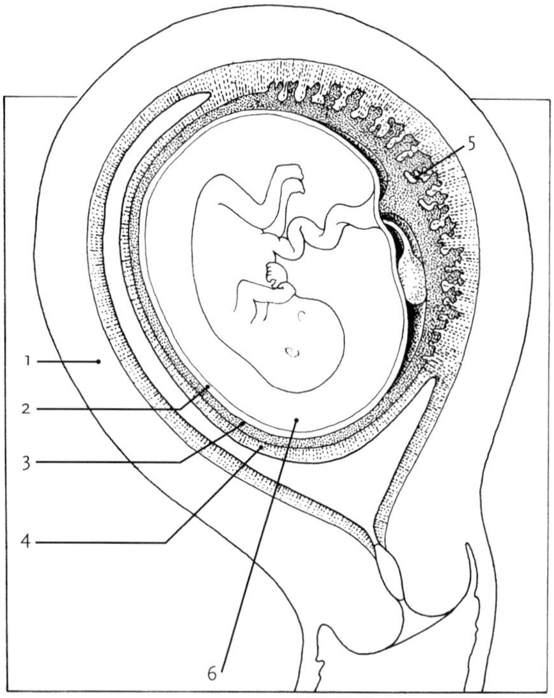

Figuur 16-1 Tijdens de zwangerschap is de foetus in de uterus volledig afhankelijk van de moeder. 1 *Myometrium van de uterus,* 2 *amnionvlies,* 3 *chorionvlies,* 4 *decidua capsularis,* 5 *placenta,* 6 *amnionholte met vruchtwater.*

Na de geboorte en het afnavelen is de pasgeborene op zichzelf aangewezen en moeten in korte tijd ingrijpende fysiologische veranderingen plaatsvinden om het leven buiten het moederlichaam in stand te houden.

16.2.1 Circulatie en ventilatie

Voor de geboorte zijn placenta en navelstreng de levensader van de foetus. Vanuit de foetale aorta wordt zuurstofarm bloed via twee navelstrengarteriën naar de placenta gevoerd, waar het van zuurstof en voedingsstoffen wordt voorzien en vanwaar het door de navelstrengvene naar de foetus terugkeert. Een deel van het bloed vermengt zich met het bloed uit de v. portae, terwijl de rest via de ductus venosus direct de v. cava inferior bereikt (figuur 16-2A). Hier mengt het zuurstofrijke bloed (pO_2 circa 4 kPa = 30 mmHg) zich met het zuurstofarme bloed uit het lichaam.

navelstrengarteriën ▶ placenta ▶ navelstrengvene ▶ ademhaling ▶▶

Dat het foetale bloed bij een pO_2 van 4 kPa relatief veel zuurstof bevat, heeft twee oorzaken. In de eerste plaats is de zuurstofaffiniteit van de foetale hemoglobine verhoogd door een iets andere samenstelling van twee van de eiwitketens (11.4.4.2). Hierdoor is de zuurstofdissociatiecurve (figuur 11-31) ten opzichte van die van het bloed van een volwassene naar links verschoven, zodat er bij dezelfde pO_2 meer zuurstof wordt gebonden. In de tweede plaats zijn er meer erytrocyten, waardoor de hemoglobineconcentratie hoger is en een bepaald volume bloed meer zuurstof kan bevatten.

verandering bloedstroom ▶▶

Aangezien de long voor de geboorte afunctioneel is voor de gaswisseling, zijn er in en bij het hart enkele routes die voorkomen dat al het bloed via de rechter harthelft de longcirculatie bereikt. De lage foetale pO_2 veroorzaakt een reflexmatige vasoconstrictie van de longvaten, waardoor er een hoge vaatweerstand heerst en slechts 10% van het bloed de longvaten instroomt. Een groot deel van het bloed stroomt door het foramen ovale, een opening tussen het foetale rechter- en linkeratrium, direct naar de linker harthelft en dan via de aorta vooral naar de bovenste lichaamshelft. De rest van de bloedstroom gaat door een directe verbinding tussen de a. pulmonalis en de aorta (de ductus arteriosus) vooral naar de onderste lichaamshelft en de placenta. Het relatief O_2-rijke bloed uit de v. cava inferior mengt zich in het rechteratrium niet volledig met het O_2-armere bloed uit de v. cava superior, maar gaat bij voorkeur door het foramen ovale naar het hoofd (figuur 16.2A). Het grootste deel van het O_2-arme bloed van de v. cava superior, dat vooral uit het hoofd afkomstig is, gaat via de ductus arteriosus in de richting van de placenta.

foramen ovale ▶▶ ductus arteriosus ▶▶

Na de geboorte treedt onder meer door lokale koudeprikkels vasoconstrictie op in de navelstreng, zodat de placentaire circulatie stopt. Nu moet de longcirculatie op gang komen om de zuurstofvoorziening te continueren. Door de stroom van nieuwe sensorische impulsen begint de pasgeborene (neonatus) te ademen. Tijdens de doorgang door het nauwe baringskanaal is het grootste deel van het vruchtwater reeds uit de longen geperst. De strekking van het lichaam, samen met de eerste diepe diafragmacontractie, zorgt ervoor dat de longen verder worden ontvouwen. Voorwaarde hiervoor is een voldoende hoeveelheid surfactans in de longen (11.2.4). Hierna volgt de eerste kreet, waardoor het kind zich kenbaar maakt. Resterend vruchtwater wordt door de longcirculatie snel geresorbeerd.

De ademhaling, die met een frequentie van 40/min overigens veel sneller is dan bij volwassenen, veroorzaakt een verandering in de bloedstroom in en rond het hart. De rekking van de longen bewerkstelligt een verlaging van de vaatweerstand in de longcirculatie. De bloeddruk in het rechteratrium daalt en een bindweefselklep in het linkeratrium sluit het foramen ovale onder invloed van de hogere druk in het

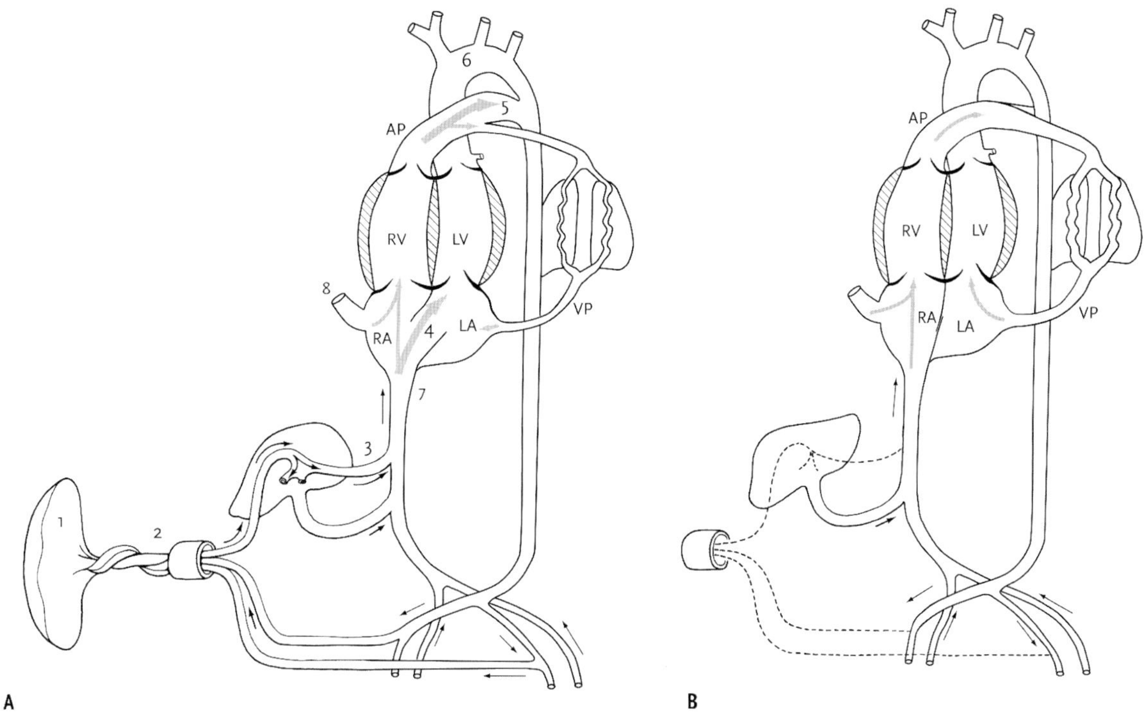

Figuur 16-2 ***A*** *Foetale circulatie met placenta en wegen waarlangs het zuurstofrijke bloed de foetale organen bereikt.*
B *Veranderingen in de circulatie na de geboorte. De placenta vervalt, de ductus venosus, de ductus arteriosus en het foramen ovale sluiten meteen functioneel en na enige tijd ook anatomisch.* **1** *placenta,* **2** *navelstrengvaten,* **3** *ductus venosus,* **4** *foramen ovale,* **5** *ductus arteriosus,* **6** *aorta,* **7** *vena cava inferior, 8 vena cava superior.*
RV = rechterventrikel, LV = linkerventrikel, RA = rechteratrium, LA = linkeratrium, AP = arteria pulmonalis, VP = vena pulmonalis.

linkeratrium, die het gevolg is van de toegenomen bloedstroom uit de longvenen. De druk in de linker harthelft en in de aorta is hoger, doordat de perifere weerstand door het sluiten van de navelstrengarteriën is toegenomen.

De ductus arteriosus is voorzien van een kringspier die samentrekt wanneer de pO_2 in de circulatie na de geboorte snel toeneemt, van ongeveer 4 naar ongeveer 12 kPa. Was dit niet het geval, dan zou bloed vanuit de aorta naar de a. pulmonalis gaan stromen. Door de anatomische veranderingen is binnen korte tijd de foetale circulatie omgevormd tot een gescheiden kleine en grote circulatie (figuur 16-2B). Na enige weken zijn zowel het foramen ovale als de ductus arteriosus door bindweefselvorming permanent gesloten.

16.2.2 Temperatuurregeling

Op het moment dat het kind de warme omgeving van het vruchtwater verwisselt voor de buitenlucht is afkoeling een directe bedreiging. Het grote lichaamsoppervlak ten opzichte van het kleine lichaamsvolume zorgt voor een groot warmteverlies. De verdamping van vocht op het lichaamsoppervlak versterkt de afkoeling. De pasgeborene kan nog niet rillen om extra warmte op te wekken. Het is dan ook zaak het kind in een koele omgeving voldoende te kleden en toe te dekken om warmteverlies door straling, geleiding en stroming te beperken. Het kind kan zelf extra warmte produceren in het bruine vet (12.6.2). Dit vetweefsel, dat zich voornamelijk in de borstregio tussen de schouderbladen en rond de grote bloedvaten bevindt, dient voor de warmteproductie direct na de geboorte. Het wordt door de sympathicus geactiveerd om warmte vrij te maken door vetzuurverbranding in speciale vetcellen die veel mitochondriën bevatten.

◀ bruin vet

16.2.3 Spijsvertering

Na drie dagen komt de melkproductie bij de moeder pas goed op gang en tot die tijd moet het kind voor een deel teren op de glycogeenvoorraad in de lever en op de mobilisatie en oxidatie van vetzuren. De bijdrage van de gluconeogenese is nog gering. Er treedt een aanzienlijk gewichtsverlies op (tot 7%), mede doordat het kind minder vocht opneemt

◀ gewichtsverlies
◀◀ groot warmteverlies

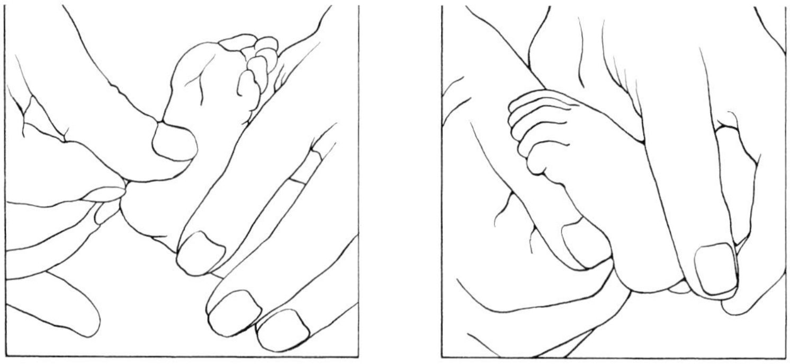

A B

Figuur 16-3 ***A*** *De Babinski-reflex kan bij het kind worden opgewekt door de laterale rand van de voetzool aan te raken met de vinger.* ***B*** *Door druk onder de voetzool te geven wordt echter een grijpreflex opgewekt.*

sensomotorische ontwikkeling ▶▶

gluconeogenese ▶

wetmatigheden ▶▶

flexiepatroon ▶▶

dan er verloren gaat. Maag en darm zijn al vrijwel onmiddellijk in staat melk te verteren. De maag is echter nog klein, zodat verscheidene malen per dag kleine porties moeten worden opgenomen om aan de vocht- en voedselbehoefte te voldoen. De lever heeft de eerste dagen nog moeite met des- en transamineringen, maar deze functies komen snel tot ontwikkeling. Dit is ook van belang voor de gluconeogenese, aangezien melk veel eiwit en vetten, maar weinig koolhydraten bevat. Bilirubine, die ontstaat door een snelle afbraak van de te grote hoeveelheid rode bloedcellen (16.2.1), wordt de eerste week door de lever nog niet volledig aan de gal afgegeven, waardoor het kind geel kan worden (12.3).

cefalo-caudale ontwikkeling ▶▶

proximo-distale ontwikkeling ▶▶

primitieve reflexen ▶

16.3 LICHAMELIJKE ONTWIKKELING

16.3.1 Motoriek

16.3.1.1 *Inleiding*

Een pasgeborene heeft aangeboren reflexen (de primitieve reflexen) en reacties om te overleven. Van enige zelfstandigheid, zoals die bij sommige zoogdieren (nestvlieders) al snel na de geboorte aanwezig is, is echter geen sprake. Een pasgeborene beschikt nog niet over het initiatief om bescherming te vinden tegen de elementen en om actief voedsel te zoeken. Het menselijk organisme heeft een lange tijd nodig om zich te ontwikkelen. De ontwikkeling van de interne organen vindt voor het grootste deel in de baarmoeder plaats. Het zenuwstelsel doorloopt een snelle groeifase, maar is bij de geboorte nog lang niet klaar, hoewel het met 500 g een aanzienlijk deel van de lichaamsmassa uitmaakt. De cerebrale cortex is rond de geboorte nog volop in ontwikkeling.

Aangezien ons handelen maar weinig op instincten en overerfbare gedragspatronen is gebaseerd, valt er na de geboorte veel te leren. Per definitie is er nog geen herkenning van de omgeving; alles is nieuw. Het leren verwerken van en reageren op omgevingsprikkels (sensomotorische ontwikkeling) vindt pas na de geboorte plaats. De ontwikkeling van het kind beslaat een lange periode. De accenten verschuiven van overwegend reflexmatig reageren naar een steeds grotere scala van willekeurige bewegingen: van relatief ongecontroleerde bewegingen met armen en benen in de eerste weken, tot omrollen, kruipen, lopen en daarna tot complexere handelingen als klimmen, balspelen en schrijven.

Tijdens de ontwikkeling valt een aantal wetmatigheden op. Het aanvankelijke flexiepatroon van de zuigeling verandert in een op extensie gericht patroon. De toename van de centrale controle over spieren en bewegingen begint bij het hoofd en de hoofdbalans, en verloopt vervolgens via de armen en de romp naar de stuit (cefalo-caudale ontwikkeling). In de armen en benen komen de proximale spieren eerder onder controle dan de distale spiergroepen (proximo-distale ontwikkeling).

De eerste weken kan een kind hooguit het hoofdje een korte tijd oprichten en pas na 10-14 weken is er hoofdbalans. Het duurt meerdere maanden alvorens het kind buikligging met steun op de ellebogen beheerst. Tegelijk is de rugmusculatuur nog niet actief in staat om de romp te stabiliseren, zodat het ongeveer een half jaar duurt voordat een kind zelfstandig actief kan zitten. Daarvoor zit het voorover hangend met een bolle rug, waarbij de inwendige organen en de ademhaling in het gedrang komen. Kruipen begint vaak pas goed na driekwart jaar en de meeste kinderen lopen stukjes vrij zonder steun vanaf 1 jaar tot 15 maanden (tabel 16-1). De ontwikkeling van de handfunctie van een gesloten vuistje tot de willekeurige pincetgreep neemt eveneens een jaar in beslag.

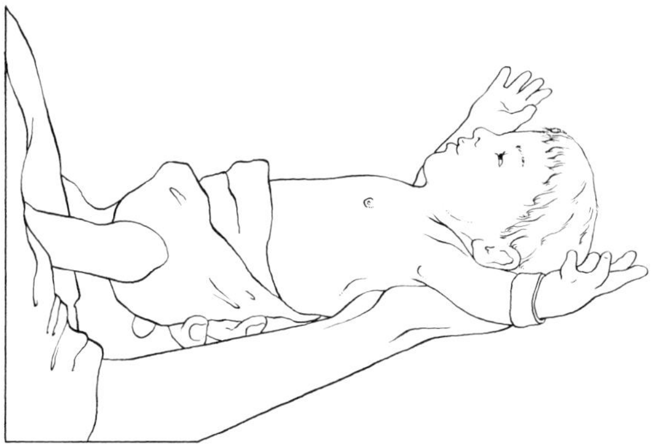

Figuur 16-4 Moro-reflex. In de afgebeelde eerste fase is er een sterke arm- en handspreiding, waarna een omklemmingsreactie volgt.

De ontwikkeling gaat vaak stootsgewijs, wat betekent dat nieuwe verworvenheden enige tijd geoefend worden, waarna nieuwe kunnen worden geëxploreerd. Tegelijk zal een sterke ontwikkeling van een vaardigheid een andere tijdelijk kunnen remmen. Kinderen die intensief met spraak bezig zijn, blijven soms achter in vaardigheden als opstaan en lopen.

De voortgang van de ontwikkeling van het kind wordt in Nederland onder meer begeleid door consultatiebureaus. De voortgang wordt beoordeeld aan de hand van een aantal ontwikkelingsvelden. Twee ontwikkelingsvelden hebben direct betrekking op motoriek: grofmotorische ontwikkeling (oprichten, zitten, lopen) en fijnmotorische ontwikkeling (handfunctie). Daarnaast is adaptatie van wezenlijk belang, dat wil zeggen: het gericht toepassen van vaardigheden in de dagelijkse praktijk door begrijpen en integreren. Daarbij valt te denken aan toepassen van aangeleerde motoriek voor het oplossen van sport-spelproblemen, oog-handcoördinatie en het benutten van inzicht bij ingewikkelde constructietaken. De meest complexe ontwikkelingsvelden zijn spraak- en taalontwikkeling en de ontwikkeling van persoonlijkheid en sociale vaardigheden.

16.3.1.2 *De eerste weken*

Gedurende de eerste weken hangt het overleven grotendeels af van de reacties van de ouders of verzorgers op de acties van het kind. De pasgeborene beschikt over een uiterst efficiënt communicatiemiddel om ongenoegens als honger en koude kenbaar te maken, namelijk het huilen. Dit signaal is voor ouders bijna niet te weerstaan. Een aantal reflexen vereenvoudigen het verkrijgen van melk, hetgeen een belangrijke voorwaarde voor overleven is. Wanneer de wang wordt aangeraakt, treedt de zoekreflex op, waarbij de mond naar de plaats van de aanraking wordt gebracht. Ook worden de lippen getuit. De reflex helpt bij het vinden van de tepel. Zeer belangrijk zijn verder de zuigreflex en de slikreflex. Bij het ontbreken van deze reflexen zou een pasgeboren kind niet kunnen drinken. Opvallend is dat zuigelingen tijdens het drinken kunnen doorademen, een vaardigheid die later verloren gaat. Na drie maanden wordt de zuigreflex gaandeweg zwakker. Het wordt dan gemakkelijker de baby voeding te geven met behulp van een lepeltje; in de eerste vier maanden duwt het kind het voedsel met de tong naar buiten wanneer het voor op de tong wordt gelegd.

◂ zoekreflex
◂ zuigreflex

Naast de reflexen die de opname van voeding ondersteunen, bezit de zuigeling reflexen voor het ontwijken van bedreigende prikkels. Scherpe aanraking van de huid veroorzaakt een terugtrekreflex van het aangeraakte lichaamsdeel. Aangezien terugtrekken meestal gepaard gaat met flexie, wordt ook wel van flexiereflex gesproken. Aanraking van de voetzool leidt tot dorsaalflexie van de voet, waarbij de tenen worden gespreid en bij een sterkere prikkel het been wordt teruggetrokken. Dit is de Babinski-reflex, die bij jonge kinderen tot de loopfase voorkomt (figuur 16-3). Wanneer deze reflex ruim na die periode nog optreedt, kan dit een teken van hersenbeschadiging zijn. Bij een gezonde ontwikkeling wordt tegen de tijd dat het kind kan staan en lopen plantairflexie gezien (reflex van Strümpel) wanneer de voetzool wordt aangeraakt. Aanraking van de romp geeft ontwijking, met lateroflexie van de wervelkolom met de concave zijde naar de prikkel (Galant-reflex).

◂ terugtrekreflex
◂ reflex van Strümpel
◂◂ grofmotorische ontwikkeling
◂◂ fijnmotorische ontwikkeling
◂◂ adaptatie
◂ Galant-reflex

De zuigeling beschikt over grijpreflexen van hand en voet, die met een vinger tegen de binnenzijde van vingers of tenen kan worden uitgelokt. Bij de verdere ontwikkeling van de grijpfunctie en de mogelijkheden van de handen verdwijnt de reflex na ongeveer vijf maanden. De Moro-reflex wordt opgewekt door het hoofdje plotseling een paar centimeter achterover te laten bewegen (figuur 16-4). Het kind vertoont een schrikreactie met een eerste fase van armspreiding, waarna de armen naar de romp worden gebracht. Men veronderstelt wel dat de reflex een overblijfsel is van onze primatenvoorouders, omdat jonge aapjes zich bij onraad in een omklemmingsreactie aan de moeder vastklampen. De reflex verdwijnt na ongeveer drie maanden.

◂ grijpreflex
◂ Moro-reflex
◂◂ spraak- en taalontwikkeling
◂◂ persoonlijkheid en sociale vaardigheden

Tot de primitieve reflexen worden verder gerekend de loopreflex (automatisch lopen), de magneetreflex en de tactiele plaatsingsreflex. Bij de magneetreflex leidt druk van een vinger tegen de voetzool (bij

◂◂ huilen
◂ automatisch lopen
◂ magneetreflex

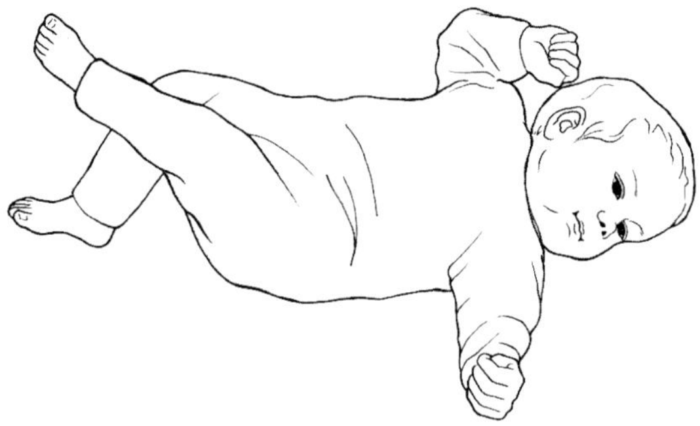

Figuur 16-5 De asymmetrisch tonische nekreflex, opgewekt door de asymmetrische hoofdpositie, leidt tot extensie van de extremiteiten aan de aangezichtszijde en flexie aan de achterhoofdszijde.

een baby in rugligging) tot flecteren van het beentje en vermindering van de druk tot extenderen. Het voetje volgt de vingerdruk en lijkt aan de vinger gekleefd als ijzer aan een magneet. Bij de tactiele plaatsingsreflex plaatst het kind de voet reflexmatig op de tafel als de voorkant van het scheenbeen de tafelrand raakt. Wanneer het kind met de voetjes op de onderlaag wordt geplaatst, treedt extensie van de benen op (primitieve steunreflex).

spontane arm- en beenbewegingen ▶▶

primitieve steunreflex ▶

Vanuit de cervicale wervelkolom wordt de tonus in de extremiteiten beïnvloed door primitieve reflexen: de asymmetrisch tonische nekreflexen (ATNR; figuur 16-5) en de symmetrisch tonische nekreflex (STNR). De ATNR leidt bij draaiing of bij een gedraaide ligging van het hoofdje van het kind tot strekking van de extremiteiten aan de aangezichtszijde en flexie aan de achterhoofdszijde. Deze koppeling bewerkstelligt dat het kind de arm aan de gezichtszijde binnen het blikveld heeft: een goede uitgangspositie voor het ontwikkelen van de oog-handcoördinatie. De STNR resulteert bij flexie van het hoofd in flexie van armen en extensie van benen, en bij extensie van het hoofd net andersom (7.3.1.7).

tonische nekreflex ▶

oprichtreacties ▶▶

De halsoprichtreflex treedt op ter bescherming van de cervicale wervelkolom tegen rotatie: wanneer het hoofdje van het kind gedraaid wordt, volgt het gehele lichaam die rotatiebeweging en rolt het kind volledig om. De nekreflexen verdwijnen wanneer het kind leert kruipen, een vaardigheid waarbij de bewegingen van armen en benen onafhankelijk van de positie van het hoofd dienen te gebeuren.

halsoprichtreflex ▶

De eerste maanden zijn ook de asymmetrische en symmetrische labyrintreflexen (ATLR en STLR) aanwezig. De STLR leidt in buikligging tot flexie van de extremiteiten en in rugligging tot extensie (7.3.1.6). Deze effecten op de spiertonus zijn bij gezonde zuigelingen geen beperking voor de motorische ontwikkeling, waarbij het willekeurig bewegen niet gehinderd mag worden door reflexmatige positieafhankelijke spierspanning. Dit is anders in het geval van een hersenbeschadiging die tijdens de geboorte is ontstaan en waarbij de ontwikkeling gestoord is; de reflexen zijn dan te sterk en blijven bestaan.

labyrintreflex ▶

De reflexen verdwijnen na enkele maanden om steeds plastischer reacties van het kind op zijn omgeving mogelijk te maken. Een overzicht van het optreden en verdwijnen van reflexen is weergegeven in tabel 16-1.

Hoewel door de aandacht voor reflexactiviteit in het voorgaande de indruk kan zijn ontstaan dat een jonge zuigeling voornamelijk onderhevig is aan reflexen, is dit zeker niet het geval. Al vanaf de eerste uren zal een kind proberen met de bewegingsmogelijkheden die het ter beschikking heeft, de omgeving te onderzoeken. Een baby ligt niet stil te wachten op prikkels, maar zoekt ze met spontane arm- en beenbewegingen op. Reflexen zijn een hulpmiddel, maar ze zijn niet dwingend aanwezig. Een gestrekt armpje kan, met het hoofd opzij gedraaid, ondanks ATNR-activiteit naar de mond worden gebracht.

16.3.1.3 *Het eerste levensjaar*

Bij de motorische ontwikkeling van het jonge kind wordt de invloed van de vestibulaire kernen en de motorische cortex steeds belangrijker. De myelinisatie van de lange descenderende baansystemen bepaalt wanneer de musculatuur onder centrale controle komt. Oprichtreacties treden op wanneer de vestibulaire kernen door myelinisatie van hun baansystemen de nek, de romp en de extremiteiten kunnen bedienen. Het begrip reflex is op deze patronen niet meer van toepassing, omdat er een steeds grotere mate van plasticiteit in kan worden onderscheiden. Voor een normale grofmotorische ontwikkeling van oprichten, zitten, staan en lopen is de beheersing van de stand in de ruimte van het hoofd, de romp en de extremiteiten essentieel. Vanaf de geboorte is er eerst een primitieve labyrintoprichtreflex van het hoofd, dat in buikligging een paar seconden kan worden opgetild. Deze eerste tekenen worden na een paar weken gevolgd door het langduriger oprichten van het hoofd in rug- en daarna in buikligging. Deze reacties zorgen dat het hoofd in verticale positie ten opzichte van de horizon wordt gebracht. De ogen, die voor de motoriek

Tabel 16-1 Overzicht van de motorische ontwikkeling in het eerste levensjaar

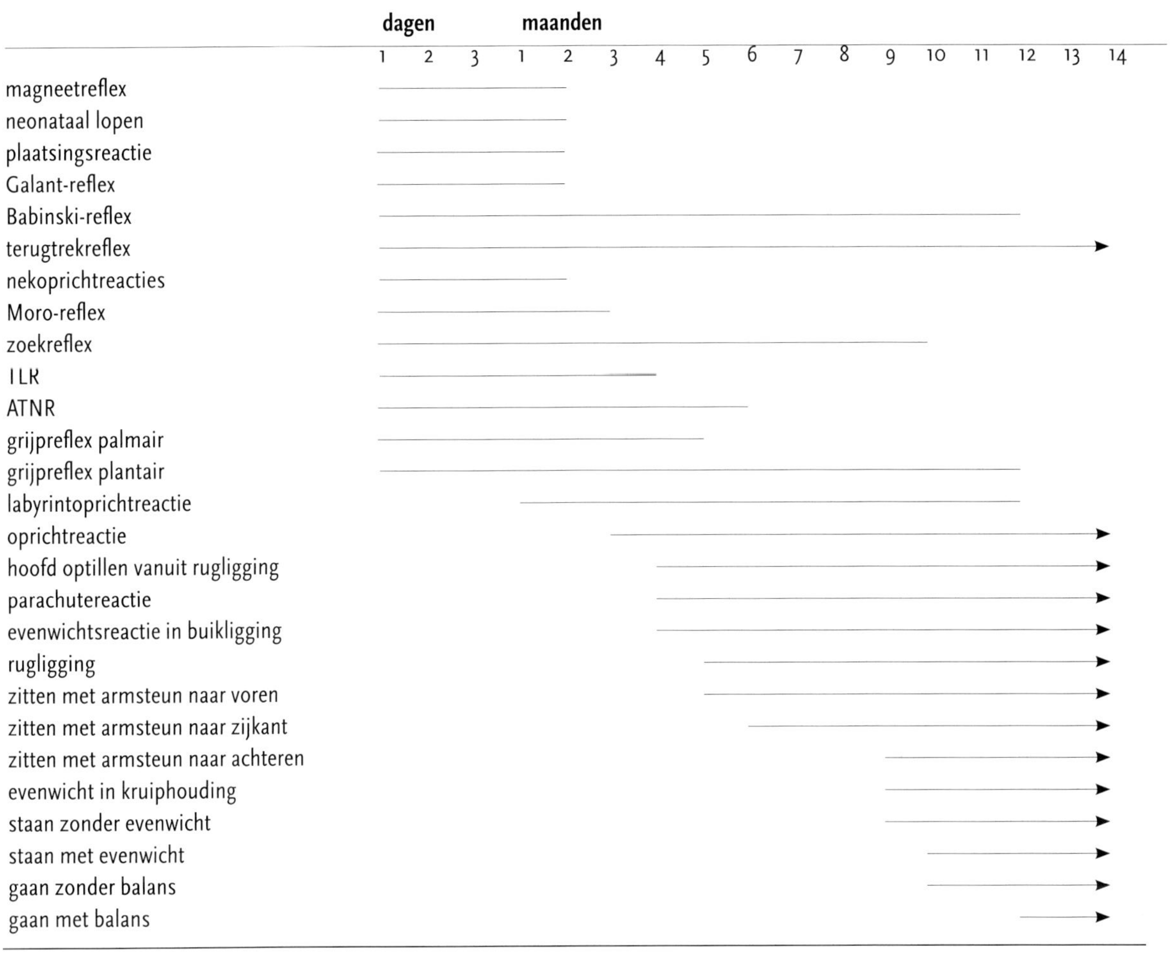

TLR = tonische labyrintreflex in buikligging; ATNR = asymmetrische tonische nekreflex

zeer belangrijk zijn, hebben vanaf het moment dat er hoofdbalans is een stabiel referentiekader (figuur 16-6).

Zitten is direct na de geboorte onmogelijk. Bij het optrekken van liggen naar zitten hangt het hoofd achterover (Engels: *head lag*). Omdat het kind nog geen controle over het hoofd heeft, moet dit bij het optillen goed ondersteund worden. Vanaf de zesde week kan het kind, wanneer het in buikligging wordt geplaatst, enigszins op de ellebogen steunen en het hoofd kort oprichten. Na tien weken is de *head lag* bij het optrekken nagenoeg verdwenen. Na vier maanden zijn de elleboogsteun in buikligging en het handhaven van de hoofdstabiliteit in verticale positie goed mogelijk.

Als het kind op de rug ligt, heeft het de handen vrij om de handfunctie goed te ontwikkelen. Armen en handen zijn dan niet nodig voor de steunfunctie. Vanaf een half jaar kan een kind omrollen van rug- naar buikligging. De oprichtreacties breiden zich steeds verder uit, zodat oprichten van het hoofd gevolgd kan worden door oprichten van de romp (hoofd-op-rompoprichtreactie). Prikkeling van de romp door de onderlaag leidt tot een effectieve oprichtreactie (romp-op-rompoprichtreactie). Uiteindelijk leiden niet zozeer de prikkels van het labyrint en het huidcontact tot de oprichtprikkel, maar is de visuele oprichtreactie bepalend voor de wijze van opstaan.

◀◀ head lag

Tussen dertig en veertig weken kan tijdens het zitten de romp worden gestrekt en komt de bekkenstabiliteit goed tot stand. Voor die tijd hangt het kind min of meer met een bolle rug, omdat strekking niet mogelijk is door het ontbreken van labyrintaire invloeden op de rugextensoren. Wanneer het kind gaat zitten, zijn de opvang- en de evenwichtsreacties van belang. Deze reacties ontwikkelen zich vanaf de

◀ opvangreactie
◀ evenwichtsreactie
◀◀ omrollen

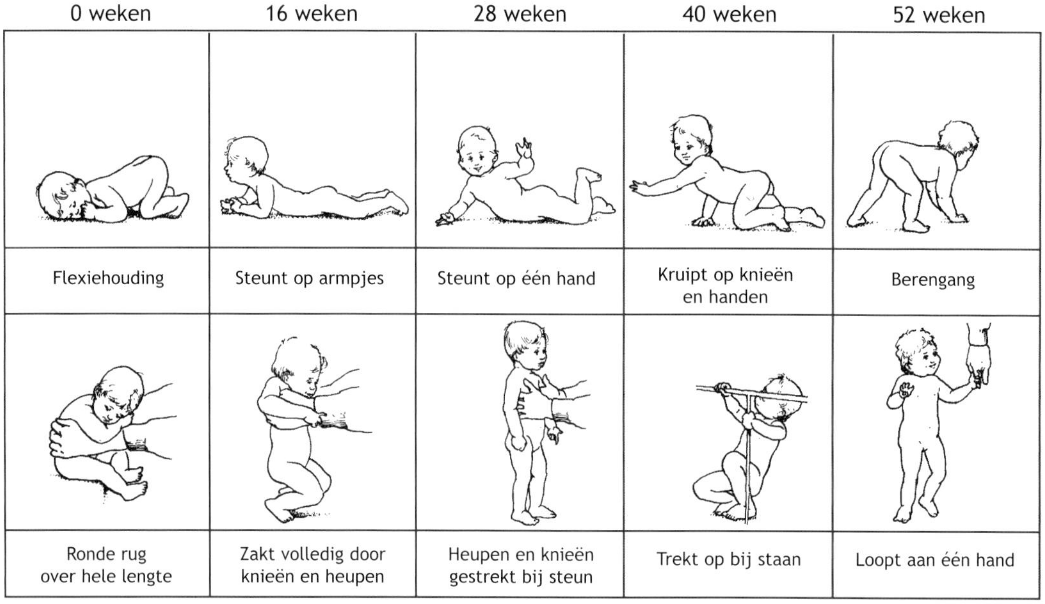

Figuur 16-6 Ontwikkelingsfasen van het kind in het eerste jaar met ontwikkeling van liggen tot kruipen (bovenste rij) en van zitten tot staan (onderste rij). (Naar Bilo, 1999.)

vierde maand, zodat vallen vanuit zitten door armstrekking kan worden opgevangen.

groeihormoon ▶▶

Rond de veertig weken kan een kind zonder op de armen te steunen, zittend met speelgoed spelen. Door zich op te trekken kan het kind nu ook staan en is het in staat zich weer te laten zakken tot zitten. In deze periode begint ook het kruipen, waarbij de buik eerst nog op de grond rust en er door armstrekking vooral achteruit gekropen wordt. Na veertig weken wordt de buik bij het kruipen goed van de grond geheven en tegen de tijd dat het kind een jaar is, beweegt het zich voort in de berengang, op gestrekte armen en in de knieën gebogen benen. Nu kan het kind ook, aan één hand vastgehouden, een klein stukje lopen met een breed gangspoor. Na anderhalf jaar kan het meestal goed los lopen.

lopen ▶
handvaardigheid ▶
somatomedine ▶▶
insulin-like growth factor ▶▶

De handvaardigheid kan pas goed tot ontwikkeling komen wanneer tussen de vier en vijf maanden de grijpreflex verdwijnt. Dan kan het kind iets vastpakken en ook weer loslaten. De eerste twee maanden valt een eenmaal vastgeklemd voorwerp pas uit de hand als de hand door schrik wordt geopend. Tot zes maanden wordt een voorwerp voornamelijk met twee armen vanuit de schouders gepakt, waarbij de handen nog weinig afzonderlijke gerichte bewegingen maken. Tussen de dertig en veertig weken krijgt het kind vaardigheid in het bewust loslaten van voorwerpen en het overpakken van de ene naar de andere hand. Het grijpen verloopt van een volle palmaire greep, via de schaargreep met duim, wijs- en middelvinger, naar de pincetgreep waarbij alleen de toppen van duimen en wijsvingers worden gebruikt (figuur 16-7).

dwerggroei ▶▶

16.3.2 Hormonen en lichaamsgroei

16.3.2.1 *Groeihormoon*

Groeihormoon (GH; somatotroop hormoon) wordt gedurende het gehele leven in de adenohypofyse geproduceerd (3.5). De afgifte staat onder een dubbele regeling vanuit de hypothalamus, die de hypofyseotrope hormonen *GH-releasing hormone* (GHRH) en *GH-inhibiting hormone* (GHIH) produceert (figuur 16-8). GH heeft verscheidene effecten op de bouwstofwisseling en op het koolhydraat- en vetmetabolisme, met in het algemeen een anabool effect. GH wordt 's nachts verhoogd afgegeven om de trofotrope processen te versterken (9.2.3.1).

Naast een effect op alle weefsels heeft GH via stimulering van de productie van somatomedine (Engels: *insulin-like growth factor*, IGF) in de lever een specifiek effect op de lengtegroei van de pijpbeenderen. Het hormoon versterkt namelijk de groei van de epifysaire schijven. IGF heeft een eiwitstructuur die sterk lijkt op insuline. Bij kinderen treedt door gebrek aan GH dwerggroei op, waarbij ze normaal geproportioneerd maar te klein zijn. De lengtegroei stopt bij het volwassen worden als gevolg van de verbening van de epifysaire schijven, die zich in een bepaalde volgorde voltrekt. De laatste schijven sluiten tijdens de puberteit. Afwijkingen in de groei door

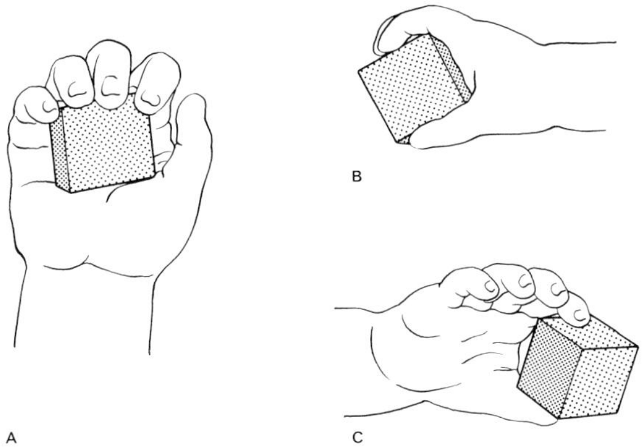

Figuur 16-7 De handfunctie ontwikkelt zich van palmair grijpen (A) via schaargreep (B) tot pincetgreep (C).

een overproductie van GH leidt, wanneer dit van jongsaf aan optreedt, tot reuzengroei (gigantisme). Begint de overproductie na de verbening van de epifysaire schijven, dan treedt veel appositionele botgroei en groei van de weke delen op en ook de aangezichtsschedel en de distale delen van de extremiteiten groeien door. Dit veroorzaakt misvorming van de lichaamsproporties (acromegalie).

◀◀ gigantisme

◀◀ acromegalie

16.3.2.2 *Schildklierhormoon*

De schildklier (glandula thyr(e)oidea) in de hals produceert het hormoon thyroxine (tabel 3-2). De aanmaak en afgifte worden geregeld vanuit de hypothalamus die het hypofyseotrope hormoon *thyreotropin-releasing hormone* (TRH) afgeeft aan de adenohypofyse. De hypofyse produceert thyreotroop hormoon (thyreoïdstimulerend hormoon, TSH) dat de schildklierfollikels aanzet tot afgifte van thyroxine (figuur 16-9).

Thyroxine (T_4), dat 4 jodiumatomen bevat, is lipofiel. Het kan daardoor de celmembraan gemakkelijk passeren, maar moet in het bloed gebonden aan een plasma-eiwit worden vervoerd. Hetzelfde geldt voor tri-joodthyronine (T_3). In de bloedbaan is vrijwel alle schildklierhormoon als T_4 aanwezig, maar in de cellen wordt een groot deel van T_4 in T_3 omgezet door enzymatische afsplitsing van een jodiumatoom door het enzym deïodinase. T_3 werkt tot vijfmaal sterker dan T_4. In de cellen bindt T_3 aan een receptoreiwit in de celkern, dat door regeling van de transcriptie van DNA de vorming van talrijke eiwitten induceert.

Schildklierhormoon stimuleert het oxidatieve metabolisme in bijna alle organen sterker naarmate het activiteitenniveau lager is. Het bepaalt hierdoor de basale stofwisseling (12.5.2).

Schildklierhormoon heeft een meervoudig effect

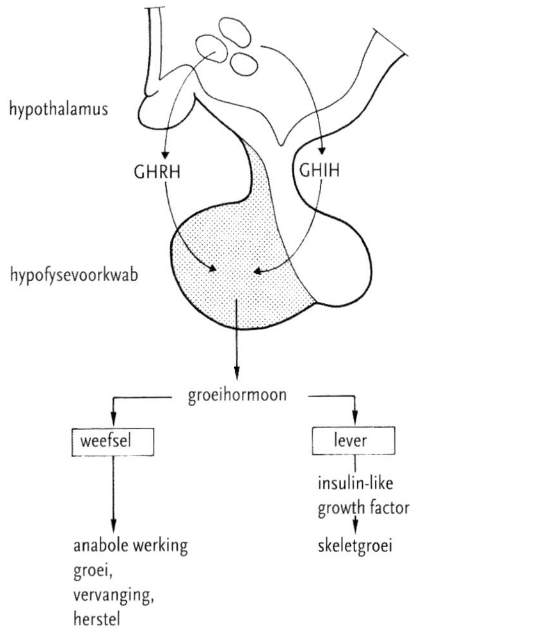

Figuur 16-8 Afgifte van groeihormoon en invloed ervan op de weefsels.

op de groei; enerzijds heeft het een ondersteunende functie bij de werking van groeihormoon, anderzijds heeft het een effect op de botontwikkeling. Het stimuleert de omvorming van kraakbeenweefsel naar bot aan beide zijden van de epifysaire schijven, terwijl het kraakbenige middendeel doorgroeit.

◀◀ schildklier

Gebrek aan jodium leidt tot vergroting van de schildklier (struma) doordat TSH de klier tot sterke groei aanzet (ontbreken van de negatieve terugkoppeling). Te weinig schildklierhormoon (hypothyreoïdie) tijdens de groei leidt tot een achterblijvende somatische ontwikkeling. Een tekort aan schildklierhormoon leidt tot dwerggroei met skeletmisvormingen (cretinisme), doordat de gebrekkige verbening van de epifysaire schijven en de geremde groei van de pijpbeenderen een normale proportionering van het skelet belemmeren.

◀ struma

◀ somatische ontwikkeling

◀◀ thyroxine

◀ cretinisme

◀◀ tri-joodthyronine

Ook de groei van de hersenen blijft door hypofunctie van de schildklier achter, waardoor zwakzinnigheid optreedt. Zeker de eerste maanden na de geboorte is de hersenontwikkeling van schildklierhormoon afhankelijk. Bij pasgeborenen wordt daarom via een hielprik gecontroleerd of zij voldoende thyroxine in het bloed hebben.

16.3.2.3 *Hormonen voor de calciumhomeostase*

Bij de calciumhomeostase zijn drie hormonen betrokken, te weten parathormoon (PTH) uit de

◀◀ basale stofwisseling

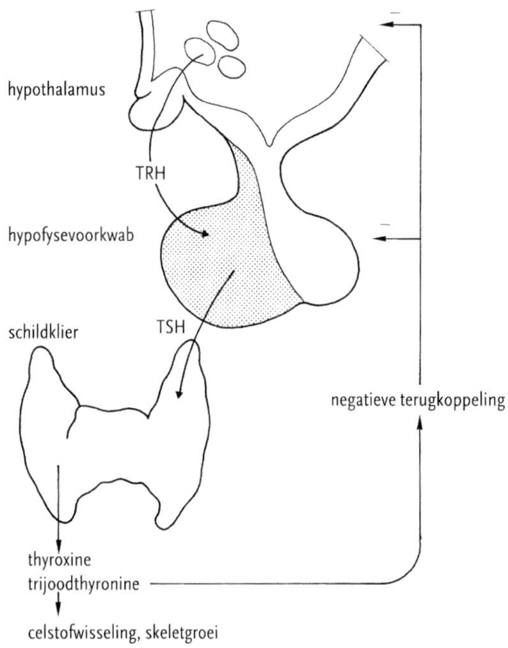

Figuur 16-9 Regeling van het vrijkomen van de schildklierhormonen.

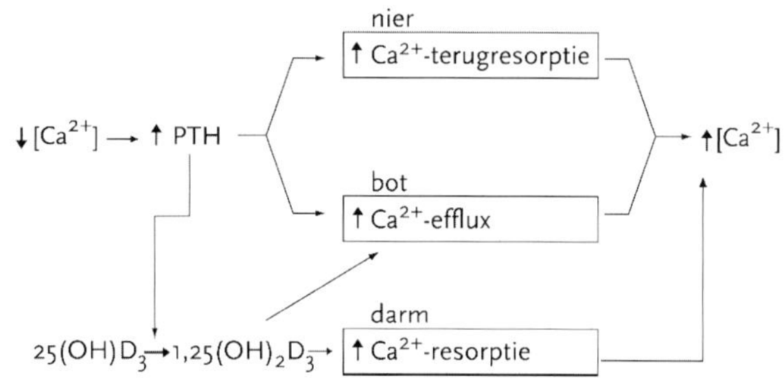

Figuur 16-10 Calciumhomeostase. Bij daling van de calciumspiegel kan parathormoon (PTH) samen met vitamine D een concentratiestijging bewerkstelligen. De omzetting van 25 (OH)D$_3$, in 1,25(OH)$_2$D$_3$ wordt gestimuleerd door PTH.

calcitonine ▶▶

bijschildklieren, calcitonine uit de C-cellen in de schildklier en een omzettingsproduct van vitamine D. Door de invloed van deze hormonen op de opname van calcium uit het voedsel en op de calciumspiegel in het bloed, en door hun werking op de botvormende en botafbrekende cellen in het skelet (osteoblasten en osteoclasten) kan de skeletontwikkeling ongestoord verlopen en wordt de calciumconcentratie in het bloed constant gehouden (figuur 16-10, tabel 3-2).

vitamine D_3 ▶

hypofyseotroop hormoon ▶▶

gonadotroop hormoon ▶▶

gonaden ▶▶

rachitis ▶

luteïniserend hormoon ▶▶

follikelstimulerend hormoon ▶▶

parathormoon ▶

Vitamine D_3 (cholecalciferol), die uit de voeding wordt gehaald en in de huid wordt gevormd onder invloed van zonlicht, wordt na hydroxylering (25-OH-D_3) tijdelijk in de lever opgeslagen, waarna de vitamine naar behoefte in de nieren wordt omgezet tot 1,25-dihydroxy-D_3. Dit hormoon activeert in de darmwandcellen de resorptie van calcium- en fosfaationen. In de nier werkt het hormoon calciumsparend door de terugresorptie van calcium uit de voorurine te bevorderen. Gebrek aan vitamine D_3 in de voeding of aan zonlicht veroorzaakt rachitis (Engelse ziekte), die tot ernstige skeletafwijkingen kan leiden.

Parathormoon regelt de hoogte van de calciumionenconcentratie in het bloed. De secretie van PTH wordt snel aangepast aan veranderingen in de calciumconcentratie in het bloed. Bij een tekort aan calcium in de voeding kan een klein deel van het grote calciumdepot in het skelet tijdelijk worden aangesproken om de bloedcalciumconcentratie op peil te houden. Osteoclasten lossen onder invloed van PTH een deel van de botkalk op. Verlies van calcium in de urine wordt door PTH tegengegaan door de terugresorptie ervan te stimuleren. PTH stimuleert ook de omzetting van vitamine D_3 in 1,25-dihydroxy-D_3.

Calcitonine zorgt ervoor dat bij een hoge calciumspiegel in het bloed de osteoclastenactiviteit wordt geremd, waardoor de inbouw van calcium door de osteoblasten de overhand krijgt. Dit is wellicht belangrijk tijdens de groei, omdat botgroei een aanzienlijke hoeveelheid botafbraak met zich meebrengt. Het opgeloste calcium kan op plaatsen waar veel botaanmaak plaatsvindt ook weer direct in het skelet worden ingebouwd.

16.3.3 **Geslachtshormonen en lichamelijke ontwikkeling**

De geslachtelijke ontwikkeling van de man en de vrouw wordt vanuit de hypothalamus geregeld (figuur 16-11). Tot de puberteit wordt een kleine hoeveelheid hypofyseotroop hormoon (Engels: *gonadotropin-releasing hormone*; GnRH) afgegeven, dat in de hypofysevoorkwab de aanmaak van twee gonadotrope hormonen regelt. De gonadotrope hormonen zorgen voor de ontwikkeling van de ovaria en de testes (de gonaden; geslachtsklieren) die op hun beurt de geslachtscellen en geslachtshormonen gaan produceren.

De gonadotrope hormonen, luteïniserend hormoon (LH) en follikelstimulerend hormoon (FSH), komen zowel bij de vrouw als bij de man voor. De aanzet tot de puberteit wordt gemarkeerd door een toename van GnRH en de gonadotrope hormonen. FSH stuurt in de gonaden de groei van zaadcellen, respectievelijk eicellen. LH heeft een stimulerende

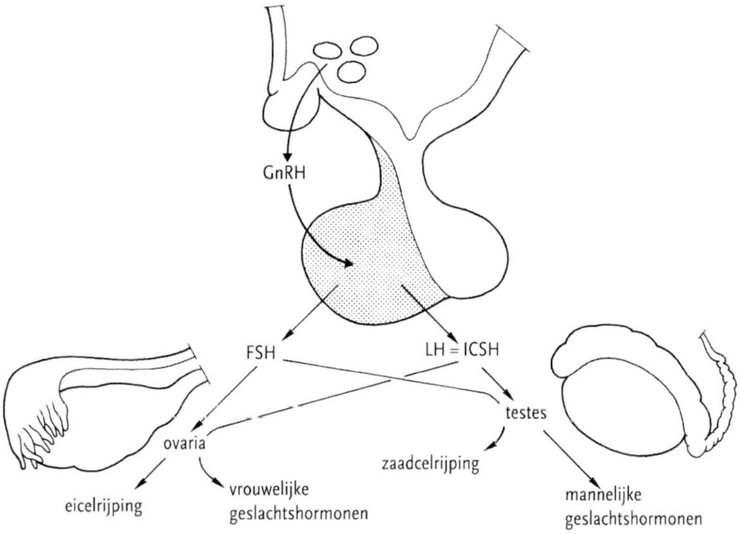

Figuur 16-11 Hormonale regulatie van de functie van de gonaden door de hypothalamus.

invloed op de geslachtshormoonproducerende cellen in testes en ovaria en een functie in de maandelijkse cyclus (16.3.3.3).

De voedingstoestand heeft invloed op het tijdstip van de start van de puberteit. Bij ondervoede kinderen komt de puberteit later op gang. Hierbij speelt het in vetweefsel geproduceerde leptine een belangrijke rol. Leptine circuleert in het bloedplasma in een concentratie die is gerelateerd aan de hoeveelheid vet in het lichaam (12.5.6). Zolang bij weinig lichaamsvet de concentratie leptine laag is, wordt de puberteitsontwikkeling uitgesteld. Aan de onderbreking van de reeds op gang gekomen maandcycli bij anorexia nervosa ligt eenzelfde mechanisme ten grondslag.

De steroïde geslachtshormonen testosteron, oestrogeen en progesteron worden in de ovaria en testes geproduceerd. In feite is er een scala van op elkaar gelijkende steroïde geslachtshormonen, waarbij de androgene hormonen, waaronder testosteron, de mannelijke kenmerken helpen ontwikkelen. De oestrogene hormonen, zoals oestradiol en oestron (oestrogeen), induceren de vrouwelijke geslachtskenmerken en zijn betrokken bij de maandelijkse cyclus. Het gestagene hormoon progesteron is van belang bij de regeling van de maandelijkse cyclus en bij de zwangerschap (gestatie = zwangerschap). Deze hormonen komen bij beide geslachten voor. De concentratie waarin deze hormonen in het bloed aanwezig zijn, is mede bepalend voor de specifieke geslachtelijke ontwikkeling. In de schors van de bijnieren worden bij beide geslachten nog andere androgene hormonen gevormd die echter slechts een beperkte invloed hebben, voornamelijk op de lichaamsbeharing.

16.3.3.1 *Mannelijke geslachtshormonen*

Het mannelijke (androgene) geslachtshormoon testosteron wordt geproduceerd in de testis in de cellen van Leydig (interstitiële cellen), die tussen de zaadbuisjes liggen. De synthese van testosteron wordt vanuit de hypothalamus-hypofyse via LH geregeld. LH wordt daarom ook wel interstitiële cellenstimulerend hormoon (ICSH) genoemd.

◀ testosteron

◀◀ puberteit

◀ interstitiële cellen-stimulerend hormoon

◀◀ leptine

Al voor de geboorte vindt bij de mannelijke foetus testosteronproductie plaats. Hierdoor ontwikkelen zich de primaire mannelijke geslachtskenmerken, die bepaald worden door de geslachtsbepalende genen op het Y-chromosoom. Dit chromosoomdeel bepaalt de ontwikkeling van de testes, die op hun beurt testosteron produceren. Zou testosteron niet door de foetus worden aangemaakt, dan zouden de hoge concentraties vrouwelijke geslachtshormonen van de moeder tijdens de zwangerschap bij de mannelijke foetus vrouwelijke kenmerken doen ontstaan.

◀ primaire mannelijke geslachtskenmerken

◀◀ anorexia nervosa

◀◀ steroïde geslachtshormonen

Voor de aanvang van de puberteit neemt de productie van testosteron door een verhoging van de LHRH-stimulus uit de hypothalamus toe. De werking van testosteron is onder meer gericht op de ontwikkeling van de primaire en secundaire geslachtskenmerken. De testis is het primaire mannelijke geslachtskenmerk. De penis, het scrotum, de bijbal (epididymis), de zaadleiders en de prostaat zijn secundaire geslachtskenmerken (figuur 6-12).

◀◀ maandelijkse cyclus

De mannelijke stamcellen (spermatogoniën) delen zich voortdurend mitotisch. Dit proces gaat het gehele leven door. Na een celdeling van sperma-

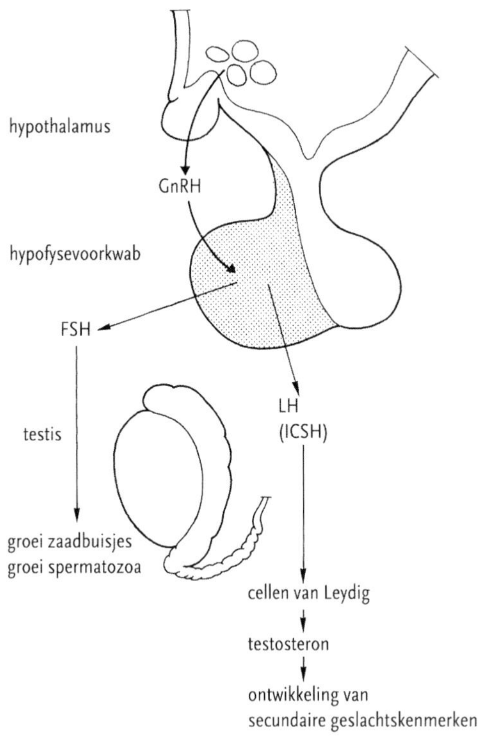

Figuur 16-12 Regeling van de productie van testosteron, de rijping van spermatozoa in testis en epididymis.

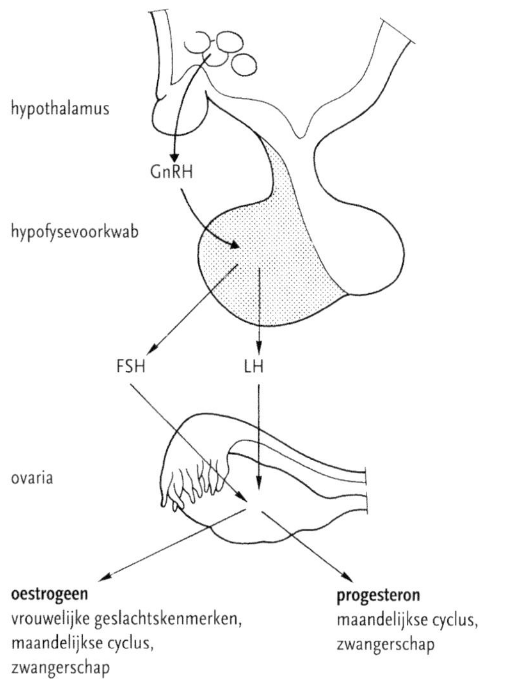

Figuur 16-13 Regeling van de functie van het ovarium en van de afgifte van oestrogeen en progesteron.

togoniën blijft steeds een deel als stamcellen achter en ondergaat het andere deel een mitotische deling om zich als primaire spermatocyten verder te ontwikkelen. Na twee meiotische delingen halveert het aantal chromosomen tot 23 en ontstaan de haploïde spermatiden (2.3.4.2). Sertoli-cellen in de wand van de zaadkanaaltjes regelen de spermatogenese onder invloed van FSH en LH. De rijping van spermatiden tot spermatozoa is een langdurig proces; het neemt 65 dagen in beslag.

FSH ▸▸
LH ▸▸

Testosteron veroorzaakt baardgroei en de groei van oksel- en schaambeharing, alsmede een versterkte haargroei op het gehele lichaamsoppervlak. Verder verandert de hoogte van de stem ten gevolge van lengtegroei van de larynx (de baard in de keel). Ook het postuur verandert doordat de eiwitsynthese in de skeletspieren en de botten onder invloed van testosteron toeneemt. Testosteron is verder betrokken bij het bereiken van de uiteindelijke volwassen lichaamslengte, doordat de verbening van de epifysaire schijven op zestien- tot achttienjarige leeftijd mede onder invloed van dit hormoon tot stand komt.

oestrogeen ▸▸
progesteron ▸▸
eiwitsynthese ▸

Bij de man gaat de productie van testosteron veelal door tot op hoge leeftijd, waardoor de voortplantingsfuncties in principe gehandhaafd blijven. Impotentie kan op hogere leeftijd echter een storende factor worden. De positieve invloed die testosteron heeft op de eiwitsynthese, op de spiermassa en op het skelet blijft aanwezig door de voortdurende afgifte van het hormoon.

16.3.3.2 *Vrouwelijke geslachtshormonen*

De puberteit bij de vrouw komt, zoals bij de man, op gang door een verhoogde afgifte van GnRH uit de hypothalamus (figuur 16-13). FSH en LH activeren in de ovaria de rijping van de eerste follikels. De wand van de rijpende follikels bevat cellen die oestrogeen en, in een later stadium, progesteron afgeven. Oestrogeen bepaalt de geslachtelijke ontwikkeling en het eerste stadium van de maandelijkse cyclus, terwijl progesteron de voorbereidende fysiologische aanpassingen voor de zwangerschap regelt. Beide hormonen zijn van groot belang voor een normale zwangerschap.

De volwassen vrouwelijke kenmerken ontwikkelen zich onder invloed van oestrogeen en de androgenen uit de bijnierschors. Terwijl oestrogeen de groei van de ovaria, uterus en vagina stimuleert, staat de groei van de grote schaamlippen en de clitoris vermoedelijk onder invloed van androgenen. Ook geeft oestrogeen bij het begin van de puberteit

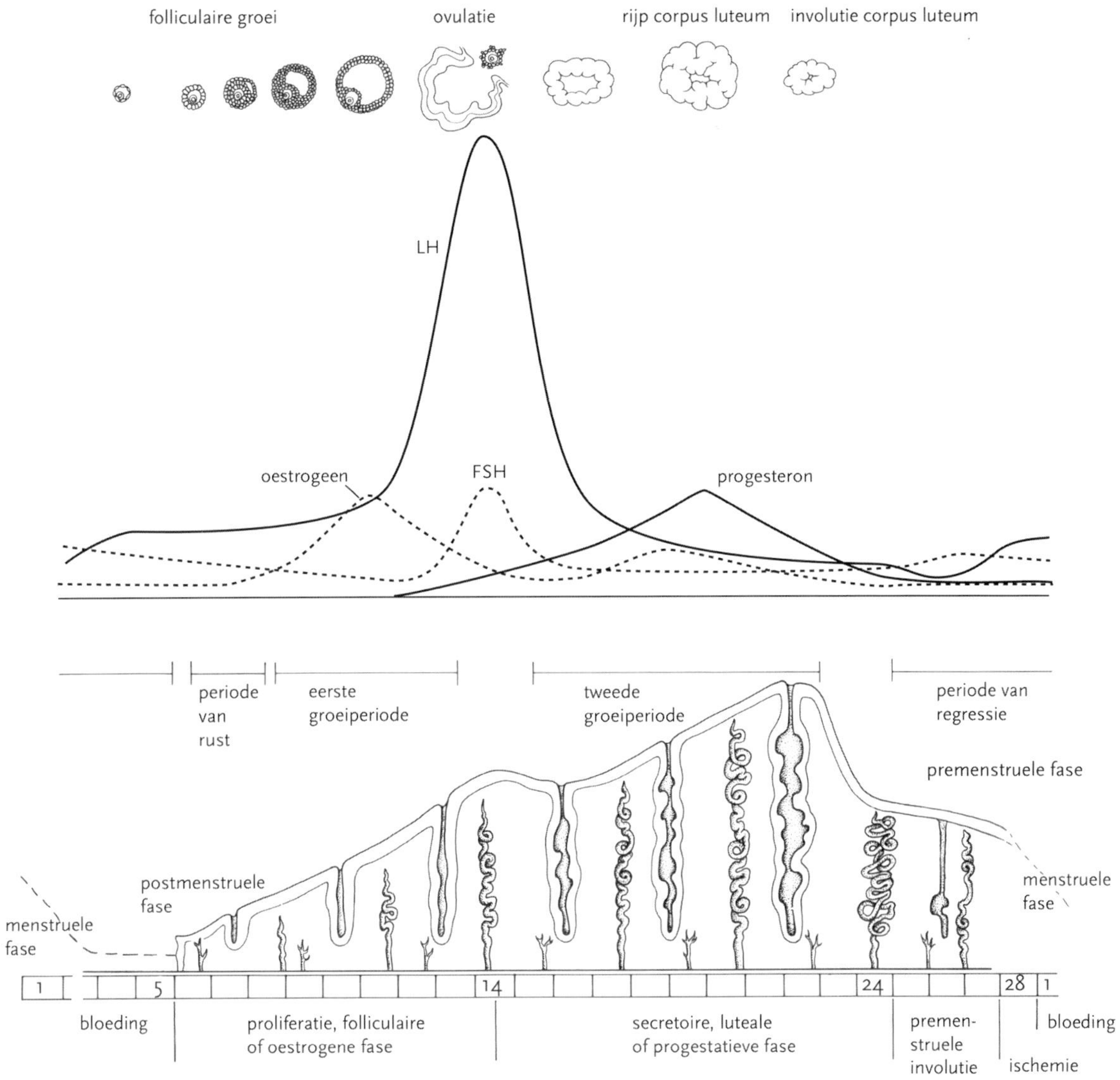

Figuur 16-14 Groei van follikels en aanpassingen van de baarmoederwand gedurende de maandelijkse cyclus onder invloed van gonadotrope en geslachtshormonen.

de aanzet tot borstgroei. De borstklieren (mammae), die een secundair geslachtskenmerk zijn, nemen door het uitgroeien van melkklierweefsel in omvang toe. De typisch vrouwelijke lichaamsvorm komt tot stand door de voor vrouwen kenmerkende verdeling van vetweefsel door oestrogeen. Oksel- en schaamhaargroei worden meer bepaald door androgenen. Oestrogeen stimuleert de eiwitsynthese en ook de groei van het skelet. De verbening van de epifysaire schijven wordt door dit hormoon beïnvloed, zodat de volwassen lichaamslengte mede het gevolg is van de werking van oestrogeen.

16.3.3.3 *De maandelijkse cyclus*

De ovaria bevatten in de foetale fase ongeveer een miljoen eicellen. Voor de aanvang van de puberteit zijn er nog ongeveer 400.000 rustende primordiale follikels met een eicel aanwezig. Na enkele maandelijkse cycli waarin geen ovulatie optreedt, maar wel een kleine bloeding, zal bij het meisje meestal rond het dertiende jaar de eerste volledige menstruele cyclus met rijping en ovulatie van een eicel en menstruatie optreden (menarche). Hiermee begint de geslachtsrijpe periode, waarin maandelijks eicellen in de ovaria rijpen. Dit duurt tot aan het climacterium rond het vijftigste jaar. De maandelijkse cycli worden dan onregelmatiger en houden bij de menopauze op, doordat de ovaria ongevoeliger worden voor de gonadotrope hormonen. Bij het begin van de maandelijkse cyclus, die gemiddeld een duur van 28 dagen

◀ ovaria
◀ menarche
◀◀ androgenen
◀ menopauze

heeft, wordt door FSH in de ovaria de omvorming van een aanzienlijk aantal primordiale follikels tot primaire follikels op gang gebracht. Tegelijkertijd vindt door afstoting van het baarmoederslijmvlies van de vorige cyclus de menstruatie plaats.

De elkaar opvolgende veranderingen die tijdens de cyclus plaatsvinden ten aanzien van de hormonen, de follikels en de baarmoederwand zijn in figuur 16-14 weergegeven. De follikels groeien uit, waarbij ze zich met vocht vullen. Op een kleine verhoging van de binnenwand van de follikel groeit de eicel. De grootste follikel vormt na enige dagen in wandcellen oestrogenen die via negatieve terugkoppeling de FSH-productie in de hypofyse remmen, zodat ontwikkeling van andere follikels wordt gestopt. Hierdoor komt doorgaans maar één eicel per cyclus tot volledige ontwikkeling. Na een week stijgt de oestrogeenproductie en groeit de follikel uit tot een omvang van 1,5 cm. Deze Graafse follikel (naar Reinier de Graaf 1641-1673) ligt aan het buitenoppervlak van het ovarium en steekt in de buikholte. Door terugkoppeling van oestrogeen op de hypothalamus-hypofyse vormt de hypofyse meer LH (LH-piek), waardoor de Graafse follikel sterk opzwelt door vochtopname. De follikelwand breekt open en de eicel komt vrij (ovulatie). De ovulatie vindt gemiddeld veertien dagen na het begin van de cyclus plaats.

follikels ▶

menstruele bloeding ▶▶

ovulatie ▶

De ontwikkeling in de ovaria tot aan de ovulatie wordt de folliculaire fase genoemd. De ontwikkeling van de uterus tot aan de ovulatie heet de proliferatiefase. In deze fase wordt de uterus door verdikking van de endometriumwand (baarmoederslijmvlies) onder invloed van oestrogeen voorbereid op een eventuele zwangerschap.

folliculaire fase ▶

proliferatiefase ▶

hormonale anticonceptie ▶▶

Na de ovulatie ontwikkelt zich uit de resterende follikelwand onder invloed van LH (luteïniseringshormoon) het corpus luteum, dat oestrogeen en progesteron produceert. De periode dat het corpus luteum actief is, heet luteale fase. Progesteron veroorzaakt een verdere toename van de dikte van het endometrium, waarin zich nu sterk gekronkelde bloedvaten, slijmproducerende klieren en een reservevoorraad glycogeen vormen. Het endometrium komt in de secretiefase. In de secretiefase kan een eventueel bevruchte eicel zich in de endometriumwand nestelen (nidatie). Wanneer in de vierde week van de cyclus het corpus luteum tot corpus album degenereert en de hormoonproductie in de ovaria daalt, wordt de doorbloeding van het endometrium minder. Wanneer er geen bevruchte eicel en dus geen persisterend corpus luteum aanwezig is, wordt de endometriumwand na ongeveer 28 dagen voor het grootste deel afgestoten, waarbij de menstruele bloeding optreedt. De daling van progesteron en oestrogeen gaat gepaard met een verhoogde productie van GnRH, als gevolg waarvan de volgende ovariële cyclus start.

luteale fase ▶

piltypen ▶▶

secretiefase ▶

nidatie ▶

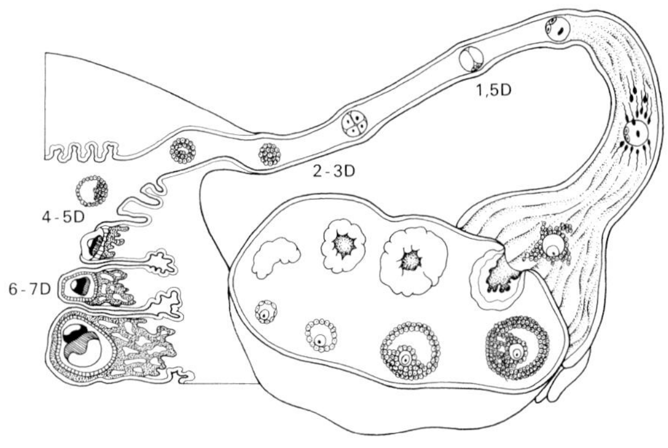

Figuur 16-15 Vrijkomen van een eicel, bevruchting in de eileider en nidatie van het jonge embryo in de endometriumwand van de uterus. De tijden van passage door de eileider, bevruchting en innesteling zijn in dagen na de ovulatie aangegeven.

Intermezzo 16.1
Anticonceptie

Methoden om zwangerschap te voorkomen, moeten gemakkelijk toepasbaar zijn om te bewerkstelligen dat ze consequent gebruikt worden. Naast sterilisatie, een uiterst effectieve maar veelal onomkeerbare vorm van anticonceptie, zijn diverse andere methoden in gebruik. De hormonale anticonceptie, zoals de 'pil' en de 'prikpil', beïnvloeden de hypothalamus-hypofyse waardoor ovulatieremming optreedt door de toediening van oestrogene en progestagene stoffen. Deze stoffen zijn afgeleid van de geslachtshormonen en zij onderdrukken de FSH- en LH-productie in de hypofyse, waardoor zich geen follikels ontwikkelen. Veranderingen in het endometrium verhinderen nidatie (innesteling) van een embryo.

Er zijn diverse piltypen. De combinatiepil bevat zowel oestrogenen als progestagenen. Er ontstaat een schijnzwangerschap met ovulatieremming en de proliferatiefase wordt onderdrukt. Nidatie van een toch bevruchte eicel wordt verhinderd. Bovendien vormt het slijm in de baarmoederhals een barrière voor de spermatozoa. Tijdens de pilvrije periode wordt het endometrium afgestoten.

Een strip met sequentiepillen bevat pillen met wisselende concentraties oestrogeen en progestageen. Hierdoor wordt een normale cyclus nagebootst en zijn er minder bijwerkingen, terwijl er ook follikelontwikkeling optreedt. De pilvrije periode veroorzaakt een menstruatie.

De minipil en de prikpil bevatten alleen progestagene

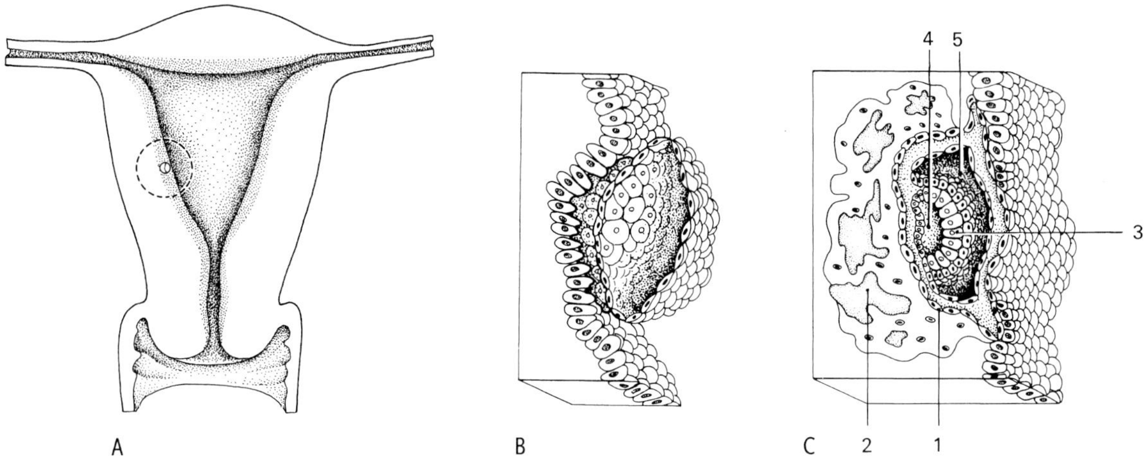

Figuur 16-16 ***A*** *Een jong embryo dat zich door middel van trofoblasten heeft ingegraven in de endometriumwand van de uterus.* ***B*** *Vergroting van het ingenestelde embryo.* ***C*** *De trofoblasten van* **1** *het chorionvlies hebben de endometriumwand gedeeltelijk opgelost en de moederlijke bloedvaten geopend, zodat* **2** *lacunae gevuld met bloed zijn ontstaan.* **3** *Embryo,* **4** *dooierzak,* **5** *chorionholte met vruchtwater.*

stoffen die continu werkzaam zijn. De normale maandcyclus wordt verhinderd doordat de terugkoppeling van progesteron op de hypothalamus-hypofyse de eisprong tegengaat. Deze pil remt vooral proliferatie van het baarmoederslijmvlies en maakt de slijmprop van de baarmoedermond dikker en kleveriger. De minipil wordt door vrouwen gebruikt die borstvoeding geven of door vrouwen die geen oestrogeen mogen gebruiken vanwege tromboserisico en tumorgroei. Deze pil dient zonder onderbreking te worden ingenomen. Doordat oestrogeen ontbreekt, wordt de menstruele cyclus verstoord. Bloedingen worden onregelmatiger of blijven weg. De prikpil is een injecteerbare vorm van anticonceptie met een werkingsduur van ongeveer drie maanden. Na staking van de prikpil treedt zwangerschap vaak pas een jaar na het beëindigen van de pil op. Heeft een vrouw bijwerkingen, zoals vocht vasthouden of depressieve gevoelens, dan zal het geïnjecteerde hormoon toch eerst moeten uitwerken.

Het condoom en het pessarium zijn beide een fysieke barrière, die voorkomt dat er spermatozoa in de baarmoeder binnendringen. Het spiraaltje (Engels: *intra-uterine device*, IUD) is van plastic en T-vormig. Het wordt in de baarmoeder ingebracht. Het IUD verhindert nidatie van het embryo in het endometrium. In die zin is het geen echt anticonceptiemiddel, maar een zeer vroegtijdige opwekker van abortus. Het steeltje wordt van koper voorzien, dat enig zaaddodend effect heeft. Een voordeel is dat er geen hormonale invloeden zijn. Dit is ook het geval bij een condoom, dat als bijkomend voordeel heeft dat overdracht van geslachtsziekten wordt tegengegaan.

Het toepassen van coitus interruptus, zaaddodende middelen of periodieke onthouding is geen veilige vorm van anticonceptie. De hormonale anticonceptie van de man wordt nog niet toegepast. Sterilisatie door doorsnijding van de zaadleiders is een veel gekozen definitieve oplossing (vasectomie).

◀ vasectomie

16.4 ZWANGERSCHAP EN BEVALLING

16.4.1 Zwangerschap

Wanneer de eicel na de ovulatie in de eileider op weg naar de uterus wordt bevrucht, ontwikkelt zich een embryo (figuur 16-15). Na ongeveer 5-6 dagen is het embryo in de baarmoeder afgedaald en nestelt het zich in de endometriumwand. De buitenste laag cellen, die later het chorionvlies om het uitgroeiende embryo vormen, veranderen gedeeltelijk in agressieve trofoblastcellen die de endometriumwand binnendringen en voedingsstoffen aan het embryo doorgeven. De uitstulpingen van het omhullende chorionvlies in het endometrium heten chorionvlokken (figuur 16-16).

◀ embryo
◀ endometriumwand
◀◀ condoom
◀◀ pessarium

Het chorion vormt al na een paar dagen het zwangerschapshormoon (humaan) choriongonadotrofine (hCG). Dit hormoon wordt twee maanden lang in ruime mate afgegeven, waarna de afgifte daalt. Het hormoon houdt onder meer het corpus luteum in stand, waardoor dit de productie van oestrogeen en progesteron voortzet (figuur 16-17). Gebeurt dat niet, dan wordt de vrucht afgestoten. hCG heeft een met LH vergelijkbare werking. (Bij de campagne 'Moeders voor moeders' wordt hCG uit de urine van vroegzwangeren geëxtraheerd en als

◀ hCG

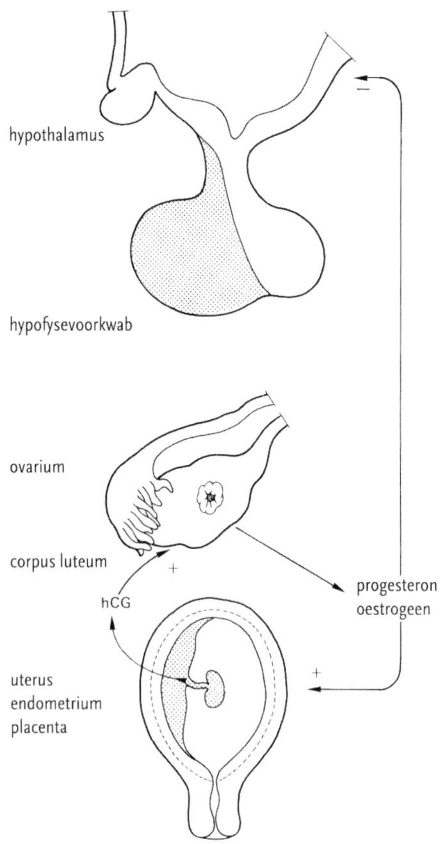

Figuur 16-17 In de eerste maanden van de zwangerschap zorgt (humaan) choriongonadotrofine (hCG) uit de trofoblasten dat het corpus luteum in stand blijft. Intussen wordt de ovulatie door oestrogeen en progesteron via terugkoppeling op de hypothalamus geremd.

ovulatiestimulus voor vrouwen met vruchtbaarheidsklachten gebruikt.)

De bloedvaten in het endometrium ter hoogte van het embryo vormen wijde bloedsinussen waarin de chorionvlokken uitsteken. Vanuit het embryo groeien bloedvaten in de chorionvlokken, waardoor een contact ontstaat tussen de moederlijke en de embryonale circulatie. De vaatwanden verhinderen echter dat het moederlijke bloed in direct contact komt met het embryonale bloed. Dit weefsel vormt zich in drie maanden om tot de placenta.

bindweefsel ▶▶

Na drie maanden zijn alle structuren in het embryo in principe gevormd en spreekt men verder van een foetus. In de vierde maand is de placenta gereed; ze neemt de productie van oestrogeen en progesteron over van het corpus luteum. De hCG-afgifte daalt geleidelijk en de functie van het corpus luteum loopt terug. De foetus zelf neemt met de hormoonproductie in de placenta de regeling van de veranderingen

foetus ▶

stofwisseling ▶▶

Tabel 16-2 Samenstelling van de totale gewichtstoename van de zwangere vrouw (kg)

foetus	3,5
placenta	0,7
vruchtwater	0,8
uterus	1,0
borsten	0,5
bloedvolume	1,5
weefselvocht	2,0
vet	3,0
totaal	13,0

in het moederlichaam over van het corpus luteum. Naast de genoemde hormonen geeft de placenta (humaan) placentair lactogeen (hPL) af, dat een groeihormoonachtige werking heeft, en ook relaxine, dat onder meer het bindweefsel van het bekken beter vervormbaar maakt ten behoeve van de bevalling (figuur 16-18).

gewichtstoename ▶▶

De groeiende foetus stelt steeds hogere eisen aan het moederlichaam. De gewichtstoename van de zwangere vrouw duurt tot het einde van de zwangerschap en bedraagt 10-15 kg (tabel 16-2). Voor een groot deel is dit het gevolg van de toename van de massa van uterus, foetus, placenta en vruchtwater (6 kg), maar ook het moederlichaam zelf neemt in massa toe. Om aan de metabole behoefte van de foetus tegemoet te komen, neemt het moederlijk bloedvolume met 25% toe. Tijdens de zwangerschap is ook de hoeveelheid interstitieel vocht toegenomen, waardoor een lichte vorm van oedeem aan de benen kan optreden. Tevens wordt een vetreserve aangelegd, onder meer voor de borstvoeding, terwijl de borsten in omvang toenemen. Na de bevalling heeft de vrouw ongeveer 4 kg overgewicht, dat door de borstvoeding snel verdwijnt.

Het bindweefsel om gewrichten bevat door depolymerisatie van de bindweefselmatrix meer vocht. Het weefsel wordt rekbaarder en laat een vergrote beweeglijkheid in de sacro-iliacale gewrichten en in de symfyse toe. Dit effect is vooral merkbaar na de zevende maand en wordt veroorzaakt door oestrogeen en relaxine uit de placenta. Ook de uterus en de vagina worden rekbaarder. Dit vergemakkelijkt de doorgang van de foetus door het geboortekanaal tijdens de bevalling. In de buikhuid kunnen onderhuidse scheurtjes ontstaan, die door verlittekening na de zwangerschap als striae zichtbaar blijven.

De stofwisseling van de moeder is verhoogd; hierbij spelen de zwangerschapshormonen een rol.

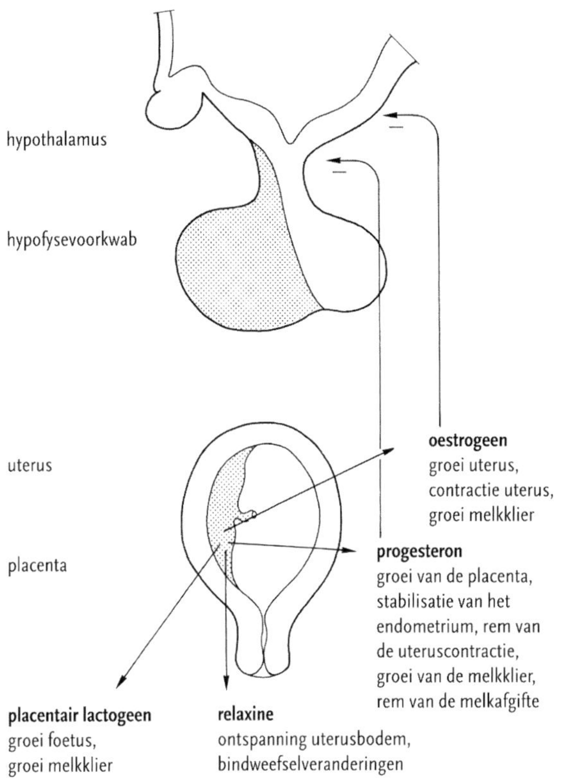

Figuur 16-18 Tijdens het grootste deel van de zwangerschap neemt de placenta de hormonale regulatie op zich. Het corpus luteum degenereert.

Progesteron stimuleert de schildklier en door de verhoogde afgifte van thyroxine neemt de stofwisseling toe en stijgt de lichaamstemperatuur. hPL heeft een antagonistische werking ten opzichte van insuline. De verhoogde glucoseconcentratie in het bloed heeft geen verhoogd verbruik van glucose door de organen van de moeder tot gevolg, maar wel een verhoogde toevoer naar de foetus. hCG en hPL veroorzaken bij de moeder lipolyse en verminderen de omzetting van aminozuren in de lever; ook deze vetzuren en aminozuren komen aan de foetus ten goede.

Het HMV neemt in rust met 25-50% toe. De verhoogde doorstroming komt deels ten goede aan de doorbloeding van de uteruswand, maar de longen, de huid en de nieren ontvangen ook meer bloed. Door de verlaagde perifere weerstand daalt de bloeddruk enigszins.

De ademhaling wordt na de zesde maand beïnvloed door de groeiende uterus. De ademhalingsbewegingen van het diafragma zorgen voor meer borstademhaling doordat de buikorganen niet gemakkelijk verplaatst worden. Door de verhoogde diafragmastand is het expiratoire reservevolume kleiner. Het ademvolume neemt toe. Bij een gelijkblijvende ademfrequentie is er een toename van het AMV, die wel 40% kan bedragen. Hierdoor neemt de alveolaire ventilatie toe.

Door het toegenomen HMV is er een ongeveer overeenkomstige toename van de doorstroming van de longen. De grotere gaswisseling door de toegenomen alveolaire ventilatie, die deels het gevolg is van de ademstimulerende werking van progesteron, geeft een aanzienlijke daling van de arteriële pCO_2. Een zwangere vrouw heeft een fysiologische hyperventilatie. Dit bevordert in de placenta de CO_2-diffusie van de foetus naar de moeder. Aan het einde van de zwangerschap is rugligging een belemmering voor de ademhaling doordat de uterus in de buikholte zich in de richting van het diafragma verplaatst. Ook voor de circulatie is dit een ongunstige houding doordat de grote venen in de buikholte kunnen worden gecomprimeerd. Door de eveneens optredende verslapping van de vaatwanden kan dit aanleiding zijn tot het ontstaan van spataderen (varices).

◀ toegenomen alveolaire ventilatie

De borstklieren ontwikkelen zich tijdens de zwangerschap onder invloed van hormonen uit de hypofyse en de placenta en bereiden zich voor op de lactatie. De klierbuisjes en klierlobjes vermeerderen zich, maar de productie en afgifte van melk worden door de hoge progesteronconcentratie geremd.

◀ borstklieren

16.4.2 **De bevalling**

Wanneer de foetus nog klein is, heeft hij een aanzienlijke bewegingsvrijheid in de uterus, maar wanneer hij voldragen raakt, is de ruimte erg krap bemeten. De foetus ligt voortdurend in een flexiehouding. Enige weken voor de geboorte kantelt de foetus in de baarmoeder met het hoofd naar de bodem van de uterus en rust stabiel in de bekkenholte (figuur 16-19). Deze kering komt tot stand doordat de foetus zich kan afzetten tegen de wervelkolom en het bekken. Ligt de foetus eenmaal in hoofdligging, dan kan hij, vooral als het een eerste kind betreft, niet zo gemakkelijk terugdraaien. Soms ligt de foetus in stuitligging, wat de bevalling bemoeilijkt.

◀◀ HMV

◀ stuitligging

Tegen het einde van de zwangerschap veroudert de placenta, waardoor de afgifte van progesteron daalt. De spontane lichte contractieactiviteit van de uteruswand die al enige tijd aanwezig is, neemt dan toe (voorspellende weeën). Rekking van de cervix veroorzaakt reflexmatig afgifte van het hormoon oxytocine uit de neurohypofyse, dat de contracties van de uteruswand verder stimuleert. In de wand van de uterus, maar ook uit de placenta, komen prosta-

◀ voorspellende weeën

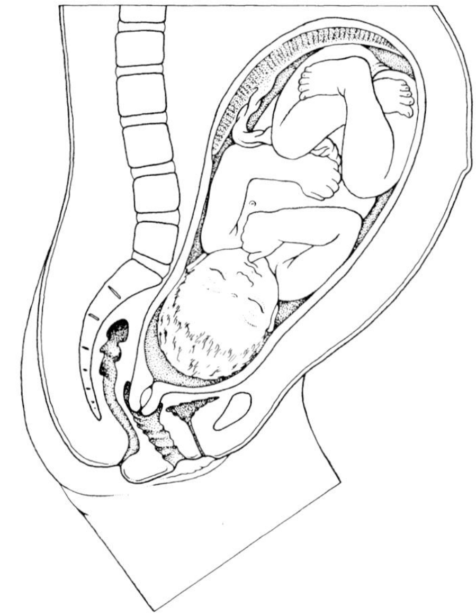

Figuur 16-19 Stabiele hoofdligging van de foetus in de uterus.

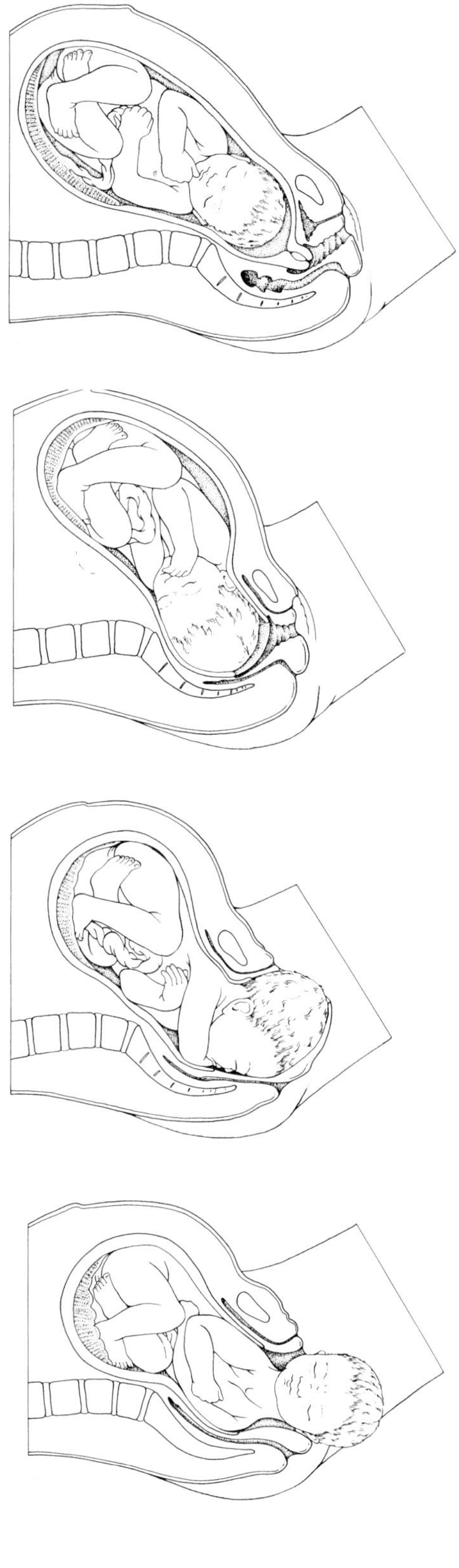

Figuur 16-20 Inwendige en uitwendige spildraai van de foetus tijdens de bevalling.

glandinen vrij, die de weeën versterken. De weeën nemen toe in frequentie en intensiteit, waardoor de ontsluiting van de baarmoederhals (cervix uteri) begint en de geboorte (partus) een aanvang neemt.

partus ▶

ontsluitingsweeën ▶

In het begin treden de ontsluitingsweeën, die steeds ongeveer een minuut duren, eens in de tien tot twintig minuten op. Bij het vorderen van de ontsluitingsfase, die verscheidene uren tot soms een dag kan duren, kan de frequentie van de weeën wel tot eens per drie minuten oplopen. De cervix wordt samen met de bekkenbodemspieren en de vagina aanzienlijk gerekt om uitdrijving van het kind mogelijk te maken. De baarmoederhals wordt korter (verstrijken). Tijdens de ontsluitingsfase hoeft de vrouw niet actief met de weeën mee te werken, het gladde spierweefsel van de uterus brengt de ontsluiting tot stand. Wel wordt aanbevolen om te lopen of te zitten, omdat de zwaartekracht dan een zinvolle bijdrage aan de ontsluiting kan leveren. Bewust meepersen is zinloos en door de lange ontsluitingsduur uitputtend. Verschillen in de vorm van bekkeningang en -uitgang bepalen dat het ovale hoofdje achtereenvolgens flecterend, roterend en extenderend (de in- en uitwendige spildraai) het baringskanaal passeert (figuur 16-20). De schedelbeenderen zijn nog niet vergroeid in de fontanellen en vertonen een aanzienlijke verschuifbaarheid (moulage) om de doorgang door het baringskanaal te vergemakkelijken.

ontsluitingsfase ▶

spildraai ▶

oxytocine ▶

Oxytocine heeft een weeënbevorderende werking en de afgifte van dit hormoon bereikt aan het einde van de ontsluiting een maximum. Bij volledige ont-

Tabel 16-3 De Apgar-score

	0	1	2
hartfrequentie	0	< 100/min	> 100/min
ademhaling	afwezig	niet frequent, onregelmatig	goed doorhuilen
spiertonus	slap	matig	goed
reactie op prikkels (voetzool of neus/keel)	geen	enige beweging	huilen
kleur	blauw of bleek	lichaam roze, extremiteiten blauw	geheel roze

sluiting, wanneer de grootste omtrek van het hoofdje in de uterusopening verschijnt (diameter circa 10 cm), kan de vrouw door persen de baring bevorderen. Door rekking van de bekkenbodem worden de buikspieren reflectoir aangespannen (persdrang). Als gevolg van de sterke, en door hun intensiteit vaak overweldigende, uitdrijvingsweeën (persweeën) wordt het hoofdje dan snel geboren.

Aangezien de schouders en het bekken van het kind een kleinere diameter hebben dan het hoofd, is na de geboorte van het hoofdje de baring in korte tijd voltooid. De moeder krijgt de pasgeborene op de buik of aan de borst en het kind kan worden afgenaveld nadat een deel van het bloed uit de placenta is verdreven. Eén en vijf minuten na de geboorte wordt bij de pasgeborene de Apgar-score bepaald. Deze omvat vijf kenmerken die een indicatie geven over de lichaamsfuncties van het kind (tabel 16-3). Een gezonde pasgeborene haalt de waarde 10 na vijf minuten.

Wanneer het ongeboren kind tijdens een langdurige bevalling te weinig zuurstof krijgt, kan er versterkte darmperistaltiek optreden, waardoor er donkerkleurige inhoud (meconium) uit de foetale darm in het vruchtwater komt. Hoewel het vruchtwater ook bij een ongestoorde bevalling soms meconium bevat, is meconiumhoudend vruchtwater mogelijk een teken van foetale beschadiging tijdens de partus. Aspiratie van meconium door de foetus tijdens de bevalling kan ernstige ademhalingsstoornissen veroorzaken.

Na het kind moet de placenta nog worden geboren. Dat gebeurt door de nageboorteweeën in ongeveer 20 min. Trekken aan de navelstreng is gevaarlijk; dit kan bloedingen veroorzaken.

16.4.3 Na de bevalling

Het lichaam van de moeder herstelt zich in enkele weken van de veranderingen die de zwangerschap heeft veroorzaakt (ontzwangering). De lactatie komt na een paar dagen goed op gang. De borstklieren hebben zich gedurende de zwangerschap onder invloed van hPL, oestrogeen, progesteron, prolactine en hCG ontwikkeld, maar de hoge concentratie oestrogeen en progesteron uit de placenta heeft melkvorming en -afgifte door de prolactinestimulus onderdrukt. Na de bevalling daalt de prolactinespiegel, maar deze stijgt weer snel door de tepelreflex (figuur 16-21). Wanneer het kind aan de tepel zuigt, wordt het prolactine-inhiberend hormoon (PIH, identiek met dopamine) in de hypothalamus reflexmatig geremd; prolactine kan worden afgegeven en de melkvorming wordt gestimuleerd. Tegelijkertijd komt door het zuigen aan de tepel reflectoir oxytocine vrij, dat zorgt voor melkafgifte door gladde spiertjes rond de melkgangen te contraheren. De eerste melk heet colostrum en is zeer rijk aan eiwit, vet en antilichamen, die het kind extra bescherming geven tegen infecties.

◀ ontzwangering
◀ lactatie
◀◀ persweeën
◀ prolactine-inhiberend hormoon
◀ prolactine
◀◀ Apgar-score
◀ colostrum

Oxytocine zorgt ook voor uteruscontracties na de bevalling (naweeën), zodat de uterus zich elke keer dat de moeder borstvoeding geeft verder verkleint. Vernauwing van de uterusopening en herstel van het endometrium in twee weken tijd vermindert de kans op uterusinfecties (kraamvrouwenkoorts). Het herstel van de uterus vindt in gemiddeld zes weken plaats.

◀ oxytocine
◀ naweeën
◀◀ meconium

Ook in het skeletspierstelsel verdwijnen de veranderingen die door de zwangerschap zijn veroorzaakt. Doordat het bindweefsel zich weer aanpast, verdwijnt de hypermobiliteit van de gewrichten in drie maanden. De spieren van buikwand en bekkenbodem, die aanzienlijk zijn uitgerekt, hebben drie tot vier maanden nodig om zich te herstellen.

◀◀ nageboorteweeën

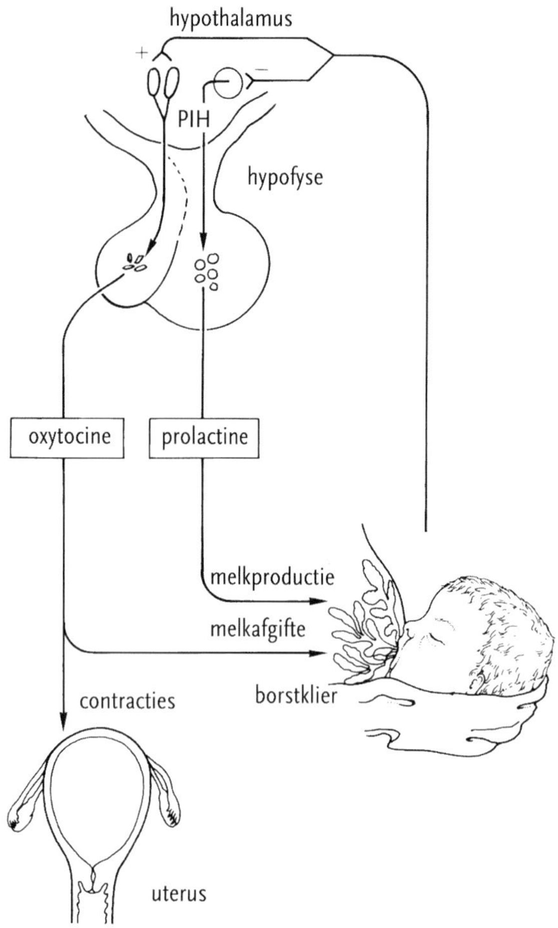

Figuur 16-21 Schema van de melkafgiftereflex. Stimulering van de tepel bevordert ook de secretie van prolactine (voorkwab) door remming van het prolactine-inhiberende hormoon (PIH).

verouderen ▶▶

De urineproductie is de eerste dagen verhoogd. Er komt veel vocht uit het lichaam vrij doordat het bloedvolume afneemt en doordat minder vocht in de weefsels wordt vastgehouden vanwege het verdwijnen van de placentahormonen. De mictie kan echter wel bemoeilijkt zijn door pijn ten gevolge van geïrriteerde slijmvliezen. Er kan tijdelijk incontinentie optreden, maar bekkenbodemoefeningen bespoedigen het herstel (Intermezzo 13.2).

beperkingen ▶▶

incontinentie ▶

De eerste twee weken na de bevalling bestaat een verhoogde kans op trombose in de benen, doordat het plasmavolume afneemt en de concentratie stollingsfactoren in het bloed verhoogd is. De kraambedperiode kan beter niet in bed worden doorgebracht, omdat het risico op trombose daardoor wordt verhoogd. Ook het algemene welbevinden en de spijsvertering worden door beweging gunstig beïnvloed.

trombose ▶

gerontologie ▶▶

16.5 VEROUDERING

16.5.1 Verouderingsprocessen

Veroudering is in het dierenrijk een onontkoombaar gegeven. De levensduur kan per soort sterk variëren. Zo worden muizen 2 jaar, paarden 25 jaar, schildpadden 150 jaar en de mens gemiddeld 80 jaar. Bij verouderen is sprake van een geleidelijke vermindering van functionele capaciteiten. Dit proces is gerelateerd aan de tijd, maar het is zeker niet zo dat iedereen even snel veroudert; er zijn sterke interindividuele verschillen. Sommigen zijn al op hun zestigste hulpbehoevend, terwijl anderen tot hun negentigste zelfstandig wonen. Zo liep John Kelley op 72-jarige leeftijd nog de marathon van Boston in drie uur en 35 minuten. Behalve dat er verschillen bestaan in veroudering tussen individuen, bestaan er ook verschillen tussen weefsels en organen. Het is dan ook niet verwonderlijk dat er in de gemiddelde waarden die bij de veroudering van de organen worden vermeld, een grote spreiding bestaat. Toch is er per diersoort een maximale levensduur te onderscheiden en bestaat er een hoge correlatie tussen het moment van geslachtsrijp worden en de levensduur. De oudste mensen worden niet ouder dan 120 jaar.

Veroudering kan worden omschreven als het totaal van de veranderingen die optreden in een levend organisme met het voortschrijden van de tijd, dat uiteindelijk leidt tot een dusdanige functiebeperking dat de homeostase niet meer kan worden gehandhaafd en de dood intreedt. Hoewel juist, geeft deze definitie weinig inzicht. Vanaf het dertigste jaar boeten organen langzaam aan functie in, maar er bestaat een zodanig grote capaciteit in organen en weefsels (orgaanreserve) dat de verminderde functie in het dagelijks leven – zeker in rust – niet snel merkbaar is. Oudere mensen constateren hun beperkingen pas als er hogere eisen aan hen gesteld worden bij inspanning of ziekte. Hart, circulatie en ventilatie ondersteunen intensieve prestaties minder en men moet geleidelijk aan een stapje terugdoen. Ook vermindert de spierkracht en -coördinatie en treedt stijfheid in gewrichten op.

Een bruikbare omschrijving van veroudering is moeilijk te geven, omdat de vermindering van de lichaamsfuncties sterk kan worden beïnvloed door pathologische processen en omgevingsfactoren, waardoor het onderzoek van fysiologische veroudering (gerontologie) wordt gecompliceerd. Voorbeelden van zulke pathologische processen zijn artherosclerose en obesitas. Atherosclerose is een aandoening van de vaatwand van de arteriën, die al vroeg in het leven kan beginnen, langzaam verergert en pas op gevorderde leeftijd oorzaak is van invaliderende ziekten. Het gevolg kan een hartinfarct zijn ten gevolge van afsluiting van een coronaire arterie (Intermezzo 10.4) of een cerebrovasculair accident (9.5.6.2; Intermezzo 10.5). Obesitas, het eindresultaat van een vaak maar geringe onbalans tussen energieopname en energieverbruik, leidt ten slotte tot insulineresistentie (12.5.6) en diabetes mellitus type 2 (Intermezzo 12.3), wat dan onder meer weer ongunstig uitwerkt op de nieren en de ogen, organen waarvan de functie met de leeftijd aantoonbaar vermindert. De bekendste omgevingsfactor is het inademen van tabaksrook, waarvan de ongunstige effecten zich pas op de lange duur openbaren en zich voegen bij het functieverlies zoals dat met het stijgen van de leeftijd voorkomt.

Het begin van het verouderingsproces is niet scherp gemarkeerd en er is geen eenduidig proces dat ten grondslag ligt aan de veroudering. Het begrip 'mechanische slijtage' is bijvoorbeeld – in tegenstelling tot het slijten van machines – niet duidelijk aan de orde. Een levend organisme wordt juist gekenmerkt door de capaciteit om cellen en celcomponenten te vervangen. Uitzonderingen zijn het gebit en het moeizame herstel van beschadigd gewrichtskraakbeen. Tanden zijn in onze cultuur van gewassen en gekookt voedsel weinig onderhevig aan slijtage, maar bij prehistorische vondsten zijn de tanden aanzienlijk afgesleten. Sterke tandslijtage kan leeftijdbegrenzend werken. Olifanten eten continu en wisselen in hun leven zesmaal hun tanden. Als de laatste versleten zijn, zijn ze gedoemd te sterven.

16.5.1.1 *Theorieën over veroudering*

◀◀ theorieën over veroudering

Over veroudering zijn veel theorieën in omloop. Zo zijn er theorieën waarin wordt verondersteld dat op moleculaire basis veroudering wordt bewerkstelligd. Eiwitten en membraanlipiden kunnen reageren met andere stoffen, zoals glucose (glycosylering), waardoor vormverandering optreedt of enzymwerking verstoord raakt. Ook kunnen celcomponenten worden getroffen door de werking van reactieve vormen van zuurstof (vrije zuurstofradicalen). Andere theorieën betreffen de verouderingsprocessen in cellen en chromosomen. Regelsystemen in het zenuwstelsel en het hormonale stelsel blijken op latere leeftijd minder efficiënt te werken, wat een bedreiging vormt voor de homeostase. Vermindering van de functies van het afweersysteem levert eveneens een bijdrage; ouderen zijn kwetsbaarder voor de gevolgen van infectieziekten en er ontstaan bij hen vaker kwaadaardige tumoren. Vermoedelijk bestaat er interactie tussen deze processen die gezamenlijk leiden tot functieverlies.

◀ moleculaire veranderingen

De moleculaire veranderingen aan eiwitten kunnen zowel in de cel als in de bindweefselcomponenten tussen de cellen optreden. Reacties in de eiwitmoleculen zelf door het vormen van ongewenste bindingen of door glycosylering beïnvloeden hun vorm. Eiwitten die in een cel een enzymatische functie hebben, kunnen onwerkzaam worden doordat de reactieproducten niet meer aan hun oppervlak passen. Als op hogere leeftijd de eiwitsynthese vertraagt, betekent de verminderde vervanging van beschadigde eiwitten functieverlies voor de cel.

◀ advanced glycosylation end-products

Door glycosylering van bindweefseleiwitten ontstaan stuggere macromoleculen, die bijvoorbeeld vaatwanden en collageen in bindweefsel minder elastisch maken. Bij diabetes mellitus dragen deze eindproducten (Engels: *advanced glycosylation end-products*, AGES) bij aan het ontstaan van vaatklachten en stijvere gewrichten.

◀ vrije radicalen

Bij de oxidatieve processen in de mitochondriën ontstaan tijdens de overdracht van elektronen vrije zuurstofradicalen zoals het superoxideradicaal $O_2^{-\bullet}$ en peroxide-ionen O_2^{2-}. Een peroxide-ion vormt met twee waterstofionen waterstofperoxide (H_2O_2), een zwak oxidans, dat uiteen kan vallen in twee reactieve hydroxylradicalen $OH^\bullet$. Vrije radicalen zijn moleculen met een ongepaard elektron. Deze instabiele toestand wordt snel ongedaan gemaakt door het onttrekken van een elektron aan naburige moleculen. Zo'n molecuul heeft dan hetzelfde probleem en onttrekt op zijn beurt elders een elektron. Een reactie van een radicaal veroorzaakt daardoor een kettingreactie. In reacties met $OH^\bullet$ wordt aan het substraat een H-atoom onttrokken, waarbij een nieuwe radicaal en water ontstaan ($RH + OH^\bullet \rightarrow R^\bullet + H_2O$). In celmembranen treden reacties op met onverzadigde vetzuren, waardoor de vloeibaarheid van de celmembraan vermindert en de doorlaatbaarheid verandert. Behalve membraanlipiden lopen ook enzymen en DNA-ketens risico. DNA waarbij een codon door radicalen beschadigd of vernietigd is, kan vervolgens coderen voor een afunctioneel eiwit of leiden tot productie van een niet werkzaam enzym. Dit kan de homeostase van de cel verstoren of de cel doen sterven, of er kan een tumorcel ontstaan die zich ongelimiteerd gaat delen.

Ter bescherming zijn in de cel meerdere enzymen aanwezig. In de mitochondriën zijn dit superoxidedismutase (SOD) en katalase en in het celplasma glutathionperoxidase, die de radicalen onwerkzaam maken voordat ze schade aanrichten

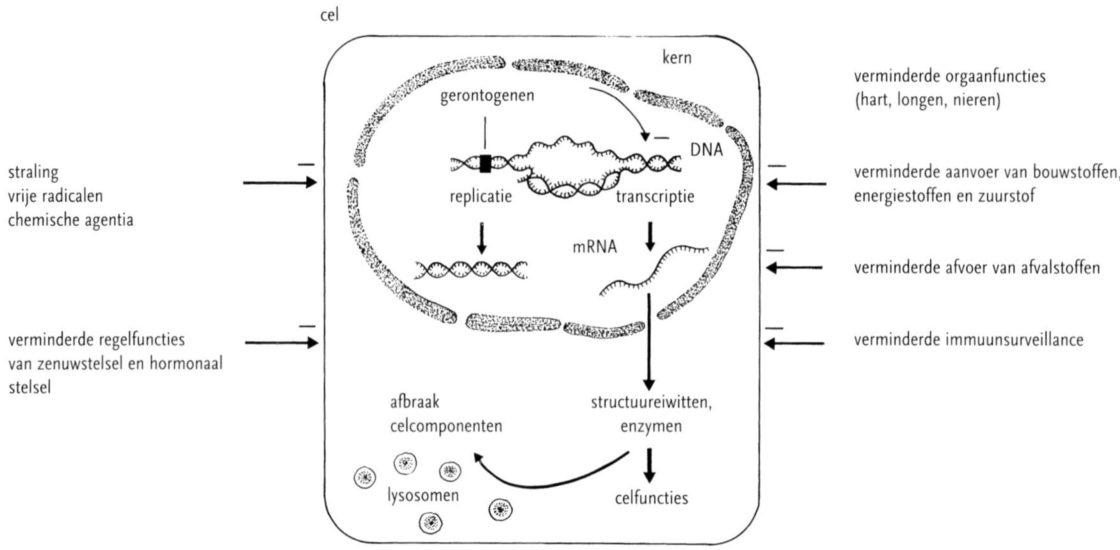

Figuur 16-22 Processen in de cel, invloeden van andere weefsels van het organisme en invloeden uit de omgeving dragen bij aan de cellulaire veroudering, waardoor de homeostase moeilijker te handhaven is.

telomeren ▶▶

anti-oxidanten ▶

(radicalenvangers, Engels: *radical scavengers*). De vitamines C en E zijn anti-oxidanten, die respectievelijk in lichaamsvloeistof en vetten radicalen wegvangen. Bij veroudering daalt de activiteit van SOD en katalase, waardoor meer weefselschade kan optreden.

celniveau ▶

telomerase ▶▶

Veel onderzoek heeft zich gericht op verouderingsprocessen op celniveau. Vanaf het begin van de twintigste eeuw trachtte men delende cellen in een weefselkweek in leven te houden (Intermezzo 2.1). Er waren celpopulaties die zich oneindig leken te delen, maar onderzoek wees uit dat deze cellen overeenkomsten gingen vertonen met kankercellen. Normale weefsels kunnen slechts een beperkt aantal delingen doormaken. Menselijke foetale fibroblasten in een weefselkweek delen ongeveer zestigmaal. Fibroblasten van een volwassen persoon maar zo'n twintigmaal. Foetale muizenfibroblasten delen veertien- tot 28-maal en die van landschildpadden meer dan honderdmaal. Dit wijst op een genetisch vastgelegd patroon voor veroudering. Momenteel wordt onderzoek gedaan naar het voorkomen van gerontogenen in de chromosomen. Dit zijn genen in het erfelijk materiaal van de mens die na een bepaalde tijd de veroudering in de cel op gang brengen. Sommige genen worden actiever naarmate de cellen hun laatste deling naderen, andere genen daarentegen worden inactief. Zo kan de biologische celklok in weefsel worden gestuurd. Mutaties in de genen die normaliter inactief worden, kunnen leiden tot ongeremd verder delen van cellen, dus tot tumorgroei.

Een andere factor bij de delingsprocessen zijn specifieke DNA-gedeelten aan het einde van de DNA-keten van een chromosoom (telomeren). Van telomeren wordt bij elke celdeling een stukje afgesplitst. Als de telomeer op is, kan een cel zich niet meer delen. De biologische klok zou daarmee een moleculaire basis hebben. Cellen die zich gedurende het hele leven delen, zoals de stamcellen in het beenmerg en geslachtscellen van de kiemlijn in testes en ovaria, worden tegen verlies van telomeren beschermd door het enzym telomerase, dat reparaties uitvoert.

mitotische weefsels ▶▶

postmitotische weefsels ▶▶

Vanaf de embryonale fase hebben cellen zich gedifferentieerd voor hun specifieke functie. Veel celtypen blijven niettemin gedurende het leven in staat zich te delen. Daardoor kunnen cellen en weefsels die beschadigingen oplopen worden vervangen. Mitotische weefsels, zoals huid, darmepitheel, lever en beenmerg, hebben een grote delingscapaciteit en zijn in staat snel te regenereren. Dat vermogen behouden ze onverminderd levenslang. Blijkbaar wordt bij deze celtypen de afname van de telomeerlengte verhinderd of hersteld. Het meest kwetsbaar zijn de postmitotische weefsels zoals zenuw- en spierweefsel, waarin na de geboorte geen celdelingen meer voorkomen. Cellen die door wat voor oorzaak dan ook verloren gaan, kunnen in die weefsels niet meer worden vervangen. Er is een eindig aantal postmitotische cellen in zenuwstelsel, hart en skeletspieren. De afname in spiermassa en spierkracht is blijvend. Men kan dan ook niet verwachten, dat zelfs wanneer alle ziekten worden uitgebannen de maximale menselijke leeftijd zal toenemen. Deze wordt nu geschat op 120 jaar, waarbij de mens op dit moment een maximale leeftijd boven de 110 jaar kan bereiken (in Nederland een man van 110 jaar in 2002 en in 2005 een vrouw van 115 jaar).

Een oorzaak van cellulaire veroudering (figuur 16-22) zou ook gelegen kunnen zijn in genetische beschadigingen, die mutaties bewerkstelligen. Deze beschadigingen kunnen het gevolg zijn van fouten in de DNA-synthese bij de celdeling. Daarnaast kan er een chromosomale breuk optreden. Verder kan beschadiging van genetisch materiaal worden veroorzaakt door ioniserende straling, giftige stoffen en vrije radicalen. Wanneer het beschadigde DNA-locus codeert voor eiwitproductie, ontstaat een eiwit met een veranderde structuur. Wanneer een regulatorgen is beschadigd, kan een reeks voor celeiwit coderende genen onwerkzaam worden. De rol van eiwitten bij de opbouw van celmembranen, als enzymen bij de stofwisselingsprocessen of als lysosomale enzymen bij de afbraak van cellulair afval, kan hierdoor verstoord raken en de celfunctie doen afnemen. Zolang dit zich tot een enkele cel beperkt, kan het weinig kwaad, maar als de fout zich door celdelingen in een weefsel of orgaan verspreidt, kan de werking van het gehele lichaam worden gestoord.

Beschadiging van het kernmateriaal van immuuncellen levert specifieke problemen op bij het opruimen van micro-organismen en gemuteerde cellen. Op hogere leeftijd neemt het aantal immuuncompetente T-lymfocyten dat nog inzetbaar is bij een nieuwe besmetting, af. De T- en B-geheugencellen voor vroeger doorgemaakte ziekten blijven veelal wel tot op hoge leeftijd alert. Doordat de immuunsurveillance van lymfocyten tijdens veroudering afneemt, kunnen tumorcellen gemakkelijker ongestoord groeien en metastaseren.

Wanneer stoornissen in de regelsystemen optreden, heeft dit al snel negatieve effecten op het handhaven van de homeostase. Bij ouderen zijn veel hormonale regelingen minder accuraat. De bloedglucoseconcentratie vertoont grotere schommelingen door vertraagde insulineafgifte. Verder neemt de groeihormoonproductie af, wat onder meer een rol zou spelen bij de vermindering van de spiermassa door daling van de eiwitsynthese in de spiercellen. De lagere concentratie geslachtshormonen heeft op spierweefsel een negatieve invloed (16.3.3.1). Door veranderingen in het zenuwstelsel neemt zowel de effectiviteit van de vegetatieve regulatie als de snelheid van denken en reageren af, waardoor het voor ouderen moeilijker wordt zich in de maatschappij te handhaven. De verminderde proprioceptie en huidsensibiliteit maken oudere mensen minder zeker, terwijl de verlaagde alertheid en de slechtere spiercoördinatie tot moeizame bewegingen leiden en de valneiging vergroten.

◀ verminderde proprioceptie

◀◀ mutaties

Intermezzo 16.2
Veroudering van eicellen

Eicellen in de ovaria worden behoed voor veroudering. De chromosomen van de eicellen ordenen zich in de vrouwelijke foetus in de profase van de meiotische deling (2.3.4.2), waarbij zich al spoeldraden vormen. Daarna gaan ze in een langdurige rustfase. Aangezien de eicellen in de ovaria al voor de geboorte van de (toekomstige) moeder liggen te wachten om te rijpen, zijn ze – soms wel vijftig jaar lang – kwetsbaar voor allerlei moleculaire beschadigingen door chromosoombreuk, ioniserende straling (waaronder röntgenstraling), vrije radicalen en giftige stoffen. Vlak voor de ovulatie zal pas de meiotische deling worden uitgevoerd. In al die jaren kan zich een breuk in de spoeldraden voordoen. Dit uit zich bijvoorbeeld in het gegeven dat vrouwen van achter in de veertig een verhoogd risico (10%) hebben op het krijgen van een kind met het Down-syndroom. Het Down-syndroom wordt veroorzaakt door een extra chromosoom 21 (trisomie 21). Dat is blijkbaar bij de halvering van het chromosomenaantal tijdens de meiose niet meegetrokken.

Met de leeftijd van de moeder, met name vanaf het 36e levensjaar, stijgt het risico dat de eicel twee in plaats van één chromosoom 21 bevat en neemt dus het risico op een kind met het Down-syndroom toe (figuur 16-23). Daarom laten zwangeren in de hogere leeftijdsgroep vaak een vruchtwaterpunctie doen om uit te sluiten dat de vrucht trisomie 21 heeft. Het grootste aantal Down-baby's wordt echter geboren bij jongere moeders, omdat die leeftijdsgroep de meeste kinderen krijgt.

◀ Down-syndroom

◀◀ immuuncellen

16.5.1.2 *Apoptose*

Bij groei en vorming van weefsels zijn celdeling en -vermeerdering noodzakelijk; bij veroudering verliezen cellen hun functie en verdwijnen. Hoewel deze voorstelling plausibel lijkt, is de werkelijkheid complexer. Bij de embryonale ontwikkeling en ook gedurende het gehele leven, is er naast nieuwvorming ook afbraak van cellen. Deze afbraak is veelal niet toevallig, maar voorgeprogrammeerd. Apoptose, geprogrammeerde celdood, is bij zeer veel processen essentieel. Er wordt verondersteld dat de meeste celtypen in principe apoptose kunnen ondergaan, maar daarvan worden weerhouden door diverse groeifactoren. Raken cellen los uit hun omgeving of vervalt de groeiprikkel, dan sterft de cel af. Dit geldt niet

◀◀ stoornissen in de regelsystemen

◀ apoptose

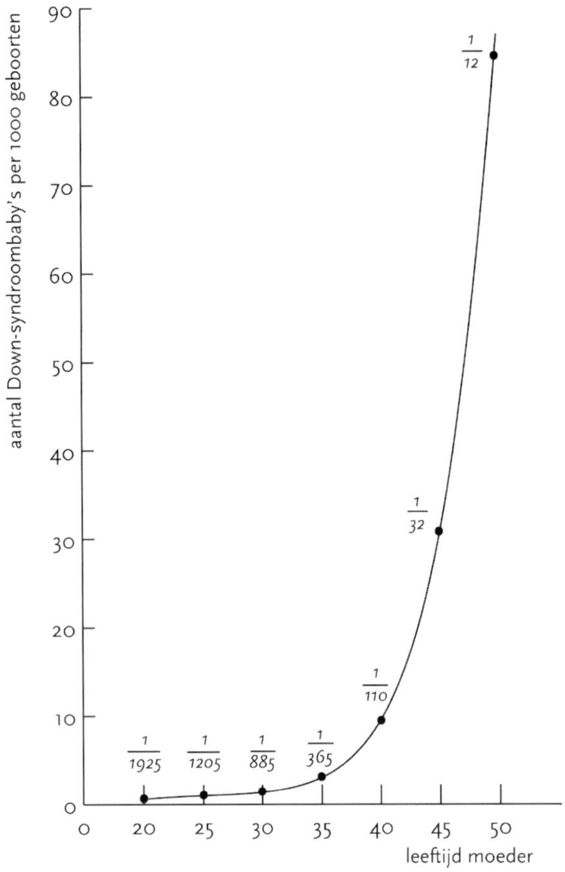

Figuur 16-23 Grafische weergave van het aantal kinderen met het Down-syndroom per 1000 geboorten, gerelateerd aan de leeftijd van de moeder.

alleen voor normale cellen, maar ook voor tumorcellen. Prostaatkanker en borstkanker kunnen worden geremd door onderdrukking van de productie van androgene en oestrogene hormonen. Deze hormonen stimuleren de groei en bij het ontbreken ervan verdwijnen de tumorcellen door apoptose.

enzymatische afbraak van DNA ▶

Apoptotische cellen sterven door enzymatische afbraak van het DNA onder invloed van het enzym endonuclease. De cel stopt met syntheseprocessen, celeiwitten worden gepolymeriseerd en er worden speciale glycoproteïnen op de buitenzijde van de membraan geplaatst, zodat macrofagen de cel kunnen opruimen. Doordat geen membraanfragmenten en lysosomale enzymen in de weefselvloeistof terechtkomen, wordt geen ontstekingsreactie geactiveerd zoals bij necrotische cellen na weefselbeschadiging.

In de embryonale fase is apoptose van weefselstrengen tussen de vingers noodzakelijk om te voorkomen dat de mens zwemvliezen tussen vingers (en tenen) ontwikkelt (syndactylie). Uitgroeiende embryonale zenuwcellen die onvoldoende *nerve-growth factor* (NGF) ontvangen in hun concurrentiestrijd om contact met een doelweefsel, ondergaan apoptose, terwijl naburige zenuwcellen die dat contact wel krijgen, zich verder ontwikkelen. Ook het immuunsysteem voert een strenge selectie uit door apoptose bij het uitrijpen van T- en B-cellen in thymus en beenmerg. Lymfocyten die eigen weefsel als antigeen materiaal herkennen, vernietigen zichzelf. Een open ruggetje (spina bifida), een hazenlip en een gestoorde ontwikkeling van de geslachtsorganen kunnen worden verklaard door gestoorde geprogrammeerde celdood. Medicamenten, giftige stoffen of virusinfecties zijn hier de ontregelende factoren.

Na de geboorte is apoptose van de cellen van de opperhuid en van het grootste deel van de geactiveerde T- en B-lymfocyten na een doorgemaakte ziekte, een standaardprocedure om een overvloed aan cellen en weefsels te voorkomen. De dagelijkse verwijdering van 10^{11} granulocyten uit de bloedbaan en de afstoting van het endometriumslijmvlies bij de menstruatie berusten op hetzelfde principe. Men veronderstelt tevens dat tot 90% van de ontsporende cellen die aanleiding zouden kunnen geven tot tumorgroei, zichzelf door apoptose vernietigt.

16.5.2 Functieverlies

Het volgroeide menselijk lichaam beschikt over een aanzienlijke orgaanfunctiereserve. De functionele capaciteit van de verschillende orgaansystemen is twee- tot tienmaal groter dan voor het handhaven van de homeostase nodig is. Van het dertigste jaar af begint deze reserve ongeveer lineair af te nemen. Er is echter zowel intra-individueel als interindividueel een grote variabiliteit. Wat de intra-individuele variatie betreft, is op tachtigjarige leeftijd de geleidingssnelheid van zenuwen bijvoorbeeld gemiddeld met minder dan 20% gedaald, terwijl de glomerulaire filtratiesnelheid in de nieren gemiddeld met meer dan 50% is afgenomen. Niettemin is er bij gezonde mensen ook boven het tachtigste jaar nog ruim voldoende functionele capaciteit om in rust aan de eisen van de homeostase te voldoen.

Over de grootte van de interindividuele spreiding is weinig bekend. Het op een bepaald ogenblik vergelijken van verschillende leeftijdsgroepen levert een vertekend resultaat, doordat de oudere groep minder individuen met sterk functieverlies omvat. Meer van hen zullen immers al ten gevolge van ziekten zijn overleden. Er is nog maar weinig longitudinaal onderzoek gedaan waaruit de interindividuele spreiding nauwkeurig kan worden berekend. Hoe groot deze spreiding kan zijn, en hoezeer deze mede afhangt van uitwendige factoren, blijkt uit de uitzonderlijke prestaties die zeventigjarige atleten nog kunnen verrichten (16.5.1).

16.5.2.1 ***Sensomotoriek***

Gedurende het hele leven gaan er zenuwcellen en spiercellen verloren, maar wat het zenuwstelsel betreft, gaat dit lang niet altijd met functieverlies gepaard. Het zenuwstelsel beschikt over een hoge mate van plasticiteit (9.5.6). Mede hierdoor is het bij het zenuwstelsel nog moeilijker dan bij andere organen onderscheid te maken tussen ziekteprocessen en veranderingen die met reden als veroudering kunnen worden beschouwd.

Als verouderingsverschijnsel van neuronen en spiervezels beschouwt men de ophoping van niet verder afbreekbare resten van beschadigde eiwitten. Een bekend voorbeeld hiervan is lipofuchsine, een onoplosbaar eindproduct van door glycosylering en/of peroxidatie beschadigde eiwitten die aan de normale afbraak zijn ontsnapt. In weefsels waarin de gevormde lipofuchsine niet door voortdurende celdeling wordt verdund, kunnen oude cellen tot wel 30% lipofuchsine bevatten.

In zenuwweefsel daalt in de loop van het leven de snelheid van de prikkelgeleiding en de synaptische overdracht. Hierdoor is bij ouderen de reactiesnelheid afgenomen. Ook het slaappatroon toont veranderingen: er is meer tijd nodig om in slaap te komen, men slaapt lichter en wordt vaker wakker, mede doordat er een afname is van de tijd die wordt doorgebracht in de slaapstadia 3 en 4. De REM-slaapfasen blijven onveranderd (9.2.3.1).

De geheugenfunctie vermindert, wat voornamelijk te merken is aan het kortetermijngeheugen en de geheugenopslag, terwijl het langetermijngeheugen intact is (verhalen van vroeger). Een verminderde tolerantie voor prikkels uit de omgeving en het verwerken ervan, maakt dat situaties al snel als te druk en te onoverzichtelijk worden ervaren.

In het ruggenmerg treedt verlies op van α-motoneuronen (7.2.1), waarbij de grote motoneuronen eerder verloren gaan dan de kleine. Tegelijk worden de spiervezels die hun axon hebben verloren, bezet door uitlopers van naburige motorische eenheden. Op den duur leidt dit tot verlies van de complexe mozaïekvorm van tussen elkaar gelegen spiervezels van verschillende motorische eenheden (figuur 4-11). Dit heeft nadelige gevolgen voor de nauwkeurige gradatie en afstemming van kracht tijdens een handeling (4.4.3; Intermezzo 4.2).

De spieren nemen in omvang af en de maximale kracht wordt minder. Dit spierverlies treedt op vanaf het 25e jaar en bedraagt op vijftigjarige leeftijd ongeveer 10% en op tachtigjarige leeftijd ongeveer 50%. De resterende spiervezels bevatten minder myofibrillen en er treedt een verschuiving op van snelle witte vezels (type IIb) naar intermediaire vezels (type IIa; 4.7.1). Voor een deel is deze verschuiving het gevolg van inactiviteit. Spieren blijven tot op hoge leeftijd trainbaar, waarbij de resterende vezels hypertrofiëren.

Niet alleen de extrafusale vezels nemen in aantal en omvang af; er is ook een reductie in het aantal spierspoelen, Golgi-peessensoren (7.1.2.1) en lichaampjes van Pacini (7.1.1.2). De beperking van de stroom afferente signalen die hiervan het gevolg is, maakt het, samen met de slechtere coördinatie en de spierzwakte, steeds moeilijker motorische taken nauwkeurig uit te voeren. Ook is bij onverwachte passieve bewegingen het herstel vertraagd, waardoor het valrisico toeneemt.

De achteruitgang in de motoriek wordt niet uitsluitend door de veranderingen in de spieren en de aansturing van de bewegingen bepaald. Het bindweefsel om spieren en gewrichten verliest bij veroudering water en wordt daardoor minder vervormbaar. In collageen (figuur 2-5) treden bij voortschrijdende ouderdom meer dwarsverbindingen op. De soepelheid neemt af, wat leidt tot bewegingsbeperkingen. De viscositeit van de synovia neemt toe, waardoor de bewegingsomvang van de gewrichten ook door warming-up niet verbetert.

Ook het gezichtsvermogen en het gehoor gaan met de leeftijd achteruit. De gevoeligheid van het oog neemt af, wat moet worden gecompenseerd door sterkere verlichting. Verschillende onderdelen van het oog dragen bij aan deze daling van de gevoeligheid: de retina ontvangt minder licht door vermindering van de helderheid van de lens en het glasvocht, en in de retina gaan cellen verloren. Het vermogen tot accommoderen neemt af, doordat de ooglens zijn veerkracht verliest (presbyopie; 7.1.1.3). Op zeventigjarige leeftijd is het accommodatievermogen vrijwel verdwenen en kan men pas op grotere afstand scherp zien. Lezen en nauwkeurige handenarbeid worden moeilijker; de armen zijn te kort om de krant te lezen. Velen hebben al op middelbare leeftijd een leesbril nodig, en soms ook een computerbril, voor de lastige afstand tussen nabij- en verzien. Op apparatuur voor ouderen moeten knoppen, letters en symbolen wat groter zijn en overzichtelijk gerang-

◂ maximale kracht

◂◂ plasticiteit

◂ slechtere conditie

◂ spierzwakte

◂◂ lipofuchsine

◂◂ reactiesnelheid

◂ bewegingsbeperkingen

◂ gezichtsvermogen

◂◂ geheugenfunctie

◂◂ kortetermijngeheugen

◂◂ onoverzichtelijk

◂ presbyopie

◂◂ verlies van α-motoneuronen

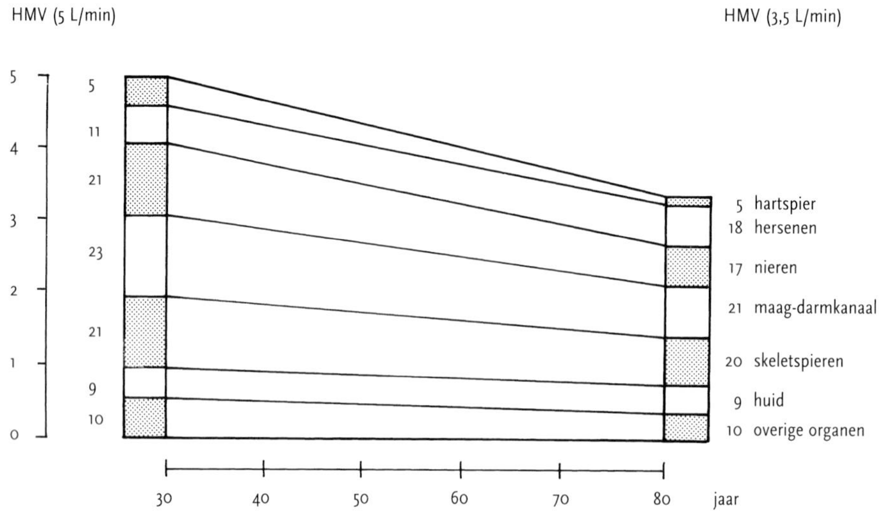

Figuur 16-24 Verandering van het HMV in rust en procentuele verandering van de verdeling van de bloedstroom over de diverse organen bij veroudering. De hersendoorbloeding blijft gelijk, terwijl de nierdoorbloeding aanzienlijk afneemt.

schikt. Contrasterend kleurgebruik draagt bij aan de betere waarneembaarheid.

presbyacusis ▶

massa van het hart ▶▶

diastolische relaxatie ▶▶

Bij de achteruitgang van het gehoor staat het niet meer kunnen horen van hoge frequenties voorop (ouderdomsdoofheid, presbyacusis). Het frequentieplafond daalt van 20 tot minder dan 10 kHz. Het scheidend vermogen tussen frequenties (7.1.1.4) neemt af, het wordt moeilijker gelijktijdige geluiden te onderscheiden en het verstaan van spraak in een rumoerige ruimte vormt een toenemend probleem. Aan dit functieverlies ligt vooral een verstijving van de basilaire membraan en een verlies van haarcellen ten grondslag. Door verlies van neuronen in de n. vestibulocochlearis neemt niet alleen de gevoeligheid voor geluid af, maar ook de kwaliteit van de auditieve informatieverwerking.

daling van het HMV ▶▶

gebrek aan eetlust ▶

Door degeneratie van smaakpapillen en verlies van neuronen in het reukorgaan vermindert het smaak- en reukvermogen. Dit verklaart mede het gebrek aan eetlust dat bij oude mensen veel voorkomt.

16.5.2.2 *Bloedsomloop*

maximale hartfrequentie ▶

De maximale hartfrequentie bij inspanning daalt met de leeftijd, terwijl de frequentie in rust niet verandert. Als eenvoudige rekenregel geldt dat de maximale frequentie 220 per minuut is min de leeftijd in jaren, zodat men bij een tachtigjarige een maximale hartfrequentie van 140 per minuut kan verwachten. De spreiding is echter groot: + of – 20 min^{-1}, zodat voor de tachtigjarige de maximale frequentie tussen 120 en 160 min^{-1} ligt.

Het maximale slagvolume neemt eveneens af, maar het effect op het hartminuutvolume (HMV; 10.1) is minder groot. Weliswaar is er een gestaag verlies van hartspiervezels, die, zoals in alle postmitotische weefsels, niet kunnen worden vervangen (16.5.1.1), maar doordat de resterende vezels hypertrofiëren neemt de contractiekracht slechts weinig af.

Door de toename van bindweefsel en vetweefsel neemt de massa van het hart met de leeftijd iets toe. Functioneel is hiervan het gevolg dat de stijfheid van de wand toeneemt. Dit heeft meer effect op de diastolische relaxatie dan op de systolische functie. De vulling van de ventrikels verloopt langzamer en de vullingsdruk neemt iets toe.

De afname van het maximale HMV hangt waarschijnlijk vooral samen met de leeftijdsafhankelijke daling van de gevoeligheid van de β-adrenerge receptoren in het hart. Dit vermindert het chronotrope en inotrope effect van de inkomende sympathische prikkels (10.3.5).

De met de leeftijd samenhangende daling van het HMV in rust is meer het gevolg van veranderingen in de andere organen dan van die in het hart. De massa en de functionele capaciteit van sommige organen nemen af, waardoor de energiebehoefte daalt en dus de bloedtoevoer kan verminderen. Doordat deze daling voor de diverse organen verschillend is, verandert het percentage van het HMV waarop de organen beslag leggen. Dit is te zien in figuur 16-24. De doorstroming van de hersenen is onveranderd, terwijl die van de nieren en de skeletspieren is afgenomen.

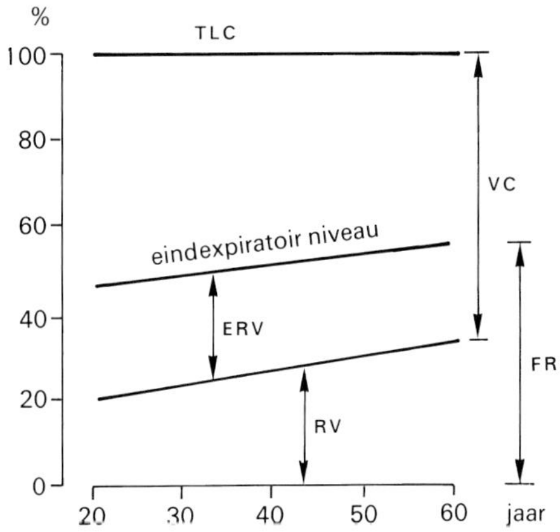

Figuur 16-25 Verandering van longvolumes en -capaciteiten met de leeftijd (vergelijk figuur 11-12).

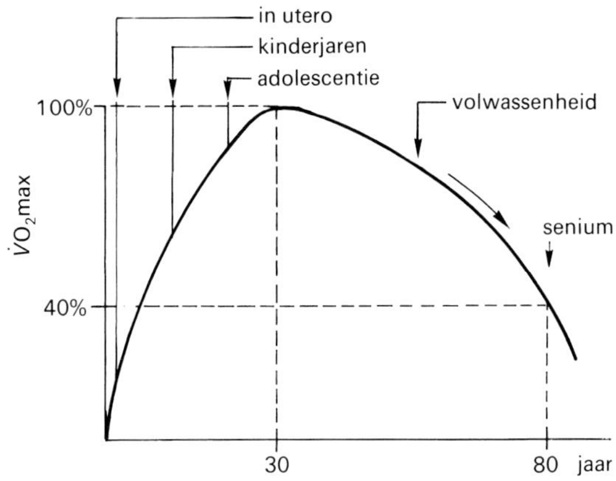

Figuur 16-26 De $\dot{V}O_2max$ neemt na het dertigste jaar af, zodat een tachtigjarige gemiddeld nog maar 40% van de $\dot{V}O_2max$ van een dertigjarige heeft.

De arteriën worden minder rekbaar door een afname van elastine en een toename van collageen in het bindweefsel van de vaatwand. Deze met de leeftijd toenemende vaatwandverandering treedt vooral op in de media (de middelste laag van de vaatwand) en moet worden onderscheiden van atherosclerose, wat primair een aandoening is van de intima (de binnenbekleding van de vaatwand). De grotere stijfheid komt vooral voor in de aorta en de grote arteriën. Door de resulterende toename van de impedantie* van de aorta en de grote arteriën neemt de systolische bloeddruk geleidelijk toe (10.4.1), zodat deze op tachtigjarige leeftijd gemiddeld 140-150 mmHg (18,5-20 kPa) bedraagt. Dat deze toename betrekkelijk klein is, en bij sommigen helemaal niet optreedt, komt waarschijnlijk doordat de compliantievermindering van de aorta en de grote arteriën wordt gecompenseerd door de toegenomen compliantie van meer perifere arteriën, waarvan de media meer spierweefsel bevat. De diastolische bloeddruk stijgt minder en heeft de neiging op latere leeftijd constant te blijven of zelfs iets af te nemen. De diastolische bloeddruk is op tachtigjarige leeftijd gemiddeld 80-90 mmHg (10,5-12 kPa). Door de toegenomen stijfheid van de aorta en grote arteriën neemt de polsgolfsnelheid aanzienlijk toe (10.4.1).

Door de daling van de gevoeligheid van de β-adrenerge receptoren in het hart vermindert ook de reactie op een bloeddrukdaling die door de baroreceptoren wordt gesignaleerd. Hierdoor wordt de kortetermijnbloeddrukregeling trager en treden orthostatische bloeddrukschommelingen gemakkelijker op. Zo leidt snel opstaan bij ouderen soms tot duizeligheid en valrisico.

16.5.2.3 ***Ademhaling***

Door verlies van elasticiteit van het longparenchym neemt de compliantie van de longen toe en neemt de retractiekracht af. Hierdoor verschuift de ruststand van de thorax naar een relatieve inademingsstand. Het rustvolume van de longen, de FRC, neemt bij ouder worden iets toe (figuur 16-25). Op de gaswisseling heeft dit echter geen invloed, aangezien de gasspanningen in de alveoli uitsluitend door de alveolaire ventilatie en de doorbloeding worden bepaald (11.4.5.1; figuur 11-35).

◀◀ vaatwandverandering
◀ retractiekracht
◀◀ systolische bloeddruk

Doordat het ribkraakbeen en de costovertebrale gewrichten stugger worden, neemt de compliantie van de thorax af en zijn er minder grote excursies van de ribben mogelijk. De vitale capaciteit (VC) neemt hierdoor af en de ademspieren moeten meer arbeid verrichten. Aangezien de totale longcapaciteit niet met de leeftijd verandert, neemt het residuale volume toe.

◀ compliantie van de thorax
◀ vitale capaciteit

De diameter van de kleine bronchiën neemt door het verlies van elastische tractie af, waardoor de luchtwegweerstand toeneemt. Dit draagt bij aan de afname van de expiratoire éénsecondewaarde (figuur 11-21) en de expiratoire piekstroomsterkte (figuur 11-23). De afgenomen diameter van de kleine bronchiën maakt ook dat de neiging tot afsluiting bij uitademen toeneemt (figuur 11-26; Engels: *airway closure*). Zo kunnen al aan het eind van een normale uitademing longdelen worden afgesloten. Bij liggen is dit effect sterker.

◀ luchtwegweerstand
◀◀ polsgolfsnelheid
◀ airway closure
◀◀ kortetermijnbloeddrukregeling

Ook is er een gestaag verlies van alveolaire septa, waardoor grotere alveolen ontstaan en het uitwisselingsoppervlak met het bloed in de longcapillairen kleiner wordt. De diffusiecapaciteit (11.4.2) is

◀ diffusiecapaciteit

Tabel 16-4 Verandering van grootheden die betrokken zijn bij het zuurstoftransport met de leeftijd

grootheid	op 25-jarige leeftijd	op 70-jarige leeftijd	
vitale capaciteit	5,4	4,2	L
expiratoire éénsecondewaarde	83	75	%VC
expiratoire piekstroomsterkte	510	395	$L \cdot min^{-1}$
maximale ademfrequentie	33	24	min^{-1}
maximaal hartminuutvolume	20	14	$L \cdot min^{-1}$
maximale hartfrequentie	195	160	min^{-1}
hartfrequentie bij inspanning van 100 W	125	125	min^{-1}

De waarden zijn gemiddelden bij mannen; de longwaarden gelden voor een man met lengte 1.80 m; de normale spreiding is groot.

hierdoor afgenomen; op tachtigjarige leeftijd is deze ongeveer 75% van die bij een vijfentwintigjarige. De arteriële pO_2 daalt daardoor met de leeftijd, echter niet zozeer dat de arteriële zuurstofverzadiging noemenswaardig afneemt. Dit komt door het vlakke verloop van de zuurstofdissociatiecurve bij hoge pO_2 (figuur 11-31).

Het verminderde maximale HMV (tabel 16-4) beperkt de maximale zuurstofopname ($\dot{V}O_2$max). Bij een lichaamsmassa van 75 kg is bij twintigjarigen $\dot{V}O_2$max ongeveer 3 L/min, bij zestigjarigen 2 L/min en bij tachtigjarigen 1,2-1,5 L/min (figuur 16-26). Hierbij moet wel worden bedacht, dat niet alleen het maximale vermogen om zuurstof te transporteren met de leeftijd afneemt, maar dat er eveneens een daling is van het vermogen van het lichaam om zuurstof te verbruiken (figuur 16-27).

Vanwege het intensieve contact van de slijmvliezen met de buitenwereld vervult het immuunsysteem van de longen een onmisbare functie. De lymfocyten in de wand van de luchtwegen (Engels: *bronchus-associated lymphoid tissue*, BALT) worden met de leeftijd minder effectief. De hoestreflex is zwakker en de activiteit van de trilharen is afgenomen, waardoor stofdeeltjes en micro-organismen minder effectief worden verwijderd. Dit verhoogt de kans op ontstekingsprocessen in de longen.

calcium ▶▶
vitamine B_{12} ▶▶
$\dot{V}O_2$max ▶
energie-inhoud ▶▶
lagere energiebehoefte ▶▶
hoestreflex ▶

16.5.2.4 *Stofwisseling*

motoriek ▶
glomerulaire filtratiesnelheid ▶▶
obstipatie ▶
dieet ▶

In het hele maag-darmkanaal neemt de motoriek af. Er komen minder peristaltische golven voor en het aantal niet-voortstuwende contracties neemt relatief toe. Samen met een verminderde defecatiereflex (12.2.5) leidt dit gemakkelijk tot obstipatie. Het is gewenst hiermee bij de samenstelling van het dieet rekening te houden en het is één van de vele redenen om ouderen aan te sporen tot het nemen van voldoende lichaamsbeweging.

Door de verminderde afgifte van spijsverteringssappen kan de resorptie van essentiële voedingsstoffen, zoals calcium en vitamine B_{12}, zijn verminderd. Ook dit kan via de samenstelling van de maaltijden worden gecorrigeerd; het eist echter meer kennis en aandacht dan veel zelfstandige hoogbejaarden kunnen opbrengen.

Een derde aandachtspunt bij de voeding van ouderen is de energie-inhoud van de maaltijden. Tijdens de veroudering neemt de hoeveelheid actieve lichaamscellen af en neemt het vetweefsel toe. De actieve weefsels verbruiken bij veroudering minder energie, zodat het basale metabolisme daalt (figuur 16-27). Er is dan ook een lagere energiebehoefte. Vaak kan alleen een aangepast dieet voorkomen dat ouderen te dik worden, doordat ze hoeveelheden blijven eten die ze decennialang gewend waren.

Het verlaagde basale metabolisme heeft consequenties voor de aanpassing aan koude. Met minder actief weefsel kan de kerntemperatuur bij koude minder goed worden gehandhaafd. Het vaatbed in de extremiteiten is vaak minder doorbloed, waardoor handen en voeten koud aanvoelen.

16.5.2.5 *Excretie*

In de loop van het leven neemt in de nieren het aantal nefronen af; op tachtigjarige leeftijd is het verlies ongeveer 30%. Doordat ook de doorlaatbaarheid van de basale membranen afneemt, is er een aanzienlijke daling van de glomerulaire filtratiesnelheid, van ongeveer 130 mL/min bij jonge volwassenen (13.3.1) tot ongeveer 60 mL/min bij tachtigjarigen. Hiermee gaat een daling van de bloeddoorstroming gepaard van ongeveer 1 L/min tot

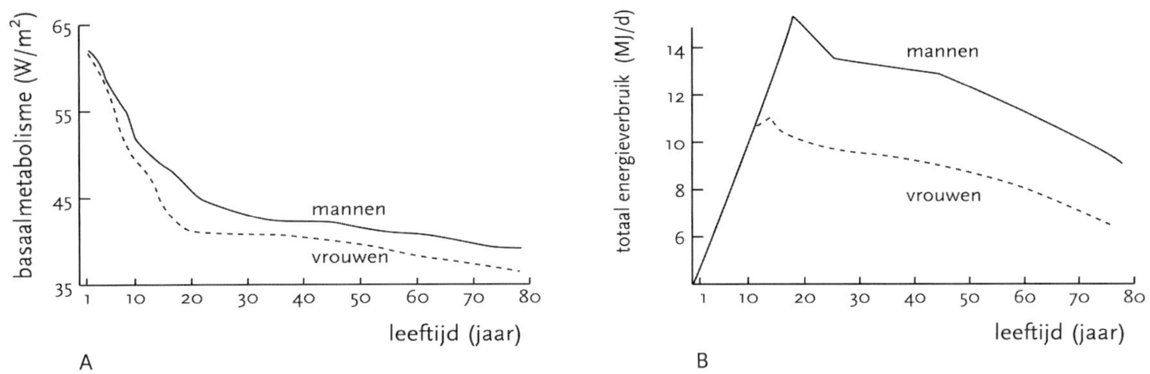

*Figuur 16-27 Het lichaam heeft op hogere leeftijd een lager basaalmetabolisme (**A**, watt per m² lichaamsoppervlak) en ontplooit minder activiteit, waardoor de energiebehoefte afneemt (**B**).*

ongeveer 0,6 L/min. In combinatie met de leeftijdsafhankelijke vermindering van vele tubulusfuncties leidt dit tot een afneming van het concentratie- en verdunningsvermogen van de nieren. Zo wordt na een volumebelasting met water het overtollige water minder snel uitgescheiden en duurt het langer voordat het effect van een te zoute maaltijd is weggewerkt.

Bij de dosering van geneesmiddelen moet bij ouderen met het verminderde uitscheidingsvermogen rekening worden gehouden. Van geneesmiddelen die via de nieren worden verwijderd, is de halfwaardetijd* in het lichaam verlengd; er moet dus minder van worden voorgeschreven.

16.5.3 **Kan veroudering worden bestreden?**

Het vinden van een levenselixer dat de eeuwige jeugd kan bewerkstelligen, is een oude wensdroom van de mensheid. Er zijn vele verhalen die berichten van het genot en de ellende die hieruit zouden kunnen voortkomen. De schilderkunst heeft ons verrijkt met talrijke voorstellingen van verjongingsbronnen, waar oudjes zich moeizaam heen slepen om er als jonge goden uit op te rijzen.

De werkelijkheid is weerbarstiger: tot nu toe is er geen remedie in zicht die veroudering zou kunnen tegenhouden of terugdraaien. Hiervan is een diepgaand gebrek aan kennis de oorzaak. Het is zelfs niet uitgemaakt of aan veroudering een genetisch vastgelegd programma ten grondslag ligt of dat het verouderingsproces geheel berust op de gestage ophoping van niet-adequaat gerepareerde beschadigingen en verlies van cellen in postmitotische weefsels. Dit laatste is misschien wel het waarschijnlijkst, waarmee het onderscheid tussen ouderdomsziekten en veroudering verder vervaagt (16.5.1).

◀ ouderdomsziekte

Natuurlijk heeft de samenstelling van het genoom invloed op de levensduur, al was het alleen maar via het bepalen van de resistentie tegen het accumuleren van beschadigingen. Bij het wormpje C. elegans is aangetoond, dat door genetische verandering de levensduur kan worden verdubbeld. Bij de mens zijn wel mutaties in genen gevonden, die een functionele verandering teweegbrengen die tot verlenging van het leven zouden kunnen leiden (Engels: *longevity syndromes*). Een voorbeeld hiervan is de mutatie in het gen dat codeert voor het eiwit apoB-100, een bestanddeel van het lipoproteïnecomplex VLDL (12.3). Doordat er bij mensen met deze mutatie maar weinig VLDL wordt gevormd, treedt er vrijwel geen atherosclerose op, wat de kans om langer te leven vergroot.

◀ longevity syndromes

◀◀ dosering geneesmiddelen

Een andere manier om veroudering te bestrijden, zou zijn beschadiging van cellen of celorganellen tegen te gaan door reductie van glycosyleringsreacties en het wegvangen van actieve zuurstofradicalen (16.5.1.1). Deze processen zijn echter zodanig verbonden met de normale stofwisseling, dat het moeilijk is hierin specifiek in te grijpen, zonder ongewenste effecten uit te lokken.

◀◀ eeuwige jeugd

Bij knaagdieren is aangetoond dat vermindering van de energie-inname met het voedsel het leven met 30-50% kan verlengen. Het is niet bekend hoe dit tot stand komt. Bij ratten die minder eten krijgen dan een normale dagelijkse portie treden bijna geen maligne tumoren op, een bij ratten veelvoorkomende doodsoorzaak. Ook hier speelt weer de vraag of veroudering wordt geremd of een ziekte wordt voorkomen. In elk geval is energetische ondervoeding geen optie voor het verlengen van het leven bij de mens.

Voor het bestrijden van met de leeftijd optredende pathologische veranderingen, zoals bij atherosclerose, of verliezen, zoals bij osteoporose, zijn

◀ atherosclerose

recent effectieve geneesmiddelen beschikbaar gekomen. Men kan atherosclerose veilig bestrijden door de opname van cholesterol in de darm te remmen en, nog effectiever, door het beperken van de cholesterolsynthese in de lever.

osteoporose ▶

Osteoporose, verlies van botmassa (15.6), die vanaf het 35e jaar voorkomt en die bij vrouwen na de menopauze versneld optreedt, heeft een toename van ernstige botbreuken als gevolg. Naast de noodzakelijke, maar niet voldoende effectieve toevoer van extra vitamine D en calcium, zijn voor de behandeling van osteoporose thans middelen beschikbaar waardoor het evenwicht tussen botopbouw en botafbraak in gunstige zin wordt verschoven, zodat er geen verlies meer optreedt.

fitheid ▶▶

Ongetwijfeld zullen er meer effectieve geneesmiddelen voor de behandeling van ouderdomsziekten worden gevonden en zal er langzamerhand meer inzicht in de problemen rond veroudering komen. Belangrijker is echter het enige waarover, bij alle onkunde, wel een communis opinio bestaat, namelijk dat de grootste winst, zowel in levensduur als in leefbaarheid van de gewonnen jaren, kan worden gemaakt door:

actief leven ▶▶

- voldoende, aan de leeftijd aangepaste, lichamelijke inspanning;
- levendige mentale activiteit, ruime belangstelling en voldoende cognitieve inspanning;
- een volwaardig, aan de leeftijd aangepast, niet te overvloedig dieet;
- het vermijden van schadelijke invloeden, zoals tabaksrook, asbest, overbodige medicijnen, ioniserende straling.

sociale contacten ▶▶

Intermezzo 16.3
Actief blijven

Aangezien verouderingsprocessen een normaal verlopend fysiologisch gegeven zijn, is het te begrijpen dat de vermindering van fysieke en psychische capaciteiten niet valt tegen te houden. Daarbij moet wel worden aangetekend dat een groot aantal variabelen sterk afhankelijk is van de fitheid en de dagelijkse activiteit van de ouderwordende mens (ADL; Engels: *activities of daily living*). De gezondheidszorg is goed, maar de fysieke prestaties van het merendeel van de volwassenen zijn bijzonder laag. Vanaf de lagere school is mobiliteit meer gekoppeld aan openbaar vervoer en autorijden dan aan zelf bewegen. Het lichaam past zich aan het lage belastingsniveau aan. Een gevarieerd aanbod van lichamelijke belasting is noodzakelijk voor de aanmaak van voldoende spiermassa en botmassa en voor de motoriek. Daarnaast is ook het trainen van de functies van zenuwstelsel en zintuigen voorwaarde voor het ontwikkelen en onderhouden ervan.

De toenemende risico's van de (opkomende) volksziekten atherosclerose, obesitas en ouderdomsdiabetes zijn te verminderen door meer fysieke activiteit.

Een actief leven kan een preventieve bijdrage leveren om achteruitgang van het bewegingsapparaat te verminderen en fysieke veroudering af te remmen. Tot op hoge leeftijd kan worden getraind met dagelijkse wandelingen of fietstochtjes en een toename van de $\dot{V}O_2$ max met 20-25% kan tot op hoge leeftijd plaatsvinden. De belasting van spieren en skelet houdt deze weefsels optimaal. Een lichte spierkrachttoename betekent dat iemand nog thuis kan blijven wonen en de trap nog op kan. Tegelijk helpt beweging obstipatie en luchtweginfecties te voorkomen en wordt de circulatie gestimuleerd. Naast de fysieke aspecten behoedt actief leven ook tegen mentale veroudering. Maatschappelijke betrokkenheid en het onderhouden van sociale contacten zijn tevens voorwaarden voor gezond ouder worden.

Eenheden, symbolen en afkortingen

Eenheden

Een grootheid bestaat uit een numerieke waarde en een eenheid. Bij een snelheid van 15 m/s is 15 de numerieke waarde, en meter per seconde de eenheid. Er zijn grootheden die uitsluitend uit numerieke waarden lijken te bestaan. Dit zijn de dimensieloze grootheden, waaraan men de eenheid 1 (één) toekent.

Een voorbeeld hiervan is de zuurstofverzadiging van het bloed, het quotiënt van de concentratie oxyhemoglobine en de som van de concentraties oxyhemoglobine en de desoxyhemoglobine. In dit geval wordt concentratie gedeeld door concentratie, waardoor de eenheid wegvalt en 1 wordt. Wanneer een kwart van de actieve hemoglobine is geoxygeneerd, is de zuurstofverzadiging 0,75 of 75%. Het teken % duidt hier niet een eenheid aan, maar alleen dat het quotiënt (de fractie) met 100 is vermenigvuldigd.

In dit boek zijn de eenheden van het internationale eenhedenstelsel (Système Internationale d'Unité: SI-eenheden) toegepast. De voor de behandelde onderwerpen relevante SI-eenheden zijn in de tabellen 1, 2 en 3 samengevat. De voorvoegsels van tabel 2 worden voor de grondeenheden (tabel 1) of de afgeleide eenheden (tabel 3) geplaatst (cm, mV, µs, kW), met uitzondering van de grondeenheid kg. In dit geval valt de k weg (g, mg, µg). Eenheden worden nooit in het meervoud geschreven; dus niet 14 mmolen, 10 mvolts, 80 watts.

Omdat de WHO er de voorkeur aan geeft de bloeddruk in mmHg of Torr op te geven, is in enkele gevallen naast kPa ook mmHg gebruikt (1 kPa = 7,5 mmHg = 7,5 Torr). Ook is een enkele maal naast joule calorie (cal) gebruikt (1 J = 0,239 cal).

Tabel 1 Grondeenheden van het Internationale Stelsel

grootheid	eenheid	symbool
lengte	meter	m
massa	kilogram	kg
tijd	seconde	s
elektrische stroomsterkte	ampère	A
temperatuur	kelvin	K
hoeveelheid stof	mol	mol

◀◀ grootheid
◀◀ numerieke waarde
◀◀ eenheid
◀◀ dimensieloze grootheden

Tabel 2 Vermenigvuldigingsfactoren voor si-eenheden

factor	voorvoegsel	symbool
10^{6}	mega	M
10^{3}	kilo	k
10^{2}	hecto	h
10^{1}	deca	da
10^{-1}	deci	d
10^{-2}	centi	c
10^{-3}	mini	m
10^{-6}	micro	µ
10^{-9}	nano	n
10^{-12}	pico	p

◀◀ SI-eenheden

Tabel 3 Namen en symbolen van afgeleide si-eenheden

◀◀ grondeenheden
◀◀ afgeleide eenheden

grootheid	eenheid	symbool	definitie
frequentie	hertz	Hz	s^{-1}
kracht	newton	N	$m \cdot kg \cdot s^{-2}$
druk	pascal	Pa	$N \cdot m^{-2}$
energie	joule	J	$N \cdot m$
vermogen	watt	W	$J \cdot s^{-1}$
elektrische lading	coulomb	C	$s \cdot A$
elektrische spanning	volt	V	$W \cdot A^{-1}$
elektrische weerstand	ohm	Ω	$V \cdot A^{-1}$
geleidbaarheid	siemens	S	Ω^{-1}

Symbolen en afkortingen

Er wordt onderscheid gemaakt tussen symbolen en afkortingen. Onder een symbool wordt verstaan een letter of een groep letters, een teken of een figuur,

◀ symbool

die een grootheid, een eenheid, een element of een wiskundige bewerking of begrip voorstellen. Bekende voorbeelden zijn *p* en *V* voor druk en volume, m en V voor meter en volt, Na en Cl voor natrium en chloor, + en : of / voor optellen en delen. De gangbare symbolen voor fysische grootheden zijn in de meeste gevallen afgeleid van het Engels (tabel 4).

Bij een beschrijving van lichaamsfuncties legt men een relatie tussen grootheid en lokalisatie, zoals (bloed)druk in de aorta of (gas)druk in de alveolen. Of men wil een relatie leggen tussen grootheid en stof, zoals de zuurstofverzadiging of de hemoglobineconcentratie van het bloed. Hiertoe kunnen aan het hoofdsymbool een of meer indices worden toegevoegd die zo mogelijk inferieur of superieur worden geplaatst. Alleen de variabele (het hoofdsymbool) wordt gecursiveerd.

hoofdsymbool ▶
indices ▶
variabele ▶

In enkele gevallen wordt een punt boven een symbool geplaatst. Dit betekent 'per tijdseenheid', zoals $\dot{Q}$, $\dot{V}$ en $\dot{W}$ voor resp. vloeistofstroomsterkte, gasstroomsterkte (volume per tijdseenheid) en vermogen (arbeid per tijdseenheid). In plaats hiervan kunnen echter ook andere symbolen worden gebruikt, zoals *q* voor stroomsterkte (gas of vloeistof) en *P* voor vermogen. Een streepje boven een symbool wordt gebruikt om een gemiddelde waarde in plaats of tijd aan te geven, bijvoorbeeld $\bar{p}O_2$ voor de gemiddelde O_2-spanning. Het gebruik van afkortingen in vergelijkingen is verwarrend.

Tabel 4 Symbolen

grootheid (variabele)	symbool
arbeid (*work*)	W
concentratie	c
zuurstofconcentratie	cO_2
dichtheid	D
druk, partiële gasspanning	p
O2-spanning	pO_2
arteriële O2-spanning	p_aO_2
alveolaire O2-spanning	p_AO_2
CO2-spanning	pCO_2
frequentie	f
kracht (*force*)	F
massa	m
oppervlak (*area*)	A
(lineaire) (stroom)snelheid (*velocity*)	v
stroomsterkte (van gas)	$\dot{V}$, q
alveolaire ventilatie	$\dot{V}_A$
ademminuutvolume	$\dot{V}_E$
ingeademd minuutvolume	$\dot{V}_I$
CO2-afgifte	$\dot{V}CO_2$
O2-opname	$\dot{V}O_2$
stroomsterkte (van vloeistof)	$\dot{Q}$, q
vermogen (*power*)	$\dot{W}$, P
volume	V
ademvolume (*tidal volume*)	V_T
volumefractie	F
expiratoire CO2-fractie	F_ECO_2
weerstand	R
zuurstofverzadiging	SO_2
arteriële zuurstofverzadiging	S_aO_2

Begrippenlijst

Activeringsenergie Minimale energie* nodig om moleculen die met elkaar kunnen reageren, tot reactie te laten komen. In aanwezigheid van een katalysator is de benodigde activeringsenergie kleiner.

Amplitude (ook amplitudo) Grootte van de uitwijking bij een trilling. Bij een potentiaalverandering de maximale potentiaalverandering in mV.

Anion Negatief geladen ion, wordt aangetrokken door de anode.

Anode Positieve elektrode.

Apolaire stof Een stof die bestaat uit apolaire moleculen, moleculen die geen dipoolmoment* bezitten.

Arbeid Een kracht verricht arbeid op een lichaam. De hoeveelheid arbeid is gelijk aan het product van de kracht en de afstand waarover het lichaam wordt verplaatst (kracht en verplaatsing in dezelfde richting). Eenheid: newtonmeter, Nm = J (joule).

Arbeid per slag De door de linkerventrikel per slag verrichte arbeid (Engels: *stroke work*, SW). Wordt bepaald door het product van slagvolume en gemiddelde linkerventrikeldruk tijdens de uitdrijving: druk × volume = arbeid, immers, druk = kracht/oppervlak en volume = lengte × oppervlak, dus druk × volume = kracht × lengte = arbeid.

Atmosferische lucht Zie: lucht.

Atoom Het kleinste deeltje van een element*.

Basisch Als een base (hydroxide). Een base is een stof die opgelost in water OH^--ionen (hydroxide-ionen) levert. Een base is een protonen (H^+-ionen) acceptor.

Beeldhoek (ook gezichtshoek) De hoek waaronder een voorwerp wordt waargenomen: $\tan \alpha = l / v$, waarin $\tan \alpha$ = tangens van de beeldhoek, l = lengte van het voorwerp en v = de afstand tussen voorwerp en oog.

Boyle, wet van Zie: wet van Boyle.

Dipool Een molecuul waarin de middelpunten van positieve en negatieve lading niet samenvallen.

Dipoolmoment Het product van lading en afstand tussen de positieve en negatieve lading in een molecuul. Een molecuul met een groot dipoolmoment heeft een duidelijke positieve en negatieve kant: polair* molecuul.

Disulfidebrug Zie: zwavelbrug.

Druk (ook spanning*) Kracht gedeeld door oppervlak. Eenheid: N (newton) per m^2, $N \cdot m^{-2}$ = Pa (pascal). Wanneer de druk wordt gemeten met een water- of kwikmanometer kan deze worden uitgedrukt in cm H_2O of mmHg. Omrekening naar de SI-eenheid Pa: 1 cm water op een oppervlak van 1 m^2 heeft een volume = 1 × 100 × 100 cm^3 = 10 L en een massa van 10 kg; dit oefent een kracht uit van 10 × 9,8 N en op het oppervlak van 1 m^2 een druk van 98 $N/m^2 \approx 100$ Pa = 0,1 kPa en 1 kPa ≈ 10 cm H_2O. Evenzo: 1 mmHg op 1 m^2 heeft een volume van 1 L en een massa van 13,6

(= soortelijke massa van kwik) kg en oefent een kracht uit van 13,6 × 9,8 N = 133,3 N en op 1 m^2 een druk van 133,3 Pa = 0,1333 kPa en 1 kPa = 7,5 mmHg.

Elektrisch geladen Een lichaam is negatief geladen indien het een overmaat aan elektronen bevat en positief geladen bij een tekort aan elektronen (atomen bestaan uit een positief geladen kern met daaromheen negatief geladen elektronen).

Elektrisch veld De ruimte rondom een geladen lichaam. De sterkte van het elektrische veld, de veldsterkte, hangt af van de lading en de afstand tot het lichaam.

Elektrische polariteit Het polair zijn. Een dipool* is polair (zie polaire stof*).

Elektrische weerstand Eigenschap van een hoeveelheid materie (bijvoorbeeld een draad) om bij een bepaald potentiaalverschil*, gemeten over een bepaalde afstand, een stroom van bepaalde sterkte door te laten. Eenheid: Ω (ohm). Zie ook wet van Ohm*.

Elektrolytoplossing Oplossing die elektrische stroom kan geleiden. Bevat ionen*.

Elektromagnetische straling Een golfverschijnsel waartoe behoren: röntgenstraling (kortste golflengte), licht (zichtbare golflengte 400-700 nm, ultraviolet < 400 nm, infrarood > 700 nm) en radiogolven (golflengte enkele m tot 10.000 m). De voortplantingsnelheid van deze straling is gelijk aan de lichtsnelheid (3×10^8 m/s).

Element Een stof die met gewone scheikundige middelen niet in andere stoffen kan worden gesplitst. Zie periodiek systeem* der elementen.

Energie Energie is arbeidsvermogen, het in staat zijn arbeid te verrichten of een verandering teweeg te brengen. Eenheid is dezelfde als die van arbeid*: joule (J).

Ester Ontstaat door inwerking van zuur op een alcohol: alcohol + zuur → ester + water, bijvoorbeeld: $C_2H_5(OH)$ + CH_3COOH (azijnzuur) → $CH_3COOC_2H_5$ (ethylacetaat) + H_2O.

Eukaryoot Cel (of organisme bestaande uit deze cellen) die in het bezit is van een echte kern (Grieks: *eu karion*) met een kernmembraan. Prokaryoten (blauwwieren, bacteriën en virussen) hebben een kernequivalent zonder kernmembraan. Behalve deze prokaryoten zijn alle organismen eukaryoten.

Evenwichtsreactie Een scheikundige reactie die niet afloopt, maar reversibel is, in beide richtingen kan verlopen afhankelijk van de concentraties van de reagerende stoffen. Voorbeeld van een evenwichtsreactie: $CO_2 + H_2O \rightleftharpoons H_2CO_3 \rightleftharpoons H^+ + HCO_3^-$.

Exponentiële toename/afname Indien een van x afhankelijke grootheid y bij lineaire toename van x (x = 1, 2, 3, 4 enz.) steeds met dezelfde factor toeneemt/afneemt, spreekt men van een exponentieel verband. Als die factor = a, krijgen we voor x = 1, 2, 3, 4, enz. $y = a^{(1)}, a^2, a^3, a^4$, enz. en dus: $y = a^x$. De logaritme* van y hangt dan lineair af van x: $\log y = x \log a$.

Gradiënt Verloop (afname of toename) van een grootheid over een afstand. Bijvoorbeeld: een concentratiegradiënt is het verschil in concentraties ($c_1 - c_2$) gedeeld door de afstand tussen 1 en 2.

Gram-negatieve bacterie Bij de Gram-kleuring (genoemd naar de Deense bacterioloog Gram) zijn twee soorten bacteriën te onderscheiden: Gram-positieve met een celwand 15-35 nm dik en Gram-negatieve met een dunnere wand, 6-9 nm, maar met een complexere wandstructuur.

Halfwaardetijd (ook halveringstijd) Bij een grootheid die exponentieel* afneemt (bijvoorbeeld de massa van een stof met radioactief verval), is dat de tijd nodig om tot de helft af te nemen.

Impedantie Elektrisch: de weerstand die een wisselstroom ondervindt. Deze bestaat uit twee componenten, een capaciteitscomponent en een Ohmse weerstand (= gelijkstroomweerstand). Eenheid: ohm (Ω). Mechanisch, in het bijzonder hemodynamisch: de weerstand die een pulserende bloedstroom ondervindt. Deze bestaat ook uit twee componenten, een elastische en een wrijvingscomponent.

Ion Atoom of atoomgroep met een positieve of negatieve lading. Elektrolytoplossingen* bevatten ionen.

Ionverbinding (= ionbinding) Binding tussen atomen of atoomgroepen door elektrostatische aantrekking tussen positieve en negatieve lading.

Kathode Negatieve elektrode.

Kation Positief geladen ion. Wordt aangetrokken door de kathode.

Kracht Elke oorzaak die in staat is een lichaam te vervormen of te bewegen. Een kracht kan worden voorgesteld door een vector*. Eenheid: newton (N).

Krachtmoment Zie: moment.

Lactaat Elk mengsel van het zuur (melkzuur) en de geïoniseerde vorm ervan (het lactaation) zonder dat de bijbehorende kationen* worden gespecificeerd.

Laplace, wet van Zie: wet van Laplace

Lastarm Afstand vanaf het draaipunt van een lichaam tot het punt waarop een kracht werkt.

Logaritme Onder de logaritme van een getal verstaat men de exponent van de macht waartoe men het grondtal van de logaritme moet verheffen om dat getal te verkrijgen: indien voor het grondtal g $^{g}\log p = q$, dan is $g^q = p$. Voor de gewone logaritme (log) is het grondtal 10; log 100 is dus 2.

Lucht Gasmengsel met de samenstelling van buitenlucht (20,93% O_2, 78,08% N_2, 0,03% CO_2, rest voornamelijk edelgassen, waarvan het meest argon). In de fysiologie spreken we ook wel van 'kamerlucht' (Engels: *room air*).

Lux Eenheid van verlichtingssterkte.

Molecuul Kleinste deeltje van een stof dat nog de eigenschappen van die stof heeft.

Moment Product van lastarm* en de loodrecht op de lastarm werkende kracht. Eenheid: newtonmeter (Nm).

Ohm, wet van Zie: wet van Ohm.

Oppervlaktespanning Energie nodig om een vloeistofoppervlak te vergroten; is gelijk aan de energie waarmee de aantrekkingskracht tussen de vloeistofmoleculen het oppervlak probeert te verkleinen (een kleine vloeistofdruppel neemt de bolvorm aan). Eenheid: joule/m^2 (J/m^2) en aangezien $J = N \times m$ wordt de eenheid N/m. Voor water bij 20 °C is de oppervlaktespanning 0,0728 N/m. (NB: Oppervlaktespanning is een geheel andere grootheid dan spanning*.)

Organische stof Koolstofverbinding. Andere hierin voorkomende elementen: waterstof (H), zuurstof (O), stikstof (N), zwavel (S), fosfor (P).

Periodiek systeem der elementen De tabel waarin alle elementen naar opklimmend atoomgewicht (eigenlijk naar opklimmende kernlading) zijn gerangschikt.

Polaire stof Stof bestaande uit polaire moleculen, moleculen met een groot dipoolmoment* en daardoor met een duidelijke positief en negatief geladen zijde.

Polarisatievlak Licht is een golfverschijnsel. Het polarisatievlak is het vlak waarin de golfbeweging van gepolariseerd licht (licht verkregen door passage via een polarisatiefilter) plaatsvindt.

Polymerisatie Het ontstaan van polymeren, zeer grote moleculen, bestaande uit kleinere meestal gelijke bouwstenen, monomeren. Voorbeeld: glycogeen is een polymeer van glucose.

Potentiaalverschil Verschil in elektrische potentiaal gemeten in volt.

Pyruvaat Elk mengsel van het zuur (pyrodruivenzuur) en de geïoniseerde vorm ervan (het pyruvaation) zonder dat de bijbehorende kationen* worden gespecificeerd.

Reactiewarmte Warmte die bij een chemische reactie vrijkomt (exotherme reactie) of wordt opgenomen (endotherme reactie).

Schuifspanning (Engels: *shear stress*) Een stromende vloeistof, zoals bloed, kan worden opgevat als bestaande uit een aantal lagen met verschillende stroomsnelheid, aan de wand van het bloedvat het laagst, in het midden het hoogst. De schuifspanning is de trekkracht van de ene vloeistoflaag op de volgende en hangt af van de snelheidsgradiënt (Engels: *shear rate*), de verandering van de stroomsnelheid per vloeistoflaag, en van de viscositeit. De schuifspanning bepaalt in hoge mate de secretie door het endotheel van vasoactieve stoffen, bijvoorbeeld NO (stikstofoxide).

Spanning Is gelijk aan druk*, kracht/oppervlak. Bij gassen wordt vaak de term spanning gebruikt.

Spierkracht De kracht uitgeoefend door een spier. In de Engelse literatuur wordt in plaats van *force* vaak de term *tension* gebruikt, dat spanning betekent. Dit leidt tot verwarring.

Vanderwaalskrachten Bindingskrachten tussen moleculen. Deze kunnen bestaan uit dipool-dipoolkrachten (de positieve kant van de ene dipool* wordt aangetrokken door de negatieve kant van een naburige dipool), ion-dipoolkrachten en dispersiekrachten. In dit laatste geval gaat het om apolaire moleculen (zoals lipiden), waarin bij zeer dichte nadering verplaatsingen van elektronen in hun atomen ontstaan. Door deze onderlinge inductie worden de moleculen dipolen die elkaar aantrekken.

Vector Wiskundige term voor een pijl met een bepaalde richting en grootte; een kracht, die zowel grootte als richting heeft, is bijvoorbeeld een vectorgrootheid, kan worden voorgesteld door een vector.

Vermogen Arbeid per tijdseenheid. Eenheid: watt (W) = J/s (joule/seconde).

Volumegeleider Lichaam dat in alle richtingen elektrische stroom kan geleiden.

Waterstofbrug (= waterstofbinding) Koppeling van twee moleculen door een waterstofatoom: de H van het ene molecuul en de O of de N van een ander molecuul. In water (H_2O) vindt deze binding ook plaats:

```
            H
           /
H–O–H · · · O,
           \
            H
```

waarbij de punten de waterstofbrug voorstellen. Bij een hoge temperatuur kan door de warmtebeweging van de moleculen deze binding loslaten. In ijs wordt elk watermolecuul door vier andere omringd, waardoor een ijle structuur met open ruimten ontstaat. Dit gaat gepaard met volumevergroting: ijs drijft op water. In DNA worden de verbindingen tussen cytosine en guanine en tussen adenine en thymine gevormd door waterstofbruggen.

Wet van Boyle Bij gelijkblijvende temperatuur is voor een afgesloten hoeveelheid gas het product van druk en volume constant. Is de temperatuur variabel dan geldt de wet van Boyle-Gay-Lussac: voor een afgesloten hoeveelheid gas is het product van druk en volume gedeeld door de absolute temperatuur constant. De absolute temperatuur wordt gemeten in kelvin (K), waarbij 1 K = 1 graad Celsius (°C) en 0 °C = 273 K.

Wet van Laplace Voor een bol: $T = \frac{1}{2}p \cdot r$, waarin T = wandspanning (kracht per lengte-eenheid), p = druk in de bol (verschil tussen binnen en buiten) en r = straal van de bol. Voor een cilinder: $T = p \cdot r$. Voor een gasbel in water is T de oppervlaktespanning*, deze is voor water 0,0728 N/m (20 °C). Bij een gegeven straal r is de druk p te berekenen: $p = 2T / r$; een alveole met straal r = 50 µm (0,00005 m), zonder surfactans, maar met een oppervlaktespanning gelijk aan die van plasma (0,050 N/m) zou met een druk van 2 × 0,050 / 0,00005 N/m² = 2000 Pa = 2 kPa (= 20 cm H_2O) moeten worden opengehouden. Dankzij het surfactans gebeurt dat met gemiddeld een kwart daarvan. Voor het hart geldt volgens $T = \frac{1}{2}p \cdot r$ dat voor een klein hart (r klein) een bepaalde druk met een lagere wandspanning (minder spierkracht) kan worden bereikt dan voor een groot hart. (NB: Wandspanning en oppervlaktespanning zijn geheel andere grootheden dan spanning (= druk).)

Wet van Ohm De stroomsterkte I door een draad met weerstand R hangt af van het potentiaalverschil V tussen de uiteinden van de draad en van R: $I = V / R$ of $V = I \cdot R$.

Zuur Een zuur is een protonen (H^+-ionen) donor.

Zwavelbrug Een zwavelbrug bestaat uit twee S-atomen. Komt bijvoorbeeld voor in het aminozuur cystine, dat eigenlijk uit twee aminozuurmoleculen bestaat, verbonden door een zwavelbrug: A–CH_2–S–S–CH_2–A, waarin A de aminozuurgroep $NH_3^+CHCOO^-$ voorstelt.

Literatuur

Algemeen

Berg JM, Tymoczko JL, Stryer L. Biochemistry. 5th ed. New York, NY: Freeman, 2002.

Bray JJ, Cragg PA, Macknight ADC, Mills RG. Lecture notes on human physiology. 4th ed. Oxford: Blackwell, 1999.

Federative Committee on Anatomical Terminology. Terminologia Anatomica. Stuttgart – New York, NY: Thieme, 1998.

Ganong WF. Review of medical physiology. 22nd ed. New York, NY: Lange/McGraw-Hill, 2005.

Guyton AC, Hall JE. Textbook of medical physiology. 11th ed. Philadelphia, PA: Elsevier Saunders, 2006.

Klinke R, Pape H-C, Silbernagl S, Hrsg. Physiologie. 5.Aufl. Stuttgart: Thieme, 2005.

Marieb EN. Human anatomy & physiology. 6th ed. San Francisco, CA: Addison-Weley, 2004.

Murray RK, Granner DK, Mayes PA, Rodwell VW. Harper's illustrated biochemistry. 26th ed. New York, NY: McGraw-Hill, 2003.

Schmidt RF, Lang F, Thews G, Hrsg. Physiologie des Menschen. 29.Aufl. Berlin: Springer, 2004.

Principes

Alberts B, Bray D, Johnson A, Lewis J, Raff M, Roberts K, et al. Essential cell biology. New York: Garland, 1998.

Bijlsma EK, Oosterwijk JC, Leschot NJ, Geraedts JPM, Pronk JC de. Leerboek medische genetica. 7e druk. Maarssen: Elsevier gezondheidszorg, 2005

Dressler D, Potter H. Enzymen. Maastricht: Natuur en Techniek, 1992.

Fain GL. Molecular and cellular physiology of neurons. Cambridge, MA: Harvard University Press, 1999.

Greenstein B. Endocrinology at a glance. Oxford: Blackwell, 1994.

Junqueira LC, Carneiro J. Functionele histologie. 10e druk. Maarssen: Elsevier gezondheidszorg, 2004.

Kacsok B. Endocrine physiology. New York: McGraw-Hill, 2000.

Kandel ER, Schwartz JH, Jessell TM. Principles of neural science. 4th ed. New York, NY: McGraw-Hill, 2000.

MacComas AJ. Skeletal muscle structure and function. Champaign, IL: Human Kinetics, 1996.

Meisenberg G, Simmons WH. Principles of medical biochemistry. St. Louis, MO: Mosby, 1998.

Morree JJ de. Dynamiek van het menselijk bindweefsel. 4e druk. Houten: Bohn Stafleu Van Loghum, 2001.

Nicolls DG. Proteins, transmitters and synapses. Oxford: Blackwell, 1994.

Schuit FC. Inleiding moleculaire biologie. Houten: Bohn Stafleu Van Loghum, 1994.

Siegel GJ, Agranoff BW, Albers RW, Molinoff PB, editors. Basic neurochemistry. Philadelphia: Lippincott-Raven, 1999.

Functies van het zenuwstelsel

Benarroch EE, Westmoreland BF, Daube JR, Reagan TJ, Sandok BA. Medical neurosciences. 4th ed. Philadelphia: Lippincott, 1999.

Cranenburgh B van. Neurowetenschappen, een overzicht. Maarssen: Elsevier gezondheidszorg, 1998.

Donkelaar HJ ten, Lohman AHM. Klinische anatomie & embryologie. 2e druk. Maarssen: Elsevier gezondheidszorg, 2001.

Fischer AJEM, redactie. Het menselijk evenwicht. Amersfoort: Academische uitgeverij Amersfoort, 1993.

Greenstein B, Greenstein A. Color atlas of neuroscience. Stuttgart: Thieme, 2000.

Kandel ER, Schwartz JH, Jessell TM. Essentials of neural science and behaviour. Englewood Cliffs, NJ: Prentice Hall, 1995.

Kandel ER, Schwartz JH, Jessell TM. Principles of neural science. 4th ed. New York, NY: McGraw-Hill, 2000.

Noback CR, Strominger NL, Ruggiero DA, Demarest RJ. The human nervous system: Structure and function. 6th ed. The human press, 2005.

Osherson DN, Kosslyn SM, Hollerbach JM, editors. Visual cognition and action. Cambridge, MA: MIT Press, 1992.

Orlovsky GN, Deliasina TG, Grillner S. Neural control of locomotion. Oxford: Oxford University Press, 1999.

Putz R, Pabst R. Sobotta atlas van de menselijke anatomie. Houten: Bohn Stafleu Van Loghum, 2000.

Schmidt RF, Schaible H-G, Hrsg. Neuro- und Sinnesphysiologie. 5.Aufl. Berlin: Springer, 2006.

Wolters ECh, Groenewegen HJ. Neurologie. 2e druk. Houten: Bohn Stafleu Van Loghum, 2001.

Lichaamsfuncties

Åstrand P-O, Rodahl K, Dahl HA, Strømme SB. Textbook of work physiology. 4th ed. Champaign, IL: Human Kinetics, 2003.

Benner R, Dongen JJM van, Ewijk W van, Haaijman JJ, redactie. Medische immunologie. 2de druk. Maarssen: Elsevier gezondheidszorg, 2003

Bilo RAC, Voorhoeve HWA. Kind in ontwikkeling: een handreiking bij de observatie van jonge kinderen. 6de druk. Maarssen: Elsevier gezondheidszorg, 2006.

Forster RE, Dubois AB, Briscoe WA, Fisher AB. The lung. Physiologic basis of pulmonary function tests. 3rd ed. Chicago, IL: Year Book Medical Publishers, 1986.

Illingworth RS. Development of the infant and young child: Normal and abnormal. 9th ed. Edinburgh: Churchill Livingstone, 1987.

Johnson LR, editor. Gastrointestinal physiology. 6th ed. St. Louis, MO: Mosby, 2001.

Komi PV. Strength and power in sport, 2nd ed. London: Blackwell Publishing, 2003.

Levick JR. An introduction to cardiovascular physiology. 4th ed. London: Arnold, 2003.

McArdle WD, Katch FI, Katch VL. Exercise physiology: Energy, nutrition and human performance. 5th ed. New York, NY: Lippincott Williams & Wilkins, 2001.

Powers SK, Howley ET. Exercise physiology: Theory and application to fitness and performance. 5th ed. New York, NY: McGraw-Hill, 2004.

Rubin E. Pathology. 4th ed. Philadelphia, PA: Lippincott-Raven, 2004.

West JB. Respiratory physiology – the essentials. 7th ed. Baltimore, MD: Lippincott Williams & Wilkins, 2004.

Wilmore JH, Costill DL. Physiology of sport and exercise. 3rd ed. Champaign, IL: Human Kinetics, 2004.

Register

Kijk voor verdere verdieping op www.studiecloud.nl

Reed Business Education

Bedankt voor uw aankoop!

Dit boek is een uitgave van Reed Business Education. Een van de grootste aanbieders van wetenschappelijke uitgaven en (studie)boeken in Nederland en Vlaanderen.
Met onze (digitale) boeken, e-books en apps dragen wij kennis over aan studenten en professionals in de volgende vakgebieden: medisch, paramedisch, verpleging en verzorging, zorgmanagement, kinderopvang, basisonderwijs, welzijn, overheid en politie.

Onze redacties en auteurs hebben een goede naam binnen het eigen vakgebied en zijn bedreven in het overdragen van hun kennis aan studenten en de diverse beroepsgroepen.
Reed Business Education besteedt de grootste zorg aan het beschikbaar stellen van deze kennis in een vorm die aansluit bij uw informatiebehoefte.

Reed Business Education is onderdeel van Reed Elsevier en geniet grote bekendheid met belangrijke titels voor het basiscurriculum geneeskunde, leerboeken verpleegkunde, Stapel & De Koning, Coëlho, Pedagogisch Kader en de serie Medische beeldvorming en radiotherapie.

Wij wensen u veel plezier met het verrijken van uw kennis met dit boek.

Met vriendelijke groet,

Het team van Reed Business Education
www.reedbusinesseducation.nl